中文翻译版（原书第2版）

急诊医学精要

Guide to the Essentials in Emergency Medicine

主　编　〔新加坡〕黄雪莉（Shirley Ooi）

〔美〕彼得·曼宁（Peter Manning）

主　译　马青变　熊　辉

副主译　葛洪霞　郭治国　李　硕

科学出版社

北　京

图字：01-2018-1006 号

内 容 简 介

本书共分为两大部分。第一部分为急诊科患者的一般症状，分别从要点、给全科医师的特别提示、处理、特殊处理等方面进行了阐述。第二部分为各系统急症、儿科急症。本书内容详细，条理清晰，具有很强的科学性、逻辑性和权威性，非常实用。詹启敏院士和陈玉国教授为本书中文版作序。

本书可作为在急诊室轮转的医学生、急诊室之外轮转的低年资医师、全科医师的参考手册之一使用，同时也适用于高年资护师及高学历护师。

图书在版编目（CIP）数据

急诊医学精要：原书第2版 /（新加坡）黄雪莉（Shirley Ooi），（美）彼得·曼宁（Peter Manning）主编；马青变，熊辉译. —北京：科学出版社，2018.12

书名原文：Guide to the Essentials in Emergency Medicine

ISBN 978-7-03-059894-3

Ⅰ. ①急…　Ⅱ. ①黄…　②彼…　③马…　④熊…　Ⅲ. ①急诊—临床医学　Ⅳ. ① R459.7

中国版本图书馆 CIP 数据核字 (2018) 第 268090 号

Shirley Ooi，Peter Manning
Guide to the Essentials in Emergency Medicine
ISBN 978-9-814-74258-0

北京市版权局著作权合同登记号：01-2018-1006

责任编辑：高玉婷 / 责任校对：蒋　萍
责任印制：李　彤 / 封面设计：吴朝洪

科 学 出 版 社出版
北京东黄城根北街 16 号
邮政编码：100717
http://www.sciencep.com

北京虎彩文化传播有限公司 印刷
科学出版社发行　各地新华书店经销
*
2018 年 12 月第　一　版　开本：787 × 1092　1/16
2022 年　9　月第五次印刷　印张：31
字数：723 000

定价：168.00 元

（如有印装质量问题，我社负责调换）

译者名单

主　译　马青变（北京大学第三医院）

熊　辉（北京大学第一医院）

副主译　葛洪霞（北京大学第三医院）

郭治国（北京大学第三医院）

李　硕（北京大学第三医院）

译　者（按姓氏汉语拼音排序）

曹国辉　陈小岚　陈玉娇　崔立刚　董淑杰　杜兰芳　方莹莹

冯　璐　付源伟　高　强　高冰玉　葛洪霞　郭治国　韩彤妍

贺豪杰　侯启圣　胡煦晨　怀　伟　雷　畅　冷　凤　李　民

李　姝　李　硕　李　涛　李晓丹　梁　杨　刘慧强　刘韶瑜

吕　扬　门月华　孟祥恩　彭　川　皮海辰　尚　文　沈林霞

宋晔娜　苏文亭　孙晶雪　孙岩秀　田　慈　田　蕾　王　斌

王　丽　王　楠　王　妍　王明亚　王黛黛　王军红　王亭亭

吴　萌　吴　煜　吴静云　辛彩焕　徐定华　闫　燕　翟樯榕

张　帆　张　华　张　烁　张莉萍　张玉梅　张志鹏　赵　鸿

赵静静　郑　康

中文版序一

随着医学科学的发展，急诊医学已成为一门独立的新型综合性医学学科。它为急危重症患者提供全面、及时和便捷的医疗服务，尤其为急性疾病和创伤的患者提供及时的评估、治疗，具有重要的意义。

一名优秀的急诊医师应具有良好的心理素质和医患沟通能力，对疾病的敏锐判断力和迅速决策力。急诊医师要在专科培训和实践中不断总结急诊医学的内在规律，积累临床经验，努力提高自身的素质和技能。同时，还要紧密结合国内外急诊医学的最新进展，不断更新自身知识和技能储备，为患者提供科学的诊疗方案。

国内外很多学者在此方面做了积极的探索。新加坡国立大学医院急诊科的Shirley Ooi教授和Peter Manning教授在急诊专科医师的教学培养过程中积累了丰富的经验（Shirley Ooi教授还获得了2013年新加坡国家杰出临床医师教育家奖），他们结合急诊医学的特点和学员在急诊的实际需求，编写了《急诊医学精要》一书。该书紧密结合急诊医学领域的最新进展，引用了大量非常有价值的文献；对于急诊常见疾病，从解剖、生理到病理、生理，从病因、诊断、鉴别诊断到治疗，均有简明扼要的阐述。内容翔实，图文并茂，实用性和针对性极强，读者能很方便地找到所需要的信息，对临床容易犯错的地方加以提醒，为临床医师提供明确、清晰的指导，是一部高质量的急诊医学参考书。

我国急诊人才稀缺，急诊科医生工作强度高、工作压力大，在职称晋升和待遇保障上也面临着种种问题。培养急诊医学人才是我国医学教育中的重要任务，不仅要培养有岗位胜任力的急诊科医生，还要培养面向未来、引领急诊学科发展的领军人才。要让医学生愿意选择急诊医学方向，就要让他们在急诊医学方向上看到未来和希望。为促进我国急诊专科医师优质高效的培养，北京大学急诊医学专家马青变教授、熊辉教授积极组织具备良好英文素质和丰富临床经验的急诊科的专家翻译了此书的第二版。这些译者利用个人休息时间，历时半年，字斟句酌地完成了翻译和校对。译文准确流畅，是一本高质量的急诊学译著。

该书内容丰富翔实，涵盖了当今急诊专业的前沿知识和实践操作。我非常愿意将其推荐给大家，相信该书的出版能使读者更加全面地了解急诊医学的前沿知识和发展趋势，为急诊诊疗规范的完善和发展起到积极的推动作用，促进我国急诊医学的发展。

中国工程院院士
北京大学常务副校长、医学部主任
2018年11月

中文版序二

我国急诊医学经历了30余年的发展，已经进入了快速发展阶段，学科建设已成体系，学科队伍逐渐稳定并不断壮大，急诊医学临床实践领域也日益广泛，包括复苏学、创伤学、急性中毒、危重病学、灾难医学、院前急救等各个领域。急诊医学科的医疗救治能力在一定程度上综合反映一所医院甚至一个国家临床医学的总体水平。因此，培养优秀的急诊医师是急诊学科发展的原动力，也是体现急诊医学科诊治水平的核心要素。培养优质高效的急诊专业人才，尤其是培养掌握先进急诊理论和技能，敢于创新的杰出人才显得极为重要。国家高度重视急诊医学的发展，2009年出台了急诊医学科建设标准，2017年国家卫生计生委批准中华医学会急诊医学分会牵头起草我国急诊急救大平台建设文件，急诊医学将在各地同道的共同努力下，迎来新时代、新机遇、新未来。急诊医学科将积极响应国家号召，发挥救死扶伤第一线的重要作用，完成国家交付的急诊急救任务，助力分级诊疗和“健康中国2030”。

细细品读由北京大学马青变教授和熊辉教授牵头翻译的《急诊医学精要》一书，该书结合急诊医学实践需求及学科领域最新进展，内容翔实，主线清晰，简单明了，可读性好，突出的特点是非常便于在临床实践中快速查找并记忆，它将会成为急诊医师案头的重要参考书。《急诊医学精要》中文译著的出版正值急诊医学教育蓬勃发展的时代，相信此书的出版一定会让很多读者从中获益，也会极大推动急诊医学理论和临床工作水平的提高和发展。

中华医学会急诊医学分会主任委员

2018年11月

序　一

急诊医学实践是一个很难定义的概念。其内容既涵盖了急危重症患者的监护和复苏，也包含对亚急症和一些慢性病患者的监护。急诊科的医护人员需要具备丰富的经验和知识来治疗处于疾病各个阶段的患者，无论患者是何种疾病、多大年龄，有何种主诉和合并症。有能力的急诊科医护人员必须做好救治各个医学专业的急性疾病的准备。由于这些原因，我们常难以界定急诊医学的研究范围及这个专业的局限性。

然而，编写一本专注于急诊医学专业的教科书是十分具有挑战性的。这样的教科书很容易就包含成千上万页内容，涵盖各个医学专业的知识，但这仍然是不完整的。相反，如果篇幅过于简短，简单地聚焦于急救复苏，就可能忽略在急诊科每天遇到的绝大多数病例。急诊医学教科书的编者必须克服这些挑战——如果编著的教科书过于全面，会被认为不便于学习而束之高阁。然而，如果编著的教科书过于简明，则可能因涵盖内容少而不能更好地指导临床实践。因此，编入适度的内容是一个巨大的挑战。

幸运的是，对于急诊医学的学生和从业者来说，Shirley Ooi博士和Peter Manning博士似乎已经成功地找到了这一理想的中间地带。在编写《急诊医学精要》第2版时，他们汇集了一组才华横溢的临床医师，且他们清楚什么是有用的内容。他们已经编写了一本可以在临床实践中使用的教科书，既简明扼要，又足够全面，以避免在关键问题上留下空白。

第1章：重点关注急诊医学中常见的症状和体征。这部分对于急诊医学教科书来说是独一无二的，因为它认识到大多数患者的症状是相似的。换句话说，患者不会主诉心脏病发作、脑卒中、肺炎等；相反，他们表述出的是胸痛、虚弱或呼吸困难等症状。这些章节详细地阐述了这些内容，这样读者就能清楚地知道什么是“不能错过”的鉴别诊断，以及如何在临床工作中与这些患者接触。这部分内容是书中最重要的部分，并且可能会经常被学生和初级医师使用。仅这一章就可以构成一本非常有用的手册或指南，为急诊医学的学生和学员提供临床实践指导。这一部分是所有急诊医学学生和初级医师必读的内容。

第2章～第23章：是该书的主要组成部分，着重于不同疾病的各论和急症的各论。为了便于参考，内容是按不同系统编写的。在这里再次重申，该书作者以合适的深度及角度完美地阐述了这些急诊相关疾病。他们没有对疾病作过长的病理生理解释，因为这些部分可能会出现在内科学或病理学相应部分。但其有一定深度，仍能让读者足够理解诊治的相关概念。这些章节简单易查找，因而该书在急诊科可以用于实践。检查和治疗的推荐方案均为最新版本，且做了很好的参考标注，以便于读者需要时能查找更进一步的知识。

该书也适用于作考试的复习用书，其着重描写了新加坡及其他国家的指南及治疗标准，并在检查部分强调了其中的重点。从个人角度来说，我可以保证该书适合于作为复习大纲，且足以应对各个国家的笔试。

我要将这份荣誉归于Shirley Ooi博士及Peter Manning博士，感谢他们极具才华的作者队伍合力完成了这本优秀的教科书。读者会发现该书对于急诊医学著作是一项珍贵的补充。医学生和医师若肯花时间阅读，可增长临床知识，更重要的是，他们的患者也可直接从中受益。我期待着该书在未来与我们一起进步，继续完善更新。

Amal Mattu
医学博士，美国急诊医学学会会员，美国急诊医师学会会员
美国马里兰州巴尔的摩，马里兰医学院，急诊科
心血管急症专科培训，主任
部门发展培训，主任
（翟樯榕　王黛黛　李晓丹　译）

序　二

恭喜Shirley Ooi和Peter Manning及所有作者对《急诊医学精要》进行了再版。该书是由新加坡国立大学急诊科的医师编纂而成的，他们有着丰富的临床经验和疾病处理策略。第1版取得了巨大的成功，并再印9次，在包括新加坡，马来西亚，中国香港、台湾等8个国家和地区售出超过16 000册。

该书取得成功的原因是其独特性和创新性，其简明扼要，但涵盖内容却很全面。因而，适用于在急诊科或家庭医师诊所里作为参考手册使用。该书的第1章主要关注急诊科患者的常见症状表现。其很有价值且实用性强，因为到急诊室的患者往往表现为嗜睡、呼吸困难、乏力等缺乏典型性的症状，需要明确鉴别诊断。这部分内容给出了病情评估、管理、关键点和不可忽略之处的指导。第2章～第23章根据器官系统和病因学描写了特定的病情。

该书提倡的临床管理方针都是从循证角度出发且基于广泛推荐的国际指南。新加坡国立大学医院一直担任循证医学教育委员会中的相关工作，而Shirley Ooi医师是循证医学的杰出教师，其优势在著作中得到了体现。

第1版在亚太地区广为传播，我骄傲地看到这本来源于当地需求的本土教材可以得到广泛应用，且其独特的优点和广泛的应用价值受到了大家的关注。该书的循证医学性、实用性和准确性获得了拥护。它包括了本地区可见的疾病如登革热、奇昆古尼亚热和疟疾等，而这些在西方教材中可能不会被提及。

从经验丰富的临床医师、教师及学者的角度来说，我确信所有读者都会从中获益，而这些高质量的指导和信息会继而导向高质量且安全的治疗。从正在准备考试的住院医师和学生的角度而言，该书内容简单易读，每页都不会过长。而其循证医学的角度及精要的信息为良好的治疗提供了原则指导。在“给全科医师的特别提示”部分中，全科医师也能得到很好的建议。总的来说，我十分自信第2版可以获得比第1版更多的读者及拥护者。

Khay Guan Yeoh

临床医学学士，医学硕士（内科学），皇家内科医师学会会员，英国格拉斯哥皇家内科医师学会会员，新加坡国立大学永洛林医学院，院长

新加坡国立大学医院，胃肠病学与肝脏病学，高级顾问

（翟樯榕　译）

译者前言

《急诊医学精要》第2版由新加坡国立大学医院急诊科的Shirley Ooi教授和Peter Manning教授主编。两位教授不仅对急诊医学有很深的造诣，还致力于急诊专科医师的教学培养，其中Shirley Ooi教授还获得了2013年新加坡国家杰出临床医师教育家奖。本书第1版已经得到很多住院医师、实习医师及医学生的肯定。第2版更是搜集整理了急诊医学领域最新的文献，并将它们加入到相关章节中。本书简明扼要，便于读者在床旁快速查找相关信息。其中，"给全科医师的特别提示"部分，对全科医师容易出现的错误给予重点标识。本书针对临床常见状况给临床医师提供了明确、清晰的指导；采用图表的形式，使读者方便获取所需信息。

全书共分为两大部分。第1章为急诊科成人患者的常见症状，第2章～第23章为各系统急症、儿科急症，附录为临床中常用的各种信息。全书没有对疾病作过长的病理生理解释，但有一定深度，能让读者足够理解诊治的相关概念。检查和治疗的推荐方案均为最新版本，且做了很好的参考标注，便于读者需要时能查找所需的知识。本书着重描写了新加坡及其他国家的指南和治疗标准，并在检查部分中强调了其中的重点。

能有机会将此书翻译成中文，我感到非常荣幸。参加此书翻译的译者均为长期在临床一线工作有丰富临床经验的三级甲等教学医院的专家和医师，大部分译者都是急诊医师。尽管急诊工作强度极大，他们还是花费了几乎所有休息时间进行翻译，逐字逐句推敲，反复斟酌译文，力求保持原著精华，同时使读者更容易理解。虽然力求准确，但瑕疵在所难免，恳请各位读者不吝赐教，以便译者不断进取与提高。

付梓之际，特别感谢詹启敏院士和陈玉国教授为本书作序。詹院士和陈教授深厚的学养、渊博的学识和严谨的治学精神是我们学习的榜样，激励我们继续努力，不断前行。

马青变
北京大学第三医院急诊科主任
2018年10月

前　言

本书第1版出版于2004年，其最初部分是从新加坡国立大学医院急诊科（National University Hospital's Emergency Medicine Department，NUHEMD）临床指南产生的，该指南是为了保证治疗患者时有统一标准。作者主要是NUHEMD过去或现在的医师和一些特约作家。使我们吃惊和满足的是过去10年中本书重印9次，并在国际上售出超过16 000册！更令人吃惊的是超过一半的书售于新加坡之外的地区！

读者将会再一次发现本书简明扼要且综合性强，便于在患者床旁查阅。非常受欢迎的"给全科医师的特别提示"部分在本版中得以保留。我们努力在第2版修订中纳入收到的反馈，使本书更为实用。为了反映最新的临床证据，各章都经过反复多次修改。本书部分内容添加了颜色，使其变得生动可读，也增加了新的插图、彩色照片、附加的心电图、X线检查、CT检查及B超检查。此外，还有下列新的特点：

第1章：成年患者的一般症状

本部分是本书的关键部分。急诊患者临床表现多样，精通辨识处理不同的主诉是急诊医师的核心技巧之一，而本书将该部分内容作了重点强调。这可以通过其占了27节的篇幅看出来。

所有第1版中与成人常见症状表现有关的部分都保留了下来。新增第1章第十五节"关节与关节周围疼痛"。

儿科症状表现被挪到第23章"儿科急症"部分。

第2章～第23章、附录：特殊情况

本部分又分为23个小部分，以便于学习和考前复习。

本版将第1版中的相关主题合并为一个章节，方便参考。这些部分包括急性冠脉综合征、急性心肌梗死，将其合并为第3章第三节"急性冠脉综合征"。类似的，糖尿病酮症酸中毒（diabetic ketoacidosis，DKA）和糖尿病高渗状态（hyperosmolar hyperglycaemic state，HHS）被合并为第6章第五节"糖尿病酮症酸中毒和高渗性高血糖状态"。心力衰竭和心源性肺水肿被合并为第3章第五节"急性心力衰竭"。急性脊髓损伤及颈髓处理被合并为第15章第十一节"脊髓创伤和颈椎外伤筛查"。

新增内容如下：

第2章第四节"心源性休克"

第2章第五节“神经源性休克”
第3章第二节“缓慢性心律失常”
第3章第四节“其他心脏疾病”
第3章第七节“急性肢体缺血”
第3章第九节“静脉系统急症”
第3章第十节“心动过速”
第6章第三节“水和电解质紊乱”
第7章第二节“尿路感染”
第8章第二节“偏头痛及丛集性头痛”
第8章第六节“短暂性脑缺血发作”
第9章第一节“21世纪新型感染性疾病急诊处理新规范”
第10章第三节“华法林过量”
第13章第五节“地高辛中毒”
第19章第三节“急诊分娩”
第21章第一节“急诊超声”
第22章第一节“成人常用的急诊用药”
第23章第十二节“急诊科新生儿复苏”
附录B“常用急救操作程序”

黏液性水肿被加入第6章第六节“甲状腺急症——甲状腺危象和黏液性水肿”，奇昆古尼亚病被加入第9章第二节“登革热和奇昆古尼亚热”。

本书的读者对象是轮转中的初级医师和急诊护师。在他们每天的临床实践中至少有90% ~ 95%的常见场景可以快速在本书中得到参考。要点部分在对患者的诊治过程中尤其实用，可以帮助防止其犯致命性的错误。

对于准备毕业后考试的急诊科住院医师说来，本书便于逐页阅读，且重点标明。内容上以循证医学为证据，紧跟最新指南。本书重点突出、内容简洁易懂。如果掌握了本书内容，足以应对各类国际考试。

对于急诊科轮转学习的医学生，本书详细介绍了他们在急诊轮转学习期间可能遇到的所有常见情况。“第1章”着重于临床实践，其内容重点突出、简洁明了，学生应该可以在4周内完成阅读。

对于急诊科之外轮转的低年资医师，本书将帮助他们学会处理一些在工作过程中遇到的意想不到的紧急情况。这将帮助他们在等待其他医师帮助的同时，在前半个小时内对患者进行处理。

对于全科医师，本书将指导他们在安排需转诊至急诊的患者的同时，如何在前半个小时内处理多学科的紧急情况。其中，“给全科医师的特别提示”这部分很有趣。

对于护理人员和院前护理人员，“第1章”和“给全科医师的特别提示”将有助于指导他们通过以症状为基础的方法应对紧急情况。

如果没有众多编者的鼎力相助，这本书不可能如期交稿。我们衷心感谢Chong Chew Lan博士、Rebecca Long女士、Swati Jain博士和Sandra Han女士为本书提供插图。我们也要特别感谢科室秘书：Neo Yen Yen女士，为本书从开始编写到完成所付出的努力，没有她这本书不可能完成。同时，非常感谢：

- 美国马里兰大学医学院的Amal Mattu教授审校这本书，提出宝贵意见并为本书撰写序。
- 新加坡国立大学医学院副主任、永洛林医学院院长：Yeoh Khay Guan副教授为本书撰写序。
- 苏格兰爱丁堡大学的Colin Robertson教授。
- 樟宜综合医院急诊科高级顾问医师、新加坡急诊医学会前任主委：Goh Siang Hiong副教授。
- 新加坡国立大学医学院家庭医学住院医师项目副主任、教授研究员、家庭医学高级顾问医师：Goh Lee Gan副教授。
- 香港大学医学院急诊医学系：Paul Ho博士。
- 马来西亚国立大学急诊医学系主任：Ismail Saiboon教授。

非常感谢我们的急诊住院总医师：Chua Mui Teng博士，整理本书的编者名单。最后，我们要感谢麦格劳·希尔教育（亚洲）的Sarah Han女士和Gerald Bok先生为本书出版所提供的帮助。

希望您可以从本书中获得愉快和有益的读书体验，并欢迎您提出宝贵意见。

Shirley Ooi
MBBS（S'pore），FRCSEd（A&E），FAMS（急诊医学）
高级顾问
NUHS住院医师项目
医务委员会副主席

2014年5月于新加坡

（翟樯榕　吴　萌　译）

目　录

第一部分

第二部分

第一部分

第1章

成人患者的一般症状

第一节　意识障碍

Peter Manning・Goh Ee Ling

要点

针对意识障碍患者的急诊评估，首先应当注意以下几点：

• 首先关注可逆性的病因：低氧血症、高碳酸血症、低血糖。

• 区分器质性病因和中毒及代谢的病因，因为前者需要中枢神经系统的急诊影像学检查，而后者仅需要实验室检查。

昏迷的定义参见附录A常用评分系统中的格拉斯哥昏迷评分。

> ⇨ **给全科医师的特别提示**
>
> • 当用救护车送意识障碍患者去急诊科前，尽可能多想到可以在诊所就开始治疗可逆性的病因。例如，低血糖（口服补糖或静脉注射50%葡萄糖）、低氧血症（氧疗）或中暑（降温措施和静脉注射生理盐水）。

处理

初始处理

• 对意识障碍进行鉴别诊断的流程图见图1-1。

• 首先把患者安置在重症监护区。

• 如果找到了导致意识障碍的可逆性病因，就可以把患者转移到中级护理区。

• **积极气道管理/颈椎固定**

1.开放气道，寻找异物。

2.置入口腔或鼻咽通气道。

3.如果患者的病史中不能排除外伤，用颈托固定或手法固定颈椎。

4.如果患者昏迷，要确保气道通畅。气管插管，无论是否用快速诱导气管插管；或者外科手术打开气道，如紧急环甲膜切开术。

• **吸氧和机械通气**

1.高流量吸氧。

2.如果有颅内压升高的迹象，则需调整机械通气参数达到过度通气使血二氧化碳分压在30～35mmHg。一般血二氧化碳分压应当在35～40mmHg。

• **心排血量**

1.检查是否有脉搏，如果没有，开始心肺复苏。

2.如果发现明显外出血，直接按压止血。

• **外周毛细血管血糖测定**

• 监测：心电图、脉搏血氧饱和度、生命体征（每5～15min 1次）。

• 若无低灌注存在，通过外周静脉慢速给予等渗晶体液。

• 实验室检查：全血细胞计数，尿素/电解质/肌酐，动脉血气分析（判断是否有代谢性酸中毒和高碳酸血症的可能）。

注意：呼吸窘迫不一定都出现二氧化碳麻醉；通常呼吸抑制时会出现。要考虑以下检查：血清钙、毒物分析、血清乙醇浓度、碳氧血红蛋白水平和交叉配血试验（GXM）。

• **意识障碍鸡尾酒疗法：**考虑部分或全部使用。

1.如果患者有低血糖，先静脉注射50%葡萄

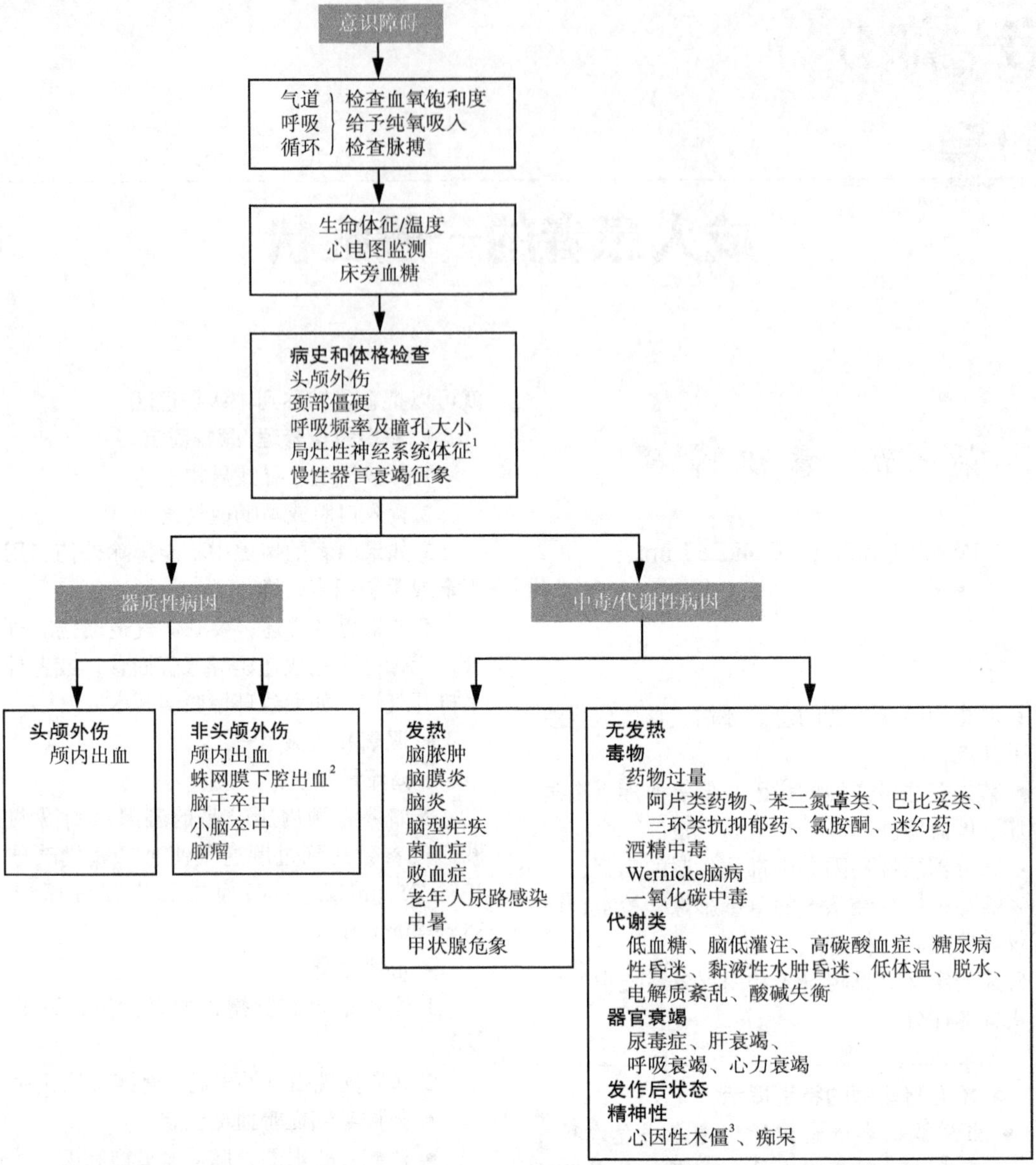

图 1-1　意识障碍鉴别诊断的流程图

注：1 器质性病因通常伴有局灶性神经系统体征，而中毒及代谢性病因通常没有

2 蛛网膜下腔出血（SAH）通常不伴有局灶性神经系统体征。蛛网膜下腔出血和一些中毒及代谢原因可能会伴有发热

3 心因性木僵是一种与社会隔离的游离性状态。患者表面上是完全清醒的，但是不能自主运动，对外界刺激也几乎不能做出反应。心因性木僵通常有巨大压力的诱因，而且突然发病。患者的眼皮总是会跳动，是排他性诊断

糖40ml，再静脉滴注10%葡萄糖3～4h。

2. 静脉注射（弹丸式）0.8～2.0mg纳洛酮。

3. 给酗酒或营养不良患者静脉注射（弹丸式）100mg维生素B_1。

4. 静脉推注（弹丸式）0.5mg氟马西尼。

（1）如果需要，可以5min重复一次。

（2）除非病史明确表明患者没有混合药物中毒，不要经验性使用氟马西尼。如果患者长期服用环类抗抑郁药或苯二氮䓬类药物，非必要使用氟马西尼会产生难治性不良反应。

5. 如果不能排除外伤的可能性，需要做**颈椎横断面X线检查**。

- **临床评估**：重点在于区分意识障碍的病因是器质性还是中毒-代谢性（表1-1）。

- **病史**：很少有明确的相关病史；从患者的家人、朋友、所属物品中寻找相关线索并从护理

表1-1　根据病史和体格检查判断意识障碍的可能病因

非器质性病因	器质性病因
空药瓶、药盒	发生意识障碍前向家人/朋友说头痛
内科疾病，如癫痫、肝病、糖尿病等	脑瘤病史
可能有一氧化碳暴露	外伤
没有局灶性神经系统体征	出现局灶性神经系统体征
代谢性酸中毒征象	头部外伤
抗胆碱能受体征象	

人员/救护车工作人员处获取患者信息。

• **检查**：对患者进行快速的体格检查。虽然全身体格检查很重要，但是在意识障碍时更注重**神经系统检查**。

可能由器质性原因导致的意识障碍

• 吸氧，使血氧饱和度维持在95%以上。

• 慢速静脉输液。

• 行头颅CT检查。

• 如果需要，**降低颅内压**。

1.控制性机械通气：速度最快。详见本章第五节“急性呼吸困难”。

2.参照神经外科的建议，**静脉注射甘露醇**，剂量为1g/kg，即20%甘露醇5ml/kg。

3.是否使用激素仍有争议。

可能由中毒或代谢性原因导致的意识障碍

• 洗胃；必要时给予气道保护。

• 对可疑药物过量者使用活性炭。参见本章第十九节“中毒总则”中的一般治疗。

• 如果体温＞40℃，检查直肠温度，要考虑中暑的可能，并给予抗胆碱能药物。

• 若怀疑脑膜炎，要考虑尽早做腰椎穿刺（做完CT扫描后）。**尽早开始经验性抗生素治疗**，并咨询神经科专家意见。参见第8章第一节“脑膜炎”。

处理

• 所有意识障碍的患者都要收入院。对气管插管或血流动力学不稳定的患者收入ICU。

（张玉梅　译　李　硕　校）

第二节　上消化道出血

Lim Er Luen · Sim Tiong Beng · Peter Manning

要点

• 晕厥或接近晕厥、消化不良及上腹痛可能是消化道（gastrointestinal tract，GIT）出血的症状，有助于诊断。有呕血、黑粪或便血病史，则诊断更加明确。

• GIT出血的**处理**如下：

1.鉴别有无休克或是否需要复苏：纠正体液丢失，恢复血压/灌注。

2.鉴别出血的潜在的可逆性病因（全身性如抗凝过量和局部病因）。

3.鉴别出血引起的病理生理紊乱（心脏缺血、急性肾损伤或需要输血的贫血）。

• 评估出血来源。牢记非消化道来源的可能，如咯血及口咽部出血。要注意，即使发现了非消化道来源的出血，消化道出血也可能同时存在。

• 始终警惕**主动脉瘤**（主动脉消化道瘘）可以表现为消化道出血。

• 必须进行**直肠检查**来确定是否存在新鲜黑粪，或者是否来源于肛管或肛周的局部出血。

• 使用铁剂治疗出现的黑色大便与黑粪不同，前者是绿色的。

• 消化道出血的常见病因如表1-2所示。

表1-2　消化道出血的常见病因（摘自Rosen急诊医学，第7版）

上消化道出血	下消化道出血
消化性溃疡	憩室
胃黏膜糜烂	血管畸形
食管静脉曲张	上消化道出血
贲门黏膜撕裂	肿瘤/息肉
食管炎	直肠疾病
十二指肠炎	炎症性肠病

> ⇨ **给全科医师的特别提示**
>
> • 评估是否存在休克［心动过速和（或）低血压］。如果存在，呼叫救护车并将患者转送至最近的急诊室。立即建立静脉通路并输注生理盐水。
>
> • 如果患者呕血，神志清醒，将患者摆至复苏位，并建立静脉通路。
>
> • 检查腹肌紧张度，进行直肠指检以明确是否有黑粪。
>
> • 消化性溃疡（PUD）的危险因素：酗酒，非甾体抗炎药（NSAID）/激素包括中药（TCM），慢性肾衰竭，年龄及抗凝治疗。
>
> • 警惕腹部搏动感及主动脉瘤。
>
> • 建议患者禁食。
>
> • 存在消化道出血、发热或肌痛的患者需考虑登革出血热。
>
> • 幽门螺杆菌感染与十二指肠溃疡之间关系密切，根除该菌后溃疡复发和再次出血的风险都会降低。

处理

支持治疗

血流动力学不稳定的患者

• 患者必须入住重症监护区域。

• 保持气道通畅。如果呕血量大且患者不能保护自己的气道（如既往脑血管意外导致的精神状态下降），则需要考虑进行气管插管。

• 给予高流量吸氧，维持 SpO_2 ＞94%。

• 监测：每5min监测1次心电图、生命体征和脉搏血氧饱和度。

• 12导联心电图检查除外心脏缺血。

• 建立2条或更多的大口径外周静脉输液通路（14/16G）。

• **实验室检查**

1.交叉配血至少4个单位。

2.血常规，尿素氮/电解质/肌酐，凝血功能。

3.如果患者存在黄疸，进行肝功能检查。

4.如果心电图有心肌缺血或损伤的表现，进行心肌酶检查。

• 快速输注1L生理盐水，再次进行评估。如果起始的液体输注后没有明显改善，则输血。

• 插入鼻胃管以进行诊断性引流（如果患者呕吐也可以预防误吸）。如果怀疑食管静脉曲张，则**不能**放置鼻胃管。

注意：研究并未证实插入鼻胃管后能改善临床结果，因此插入鼻胃管存在争议。

• 放置导尿管监测尿量。

• 静脉弹丸式注射埃索美拉唑80mg。如果患者有持续性失血、低血容量性休克或内镜可见近期出血的红斑（Forrest Ⅰ级和Ⅱ级），则继之以8mg/h持续输液。

• 安排急诊食管胃十二指肠镜检查（OGD）。

血流动力学正常的患者

• 患者进入中级护理区，牢记患者在首次评估后可能由于继续出血而失代偿。

• 吸氧，维持 SpO_2 ＞94%。

• 每10～15min监测一次生命体征及脉搏血氧饱和度。至少建立一条外周静脉通路（14/16G）。

• 进行12导联心电图检查。

• **实验室检查**

1.交叉配血2个单位。

2.血常规，尿素氮/电解质/肌酐，凝血功能。

3.肝功能及心肌酶（如前述）。

• 1～2h输注生理盐水500ml。

• 插入鼻胃管进行诊断性引流（如果患者呕吐，可防止误吸）。

• 给予静脉输注**埃索美拉唑**80mg。如果没有出血的明显表现，血流动力学稳定的患者不需要持续输注。

• 如果病情不稳定，转至重症监护区域。

特殊措施

食管静脉曲张

• 不要插入鼻胃管，因为可能加重出血。

• 开始静脉弹丸式注射250μg**生长抑素**，继之以250μg/h静脉输注（85%～90%患者可成功止血）。如果生长抑素不能止血，内镜检查前患者有大量失血的风险，则应考虑留置**三腔双囊管**。该管仅能由有经验的操作者留置。

• 使用**静脉抗生素**治疗，如**头孢曲松**或**环丙沙星**，预防自发性细菌性腹膜炎。

其他

● 寻找既往腹主动脉瘤手术瘢痕；上消化道出血可能是主动脉肠瘘的表现，而这是非常危险的急症。如果怀疑该病，请普外科医师或心胸外科医师会诊。

处置

稳定的低危患者

● 少量消化道出血的患者应该安排到观察室进行进一步的治疗/内镜检查。标准如下：

1.上消化道出血

（1）年龄＜65岁。

（2）没有严重并发症。

（3）没有低血压（收缩压＞110mmHg）、直立性低血压或心动过速。

（4）血红蛋白＞11g/dl（男性），＞10g/dl（女性）。

（5）没有消化道出血的明显表现，如呕血或新鲜黑粪。

（6）患者有自主生活能力。

（7）内镜下未见近期出血的表现。

2.下消化道出血

（1）肉眼可见痔疮出血，临床评估为自限性。

（2）平素身体健康，生命体征平稳。

（3）无并发症。

● 对于所有其他患者，是否需要请普通外科或消化内科会诊收住院取决于各医院的惯例。

● Glasgow-Blatchford**出血评分**（GBS）是一个基于简单的临床及实验室指标的评分，用于评估急诊室上消化道出血患者是否能**安全出院**，可以按照门诊患者安全处理而不需要进行急诊内镜检查或监测。患者需要符合以下标准：

1.血尿素氮＜6.5mmol/L。

2.血红蛋白＞13g/dl（男性），＞12g/dl（女性）。

3.收缩压＞110mmHg。

4.脉搏＜100次/分。

5.没有黑粪或晕厥。

6.没有肝病或心力衰竭。

注意：对于预测是否需要干预治疗或死亡，GBS评分优于Rockall**评分**（ROC 0.90 vs 0.81）。GBS评分降低了住院率，使得住院资源被更合理地使用。Rockall评分包括内镜诊断，因急诊内镜通常用于中危或高危大出血患者，从而限制了其在急诊室的应用。

中高危患者

● 中危及高危患者是否由普通外科或消化内科收入院取决于各医院惯例。

（王军红　译　李　硕　马青变　校）

第三节　异常阴道出血

Citra N Mattar · Lau Thian Phey

要点

● 对于大多数女性来说，异常阴道出血是月经紊乱的表现，在进行妇科专科检查前可以先进行简单的门诊治疗以控制病情。

● 异常阴道出血可能是孕早期的并发症，少数发生大量或长期出血的女性在就诊时可能已经出现血流动力学不稳定的表现。

● 初步评估的重点是判断患者是否需要抢救，出血的来源，是否处于妊娠状态，并开始进行适当的治疗。

临床评估

对异常阴道出血患者的评估

● 年龄：育龄期、围绝经期或绝经后。

● 病史：既往盆腔炎性疾病病史或性传播疾病（特别是淋病及衣原体感染）；抗凝药的使用、凝血障碍；雌激素，绝经后激素治疗或使用特殊药物如他莫昔芬。

● 手术史：近期的子宫切除术，或阴道、其他盆腔手术。

● 重要的用药史：华法林或其他抗凝药。

● **妇科疾病相关症状**

1.孕产史。

2.月经周期是否规律，末次月经时间。

3.避孕方式：复方口服避孕药、孕激素植入或注射、宫内节育器，是否漏服口服避孕药。

4.出血特征：发作次数、持续时间、出血量及治疗过程。

5.腹痛或盆腔痛。

6.孕早期症状。

7.慢性贫血症状。

体格检查

• 血流动力学不稳定。

• **腹部检查**（注意腹腔内出血征象）：压痛伴/不伴反跳痛和肌紧张；盆腹腔包块（注意是否考虑妊娠子宫）。

• **盆腔检查**

1.窥器检查（判断出血来源及出血量）：子宫（血自宫颈管流出），宫颈（来自局部的病损或肿物），阴道和外阴（外伤或病变），生殖器官以外的出血，如尿道或肛门。

2.双合诊检查：宫颈外口（开或闭）；子宫大小、活动度、压痛；附件区有无包块、有无压痛（异位妊娠）。

诊断性检查

妇科医师常采取以下检查：

• 盆腔超声［经阴道超声（transvaginal ultrasonography，TVUS）或经腹超声（transabdominal ultrasonography，TAUS）］。

• 有指征的子宫内膜活检。

> **⇨ 对全科医师的特别提示**
>
> • 对所有育龄期/绝经前女性进行尿妊娠试验（urine pregnancy test，UPT），不管月经模式或患者所述末次月经如何。
>
> • 如果患者很可能需要紧急输血，应给予交叉配血。
>
> • 检测血常规和凝血指标。

处理原则

异常阴道出血管理的概述详见图1-2。

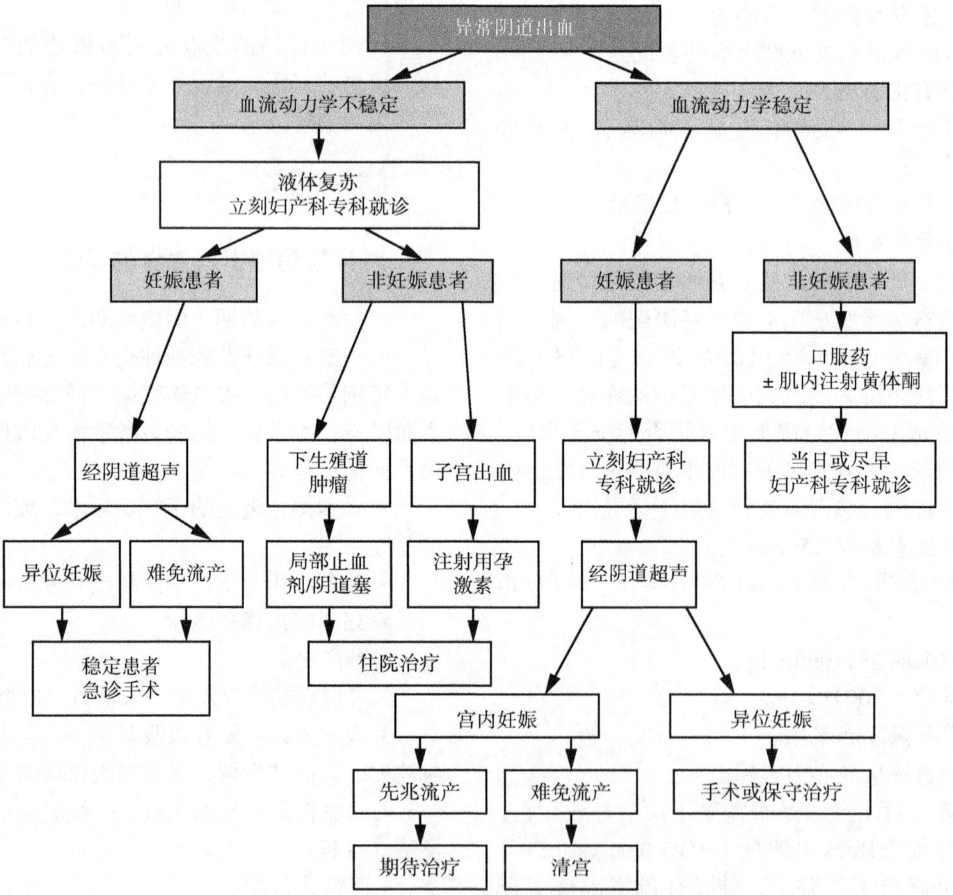

图1-2 **异常阴道出血的管理**

血流动力学不稳定的患者

• 立刻呼叫妇产科医师。

• 保障静脉通路，开始静脉复苏。

• 做尿妊娠试验以确认是否妊娠。

• 留置导尿管以监测液体平衡。

• 检查：血常规、交叉配血及凝血指标（根据病情决定）。

如果为**妊娠**患者：

• 必须排除**异位妊娠破裂或出血**。妇科医师通过经阴道超声确定有无宫内孕囊、腹腔内积液和（或）附件区包块，以提示异位妊娠出血的情况。一旦确认，患者需要住院并准备急诊手术。

• 鉴别诊断：宫内孕流产导致的出血。

如果为非**妊娠**患者：

• 鉴别诊断

1.月经紊乱。

2.子宫内膜增生（如无排卵性月经周期延长和大量子宫出血）。

3.下生殖道恶性肿瘤（通常是宫颈或子宫内膜肿瘤）。

4.生殖道创伤（如性交后阴道裂伤、宫颈锥切术后）。

针对不同原因采取紧急处理：

• 除外妊娠和下生殖道损伤，异常子宫出血可以通过单独使用**肌内注射黄体酮**（100～200mg）或**肌内注射醋酸甲羟孕酮**（150mg）来处理。

• 来自宫颈肿瘤或宫颈锥切部位的**局部出血**可以通过使用局部止血药物，如Monsel溶液局部上药（碱式硫酸亚铁，通常是糊状的，用棉签涂抹），是一种无痛且有效的止血方法。

• **宫颈表面**的**少量出血**可以用硝酸银来精准地烧灼，或者使用阴道塞填塞止血（用生理盐水润滑，尖端浸湿氨甲环酸）。

• 如果是**宫颈肿瘤**表面的**大量出血**，可以使用**静脉缓慢注射氨甲环酸**（500～1000mg）。

• 在给予确切治疗前，应该先使患者生命体征平稳，然后收入院并充分评估。

血流动力学稳定的患者

如果为妊娠患者：

• 孕早期的出血可能由异位妊娠所致；这一点必须通过经阴道超声来排除。其他孕早期出血的原因包括先兆流产或难免流产。

• 孕中晚期的出血即**产前出血**，常见的原因包括胎盘早剥和前置胎盘。不管是上述哪一种疾病，都有可能从最初少量的出血发展成大量、汹涌的出血，最终导致生命体征不平稳。因此，对患者进行系列的动态监测，并于当天行妇产科专科复诊都非常重要。

如果为非妊娠患者：

• 需考虑以下情况：

1.月经紊乱（如月经过多、月经频发、无排卵周期的经期延长）。

2.子宫内膜增生。

3.生殖道病变（如宫颈或子宫内膜恶性肿瘤）或创伤。

4.由于萎缩性子宫内膜炎、宫颈炎或阴道炎引起的绝经后出血。

• **宫颈肿瘤**的诊断需要通过窥器检查。局部出血可以通过应用止血药或阴道填塞来止血（如前所述）。需要当天与妇科专科行复诊检查。

• 如果患者**近期**进行了子宫、宫颈或阴道的**手术**，并且可疑手术部位出血，则需要立刻行妇科检查。

• **大量子宫出血**可以通过肌内注射黄体酮（100～200mg）或肌内注射醋酸甲羟孕酮（150mg），然后持续口服炔诺酮（10mg，每天3次）直至患者由妇科医师调整用药。

• 如果是**中等量**的**出血**，患者应该立刻开始口服药物治疗。可以选择氨甲环酸（1000mg，2～4次/天），非甾体抗炎药，如甲芬那酸（500mg，3次/天），或者孕酮（如炔诺酮10mg，3次/天）。应尽早安排妇科医师进行检查以做全面评估；在完全评估前应持续应用药物治疗。

（王　楠　贺豪杰　王　妍　译　王　妍　校）

第四节　视物模糊

Toh Hong Chuen · Peter Manning

要点

• 视物模糊是一种个人主观感觉，可以有多种含义，从一只眼一个视野的模糊到完全失明。

• 急诊医师的职责就是要进行全身检查和彻

底的眼部检查，力求**发现潜在的可逆因素或影响视力的因素**。

> **⇨ 给全科医师的特别提示**
>
> • 在获得充足的证据证伪之前，应该认为视物模糊的主诉是真实的。将患者转诊到医院进行眼科检查。
>
> • 如果遇到眼化学伤，应该在救护车送患者去医院之前尽早用生理盐水冲洗眼睛。

临床评估和处理

病史

• 相关病史包括以下内容：

1.单眼还是双眼受累，急性还是慢性病程及伴随的眼痛。

2.刺激因素，如外伤、化学伤、接触的异物（尤其是接触镜）。

3.既往史（如多发性硬化、视网膜脱离病史、视觉症状伴发偏头痛）。

4.用药史（如皮质类固醇，可能与白内障、青光眼、HSV导致的角膜炎相关；抗结核药如乙胺丁醇；抗疟药如羟氯喹）。

5.既往相同疾病发作。

6.家族史（如青光眼、黄斑变性）。

7.职业（如是否曾做过电焊工）。

检查

参见本章第二十节“红眼”。

鉴别诊断和处理

参见表1-3～表1-5。

表1-3 渐进性视力下降的鉴别诊断

单侧，无痛		双侧，无痛	
常见	罕见	常见	极其罕见
白内障	缓慢进展的炎症或新生物（如视神经肉芽肿、视神经胶瘤）	白内障	慢性炎症过程（如胶原血管病、结节病）
年龄相关性黄斑变性		年龄相关性黄斑变性	
累及眼眶或颅内腔的缓慢的挤压伤		眼毒性（如羟氯喹、乙胺丁醇）	

表1-4 急性视力下降的鉴别诊断[1]

单侧，无痛	单侧，疼痛	双侧，无痛[2]	双侧，疼痛[2]
通常来源于后节；需要立即眼科会诊	通常来源于前节，可能与红眼有关	通常来源于急性屈光状态变化，如晶状体水肿	通常伴有前节外伤
玻璃体积血	角膜擦伤	糖尿病控制不良	化学制剂暴露
视网膜出血	角膜溃疡		紫外线照射暴露（电焊工）
视网膜脱离	葡萄膜炎	用药导致，如抗胆碱能药/皮质类固醇	
视网膜中央静脉阻塞（CRVO）	外伤性前房积血		
	急性青光眼		
视网膜中央动脉阻塞（CRAO）	眶蜂窝织炎		
	角膜炎		
	视神经炎[3]		
	颞动脉炎[4]		
	偏头痛[5]		

注：1突然间感觉到的单侧无痛性视力下降：缓慢进展的病情（如屈光不正、白内障、年龄相关性黄斑变性不伴出血），通常累及非主视眼，当健侧眼被偶然间遮挡后才会被“突然发现”。

2急性单侧眼部病情有时也可表现为双侧，从少见情况如双眼青光眼到常见情况如巩膜炎可以有50%出现。

3白眼，不是红眼。

4白眼，不是红眼。

5可以是白眼或者红眼。

表1-5　表现为视力下降的疾病

	病史	体检结果	急诊处置
急性闭角型青光眼[1]	单侧眼痛伴额部头痛；恶心呕吐；视力下降；看灯光有光晕（由角膜水肿引起）。双侧受累罕见，主要由药物引起	眼部弥漫性充血；视力（VA）下降；角膜雾状混浊；瞳孔中等散大（4～6mm），光反射阴性；手电斜照试验阳性；浅前房	立即请眼科会诊。减少房水生成（静脉注射乙酰唑胺500mg及噻吗洛尔滴眼液即刻一滴，10min后第二滴）及增加房水排出（4%毛果芸香碱滴眼液每15min 1滴，1h后每小时4滴）
视网膜中央动脉阻塞	单侧，无痛性视力丧失（LOV）；既往一过性黑矇	VA下降；传入性瞳孔障碍；视网膜苍白水肿；樱桃红点（中心凹血供完整）	间断眼球按摩；纸袋呼吸；立即请眼科会诊
视网膜中央静脉阻塞	单侧LOV	VA下降；视网膜静脉迂曲扩张不伴生理性搏动	立即请眼科会诊
玻璃体积血	从少许眼前漂浮物到严重的无痛性LOV均可能	VA下降；眼底检查可见玻璃体漂浮物	嘱患者处于直立位；立即请眼科会诊
颞动脉炎（参见第8章第五节"颞动脉炎"）	见于年长患者，单侧头痛，间歇性下颌运动障碍，肌肉痛	颞动脉敏感，搏动减轻	检查红细胞沉降率。立即请眼科会诊，如果诊断明确需口服大剂量泼尼松龙
视神经炎[2]	单侧LOV数小时至数日不等；眼痛数日，眼痛随眼球转动加剧。疼痛加剧时开始视力丧失	VA下降及眼痛；相对传入性瞳孔障碍（RAPD）；视盘炎[3]	立即请眼科会诊，收入院静脉滴注甲泼尼龙
视网膜脱离	急性LOV；通常出现眼前条索或闪光感	检眼镜可见灰色，波浪状视网膜或视网膜皱褶，可见其上有血管随同波浪状运动	立即请眼科会诊
视网膜出血	无痛性，急性局部或完全LOV	局部或完全VA下降；检眼镜可见视网膜出血	立即请眼科会诊
偏头痛	持续偏头痛，闪辉暗点	眼底通常是正常的；眼外肌（EOM）麻痹；瞳孔散大	立即请眼科/神经科会诊
癔症	经常表现为完全性双侧LOV	正常的视动性眼球震颤；不同检测VA的方法结果不同	立即请眼科/精神科会诊
化学烧伤	突发疼痛伴LOV；流泪	角膜溃疡，碱烧伤更甚；疼痛（++）；畏光流泪	立即请眼科会诊，立即用生理盐水冲洗直至用石蕊试纸检测为中性pH[4]
巩膜炎[5]	严重且令人厌烦的疼痛，眼球运动加剧；病程潜伏数周。视物模糊；流泪，眼红[6]。头痛	巩膜深层血管扩张，巩膜变薄显示为蓝色。VA受损（16%的患者）。眼球触痛与表层巩膜炎不同。50%双侧受累	开始口服NSAID并立即请眼科会诊
葡萄膜炎	突发眼痛眼红，眼球运动或随调节加重；畏光，结膜充血有时视物模糊	角膜缘充血[7]，流泪，非脓性分泌物。前葡萄膜炎的一个特点可以帮助鉴别，即一致性畏光（光照健侧眼可导致病变眼疼痛）。可以有前房积脓	立即请眼科会诊
角膜炎	畏光，异物感，流泪，剧烈疼痛[8]	角膜缘充血。裂隙灯检查前房内可见细胞和闪辉；严重病例可见积脓	立即请眼科会诊

注：1在这种情况下如果没有进行充分干预，会在数小时内发生视神经萎缩和永久性视力丧失。慢性阻塞性肺疾病或充血性心力衰竭患者慎用噻吗洛尔。乙酰唑胺对磺胺过敏患者禁忌。

2 35%的视神经炎（即视神经的炎症性脱髓鞘疾病）患者会发展为多发性硬化。

3看起来像是视盘水肿，但是为单侧性，并且视力丧失更严重。

4泪液的正常pH为6.5～7.0。

5 50%与风湿性疾病有关。

6浅表巩膜血管丛的放射状分布被巩膜血管充血破坏。

7与结膜炎形成的不累及角膜缘的充血形成对照。

8由富含来自三叉神经眼支的感觉支纤维导致。

（孙岩秀　译　马青变　校）

第五节 急性呼吸困难

Goh Ee Ling

定义

- **呼吸困难**是呼吸费力的主观感觉。
- **过度通气**是伴有过度呼吸的呼吸困难。

要点

- 呼吸困难并非都是由心肺的病理改变所致。通常需要除外代谢的病因，尤其是无肺部病变的患者。
- 呼吸困难可能是急性冠脉综合征的唯一症状，尤其是在老年人中，因此要尽早行心电图检查。
- 急性呼吸困难的**常见病因**见表1-6。

表1-6 急性呼吸困难的常见病因

心脏	急性肺水肿*（参见第3章第五节）
	心力衰竭*（参见第3章第五节）
	心脏压塞
	急性冠脉综合征*（参见第3章第三节）
	心包炎*（参见第3章第四节）
	主动脉夹层*（参见第3章第一节）
	心律失常*（参见第1章第十八节、第3章第二节、第3章第十节）
呼吸系统	上呼吸道梗阻，如血管性水肿、异物吸入
	哮喘*（参见第4章第一节）
	慢性阻塞性肺疾病（COPD）*（参见第4章第二节）
	肺炎，包括吸入性肺炎*（参见第4章第三节）
	肺栓塞*（参加第3章第八节）
	气胸，包括张力性气胸、闭合性气胸*（参见第4章第四节）
	胸部外伤*，如张力性气胸、血胸、肺挫伤、连枷胸（参见第15章第三节）
	近乎淹溺*（参见第20章第六节）
	胸腔积液
	肺萎陷
其他	代谢性酸中毒，如糖尿病酮症酸中毒（DKA）*、尿毒症*、中毒（水杨酸盐*、甲醇、乙二醇），乳酸性酸中毒
	成人呼吸窘迫综合征（ARDS），如近乎淹溺
	发热*（参见本章第七节）
	过敏*（参见第2章第二节）
	贫血
	膈肌夹板
	过度通气综合征（排除性诊断）*（参见本章第十一节"过度通气"）

*详见各章。

临床评估

病史

- 伴随症状，如咳嗽、胸痛、发热、下肢肿胀。
- 加重或缓解的方式。
- 接触变应原或毒物，如中毒或过敏反应。
- 既往病史，如哮喘、充血性心力衰竭（CCF）。
- 用药史。
- 近期外伤。

体格检查

- 患者的一般情况：发绀、谵妄、嗜睡、呼吸急促、面色苍白。

注意：高碳酸血症通常会出现嗜睡，而缺氧常导致焦虑和谵妄。

- 心血管系统：有心力衰竭的表现（颈静脉压升高），足部水肿，肺部啰音，两侧脉搏是否对称（主动脉夹层）。
- 呼吸系统：肺部啰音，双侧呼吸音对称。
- 其他，如皮肤的荨麻疹，糖尿病酮症酸中毒严重脱水，外伤表现。

进一步检查

结合病史和体格检查结果来决定是否需要进一步检查，包括以下内容：

- **动脉血气**：对呼吸困难的病因是代谢性和（或）呼吸性至关重要。
- **心电图**：特别对于急性冠脉综合征表现为不典型呼吸困难的老年患者。
- **床旁血糖水平**：代谢性酸中毒需要测定。
- **胸部X线（CXR）**：通常建议检查，用于发现心肺的病变。
- 其他：血常规、肾功能、药物筛查。

⇨ 给全科医师的特别提示

- 对需要转急诊的呼吸困难患者给予吸氧和建立静脉通路。
- 如果怀疑是代谢性酸中毒，需要测定毛细血管血糖水平。
- 行心电图检查，尤其是老年患者，以除外心脏病变。
- 如果怀疑病情严重，用救护车转运患者。

处理原则

对呼吸困难患者的处理原则包括：

- 对于以下危及生命的情况，必须分秒必争地尽快急救，并使患者病情稳定下来：

1. 急性上呼吸道梗阻。
2. 张力性气胸。
3. 急性呼吸衰竭（参见第4章第五节“急性呼吸衰竭”）。

- 支持性治疗。
- 针对病因治疗。

治疗措施

- 支持性措施

1. 把患者安置在监护区域中。
2. 监测心电图、血氧饱和度、生命体征。

注意：呼吸频率和血氧饱和度会提示潜在的呼吸衰竭（参见第4章第五节“急性呼吸衰竭”）。

3. 如果需要，进行气道保护。
4. 氧疗。
5. 根据诊断和患者的血流动力学情况决定是否建立静脉通路及静脉补液。

- 急性呼吸困难的病因治疗。
- 根据诊断和患者的临床状态进行处理。

（张玉梅 译 李 硕 校）

第六节 腹泻和呕吐

Peng Li Lee

要点

- 腹泻和呕吐在急诊中常见，大多数患者是食源性毒素所致腹泻，呈自限性，仅需要对症和补液治疗。
- 在急性腹泻的鉴别诊断中**最为严重的误诊是外科急腹症的漏诊**，如阑尾炎、肠梗阻或异位妊娠。
- 在**儿科**患者中，呕吐和腹泻可能是**多种疾病**的非特异性表现，这些疾病包括中耳炎、尿路感染、代谢性酸中毒、颅内压增高、中毒/药物中毒、肠套叠和肠扭转。
- 在**老年**患者中，要警惕高死亡率的**缺血性结肠炎**的可能。
- 当呕吐不伴有腹泻时，就应该找非感染性病因和肠外病因。
- 在临床评估中，应注意体液状态和营养状态。当排除了外科急腹症和腹泻、呕吐的肠外病因之后，才能对患者对症处理。

> ⇨ **给全科医师的特别提示**
>
> - 旅行者前往有地方病地区旅行时可能会感染**旅游者腹泻**，建议按照经验给予氟喹诺酮类药物3天的处方（环丙沙星 500mg或诺氟沙星400mg，或氧氟沙星 300mg），如果腹泻加重，则加用洛哌丁胺。
> - 对儿童患者，不要忘记补液和体格检查。参见第23章第七节“儿童呕吐”和第23章第四节“儿童腹泻”。

处理

对症治疗

- 腹泻和呕吐的对症治疗参见表1-7。
- **补液治疗**

表1-7 治疗腹泻和呕吐的对症药物

药物	方法	剂量	备注
镇吐药			
甲氧氯普胺	肌内注射/静脉注射	10mg	有助于减轻恶心和呕吐的症状
（胃复安）	片剂	10mg每8h一次	
马来酸甲哌氯丙嗪	肌内注射	12.5mg	儿科患者需小心使用，因为它可能增加锥体外系副作用
（丙氯拉嗪）	片剂	5～10mg每8h一次	
异丙嗪	肌内注射	25mg（成人）	

续表

药物	方法	剂量	备注
（丙氨嗪）	肌内注射/口服	0.25～1.0mg/kg（2岁以上）	
止泻药			
地芬诺酯（苯乙哌啶）	口服	2片tid	用于减少腹泻的频率，9岁以下儿童不建议服用
洛哌丁胺（易蒙停）	口服	2mg tid	
活性炭	口服	1～2片tid或需要时	注意：止泻药通常不用于侵袭性肠炎，因为会增加侵袭性细菌肠炎的可能性。阿司匹林过敏的患者避免使用铋剂
次水杨酸铋	口服	成人 2片或30ml，q1h或需要时，24h剂量不超过8次	
	口服	儿童 9～12岁1片或15ml，q1h或需要时，24h剂量不超过8次 6～9岁2/3片 10ml q1h或需要时，24h剂量不超过8次 3～6岁1/3片或5ml，q1h或需要时，24h剂量不超过8次	
解痉药/抑制肠蠕动			
丁溴东莨菪碱	肌内注射	20～40mg	用于缓解腹部绞痛伴腹泻的症状
（解痉灵）	口服	10mg tid或需要时	侵袭性肠炎通常为禁忌证

1. 静脉补液

（1）适应证：中度至重度顽固性呕吐；中度至重度脱水；意识状态改变和肠梗阻。

（2）要注意轻度脱水而不能口服补液的患者。在1～4h通过静脉补液 1～1.5L 哈特曼液后，症状一般会得到改善。对于儿童的处理，参见第23章第十节“儿科液体治疗”。

（3）临床评估以指导治疗：除了临床表现之外，尿中出现**尿酮体、尿比重（SG）增高**都提示脱水。

注意：正常尿比重为1.002～1.030。

2. 口服补液

（1）对可以接受口服补液的患者，口服补液和静脉补液同样有效。

（2）多次、少量补液。

（3）**原理：**水和钠进入肠细胞，需要通过与有机分子的结合（耦联）才能实现，如葡萄糖。因此，口服液中应该含有葡萄糖，以刺激小肠中水和电解质的吸收。这种葡萄糖主动吸收的机制在很大程度上不受肠道毒素的影响。Servidrat、Pedialyte和Gastrolyte都是有用的口服补液剂。

急诊检查

• 除非脱水和疾病迁延需要检查尿素氮、电解质外，一般不需要检查。

抗生素的使用

• 大多数食源毒素性腹泻不需要使用抗生素。

• 使用环丙沙星或复方磺胺甲噁唑会使旅游者腹泻（大肠杆菌、志贺杆菌）的病程缩短一半。

• **适应证：**以发热和中毒症状±血便为表现的侵袭性腹泻，如可疑的细菌性腹泻。

- **用药选择**

1. **环丙沙星**　是经验性用药的选择。剂量为500mg，bid；疗程为3天。不适用于儿科患者（18岁以下）。对氟喹诺酮类药物过敏、妊娠、正在服用华法林或苯妥英及在泰国旅行（当地耐喹诺酮类的弯曲杆菌发病率较高）的患者，给予**阿奇霉素**1g单剂。

2. **甲硝唑（灭滴灵）**　剂量为800mg，tid；疗程为5天。当怀疑是原虫感染（贾第鞭毛虫病或阿米巴病）或难辨梭状芽孢杆菌感染（由于近期使用抗生素）时使用。

收住院的指征

- 侵袭性腹泻需要粪便检查。
- 不能进行口服液体。
- 诊断不明确，需要进一步检查。
- 处理并发症，如严重脱水、电解质紊乱。

（张玉梅　译　李　硕　校）

第七节　发　　热

Goh Ee Ling

定义

- 发热是由下丘脑设定值升高而导致的身体核心温度升高。它不同于中暑，后者是由于机体的体温调节机制失常，而没有下丘脑体温调定点的升高。
- 不明原因发热（fever of unknown origin，FUO）是病程长达3周以上，体温＞38.3℃且在医院诊治评估1周后仍不明确的发热。

要点

- 成人37.5℃的体温即是发热，但在免疫功能低下的患者中，如老年人、癌症化疗患者和静脉药物滥用者中，体温可能低一些甚至正常。
- 体温的高低和对解热药的反应与病情的严重程度无关。
- 发热的原因很多，但感染仍然是最常见的病因，见表1-8。

表1-8　发热的原因

病因	类型
感染	病毒
	细菌
	真菌
	寄生虫
肿瘤	实体肿瘤
	白血病
	淋巴瘤
胶原-血管疾病	系统性红斑狼疮
	类风湿关节炎
	结节性多动脉炎
	巨细胞动脉炎
中枢神经系统病变	卒中
	颅内出血
	蛛网膜下腔出血
药物	抗生素，如青霉素、磺胺类药物
	抗惊厥药，如卡马西平、苯妥英
	非甾体抗炎药，如水杨酸、布洛芬
	抗癌药物，如博来霉素
	其他，如巴比妥类、西咪替丁

临床评估

病史

- 发热持续时间。
- 伴随症状，如咳嗽、排尿困难、呕吐/腹泻。
- 既往病史，特别是免疫功能低下状态。
- 近期的操作史，如留置导尿管、静脉导管留置。
- 旅行史/近期的发热接触史。
- 疫苗接种史（尤其是儿童）。
- 既往治疗目前疾病的方法。
- 用药史。

体格检查

- 一般情况，包括精神状态和有无脱水状态。
- 生命体征（注意：体温每升高1℃，脉搏增加10次/分）。

1. **脉搏-体温分离**：可能出现在伤寒和疟疾中。

2. **心动过速与发热不成比例**：提示早期感染性休克或心肌炎。

- 根据病史需要进行的**全身检查**。

1. 皮肤：皮疹、溃疡、蜂窝织炎、坏死性软组织感染、针迹痕迹。

2. 头和颈部：中耳炎、外耳道炎、结膜炎。

3. 心血管：心脏杂音，心包摩擦音。

4. 呼吸：肺捻发音、扁桃体炎、鼻窦炎、咽炎。

5. 腹部：肾穿孔，腹腔内脓毒症，如胆囊炎、阑尾炎。

6. 中枢神经系统：颈项强直、脑膜刺激征、Kernig征。

7. 管路和导管：导尿管、永久性导管、Tenckhoff 管、动静脉瘘（AVF）、脑室腹腔（VP）分流。

检查

通过病史和体格检查来确定进一步的检查方法，包括以下内容：

- 血液检查

1. **血常规**：中性粒细胞计数/分类增加提示急性炎症。

2. **血培养**：需氧瓶和厌氧瓶每瓶至少有7.5ml血液。

3. **C反应蛋白**：在急性炎症中升高，在感染中明显升高。

4. **乳酸**：组织低灌注的指标，有助于鉴别隐匿性休克患者（即生命体征稳定）（参见第2章第六节“脓毒症与脓毒症休克”）。

5. **动脉血气**：重症肺炎患者可能出现低氧血症。

6. **其他**：肾功能、肝功能、疟疾血涂片检查。

- **毛细血管血糖检查**，以发现高血糖的并发症，如糖尿病酮症酸中毒，尤其是所有中毒表现的发热患者，甚至既往没有糖尿病史。
- **影像学检查**：胸部、腹部、四肢。
- **腹部/骨盆的超声和（或）CT检查**：寻找腹腔内脓毒症的来源，如胆囊增大、壁增厚，胆囊结石提示胆囊炎、盆腔脓肿。
- 其他：尿液、腹水、伤口拭子。

> **⇨ 对全科医师的特别提示**
>
> - 不应对非特异性病毒性发热或上呼吸道感染患者任意使用抗生素。
> - 立即将发热性脓毒症患者送往医院进行评估和治疗是很重要的。

处理

发热患者的处理原则如下：

- 感染性休克患者的早期液体复苏和稳定生命体征（参见第2章第六节“脓毒症与脓毒症休克”）。
- 通过病史、体格检查和相关检查评估发热的原因。
- 适当隔离患者，如肺炎、脑膜炎双球菌血症。
- 对脓毒症、脓毒性休克患者早期选择适当的抗生素治疗，如粒细胞减少性脓毒症，应静脉滴注庆大霉素和头孢他啶；对腹腔内脓毒症应静脉滴注甲硝唑和头孢曲松；对不明原因脓毒症，静脉滴注头孢曲松。
- 根据需要进行对症治疗。
- 根据患者的诊断和临床状态决定患者的处理。

1. 将不稳定的发热患者收入内科病房（高护理依赖病房或ICU）。

2. 如果腹腔内脓毒症有潜在的外科原因，将患者收入外科病房。

3. 中性粒细胞减少的脓毒症患者应收入到具有逆向屏障护理的肿瘤科。

4. 疑似登革热病例应上报疾控中心并重复检测血常规（参见第9章第二节“登革热和奇昆古尼亚热”）。

（王　斌　译　李　硕　校）

第八节　晕　　眩

Francis Lee · Kuan Win Sen · Shirley Ooi

要点

- 尽管明确区分眩晕和非特异性晕眩或头晕

目眩在确定诊断方面是有用的，但许多患者不能准确地描述他们自身的感觉。

• 患者的描述对于确定晕眩的病因至关重要，体格检查一般可以证实，但不能做出诊断。

• 眩晕往往指向耳源性或脑干问题，而非特异性晕眩有许多其他的原因（表1-9，图1-3）。

• 头晕目眩症状通常更凶险，更接近于晕厥或晕厥前兆。

• 第一次接触患者时，确保患者没有如下所述显著的威胁生命的疾病是非常重要的。

1.缺血性心脏病，如急性冠脉综合征。

2.心力衰竭。

3.心律失常。

4.卒中/椎基底动脉供血不足（VBI）。

5.多种来源的低血容量，如消化道出血。

6.妇科问题，如异位妊娠/阴道出血。

7.低血糖。

• 对老年人的评估更为复杂，因为诸如视力障碍和步态不稳等慢性病可以用晕眩来解释。

表1-9 晕眩的类型

眩晕	一种运动的错觉，通常是旋转的，但也可能是摇摆、晃动或直线运动的感觉，伴有不同程度的强度和持续时间。表明前庭功能障碍，不管是周围性的还是中枢性的。并不是所有的患者都能用生动的术语来描述眩晕
晕厥前兆	一种即将要发生晕厥的感觉。在发作时，患者通常感到眼前发黑。可出现恶心、呕吐、乏力、呼吸困难和焦虑。通常很短暂
非特异性晕眩	上述描述之外的模糊的晕眩

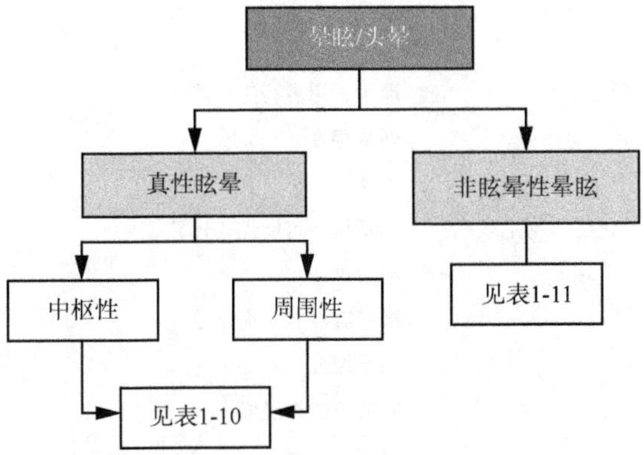

图1-3 晕眩/头晕诊断流程图

> ⇨ **给全科医师的特别提示**
>
> • 每一位有晕眩症状的老年患者都应考虑心脏性晕厥。
>
> • 老年人中枢性前庭性眩晕的发病率较高。
>
> • 测量体位性生命体征。如果存在直立性低血压，进行直肠检查以排除消化道出血。
>
> • 所有非眩晕性晕眩患者，应进行毛细血管血糖水平测定和ECG检查。

处理

初始处理

• 具有显著晕眩和不稳定的患者应安置在中级护理区。

• 应记录患者的ABC（气道、呼吸、循环）等方面情况。

• 应给予患者低流量吸氧。

• 应给予患者心脏监测。

• 应记录患者的生命体征，一旦发现异常，应将患者转移至重症监护区。

• 应测量体位参数。直立性低血压的定义：站立时收缩压降低＞20mmHg，站立时脉率增加＞20次/分，可表明有显著的容量减少。此与体位性症状相结合更有意义。这也可能是高达30%的老年患者晕眩的原因。多种药物服用史也是一个重要因素，特别是服用抗高血压药物和抗抑郁药物。

检查

• 应测量毛细血管血糖水平（糖尿病患者必须检查）。

• 下列患者行心电图检查

1.危险因素

（1）年龄＞40岁。

（2）冠状动脉疾病史。

（3）糖尿病病史。

（4）高血压病史。

（5）血脂异常病史。

（6）吸烟。

2. 生命体征不稳定。

• 应特别注意以下情况。

1. 存在贫血。

2. 存在低血容量：失血或脱水。

3. 心血管系统：心律失常、心脏杂音，如主动脉瓣狭窄。

4. 神经系统：眼球震颤、局灶性神经功能缺损、小脑体征。

5. 腹部：脓毒症或出血。如果有直立性低血压，进行直肠检查。

• 除上述情况外，医师应使用图1-3所示的诊断流程图来评估晕眩的原因。

具体处理

眩晕

• 对症治疗

1. 丙氯拉嗪（Stemetil®）12.5mg IV/IM或异丙嗪（Phenergan®）12.5～25mg IV/IM。

2. 地西泮（Valium®）2mg口服。

• 如果呕吐严重，则静脉补水。

• 区分周围性眩晕和中枢性眩晕（表1-10）。

• 诊断良性阵发性位置性眩晕（BPPV）的确定性试验为Dix-Hallpike试验（双耳交替试验）。

1. 将患者从坐位变为仰卧位，头部向一侧转动45°。

2. 头后仰20°。

3. 观察眼睛大约30s。

4. 如果没有发生眼球震颤，则患者回到坐位，30s后检查另一侧。

Dix-Hallpike试验阳性为突然出现眼球震颤。

• Epley复位法可用于治疗BPPV。

1. 将患者从坐位变为仰卧位，头部向患侧转动45°。将头后仰20°。保持这一位置5min。

2. 将头部向另一侧转90°（即面向对侧45°）。保持这一位置5min。

3. 将患者头部连同身体转动到其所面对的方向。此时面部向下。保持这一位置5min。

4. 将患者头部连同身体坐起来，保持这一位置30s。

表1-10 周围性和中枢性眩晕的特征

特征	周围性	中枢性
发作	突然	逐渐
程度	中度至重度	轻度至中度
发作形式	短暂的，突然发作，持续时间＜1min，感到重复的疲劳	慢性，连续性，持续时间＞1min，不疲劳
眼球震颤	旋转的/单向的/水平的	任何类型/多方向，包括不协调的/垂直的
	通过视觉固定抑制	不能通过视觉固定抑制
头部活动	症状加重	症状轻度加重
中枢神经系统症状和体征（如构音障碍、复视、运动失调、脑神经麻痹）	罕见	常见
失平衡	轻度至中度，患者通常可行走	严重，患者行走困难
血管疾病的危险因素	可能存在或不存在	通常存在
耳鸣	特征性的	不常见
听力丧失	特征性的，可能见于耳硬化症、梅尼埃病	不常见，可能见于迷路梗死
恶心/呕吐	常见	不常见
鉴别诊断	前庭神经元炎	椎基底动脉供血不足
	良性位置性眩晕	脑干梗死
	梅尼埃病	肿瘤（听神经瘤）
	中耳感染	出血（小脑）
	胆脂瘤	多发性硬化

整个过程应重复3次。告知患者，即使诊断正确且随后的治疗有效，能够降低发作时的严重程度，但在手法复位期间可能发生眩晕。

表1-11 非眩晕性晕眩的常见重要原因

系统	举例
心脏	急性心肌梗死或任何导致心排血量减少的疾病
	心律失常
	瓣膜性心脏病
	充血性心力衰竭
体位性	失血，如消化道出血、异位妊娠破裂
低血压	脱水
	药物（参见表1-12）
代谢性	低氧
	低血糖
	过度通气
	药物
	尿毒症
	肝衰竭
血液系统	血液系统贫血
	高黏滞综合征

表1-12 与晕眩相关的药物

乙醇	抗炎药，如水杨酸盐
抗生素，如氨基糖苷类	抗帕金森病药
抗心律失常药	利尿剂
抗惊厥药，如苯妥英钠	降糖药
抗抑郁药	吩噻嗪类
抗组胺药	镇静剂
降压药	

• 处置：如果患者出现以下情况，则可以出院。

1.有真正的周围性眩晕。

2.没有神经系统缺陷。

3.没有症状提示有椎基底动脉供血不足发作，即无复视或视物模糊、构音障碍、吞咽障碍、猝倒发作或局灶性神经功能缺失（虚弱）。

4.观察之后是正常的且活动自如。

5.没有重要的病史。

6.能够获得良好的家庭护理（对于老年人）。

晕厥先兆

详见本章第二十四节“晕厥”。

非特异性晕眩

• 如果可能的话，需排除明显的神经系统疾病，如椎基底动脉供血不足，多发性硬化，脑干或小脑脑桥梗死、出血或创伤，帕金森病。

• 建议卧床休息。

• 晕眩严重时对症治疗。

1.丙氯拉嗪肌内注射。

2.如果患者没有好转，收住院。

• 处置：如果患者出现以下情况，则可以出院。

1.排除了脑血管疾病或椎基底动脉供血不足。

2.已排除了下列严重疾病。

（1）缺血性心脏病。

（2）心律失常。

（3）肺炎/感染。

（4）出血或脱水。

3.患者无严重的危险因素。

（1）缺血性心脏病。

（2）糖尿病。

（3）高血压。

4.观察后患者状态良好。

（1）清醒且有专注力。

（2）没有明显的晕眩。

（3）能够口服。

5.能够获得良好的家庭护理（对于老年人）。

6.出院注意事项应包括以下禁止内容。

（1）驾驶机动车。

（2）骑自行车或摩托车。

（3）攀高。

（4）操作重型机械设备。

（5）饮用含乙醇饮料。

（6）游泳。

缺血性心脏病

• 晕眩可能是急性冠脉综合征（ACS）、急性心力衰竭和心律失常的表现。

• 诊断基于心脏危险因素、症状和ECG

变化。

- 患者应按照ACS处理，早期挽救心肌，如溶栓或经皮冠状动脉介入治疗（PCI）。
- 这些患者应收入心脏监护病房（CCU）进行进一步评估。

心力衰竭

- 如果心排血量不足以满足日常活动的需要，那么慢性心力衰竭患者就会出现晕眩。
- 详见第3章第五节“急性心力衰竭”。

心律失常

- 快速或缓慢的心率都可以引起晕眩。
- 可在心脏监护和12导联心电图上监测到。
- 如何处理取决于原病因。
- 需要立即处理和随后CCU监测的明显心律失常包括以下方面。

1. 明显或无法解释的心动过缓。
2. 二度和三度房室传导阻滞。
3. 室性心动过速。
4. 血流动力学不稳定的室上性心动过速。
5. 心房颤动伴快速心室率且血流动力学不稳定。

卒中

- 晕眩，不管是非特异性晕眩还是眩晕，可能是短暂性脑缺血发作（TIA）或即将卒中的标志。
- 患者更多见于中老年人，其中很多人患有高血压。
- 应检查患者是否存在脑干体征和有无神经功能缺失。
- 详见第8章第三节“脑卒中”。

低血容量

- 任何来源的出血或液体流失导致低血容量均可引起晕眩症状。在轻症病例中，可以感觉到持续的或反复出现的非特异性晕眩。在重症病例中，可能会有黑矇或晕厥的感觉。
- 所有患者都应筛查常见的出血原因，如消化道出血或女性患者阴道出血。
- 应询问患者是否出现严重呕吐或腹泻。
- 抽血进行FBC和电解质检查。

妇科病症

- 育龄期女性应筛查有无阴道出血或有可能提示异位妊娠的下腹痛。

低血糖

- 无论是否为糖尿病患者，低血糖都可能引起晕眩。

（李 硕 译）

第九节 咯 血

Irwani Ibrahim

定义

- 咯血**定义**为咯出血液或血性痰，其来源为声带以下或被吸入到支气管树里。
- 咯血的**分类**

1. 少量：24h内咯血量＜5ml。
2. 大量：一次咯血50ml或24h咯血超过600ml。约占所有咯血患者的5%。

要点

- 咯血容易与呕血相混淆（表1-13）。
- 体格检查对判断咯血的严重度有用，但对出血部位的判定**不可靠**。
- 大量咯血的主要死亡原因是**窒息**，而不是失血。
- 出血会导致呼吸窘迫，影响气体交换，从而威胁生命，与出血量多少无关。
- 少量咯血最常见的原因是上呼吸道感染（URTI）/支气管炎（表1-14）。

表1-13 咯血与呕血的鉴别点

鉴别点	咯血	呕血
病史	咳嗽	消化道症状
痰的颜色	鲜红	暗红
pH	碱性	酸性
性状	稀薄泡沫状	光滑 非泡沫状

表1-14　咯血的常见原因

呼吸系统	支气管炎 结核病 肺肿瘤 支气管扩张 肺炎 鼻出血吸入 肺栓塞 鼻窦炎
心血管系统	肺水肿 二尖瓣狭窄 主动脉支气管瘘
凝血障碍	出血性疾病（先天性或获得性）
其他	吸入异物 持久的咳嗽 月经性咯血（与月经相关的）

⇨ 给全科医师的特别提示

• 除非诊所里能完成胸部X线检查，否则所有咯血的患者都应转诊。

• 转运大咯血患者前，开放两条大管径静脉通路。

大咯血的处理

• 将患者转至抢救区。

• 主要目的是**避免窒息**，保护气道，给予吸氧。意识水平降低的患者或有窒息风险的患者被给予大口径（8mm或更大）的气管插管。

• 开放2条大口径静脉通路，给予液体复苏。

• 实验室检查。

1. 血常规。
2. 尿素氮/电解质/肌酐。
3. 凝血功能。
4. 交叉配血，4～6U。
5. 动脉血气分析。

• 持续监测。

• **胸部X线**是所有咯血患者**必需的**检查。

• 建议单肺出血的咯血患者（如果知道的话）取患侧卧位，以免血液进入对侧肺。

• 对大咯血患者最有效的非手术治疗是**支气管动脉栓塞**，因此应联系介入放射科医师。同时请心胸外科医师会诊。

• 尽管有报道使用**氨甲环酸**治疗成功者，但在随机对照试验中并未显示有益。

• **处置**

1. **少量咯血**患者可以回家休息，服用止咳药。
2. 呼吸科专科门诊早期随访，如果是由鼻窦炎或鼻出血引起的则需要到耳鼻喉专科就诊。
3. 所有其他患者都应收住院，大咯血的患者需要收入ICU。

（赵静静　译　李　硕　校）

第十节　头　　痛

Sim Tiong Beng

要点

• 将危及生命或视力的头痛从可逆性或良性继发性或原发性头痛中区分出来（表1-15）。

• 出现**危险信号**的情况必须行紧急头颅CT检查，具体内容包括以下方面。

1. 突然出现的严重的“雷鸣般”头痛或“最剧烈”的头痛，如SAH，或头痛的性质改变（频率或严重程度增加）。
2. 清晨出现头痛因咳嗽或紧张加重（颅内压升高）。
3. 晕厥（SAH）或呕吐（颅内压升高），虽然呕吐也常见于偏头痛发作。
4. 精神状态改变或癫痫发作。
5. 发热或颈痛（脑膜炎或SAH引起的假性脑膜炎）。
6. 局灶性神经功能障碍。
7. 视觉障碍，如眼痛（青光眼）。
8. 当患者年龄大于55岁且为新出现的发作性头痛时，颅内占位性病变风险高。
9. 艾滋病/免疫缺陷（弓形体病/隐球菌病）。
10. 恶性肿瘤。
11. 应用抗凝剂患者颅内出血风险增加。
12. 既往行脑室腹腔分流术。
13. 头外伤。

• 高血压是头痛过分强调的原因。**不要**将头痛归因于血压升高，除非收缩压＞160mmHg，舒张压＞120mmHg；且血压正常后1h内头痛就会缓解。

• 头痛可分为原发性（良性）头痛或继发性头痛。

表1-15 继发性头痛

危及生命的头痛	危及视力的头痛	可逆性良性头痛
蛛网膜下腔出血（SAH）（参见第8章第四节“蛛网膜下腔出血”）	颞动脉炎（参见第8章第五节“颞动脉炎”）	鼻窦炎
硬膜外出血	青光眼（参见本章第二十节“红眼”）	创伤后头痛
硬膜下出血		颈椎损伤引起的慢性头痛
颅内出血		颞下颌关节（TMJ）功能失调
脑膜脑炎		
占位性病变（如肿瘤、脓肿）		颈源性
心源性头痛（如急性心肌缺血）		
其他（如脑静脉血栓形成、一氧化碳中毒、中毒、特发性颅内高压）		

1.**原发性头痛**（没有潜在病理性改变）：包括紧张性头痛，有或没有先兆的偏头痛和血管神经性头痛（参见第8章第二节“偏头痛及丛集性头痛”）。

2.**继发性头痛**：包括危及生命或视力的病因或可逆性（通常是良性的）病因，如鼻窦炎，颞下颌关节功能失调，慢性外伤后头痛，颈椎损伤引起的慢性头痛（表1-15）。

重点查体的基本体征

- 检查生命体征（特别是体温和血压）。
- 眼底检查。
- 瞳孔、视野、长束征、脑神经和局灶性小脑病变检查。
- 步态。

> ⇨ **给全科医师的特别提示**
>
> - 突发“雷鸣般”头痛的患者，尽管给予镇痛药后明显缓解，仍需高度怀疑SAH并进一步证实。中枢神经系统检查可以完全正常。
> - 头痛伴有发热嗜睡/意识障碍的患者需考虑**脑膜脑炎**。
> - 如果头痛伴有眼痛/发红和视物模糊，需排除**青光眼**（角膜混浊和瞳孔不全扩张）。
> - 如果**首次**剧烈头痛发作在50岁以后，则**不要**诊断**偏头痛**。

处理

- 监测生命体征和格拉斯哥昏迷评分（GCS）。
- 高危患者行头颅CT扫描和（或）腰椎穿刺（LP）。
- 实验室检查：血常规，尿素氮/电解质/肌酐，凝血，交叉配血和红细胞沉降率（ESR）（如果怀疑有颞动脉炎）。
- 必要时行心电图和胸部X线检查。
- 减轻头痛症状的对症治疗，请参见附录C“疼痛管理”。

患者的处置

请参见图1-4，如果有以下情况，收住院。

- 所有危及患者生命和视力的头痛。通常情况下，临床上怀疑SAH但头颅CT正常要行腰椎穿刺以除外黄变病。然而，在最近的一项研究中，在头痛发作6h内使用第三代CT扫描诊断SAH的敏感度为100%（97.0%～100%），特异度为100%（99.5%～100%）。
- 新发作的复杂性偏头痛。
- 头颅CT扫描异常。

注意：

（1）在急诊室治愈的**原发性头痛**出院后应返回社区保健医师处继续随访。

（2）没有红色标记的**继发性头痛**，如创伤后头痛，硝酸酯药物引起的头痛和鼻窦炎可以在急诊室治疗。

以下情况需要**留院观察**：

- 良性原发性/继发性头痛，但病情严重还不能从急诊室出院。
- 对头痛的原因评估是低危的患者，但症状不能由其他疾病解释，如病毒感染。经过一段时间观察和对症治疗后会使诊断更加明确。

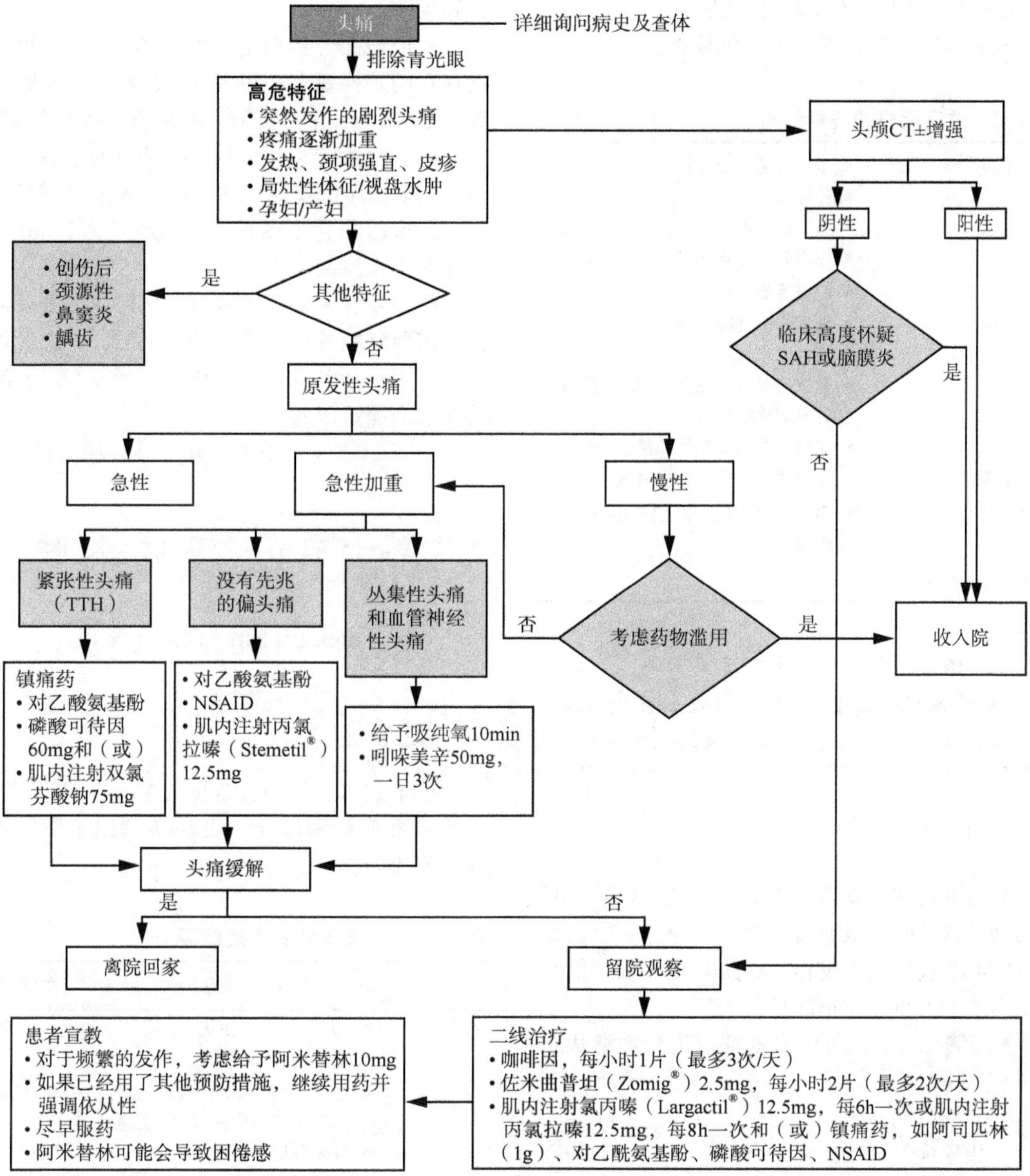

图1-4　**急诊头痛的处理流程**

（梁　杨　译　李　硕　校）

第十一节　过度通气

Seet Chong Meng · Peter Manning · Shirley Ooi

要点

• 尽管临床常见且预后良好，过度通气发作（HA）或过度通气综合征是一个**排他性诊断**，主要通过病史和体格检查判断，不需要进一步检查。

• 典型的发作应有一个应激事件，既往有类似情况发生。

• 常见的伴随症状包括手足发麻和（或）抽搐，口周刺痛，非特异性的头晕，胸部发紧，窒息感和近乎晕厥。

• 如果患者呼吸室内空气时脉氧饱和度

（SpO_2）低于97%，不要轻易诊断HA。

- 表1-16为过度通气的鉴别诊断。

表1-16 过度通气的鉴别诊断

呼吸系统	• 重度哮喘（寂静肺） • 肺栓塞 • 张力性气胸 • 原发肺动脉高压
心血管系统	• 心脏压塞
代谢原因	• 糖尿病酮症酸中毒 • 慢性肾衰竭 • 重度脓毒症或任何原因休克导致的乳酸性酸中毒 • 中毒，特别是水杨酸类
神经系统	• 中枢原因引起的过度通气
消化系统	• 各种原因引起的膈肌夹板导致的腹胀
过度通气发作/综合征	

⇨ 给全科医师的特别提示

- 诊断HA之前，要除外一些如代谢性酸中毒之类的严重疾病，如糖尿病酮症酸中毒。

处理

- 患者应该被安置在中级护理区。如果有明显的精神状态改变或血流动力学不稳定，那么患者可能并非过度通气发作，而是其他比较严重的疾病需要进入重症监护区进行治疗。
- 诊断HA前，每位患者都应进行静息状态的SpO_2测量。
- 安抚情绪。
- 指导换气方法。

注意：重复吸入袋子里的空气法是有潜在害处的，因为这样会引起明显的低氧。升高CO_2分压也是无效的。

- 监测：大多数患者仅需要监测脉氧饱和度。

注意：真正的过度通气发作患者SpO_2大多正常。

- 实验室检查

1.必查：**毛细血管葡萄糖水平**，以除外血糖过高。

2.可选：**动脉血气分析**可提示过度通气时呼吸性碱中毒，也可能发现潜在的代谢性酸中毒。

- **胸部X线检查**：可提示病变如气胸、肺炎或肺栓塞。
- **心电图**（特别是年龄＞40岁）：可提示可能存在的肺栓塞、心包炎或心脏缺血。有时可出现长QT间期，由过度通气引起的低钙血症导致。
- **药物治疗**（休息和安慰无效的患者）

1.**地西泮（安定）**：剂量为5mg，口服。

2.**咪达唑仑（多美康）**：剂量为2.5mg，静脉注射（很少需要）。

- **处置**：大部分患者可以出院。如果反复发作，需要到精神科门诊诊治。偶尔一些患者可能在给予1～2次口服阿普唑仑（赞安诺®）治疗后症状会明显改善。

（赵静静 译 李 硕 校）

第十二节 下肢水肿

Quek Lit Sin・Shirley Ooi

要点

- 下肢水肿是一种常见的主诉，常伴有一些非特异性症状和体征。表1-17 列出了下肢水肿的主要原因。

表1-17 下肢水肿的主要原因

	病因	单侧/双侧
心脏	• 心力衰竭（参见第3章第五节“急性心力衰竭”）	双侧
肾	• 急/慢性肾衰竭伴液体负荷过重（参见第7章第一节“肾脏急症”）	双侧
	• 肾病/肾炎综合征	
妊娠	• 先兆子痫（参见第19章第一节“子痫”）	双侧
肝脏	• 肝衰竭（参见第5章第二节“急性肝性脑病”）	双侧
静脉/淋巴	• 深静脉血栓（DVT）	单侧
	• 静脉曲张	单侧/双侧
	• 淋巴水肿	单侧/双侧
感染	• 淋巴管炎	单侧
	• 蜂窝织炎	
骨科疾病	• 创伤	单侧
	• 筋膜室综合征	
	• 关节炎/痛风	
	• 贝克囊肿破裂	
	• 肿瘤：骨或软组织	

• 详细的病史能帮助除外很多需要鉴别的其他疾病。

先兆子痫的孕妇

• 所有孕妇都会出现下肢水肿。但下肢水肿也是先兆子痫的早期表现，所以首先应该高度怀疑本病。

• 先兆子痫是急症，患者必须住院治疗。参见第19章第一节“子痫”。

静脉和淋巴管

• **深静脉血栓**（参见第3章第九节“静脉系统急症”）。

• **静脉曲张**在慢性病例中常伴有皮肤色素沉着。静脉曲张引起的浅表血栓静脉炎会导致下肢水肿。单侧静脉曲张和水肿需要警惕腹盆腔恶性病变。

• 淋巴管堵塞会导致下肢水肿。继发的**淋巴水肿**由淋巴管的损伤和梗阻引起，可由恶性疾病累及淋巴结、丝虫病、外科切除手术造成医源性梗阻等原因导致。

感染：淋巴管炎/蜂窝织炎

• 感染沿着淋巴管扩散导致**淋巴管炎**，皮肤可见红色细线状改变，其表面皮肤常会出现轻微水肿。当感染导致水肿加重，则发展为**蜂窝织炎**。

• **住院指征**

1.反复发热、寒战。

2.局部疼痛加重。

3.红肿扩大。

4.老年患者，容易发展为败血症。

骨科疾病：筋膜室综合征

骨科疾病有明确的病史，详细体格检查通常就可以确诊。需要注意的是，**筋膜室综合征**是所有下肢创伤需要除外的骨科急症。

临床特点

• 逐渐加重的剧烈疼痛，被动拉伸肌肉时出现疼痛，苍白，感觉异常，脉搏消失，瘫痪是肌肉缺血的6个典型体征。

• **肌肉被动活动**时出现**疼痛**是**最早的临床体征**。其他包括毛细血管再灌注延迟及两点辨别觉消失。

• 触诊时会出现所在间隔室受累肌肉的肌紧张和压痛。

常见原因

• 下肢：胫骨或腓骨骨折。

• 上肢：肱骨髁上骨折。

• 高压电击伤累及肌肉。

并发症

• 重度肌红蛋白尿、肾衰竭、高钾血症、死亡。

• 沃克曼缺血性挛缩、肢体功能丧失。

其他引起肢体水肿的少见原因

• 原发性淋巴水肿（先天性淋巴水肿、早发性淋巴水肿、迟发性淋巴水肿）。

• 先天性静脉畸形。

• May-Thurner综合征（髂静脉压迫综合征）。

• 蛋白丢失性肠病、营养不良、吸收不良。

• 限制性心肌病。

• 脚气病。

• 黏液性水肿。

• 缩窄性心包炎。

> ⇨ **给全科医师的特别提示**
>
> • 对下肢水肿病因进行仔细排查，避免遗漏重要病因。
>
> • 双侧下肢水肿最常见的3个病因为**充血性心力衰竭**、**肾衰竭**伴水负荷过重、**低白蛋白血症**（由肝病或糖尿病肾病导致）。

一般处理

• 确认生命体征平稳，没有急性冠脉综合征导致的下肢水肿。不稳定的患者必须进入重症监护区治疗。

• **实验室检查**

1.**必查**

（1）尿蛋白定量。

（2）ECG除外心肌损伤。

（3）胸片除外心力衰竭和液体负荷过重。

2. 可选：如果常规检查没有明确病因或怀疑某些特定的疾病，应进行以下检查。

（1）肝功能（除外低白蛋白血症）。

（2）尿素氮/电解质/肌酐（怀疑肾衰竭）。

（3）心肌酶/肌钙蛋白T（怀疑心脏原因）。

（4）若怀疑下肢静脉血栓，做D-二聚体（D-dimer）、国际标准化比值（INR）（以指导治疗）、彩色多普勒超声（不管可能性有多大）和交叉配血。

注意：没有血栓危险因素的D-二聚体正常的患者患近端DVT的可能性很低。血常规是无意义的，因为白细胞计数无法区分DVT和蜂窝织炎，且既不敏感，也不特异。

（5）开始抗生素抗感染治疗前进行血培养和药敏试验。

- **筋膜室综合征**：尽快呼叫骨科医师行筋膜切开术。

注意：如果8h后仍没有减压，受累的肌肉和神经就会出现不可逆的损伤。

- 下肢水肿的治疗方法因原发病因不同而不同，将会在相关章节进行讨论。
- **患者安置**：以下八种病因需住院治疗。

1. 心脏原因。
2. 肾衰竭。
3. DVT（尽管某些情况条件允许时可以门诊治疗）。
4. 先兆子痫的孕妇。
5. 感染。
6. 肝衰竭。
7. 筋膜室综合征。
8. 怀疑骨肿瘤。

前7个病因在急诊室就要开始治疗。其余的病因需要在相关科室门诊进一步检查和随访。

（赵静静　译　李　硕　校）

第十三节　腹　痛

Peter Manning · Sim Tiong Beng · Shirley Ooi

要点

- 急诊医师的职责是鉴别急腹症患者。
- 鉴别特殊体位的患者，如强迫卧位（穿孔或腹膜炎），痛地翻来覆去（肠绞痛或泌尿系统绞痛）。
- **警惕有潜在致命危险的病因**，如表1-18所示。
- 警惕育龄期妇女异位妊娠的可能。
- 男性患者右侧髂窝疼痛除非有已证实的其他疾病，需考虑阑尾炎可能。
- 老年患者的主诉通常模糊，没有特异性，表现也不典型，诊断需要花费时间。
- 现在，由于急诊室影像学检查的广泛应用，通常不需要外科医师会诊。但获得实验室结果和影像学资料后往往需要外科医师参与诊治。

表1-18　潜在致命危险的腹痛病因

腹腔内	• 消化性溃疡穿孔
	• 肠梗阻
	• 腹主动脉瘤/主动脉夹层
	• 阑尾炎
	• 胰腺炎
	• 异位妊娠
	• 缺血性肠病
	• 腹膜炎：肝硬化、腹膜透析相关性自发性细菌性腹膜炎
	• 肝胆脓毒症
腹腔外	• 急性心肌梗死（AMI）
	• 下叶肺炎
	• 基底段肺栓塞
	• 糖尿病酮症酸中毒
	• 系统性红斑狼疮（SLE）血管炎

- 对于非特异性急性腹痛的诊断，多个研究得出如下结论：

1. **腹部CT扫描比**腹部X线片（AXR）效果好。
2. 因此，对于急性腹痛或侧腹痛患者，如果能获得CT扫描结果，做腹部X线平片获益很小。
3. 尽管需要比较造影剂及非造影剂对医源性不良反应的影响的进一步研究，CT平扫的敏感度、特异度及准确度足够高，且避免了造影剂过敏反应和造影剂诱导肾病的风险。

- 急诊室行**腹部X线检查**的3个原因。

1. 明确“**游离**”气体（内脏穿孔）。
2. 明确**气液平面**（肠梗阻）。

3.明确**异位钙化**（肾结石、肝胆结石、胰腺炎、腹主动脉瘤）。

- **胸部X线检查**用于如下情况：

1.膈下气体。

2.下叶实变。

3.肺栓塞（排除其他肺部疾病）。

注意：如果怀疑**消化性溃疡穿孔**，但是腹部X线平片未见明显的膈下游离气体，可以通过鼻胃管向胃内注入200ml气体，能在X线上显示出"游离"气体。应该根据医院习惯或意愿考虑该操作，因为该操作是有争议的：如果确实存在穿孔，灌注气体并不能改变治疗方法（如手术），还能加重肠道内容物进入腹腔。另外，由于急诊室CT扫描应用广泛，胃内注入气体作用很有限。

> ➩ **给全科医师的特殊提示**
> - 腹痛的部位和性质是病因的最好线索。
> - 育龄期妇女通常要怀疑**异位妊娠**。
> - 下腹痛的男性通常要怀疑**阑尾炎**。
> - 不要忘记触诊上腹搏动感，以除外腹主动脉瘤，检查所有脉搏以排除主动脉夹层。
> - 心肌梗死可表现为上腹痛，行心电图检查。

处理

血流动力学不稳定患者

- 患者必须在重症监护区。
- 保持气道通畅，给予高流量吸氧。
- 监测心电图，每5min监测1次生命体征和脉搏血氧饱和度。
- 建立2条大口径周围静脉通路（14/16G）；输注1～2L晶体液（如果不怀疑急性心肌梗死）。再次评估生命体征。
- 实验室检查

1.必查：末梢血糖；交叉配血2～4U；血常规；尿素氮/电解质/肌酐；肝功能检查；血清淀粉酶；尿妊娠试验（如果相关）；首次血培养和尿培养（如果怀疑脓毒症）。

2.可选：尿液分析、心肌酶、肝功能及凝血功能。

- 腹腔内脓毒症需要使用**静脉抗生素**，如头孢曲松1g和甲硝唑500mg。根据当地的常见细菌和药敏结果，其他能够覆盖革兰氏阴性及厌氧菌的抗生素。

注意：如果患者有肾功能损害或高危因素，最好避免使用氨基糖苷类药物。

- X线检查：胸片及肾脏、输尿管、膀胱X线（KUB）检查。
- 心电图明确急性心肌梗死或为适合手术患者做好术前准备。
- 留置导尿管。
- 禁食。
- 尽早请相关科室医师会诊。

1.普通外科医师。

2.怀疑异位妊娠时请妇产科医师会诊。

3.怀疑腹主动脉瘤时请心胸外科医师会诊。

4.怀疑基底段肺炎或心肌梗死时请内科或心内科医师会诊。

血流动力学稳定的患者（见下一节特异性诊断）

- 患者可安置在中级护理区。
- 禁食，直到决定如何处置患者。
- 预防静脉栓塞。
- 根据腹痛病因的不同行相关的实验室检查。
- 考虑KUB、胸片和心电图检查。
- 随时腹部检查来评估腹部体征。
- 曾经认为镇痛药会干扰腹痛患者的评估，但很多研究未证实这一观点；对腹痛患者应该慎重选择合适的镇痛药。

右季肋部（RHC）疼痛的鉴别诊断

发热患者

- 需考虑如下疾病：

1.胆囊炎（参见第5章第三节"肝胆急症"）。

2.胆管炎（参见第5章第三节"肝胆急症"）。

3.肝脓肿。

4.膈下脓肿。

5.肝炎。

6.肾盂肾炎。

7.右基底段肺炎（参见第4章第三节"社区获得性肺炎"）。

8.憩室炎。

• 评估急腹症。

• 建立外周静脉通路。

• 以维持速度输注晶体液。

• 实验室检查：血常规；尿素氮/电解质/肌酐；血清淀粉酶；尿液分析；肝功能及肝炎标志物（可选）；如果患者是脓毒症，首次行血培养和尿培养。

• 考虑KUB、胸片和心电图检查。

• 镇痛：非甾体抗炎药和解痉药物。

• 禁食。

• **处置**：收至普通外科并通知普通外科主任，嘱患者尽快办理住院手续，不要耽误。

无发热患者

• 牢记老年外科急腹症患者可能无发热。

• 需考虑如下疾病：

1.胆道结石（参见第5章第三节“肝胆急症”）。

2.胸部疾病牵涉痛。

3.肝炎。

• 评估急腹症。

• 实验室检查：血常规；尿素氮/电解质/肌酐；血清淀粉酶；尿液分析；肝功能及肝炎标志物（可选）。

• 考虑KUB、胸片和心电图检查。

• 镇痛：非甾体抗炎药及解痉药物肌内注射。

• **处置**：如果疼痛缓解，腹部为良性病变，则出院，院外普通外科随诊；否则需收至普通外科住院。如果怀疑肝炎，转至消化内科。

侧腹痛的鉴别诊断

• 需考虑如下疾病：

1.肾盂肾炎。

2.输尿管结石伴或不伴梗阻（参见第7章第二节“尿路感染”）。

• 如果患者＞50岁，需考虑**腹主动脉瘤**，如果有主动脉夹层危险因素，需考虑主动脉夹层（参第3章第一节“主动脉急症”）。

注意：腹主动脉瘤患者的典型表现是腹部中央疼痛放射至后背。然而，很多腹主动脉瘤破裂不典型，误诊率可高达30%。腹主动脉瘤破裂可以破入腹膜后，出血压塞，起初血压可正常。腹主动脉夹层可引起血尿，导致误诊，如肾结石。

发热患者

• 实验室检查：血常规；尿素氮/电解质/肌酐；血液培养（至少每瓶7.5ml）；如果怀疑尿路感染，则进行尿液培养。

• KUB检查。

• 考虑胸片和心电图。

• 静脉给予抗生素：如果怀疑肝胆或肠道来源，需覆盖革兰氏阴性菌及厌氧菌。

• 镇痛：非甾体抗炎药及解痉药物。

• **处置**

1.将所有复杂性肾结石患者收入泌尿外科。

2.急性肾盂肾炎患者收入普通内科或泌尿外科（取决于医院习惯）。

未发热患者

• 实验室检查：尿液分析，查找隐血或白细胞及亚硝酸盐。

• KUB检查来定位异位钙化的结石和评估肾脏大小。

• 镇痛：非甾体抗炎药及解痉药物。

• **处置**

1.如果急诊室镇痛效果不佳或有输尿管梗阻伴感染表现则收入院。如果办理住院手续延迟，则通知泌尿外科。

2.如果在急诊室患者疼痛缓解，且无发热，则出院，院外泌尿外科随诊。如果出现以下情况则建议返回。

（1）出现发热。

（2）肉眼血尿。

（3）尿量减少。

下腹痛的鉴别诊断

• 警惕阑尾炎（参见第5章第一节“急性阑尾炎”）和异位妊娠（参见第19章第二节“异位妊娠”）的可能性。鉴别诊断包括女性卵巢扭转及卵巢囊肿破裂。

• 直肠检查在男性及女性都是有用的，女性可不经阴道检查就触及宫颈及卵巢。

• 实验室检查

1.必查：育龄期女性查尿人绒毛膜促性腺激素（HCG），尿试纸检测。

2.可选：血常规；尿素氮/电解质/肌酐。

上腹痛的鉴别诊断

- 需考虑腹部及腹部外疾病。＞50岁患者需怀疑腹主动脉瘤可能，特别是腹痛放射至下背部或一侧腹部的患者。

1.其他**腹内**病因包括以下方面：

（1）消化性溃疡穿孔/消化性溃疡急性加重（参见第5章第七节“消化性溃疡病/消化不良”）。

（2）反流性食管炎。

（3）肝胆脓毒症。患者可能仅表现为上腹不适伴消化不良的症状。全身性症状，如发热、寒战和呕吐，早期可不出现。

（4）穿透性后壁消化性溃疡。

（5）胰腺炎（参见第5章第六节“急性胰腺炎”）。

（6）主动脉夹层/腹主动脉瘤破裂（参见第3章第一节“主动脉急症”）。

后三种情况可伴随下背部放射痛。

2.**腹外**病因包括以下方面：

（1）急性心肌梗死：对所有表现为上腹痛/消化不良的患者行心电图检查（参见第3章第三节“急性冠脉综合征”）。

（2）肺炎（参见第4章第三节“社区获得性肺炎”）。

（3）肺栓塞（参见第3章第八节“肺栓塞”）。

（4）糖尿病酮症酸中毒：腹痛可能是糖尿病酮症酸中毒的首发表现（参见第6章第四节“糖尿病酮症酸中毒和高渗性高血糖状态”）。

- 建立外周静脉通路。
- 以维持速度输注晶体液。
- 实验室检查：快速血糖；血常规；血清淀粉酶；尿素氮/电解质/肌酐；可疑患者查心肌酶。
- 心电图。
- 立位胸部X线及KUB检查。
- 充分镇痛治疗。
- 禁食。
- **处置**：如果疼痛缓解，腹部为良性病变，检查结果正常，则出院，院外普通外科随诊；否则收入普通外科。

腹部中央绞痛的鉴别诊断

- 绞痛通常意味着空腔脏器的梗阻或刺激。需考虑以下情况：

1. 急性胃肠炎（参见本章第六节“腹泻和呕吐”）。

2. 肠梗阻（大肠或小肠）（参见第5章第四节“肠梗阻”）。

3. **肠系膜缺血**：病死率高，快速诊断非常重要但往往困难。具有危险因素的患者出现突然发生的剧烈腹痛，腹部体征少，里急后重，需要高度怀疑此诊断。危险因素包括高龄、粥样硬化、心脏射血量低、心律失常（特别是心房颤动）、严重的心脏瓣膜病、近期心肌梗死及腹腔内肿瘤（参见第5章第五节“缺血性肠病/肠系膜缺血）。

注意：不存在**粘连性肠绞痛**，因为没有并发症的粘连不能引起疼痛。然而，在有手术病史的患者中，由粘连引起的不完全或亚急性肠梗阻可引起典型的肠绞痛。

（王军红 译 李 硕 校）

第十四节 急性胸痛

Shirley Ooi

要点

- **准确的病史采集**仍然是**诊断**威胁生命的胸痛病因的基石（表1-19）。
- 除外6种威胁生命的病因，需进一步排除表1-20中重要的但不威胁生命的病因。

表1-19 威胁生命的胸痛病因

病因	主要临床特点
急性心肌梗死（AMI）	参见第3章第三节“急性冠脉综合征”
不稳定型心绞痛（短期预后与AMI类似）	参见第3章第三节“急性冠脉综合征”
主动脉夹层	参见第3章第一节“主动脉急症”
肺栓塞（PE）	参见第3章第八节“肺栓塞”
张力性气胸	参见第15章第三节“胸部创伤”
食管破裂	剧烈呕吐后胸痛，胸片显示纵隔积气

注：急性冠脉综合征（ACS）包括AMI和不稳定型心绞痛。

表1-20 重要但不危及生命的胸痛病因

心源性	• 稳定型心绞痛
	• 变异型心绞痛
	• 心包炎/心肌炎
呼吸系统	• 单纯性气胸
	• 伴胸膜炎的肺炎
胃肠道	• 反流性食管炎
	• 食管痉挛（与缺血性胸痛类似，是排他性诊断）
牵涉痛	• 胃炎/消化性溃疡
	• 胆道疾病
	• 膈下脓肿/炎症

• 注意需**除外良性病因**，如肌肉骨骼疼痛、肋软骨炎、精神性胸痛及早期带状疱疹神经痛。

• 尽管**典型缺血性胸痛**的表现已达成共识（1768年Heberden描述，胸部疼痛伴有窒息感、焦虑，偶尔放射至左上肢，劳累后加重，休息后减轻），但不典型胸痛的定义则不明确。

• Panju等总结了14项研究30 000多例ACS患者胸痛症状的临床特点。疼痛向左上肢、右侧肩膀或双上肢放射及出汗更倾向于患有AMI。实际上，向双上肢放射的似然比（LR）为7.1（95% CI为3.6～14.2），向左上肢放射似然比（LR）为2.3（95% CI为1.7～3.1），向右侧肩膀放射似然比（LR）为2.9（95% CI为1.4～6.0）。胸膜性的、尖锐的、穿透性的、体位性的或触摸后再次出现的胸痛，发生AMI的可能性降低（LR为0.2～0.3）。然而，由于这些数据从大型队列研究中提取，研究中包括临床不稳定的患者和仅通过心电图诊断的患者，对某些患者的临床实用性不高。

• 更难预料的一组患者是有**中度**ACS**可能性**的患者。Goodacre等研究了893例有中度ACS可能性的患者。试验中排除了心电图有缺血性改变或新发左束支传导阻滞（LBBB）的高危患者。这些患者有心力衰竭、心律失常、严重的病理改变或者存在明确的不稳定型心绞痛。同时该试验也排除了冠心病（CAD）低危患者，如年龄＜25岁，或者疼痛与近期创伤相关。Goodacre等发现**疼痛的持续时间及伴随症状**（恶心、呕吐、出汗）对ACS的诊断**无任何价值**。**烧灼感或消化不良型疼痛对发生**ACS**的风险比**（OR）**为**4.0，压榨性疼痛在中危患者的OR值为0.9。胸壁触痛者发生AMI的OR值为0.2。

• 在多中心胸痛研究（MCPS）中，与既往MI类似的胸部不适感或疼痛较平时心绞痛加重仍然是MI和急性冠脉缺血的最强的独立危险因素。

• 注意**放射至双上肢的疼痛**高度提示AMI/ACS。

• ACS的典型疼痛呈逐渐加重的趋势，数分钟后达到高峰。相反，主动脉夹层的疼痛突然发作即达峰值。

• **疼痛持续**＞30min提示AMI或非缺血性疼痛。

• **疼痛反复发作**且每次发作持续数小时或数天则心源性可能性小。疼痛持续仅数秒几乎不提示缺血性胸痛。

• **休息**1～5min就能缓解稳定型心绞痛患者的症状。如果休息后疼痛仍持续10min以上，说明为不稳定型心绞痛、AMI或非心源性胸痛。

• **无痛性**AMI的危险因素如下：

1.既往心力衰竭。

2.既往卒中。

3.年龄＞75岁。

4.糖尿病。

5.非白色人种。

6.女性。

• 5%～8%的AMI患者胸痛表现为**胸膜性或活动后加重**。

• 已知有5%的AMI患者伴随胸壁压痛。

• 全部符合以下三种胸痛的患者**心脏缺血可能性小**。

1.胸痛尖锐或刺痛。

2.没有心绞痛或心肌梗死的病史。

3.胸痛可以通过触诊胸壁诱发，或者与体位相关或有胸膜成分。

• **伴随症状**，如出汗、呼吸困难和晕厥可见于AMI、PE和主动脉夹层疾病中，可能对这些疾病的鉴别没有帮助，但它们是病情严重的线索。AMI与使用**硝酸甘油**后胸痛缓解**没有相关性**。

• **胃肠道鸡尾酒疗法**（抗酸治疗）不能用于鉴别心源性或食管源性疼痛。

• ACS**最好的单一预测因子**是已知AMI或CAD病史。已知CAD患者发生冠脉事件的风险增加5倍。

• Framingham研究对门诊患者进行了14年的随访，证实了**传统危险因素**（如年龄、男性、吸烟、高血压、糖尿病、高脂血症和家族史）是发展成CAD的预测因子，但不能鉴别急诊室胸痛患者的病因是否为急性心脏缺血。事实上，**没有任何一项特异的危险因素**能够独立预测AMI或急性冠脉缺血。因此，不能单独依靠危险因素列表进行危险分层或预测急诊室缺血性心脏病。

• CAD**新的危险因素**包括系统性红斑狼疮、类风湿关节炎和HIV。

• 提示AMI的胸痛但是伴有**神经系统症状**要考虑**主动脉夹层**的可能（详细见第3章第一节“主动脉急症”）。

• 对于胸痛患者，正常的心电图并不能排除ACS，但是这表示患者接下来发生恶性事件的风险小。仅65%～78%患者入院时心电图明确或很可能提示MI。关键是要重复检查心电图。

• 65**岁以上**患者不典型表现发生率更高，容易延迟诊断或误诊。

• 不要认为标准胸片能够完全除外**气胸**，1/3气胸患者最初的胸片可正常。大多数病例，直立位吸气相胸片就能够诊断气胸。如果高度怀疑气胸，但没有看到气胸线，可查呼气相胸片（尽管一项随机对照研究发现吸气相和呼气相胸片对于发现气胸没有差异）或侧卧位胸片。

• 21%的Boerhaave**综合征**患者不会发生干呕和呕吐。因此，即使没有相关症状也不能排除该诊断。

注意：Mackler三联征（胸痛、呕吐和皮下气肿）仅发生于14%的Boerhaave综合征患者。

> ⇨ **给全科医师的特别提示**
>
> • 所有下述患者均需要急诊室就诊：
>
> 1.有典型AMI病史，但心电图正常。
>
> 2.病史不典型，但有冠心病的危险因素。
>
> • CAD的**主要危险因素**如下：
>
> 1.糖尿病。
>
> 2.高血压病。
>
> 3.高脂血症。
>
> 4.吸烟。
>
> **注意：**戒烟<2年的患者，吸烟仍是冠心病的危险因素。
>
> • 所有急性冠脉综合征的患者，在送至医院前，都要立刻给予300mg阿司匹林。
>
> • 所有AMI患者均需急救车转运至医院。

处理

• 确保生命体征平稳。如果不稳定，患者窘迫、出汗，立即将患者带到抢救区。立即按照急性冠脉综合征处理。

• 给予吸氧，监测脉搏血氧饱和度，持续心电及血压监护。

• 立即行12导联心电图检查。胸痛患者行**心电图检查的作用**包括诊断AMI、缺血及肺栓塞。

• 如果心电图正常，或疑诊但无急性冠脉综合征的确切证据，需频繁复查心电图。

• 建立静脉通路，查心肌酶及其他生物标志物，如肌红蛋白和肌钙蛋白T。

注意：不要因为刚到急诊室时肌钙蛋白T/心肌酶正常，就排除缺血性胸痛。参见表1-21中各种心脏标志物的合理解释。

• 根据临时诊断给予镇痛药。

• 行胸片检查。胸痛患者行**胸片的作用**如下：

1.AMI的并发症，如心力衰竭、肺水肿。

2.主动脉夹层。

3.呼吸系统病因，如气胸、肺炎、肺部恶性肿瘤和肋骨骨折。

4.周围型PE。

5.纵隔气肿，如肺大疱自发破裂和食管破裂。

• 胸痛患者**处置**的指南。

1.心电图有变化或持续疼痛的急性冠脉综合征患者收入**冠脉监护病房**。

2.心电图正常的不稳定型心绞痛患者，或疼痛缓解患者，收入**心脏普通病房**。

3.有CAD危险因素的不典型胸痛患者收入**心脏普通病房**，除非急诊室有胸痛观察病房可进一步诊治。

4.稳定型心绞痛，如果没有禁忌证，给予药物（阿司匹林300mg首剂，然后100mg每天晨服，单硝酸异山梨酯5～10mg tid，普萘洛尔20mg bid）治疗后可出院，心血管科专科门诊随诊。然而，该组患者可能不常见，因为CAD患者如果是稳定型心绞痛，不会去急诊室就诊。因此，建议所有既往CAD病史的胸痛患者都应收入院。

5.主动脉夹层收入心胸外科ICU。

注意：近期发作的稳定型心绞痛认为是不稳定型心绞痛。因此，即使心电图正常，所有**新发作的心绞痛**都应**收入院**。

• 危及生命的前五种疾病的治疗，参见第二

表1-21 **心脏标志物**

心脏标志物	动力学			优势	不足	诊断AMI的敏感性（95%CI）	诊断AMI的特异性（95%CI）
	开始升高	最高水平	正常				
肌红蛋白	1～2h	6～9h	24～36h	1.AMI时最早升高的标志物 2.几乎所有AMI 6h肌红蛋白均升高，因此可早期排除AMI	1.对于心肌不特异。其他引起肌红蛋白升高见于如下： （1）骨骼肌肉或神经肌肉疾病 （2）肾衰竭 （3）肌内注射 （4）剧烈运动 （5）冠状动脉旁路移植术后 （6）酗酒 因此，肌红蛋白不能单独应用，需与其他心肌特异性标志物合用	T_0 49（43～55） T_s 89（80～94）	T_0 91（87～94） T_s 87（80～92）
肌酸激酶-MB（CK-MB）	4～6h	18～24h	48～72h	AMI血清学金标准，用于世界卫生组织AMI诊断标准	1.对于心肌不特异 2.肾衰竭患者可能假性升高 3.诊断窗窄 4.并非所有AMI时CK都会明显升高。为了提高敏感性和特异性，相对指数公式为 $\frac{\text{CK-Mb（ng/ml）}}{\text{CK（U/L）}}\times 100\%$，≥5%提示AMI	T_0 42（36～48） T_s 79（71～86）	T_0 97（95～98） T_s 96（95～97）
肌钙蛋白T和I	4～6h（标准） 2～3h（超敏）	12～120h（标准），超敏检测峰值更早	10～14h	1.应用最广泛的心脏特异性标志物，但不只见于心肌梗死 2.AMI发作后2～3h，高达80%的AMI超敏肌钙蛋白升高，因此超敏检测可排除NSTEMI 3.其他导致肌钙蛋白升高的原因如下： （1）急性心肺疾病，如肺栓塞（PE）（注意：PE肌钙蛋白轻度升高，40h内恢复正常），心肌炎/心力衰竭，快速性或缓慢性心律失常 （2）非心肺疾病如肾衰竭、脓毒症 **注意：**2007年ESC/ACCF/AHA/COHF推荐心脏肌钙蛋白升高，但临床上没有缺血证据，需要寻找导致心肌坏死的其他原因		T_0 39（26～53） T_s 93（85～97） （标准肌钙蛋白）	T_0 93（90～96） T_s 85（76～91） （标准肌钙蛋白） **注意：**在T_0时超敏肌钙蛋白的敏感性更好，但特异性降低

T_0，出现的时间；T_S，系列生物标志物。

注：新的超敏肌钙蛋白T和I在3h的诊断准确性高达92%。这些新的更敏感的肌钙蛋白检测将会更早发现（或排除）MI，但是由于特异性降低，是否会改善患者预后仍然不明确。未检测到hs-cTnT排除AMI的敏感度为100%。

部分的相关章。

（王军红　译　李　硕　校）

第十五节　关节与关节周围疼痛

Keith Ho・Shirley Ooi

要点

- **化脓性关节炎**（septic arthritis）是一种可以危及生命和肢体的外科急症。在单关节炎中是一个比较严重的诊断。如果误诊可能会导致疾病进展为骨髓炎、软骨破坏和继发性关节移位或全身脓毒症。
- 在性生活活跃的人群中需要考虑到**淋病性关节炎**（gonococcal arthritis），尤其是妊娠或月经期女性和（或）存在补体缺陷的患者。

诊断路径

- 区分关节痛和关节周围痛（表1-22）。

1.**关节痛**累及整个关节囊。与疼痛及所有运动平面的运动范围下降相关。一般存在关节压痛和关节积液。

2.**关节周围痛**累及关节囊周围结构，常会随着受累肌肉或肌腱的运动而加重。

- 区分炎症性和非炎症性关节炎（表1-23）。

1.**炎症性关节炎**常出现晨僵，一般会持续30min以上并且会随着活动缓解。炎症性关节病的标志是滑膜炎，临床上表现为关节周围海绵样肿胀。关节腔穿刺显示滑膜积液、白细胞计数大于2000/mm^3。

2.**非炎症性关节炎**表现为短暂的晨僵，运动或负重后疼痛加重，休息后缓解。

表1-22　**关节痛的鉴别诊断：解剖分类**

关节		
单关节	多关节	关节周围
骨关节炎	类风湿关节炎	滑囊炎
感染性/化脓性关节炎	系统性红斑狼疮	蜂窝织炎
晶体性痛风、假性痛风	血清阴性的脊柱关节病	筋膜炎
肿瘤	病毒性关节炎	肌腱炎
外伤/关节积血	风湿热	韧带损伤
缺血性坏死	莱姆病	上髁炎
	药物引起的关节炎	

表1-23　**关节痛的鉴别诊断：炎症性与非炎症性**

炎症性关节炎	非炎症性关节炎
● 感染	● 骨关节炎
1.化脓性关节炎	
2.播散性淋病	
3.分枝杆菌	
4.真菌	
5.病毒	
6.莱姆病关节炎	
7.心内膜炎	
● 晶体性关节炎	● 骨坏死
1.单尿酸钠	
2.焦磷酸钙	
3.羟基磷灰石	
● 自身免疫性疾病	● 肿瘤
1.类风湿关节炎	
2.幼年型慢性关节炎	
3.系统性红斑狼疮	
4.结节病	
5.硬皮病	
6.多肌炎/皮肌炎	
7.强直性脊柱炎	
8.Reiter综合征	
9.银屑病性关节炎	

- 当伴随外伤时，应考虑到骨折或关节内损伤，尤其是有骨质疏松的患者。

检查

- **实验室检查**

注意：血清学检查在急诊单关节炎患者中作用有限。

1.**血常规**：白细胞总数升高伴核左移可能提示化脓性关节炎，但敏感性及特异性差。

2.**红细胞沉降率和C反应蛋白**：非敏感性与非特异性的急性反应物在炎症状态、感染与恶性肿瘤等情况下升高。

3.**尿酸**：无意义，因为急性痛风性关节炎患者发作时尿酸水平通常正常。

4.**类风湿因子、抗核抗体和HLA-B27**：可用于随诊，在急诊患者中无意义。

5.**血培养**：在50%的金黄色葡萄球菌感染的

病例中血培养可为阳性。

- **影像学检查**

注意：几乎没有证据表明行X线检查对急诊室的急性单关节炎有诊断价值。

X线用于明确外伤或在局部骨骼压痛情况下，可用X线发现骨折、肿瘤、软骨钙质沉着症（假性痛风）、骨皮质侵蚀（化脓性关节炎）和骨刺/关节间隙狭窄（骨关节炎）。

- **关节穿刺**有助于诊断并且有治疗作用。

1.**适应证**

（1）滑膜液分析。

（2）张力性积液引流或关节积血止痛。

（3）注射镇痛药及抗炎药物。

2.**禁忌证**

（1）穿刺部位感染（蜂窝织炎/脓肿）。

（2）出血倾向。

（3）人工关节。

3.将滑膜液送检分析，进行革兰氏染色和培养。可以辅助鉴别化脓性关节炎、炎症性关节炎和非炎症性关节炎（表1-24）。

表1-24 关节穿刺液解读

	非炎性关节炎	炎性关节炎	化脓性关节炎
颜色	清亮	黄色/白色	混浊
滑膜液葡萄糖		非特异	
滑膜液蛋白		非特异	
滑膜液白细胞	＜25 000/mm³		＞25 000/mm³
滑膜液乳酸	＜5.6mmol/L	＜5.6mmol/L	＞5.6mmol/L
滑膜液LDH	＜250U/L	＜250U/L	＞250U/L
培养	阴性	阴性	阳性

资料来源：改编自*Emergency Medicine Practice* May 2012 Volume14，Number 5。

化脓性关节炎

- **易感因素**

1.近期关节手术史。

2.年龄＞80岁。

3.人工关节。

4.皮肤感染。

5.糖尿病。

6.类风湿关节炎。

7.静脉药物滥用。

8.酗酒。

9.免疫抑制状态。

10.贫穷。

- **微生物学**

1.金黄色葡萄球菌与链球菌比较常见。

2.革兰氏染色阴性细菌更常见于外伤、静脉药瘾者、新生儿、高龄及免疫缺陷者。

- 约80%的病例为单关节性关节炎。大多数为膝关节受累。其他常见部位包括腕关节、踝关节、髋关节。

- 20%的感染病例可出现寡关节或多关节关节炎。易感人群包括系统性结缔组织疾病（如类风湿关节炎）患者及严重脓毒症患者。

- **临床表现**

1.关节肿胀、疼痛，通常为大关节。

2.发热（敏感性为44%～97%）。

3.寒战与波状热不常见。

注意：没有充分的证据表明疼痛所致的活动受限与预后相关。

- **检查**

1.**滑膜液穿刺**为确诊检查，当滑膜液中发现细菌可确诊。确诊化脓性关节炎的金标准是滑膜液细菌培养阳性，但需要数天的时间。对于急诊患者，最重要的检查是革兰氏染色（阳性率为50%～80%）及滑膜液需氧和厌氧培养。

2. 50%的化脓性关节炎**血培养**阳性。

3.受累关节X线检查通常正常。X线可用来排除相关的骨髓炎或伴发的关节疾病。

- **处理**

1.镇痛。

2.经验性给予静脉抗生素：静脉给予氯唑西林2g，q6h或头孢唑林1～2g，q8h。

3.关节内注射抗生素没有益处，因为大部分抗生素可以穿透关节液。

4.通过针吸、关节镜引流关节内脓液，必要时行关节切开。

播散型淋球菌感染（DGI）

- 患者可**表现**为以下综合征。

1.腱鞘炎、皮肌炎、非化脓性游走性多关节痛三联征。受累关节常为腕关节、膝关节或踝关节。

2. 化脓性关节炎不伴有皮肤损害。

- **病史**

1. 大多数患者有近期性行为。

2. 只有25%的患者有泌尿生殖系统症状。

- **体格检查**

1. 典型的无痛性皮炎并不多见。皮损通常是脓疱性的或是水疱脓疱性的。

2. 腱鞘炎常常累及多个肌腱。

- **实验室检查**

1. 滑膜液分析。

2. 所有怀疑DGI的患者应进行两套血培养检查。

3. 考虑应用Thayer-Martin培养基对滑膜液、皮肤、尿道或宫颈和直肠进行细菌培养。

- 大多数DGI患者对抗生素治疗反应快速、显著。

1. 静脉滴注或肌内注射头孢曲松钠2g om。

2. 口服环丙沙星500mg bid。

3. 口服阿莫西林500mg qd。

4. 口服多西环素 100mg bid，共7天来治疗可能并发的衣原体感染。孕妇使用红霉素替代多西环素。

痛风性关节炎

- **痛风的危险因素**

1. 高血压病。

2. 糖尿病。

3. 肥胖。

4. 使用噻嗪类利尿剂。

5. 使用环孢素。

6. 铅或造影剂暴露。

7. 乙醇、高嘌呤饮食（如肉类、海鲜、豆类、奶制品及咖啡）。

8. 疾病。

9. 外伤或大手术。

- **临床表现**

1. 大多数病例（将近75%）累及第一跖趾关节（**足痛风**）。其他受累关节包括膝关节、踝关节及跗骨关节。

2. 20%的患者有1个以上的关节受累。

3. 患者可表现为关节痛、滑膜炎及腱鞘炎。

- **诊断**

1. 血清尿酸对急性痛风诊断无意义。

2. 滑膜液中发现**细胞内阴性双折射结晶**，而没有其他病原体，可诊断痛风。

- **处理**

1. NSAID或COX-2**选择性抑制剂**可用于镇痛。

2. **秋水仙碱**最高剂量1.2mg口服后再每小时口服0.6mg，共6h。

3. 秋水仙碱的新方案为1.2mg口服后1h再次口服0.6mg，副作用更小。

（1）副作用包括恶心、呕吐和腹泻。

（2）秋水仙碱禁用于肝肾功能不全者，不能被透析清除。

4. **类固醇**可用于NSAID或秋水仙碱禁忌者。

5. 慢性痛风患者应用**别嘌醇**可预防痛风急性发作。然而，目前没有关于急诊急性痛风发作的适当方案，尽管常规推荐那些正在进行预防治疗的患者可以在痛风发作时不用停止使用降尿酸药物。

6. 寻找潜在的诱发因素并给予适当的建议。

7. 休息、冰敷及抬高患肢可与镇痛药联合应用。

（胡煦晨　译　李　硕　校）

第十六节　腰部疼痛

Peter Manning · Lim Er Luen

要点

- 急性腰痛（LBP）的患者，如果出现以下情况需要在就诊时立即给予诊治。

1. 血流动力学不稳定（最严重的情况）。

2. 严重外伤。

3. 不能忍受的骨骼肌肉疼痛（疼痛评分≥7分）。

- 腰痛同时伴有背部及腹部疼痛的患者存在严重腹腔内出血或腹膜后出血的风险，这些患者需要快速评估及密切监测。

- 患者存在严重的背部骨骼肌压痛，但是生命体征平稳，在进行初步的评估后给予镇痛治疗一般是安全和适当的。

- 患者存在进展的神经功能缺失或膀胱、肠道功能障碍的情况时需要快速外科手术减压。

• 急诊患者行腰骶部X线平片的适应证如下：

1.存在脊髓严重外伤史（或老年人相对轻的外伤）。

2.提示恶性肿瘤腰椎可疑转移。

3.发热与局部压痛提示骨髓炎。

• 如果高度怀疑转移或感染，X线片可能不敏感，影像学检查应选择磁共振（MRI）。

• **保守治疗**是腰痛的主要**治疗**方法，主要包括足够的镇痛药缓解肌肉疼痛，肌肉松弛药及热敷或冷敷。这些治疗对90%的患者有效。应当鼓励患者在可耐受的情况下活动，但是应当避免负重。不推荐绝对卧床休息。

• 通常门诊治疗即可，对于神经功能缺失或难治性疼痛的患者可收入院诊治。

严重疾病

以下情况可出现急性腰痛：

• **腹主动脉瘤破裂**（abdominal aortic aneurysm，AAA）：通常情况下，患者为有高血压及心血管病病史的中老年男性，表现为急性腰痛和腹痛，伴随脉搏增快、晕厥及临界低血压或低血压。少于20%的动脉瘤破裂患者存在腹痛、低血压及搏动性腹部肿块的三联征。腹部触诊对于诊断腹主动脉瘤破裂不敏感。

• **主动脉夹层**（aortic dissection）：对于中老年腰痛患者，尤其是存在Marfan综合征或下肢动脉搏动消失等危险因素的情况下，需要考虑主动脉夹层。

• **异位妊娠破裂**（ruptured ectopic pregnancy）：存在异位妊娠危险因素的育龄期女性，当出现急性发作的腰痛，伴有阴道出血、晕厥及单侧腹痛时，需要考虑该诊断。

• **硬膜外压迫综合征**（epidural compression syndrome）：该病不常见，但是非常紧急，包括脊髓受压、圆锥综合征和马尾综合征。病因包括椎间盘突出，肿瘤或转移瘤，硬膜外脓肿或硬膜外血肿。患者典型表现为急性腰痛，呈单侧或双侧放射性，会阴区麻木，下肢力弱和括约肌功能障碍（先出现尿潴留，后出现大小便失禁）。MRI可能是确诊的唯一影像学检查。一般在发病6h内行外科干预对于防止永久性瘫痪及排尿障碍具有重要意义。

⇨ 给全科医师的特殊提示

• 存在肌肉骨骼疼痛且生命体征平稳的患者应首先给予镇痛治疗。疼痛严重且药物治疗无效的患者应当尽快转至急诊科或骨科专科治疗。

• 腰痛患者出现的肠道/膀胱功能异常的神经系统体征是外科急症，必须立即将患者转诊到医院。

• 疑诊腹主动脉瘤的患者要行腹部检查且触诊要动作轻柔。

处理

血流动力学不稳定和（或）严重外伤的患者

• 患者必须安排在重症监护区。

• 立即准备好气管插管及抢救设备。

• 通过储氧面罩提供高流量吸氧。

• 建立至少两条大口径静脉输液通路。

• 立即静脉输注1L乳酸林格液（Hartmann's solution），然后再次评估生命体征。

• 必要时输血。

• 实验室检查：交叉配血4～6U，血常规，尿素氮/电解质/肌酐，必要时查尿HCG。

• 监测：心电图，每5～10min监测1次生命体征，脉氧饱和度。

• 采用床旁超声来观察主动脉和腹腔游离积液情况（参见第21章第一节“急诊超声”）。

• **处置**

1.尽早请心胸外科医师会诊（如果怀疑腹主动脉瘤破裂）。

2.请普外科医师及骨科医师会诊（外伤患者）。

3.请妇产科医师会诊（异位妊娠破裂患者）。

严重的，不能忍受的骨骼肌肉疼痛的患者

• 至少安置在中级护理区，并且迅速评估病情。

• 安抚患者，小心移动患者。

• 每30～60min监测生命体征1次。

- 镇痛

1.扶他林：剂量为50～75mg，肌内注射。

2.曲马多：剂量为50～75mg，肌内注射或静脉注射。

3.哌替啶：剂量为50～100mg，肌内注射或静脉注射。

- 肌肉松弛药：地西泮，剂量为5～10mg口服或2～5mg静脉注射（如果通过静脉注射途径，须在监护条件下进行）。
- 1h后再次评估病情，并且尽量对患者进行4个体位全面检查：站立位、仰卧位、俯卧位及坐位。
- **直腿抬高试验**：直腿抬高试验阳性是指当患者仰卧位时，下肢抬高不足60°即出现向膝关节以下放射的下肢后外侧疼痛。
- 询问泌尿系统症状：如果出现尿潴留，需留置导尿管，并进行膀胱残余尿量测定。
- 直肠检查并评估肛管的张力。
- 评估外周感觉缺失情况。
- 考虑行腰骶部的X线平片检查。
- **处置**

1.**简单病例**：出院回家，硬板床休息，充分给予镇痛药及肌肉松弛药。

2.**复杂病例伴剧烈疼痛和（或）轻度神经功能改变没有括约肌功能障碍**：收至骨科进行牵引及镇痛治疗。如果有短期住院病房，患者应收入病房进行持续镇痛及物理治疗。

3.如果怀疑**脊髓压迫**或**马尾综合征**，立即请神经外科医师或骨科医师会诊。

4.其他需要**收入院**的情况：

（1）存在感染可能需要静脉抗生素治疗，如肾盂肾炎和前列腺炎。

（2）存在腰椎压缩性骨折需要镇痛治疗。

（3）存在横突骨折需要评估相关损害。

（4）存在难治性疼痛，不能行走或不能生活自理。

（5）怀疑脊髓转移，需要尽早开始静脉给予地塞米松治疗（参见第10章第二节“肿瘤急症”）。

（胡煦晨 译 李 硕 校）

第十七节 阴囊和阴茎疼痛

Brandon Koh · Peter Manning

要点

- 阴囊急症的病因通常可以通过病史、体格检查和尿液分析确诊。
- 10多岁的男孩阴囊疼痛千万不要诊断为附睾炎。除非证实为睾丸扭转。
- 当急性阴囊疼痛的原因不明时，请泌尿外科医师会诊。

> ⇨ **给全科医师的特别提示**
>
> - 每一个阴囊疼痛的患者，无论连续性还是间歇性，都要考虑**精索扭转**的可能。
> - 要记住睾丸可以自行扭转，并能自动复原。

新生儿急性阴囊疼痛

扭转

- 最可能的病因是臀位分娩造成的扭转。
- **整个精索扭转**（未固定的新下降的睾丸）。
- 后期表现

1.几乎都是坏死性的。

2.挽救率低。

- 疼痛和触痛**不是**突出的特征。
- 阴囊通常发红和肿胀，可触诊到质地较硬的睾丸肿块。
- 通常需要手术切除受损的睾丸。

创伤

- 通常影响双侧阴囊。
- 明显的皮肤擦伤。
- 大多数可缓解但需要随诊。
- 自发性特发性阴囊出血，应在浅环上寻找裂伤瘀斑。

小儿急性阴囊痛

- 这一年龄组很罕见。
- **急性附睾-睾丸炎**是最常见的病因。

1.有些是病毒感染，但大多数由大肠杆菌引起。

2.进行尿液检查，寻找脓尿。

3.确认以下情况：

（1）排除扭转。

（2）仔细检查尿道有无先天性异常。

- **特发性阴囊水肿**

1.突发性双侧阴囊肿胀伴发红。

2.无痛性。

3.见于溶血性链球菌感染，Henoch-Schonlein紫癜，偶尔见于急性白血病。

青少年/成人急性阴囊疼痛

- 这个年龄组的急性阴囊病变发病率最高。

睾丸扭转

- 记住“时间就是睾丸”。
- 不能靠任何病史来区分睾丸扭转。
- 发病高峰有两个：

1.第一高峰：新生儿。

2.第二高峰：青春期，12～18岁。

症状

- 典型症状

1.**突然发作**的严重睾丸疼痛，可以放射到腹股沟或下腹部。

2.常伴有恶心和呕吐。

- 近一半的扭转患者曾有类似的疼痛症状出现，且能自发缓解。

体征

- **没有特异的临床体征可以区分扭转和附睾炎**（两者都可能出现睾丸肿大压痛）。
- 睾丸扭转的体征

1.**水平位**。

2.在阴囊的**位置**比正常睾丸**高**。

3.睾丸肿大、弥漫性触痛。

4.精索增厚。

5.**提睾反射消失**。

（1）对扭转高度敏感。

（2）提睾反射存在并**不**完全排除扭转。

- **Prehn征**：抬高阴囊可以减轻附睾炎的疼痛，但不能缓解睾丸扭转的疼痛。因此，并不可靠。
- 扭转是**临床诊断**。尿液分析价值有限，扭转患者可能有脓尿。

处理

- 如果怀疑或不能排除扭转的可能性，**立即**请泌尿专科医师会诊。
- 彩色多普勒超声（不明确是否扭转的情况下）是有用的，如能应立即进行该检查，且检查**不能**延误治疗。当睾丸扭转时，与对侧睾丸相比，患侧血流减少或缺失即可确诊。
- 如果诊断有疑问，必须进行手术探查。
- 挽救睾丸取决于症状发作和开始手术的时间（通常6～10h是可以接受的）。疼痛持续6h内，睾丸的挽救率是80%～100%。10h后，挽救率下降到20%左右。
- 手法复位可以争取时间，但需要进行镇静。向着同侧大腿方向将睾丸向外扭转（类似于“打开一本书”）。成功复位后疼痛会减轻。如果疼痛加重，说明复位应向相反方向。即使复位成功，仍需紧急行阴囊探查术。

睾丸附件扭转

- 主要发生在青春期前的男孩。
- 亚急性疼痛，可维持2～3天。
- 睾丸触痛位于睾丸上部。
- 患者常常有反应性水肿，检查可发现睾丸附件扭转和坏死（“蓝点征”）。这种体征通常只出现在早期。后期被发红和水肿的阴囊皮肤所掩盖。
- 诊断需要多普勒超声。该检查可能正常或血流增加。
- 支持性治疗：镇痛和阴囊支持性治疗。
- 大多数扭转的附件会在10～14天钙化或退化。

附睾炎

- 附睾的炎症通常是由感染引起的（细菌最常见）。
- 成年男性多见。
- 要询问性生活史。
- 在异性恋年轻人中，最常见的病原体是沙眼衣原体和淋病奈瑟菌。

• 在同性恋的年轻人或35岁以上的男性中，最常见的病原体是大肠杆菌、假单胞菌、革兰氏阳性球菌。

症状

• 疼痛通常会持续数小时至数天。
• 尿路刺激症状明显。
• 尿道分泌物多见。

体征

• 最初时触痛局限于附睾。
• 随着感染蔓延，触痛累及睾丸，出现睾丸炎及广泛的睾丸触痛。
• **位置正常**。
• **提睾反射通常是存在的**。
• 发热。

检查

• 可出现脓尿，但不常见。
• 多普勒超声检查：正常或血流增加。

处理

• **怀疑性传播疾病**。

1.单剂肌内注射头孢曲松250mg。
2.多西环素100mg bid，共10天。

• 疑似大肠菌群（同性恋、男性＞35岁）。

1.环丙沙星500mg bid，14天。
2.氧氟沙星400mg bid，14天。

• 镇痛。
• 阴囊支持。
• 安排在泌尿专科随访或STI控制部门（DSC）监测。
• 出现以下情况，收到泌尿专科住院治疗。

1.因感染而出现了严重脓毒症或门诊治疗无效。
2.阴囊脓肿。

睾丸肿瘤

• 当阴囊肿瘤内出血和伴随炎症出现囊性扩张时，可出现急性疼痛。
• 临床上与附睾睾丸炎类似。
• 尽早泌尿外科就诊。

Fournier坏疽

• 阴囊和会阴坏死性筋膜炎。
• 潜在的危及生命的疾病。
• 通常发生在衰弱或免疫功能低下的患者中，特别是糖尿病患者和酗酒者。
• 通常来源于结直肠或泌尿生殖道。
• 典型的为混合感染。需氧菌和厌氧菌通常同时存在，如大肠杆菌、类杆菌、链球菌和梭状芽孢杆菌。
• 突出的临床特征包括以下四点。

1.阴囊疼痛。
2.发热。
3.会阴发红、触痛、硬结和捻发音。
4.全身中毒的早期体征。

• 静脉输液复苏，如有必要予以血管活性药（感染性休克）。
• 根据当地医疗机构的实践给予**广谱抗生素**（抽取血培养后）。联合用药方案如下：

1.静脉给予头孢他啶（复达欣）2g。
2.静脉给予克林霉素600mg。
3.静脉给予庆大霉素3mg/kg。

注意：抗生素只是外科清创的辅助治疗。

• 以下情况立即请泌尿科医师会诊：

1.安排紧急手术清创。
2.收入外科ICU。

急性阴囊疼痛的其他原因

• 嵌顿/绞窄性腹股沟疝。
• Henoch-Schonlein紫癜（儿童）。
• 阑尾炎：别忘了检查腹部。
• 腹主动脉瘤破裂/渗漏。

阴茎急症

包皮龟头炎

• 龟头炎症（龟头炎）和包皮炎症（包皮炎）。
• 如果复发，考虑是否存在糖尿病。
• 病因如下：

1. 包皮卫生不良。
2. 性传播疾病。
3. 外伤。

• 包皮收缩伴有恶臭、脓性物质，阴茎头红肿、触痛。

处理

• 改善局部卫生。

• 外用0.5%氢化可的松乳膏。

• 外用抗真菌乳膏（如果怀疑是念珠菌感染）。

• 如存在继发感染，给予广谱抗生素，如环丙沙星500mg bid，口服7天。如果怀疑有性传播疾病，加用多西环素100mg bid，口服14天。

• 复发病例或包茎考虑包皮环切术。

• 认识到有虐待儿童可能。

• 转诊到泌尿专科治疗。

包皮过长

• 龟头上的包皮不能完全回缩。

• 未受割礼的婴儿的生理现象。不应尝试强行回缩，因为可能导致病理性的包茎。

• 在成人，可能的原因包括慢性龟头炎和包皮卫生不良。

• 除非发生急性尿潴留，否则很少出现急症。

处理

• 除非患者有急性尿潴留或龟头血管损伤，否则不需要急诊处理，即用动脉钳扩张狭窄的包皮或行包皮背侧切开术。

• 转入泌尿专科行对因治疗（包皮环切术）。

包皮嵌顿

• 由于包皮皮肤紧缩，不能将包皮拉回到龟头上。

• 水肿和静脉充血可导致动脉损伤和龟头坏死。

• 避免医源性包皮嵌顿：给未行包皮环切的患者插导尿管后，要将包皮复位。

处理

• 紧急减少包皮：对龟头阴茎持续加压5～10min，减少水肿，然后将包皮拉过龟头。使用利多卡因凝胶（大量）或使用5ml 1%的利多卡因进行阴茎神经阻滞，都可以减轻疼痛。

• 如果手法复位不成功，行背侧包皮切开术。

• 如果诊断不明，请泌尿专科医师会诊。

• 如果复位成功，则确保患者在出院前不会再次嵌顿。

• 出院后安排泌尿专科随访，对因治疗是包皮环切术。

阴茎异常勃起

• 与性欲无关的、长时间的勃起，通常是伴有疼痛的勃起。

• 阴茎海绵体通常是僵硬的，充血的。

• 龟头和尿道海绵体仍然是松弛的（低血流性阴茎异常勃起）。

高血流性阴茎异常勃起

• 罕见。

• 通常由会阴或骑跨伤引起。受损的海绵体动脉可引起动静脉分流至下体。

• 患者疼痛不严重。

• 整个阴茎呈部分僵硬，龟头坚硬。

• 听诊阴茎血管杂音。

• 由于存在动脉持续血流，永久性并发症的风险很低。

• 通常不需要急诊治疗。

低血流性（缺血性）阴茎异常勃起

• 阴茎静脉流出量减少导致静脉淤滞。

• 继发动脉损伤导致缺血。

• 时间敏感性：如果在24～48h不进行治疗就会出现不可逆的细胞损伤和纤维化，也可能会导致勃起功能障碍。

• 大多数是由镰状细胞病引起的。

• 其他病因如下：

1.药物

（1）吩噻嗪。

（2）西地那非（伟哥）。

（3）乙醇、可卡因和大麻。

（4）治疗勃起功能障碍时行海绵体内注射。

2.恶性肿瘤，如白血病。

3.脊髓损伤。

4.特发性。

• 典型的疼痛。

• 查体发现阴茎体僵硬，龟头柔软。

处理

• 立即转诊至泌尿专科治疗。

• 给予非口服血管扩张剂：皮下注射特布他林0.25～0.5mg。

• 镰状细胞病。

1.镇痛。

2.水化。

3.吸氧。

4.偶尔给予换血疗法。

• 抽吸下体血液，冲洗，注射血管收缩剂。
• 泌尿专科医师可能需要进行外科分流术。

包皮系带撕裂

• 通常发生于过度手淫。
• 查体可见来自于系带的渗血（很少呈喷射性）。

处理

• 直接压迫5～10min。
• 如果直接压迫不成功，用1%利多卡因（不加肾上腺素）浸润麻醉，给予1～2根5-0可吸收缝线缝合止血。
• 安排泌尿专科或全科医师随访。

阴茎骨折

• 阴茎海绵体周围的白膜破裂。
• 通常发生在激烈的性交过程中。
• 可听到“啪”的声音。
• 随后出现疼痛，阴茎肿胀，快速消肿。
• 查体发现肿胀、瘀斑的阴茎。
• 可伴有尿道损伤。

1.尿道口出血。
2.肉眼血尿。
3.排尿不能。

处理

• 镇痛。
• 立即泌尿专科医师会诊（准备外科修复）。

（王 斌 译 李 硕 校）

第十八节 心 悸

Benjamin Leong・Shirley Ooi

要点

• 心悸的原因范围很广，从对正常心律感知增强到**致命性心律失常**都可以出现。
• 来源于心房或心室的**快速性心律失常**和**期前收缩**均可出现心悸。

注意：缓慢性心律失常多表现为气短、头晕或晕厥，而不太可能表现为心悸。

• 可出现明显的**伴随症状**，如精神状态改变或意识丧失，心力衰竭和呼吸困难，胸痛，休克。通常由心律失常引起的**心排血量减少**所致。

心排血量（CO）的公式：CO＝HR×SV（HR，心率；SV，每搏输出量）。

• 尽管心排血量随着心率增加而增加，但**快速性心律失常**由于心率过快，心室没有足够时间充盈导致**每搏输出量减少**，从而导致心排血量减少。
• **最初的评估**应包括**血流动力学状态**、12导联ECG及确定有无**严重的症状和体征**。
• 本节将重点讨论急诊中可能遇到的具体的心律失常及一些不常见的情况（参见第3章第十节“心动过速”和第3章第二节“缓慢型心律失常”）。

> ⇨ 给全科医师的特别提示
> • **不要低估**任何患者的心悸主诉，即使患者看起来“很好”。
> • 经常评估**血流动力学状态**，寻找**严重的临床症状和体征**。
> • 尽可能在患者症状发作时行12**导联心电图**检查，因为心律失常或心电图改变可能是一过性的。这将有利于后续诊断和处理。
> • 即使无法做出确定的心电图诊断，**当务之急是确保患者生命体征平稳**。
> • 给予**吸氧**并建立外周**静脉通路**。
> • 经常**再次评估**患者的血流动力学状态，因为可能会迅速变化。
> • 不稳定或有严重症状体征的患者应通过**具有连续心电监测能力的急救车**转运至医院。
> • 心律失常如室性心动过速（VT）和频繁的期前收缩（PVC），尤其是伴有R-on-T现象（图1-15）的PVC可能会导致VF。准备好**手动**或**自动体外除颤器**（AED），以防患者突然发作。许多院前心脏停搏（OHCA）发生在居民区，全科医师经常是最先接触患者的医务人员。

一般路径

• 确定**心率**。
• 确定是否有**额外的**（**异位**）**搏动**或**缺失**（**“漏掉”**）**搏动**。

• 确定异常节律或异位波形是**宽的**还是**窄的**。

1.窄QRS波来源于房室结或以上。

2.宽ORS波可能是由于起源于心室的束支传导阻滞或通过旁路传导。

• 确定波形的形态是单形性还是多形性。

多形性表明可能来自于多个起搏点。

• 寻找**P波**并确定P波与QRS波群的关系。

1.P波和QRS波是一致的。

（1）心律失常的起源在房室交界区以上。

（2）可能是由于自主节律增加（窦性或房性心动过速）。

2.P波比QRS波多。

提示房室结有某种传导阻滞，不管有没有心动过速。

3.P波比QRS波少。

心律失常来源于房室交界区以下（束支或室性心动过速）。

4.P波缺失（或掩盖）。

可能为心房颤动、室上性心动过速和室性心动过速。

• 寻找**异位搏动**。

1.**窄QRS波异位搏动**

（1）如果前面没有P波，起源于交界区，被称为**交界性异位搏动**。

（2）如果前面有P波，则起源于心房。这些P波通常不同于窦性P波，称为**房性异位搏动**。

2.**宽QRS波的异位搏动**

（1）通常起源于心室，称为**室性异位搏动**。

（2）也可能起源于房室束。

（3）不太常见的也可能是由心房异位搏动伴差异性传导引起的，如异位P波发生在右束支的不应期，导致完全性右束支传导阻滞（RBBB）。图1-5。

窄QRS波心动过速

窦性心动过速

• 通常心率＞100次/分。

• 不是自身性节律紊乱，而是对疾病的生理反应。

• **病因有多种**，包括疼痛、焦虑、休克、脓毒症、甲状腺功能亢进、嗜铬细胞瘤、药物和中毒。

注意：

（1）**不要认为**窦性心动过速仅仅是由**发热**引起的。一般**体温每升高1℃，心率增加约10次/分**。当体温不成比例的心率增加时应注意寻找其他原因。

（2）不明原因窦性心动过速，需考虑**心肌炎**

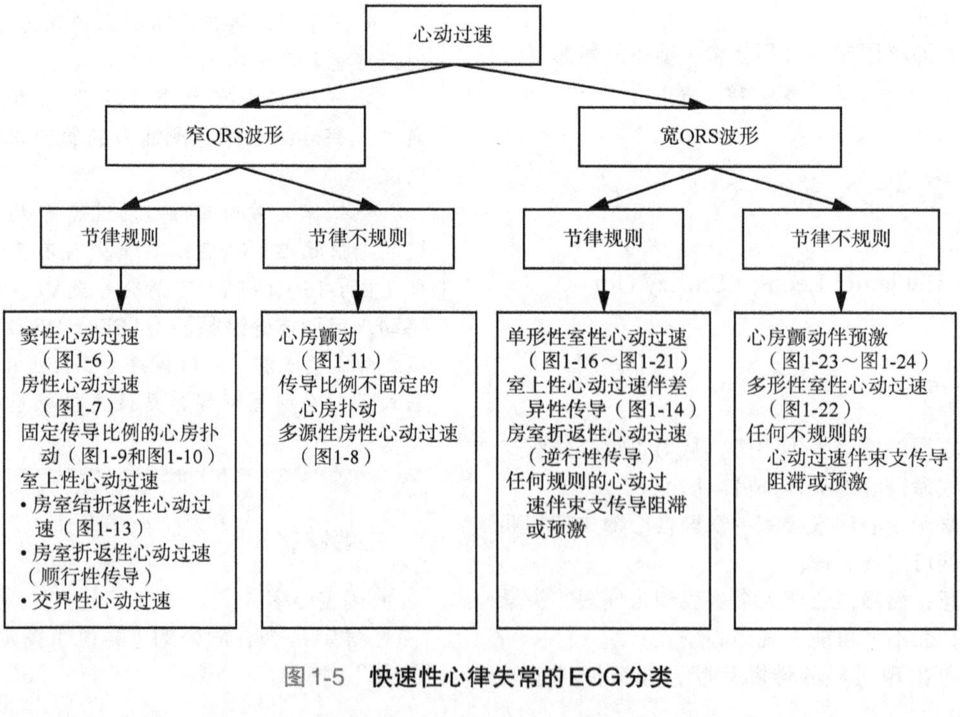

图1-5　**快速性心律失常的ECG分类**

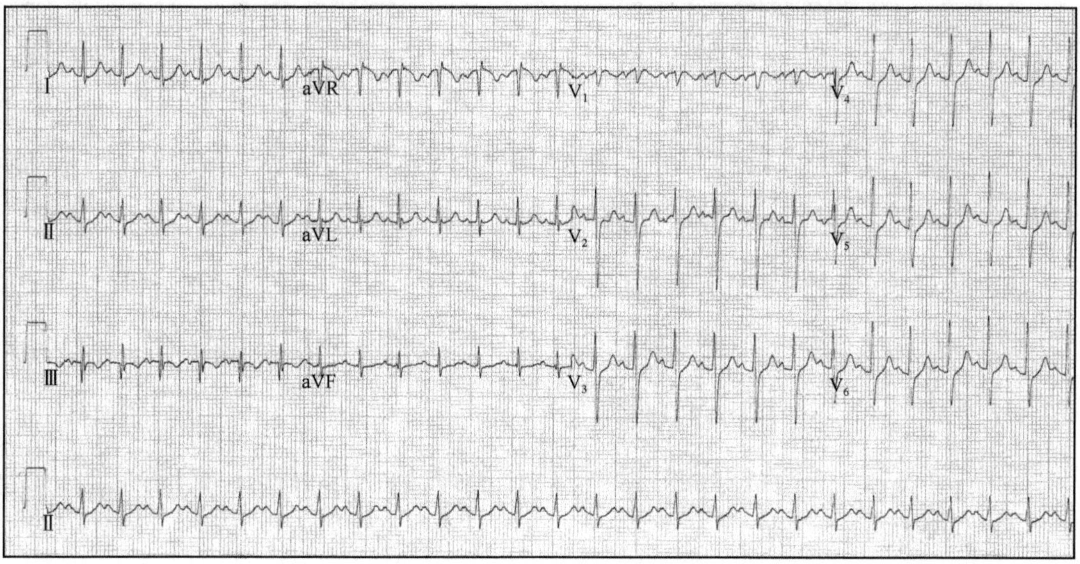

图1-6 **窦性心动过速**

注：①规律窄QRS心动过速；②所有P波均下传

的可能性。推荐检查肌钙蛋白水平。

- 治疗应针对病因。

房性心动过速

- 这是由窦房结之外心房**自主节律增加**所致的。
- **P波形态**与正常的P波**不同**。
- 如果没有以前的心电图做比较，从心电图上不能与窦性心动过速相鉴别。
- 如果有多个大小不同的P波，则称为多源性房性心动过速（MAT）。
- 参见多源性房性心动过速。

多源性房性心动过速

- 不同形态（3种或3种以上）P波的不规则节律，相应的PR间期不同。

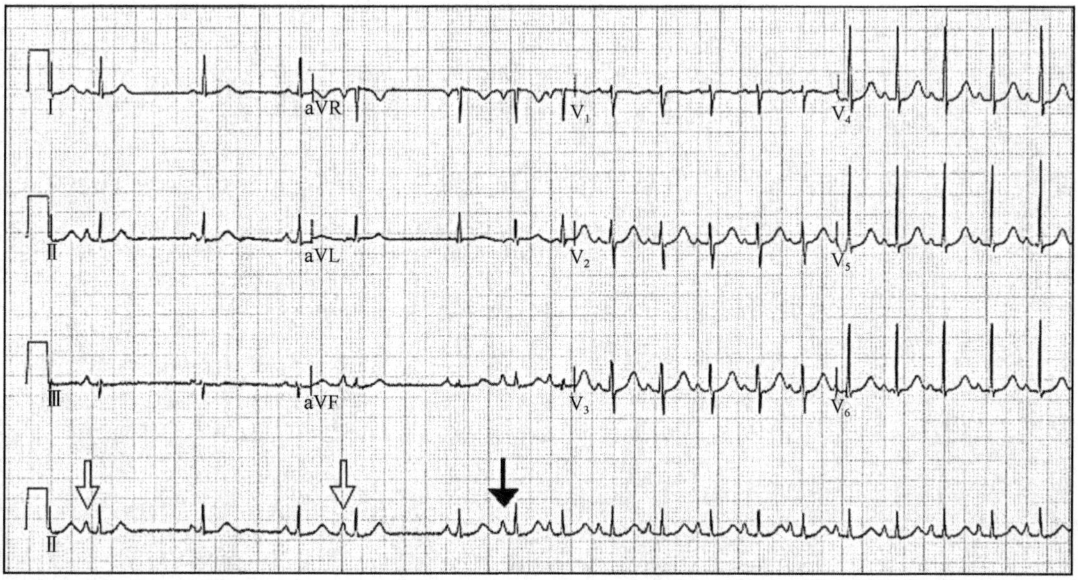

图1-7 **房性心动过速**

注：①正常P波正常窦性节律；②空心箭头表示不同形态P波的房性期前收缩；③实性箭头表示房性心动过速开始

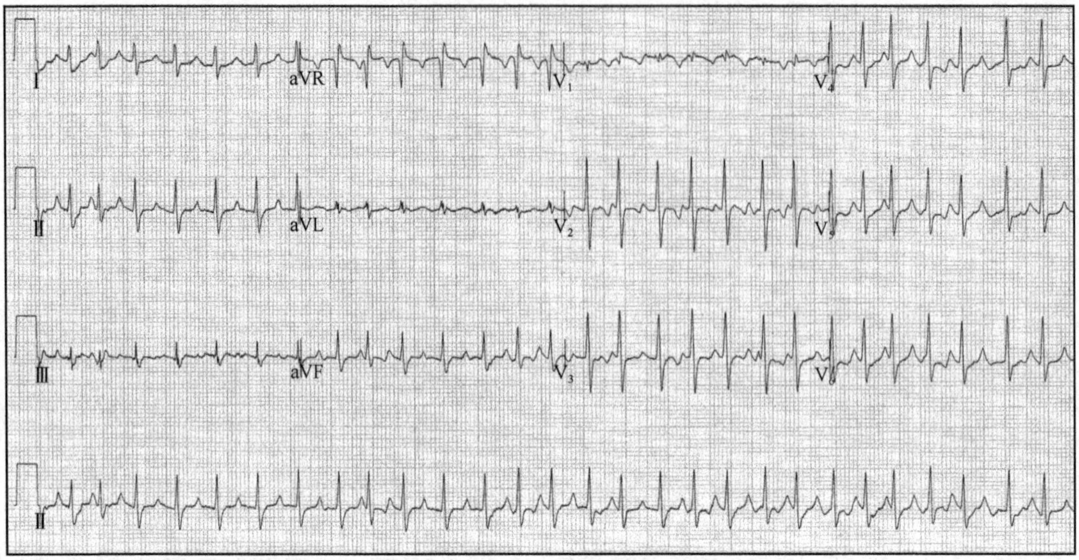

图1-8　**多源性房性心动过速**

注：不规则的心动过速。可以看到3种以上不同形态的P波，PR间期不同，QRS波群为窄波

- 这种心律在COPD患者中最常见。

心房扑动

- 心房扑动是心房以300次/分的速度循环地除极而导致的环形节律，心电图上**呈锯齿波**。
- 锯齿波也称为扑动波或F波。
- 由于房室结的不应期，传导到心室通常呈2∶1或3∶1的比例，导致心室率为150次/分或100次/分。

心房颤动

- 紊乱不规则的心房节律导致不规则心室率。

折返性室上性心动过速（SVT）

- **房室结折返性心动过速**（AVNRT）或者

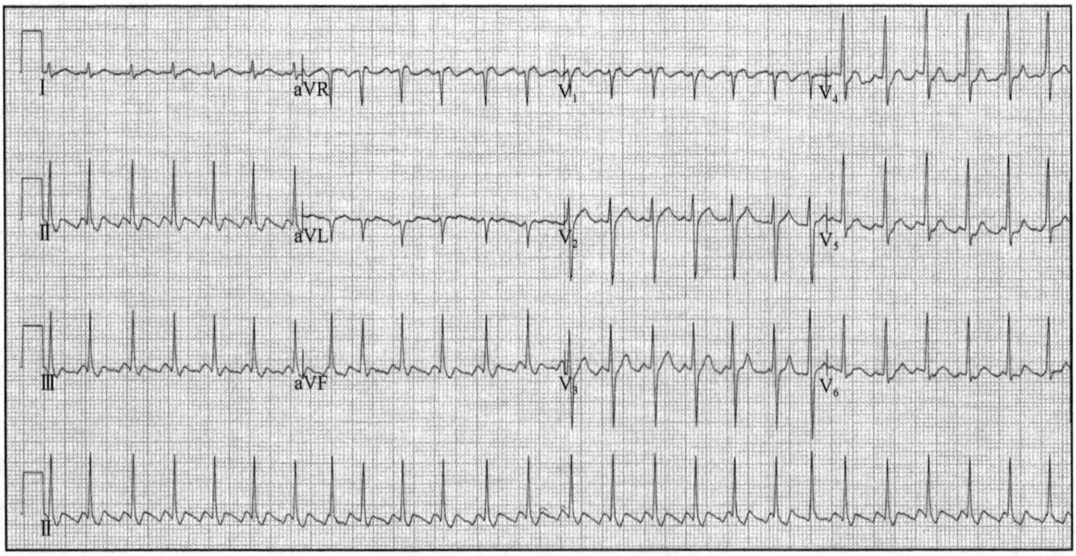

图1-9　**心房扑动伴2∶1传导**

注：①规则窄ORS心动过速，心率158次/分；②基线上锯齿波形很明显，提示心房扑动

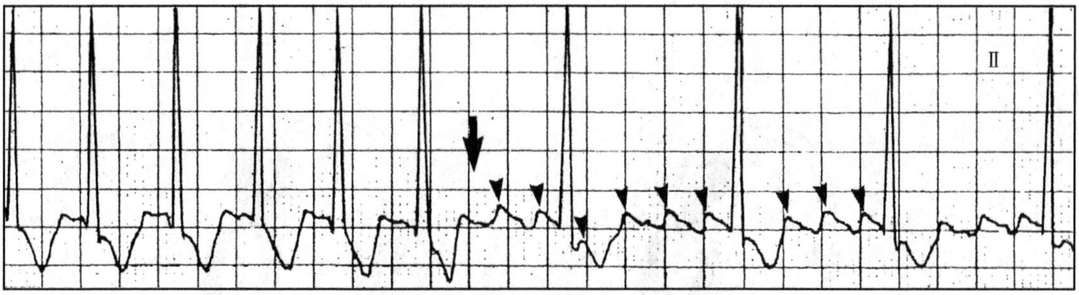

图1-10　**给予腺苷后的心房扑动**

注：在2∶1房室传导期间，扑动（F）波被掩埋在QRS波群和ST-T段。只有当AV传导比例增加到5∶1时，心室率变慢，F波才明显。箭头示扑动（F）波

图取自*Clinical Electrocardiography* 3rd Edition，BL Chia，©1998 World Scientific授权使用

顺行性房室折返性心动过速（AVRT）引起的窄QRS波心动过速。

- AVNRT是心脏结构正常的SVT最常见的原因。
- 它的形成是由于房室结慢传导纤维和快传导纤维之间形成了折返环。
- AVRT的发生是由正常传导通路和Kent束旁路之间形成的折返环所致（图1-12）。
- **顺行性**AVRT是沿着房室束顺行性传导，保留正常的窄QRS波群。
- **逆行性**AVRT引起宽QRS波心动过速，由于最初的顺行性向旁路传导，在逆行沿束支向上传导之前，产生了宽波心动过速。心电图上无法与VT区分。

SVT伴差异性传导或束支传导阻滞

- 当出现与心率相关的房室束传导阻滞（称为**差异性传导**或**异常**）或者存在固定束支阻滞时，SVT可能表现为宽QRS波心动过速。
- 这可能很难与VT区分开。
- 当不能确定时，按VT治疗，见下面的VT部分。

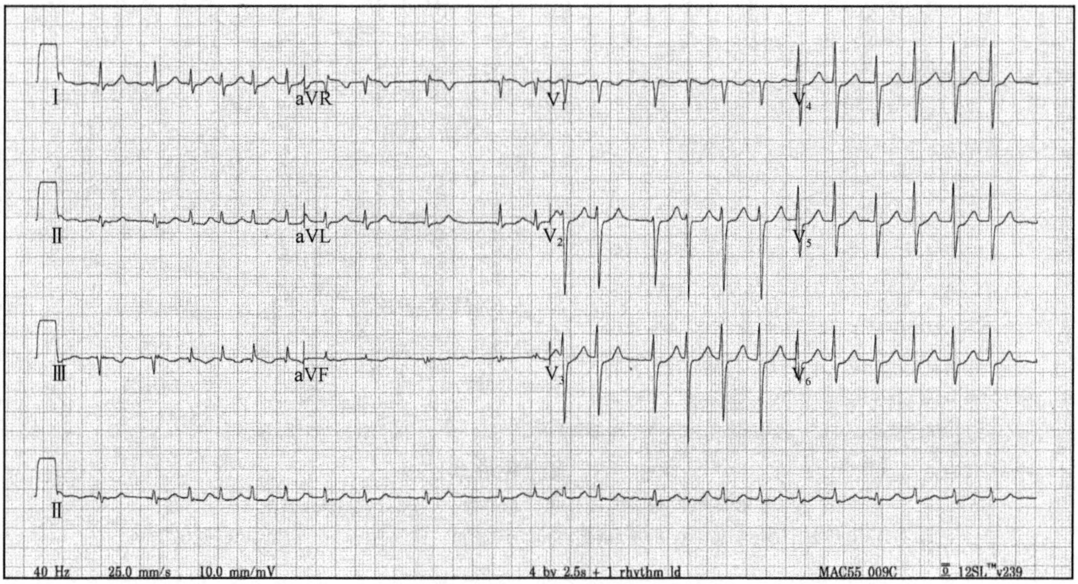

图1-11　**心房颤动**

注：不规则窄QRS波心动过速，未见P波

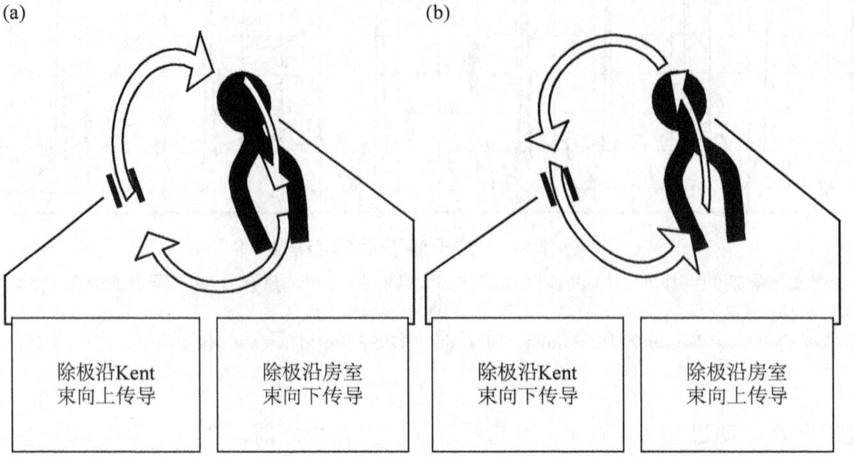

图1-12　顺行性（a）和逆行性（b）AV折返性心动过速

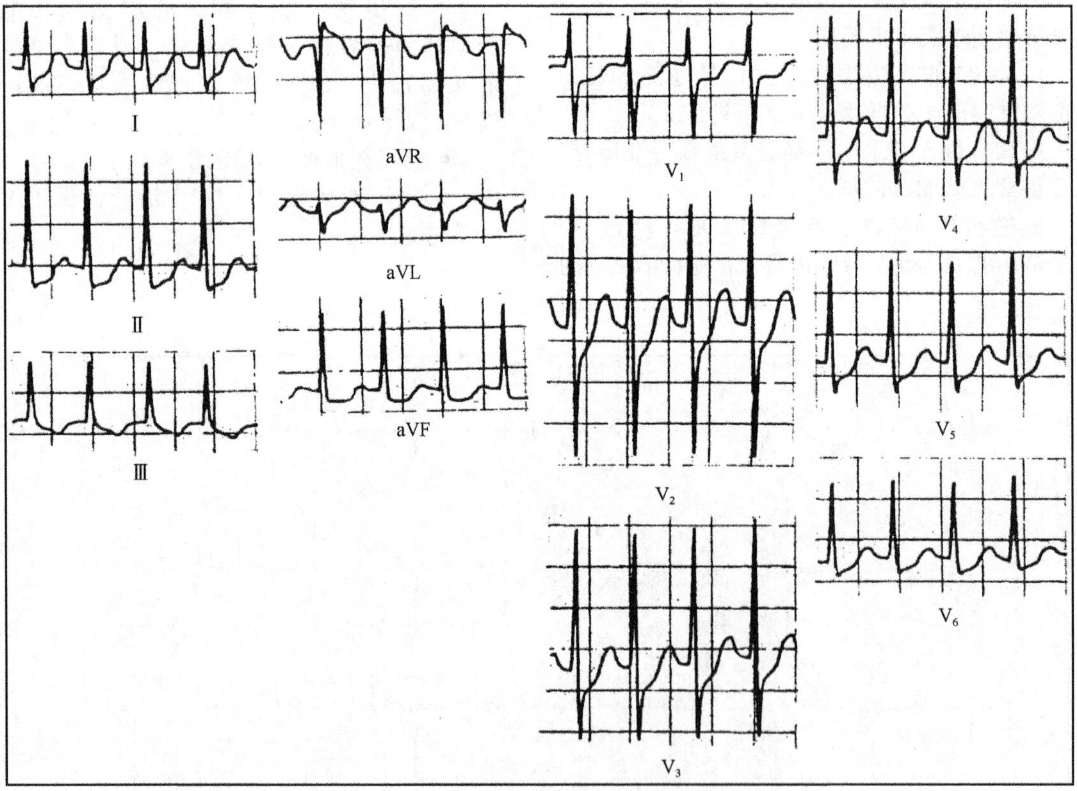

图1-13　室上性心动过速

注：①规则窄QRS波心动过速，心率为157次/分；②未见p波

图取自*Clinical Electrocardiography* 3rd Edition，BL Chia，©1998 World Scientific. 授权使用

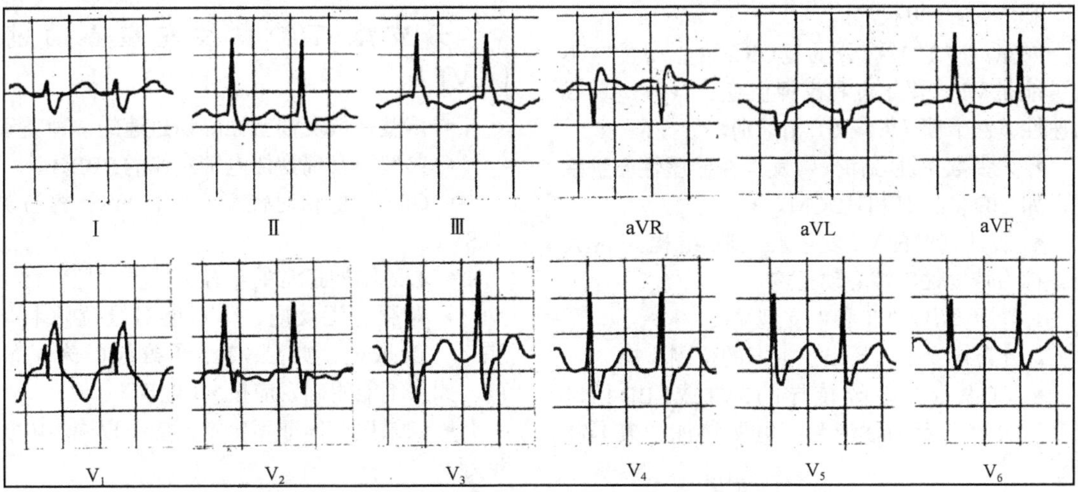

图1-14 室上性心动过速伴室内差异性传导

注：①快速心率为150次/分；②规则的宽QRS波群（0.12s）伴典型的右束支传导阻滞波形（V_1导联三相rSR'）。③没有清晰可见的p波。（图取自*Clinical Electrocardiography* 3rd Edition，BL Chia，©1998 World Scientific. 授权使用）

交界性心动过速

• 不常见，为**特殊类型**，常易被误认为AVNRT或AVRT。

• 机制是房室结的自律性增加，而不是像PSVT中的折返。

• 表现为窄QRS波心动过速。由于从房室结逆行传导至心房，P波可能不存在。

• 病因包括AMI、心肌炎、地高辛过量和儿茶酚胺中毒。

宽QRS波心动过速

室性心律失常（VA）

• **室性期前收缩**（PVC）是从心室起源的额外出现的宽QRS波搏动，之前没有P波。

• PVC通常根据Lown分类法来进行分级。

0 没有PVC

1 偶发PVC（＜30次/小时）

2 频发PVCs（＞30次/小时）

3 多形性PVC

4A 连续2个PVC（成对）

4B ≥3个连续的PVC（短阵室速）

5 R-on-T

• 根据Lown分类法，发病率和死亡率的风险逐渐增加，尽管组间有重叠。

• 当PVC持续＜30s，称为**非持续性室性心动过速**。

• 当PVC持续≥30s时，称为**持续性**VT。

室性心动过速

• 持续≥30s或以上的规则的宽QRS波心动过速。

1. QRS波群宽＞120ms。

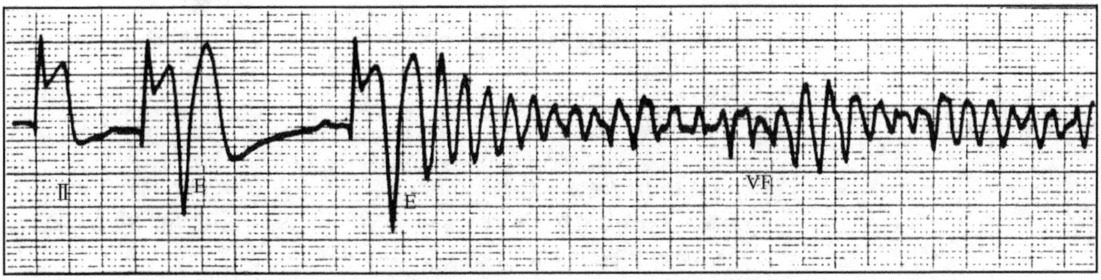

图1-15 一例急性下壁心肌梗死患者"R-on-T"型室性心动过速与心室颤动

注：①Ⅱ导联ST段抬高反映透壁下壁心肌梗死的"超急性"改变；②"R-on-T"室性期前收缩（E）引发心室颤动（VF）

2.心率＞120次/分。

注意：＜120次/分的宽QRS波心动过速不太可能是VT。要注意和高钾血症、TCA过量或加速性室性节律（AIVR）相鉴别。

• 大多数室性心律失常发生在**器质性心脏病**中，如IHD、LVH和HOCM。

• 估计10%的VT发生在心脏结构正常人中，称为**特发性室性心动过速**。

1.包括流出道VT和束支型VT。

2.分类很复杂，超出了本书的范围。

• VT很难与差异传导的SVT或BBB相区分。区分这两者的临床和心电图特征如**表1-25**所示。

分支型VT/特发性左室心动过速（ILVT）

• 该型是**特发性室性心动过速**的一种类型。

• 典型的表现为伴电轴左偏的RBBB。

• QRS波群相对较窄，约120ms，容易误认为SVT。

• 心脏结构正常的年轻男性更常见。

• 对腺苷无反应，但可能对维拉帕米有反应。一般来说，典型VT给予**维拉帕米**是危险的。如果不能明确，应按VT处理。

• 如果生命体征不稳定，应予以同步电复律治疗。

表1-25 **如何区分VT和SVT伴差传**

	VT	SVT
病史		
• 年龄较大	这些症状更支持VT	缺乏这些特征不能诊断SVT
• 潜在的IHD/CCF/心肌病		
• 多种心血管危险因素		
• ACS或CCF的症状，如胸痛、出汗或气短		
体格检查		
• 脉量	可变的	正常
• 第一心音的强度	可变的	正常
• JVP	可见"a"波	正常的a-c-v波
• ACS或CCF体征	可能出现	不常出现
ECG**表现**		
（1）房室分离	可见P波与心室节律无关 夺获搏动 融合波	逆行P波与QRS相关
（2）各导联波形	波形一致，在所有导联上没有任何RS复合波	
（3）RS间隔（从R起点到S的最低点）	在所有导联上均＞100ms	
（4）$V_{1\sim2}$和V_6导联中的形态学	**导联**$V_{1\sim2}$	**导联**$V_{1\sim2}$
RBBB样ECG （主要是V_1导联QRS）	平滑的单形R波……	明显的后期R波"右兔耳"
	qR ……	三相……
	R波降支有切迹（RSr'，又称为"高左兔耳"）…	单相……
	导联V_6	**导联**V_6
	QS波形（完全负向波）……	三相qRs ……
	R/S比率＜1 ……	
LBBB样ECG （主要是V_1导联QRS）	**导联**$V_{1\sim2}$	
	初始R波＞30ms ……	
	R到S最低点＞60ms ……	
	S波有切迹或降支不明显 ……	
	导联V_6（任何Q波都支持VT）	V_6中没有Q波支持SVT
	QS波形（完全负向波）……	
	qR波形 ……	

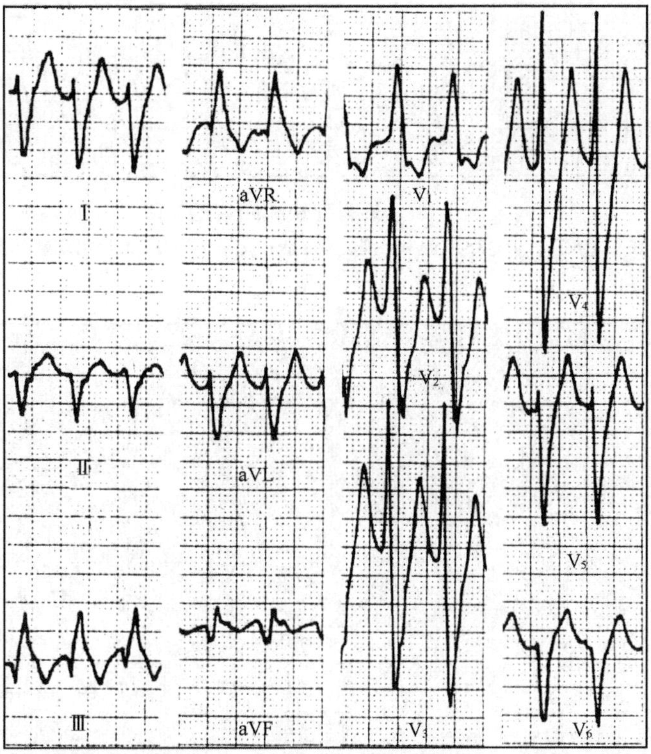

图1-16　**室性心动过速**

注：①快速心室率158次/分；②规则的宽（0.16s）QRS波群；③V_1中的单相R波；④V_5和V_6中的rS波形；⑤电轴约为-170°

图取自*Clinical Electrocardiography* 3rd Edition，BL Chia，©1998 World Scientific. 授权使用

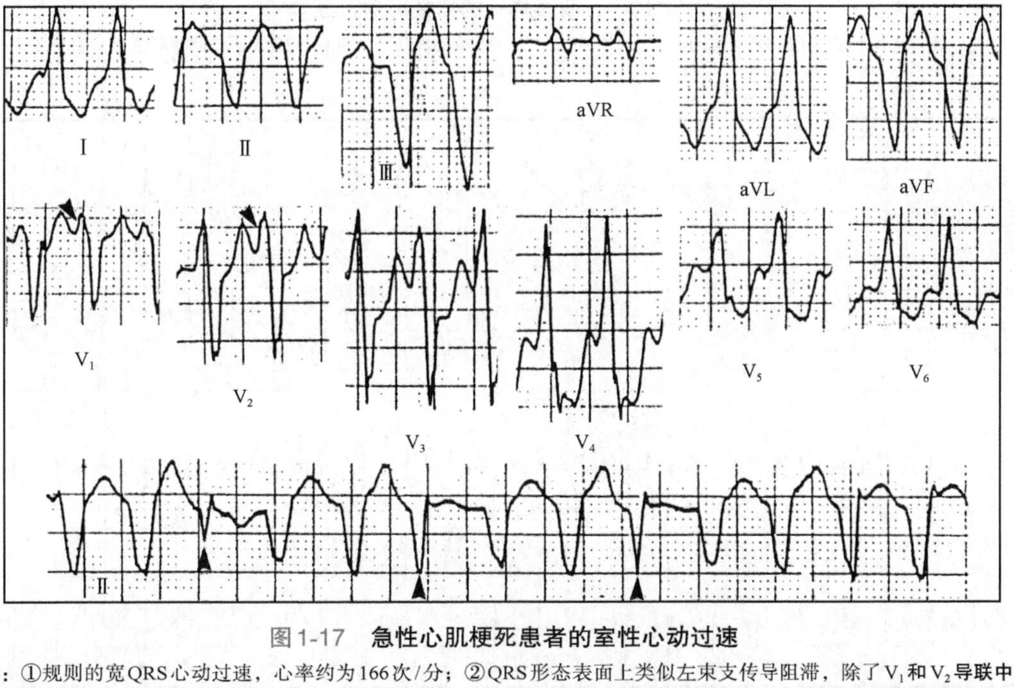

图1-17　**急性心肌梗死患者的室性心动过速**

注：①规则的宽QRS心动过速，心率约为166次/分；②QRS形态表面上类似左束支传导阻滞，除了V_1和V_2**导联中的r波**（箭头）较宽，说明是室性异位；③心电图下半部分的波形显示了不同形态的**融合波**（箭头），也可能是**房室分离**，因为连续的室性波的ST-T的相应部分形态稍有不同，并出现变形，最可能是由P波以不同于心室的节律与QRS波群发生叠加所致。（图取自*Clinical Electrocardiography* 3rd Edition，BL Chia，©1998 World Scientific. 授权使用）

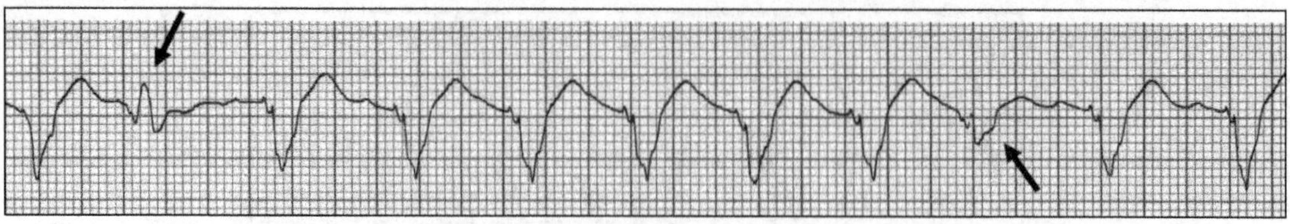

图1-18 具有夺获和融合的VT

注：①在第二个QRS波群中出现心室夺获；②第9个QRS波群出现融合波

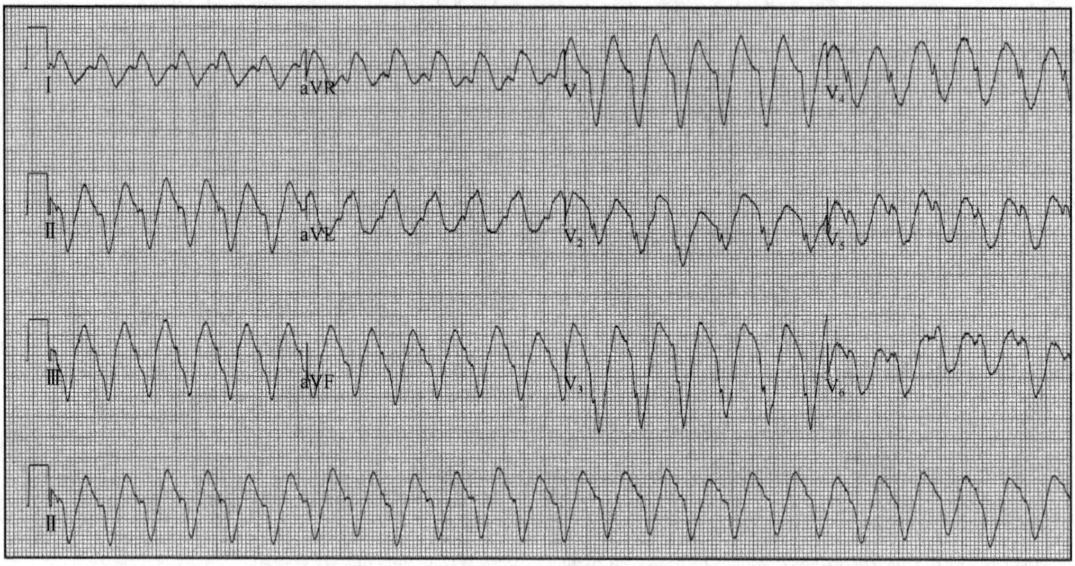

图1-19 波形均一的室性心动过速

注：①规则的宽QRS心动过速，心率为149次/分；②负向波形——所有QRS波形在原导联主波呈负向

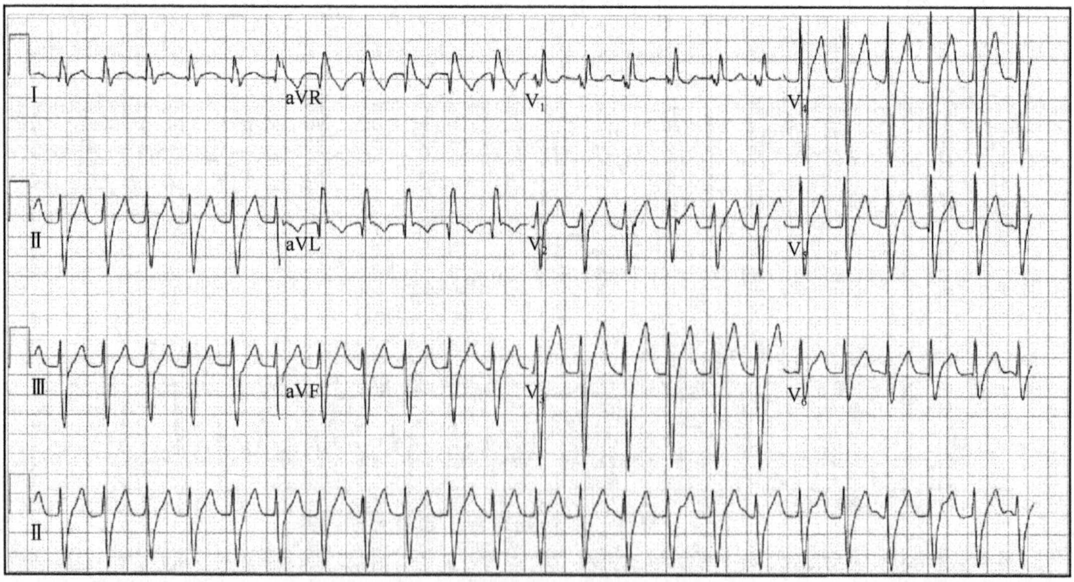

图1-20 分支型VT

注：①相对较窄的QRS波群；②电轴左偏；③V_1中呈RBBB形态；④在V_6中，R/S比率＜1，倾向于VT而不是SVT

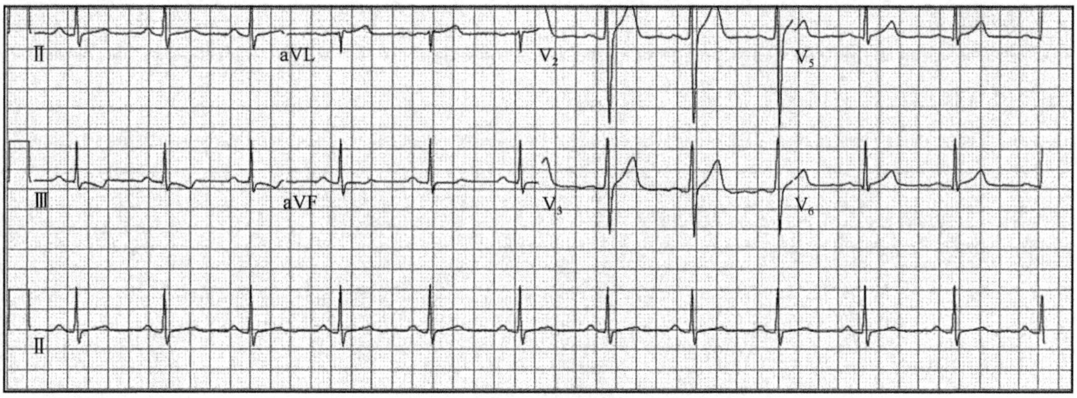

图1-21 **分支型VT，静脉维拉帕米复律后**

注：现在是窦性节律，具有窄QRS波且没有束支传导阻滞表现

尖端扭转型室性心动过速

- 该型是多形性VT的一种。
- 危险因素见表1-26。

表1-26 **尖端扭转型室性心动过速的危险因素**

- 女性
- 高龄
- 心脏病
- 急性脑血管事件
- 有长间歇的缓慢性心律失常
- 电解质紊乱
- 低镁血症
- 低钾血症
- 营养不良
- 服用多种药物
- 遗传
- 长QT综合征
- 家族性心脏猝死史
- 肝肾功能不全

- 即将发展为尖端扭转型室性心动过速（TdP）的征象：

（1）QT或QTc＞500ms。

（2）给予抗心律失常药物后QT或QTc延长＞60ms。

（3）多形性PVC。

（4）T波交替。

（5）非持续性尖端扭转型室性心动过速。

WPW合并AF

- 10%～30%的Wolff-Parkinson-White综合征患者可能发展为心房颤动。
- 也称为**预激型**AF。
- 心律不规则，心率非常快。
- QRS波群通常是加宽的，由于传导通过旁路和房室结两个方向下传。
- 终止心房颤动的药物有**普鲁卡因胺**、氟卡尼、普罗帕酮和多非利特。
- **房室结阻滞剂**，如腺苷、β受体阻滞剂、钙通道阻滞药和地高辛（又称为“ABCD”药

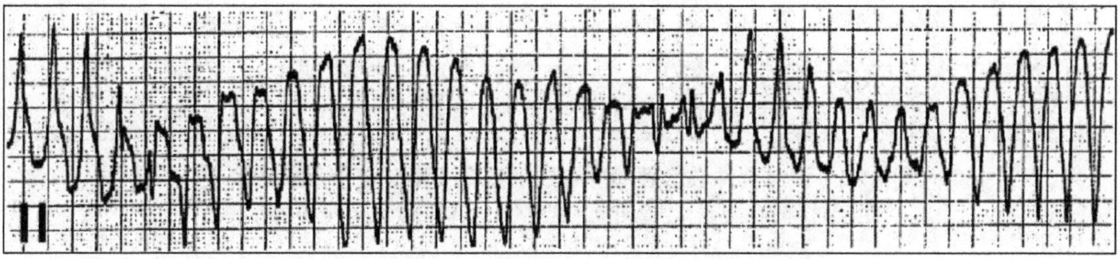

图1-22 **尖端扭转型室性心动过速**

图取自*Clinical Electrocardiography* 3rd Edition，BL Chia，©1998 World Scientific. 授权使用

物）是绝对禁忌。

• 尽管有些学者建议使用胺碘酮治疗WPW伴AF，但有报道在这种情况下使用可导致心动过速恶化，甚至转化为VF。**因此，应避免应用胺碘酮。**

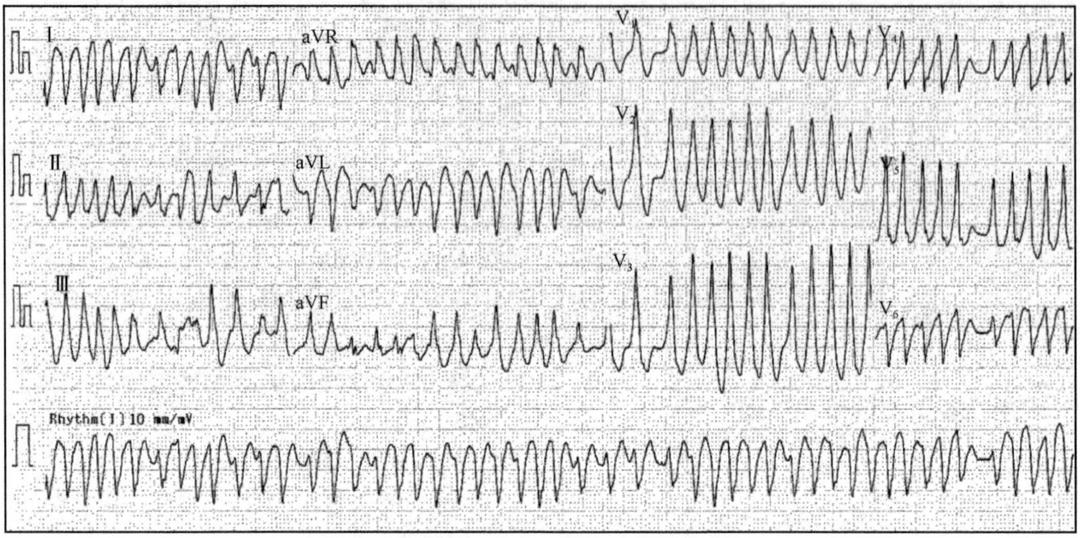

图1-23 **患有潜在WPW综合征的心房颤动**

注：①心律不规则，心室率非常快。一些波形接近300次/分，没有旁路的心房颤动中见不到如此快的心率；②QRS波群增宽

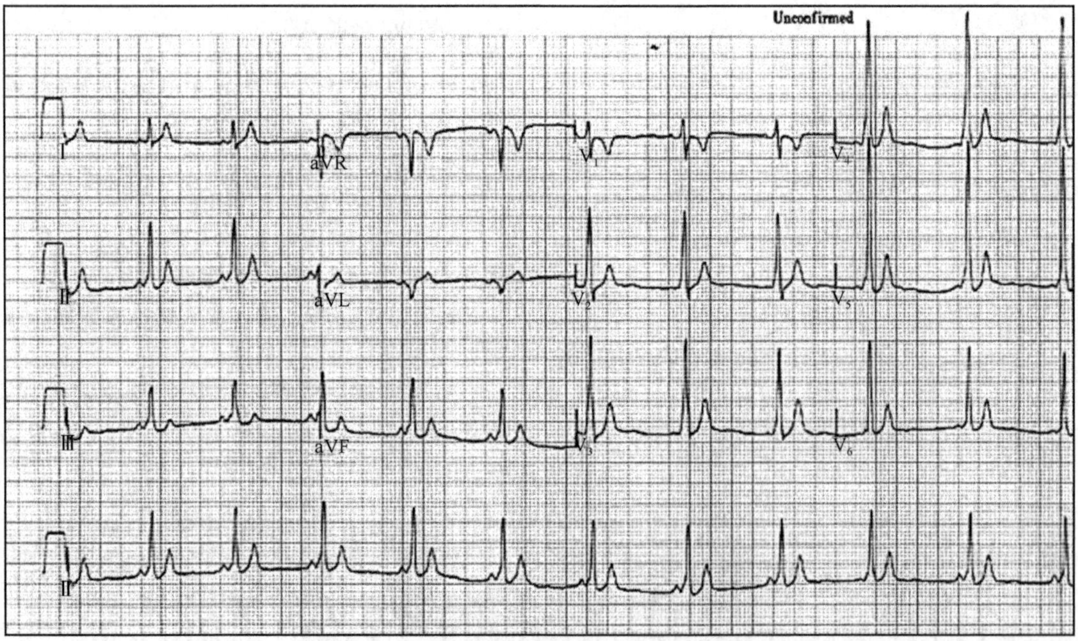

图1-24 **预激合并心房颤动患者注射普鲁卡因胺复律后转为窦性**

注：①节律现在是窦律；②可见正常的QRS波群，δ波和PR间期缩短

易诱发心律失常的情况

Brugada综合征

- 伴有心电图上特异性的ST-T改变，在结构正常心脏中猝死发生率高。
- 现在被认为是东南亚地区突然不明原因的夜间死亡综合征（SUNDS）的一种病因。
- ECG变化通常是动态的。
- 可能由钠通道阻滞剂、发热、迷走神经调节剂、α受体激动剂、β受体阻滞剂、环类抗抑郁药、血糖升高、胰岛素、高钾血症、低钾血症、高钙血症和酒精、可卡因中毒所诱发。
- **Brugada心电图波**（要与Brugada综合征相鉴别，有3种心电图复极形式）。

1. 1型（诊断为Brugada综合征）（图1-25）

（1）J点上移＞2mm（0.2mV）。

（2）＞1个右胸导联（V_1～V_3）T波倒置。

（3）ST-T穹窿样抬高。

（4）ST段逐渐降低。

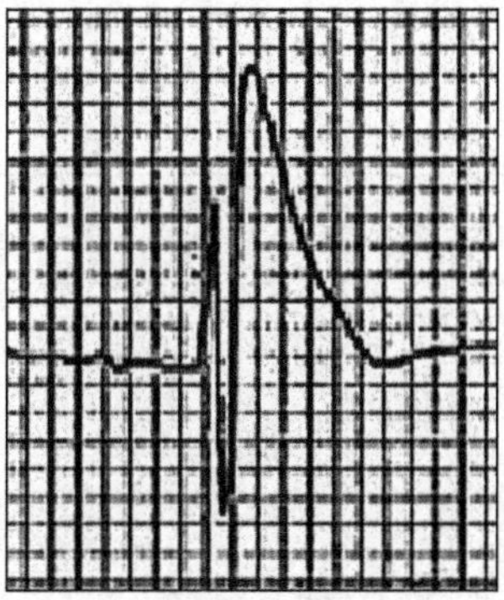

图1-25 1型Brugada综合征

2. 2型（未诊断Brugada综合征）（图1-26）。

（1）ST段马鞍样抬高＞2mm（0.2mV），末段抬高≥1mm。

（2）T波直立或双向。

3. 3型（未诊断Brugada综合征）

ST段呈马鞍样或穹窿样改变，抬高＜1mm（0.1mV）。

- Brugada样ECG改变偶尔会在DC复律后的前数小时被记录到，意义不明。

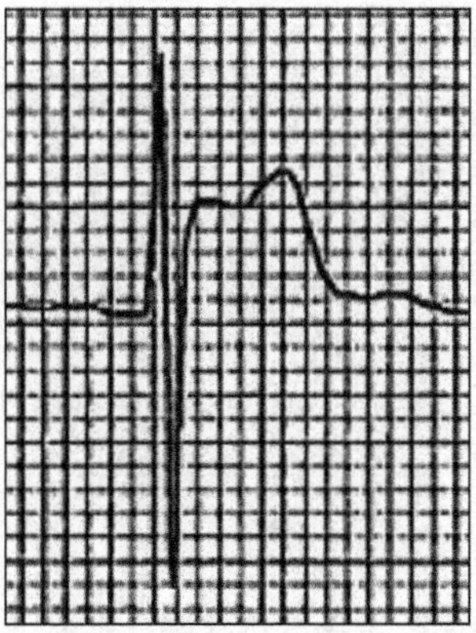

图1-26 2型Brugada综合征

- **Brugada综合征诊断标准**

1. 大于2个右胸导联（V_1～V_3）出现1型心电图表现，以及以下任意一项：

（1）既往VF。

（2）多形性VT。

（3）45岁以下心脏猝死家族史。

（4）家庭成员出现穹窿样心电图。

（5）程序电刺激诱发VT。

（6）晕厥。

（7）夜间濒死样呼吸。

2. 给予钠通道阻断剂后，2型或3型心电图表现转换为1型心电图表现及以上的临床特点。

- 心电图表现为Brugada心电图波形（图1-27）的心悸或晕厥患者应转诊至心脏专科并尽早进行评估和植入**自动植入式心脏除颤器**。

长QT综合征（LQTS）

- 与心脏性猝死、VF、多形性室性心动过速、尖端扭转型室性心动过速、晕厥相关。
- $QTc = QT/\sqrt{R\text{-}R间期}$（Bazett对心率的修正）（图1-28）。
- LQTS的原因。

1. 先天性

（1）基因突变相关的离子通道病。目前已知的有12种类型（LQT1～LQT12）。

（2）广为人知的是Romano-Ward综合征（AD遗传）和Jervell-Lange-Nielsen综合征（AR遗传伴先天性耳聋）。

2. 获得性

（1）电解质紊乱（低钙血症、低镁血症、

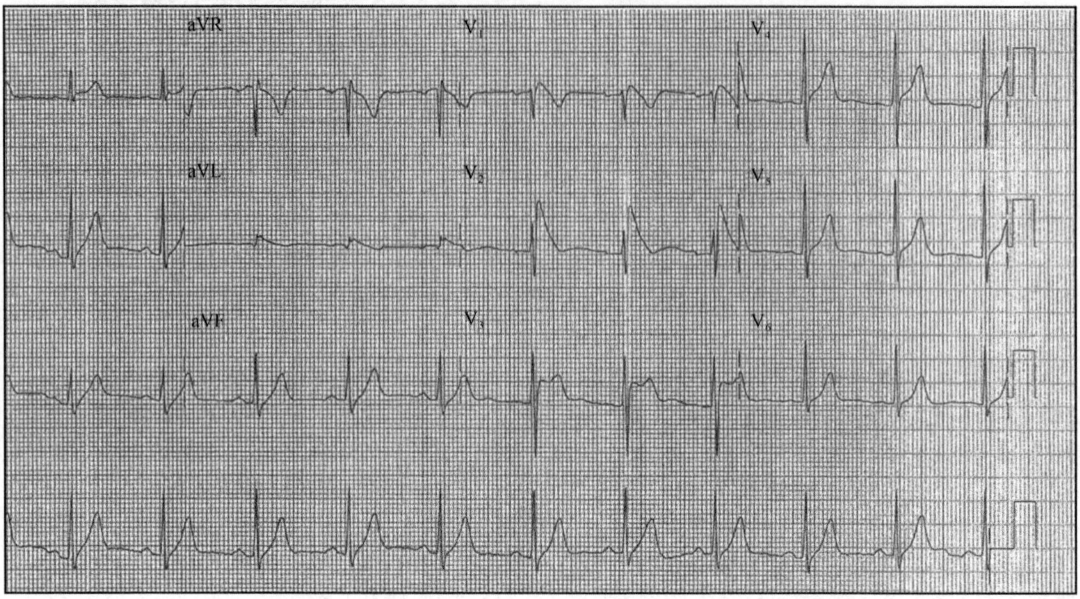

图1-27　Brugada综合征

注：①J点上移＞2mm，V_1、V_2导联ST段下斜型抬高，T波倒置；②V_3导联可见Brugada 2型心电图表现

低钾血症）。

（2）药物。

1）Ⅰ类或Ⅲ类抗心律失常药，如奎尼丁、普鲁卡因胺、丙吡胺、索他洛尔、胺碘酮。

2）精神药物，如吩噻嗪、TCA、氟哌啶醇。

3）红霉素。

（3）严重心动过缓伴长间歇。

（4）肾功能不全。

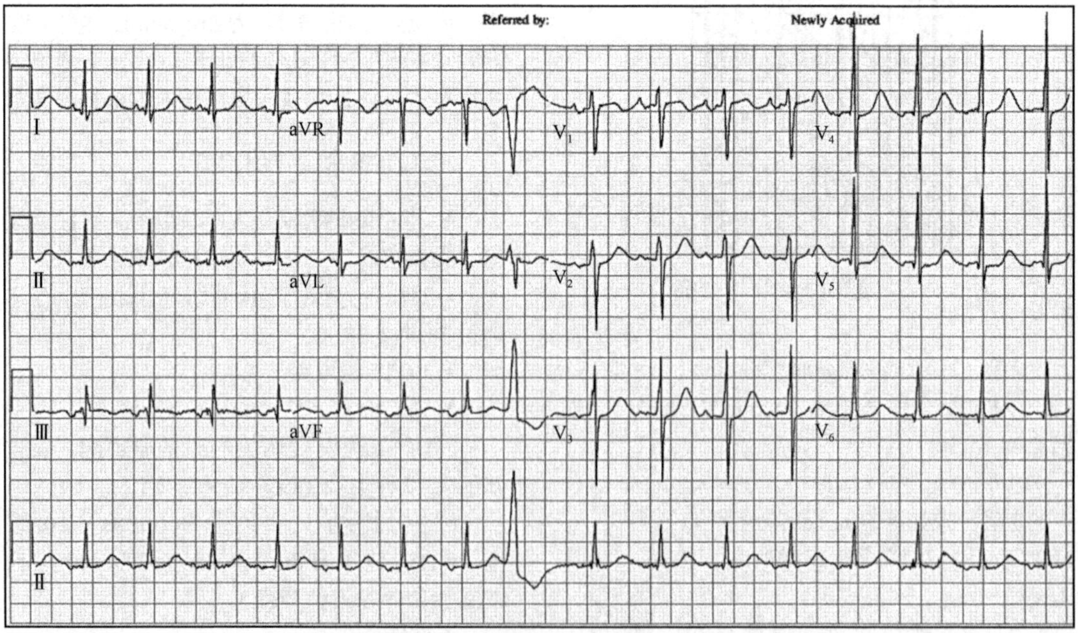

图1-28　一名80岁男性缺血性心脏病患者的QT间期延长

注：①心室率为97次/分；②QTc为546ms；③QT间期大于RR间期的1/2；④有一个R-on-T的PVC

（5）肝功能障碍。

（6）心脏病。

短QT综合征（SQTS）

- 与猝死、VF、晕厥、心悸、头晕、阵发性AF相关。
- 本病是与基因突变相关的离子通道病。目前已知有五种类型（SQT1～SQT5）。
- 尽管心率缓慢，但QT间期没有增加，因此不用Bazett矫正。心率＜100次/分时测量QT间期。
- 非常罕见，近期才有报道，所有已报道病例的QT间期＜300ms。
- 建议将QT间期＜320ms作为诊断临界值。

处理

请参阅第3章第十节“心动过速”，对快速性心律失常详细处理进行了总结。

- 患者应安置在重症监护区，进行持续心电监护，并准备能立即使用的复苏设备，如除颤仪。
- 如果SpO_2下降，给予吸氧。
- 监测：每15min测1次心电图、生命体征，脉氧饱和度。
- 建立外周静脉通路。
- **意识水平**：患者是否清醒，定向力和对问题的反应是否恰当？意识水平下降可能表示需要立即同步电复律治疗（见后面的内容）。
- **一般状态**：包括出汗、发绀和症状的耐受力。
- 现有证据不支持应用利多卡因来区分VT和起源不明的宽QRS波心动过速。
- 现有证据不支持使用腺苷来区分VT和室上速（SVT）伴差异性传导（由于短暂的束支传导阻滞，SVT只传导到一个心室）。
- **胺碘酮**现在是治疗稳定性快速心律失常的首选药物（WPW伴心房颤动除外），因为与大多数其他药物相比，其抗心律失常谱广，负性肌力作用弱。

（张莉萍　译　李　硕　校）

第十九节　中毒总则

Shirley Ooi · Amila Punyadasa

要点

- 药物过量（DO）的病史往往不可靠。因此，应该保持**高度的警觉性**，甚至假定**混合药物过量**的可能性，**包括摄入乙醇**。关于新加坡常见的中毒源见本节附。
- 特别注意**体格检查**，以获得有关DO类型的线索。
- 一位**精神状态改变**并怀疑DO的患者应该完成**心电图**检查，以排除环类抗抑郁药中毒可能，并且完成**静态毛细血管葡萄糖检测**以排除或确认低血糖。考虑精神状态改变的其他不同差异（请参见本章第一节“意识障碍”）。
- 请记住，谨慎地处理DO，包括重视患者的情绪/精神状态，而不仅仅是处理DO的临床效果。
- 不应常规为每一个DO病例完成**洗胃**（详情参考“胃去污”部分的内容）。
- 不应对所用中毒进行**药物筛查**。病史和临床表现才是医学诊断的主要依据。虽然癫痫发作、昏迷、高阴离子间隙代谢酸中毒和低通气可能是需要全面毒理学筛查的条件，但是也不能替代良好的临床判断。

病史

- DO是确定的还是有疑问的。请注意，由于个人的某些不确定、借口、改变的精神状态，患者可能无法提供完全准确的病史。
- 总是要考虑到患者身边现有的化学药物或毒物。例如，可能有必要通过电脑数据库筛查或通过打电话给其亲属、初级医师和精神科医师以找出患者最近的用药处方。
- 从所有可获得的资源如家庭、朋友或护理人员那里得到确定的病史，以便有助于诊断和处理中毒患者。
- 询问“什么中毒、什么时候、多少、如何、在哪、为什么”等问题，并询问暴露后的任何症状。

• 有无自杀倾向。中度到高危行为需要在急诊进行紧急的精神科会诊。
• 精神病史和既往史（包括用药史）。
• 以往的任何自杀企图。

体格检查

生命体征

有关详细信息请参见表1-27。

表1-27 药物过量的各种生命体征的鉴别诊断

温度	脉率/节律
低体温症（"COOLS"）	**心动过缓（"PACED"）**
C 一氧化碳	P 普萘洛尔（β受体阻滞剂）
O 阿片制剂	A 抗乙酰胆碱酯酶药物
O 口服降糖药、胰岛素	C 可乐定，钙通道阻滞药
L 乙醇	E 乙醇
S 镇静催眠药	D 地高辛
过高热（"NASA"）	**心动过速（"FAST"）**
N 抗精神病药、恶性综合征、尼古丁	F 游离碱（可卡因）
A 抗组胺药	A 抗胆碱能药、抗组胺药、苯丙胺
S 水杨酸盐、拟交感神经药	S 拟交感神经药（可卡因、苯环己哌啶）
A 抗胆碱能药、抗抑郁药	T 茶碱
	节律紊乱
	地高辛
	环类抗抑郁药
	拟交感神经药
	吩噻嗪类
	水合氯醛
	抗癫痫药

血压	呼吸
低血压（"CRASH"）	**低通气**
C 可乐定（或任何抗高血压药）	阿片类
R 利血平	苯二氮䓬类
A 抗抑郁药	
S 镇静催眠药	
H 海洛因（阿片类）	
高血压（"CT SCAN"）	**高通气**
C 可卡因	水杨酸类盐
T 茶碱	中枢神经系统兴奋药
S 拟交感神经药	氰化物
C 咖啡因	
A 抗胆碱能药、苯丙胺	
N 尼古丁	

气味

• 明显气味：煤油/漂白剂/杀虫剂。
• 表1-28中列出了其他气味。

表1-28 毒物的气味

气味	可能的毒物
果味	乙醇
卫生球味	樟脑/卫生球
苦杏仁味	氰化物
银擦亮剂味	氰化物
炉气味	一氧化碳
臭鸡蛋味	硫化氢
大蒜味	三氧化二砷/对硫磷
鹿蹄草味	水杨酸甲酯

注：一氧化碳是无味的。炉气的味道是一种称为硫醇的物质所散发出的臭味。

神经系统检查

• **意识水平：**下面列出了导致昏迷或昏睡的所选药物和毒物。

一般中枢神经系统抑制剂	细胞缺氧
抗胆碱能药	一氧化碳
抗组胺药	氰化物
巴比妥类药物	硫化氢
环类抗抑郁药	高铁血红蛋白血症
乙醇和其他醇类	
噻嗪类	
镇静催眠药	
交感神经抑制剂	**其他或不明机制**
可乐定	溴化物
甲基多巴	降血糖药
阿片类	锂
	苯环己哌啶
	水杨酸盐

• **瞳孔：**下面列出了对瞳孔有影响的所选药物和毒物。

瞳孔缩小（"COPS"）	瞳孔放大（"AAAS"）
C 胆碱能药物、可乐定	A 抗组胺药
O 阿片类、有机磷酸酯类	A 抗抑郁药
P 噻嗪类、毛果芸香碱、脑桥出血	A 抗胆碱能药、阿托品
S 镇静安眠药	S 拟交感神经药（可卡因、苯丙胺

• 下列物质（“OTIS CAMPBELL”）引起了抽搐。

O 有机磷酸酯类	C 樟脑、可卡因
T 环类抗抑郁药	A 苯丙胺
I 胰岛素、异烟肼	M 甲基黄嘌呤
S 拟交感神经药	P 苯环己哌啶（PCP）
	B β受体阻滞剂
	E 乙醇
	L 锂
	L 铅

• **注意：**寻找其他病因，特别是创伤。

皮肤

• **发汗的皮肤（“SOAP”）和低血糖症**

S 拟交感神经药

O 有机磷酸酯类

A ASA（水杨酸盐类）

P PCP和低血糖症

• **干燥的：**抗胆碱能药

• **起疱**

1.一氧化碳

2.巴比妥类

3.毒葛

4.芥子气

5.路易剂

• **颜色**

红色：抗胆碱能药

氰化物

一氧化碳

蓝色：高铁血红蛋白血症

• **针刺痕迹：**阿片类药剂。

中毒症候群

起源及定义

中毒症候群是结合了两个希腊词根形成的词：toxikon（弓——从弓上射出的箭头上一般有毒药）和dromos（竞赛跑道）。因此，中毒症候群是特定毒物运行的跑道或在毒理学方面的进程，由一种特定毒物引起的综合征。

• **阿片类药物**

1.昏迷

2.呼吸抑制

3.针尖样瞳孔

4.低血压

5.心动过缓

• **胆碱能药物（“SLUDGE”）：**如有机磷酸酯和氨基甲酸酯。

S 流涎

L 流泪

U 排尿

D 排便

G 胃排空

E 呕吐

1.淹没在自己的分泌物中

（1）支气管黏膜分泌过多黏液。

（2）支气管痉挛。

（3）肺水肿。

2.精神状态改变。

3.肌肉无力和瘫痪。

4.大蒜味。

• **抗胆碱能药：**如抗组胺药、环类抗抑郁药、后马托品和莨菪碱。

1. “热得像只兔子”（高热）。

2. “红得像甜菜”（皮肤血管扩张）。

3. “干得像骨”（唾液分泌减少）。

4. “瞎得像蝙蝠”（睫状肌麻痹和瞳孔放大）。

5. “疯得像制帽匠”（精神错乱和幻觉）。

6.其他体征。

（1）心动过速。

（2）尿潴留。

（3）胃肠蠕动降低/肠鸣音消失。

• **水杨酸盐类**

1.发热。

2.呼吸急促。

3.呕吐。

4.嗜睡（很少昏迷）。

5.耳鸣。

• **拟交感神经药：**如可卡因和苯丙胺。

1.高血压。

2.心动过速。

3.高热。

4.瞳孔放大。

5.焦虑和精神错乱。

• **镇静催眠药：**如巴比妥类和苯二氮䓬类。

1.不可预知的瞳孔变化。

2.意识混乱或昏迷。

3.呼吸抑制。

4.低体温。

5.水疱或大疱（“倒钩烧伤”）。

• **锥体束外的表现**：帕金森病的画面（“TROD”）。

1.T手颤。

2.R僵硬。

3.O角弓反张、动眼神经危象。

4.D发生困难、吞咽困难。

这类药物含有“锌”。

5.氯丙嗪。

6.普鲁氯嗪。

7.氟哌啶醇。

8.甲氧氯普胺。

• **血红蛋白病**

1.碳氧血红蛋白血症

（1）头痛。

（2）恶心和呕吐，类流感样疾病。

（3）晕厥、呼吸急促、心动过速。

（4）昏迷、抽搐。

（5）心血管衰竭、呼吸衰竭。

2.高铁血红蛋白血症

（1）显著的临床特征是发绀（巧克力血）。

（2）无症状（＜30%高铁血红蛋白浓度）。

（3）疲劳、虚弱、头晕、头痛（30%～50%高铁血红蛋白浓度）。

（4）昏睡、昏迷、呼吸抑制（＞55%高铁血红蛋白浓度）。

辅助诊断手段

实验室检查

• **全血细胞计数**：白细胞总数升高＝感染/铁/茶碱/碳氢化合物

• **血清电解质**

1.阴离子间隙＝［Na^+＋K^+］－［HCO_3^-＋Cl^-］。

2.正常阴离子间隙为8～16mEq/L。

• **代谢酸中毒/升高的阴离子间隙**

C	一氧化碳、氰化物	M	甲醇
A	酒精性酮症酸中毒	U	尿毒症
T	甲苯	D	糖尿病酮症酸中毒
		P	三聚乙醛
		I	铁、异烟肼
		L	乳酸酸中毒
		E	乙二醇
		S	水杨酸类、溶剂

• **血清尿素和肌酐**：识别任何已存在的肾功能不全。

• **毒理学筛查**：药物浓度是有用的。

1.对乙酰氨基酚。

2.水杨酸盐类。

3.胆碱酯酶。

4.铁。

5.锂。

6.茶碱。

7.一氧化碳。

X线检查

• **胸部**

1.肺毒性物质，如碳氢化合物、有毒气体、百草枯。

2.非心源性肺水肿，如阿片类、苯巴比妥、水杨酸盐、一氧化碳。

• **腹部：毒素是不透X线的（参考记忆“CHIPES”）。**

C　水合氯醛

H　重金属

I　铁

P　吩噻嗪类

E　肠溶（水杨酸盐）

S　缓释产品（茶碱）

心电图

• 环类抗抑郁药影响心脏传导系统，如延长PR间期、QTc间期和QRS间期。

• 行动过缓和心脏传导阻滞，如钙通道阻滞药或β受体阻滞剂。

➩ 给全科医师的特别提示

- 不要对药物过量的患者使用吐根糖浆催吐。因为吐根可能延迟给药或减少活性炭、口服解毒剂和全肠道激动剂的效果。
- 一般来说，将药物过量的患者用救护车转运到急诊科更安全。一个明显的例外情况是那些误服了避孕药的孩子。给予安慰后，孩子可以出院。
- 考虑到有中毒病史的儿科患者发生非意外伤害的可能性。
- 将药物过量患者送到急诊科前，首先关注下患者的ABC。

处理

精神状态改变或血流动力学不稳定的患者必须在重症监护区进行处理。此外的绝大多数药物过量患者可以在中级护理区进行处理。

重症监护区

- 第一要务永远是气道。
- 气道管理设备必须随手可得。

注意：有充分氧合的患者如咽反射受损和需要洗胃，则需要保护性的经口气管内插管。

- 管理气道、呼吸、循环（ABC）的支持治疗是最重要的。
- 复苏用药必须能随手可得。
- 补充氧气以维持氧饱和度至少达95%。
- 每5～15min监测1次心电图、生命体征，监测脉搏血氧饱和度。
- 建立一个外周静脉内通路。
- 实验室（参考诊断辅助工具：实验室检查）。
- 考虑放置导尿管（依情况而定）。
- 控制癫痫发作或心律失常：除非是环类抗抑郁药的毒性，可接受的标准方法是通过碱化血液pH达到7.5来预防心脏和中枢神经系统并发症。这可以通过应用过度通气或静脉注射碳酸氢钠的方法或两种方法一起应用来实现。

吐根

没有临床研究证据表明吐根改善了中毒患者的预后，应该放弃在急诊科常规给予吐根。

“昏迷鸡尾酒”的概念

- **50%葡萄糖**：仅给予确认低血糖的患者，因为它可能恶化神经系统的恢复。
- **纳洛酮**

1. 作用机制逆转了阿片类药物的作用，包括呼吸抑制、镇静和低血压。

2. 临床效果发生在2min内。

3. 剂量：不论年龄或身材大小（除了新生儿）；而是取决于中枢神经系统受体数量；成人和儿童都是2mg，同样的剂量可以2～3min重复使用直到达10 mg。如果10mg纳洛酮没有效果，阿片类药物过量的推定诊断必须重新考虑。

4. 给药途径：静脉内、气管内或舌内。

5. 适应证临床参数发现，预测纳洛酮反应的敏感性是92%，所以安全却不影响对患者的诊断评估。

6. 注意给阿片成瘾者用药时，可能出现戒断症状。纳洛酮的半衰期（60min），有时比阿片类制剂的半衰期短。因此，需要反复监测和重复给药。

- **预测阿片类药物过量**：见表1-29。
- **预测对纳洛酮的反应**：见表1-30。

表1-29 预测阿片类药物过量

临床参数	敏感度（%）	特异度（%）
呼吸频率＜12次/分	79	94
针尖瞳孔	75	85
间接证据	67	95
上述全部	92	76

表1-30 预测对纳洛酮的反应

临床参数	例数	敏感度（%）
呼吸频率＜12次/分	20	80
针尖瞳孔	22	88
间接证据	15	60
上述全部	24	96

- **氟马西尼（Anexate®）**：

1. 作用机制　一种在结构上与咪达唑仑有关

的苯二氮䓬类药物（BZD）。在中枢神经系统的ω-1受体位点与其他的苯二氮䓬类药物竞争。

2.临床效果　1～2min起效，3～5min达峰值效应。

3.效果持续　1～4h。

（1）低剂量能逆转BZD的催眠、镇静效果。

（2）高剂量能逆转BZD抗惊厥效果。

4.适应证　在逆转操作中BZD意外过量，改善患者通气状态。改善已知或怀疑BZD过量患者的意识水平，避免插管或侵入性操作。

5.剂量　初始0.2mg静脉注射；等待30s，重复0.3mg静脉注射；如果需要，可以另外再给予0.5mg/min直到总剂量达3～5mg。

6.副作用　BZD戒断症状。

抽搐，特别是环类抗抑郁药或BZD依赖患者。

脸红。

恶心和（或）呕吐。

焦虑、心悸和恐惧。

7.禁忌证　长期控制抽搐而接受BDZ的患者。预期近期内将使用BDZ药物，如镇静、肌松、抗惊厥、伴随环类抗抑郁药毒性和严重头外伤。

• **维生素B_1**：总体上安全；给予所有已知酗酒者或年老的、蓬乱的、营养不良的患者。剂量：100mg，1～2min及以上，静脉注射。

去污

根据所涉及的物质，必须穿戴恰当的防护装置。在最低限度内，工作人员应采取全面而普遍的预防措施。

• **去污程序**

1.把患者从污染区域移出。

2.去除所有受污染的衣服。

3.擦去患者皮肤上的所有粉末污染物，以避免去污时接触水而出现发热反应。

4.用水和（或）肥皂溶液清洗受污染的皮肤（并使用洗发剂清洗头发）。如果可获得，使用软刷。

5.集中注意的区域是头、腋下、腹股沟和背部。

6.刷指甲下区域。

7.如有特殊污染冲洗眼睛。

8.此外，用水对所有开放性伤口去污。

• **去污终点**

1.如果存在主要皮肤暴露，直到疼痛减轻。

2.对于眼睛的污染，直到疼痛减轻和（或）根据所涉及的物质性质，出现石蕊或pH试纸颜色改变。

3.简单的完全去污需要5～8min。

胃去污

• **稀释**：水或牛奶。

• **在中毒患者治疗中不应常规使用洗胃。在试验研究中，洗胃移除的标志物高度可变，并随时间推移而减少。没有证据表明它的使用改善了临床结果（Pond等，1995），它可能导致严重并发症发生。**

1.适应证　除非患者摄入潜在致命剂量的毒物，并在1h内，否则不考虑。即便如此，对照研究仍没有确认洗胃的临床益处。

2.禁忌证

（1）腐蚀物的摄入。

（2）石油馏出物的摄入。

（3）抽搐持续存在。

（4）非有毒物的摄入。

（5）锋利材料的摄入。

（6）明显的出血素质。

3.步骤

（1）**使用可能的最大口径管**。

（2）保护气道。

（3）将患者置于左侧并取轻度头低足高位。

（4）建立正确的置管位置。

（5）抽吸胃内容物并保留样本和患者一道送入病房。

（6）灌注灌洗液。

（7）摇动腹部。

（8）抽取液体。

（9）重复这个步骤直到灌洗液变清澈。

4.可能的并发症

（1）吸入。

（2）喉痉挛。

（3）食管损伤。

• **活性炭**

1.**单剂量**　不应常规治疗中毒患者。根据志愿者研究，活性炭的效果随着时间的推移而降低，最大的效果是在**摄入的1h内**。

2.**适应证**　如果患者摄入的有毒物质（已知

可被活性炭吸附）在1h内时可以考虑。没有充足的证据支持或拒绝在摄入1h后使用，也没有证据表明活性炭的使用改善了临床预后。

3.**多剂量** 为增加药物清除，重复给予口服活性炭（＞2剂）。多剂量活性炭被认为通过以下方式产生有益作用。

（1）结合循环弥散到肠腔的任何药物。只要浓度低于血液，吸附后，药物将通过被动弥散再次进入肠腔。被动弥散率取决于浓度梯度和血流。在这种“漏槽”条件下，浓度梯度保持不变，药物持续进入肠腔，被活性炭吸附。这个过程被称为**胃肠透析**。

（2）打断药物的肝肠和胃肠循环。

4.**适应证** 仅当患者摄入致命剂量的卡马西平、氨苯砜、苯巴比妥、奎宁或茶碱时考虑应用多剂量活性炭。

5.**被活性炭吸收的药物**

对乙酰氨基酚	地高辛	甲丙氨酯	苯丙醇胺
苯丙胺	乙氯维诺	氯化汞	苯妥英
砷	苯哌啶醇	水杨酸甲酯	丙氧酚
阿司匹林	丙米嗪	吗啡	奎尼丁
氯苯那敏	碘	去甲替林	奎宁
氯丙嗪	吐根	百草枯	水杨酸盐类
可卡因	异烟肼	苯巴比妥	司可巴比妥

6.**不能被活性炭吸收的物质**

（1）重金属：铁、锂和氰化物。

（2）酸和碱。

（3）简单醇：甲醇和乙醇。

（4）碳氢化合物。

- **导泻药**

单独导泻通便治疗对中毒患者是没有用的，**不推荐**作为肠道去污的方法。

根据现有数据，不支持导泻药**联合**活性炭作为常规治疗。如果使用泻药，应限制单剂量使用，以使副作用最小。

作用机制：减少胃肠转运时间（虽然数据存在争议）。抵消活性炭便秘的副作用。理论上，它们加快了胃肠转运，使活性炭能结合上这些中毒药物，从而发挥其作用。导泻药也可用来做全肠道灌洗。

然而，导泻药也没被证明减少药物吸收或改善结果。

副作用

呕吐。

腹痛。

电解质紊乱。

禁忌证

预先存在的腹泻。

肠梗阻。

容量耗竭状态。

婴儿。

肾衰竭患者禁忌使用含镁的泻药。

腹部外伤。

- **全肠灌洗（WBI）**

用一种药物如Go-Lytely（不被吸收）来肠道准备，快速经胃肠道冲刷药物。

当不透射线的药片或化学品被摄入时，WBI是最有用的（如有能力通过放射线监控患者胃肠道）。

对那些摄入大剂量铁、发病率高和缺乏其他的胃肠去污选择时，也应该考虑WBI。

在活性炭不起作用的情况下也应该考虑，如下：

1.体内藏毒 海洛因或可卡因。

2.缓释药品过量。

禁忌证

肠梗阻、肠穿孔及血流动力学不稳定或受损，无气道保护患者的肠梗阻。

加强清除

- **强迫性碱利尿**

1.碱化作用 对于水杨酸类、苯巴比妥和除草剂2,4-二氯苯氧基乙酸（2,4-D）来说，碱化尿液以提高弱酸的清除作用有限。

2.草案 一个周期为1.5L液体/3h。

500ml 5%葡萄糖＋8.4%碳酸氢钠1～2ml/kg体重

500ml 5%葡萄糖＋30ml 7.45%氯化钾

500ml生理盐水

在每个周期的末尾静脉注射呋塞米20mg。

监测血清pH和电解质：尿pH应保持在8。

3.慎用

（1）老年人。

（2）心脏病患者。

（3）肾脏病患者。

（4）心肾毒性毒物的摄入。

- **血液灌流**：适用于茶碱和巴比妥类的严重中毒。

- **血液透析：**适用于以下情况。

1. 乙二醇。
2. 甲醇。
3. 锂（具有重要的神经系统改变）。
4. 水杨酸盐类（具有抽搐、精神状态改变、严重代谢性酸中毒和血清浓度＞100mg/dl）。

- **特殊的解毒药：**详细信息见表1-31。
- **处置：**入院必须是综合内科，以期之后转入精神科。非致命性的药物过量，没有令人信服的自杀意图，可在精神科会诊后出院。

表1-31　**毒素的特殊解毒剂**

毒素	解毒剂	剂量
对乙酰氨基酚（扑热息痛）	N-乙酰半胱氨酸（Parvolex®）（每毫升包含200mg Parvolex®）	IV 150mg/kg 入200ml 5%的葡萄糖溶液×15min，然后IV 50mg/kg入 500 ml 5%的葡萄糖溶液×4h，然后IV 100mg/kg入1000ml 5%的葡萄糖溶液×16h
砷、汞、铅	二巯基丙醇（BAL）	5mg/kg 体重 IM
阿托品	毒扁豆碱	0.5 ～ 2mg IV
苯二氮䓬类	氟马西尼（Anexate®）	参见“昏迷鸡尾酒”部分
一氧化碳	氧气	100%氧（高压氧用于中-重度暴露和被暴露的孕妇） 参见第13章第三节“一氧化碳中毒”
氰化物	亚硝酸戊酯珍珠	吸入1 ～ 2颗珍珠量
	亚硝酸钠（3%溶胶）	成人：IV 300mg（10ml）超过2 ～ 5min 儿童：IV 0.2 ～ 0.33ml/kg（6 ～ 10mg）
	硫代硫酸钠（25%溶胶）	成人：50ml IV（12.5g）超过10min；必要时可半量重复×1次 儿童：1.65ml/kg IV 超过 10min
乙二醇、甲醇	乙醇（10%）混合在5%葡萄糖溶液中	负荷剂量：800mg/kg　维持：1 ～ 1.5ml/（kg·h）
铁	去铁胺	15mg/（kg·h）IV
铅	依地酸钙钠（EDTA）	1000 ～ 1500mg/（m^2·d）IV 连续输注
亚硝酸盐	亚甲蓝（1%溶液）	1 ～ 2mg/kg IV × 5min
有机磷酸酯类	阿托品	2 ～ 4mg IV，每5 ～ 10 min必要时（成人）；0.5mg/kg IV，每5min必要时（儿童）
	解磷定（2-PAM）	25 ～ 50mg/kg IV（最高为1g）
阿片类	纳洛酮	参见“昏迷鸡尾酒”部分
吩噻嗪类	苯托品（Cogentin®） 苯海拉明	2mg IV/IM 50mg IV/IM/PO
异烟肼（INH）	吡哆醇	5g IV（如果抽搐持续可以重复）
地高辛、洋地黄毒苷、夹竹桃	洋地黄Fab片段（Digibind®）	地高辛浓度未知：5 ～ 10小瓶IV（40μg Fab/小瓶）可以重复 地高辛浓度已知：# 小瓶Digibind（地高辛Fab片段）$=\dfrac{\dfrac{\text{血清地高辛浓度}\times 5.6\text{L/kg}\times\text{体重（kg）}}{1000}}{0.6}$

附：新加坡常见中毒源

对乙酰氨基酚
苯二氮䓬类
漂白剂
家用清洁剂
抗抑郁药
水杨酸盐类
有机磷酸酯

（郭治国　译　马青变　校）

第二十节　红　　眼

Toh Hong Chuen · Peter Manning

要点

- 急诊科医师的主要职责是进行适当的眼部检查并发现可能威胁视力的疾病。
- 来看眼科疾病的患者都要查视力。这是判断这个重要器官的功能是否受损的简单方法。
- 要意识到红眼、呕吐、头痛和视力丧失一同出现：这是典型的**急性闭角型青光眼**，由于可能对视功能产生损害而需要立即处理。
- 感染和眼球穿通伤不能加眼垫（可以通过太阳镜和眼罩来缓解畏光）。
- 没有眼科会诊的情况下不能使用含类固醇的滴眼液或眼膏。

> **⇨ 给全科医师的特别提示**
>
> 如果患者有以下情况，应该**立即**转诊到眼科会诊。
>
> - 视力下降。
> - 深部疼痛，而不是浅部。
> - 表面麻醉下疼痛减轻。
> - 角膜水肿。
> - 前房可见房水闪辉或细胞。
> - 睫状充血。
> - 直接照射未受累眼导致对侧眼疼痛。
> - 诊室内未能取出的角结膜异物。
> - 如果发生化学伤，在转诊到医院之前立即用生理盐水冲洗。一直冲洗到用石蕊试纸测试至中性pH或轻度酸性为止。

处理

如果患者发生任何视力损害的迹象，如青光眼（有眼红、呕吐、额部疼痛和视力丧失）都应该被划分为中等程度病例或重症监护病例。患者应该在急诊科的眼科检查设备完备的检查室里做检查。

眼部检查

- 眼科检查分为6步。

1. **视力**　这是眼睛最重要的体征。视力检查要使用标准对数视力表，如果患者戴眼镜或戴隐形眼镜，应该测戴镜视力。患者至少可以读出一行字母中50%以上才可以说达到此行的视力。屈光不正可以通过小孔镜来矫正。如果患者还是不能看到，则按照数指、手动和光感的顺序进行测量。反射性眼睑痉挛的患者可以通过使用表面麻醉剂来缓解并进行检查。角膜知觉测量应该在使用表面麻醉剂之前进行。

2. **视野**　分别检查双眼视野。以检查者的视野范围作为正常基线，检测患者的对照视野。这个检查方法对于阐明神经源性视力丧失尤为重要。

3. **瞳孔**　评估瞳孔的大小、形状、反应性和相对传入性瞳孔反射（标志着视交叉前损害）。光照一眼导致对侧眼疼痛是虹膜炎的早期体征。虹膜后粘连形成的不规则瞳孔见于虹膜炎。急性闭角型青光眼患者的瞳孔为中等程度散大并且光反射非常迟钝。在虹膜炎患者中，瞳孔可大可小；光反应阳性或阴性取决于炎症的程度和是否有后粘连。

4. **眼球运动**　评估6个眼位及是否有眼球震颤。

5. **眼睑和眼前节**　用手电筒仔细检查眼睑、结膜、巩膜、角膜、虹膜、晶状体和前房。尤其要观察以下特征：眼球突出（可能提示球后病变如脓肿）；睫状充血（可能提示前房病变）；虹膜震颤（虹膜的颤动提示外伤性晶状体半脱位）和角膜混浊（如角膜炎或角膜溃疡）。翻开眼睑来寻找异物。如果怀疑急性青光眼应该做手电筒斜照试验（有69%的特异性）。裂隙灯检查作为辅助。在虹膜炎患者中，眼红开始发生于角巩膜缘（角膜和巩膜的交界处）。

6. **后节**　使用直接检眼镜，先看红光反射，然后再看眼后节包括视杯、视盘（含杯盘比）、视网膜血管及视网膜本身。

辅助检查

- **裂隙灯检查**：可用于所有患者。可以检查房水闪辉和细胞，角膜后沉积物和（或）前房积血，可以提示炎症的进程。
- **眼压计**可以在表面麻醉后测量眼内压。**高于20mmHg为异常眼压**。如果眼部有感染或有眼球破裂伤的可能时应避免测量。

1. **荧光素染色**　可用于显示角膜病变。在角膜擦伤或感染的情况下，角膜表层的疏水层脱落后，深层的亲水层可以结合染料显示着色。

2. **影像** 眼球软组织平片可以显示阻挡X线的异物。

3. **表面麻醉** 经常用于鉴别角膜炎和虹膜炎。

（1）来自结膜炎、浅表异物、角膜擦伤和角膜炎的疼痛可以被表面麻醉缓解。

（2）来自深层的炎症，如虹膜炎，无法被该治疗缓解。

4. **后马托品** 使用这种散瞳剂/睫状肌麻痹剂可以通过减少虹膜和睫状体的肌肉痉挛来减少眼前节深部炎症如虹膜炎引起的眼痛。

参见表1-32和表1-33。

表1-32 红眼的鉴别诊断

痛性红眼	无痛性红眼
急性闭角型青光眼	结膜炎
巩膜炎	结膜下出血
葡萄膜炎	表层巩膜炎
角膜炎（感染性/非感染性）	
角膜擦伤/角膜溃疡	
外伤/化学伤	

表1-33 结膜炎的常见病因及其临床表现和治疗

病理生理/病原体		临床表现	治疗
过敏	IgE介导的；与特应性相关	几乎都有痒感；通常为双侧。如果有分泌物即为水状透明或黏液性	避免触发。口服抗组胺药
病毒	腺病毒	与上呼吸道感染有关；耳前淋巴结肿大。眼部充血可以从一眼传播到对侧眼。球结膜炎伴有下睑结膜滤泡反应	对症治疗，冷敷，局部应用抗生素，眼手隔离2周
	单纯疱疹	除有明显疼痛、烧灼感和异物感之外，与腺病毒感染相同。裂隙灯检查荧光素染色：典型的树枝状染色带有膨大的末端，而带状疱疹病毒的树枝状染色为尖细的末端	局部用抗病毒药物，眼科医师会诊
细菌	革兰氏阳性菌（葡萄球菌/链球菌）见于儿童；革兰氏阴性菌（流行性感冒）见于成人	急性发病；48h内传播到对侧眼，晨起分泌物黏着睁眼困难 对于性活跃人群的超急性起病，考虑淋病奈瑟球菌	局部使用抗生素，淋病奈瑟球菌结膜炎应该紧急转诊，因其可以威胁视力

转诊

● 如果患者表现出给全科医师的特别提示里列出的项目，就应该**立即**转诊到眼科会诊。

● **大多数患者**可以在眼科专科医师门诊随访24～48h后回家。

（孙岩秀 译 李 硕 校）

第二十一节 癫 痫

Lim Er Luen · Sim Tiong Beng · Shirley Ooi

要点

● 图1-29所示为急诊癫痫患者最常见的病因。

● 旁观者提供的病史对诊断至关重要。排除其他原因引起类似症状，如血管迷走性晕厥、癔症/惊恐发作、低血糖、短暂性脑缺血发作或短暂性心律失常。颌面部损伤的更易引起癫痫发作。

● 长期癫痫发作可能引起发热，反之亦然。

● 已有癫痫病史的患者突发癫痫时，注意询问用药情况及药物依从性。

⇨ 给全科医师的特别提示

● 首先检查脉搏以排除心室颤动/心律失常。

● 表现为发热，伴或不伴紫癜性皮炎的患者需警惕脑膜炎，并采取预防措施。

● 排除低血糖和短暂性脑缺血发作。

处理

癫痫大发作

● 识别诱因。

● 常规实验室检查通常无提示意义，因为它们往往阳性率很低。

● 很少会检测抗癫痫药（AED）血药浓度，除非怀疑药物中毒、癫痫持续状态或对药物依从性有疑问。

1. 如果患者依从性不佳，则鼓励其遵医嘱按时用药。询问是否有任何AED的副作用。

2.如果患者依从性好，则检查AED血药浓度，如果浓度较低，则增加剂量直到该药最大剂量。

3.如果已达到最大剂量，请神经科医师会诊咨询AED方案。

• **处置**：如果患者依从性差、高龄或AED水平低，将患者收入观察室并给予苯妥英钠300mg口服，每3h一次，连续服用3次。如果没有再次出现癫痫发作，则出院。指导患者和看护人员，不遵守医嘱、酗酒、睡眠不足和并发其他疾病与癫痫发作的发生率增加是相关的。应转诊至初级保健医师进行随访。

初次痫性发作不能诊断为癫痫

• **良性初次痫性发作**

1.良性初次痫性发作即年轻“健康”患者首次发作，并自主恢复正常的意识状态，神经系统检查无阳性体征。

2.根据临床怀疑的疾病，测定毛细血管血糖、心电图（ECG）、尿HCG、血钠、血钙水平。

3.**处置**：尽早收入观察室行脑电图（EEG）检查。EEG检查越早，就越有助于早期诊断。磁共振成像（MRI）也是一种选择，门诊即可检查。AED通常不用于治疗此类痫性发作。当患者在观察室时，就应为患者提供家庭或工作场所安全急救措施的咨询。

• **伴或不伴发热的非良性初次痫性发作**：需除外器质性和代谢性原因。

1.测定毛细血管血糖。

2.实验室检查：根据临床怀疑的疾病进行血常规，尿素氮、电解质、肌酐，钙离子，镁或血培养。

3.对老年患者进行ECG检查，查找心肌缺血或心律失常的征象。

4.对头部外伤，有局灶体征、恶性肿瘤、脑血管动静脉分流、人类免疫缺陷病毒（HIV）感染，老年脑血管意外，年龄＞40岁，有酒精中毒史、抗凝药物服用史的患者行急诊头颅CT检查。

5.处置

（1）如果患者有以下情况：头部CT异常，持续的神经功能障碍，无法进行随访，则收入院。

（2）如果怀疑脑膜炎，开始静脉注射头孢曲松2g。

癫痫持续状态

传统的定义为≥2次癫痫发作，期间意识没有完全恢复或持续癫痫发作≥30min。新的共识定义为任何惊厥发作大于5～10min，且在评估时仍然持续存在。

• **对症措施**

1.气道管理，将患者摆在复苏体位。

2.开放气道并保持气道通畅。

3.用负压导管吸引呕吐物。

注意：如果患者仍然痉挛，**不要**尝试插入口咽通气道、清除口腔分泌物或气管插管。

4.通过储氧面罩给予高流量吸氧。

5.准备插管设备，以防止无法保持气道通畅和充分的氧合。

6.监测生命体征，心电图和脉氧饱和度。

7.建立静脉通路。

8.实验室检查

（1）**测定毛细血管血糖**。

（2）进行血常规，尿素氮、电解质、肌酐，钙、镁离子，磷酸盐含量或动脉血气分析检查。

（3）评估肝功能，进行抗癫痫药物血药浓度，包括乙醇在内的血清毒理学筛查。

（4）完善胸部X线和尿液分析检查。

（5）导尿。

• **药物治疗**

1.**苯二氮䓬类**　静脉应用地西泮或劳拉西泮是癫痫持续状态的一线治疗方法。

用法用量：对于成年人，静脉注射**地西泮**5mg，注射速度不得超过2mg/min；每5min可重复给药一次（总量20mg）。对于婴儿和儿童，**地西泮**静脉注射0.02mg/kg，速度≤2mg/min；每5min可重复给药一次（总量10mg）。如果静脉通路延迟，则使用**地西泮**5mg直肠栓剂。

静脉注射**劳拉西泮**4mg或0.1mg/kg持续1～2min及以上，每5min可重复给药一次，最大剂量为12mg。劳拉西泮的优点包括起效更快，作用时间更长，可能减少心脏及呼吸抑制。

要监测药物对呼吸或循环的影响，地西泮剂量＞20mg会出现。

2. 苯妥英钠

用法用量：无论患者既往是否接受过苯妥英钠治疗，苯妥英钠静脉输注需在心电监护的监测下用药，剂量为18mg/kg，速度≤50mg/min。输液时间不应超过60min，因为超出会发生沉淀。预先大剂量静脉输注苯妥英钠，给予标准负荷剂量的苯妥英钠不会导致并发症。给予半量负荷剂量的传统做法可能会导致“太慢和太低”的现象，并使治疗复杂化。

3. 静脉输注**丙泊酚**，速度为50～200mg/h。

4. 以3mg/（kg・min）的速度静脉输注**丙戊酸钠**，总量25～45mg/kg。在一些治疗方案中，由于其较少影响血流动力学，已经被推荐为三线药物，并且已在一些研究中显示能够终止难治性癫痫发作。

5. **长效巴比妥类药物　苯巴比妥**

剂量：静脉注射苯巴比妥10mg/kg，以100mg/min的速度缓慢推注，必要时继续静脉注射苯巴比妥10mg/kg，以50mg/min的速度缓慢注射。

6. **快速序贯性气管插管**：参见第2章第一节“气道管理/快速气管插管”。

• **处置**：经过会诊后，转至神经内科专科机构/重症监护病房进一步治疗（图1-29）。

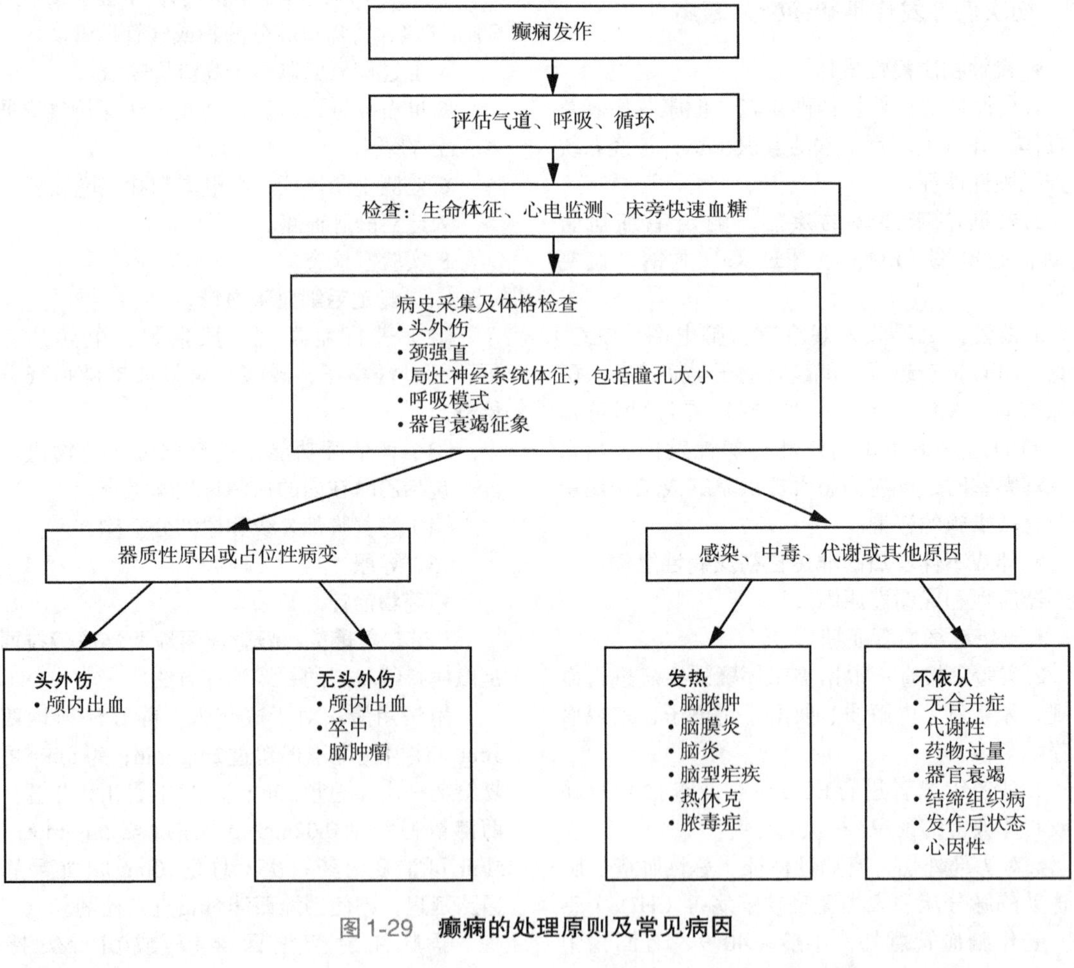

图1-29　**癫痫的处理原则及常见病因**

（赵　鸿　译　李　硕　校）

第二十二节 休克/低灌注状态

Benjamin Leong · Shirley Ooi

定义

- **休克**的定义为灌注不足导致体内氧供不足和营养物质转运障碍及代谢产物清除能力下降，继发可逆性细胞损伤而最终导致不可逆的细胞损伤。
- **休克**的分类依据其病理生理学原因见表1-34。
- **低血压**只是一种血压降低的状态。虽然低血压常提示休克可能，但是血压低的患者也可能已不是休克，而血压正常的患者也可能已处于休克状态。

要点

病理生理学基础

氧运输

- 所有休克状态的主要问题是**组织氧供**（delivery of oxygen，DO_2）减少。

随着组织氧供下降，代偿机制导致组织从血液中**摄氧率**（oxygen extraction ratio，O_2ER）成比例增加。然后**混合静脉血氧饱和度**下降，表示静脉血血红蛋白的含氧量降低。

- 因此，组织能够维持稳定的**氧耗**（oxygen consumption，VO_2）以满足代谢需要。在这个阶段，VO_2不依赖于DO_2。
- 当DO_2处于临界水平（critical level of DO_2，DO_2crit）以下时，摄氧量增加的速度跟不上氧供的下降（图1-30）。
- 从这一点来看，组织的氧耗直接取决于氧供，即DO_2越低，VO_2越低。这称为**氧供依赖性氧耗**。
- **病理状态**下，增加O_2ER的代偿机制可能受损，因此DO_2crit可能会升高，氧供依赖性氧耗会提前发生。
- **脓毒症**时，情况更为复杂。血流分布不均，微血管内皮细胞受损和线粒体氧化磷酸化障碍，从而减弱了VO_2。氧供依赖性氧耗开始较早，因此DO_2crit也较高。循环状态可能是低动力状态，但更常见的是高动力状态。在前者中，组织的耗氧量受制于有限的氧供。在后者中，氧供得到改善，但是由于微血管和细胞功能紊乱，氧供只能部分改善。

表1-34 休克的分类

分类	机制	举例
低血容量性	前负荷下降	液体入量减少，如脱水 皮肤液体丢失，如烧伤 胃肠道液体丢失，如严重呕吐或腹泻 经肾脏丢失，如糖尿病和尿崩症、肾上腺功能不全 经第三间隙丢失，如急性胰腺炎
失血性	前负荷下降	创伤 胃肠道失血 主动脉瘤破裂 异位妊娠破裂
心源性	泵衰竭	心肌缺血/心肌梗死 心肌炎 心肌挫伤 心肌病 心律失常（快速性或缓慢性） 急性瓣膜关闭不全 急性乳头肌断裂/室间隔穿孔
梗阻性	泵衰竭	心脏压塞 张力性气胸 肺栓塞
脓毒性	后负荷下降	肺炎 脑膜炎 腹膜炎 胆管炎 泌尿系统感染 坏死性筋膜炎
过敏性	后负荷下降	药物过敏 昆虫或动物咬伤/蜇伤 毒物暴露 食物过敏（如花生）
神经源性	后负荷下降	脊髓损伤
药物性	混合型	降压药 镇静药 麻醉药 抗抑郁药 硝酸酯类药 磷酸二酯酶抑制剂 毒品暴露

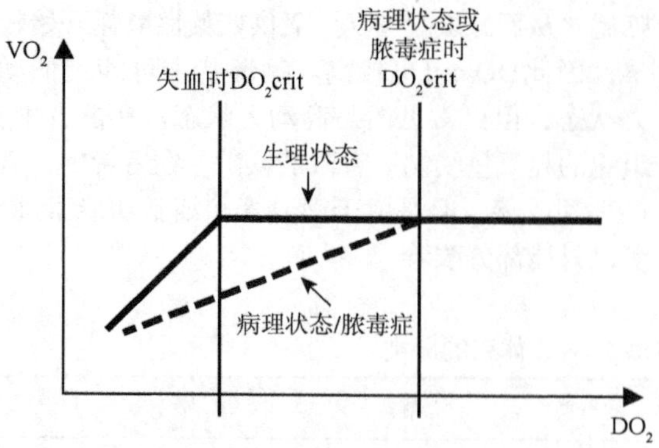

图1-30　氧供（DO_2）与氧耗（VO_2）的关系

• 细胞开始进行**无氧呼吸**，以弥补三磷酸腺苷（ATP）的生成不足（尽管效果很有限）。由于生成增多和清除减少，乳酸水平升高。

• 因此，在这个阶段，机体处于**缺氧状态**，氧供不足以"满足"机体的需要。

• 随着时间推移，这种氧供不足将累积为**氧债**，即要偿还给机体无氧呼吸时代谢所亏欠的需氧量。

• 因此，休克和低灌注状态治疗的目标是**恢复组织氧供**，理想的复苏终点是**完全偿还氧债**。

酸碱生理学

• 由于低灌注导致氧供不足的同时，组织中CO_2**和代谢产物的清除**也受到影响。

• **当组织灌注充足时**，动脉血和混合静脉血pCO_2和pH之间的差值很小。

• 然而，在呼吸存在（自主呼吸或机械通气）的**严重循环障碍**中，会出现以下两种情况。

1.组织血流速的减少使血液更长时间暴露于组织pCO_2和代谢产物的增加。**除代谢性酸中毒以外，静脉血中可能存在明显的呼吸性酸中毒。**

2.肺部血流速同样也减少了，虽然肺血流量减少，但通气量不变，通气/血流比例失调，因此**动脉血会出现明显的呼吸性碱中毒**。

• 严重休克状态时，动脉血和静脉血pCO_2和pH之间的**差值很大**。随着时间的推移，组织代谢与氧债持续增加，这种差异将进一步扩大。

• 然而，在未经治疗的**呼吸、心脏骤停**中，由于没有通气，动静脉间血气差值没有增大。

• 因此，在严重休克状态下，监测动脉和静脉血气**同等重要**。

临床评估

• 最初的评估应着重**识别**休克患者，并确定休克的**类型和原因**（表1-35）。

• 一般来说，**低血压伴有典型的低灌注症状**，如苍白、皮肤湿冷、心动过速、出汗或精神状态改变等提示休克。

表1-35　不同类型休克的特点

诊断	低血容量性	心源性	梗阻性	脓毒性	过敏性	神经源性
共同特点（以下症状并非都会出现）				低血压 心动过速 脉搏细弱 呼吸急促 外周血管收缩 出汗 昏睡 精神状态改变 尿量减少		
症状和体征	大量液体丢失或摄入减少、出血或外伤史 皮肤弹性消失 黏膜干燥 眼窝凹陷 外伤相关损伤	胸痛 呼吸困难 端坐呼吸 肺部干湿啰音 肺部积液 第三心音奔马律	胸痛 呼吸困难 端坐呼吸 原发病的体征，如心音低钝，单侧肺鼓音	发热或低体温 洪脉 各种病原体感染的临床特征	致病药物接触史 可能有或没有血管性水肿 荨麻疹 喘鸣音或干啰音	脊柱外伤史 低血压合并心动过缓 外周血管收缩 瘫痪 肛门松弛 阴茎异常勃起 球海绵体肌反射消失

续表

诊断	低血容量性	心源性	梗阻性	脓毒性	过敏性	神经源性
外周情况	湿冷	湿冷	湿冷	高动力学状态——暖 低动力学状态——冷	温暖、潮红或者正常	温暖、干燥
心率	快	快或慢	快	快	快	慢
中心静脉压	低	高	高	低	低	低
全身血管阻力	高	高	高	高动力学状态——低 低动力学状态——高	低	低
混合静脉血氧饱和度（正常为70%～75%）	低	低	低	高动力学状态——高 低动力学状态——低/高	低	低
心排血量	低	低	低	高动力学状态——高 低动力学状态——低/高	低	

• 服用β受体阻滞剂的患者，运动员和神经源性休克患者可能不出现心动过速。

• **脓毒性休克**的患者通常处于高动力循环状态，出现肢体温暖和洪脉。但需要警惕的是，没有肢体温暖并不能排除脓毒症，因为此时患者可能处于低动力循环状态。

• **过敏性休克**患者可能没有组胺释放的典型临床特征，所以要考虑这种可能性。

• 根据现病史来指导**体格检查**。

• 即使所有提示休克的常用临床指标都正常，**休克**仍然可能存在于**细胞**、**组织**或**器官**中。

> **⇨ 给全科医师的特别提示**
>
> • 所有休克患者应立即送医院进一步评估。
>
> • 警惕老年和小儿患者脓毒性休克时症状可能不明显，也可能表现为轻微的非特异性症状，需要高度警惕。

疑诊休克患者的初步处理

• 所有出现休克表现的患者都应被紧急转移到**重症监护室进行监测**，以**评估**和**稳定**病情。

• 迅速识别并尽早治疗对降低休克发病率和病死率至关重要。

• 给予患者持续的心脏、血压、心率和脉搏血氧饱和度监测。如果可能，需除外直立性低血压。

• 应保持气道通畅，并尽可能通过无重复呼吸面罩给氧。必要时准备给患者气管插管（参见第2章第一节“气道管理/快速气管插管”）。

• 开通静脉通路，尽可能在肘前静脉放置两根大口径静脉置管（14/16G），同时抽血进行实验室检查。

• 如果考虑患者不是心源性休克，应开始液体复苏。

• 对于创伤性休克患者，请参见本章第二十五节“多发创伤，初始治疗”。

一般检查

• **血常规**

1.失血早期血液稀释前血红蛋白（haemoglobin，Hb）和血细胞比容（haematocrit，HCT）的浓度是不准确的。能够发现患者之前的脱水状态，如酒精依赖患者的HCT可能升高。HCT明显升高可能提示低血容量性休克患者处于脱水状态，尽管也有罕见情况，即红细胞增多症也可出现。

2.不能依赖中性粒细胞计数诊断脓毒症，因为它可能升高、正常或降低。但是，对于已确诊脓毒症的患者，中性粒细胞计数减少提示预后不良。询问患者是否处于化疗期间。中性粒细胞计数明显升高提示可能是白血病。

• **尿素氮/电解质/肌酐**

1.检查尿素氮和肌酐水平以明确是否存在休克继发的肾损伤。既往有肾脏疾病的患者，需与既往结果相比较。

2.尿素氮升高可能提示上消化道出血。

3.血钠浓度在机体脱水时不可靠，因为它们可能升高、正常或降低。

4. 高钾血症、低钠血症和低血糖可能提示急性肾上腺功能不全。

5. 总二氧化碳（或碳酸氢盐）降低或碱剩余负数提示酸中毒。

• **血气分析**确定酸碱和呼吸异常。

1. 在严重休克状态下，动脉血和静脉血pH和pCO_2的差值增大，同时评估动脉血气和静脉血气可能有助于识别休克状态（参见本章前面的章节或第6章第一节“酸碱失衡的紧急处理”）。

2. 如果可以获得，监测混合静脉血氧饱和度会提供非常有用的信息（见以下“乳酸”介绍）。

• **乳酸**是无氧呼吸的标志，是休克状态常用的指标。

1. 乳酸水平取决于生成和肝脏清除之间的平衡。

2. 要注意，只有组织代偿机制失效且DO_2低于DO_2crit时，乳酸水平才会升高。混合静脉血氧饱和度水平或中心静脉血氧饱和度水平（$ScvO_2$）下降表明组织从血液中摄氧量增加，也提示在乳酸水平升高之前DO_2值已经下降。

• **肌钙蛋白**T和**心肌酶**（参见本章第十四节“急性胸痛”）。

• **心电图**（参见本章第十四节“急性胸痛”，第3章第十节“心动过速”和第3章第二节“缓慢型心律失常”）。

• **胸部X线能**诊断肺水肿、肺炎及临床上可能漏诊的气胸。

• 休克常伴凝血功能异常需进行凝血功能检查，筛查弥散性血管内凝血（DIC）。

• **交叉配血**适用于失血性休克患者和脓毒性休克早期目标指导治疗（参见第2章第六节“脓毒症与脓毒性休克”）。

• **毛细血管血糖**

1. 糖尿病急性并发症（参见第6章第四节“糖尿病酮症酸中毒和高渗性高血糖状态”）。

2. 由于储备较少，小儿脓毒症患者可能出现低血糖。

• 育龄期妇女出现不明原因休克时，可行**尿妊娠试验**除外异位妊娠破裂的可能性。

• 根据需要为脓毒症患者留取**血培养**。

进一步检查

• **2D超声心动图**

1. 射血分数。

2. 室壁运动异常。

3. 心脏压塞。

4 心源性休克的其他结构性病因。

• **腹部超声**

1. 对创伤患者进行创伤超声重点评估（FAST）。

2. 除外主动脉瘤。

3. 超声“吸气试验”作为一种非侵入性方法可用于评估中心静脉压的高低。

• 创伤患者如果需要可进行胸部和腹部的CT扫描，如果怀疑有肺栓塞，则进行**螺旋CT扫描**。

处理

本节将重点讲述各种休克的复苏，针对病因的治疗请参照相应的章节。

• 休克复苏策略通常通过三种机制来**恢复组织氧供和偿还氧债**。

1. 血管内容量（前负荷和后负荷）。

2. 心排血量（泵）。

3. 携氧力和供氧量（Hb含量）。

低血容量性休克

• 主要问题显然是**容量不足**。

• **低血容量性休克**是急诊室遇到的**最常见的休克类型**。

• 除非怀疑有心源性休克，否则在评估反应的同时就应输入1～2L**晶体液**，必要时重复。进一步复苏可采用输注胶体液、压积红细胞或全血。

• 对于**儿科患者**，可给予20ml/kg体重的负荷量D/S（M），如果没有，也可给予Hartman溶液输注。

• 确保在开始使用**血管活性药**之前进行充分的液体复苏。

1. 给予静脉输注多巴胺5～20μg/（kg·min）。

2. 如果需要，可加用去甲肾上腺素0.5～30μg/min。

• 可能需要放置中心静脉导管指导液体治疗。

失血性休克

• 主要问题是**血容量不足**和**携氧能力下降**。

- 要记住**液体复苏不能止血**。如果出血不能自行停止，就必须手术止血治疗。
- **止住所有的外伤出血**，并在恰当的时候尽早进行**外科手术探查**。
- 对创伤患者实行**低容量复苏还是高容量复苏**策略还有待进一步讨论。

1.一般来说，在进行外科手术止血**之前，如果患者的血压正常**或接近正常，应避免过度的液体复苏，因为这样可能会导致已形成的血块再次破裂出血。

2.如果患者有明显的**低血压并持续失血**，则需交叉配血6U，**早期输注**全血或压积红细胞、新鲜冰冻血浆和血小板。应尽快约血，**不要等到**2L晶体液输注完。同时紧急联系外科医师。

- 除非出血确定止住，失血性休克很少使用强心剂或血管活性药。

心源性休克

- 主要问题是**泵衰竭**。
- **急性心肌梗死伴左心衰竭**是心源性休克最常见的原因。
- 如果收缩压＜70mmHg，开始静脉注射多巴胺5～20μg/（kg·min）。
- 如果收缩压在70～100mmHg，开始静脉注射多巴酚丁胺0.2～20μg/（kg·min），以降低全身血管阻力并改善每搏输出量。
- **避免过度的液体复苏**，因为可能会加重肺水肿，如果患者没有明显的心力衰竭表现，可以进行限制性液体复苏。
- 由心脏专科医师植入**主动脉内球囊反搏**可进一步改善血流动力学状态。
- **伴有右心衰竭的心源性休克**患者可能对液体复苏有更好的反应。可给予500ml液体静脉输注，并密切监测。
- 如果液体输注无效，则加用多巴胺、多巴酚丁胺或去甲肾上腺素。
- 进一步的治疗将取决于原发病，包括经皮冠状动脉介入治疗ST**段抬高性心肌梗死**，正压通气治疗**肺水肿**，**控制心律**和器质性心脏病（如**主动脉瓣狭窄**或**瓣膜关闭不全**）的手术治疗。
- 参见第2章第四节“心源性休克”。

梗阻性休克

- 主要问题是泵衰竭。
- 初步临床检查应怀疑**张力性气胸**的可能，应立即行胸腔穿刺术，之后行胸腔置管引流术。
- 如果怀疑**心脏压塞**，应立即进行FAST检查，并急请心胸外科会诊，准备心包穿刺。
- 对于有循环衰竭的大面积**肺栓塞**患者，需使用去甲肾上腺素、肾上腺素或多巴胺。

脓毒性休克

- 脓毒症可以影响**容量**，**泵功能**和终末器官的**氧供**。
- **早期目标导向治疗**已经彻底改变了脓毒性休克的管理策略，并遵循以下原则。

1.针对中心静脉压（CVP）的血管内容量复苏。

2.针对平均动脉压（MAP）的血流动力学改善。

3.针对$ScvO_2$的氧气转运。

- 参见第2章第六节“脓毒症与脓毒症休克”。

过敏性休克

- 主要问题是**容量**异常增加和**心肌收缩力**下降。
- 由于外周血管扩张，需积极**液体复苏**恢复前负荷。**给予**1～2L**的晶体液**静脉输注，根据需要重新评估和重复给药。
- **肾上腺素**是首选的血管活性药，它还可以逆转过敏反应的其他方面的作用。

1.给予肌内注射或皮下注射肾上腺素0.3mg。根据反应每3～5min重复给药一次。

2.如果出现难治性低血压，可静脉输注肾上腺素5～15μg/（kg·min）。

- 参见第2章第二节“过敏症状/过敏反应”。

神经源性休克

- 主要问题是交感血管张力丧失引起**血管扩张**，以及心脏交感神经传入缺失，导致副交感神经兴奋引起**心动过缓**。
- 由于外周血管扩张，需积极**液体复苏**恢复前负荷。给予**晶体液**1～2L**静脉**输注，然后重新评估并重复给药以维持MAP约90mmHg。
- **血管活性药**对抗血管扩张至关重要。

1. 多巴胺5～20μg/（kg·min）静脉注射。
2. 必要时加用去甲肾上腺素0.5～30μg/min

静脉注射。

• 必要时请骨科紧急会诊。参考第15章第十一节“脊髓创伤和颈椎外伤筛查”和第2章第五节“神经源性休克”。

药物源性休克

• 休克发生的机制取决于药物。

• 继续液体复苏支持治疗，必要时给予通气支持。

• 根据药物不同选择合适的特异性治疗方法。

复苏的终点和监测

• 治疗的目标是改善血容量、泵功能和血液的携氧能力，以优化组织氧供，而治疗的终点是这些措施是否有效地改善实际的氧耗及偿还了氧债。

• 理想的目标是**完全偿还氧债**，但不易检测。

• **临床终点**多变，难以标准化且不可靠。

• **血流动力学终点**如血压大致可以反映疾病的方向，是进展还是恢复，但本身仍有缺陷。

• **代谢终点**包括pH、碱剩余、碳酸氢盐和乳酸。

• **乳酸水平**降至正常表明无氧呼吸已经减少或者终止，这是治疗有效的标志，但并不能反映机体仍通过增加摄氧量而处于代偿的状态。检测数值不如监测趋势准确。

• **pH、碱剩余和碳酸氢根水平**是代谢性酸中毒的检测指标，在休克状态下，乳酸酸中毒常见。然而，这些是间接测量指标，可能会被其他酸碱紊乱所干扰（参见第6章第一节“酸碱失衡的紧急处理”）。尽管如此，在无法监测乳酸水平时，这些是非常有用的替代指标。

• 在严重休克的复苏过程中，随着组织灌注的改善，由于积聚在组织中的代谢产物被清除，可能会出现pCO_2暂时升高，动脉血pH暂时下降。随着进一步治疗，这一问题将与动静脉pH和pCO_2差值一起得到解决。

• 其他监测措施包括口腔/舌下或胃张力计、近红外光谱（NIRS）和正交偏振光谱成像（OPSI）。

• 目前还没有一个指标能够准确预测生存率，但密切监测这些指标对于指导治疗是非常有用的。

处置

• 所有休克患者在经过前期会诊后都应该收入高级护理病房或ICU监护室治疗。

• 如果存在多发伤，应该启动创伤团队。参见本章“多发创伤，初始治疗”。

（付源伟　译　李　硕　校）

第二十三节　喘　　鸣

Kuan Win Sen · Peng Li Lee

要点

• 如果患者气道通畅并能维持，**不要**对气道做任何操作。

• 允许患者保持舒适体位，如小孩儿可能想要坐在母亲的腿上。

• **不要**让患者处于无人看管的状态或离开诊室，如去行X线检查。

> ⇨ **给全科医师的特别提示**
>
> • **不要**尝试无意义地刺激口咽部来做出确定诊断。
>
> • 允许患者保持舒适体位，如小孩儿可能想要坐在母亲的腿上。
>
> • 呼叫救护车而不是私家车将患者转运到医院。

处理

• 表1-36为急性喉-气管-支气管炎（ALTB）和会厌炎的鉴别要点。

对症治疗

• 中度或重度患者应进入重症监护室治疗。只有病情较轻的患者可留在中级护理区治疗（表1-37）。

• 关于喘鸣儿童的治疗规范，见表1-38。

• 气道管理设备，包括环甲膜切开套装，必须随时可用。

• 立即组建由麻醉科和耳鼻喉科高级医师组

成的团队。

- 复苏药物必须随时可用。
- 给予高流量吸氧，维持SpO_2＞95%。
- 监测心电图、生命体征，每5～15min 1次，并监测脉搏血氧饱和度。
- 建立外周静脉通路。
- **实验室检查**（可选）

1. 血常规，尿素氮/电解质/肌酐（术前）。
2. 血气分析，COHb（烟雾吸入史）。
3. 疑似会厌炎时，留取血培养。

- 如果时间和患者条件允许，应完善颈部软组织X线和胸片检查。

表1-36 儿科急性喉-气管-支气管炎（ALTB）和会厌炎的鉴别

项目	急性喉-气管-支气管炎（ALTB）	会厌炎
年龄	3.5～5岁	2～7岁
病原体	普通病毒：副流感病毒	细菌：流感嗜血杆菌
发作	数天	数小时
前驱症状	有	无
一般状态	无中毒症状	中毒症状
发热	+/–	++
咳嗽	重	无
声音	声音嘶哑	声音低沉
流涎	无	有
严重程度	程度可变	通常严重
X线检查	胸片可见尖顶征象	颈椎侧位X线显示会厌部"拇指征"

表1-37 根据临床严重程度急性喉-气管-支气管炎的处理建议

严重程度	临床表现	治疗
轻度	无凹陷征，精神和肤色正常	仅需冷空气湿化治疗，隔日门诊随诊
轻度到中度	轻度凹陷征，肤色正常，烦躁不安	如果在急诊科经雾化治疗后病情好转，年龄大于6个月且家长可照顾患儿时，可门诊随诊
中度	静息时轻度喘鸣、发绀和昏睡	收入院行肾上腺素雾化治疗
重度	发绀伴严重凹陷征，静息时严重喘鸣	给予肾上腺素雾化治疗并收入ICU

表1-38 儿童喘鸣治疗规范

正确	错误
动作轻柔	检查喉咙
允许患儿处于舒适体位	强迫患儿平躺
给予湿化氧气吸入	麻醉师未评估气道就进行静脉穿刺
组建气道管理团队，通知麻醉师和耳鼻喉科医师	坚持拍颈部侧位X线片
必要时转入ICU	

药物治疗

- **血管性水肿**

1. 1∶10 000**肾上腺素**溶液5μg/kg（0.05ml/kg）缓慢静脉注射或通过气管插管滴入。将总量的一半作为负荷量注射，根据临床反应，另一半进行持续静脉滴注。
2. 1∶1000**肾上腺素**溶液10μg/kg（0.01ml/kg）肌内注射，儿童最大剂量为0.3ml，成人最大剂量为0.5ml。
3. **苯海拉明**静脉注射，婴儿/儿童为2mg/kg，成人为12.5～25mg。
4. **氢化可的松**5mg/kg静脉注射。

- **疑似会厌炎**：头孢曲松（罗氏芬®）成人2g静脉注射，或儿童给予起始剂量100mg/kg静脉注射。
- **急性喉-气管-支气管炎**（轻度/中度）：生理盐水5ml雾化吸入，每15min 1次。
- **急性喉-气管-支气管炎**（重度）：**肾上腺素雾化**，1∶1000肾上腺素5ml溶于2.5ml灭菌注射用水雾化1次。
- **处置**：中度至重度患者应在会诊后转入ICU或住院治疗。给予一次生理盐水雾化后急性喉-气管-支气管炎缓解的患者可以出院，但必须在24h内进行随访。
- **急性喉-气管-支气管炎**住院指征如下：

1. 有全身中毒症状。
2. 脱水或无法口服补液。
3. 喘鸣加重或静息时出现凹陷征。
4. 家长不能照顾患儿。
5. 给予肾上腺素雾化后无改善，或应用肾上腺素2～3h后病情恶化。

可出现喘鸣的疾病

会厌炎

• 以前被认为是儿童多发的疾病，但由于婴儿期HIB联合疫苗的常规接种，如今于成人患者更常见。

• 常见的致病微生物是流感嗜血杆菌、肺炎链球菌和β溶血性链球菌。

• **临床表现**

1.突然发作快速进展，尤其儿童。

2.严重喉咙痛伴吞咽痛（吞咽疼痛）。

3.高热。

4.声音低沉似压抑的吞热土豆声。

5.流涎。

6.呼吸急促。

7.喘鸣。

8.患者倾向于直立坐位和向前弯曲，以减少继发于声门上水肿的阻塞症状。

• 如果发现**颈外侧软组织肿块**，要注意以下情况：

1.肿大的会厌："**拇指征**"（图1-31）。

2.肿大的杓会厌襞。

• 从诊断的角度来看，很少需要影像学检查，除非诊断不明确的亚急性病例。

• 给予湿化氧气吸入。

• 治疗会厌炎的两个关键点是保持呼吸道通畅和抗生素的合理使用。

1.对于气道几乎完全阻塞的患者，应保持气道通畅后再进行诊断评估。

2.给予**头孢曲松**2g和**克林霉素**600mg静脉注射。

注意：缺乏在会厌炎中使用糖皮质激素直接获益的证据。

咽后壁/扁桃体周围脓肿

• 发热、颈部僵硬、吞咽困难和颈部淋巴结肿大的儿童应考虑该病。

• 成人通常表现为亚急性发热、颈项僵硬、流涎和咽后部水肿。

• 可以进行X线检查，但很可能浪费时间，如果发现颈外侧软组织肿块，注意以下情况：

1.软组织肿块在椎体前方（正常可达椎体宽度的1/3）（图1-32）。

2.咽后壁的气液平（不常见）。

• 如果需要立即进行气道干预，要将头部向下并呈过伸位，避免脓肿破裂时误吸。

• 给予静脉注射抗生素，有效对抗包括厌氧菌的口腔病原体。首选**青霉素**，也可以选择**克林霉素**。

• 立即住院，并安排专科团队治疗。

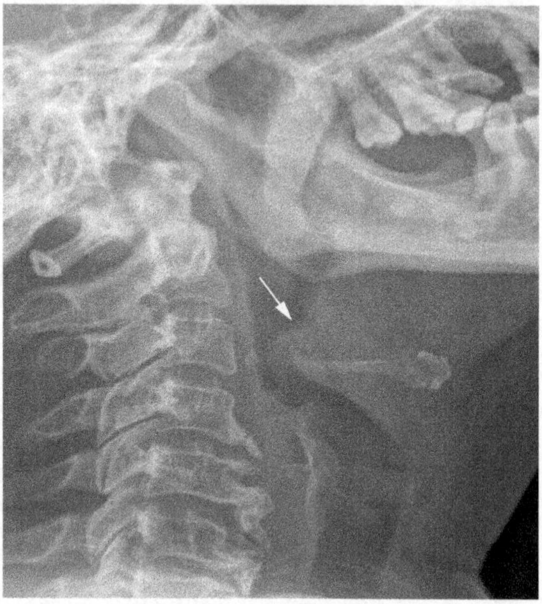

图1-31 **会厌炎"拇指征"（如箭头所示）**

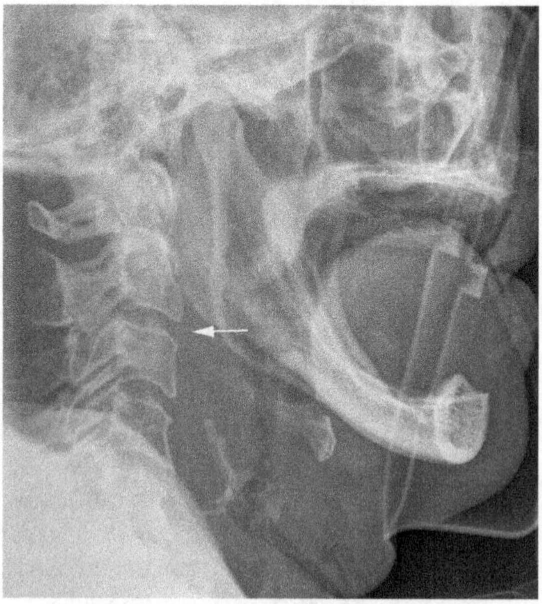

图1-32 **咽后壁脓肿所致椎前软组织肿胀（如箭头所示）**

气管支气管异物吸入

• 成人更多见，起病更急，可表现为呼吸、心脏骤停。异物通常在气道干预时找到。

• 对于儿童，需要注意的是：

1. 80%的病例发生在＜3岁的儿童（如果患儿与年龄较大的儿童处于同一环境中，则发病年龄更早）。

2. 大部分异物都在支气管（＞85%）。

3. 大多数吸入的异物是不透射线的（＞90%）。

4. 有异物吸入史的儿童，24%曾被误诊为肺部感染。

5. 食管异物还可通过压迫气管导致气道损害。

• 上气道异物和呼吸衰竭患者应立即治疗，＜1岁的患儿给予5次拍背和5次胸外按压。＞1岁的患儿，包括成年人，可采用海姆立克急救法。在按压间隙直接检查口咽部，**不要盲目用手指掏挖**。

1. 如果上述方法不成功，用喉镜直接检查下咽部。如果可以触及，用Magill镊子取出异物。

2. 如果上述方法不成功，可考虑气管插管或外科手术治疗。

3. 专科团队应安排喉镜或支气管镜检查。

血管性水肿/过敏反应

• 保持气道通畅是首要任务。

• 给予吸氧治疗，小心不要刺激并引起呼吸骤停。

• 建立外周静脉输液通路，使用晶体液。

• **药物治疗**：参见“喘鸣”的有关内容。

烟雾吸入

• 首先用冷氧气雾化初步治疗损伤。

• 因为气道分泌物很多，可能需要人工气道。

• **气管插管的适应证**

1. 低氧血症吸氧后无改善。

2. pCO_2升高。

3. 气道梗阻加重。

• 完善动脉血气分析（包括碳氧血红蛋白），参见第13章第三节“一氧化碳中毒”。

• 完善心电图检查以除外心肌缺血。

• 完善胸部X线检查以除外气压伤。

（付源伟　译　李　硕　校）

第二十四节　晕　　厥

Sim Tiong Beng · Shirley Ooi

定义

晕厥是由脑循环短暂受损（无论什么原因）导致的突发的、**短暂的**意识丧失，不需要复苏即可自发的恢复原有的神经功能，通常不伴有器质性或脑血管疾病。

要点

• 晕厥可能有很多**原因**，根据已有证据，最常见的原因如下：

1. 心脏源性（4%～25%）。

2. 血管迷走性（8%～37%）。

3. 直立性低血压（4%～10%）。

4. 排尿性晕厥（1%～2%）。

5. 低血糖（2%）。

6. 未知病因（13%～41%）。

晕厥的原因见图1-33。

注意：血管迷走性晕厥虽然是最常见的，但是经排他性诊断后通常是良性的。

• 大多数血管迷走性晕厥发生在直立位时。因此，当患者处于仰卧位或坐位发生晕厥时，应考虑更严重的病因。同样，劳力后晕厥/活动性晕厥也是有意义的。

• 失血是导致晕厥的致命性原因。所有晕厥的患者都必须考虑消化道出血的可能性。对于育龄期女性，必须考虑异位妊娠的可能性。

• 其他致命性的晕厥原因包括出血（如消化道出血、腹主动脉瘤破裂/主动脉夹层和创伤），心律失常/急性冠脉综合征/结构性心脏病引起的心源性晕厥、蛛网膜下腔出血和肺栓塞。

• 晕厥后不良预后的风险会随着年龄增大而逐渐增加，应该考虑有无其他危险因素，特别是心脏病。

• 血容量不足，药物因素和自主神经功能紊乱引起的直立位晕厥在老年人中很常见。但是，临床医师应该保持警惕，因为直立时也可发生心

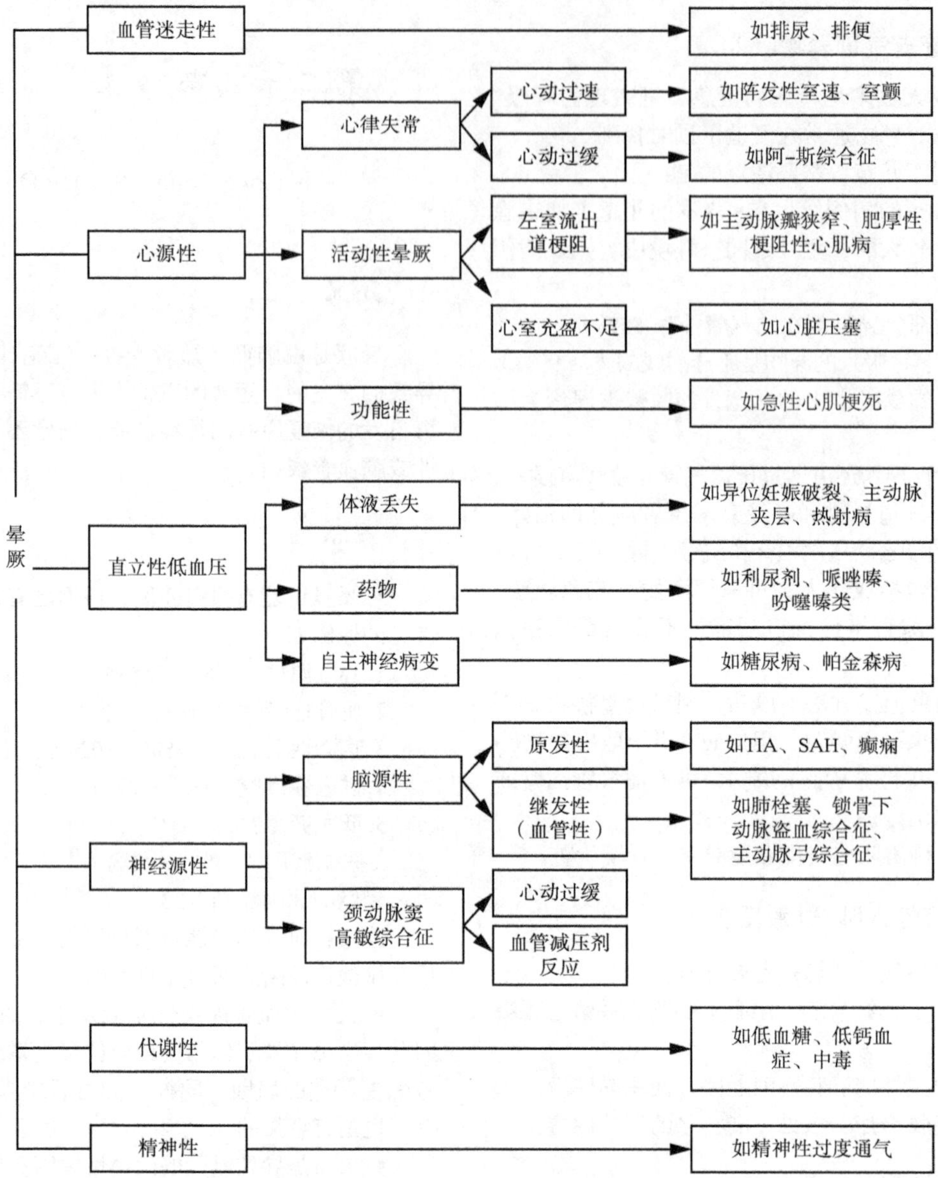

图1-33 **晕厥的原因**

源性晕厥。

• 不能因为出现直立性低血压就结束查明晕厥的原因。

> ⇨ **给全科医师的特别提示**
>
> • 虽然血管迷走神经机制是晕厥最常见的良性原因，但它是排他性诊断。首先要考虑其他严重的疾病，如心脏相关疾病、出血和异位妊娠。

晕厥患者的初步处理

• 在医院内，这种情况通常会引起分诊护士的注意。如果患者生命体征不稳定，应该转移到重症监护室。那些生命体征稳定的患者可以在中级护理区休息。

• 应该对患者进行脉搏、血压和心律监测。

• 必须快速评估患者的气道、呼吸和循环状况，并给予经鼻导管低流量吸氧。

• 应该考虑开放静脉通路，尤其当患者的初始生命体征不稳定，或者怀疑心脏疾病或容量丢失（如出血）可能性大时。

患者评估

- 病史：真的是晕厥吗？有没有明确的危及生命的原因？如果不是，是否有高危表现？请参见本节“危险分层”部分。
- 由于患者经常不记得事件的细节，所以难以获取完整的病史。有时也很难鉴别晕厥和癫痫（表1-39）。其他情况如癫痫发作、卒中、低血糖和头部外伤不属于晕厥的病因，但在初步评估时应考虑到。

表1-39　**晕厥的鉴别诊断**

项目	癫痫	晕厥
患者体位	任意体位	除阿-斯综合征外很少卧位
患者皮肤颜色	可无变化，可出现发绀	皮肤苍白
发作	有先兆，经常摔倒受伤	没有先兆且很少摔倒受伤，但常有恶心和出汗的前驱表现
强直阵挛伴双眼上翻，咬舌	常见	不常见，但有短暂的类癫痫样阵挛伴晕厥发作
无意识时间	长	短
小便失禁	常见	少见
意识恢复	慢	很快
后遗症	意识模糊，头痛，困倦，肌肉酸痛常见	意识清晰，身体虚弱
年轻人反复发作无意识	可能出现	通常不会出现

- 晕厥评估时重要的**体格检查**如下：

1.失血表现有皮肤苍白，心动过速，直立位和仰卧位血压。

2.患者的意识状态：如果嗜睡，需考虑癫痫发作后状态、蛛网膜下腔出血或低血糖。

3.心血管检查有无心律不齐、心脏杂音和心力衰竭的体征。

4.颈动脉杂音可能提示短暂性脑缺血发作。

5.有神经功能障碍证据则提示脑缺血事件。

6.直肠检查有无出血。

7.晕厥相关的继发性损伤，如头部外伤、硬膜下出血、骨折等。

- 所有患者都必须监测**血压**。应按照以下方法进行（需要2人防止患者跌倒）。

1.仰卧位10min后测仰卧位血压和脉搏。

2.让患者站立2min。

3.测量直立时的血压和脉搏。

4.如果患者不能耐受，可测量坐位的血压和脉搏，并将腿垂在推床的侧面。

5.直立性低血压的定义：收缩压（SBP）下降＞20mmHg或脉率增加＞20次/分。

检查

- 所有患者都应检查**心电图**（ECG）。

1.正常心电图可基本除外心脏缺血，但不能除外心律失常。

2.异常ECG表明晕厥具有与心血管疾病相关的风险。需首先考虑心律失常，如预激（Wolff-Parkinson-White）综合征（图1-24）、长QT综合征（图1-28）或Brugada综合征（图1-25～图1-27）及肥厚型心肌病（HOCM）。

- **其他的检查**

1.查末梢血糖以明确低血糖。

2.若怀疑异位妊娠，查尿HCG（人绒毛膜促性腺激素）。

3.若怀疑中枢神经系统病变，查头部CT。

4.电解质和血常规意义不大，不应常规检查。

危险分层

- 在急诊科的初步评估后，晕厥的病因往往不明确，必须关注晕厥的危险分层，以区分可安全出院患者和需要紧急检查并住院治疗患者。
- **旧金山晕厥法则**（San Francisco syncope rule，SFSR）预测了晕厥7天和30天的不良预后。不良事件（主要是心律失常）的主要预测因素包括充血性心力衰竭病史、呼吸急促症状、异常心电图（非窦性心律或新发改变）、血细胞比容＜30%、分诊时收缩压＜90mmHg。30天不良预后的**灵敏度**和**特异度**为98%（95%置信区间为89%～100%）和56%（95%置信区间为52%～60%）。在随后的几个独立验证研究中，有3个研究显示用于预测不良事件的灵敏度较好，1个研究显示灵敏度较差。SFSR可能漏诊的疾病包括急性消化道出血、少量蛛网膜下腔出血和肺栓塞。需要进一步研究确定SFSR是否可以应用于所有急诊科患者。它只能作为临床决策的辅助。

• 美国急诊医师学会（ACEP）发布了晕厥患者管理和处置的循证医学指南。该指南主要基于以上危险分层所制定（表1-40）。

• 通过危险分层辅助临床决策可能会降低住院率和医疗花费。但是，临床医师必须谨慎地将危险分层工具用于恰当的患者。具有明确病因的患者（如怀疑急性冠状动脉综合征但ECG正常者和没有高危因素但需要住院者）和不适用危险分层工具的患者（如头部外伤后昏迷、非法药物/酒精滥用）应排除在SFSR之外。

表1-40 不良预后的高危特征

1.心脏病史，如充血性心力衰竭
2.发作时或评估过程中出现气促/胸痛/劳力性晕厥
3.持续低血压（SBP＜90mmHg）
4.血细胞比容＜30%
5.心电图异常（双束支阻滞，二度房室传导阻滞，完全性心脏传导阻滞，窦性传导阻滞/窦性停搏＞3s，窦性心动过缓＜50次/分，QT间期延长，Brugada综合征，右心前区导联T波倒置提示致心律失常性右室心肌病，Q波出现提示心肌梗死，低电压提示心包积液、预激综合征，如Wolff-Parkinson-White综合征）
6.心脏性猝死家族史
7.高龄和出现合并症，如缺血性心脏病
8.心肺或神经系统检查出现异常结果

资料来源：改编自Decker，Quinn，Perron等（2007）。

• 典型的神经心源性晕厥的**低危患者**已恢复至既往状态且无受伤表现时可以出院。明显为心源性或神经系统疾病所致晕厥的**高危**患者，无论是否有症状或体征，都需要进一步**住院**评估。**中危患者**可以在**观察**区治疗。

高危

• 急性心肌梗死，心肌炎，心律失常，二度和三度房室传导阻滞，起搏器功能障碍，室性心动过速，长QT综合征，Brugada综合征，致心律失常性心室发育不良（右前胸导联T波倒置）、异位妊娠、产前出血、严重消化道出血、肺栓塞、中暑和蛛网膜下腔出血。

• 处理

1.将患者转移到重症监护病房。

2.立即开始复苏。

3.考虑收入ICU。

4.联系院内相关科室。

中危

• 有左心室流出道梗阻的临床表现，如主动脉瓣狭窄，肥厚型梗阻性心肌病（劳力性晕厥），疑似轻度脑血管意外或短暂性脑缺血发作，轻度至中度消化道出血/月经过多失血，自主神经功能障碍或体液丢失导致的直立性晕厥，如严重胃排空（GE）或热衰竭导致的脱水，低血糖症，缺血性心脏病，轻度至中度充血性心力衰竭或室上性心动过速和药物引起的晕厥（如降压药、利尿剂/抗心律失常药）及颈动脉窦高敏。

• 处理

1.稳定患者病情。

2.考虑让患者进入观察区治疗。

低危

• 血管迷走性晕厥/神经心源性晕厥（排尿/排便性晕厥、饱餐后、咳嗽），心因性晕厥，焦虑和恐慌症，过度通气，足月或近足月的孕妇仰卧位低血压（妇科和产科检查后）和不明原因晕厥（其他方面正常）。

• 急诊医师应该寻找与神经心源性晕厥相关的病史，因为这些患者的风险很低。神经心源性晕厥之前或之后通常会出现前驱症状，包括发热的感觉，恶心和呕吐，出汗和皮肤苍白。询问潜在的诱因对诊断也很有帮助。与神经心源性晕厥有关的诱因通常包括巨大的身体或心理应激，排尿，排便，咳嗽，吞咽和长时间站立在温热环境中。

• 处理

1.排除所有高危和中危的疾病。

2.观察时间≥2h。

3.如果患者清醒，注意力集中，并且生命体征稳定，可以出院。

4.对于反复发作血管迷走性晕厥的患者，可考虑转诊至心内科行倾斜试验。

（付源伟　译　李　硕　校）

第二十五节　多发创伤，初始治疗

Shirley Ooi · Victor Ong

引言

救治严重创伤的患者需要快速的伤情评估和早期的生命支持治疗。初始的评估包括：

- 准备。
- 检伤分类。
- 首次评估（遵循ABCDE的顺序）。
- 基础生命支持。
- “AMPLE”病史采集（A.过敏史，M.用药史，P.既往病史，L.最近一次饮食，E.致伤原因）。
- 二次评估（“从头到脚”的全面检查）。
- 持续的监护。
- 再次评估。
- 针对性治疗。

注意：

- 需要反复进行简单且有由针对性的、全面的评估以发现任何病情变化。
- 上述步骤是按照时间顺序列出的，当只有一名医师在场时，有利于对创伤患者进行系统和有序的治疗。而在临床实践中，往往有多名医护救治同一名患者，因此上述步骤是同时进行的。
- 院前的创伤性心脏骤停如果持续时间超过5min或者是由无法迅速纠正的病因导致的，患者往往无法存活。

院内准备

创伤患者到达医院后的进一步诊疗计划是非常重要的。每一家医院都应该有各自的创伤患者应对流程，而急诊科也应该有自己的严重创伤患者诊治流程。

检伤分类

检伤分类通常是院前的工作内容，但是有时也在患者到达急诊科时进行。

- 当医疗资源足够时，最严重的患者为最优先。
- 当医疗资源不足时，最有可能抢救成功的患者为最优先。

创伤患者到达急诊科

所有严重创伤患者都应该假设存在创伤导致的脊髓损伤。因此，在转运患者时都应该注意避免搬运导致的进一步脊髓损伤。所以应有一人在稳定颈椎的同时指挥整个搬运过程，患者的一侧至少有两人一同负责搬运，以保证将其从一个平面安全地转运至另一个平面。在这种情况下，使用能够拆分成两部分的铲式担架是非常合适的。

首次分检（ABCDE）和基础生命支持

在首次分检的过程中，应该同时开始对于危及生命情况的识别和治疗。必须记住的是应该在评估所有患者病情的基础上，决定合理的救治顺序。

注意：虽然所需的血制品、液体和药品不同，但是儿童患者的优先权和成人患者是一致的。

气道评估和颈椎固定

- 评估：确定明显的和可见的损伤。

1. 口腔内异物。
2. 颜面/下颌骨折。
3. 喉/气管软骨骨折（颈部肿胀和瘀斑）。

- 快速识别气道损伤导致梗阻的征象。

1. 吸气相喉鸣。
2. 口腔内可见血液/黏液/异物。
3. 说话声音改变。
4. 面部/颈部皮下捻发音。
5. 颈部肿胀/瘀斑。

- 治疗：开放气道。

1. 仰头举颏手法。
2. 清理呼吸道异物（如果可能，使用连接负压吸引装置的吸痰管）。
3. 置入合适尺寸的口咽通气道或鼻咽通气道。
4. 建立高级气道。

（1）经口或经鼻气管插管。

（2）环甲膜穿刺切开术。

（3）环甲膜外科切开术。

● 要点

1.所有多发创伤的患者都应该假设存在颈髓损伤，尤其是意识障碍或锁骨以上区域受到钝器伤者。

2.无神经系统功能障碍表现者，并不能排除颈髓损伤的可能。

3.在给予肌肉松弛剂前，必须评估患者是否为困难气道。

4.创伤患者气管插管时，应该选择尽可能大号的气管插管。因为小号的气管插管不但会影响培养标本的留取和气管镜检查，还容易被气道分泌物阻塞。

5.在气管插管过程中或结束后即刻出现的呼吸、心脏骤停的常见原因如下：

（1）过高的通气压力导致的张力性气胸。

（2）插管前预氧合不充分。

（3）气管插管误入食管。

（4）过高的通气压力阻碍静脉回流。

（5）空气栓塞。

（6）血管迷走反应。

（7）过度的呼吸性碱中毒。

呼吸和通气（开放气道无法保证足够的通气和氧合）

● 评估

1.充分颈部和胸部：确保头部和颈部固定。

2.确定呼吸的频率和幅度。

3.颈部和胸部的视诊和触诊，有无气管移位、胸壁运动情况、有无辅助呼吸肌运动、有无畸形或伤口、有无捻发感。

4.听诊双侧胸部，由肺底至肺尖。

5.如果双侧呼吸音不对称，通过叩诊了解有无浊音或过清音，以识别有无血胸或气胸。

6.下列情况可能导致急性的通气或氧合功能障碍。

（1）张力性气胸。

（2）连枷胸合并肺挫伤。

（3）开放性气胸。

（4）大量血胸。

● 治疗

1.监测患者脉搏血氧饱和度。

2.给予高浓度吸氧。使用连接储氧袋的非重复呼吸面罩，使吸入氧浓度（FiO_2）达到0.7。

3.如果使用非重复呼吸面罩后，患者的氧饱和度（SpO_2）仍＜92%时，应该考虑使用球囊面罩进行通气。

4.监测呼吸末二氧化碳以了解有无通气不足（如果有条件）。

5.对于张力性气胸，应立即在患侧的锁骨中线第2肋间插入大口径针头以缓解症状，随后在第5肋间腋中线前插入胸腔闭式引流管（女性患者可以将穿刺点略微后移至腋中线后以避开乳腺）。

6.对于开放性气胸，首先以无菌敷料封闭伤口，敷料需保证足够大以覆盖伤口边缘，并用胶带固定3个边以形成活瓣。然后在远离伤口的位置插入胸腔闭式引流管。

7.对于血胸患者，应实施胸腔闭式引流。引流管型号应尽可能大（至少选择28～32F），且导管尖端应向后向下指向脊柱和膈肌。

8.对于血气胸患者，应选择大尺寸的胸管进行引流。

● 要点

1.通气问题和气道问题往往很难区分。例如，气胸或张力性气胸引发的通气问题，被误判为气道问题而给予气管插管，那么患者的病情将会恶化。

2.气管插管和人工通气可能导致气胸，因此在插管完成并开始人工通气后应尽快拍摄胸部X线片。

3.不要强迫所有的创伤患者平卧于平车上，尤其是那些坐位时呼吸状况明显改善者。

循环和出血控制

● 创伤患者合并低血压时，在明确原因前应该首先考虑为低血容量所致。识别体表的活动性出血部位。

● 快速准确地评估患者的血流动力学状态是关键。下列4步观察法能够在短时间内获得所需的信息。

1.*意识水平*　低血容量时脑灌注压降低，表现为GCS评分下降。

2.*皮肤颜色*　粉红色往往提示无明显的低血容量。面色灰色或苍白、四肢皮肤发白提示低血容量，通常血容量丢失≥30%。

3.*脉搏*　通常是低血容量性休克最早出现的

征象。

（1）脉搏细速、丝脉或无脉。

（2）如果桡动脉搏动能够触及，血压通常＞80mmHg。

（3）如果只有颈动脉搏动能够触及，血压通常＞60mmHg。

（4）交替脉提示心力衰竭。

4.血压 血压下降只出现在大量失血的情况下（通常至少失血2000ml），相当于3级或4级休克。

● 治疗

1.对外出血部位实施直接加压止血。

2.开放2条大口径静脉通道，如14G或16G针头置入大静脉（最好选择肘关节前、大腿的静脉或颈静脉）。

3.采集4～6份血标本，用于血型、交叉配血、血常规、肾功能、电解质、凝血功能和动脉血气的检测。

注意：如果无法获得O型Rh阴性的血制品，应选择同血型的血制品。

4.动脉血气中碱剩余（BE）＜-2mmol/L是低血容量导致灌注不足的指征。

5.治疗初期快速静脉输注加温的晶体液（生理盐水或哈特曼液）。如果患者持续失血或者在输注2L晶体液后血流动力学状态无改善或改善不明显时，应该考虑输血。全血/红细胞、血小板和新鲜冷冻血浆按照1∶1∶1的比例进行输注。

注意：不要选择含葡萄糖的液体对休克患者进行液体复苏，因此类液体会渗透至细胞外间隙。

6.给予心电监护。

（1）心律失常，考虑心脏压塞。

（2）无脉电活动，考虑心脏压塞、张力性气胸和严重休克。

（3）心动过缓、差异性传导或室性异位心律，考虑低氧血症或灌注不足。

7.如无禁忌证，应留置导尿管和鼻胃管。

注意：尿量是反映患者容量状态的敏感指标。疑诊尿路损伤是留置导尿管的禁忌证。

（1）尿道口见血迹。

（2）阴囊血肿。

（3）前列腺呈高位或无法触及。

8.胃管能够减少胃扩张的发生并降低误吸的风险。胃管抽吸时见血液可能见于下列情况。

（1）口咽部的血液咽下。

（2）插管时损伤。

（3）上消化道损伤。

如果有提示颅底骨折的征象（鼻出血或脑脊液鼻漏），应以经口留置的方式取代经鼻留置。

9.使用Bair Hugger保温系统或太空毯预防低体温。

● 要点

1.创伤患者持续的低血压通常是由持续出血导致的低血容量所致。

2.老年人、儿童、运动员和其他合并慢性疾病的患者失血后的表现并不一致。例如，老年人在失血后可能并不出现常见的反射性心动过速，使循环衰竭的一个早期征象表现得不明显。这种情况在接受β受体阻滞剂治疗的患者中更为突出。由于儿童存在大量的生理储备，因此即使在严重低血容量时表现也不明显。

3.下列部位在特定条件下常用于建立静脉通道。

（1）颈静脉：颈前部无水肿/皮下出血或损伤时。

（2）锁骨下静脉：存在胸部创伤时不建议使用。

（3）股静脉：无腹腔或骨盆创伤时。

（4）留置的中心静脉导管用于液体复苏是应选择大口径（＞8F）。

注意：股静脉通路是最简单的，因为其远离各种气道、胸部的评估和复苏操作，也不受颈托固定的影响。但是股静脉通路的静脉血栓（高达25%）和感染（4.4%）的发生率明显高于锁骨下静脉通路（分别为1.5%～12.5%和1.5%）。

4.老年人由于药物作用和特殊的生理状态，在休克时可能并不出现心动过速的表现。

运动功能（神经功能评价）

确定患者的意识水平、瞳孔大小和对光反射。

GCS评分是被普遍接受的评估创伤患者意识水平的标准。其主要根据以下三项进行评价。

1.E（最佳的睁眼反应）1～4分。

2.V（最佳的言语反应）1～5分。

3.M（最佳的动作反应）1～6分。

GCS评分是三项评分的总和，即E＋V＋

M。得分为3～15分。

通常来说，GCS评分13～14分代表轻度脑损伤；9～12分代表中度脑损伤；3～8分代表重度脑损伤。

评估瞳孔的形状、大小和对光反射。瞳孔不等大常提示创伤颅内出血导致颅内压升高。

- 要点

1.不要盲目认为创伤患者的意识改变只和颅脑损伤有关，还需考虑下列可能的原因。

（1）低氧血症。

（2）休克。

（3）酒精/药物中毒。

（4）低血糖。

2.同样，不要盲目认为意识改变由乙醇或药物中毒所致。颅脑损伤需要被排除。

环境控制

剪开患者的衣物并充分暴露身体是合理的。这有利于识别体表的损伤和出血。但还是需要给患者盖被子或使用Bair Hugger保温系统以避免低体温。并强烈建议输注加温的液体或血制品。

首次分检的其他内容

- 持续监测患者的脉搏、血液、脉搏血氧饱和度、心电图和尿量。
- 所有多发创伤患者需要接受的基本X线检查。

1.颈椎：正/侧位和张口位。

2.胸部正位片。

3.骨盆正位片。

必须牢记在首次分检时，必须保证在ABCDE评估流程中的每一步和相应的救治措施都完成之后，再进行下一步。但是在急诊医疗团队进行分检时，各个步骤通常可以同时进行。

- FAST（创伤重点超声评估法）检查可以在这个阶段进行，以帮助确定低血压休克患者可能的出血部位。
- FAST检查的4个部位包括右季肋部（Morrison陷凹）、左季肋部（脾肾间隙）、下腹部（女性的直肠子宫陷凹和男性的膀胱直肠陷凹）和剑突下/上腹部（心脏四腔切面和心包腔）（详见第21章第一节急诊超声）。

注意：妊娠并不能成为拒绝放射学检查的理由。谨慎使用时，辐射剂量并无影响。选择最佳的治疗方案才能使母亲和胎儿都最大程度获益。

- 在这一阶段通过动脉血气分析获得碱剩余的结果，能够帮助判断休克的严重程度，并能够作为评价患者对液体和血制品复苏反应的工具。

二次分检

- 这是对创伤患者的一次从头到脚的全面检查，包括生命体征的再评估，如血压、脉搏、呼吸、体温和GCS评分。
- 二次分检必须在首次分检完成、复苏治疗已经开始且患者的气道、呼吸、循环状态稳定后再开始。
- 这一阶段可以概况为身体的每一个开口都被检查或插入导管。

首先根据“AMPLE”采集病史开始。

A　过敏史。

M　目前用药情况。

P　既往病史。

L　最后一次进食的时间。

E　致伤的事件或环境。

头面部

- 评估

1.视诊有无撕裂伤、挫伤或灼伤。

2.触诊有无骨折。

3.检查脑神经功能。

4.再次检查瞳孔的大小、对光反射和自主运动。

5.近距离视诊眼部，有无出血、角膜混浊、穿通伤、视力下降、晶状体脱位、隐形眼镜。

6.视诊耳、鼻，观察有无脑脊液漏和鼓室积血。

7.如果患者已经气管插管，确认导管位置正确并固定良好，导管与呼吸机连接正确。

8.检查口腔有无异物和出血。

- 治疗

1.保持气道持续开放。

2.压迫止血。

3.预防继发性脑损伤（详见第15章第四节头部外伤）。

4.摘除隐形眼镜。

颈部

- 评估

1. 视诊：有无钝性伤、穿通伤、辅助呼吸肌运动。

2. 触诊：有无压痛、畸形、肿胀、皮下气肿和气管移位。

3. 听诊：颈动脉有无杂音。

4. 如果患者GCS评分为15分、颈椎无压痛、颈部能够活动且不伴有疼痛，则能够临床排除颈椎损伤。

- 治疗

1. 所有无法排除颈椎损伤的患者，都必须维持充分的轴性固定（颈托和头部固定器）。

2. 预约正侧位和张口位颈椎X线检查（如果还未检查）。

胸部

- 评估

1. 视诊：有无钝性伤、穿通伤、辅助呼吸肌运动、双侧呼吸动度。

2. 触诊：有无钝性伤、穿通伤、皮下气肿、压痛和捻发感。

3. 叩诊：呈浊音或清音。

4. 听诊：呼吸音和心音。

- 治疗

1. 如果存在非张力性血气胸，放置胸腔闭式引流管。

2. 保持胸腔闭式引流管内的液面波动良好。

3. 预约胸部X线检查（如果还未检查）。

在FAST检查过程中注意观察有无心包积液/压塞。

注意：如果患者有心脏压塞的证据，急诊科内的开胸手术是首选。虽然抢救成功率很低，但是对于胸、腹部穿通伤和刚刚目击的心脏停搏患者是最好的选择。而在遭受持续钝性损伤的患者中抢救成功率更低。因此，该技术通常不适用于钝性损伤的患者。

腹部/骨盆

- 评估

1. 视诊：有无钝性伤、穿通伤、脏器脱出。

2. 触诊：有无肠管扩张、压痛、肌紧张。

3. 叩诊：有无反跳痛。

4. 听诊：肠鸣音。

5. 骨盆X线检查。

- 治疗

1. 对于多发创伤患者，临床检查常常无法完全排除腹腔内的损伤。因此，需要考虑进一步的附加检查，如FAST检查、腹部CT扫描或腹腔灌洗（详见第15章第二节）。

2. 有手术指征时，直接将患者转运至手术室（详见第15章第二节）。

会阴和直肠检查（通常在准备检查背部时将患者轴性翻转过程中进行检查）

- 评估项目

1. 尿道口有无血液。

2. 阴囊有无挫伤和血肿。

3. 会阴有无挫伤和血肿。

4. 会阴有无伤口和撕裂伤。

- 会阴检查

1. 有无挫伤、血肿。

2. 有无撕裂伤。

- 阴道检查

1. 阴道穹有无出血。

2. 有无撕裂伤。

- 直肠检查

1. 肛门括约肌张力。

2. 肛周感觉。

3. 肠壁完整性。

4. 有无骨盆骨折。

5. 前列腺位置（男性高位前列腺提示骨盆骨折）。

6. 有无直肠出血。

背部

- 将患者轴性翻转检查下列项目：

1. 检查整个脊柱和骶髂关节有无压痛和畸形。

2. 背部有无钝性伤和穿通伤。

- 要点

1. 由于以下原因，患者应该尽快移除背板。

（1）与平卧于推床上相比，背板既不能充分地稳定脊柱，也不能使患者保持合适的体位。

（2）轴性翻转能够将患者脊柱的活动度降到最低。

（3）即使是健康人，长时间卧于背板上也会导致压迫部位的不适和组织灌注不足。

2.新型的CT设备能够利用腹部CT扫描的图像重建脊柱的影像。但是为了提高检查的敏感性，对于高度怀疑脊柱损伤的患者仍应该进行专门的脊柱CT扫描。

四肢

• 评价

1.视诊：有无畸形和逐渐扩大的血肿。

2.触诊：有无压痛、捻发感、异常运动。

3.评估神经和血管的情况：脉搏、肌力和感觉。

• 治疗

1.根据骨折的严重程度选择合适的夹板。

2.通过固定和镇痛药来缓解患者的疼痛。

3.受伤部位的X线检查。

4.出血部位以敷料覆盖后以弹性绷带加压包扎。

5.注射破伤风抗毒素/免疫球蛋白。

6.开放性伤口和骨折给予抗菌药物。

神经功能

• 评估：再次评估瞳孔和意识水平。

1.GCS评分。

2.瞳孔的形状、大小和对光反射。

3.检查眼球运动和有无震颤。

4.检查脑神经。

5.检查有无定位体征。

6.检查有无感觉障碍。

• 治疗

在受压部位垫软垫以保护瘫痪的肢体。

针对性治疗/转运

• 如果伤情超出医疗机构的紧急救治能力时，应该立即开始转运患者。

（郑　康　译　李　硕　校）

第二十六节　急性尿潴留

Brandon Koh · Peter Manning · Shirley Ooi

急性尿潴留的定义为突然排尿无力，尽管膀胱膨胀且充满尿液。

• 通常继发于各种原因的膀胱出口梗阻。

> ⇨ **给全科医师的特别提示**
>
> • 尿路梗阻病史和发热是泌尿系统急症，必须立即前往就近医院/急诊科就诊。这种情况下，要评估生命体征。
>
> • 如果是慢性尿潴留（无痛性），在没有建立静脉通路之前不要放置导尿管，尿液迅速排出可能会导致低血容量和休克。

病因

梗阻性

• 良性前列腺增生（最常见）。

• 前列腺癌。

• 尿道狭窄。

• 粪便嵌塞。

• 包茎和包皮嵌顿。

• 膀胱结石。

• 膀胱肿瘤。

• 血凝块堵塞。

• 尿道异物。

感染性

• 急性前列腺炎。

• 尿道疱疹。

• 尿道周围脓肿。

• 外阴阴道炎。

药物性

• 具有抗胆碱能作用的药物（最常见）：

1.抗组胺剂。

2.减充血剂中的α肾上腺素能激动剂（如伪麻黄碱）。

3.吩噻嗪类抗精神病药。

4.丁溴东莨菪碱（解痉灵）。

• 三环类抗抑郁药。

• 非甾体抗炎药。

神经性

• 脑血管意外。

• 脊髓损伤。

- 脊髓压迫（继发于转移癌）。
- 腰椎间盘突出症。
- 糖尿病周围神经病变。

其他

- 术后并发症。
- 创伤：尿道和膀胱损伤。

注意：在女性，需考虑妊娠/盆腔包块可能是导致尿潴留的原因。

处理

- 相关的病史，特别是：

1. 近期药物服用史。
2. 近期手术史。
3. 便秘。
4. 下尿路症状。

- 相关的体格检查。

1. 腹部：探查包块。
2. 直肠指检

（1）评估前列腺。

（2）排除粪便嵌塞。

3. 生殖器。
4. 神经系统。

- 通过导尿立即并完全给予膀胱减压。

1. 当给可能有**良性前列腺肥大**的男性患者进行导尿时，开始选择14F导尿管。

（1）如果导尿管不能通过膀胱颈部，用一个**更大的**，如16F，而不是更小的导尿管。

（2）较大尺寸的导尿管更硬，可以使尿管更容易通过。

2. **复发性尿道狭窄**患者应该用小号导尿管导尿。

3. **前列腺炎**（发热，寒战，直肠指检摸到确切的前列腺腺体）的患者最好一开始就使用耻骨上导管。

4. 切勿强行插入导尿管。

如果导尿失败，请泌尿专科医师会诊，或考虑插入耻骨上导管（最好由经验丰富的专业人士操作）。

5. 一般来说，导尿后建议逐渐而不是快速地减压。

预防血尿、低血压和去阻塞后的多尿等并发症。

6. **没有**证据表明逐渐减压可以降低这些并发症的风险。

7. 因此，建议快速完全地排空膀胱。

8. 记录残余尿量（RU）对去泌尿科复诊有帮助。

9. **尿路梗阻加发热是泌尿系统急症**，要求患者入院治疗。

在这种情况下，尿液分析可能是不可靠的，会“漏诊”脓尿。

处置

- 无并发症的急性尿潴留患者留置导尿管后可出院，并尽早在泌尿专科门诊进行随访。

出院前必须先指导如何进行导尿管的家庭护理。

- 如果有肉眼血尿或严重感染表现，考虑在泌尿专科住院治疗。

（梁 杨 译 李 硕 校）

第二十七节 暴力与虐待

Peter Manning

有暴力倾向的患者常表现很明显，需要立即关注。

要点

- 急诊医师的主要职责是尽可能从非器质性精神疾病中找到器质性的原因。除非找到其他原因，躁动首先应想到器质性的，即谵妄。
- 必须寻找并解决可能危及生命的病因。
- 绝对不要让一个有暴力倾向的患者独处：如果有必要，请至少寻求5名穿制服的保安人员协助。如果患者为女性，则至少有一名女性工作人员同时在场。

> **⇨ 给全科医师的特别提示**
>
> - 如果你正在诊室评估这样的患者，不要让自己困在他和门之间；你必须立即走向门口。
> - 当有受到人身攻击迹象时要根据当地惯例通知警察部门；你可能比你想象得更早需要他们的帮助。
> - 你需要给你的诊室常备以下药物，以便让患者口服。可以比静脉途径给药量大（如口服20mg地西泮或氟哌啶醇），但对患者的危害比注射给药小。

处理

- **支持治疗**

1.根据患者的一般情况，在急诊科的中级护理区或重症监护区进行治疗。这样可以最大限度地持续观察患者。

2.注意ABC（气道、呼吸和循环）：低氧血症、高碳酸血症或脑灌注不足可能是造成破坏性行为的原因。

3.评估典型的中毒症候群，如阿片样物质、抗胆碱能剂、拟交感神经药或胆碱能药。

4.如果患者情况允许，采集完整的生命体征。异常可能表明存在潜在的器质性、感染性或中毒的病因。

5.如果患者允许，监测心电图，每30～60min监测1次生命体征和脉氧饱和度。

6.如果患者允许，监测外周血糖值和血清电解质。

7.必须采取紧急和标准措施来处理服药的患者及有外伤表现的患者。

8.考虑使用**约束措施**：主管医师应该反复思考采取身体约束以防止患者自伤或伤人。

9.尝试与患者**建立融洽的关系**：患者的隐私（拉帘子部分遮挡房间），患者的舒适度和不评判患者的沟通方式可能使患者更好地配合，使团队获得更准确的信息，评估和采取更有效的干预措施。

10.初步评估和干预后，体格检查的重点是检查定位体征或局灶性神经系统体征，并行脑CT检查（非增强扫描）。在没有明显的可逆性病因证据的情况下，也应考虑CT成像。

谵妄是一种器质性精神综合征，在免疫力低下的患者中很常见；老年人也是高发人群。

临床医师最重要和最困难的任务是用**精神错乱评估法（CAM）**来区分谵妄和痴呆。

CAM方法
1.急性起病和病情有波动
2.注意力不集中，注意力分散
3.思维混乱，不合逻辑或思路不清
4.意识改变
谵妄的诊断需要1和2，加上3或4

- **药物治疗**：如果患者有暴力倾向，可考虑使用抗精神病药物或镇静药物，或者单用，或联合使用效果更好。
- **有基础疾病的患者和老年人，单药治疗比多药联合治疗效果更好，因为潜在的疾病基础和代谢紊乱可能影响药代动力学，导致严重的副作用。**
- 对于需要快速镇静的精神疾病患者，首选静脉给药。但是，由于躁动程度不同，静脉给药可能不可行甚至不安全，因此可以选择肌内注射（IM）替代。

药物/中毒	有攻击性的暴力行为/需要快速镇静	躁动但病因未明	老年人
劳拉西泮，肌内注射或静脉输注1mg开始，逐渐上调	根据需要给予咪达唑仑肌内注射或静脉注射2～5mg 氟哌啶醇2～5mg联合劳拉西泮1～2mg，肌内注射或静脉注射，根据需要	氟哌啶醇肌内注射/静脉注射2～5mg，或 劳拉西泮肌内注射/静脉注射1～2mg，或 咪达唑仑肌内注射/静脉注射2～5mg，或 氟哌啶醇2～5mg联合劳拉西泮1～2mg肌内注射/静脉注射，根据需要	氟哌啶醇肌内注射/静脉注射1～2mg，或 咪达唑仑肌内注射/静脉注射1～2mg，或 劳拉西泮肌内注射/静脉注射0.5mg

- 小部分精神疾病患者的有效给药方式是口服给药，比起面对注射器，口服给药使患者能感受到的威胁更少，因此攻击性更小。

剂量：氟哌啶醇20mg口服（浓缩剂型）。

地西泮20mg口服。

- **处置**：最好在给予镇静药之前，尽早请精神专科医师会诊，但是由于患者的状态，这种处理方法常常不可行。

（梁 杨 译 李 硕 校）

第二部分

第2章

气道与复苏

第一节　气道管理/快速气管插管

Shirley Ooi · Peter Manning · Gene Chan

定义

快速诱导气管插管（RSI）是指在预氧合后，给予强效诱导剂，继之给予神经肌肉阻滞剂（NMBA），以达到镇静和肌松作用，然后进行气管插管。

RSI注意事项

- 如果患者插管前**不是空腹**，**有误吸风险**。
- **预计困难气道不再是RSI的禁忌证**。
- 在使用药物之前应当充分**预氧合**（详见RSI的第二个“P”），使得患者在**用药后到插管成功前**的这一段时间内，在丧失自主呼吸且没有辅助通气的状态下更加安全。
- 以前曾建议使用**环状软骨压迫和Sellick手法**防止胃内容物误吸，但在某些患者中，这种手法可能导致无法看见声门，而且支持这种手法应用的证据不明确，所以在**紧急气管插管时不再推荐使用**。

适应证

是否需要气管插管要做以下3个方面的评估：

1.维持气道失败还是要进行气道保护?

注意：患者能够说话提示通气充足。如果不能正确地发声或出现喘鸣音、意识状态改变不能回答问题，提示通气不足。咽反射作为气道保护能力丧失的指标既不敏感，也不特异。由于患者不能吞咽，产生的分泌物潴留成为需要进行气道保护的更敏感的指征。

注意：低GCS评分并不是经口气管插管的指征。

2.**通气失败**（如哮喘持续状态）或**氧合失败**（如严重肺水肿）。

3.**临床情况恶化。**

目前可接受的生理或解剖指标可能恶化，或患者的呼吸功能在多发伤时严重受损。

主要紧急气道流程

主要紧急气道流程见图2-1，一旦决定进行

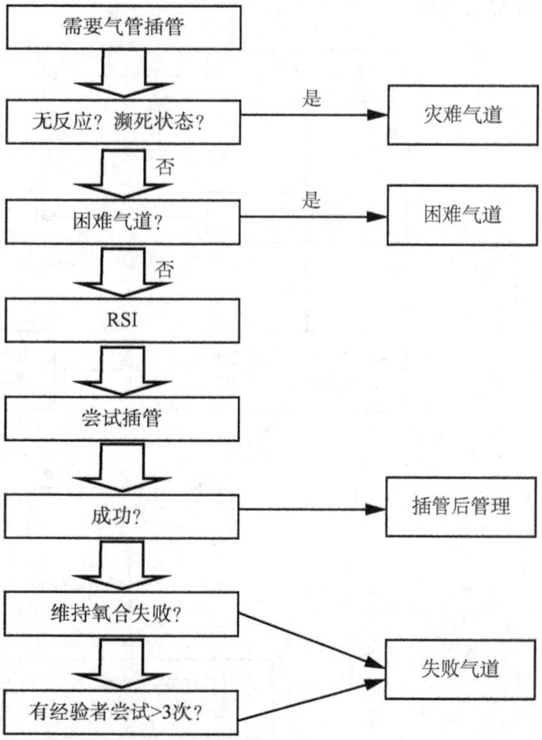

图2-1　**紧急气道流程**

资料来源：Wall等（2012）

气管插管，流程即开始，当成功插管并妥善固定后，流程即结束。

一旦决定患者符合上述三种适应证，需要气管插管，就有一系列问题需要回答，即主要紧急气道流程。

- **问题1：是否灾难气道？**如果患者呼吸、心脏骤停或者处于濒死状态，需要立即保护气道。此时不需要RSI。一旦确定是灾难气道，则退出此流程，按照灾难气道进行管理。
- **问题2：是否困难气道？**所有需要气管插管患者，排除灾难气道后，都需要进行困难气道评估。我们需要评估困难喉镜暴露和插管（LEMON），困难球囊面罩通气（MOANS），困难声门上装置（EGD）放置（RODS），困难环甲膜切开术（SMART），见表2-1。如果确定是困难气道，退出此流程，按照困难气道流程进行处理，见图2-2。
- **继续**RSI。
- **问题3：是否插管成功并维持氧合？**一旦插管成功并确定位置，进行插管后管理。如果插管不成功，氧饱和度＞90%，可进行第二次喉镜尝试。如果氧饱和度降至＜90%，使用球囊面罩辅助通气以改善氧合状态。

表2-1　**困难气道预测**

困难球囊面罩通气	M	面罩密封（胡须、血液或局部损伤可能影响面罩密封性）
	O	肥胖/阻塞
	A	年龄（高龄者面罩通气困难）
	N	无牙齿（留下义齿或者使用纱布敷料改善面罩密封性）
	S	肺顺应性下降、打鼾（如COPD、哮喘）
困难喉镜暴露	LEMON	下文有详细叙述
困难声门上装置放置	R	张口受限
	O	肥胖/阻塞
	D	解剖结构异常（如穿透性颈部损伤、扩展性血肿、咽/喉畸形）
	S	肺顺应性下降（COPD、哮喘）
困难环甲膜切开术	S	手术（瘢痕可能影响正常解剖结构）
	M	肿块（如血肿、脓肿、软组织肿块）
	A	入路/解剖学
	R	放射（导致畸形和瘢痕）
	T	肿瘤

- **问题4：是否失败气道？**失败气道定义：①有经验人员3次尝试气管插管失败；②无法插管，无法维持氧合。在失败气道时，应考虑声门上装置或环甲膜切开术。

如果喉镜暴露失败，考虑以下原因：

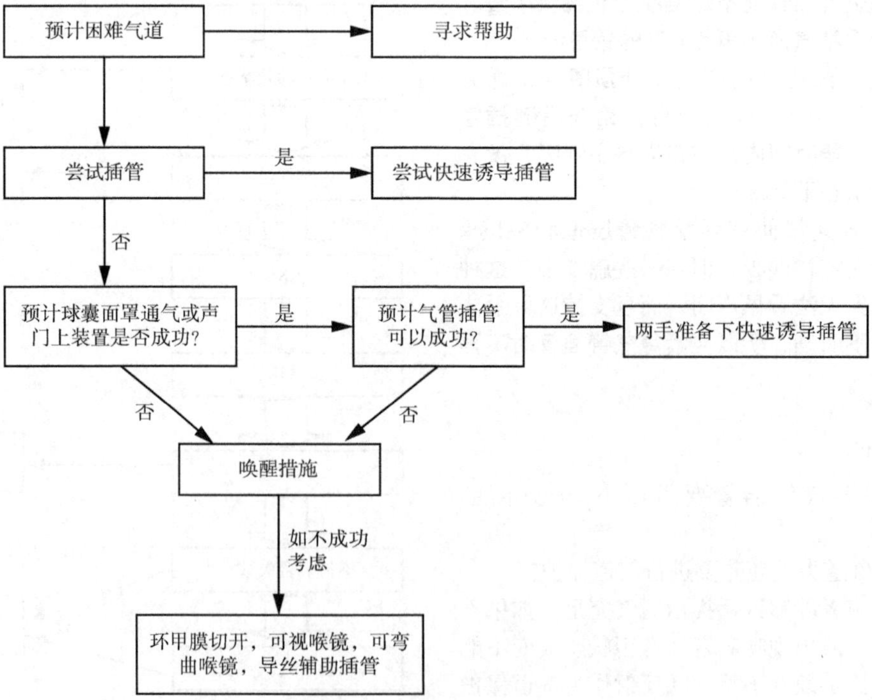

图2-2　**困难气道流程**

资料来源：Wall等（2012）

1.**患者体位是否合适**：使口腔、咽喉、气管3**轴在一条直线上**（图2-3），以便平稳无创伤的进行经口气管插管。考虑使用**耳屏线**（图2-4）来确定患者的头部在颈部的合适位置上。另一种判断气道轴的方法是在耳屏前画一条线，应该通过肩部前缘或前胸壁。

2.如果**会厌长、下垂**或堵在插管路径上，使用**直叶片**。

3.是否用**Sellick手法使气道偏离中线**遮挡了标志物？

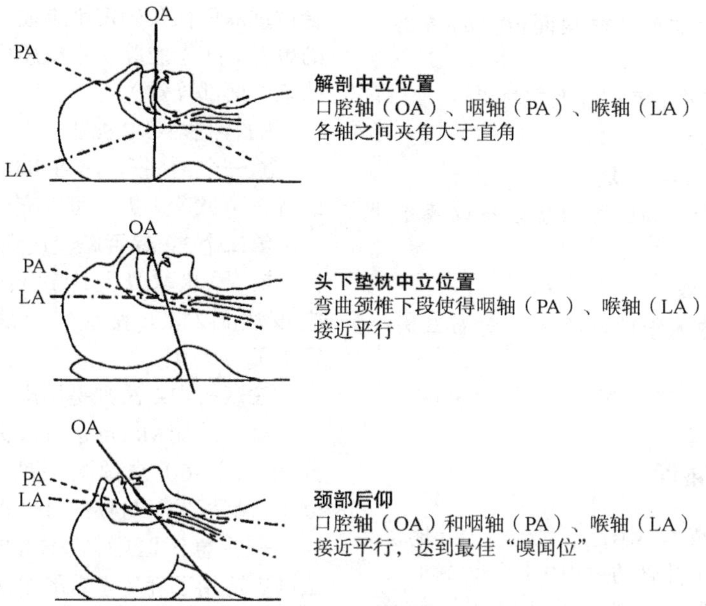

图2-3 **气道轴**

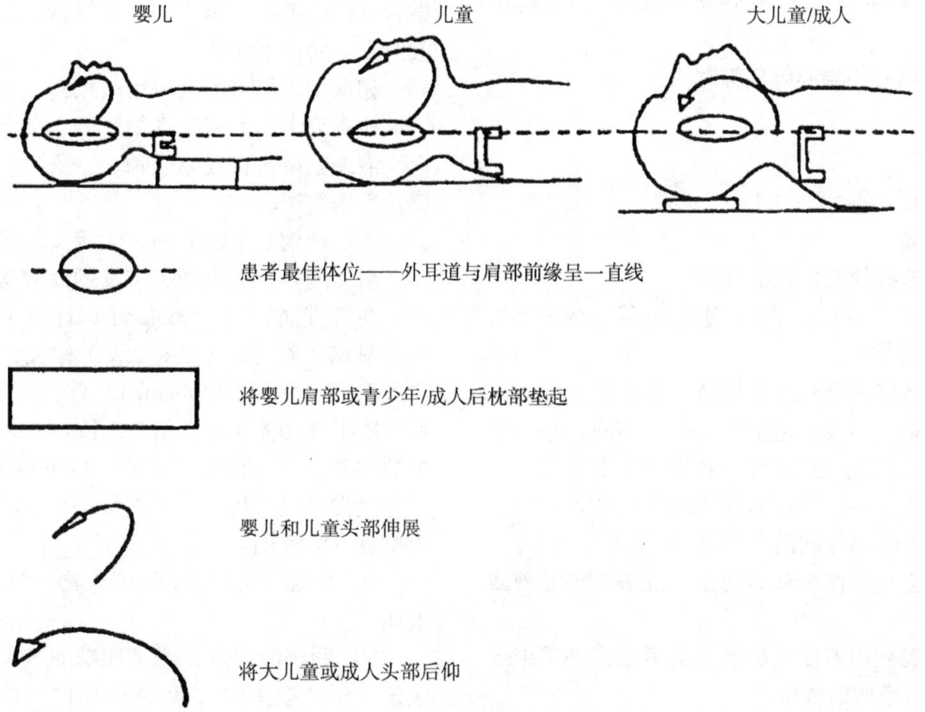

图2-4 **耳屏线**

4.BURP（向后、向上、向右、压迫）使喉部暴露。

> ⇨ **给全科医师的特别提示**
>
> • **如果最初的或标准的球囊面罩通气失败**，请考虑以下4个问题：
>
> 1.患者是否处于最佳的**嗅闻位**。创伤患者慎用。
>
> 2.使用了所有的**上气道辅助工具**吗？
>
> 3.**面罩是否密封**。
>
> （1）用KY胶处理胡须。
>
> （2）在牙齿和颊黏膜之间垫纱布以填充凹陷的脸颊。
>
> （3）重新戴义齿。
>
> 4.是否**寻求他人帮助**以改善球囊面罩通气技术。

什么时候不插管

• 当你对插管技术不满意，且通气充足时。

• 当患者在尝试插管的过程中病情好转时。

• 当呼吸停止用药后缓解时（纳洛酮、氟马西尼）。

• 当患者有气道或颈部畸形时（且病情平稳）。

• 当患者**拒绝心肺复苏**时。

处理

记住RSI的7个“P”。

• **准备**

1.患者必须安置在抢救区。

2.监测：每5min监测1次心电图、脉搏氧饱和度及生命体征。

3.准备好镇静和肌松药物（见下文）。

4.准备气道设备包括管心针，不同大小的喉镜叶片、口咽通气道及环甲膜切开手术套装。

5.准备好一旦插管不成功的替代方案。

6.有一个熟练的助手。

7.建立至少两个静脉通路，准备哈特曼液或生理盐水。

8.**预见**到所有受伤的患者会**呕吐**，如果患者呕吐，有3个应对措施。

（1）直接采用大孔径吸痰装置。

（2）将患者变为侧卧位或“复苏体位”。

（3）将患者置于Trendelenburg位（如果可能）。

9.应该做**困难气道评估**，使用LEMON**法或**4D方法。

L：**看外观**（颌面部外伤、颈部穿通伤、闭合性颈部创伤及确定困难通气的情况，如有胡须的患者，病态肥胖，极度恶病质，无牙齿及面部凹陷、面部异常）。

E：**评估**3-3-2法则。

第一个3：张口时可以达到3个手指的距离，或者Patil试验（提示可以充分**张口**）。

第二个3：**颏舌距**应达到3个手指。

2：甲状软骨上缘到颏下距离，即**甲颏距**应该达到2指（表示口腔底部空间足够容纳舌头）。

注意：3-3-2法则是用患者自己的手指。

M：采用Mallampati**评分**（图2-5）和**喉镜分级**（图2-6）来预测困难气道。Mallampati评分（口咽可见）与喉部可见相关。

一些急诊医师认为Mallampati评分和3-3-2法则更适用于麻醉患者的术前访视评估，不适用于急诊患者。急诊大多数患者都是仰卧位，这使Mallampati评分难以应用，而3-3-2法则需要用患者自己的手指（因为大口径静脉输液都在前臂或肘窝，所以不实用）。

相反，人们可能会采用4D**法**。

检查牙齿：大或松动的牙齿、义齿。

清理阻塞：存在呕吐物、分泌物、血液或骨碎片遮盖气道。

评估结构：下颌后缩，大舌头，牙齿突出。

活动受限：颞下颌关节及颈部活动障碍。

在气管插管时，Mallampati评分Ⅰ级和Ⅱ级与喉显露（喉分级1级和2级）相关，气管插管失败率低。相反，Mallampati评分Ⅲ级和Ⅳ级与喉显露不良相关（喉分级3级和4级），气管插管失败率高。在急诊室，患者坐位进行Mallampati评分经常难以实现，此时对仰卧位患者使用压舌板检查可能有用。

O：**阻塞**（如气道存在异物，气道完整性破坏）。

N：**颈部活动度**，为了成功通气，患者颈部应该处于**“嗅闻位”**，即需要屈曲颈椎并将寰枢关节过伸。颈部创伤固定患者及全身性关节炎患

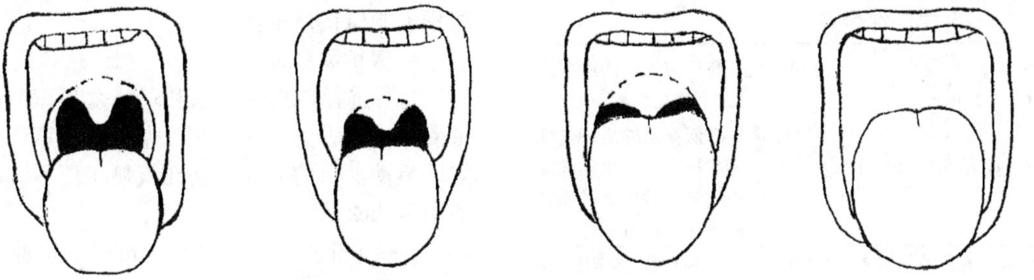

Ⅰ级
可以看到软腭、悬雍垂、咽部、腭弓，插管无困难

Ⅱ级
可以看到软腭、部分悬雍垂、咽部，插管无困难

Ⅲ级
可以看到软腭、悬雍垂基底部、插管中度困难

Ⅳ级
只能看见硬腭，插管严重困难

图2-5　**Mallampati评分**

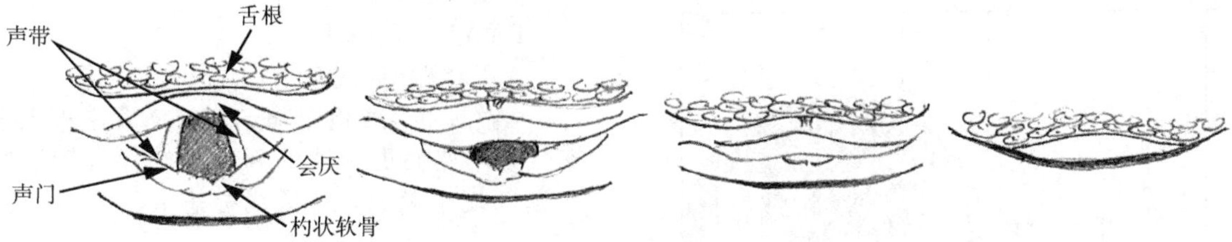

Ⅰ级
可以看到整个声门

Ⅱ级
可以看到杓状软骨或声门的后半部分

Ⅲ级
只能看到会厌

Ⅳ级
只能看到舌头和软腭

图2-6　**喉显露分级：Cormack-Lehane喉镜分级系统**

者颈部活动受限。

- **预氧合**

1.这是为了在肺和身体组织内建立氧储备，以允许数分钟呼吸暂停期间不会引起动脉氧饱和度下降。这对RSI的“不储气”原则至关重要。

2.用**非重复呼吸面罩**给予**纯氧**通气5min来替代呼吸空气时肺功能残气量（FRC）中的氮气，以允许数分钟的呼吸暂停（对于健康的体重为70kg的成人，最高可耐受8min呼吸暂停），避免血氧饱和度低于90%。如果患者无法达到血氧饱和度超过95%，则给予无创通气，CPAP模式（设置参数为5～15cmH_2O）。

3.如果患者在应用肌松药物前**无法给予5min预氧合**，给患者纯氧3～**5次**快速**最大量通气**。

4.如果缺氧和二氧化碳潴留引起的不适与谵妄使患者无法耐受面罩预氧合，可以考虑**延迟气管插管**（DSI）。DSI采取特定的镇静药，不抑制自主呼吸或气道反射，接着给予一段时间的预氧合之后再给予肌松药。另一种需要DSI的情况是作为程序化镇静的一部分，给予有效的预氧合。在预氧合完成后，给予患者肌松药和插管。DSI中理想药物是氯胺酮1～1.5mg/kg缓慢静脉注射，不抑制患者的呼吸和气道反射，并且可以提供满意的状态准备插管或使用无创通气。患者可以保持45s左右的镇静状态。

5.患者应该尽量在**头部抬高位**（大约20°）进行预氧合。对于脊柱固定的患者，采取反Trendelenburg位。肥胖或孕妇可以在坐位联合轻度反Trendelenburg位进行预氧合。

6.**窒息给氧**可以安全地延长在插管期间患者对缺氧的耐受。在插管的全程给予鼻导管吸氧15L/min。有研究表明，在呼吸暂停期间，由于氧浓度梯度，氧气仍可扩散到肺泡中。这维持了没有自主呼吸或没有通气患者的氧合。但需要注意的是，二氧化碳水平在呼吸暂停期间会持续上升。

- **预处理**

1.给药（表2-2）以减轻气管插管时的副作用。

2.插管前3min给药。

表2-2 RSI预处理药物

利多卡因（1.0～1.5mg/kg）	用于气道高反应性疾病或颅内压（ICP）增高患者#
芬太尼（2μg/kg，给药＞30～60s）	用于需要降低**交感神经兴奋性**时（颅内压增高，主动脉夹层，主动脉或颅内动脉瘤破裂，缺血性心脏病）*

#有少数高质量的证据表明在快速插管期间使用利多卡因能够减轻高颅压患者的颅内压升高。

*在用喉镜经口气管插管患者中应用芬太尼对血流动力学无显著影响。

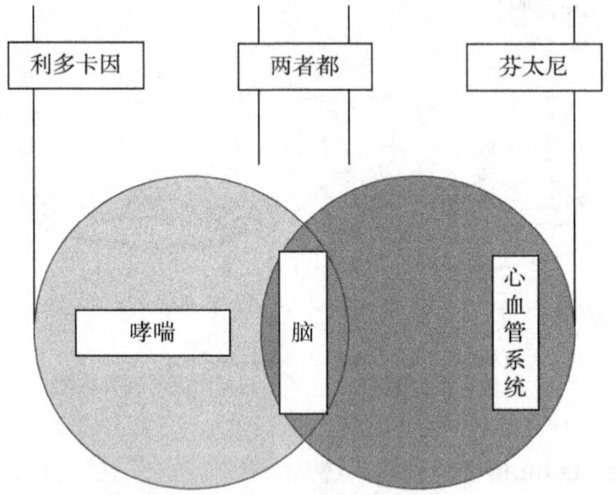

- **诱导肌松**（诱导剂的总结见表2-3）。

1.这是最重要的一步。

2.诱导剂给药方式：快速推注，紧接着给予琥珀酰胆碱快速推注。

- **保护和体位**

1.可选择Sellick手法和环状软骨压迫法。如果使用上述手法，应该在观察到患者意识丧失时立即启动。目前的观点是在气囊正压通气时强制使用Sellick法。

2.接下来摆好患者体位，准备喉镜检查。

- **放置和确认**

1.使用呼末二氧化碳监测仪来确认气管导管位置，也可使用吸引器如食管检测设备。

2.确认气管插管位置并妥善固定后解除环状软骨压迫。

- **插管后管理**

1.固定气管导管。

2.开始机械通气。

3.做胸部X线检查确定气管插管未进入主支气管。然而更快速的方法是确保气管插管套囊末端也就是ETT黑线标志处，进入声门2～3cm。

4.检查血压，气管插管后低血压见表2-4。

5.目前的理念是持续镇痛，经常镇静，有时肌松。插管后的疼痛和觉醒**必须**避免。芬太尼和（或）丙泊酚输注能够获得良好的插管后状态。

注意：芬太尼比丙泊酚对血流动力学的影响小。对于处于临界值的患者使用丙泊酚可能导致严重的低血压。

表2-3 诱导剂总结

诱导剂（剂量）	起效时间	完全恢复时间	优势	缺点	副作用/注意事项	特殊应用
咪达唑仑 0.2～0.3mg/kg	120～180s	0.5～2h	遗忘 镇静	低血压 呼吸抑制	诱导所需剂量大	
依托咪酯 0.3mg/kg （通过大口径静脉给药）	15～30s	15～30min	脑保护 血流动力学稳定		恶心，呕吐 注射部位疼痛 肌阵挛 呃逆 肾上腺抑制	虽然被认为是血流动力学稳定的诱导剂，但仍可降低血压 颅脑损伤 低血压 避免用于脓毒症患者
氯胺酮 2mg/kg	15～30s	15～30min	释放儿茶酚胺 镇痛 遗忘	升高颅内压	升高颅内压	支气管痉挛患者 低血压患者无颅脑损伤 颅脑损伤患者正常或低血压 由心脏压塞或心肌疾病导致血流动力学不稳定 脓毒症休克患者

表2-4 插管后低血压

原因	监测	处理
张力性气胸	吸气峰压（PIP）增高，通气困难，呼吸音降低	立即胸腔闭式引流
静脉回流减少	通常见于吸气峰压升高患者，继发于胸腔内压升高	补液，降低气道阻力（支气管扩张剂），增加呼气时间，尝试降低潮气量
诱导剂	排除其他原因	补液
心源性	通常发生在缺乏抵抗力的患者，心电图排除其他	补液（慎用），升压药

困难气道时的注意事项

• 不要立即采用RSI，尝试**清醒经口气管插管**。

1.给予1～2mg咪达唑仑镇静。

2.在咽喉部使用利多卡因喷雾或采用2%利多卡因4ml吸入。

3.尝试使用喉镜观察喉部和声带。

4.在声带上喷药。

5.如果患者情况有可能恶化，及时气管插管。

6.如果患者情况没有恶化，准备RSI。

7.可能需要进一步镇静，成人接着静脉给予1.5mg/kg的琥珀酰胆碱。

插管失败时的替代技术

根据球囊面罩通气是否能维持氧饱和度>90%分为两组：

• 如果**球囊面罩通气可以维持氧饱和度**>90%，考虑下列气道技术：

1.喉罩。

2.光导探针。

3.逆行插管。

4.环甲膜切开术。

• 如果**球囊面罩通气不能维持氧饱和度**>90%，首选环甲膜切开术。

药物治疗

诱导剂

对于清醒患者行RSI是非常必要的，可以明显减少对患者的心理和记忆的影响（诱导剂的总结见表2-3）。

不同情况下插管

• **低血容量**（伴低血压）：依托咪酯和氯胺酮。严重休克禁止使用。**避免**使用硫喷妥钠和咪达唑仑。

• **闭合性颅脑损伤**伴有高颅压，正常或高血压（需要降低脑组织氧耗，降低脑血流从而降低颅内压）：硫喷妥钠、依托咪酯或咪达唑仑。**避免**使用氯胺酮（目前的证据表明氯胺酮可以维持脑灌注，对高颅压患者有帮助），这个问题仍存在争议。氯胺酮可能是医学理念的受害者，追溯到40年前的3篇论文中没有一篇涉及头外伤患者。

• **闭合性颅脑损伤**（高颅压）和**低血容量**（低血压，补液治疗无效）：依托咪酯或氯胺酮，**避免使用**咪达唑仑。

• **哮喘**：氯胺酮、依托咪酯或咪达唑仑。

肌松药

最理想的药物是起效快，作用时间短。对RSI来说，去极化剂优于非去极化剂。

目前的观点是，适度过量使用神经肌肉阻滞剂优于剂量不足，因为人们希望尽可能获得理想的插管条件。

• **琥珀酰胆碱**：是急诊用于气道管理的主要肌松药，明显的**副作用**如下：

1.心动过缓（特别是儿童和原有心动过缓者）。

2.增加颅内压或眼内压（穿透性创伤为禁忌）。

3.胃内压增加（可能导致呕吐）。

4.高钾血症（特别是在**慢性**肌肉麻痹患者，如脑血管意外，脊髓损伤或慢性神经肌肉病，如吉兰-巴雷综合征，重症肌无力。脑血管意外/脊髓损伤后5天至6个月避免使用）。

注意：注射琥珀酰胆碱后血浆钾会轻度升高（通常<0.5mmol/L）。

5.在慢性肾衰竭患者中更容易引起高钾血症。

注意：最近有证据表明，琥珀酰胆碱在高钾血症中通常是安全的。然而，随着血钾水平升高，风险升高。最好的方法是避免在已知严重高钾血症，血清钾>6mmol/L的患者中使用琥珀酰胆碱；此时，可以选择罗库溴铵替代。如果不知道血钾水平且心电图形态正常，即使为终末期肾衰竭患者，可以使用琥珀酰胆碱。除了其连续快速作用提供插管的理想条件及作用持续时间短之外，琥珀酰胆碱的独立排泄或不经肾排泄是其对终末期肾衰竭患者的优势。

6.震颤：加重额外的肌肉骨骼损伤。

7.偶见恶性高热。

琥珀酰胆碱**剂量**：1.0～1.5mg/kg**实际**体重，静脉注射（儿童2mg/kg）。

注意：罗库溴铵可以作为琥珀酰胆碱的替代，1min之内快速起效，但是它的作用持续时间长。

- **罗库溴铵**：非去极化剂，作为琥珀酰胆碱的替代，可以提供更长时间的肌松作用，如CT检查时。

剂量：按**理想**体重每千克1.0～1.2mg，静脉注射，作用持续时间20～45min。

- **阿曲库铵**：非去极化剂。

剂量：0.3～0.6mg/kg，静脉注射。药物缺点是大量组胺释放；对已知哮喘患者需要注意。

倒计时模式流程

时间（min）

–5.00：**准备**

–5.00：**预氧合**

–3.00：**预处理（应用利多卡因和芬太尼）**

0.00：**肌松剂诱导**

＋0.30：**保护**

＋0.45：**气管插管并确定位置**

＋1.00：**插管后管理**

＋10.00：**胸片确定气管插管深度**

处置

接受RSI患者需要进入ICU，或者在适当会诊后直接去手术室。

（刘韶瑜　译　李　硕　马青变　校）

第二节　过敏症状/过敏反应

Peter Manning · Keith Ho · Irwani Ibrahim

定义

- **荨麻疹**是由真皮血管扩张和水肿引起的瘙痒性斑块，其中心苍白、边缘凸起。
- **血管性水肿**是由深层皮肤水肿引起的局限性、无凹陷性、无瘙痒性水肿（深层皮肤具有少量的肥大细胞和感觉神经末梢），但可能会引起烧灼感、麻木或疼痛。
- **过敏症状**是一种严重的、具有潜在致命性的系统性过敏反应，是由先前已致敏患者突然释放化学介质引起的。下列状况构成过敏反应：

1.一种皮肤、黏膜组织或二者同时参与（如全身性荨麻疹、瘙痒、皮肤潮红，唇、舌、悬雍垂肿胀）的急性发作性反应（数分钟到数小时），并至少存在下列情况之一：①呼吸功能障碍（如呼吸困难、气急、喘鸣、低氧血症）；②血压下降或器官功能障碍表现［如肌张力降低（摔倒）、晕厥、尿失禁等］。

2.当突然暴露于可能的变应原后患者可能迅速出现两种以上下列表现：①包括皮肤/黏膜组织受累；②呼吸受限；③血压下降或相关症状；④持续胃肠道症状（如腹部痉挛性疼痛、呕吐）。

3.当暴露于抑制变应原后出现血压下降。

- **过敏反应**类似于过敏症状，但由于并非免疫介导，因此并不需要事先暴露于变应原。事实上，它们是由肥大细胞和巨噬细胞直接释放组胺引起的。

要点

- 这里显示的是从轻度荨麻疹到具有致命性的过敏反应的一系列症状；从较轻的反应至完全的过敏反应之间任何情况都有可能发生。
- 概率（近似比）

荨麻疹	血管性水肿	过敏症状
200例	20例	1例

- 这些反应主要由免疫球蛋白E（IgE）或免疫球蛋白G4（IgG4）介导和参与，主要的过敏反应如药物相关不良反应（常见青霉素、非甾体抗炎药）等。其他过敏反应如下：

1.食物（如鱼类、蛋白和花生）。

2.翅目类昆虫的毒液（如蜜蜂、黄蜂、大黄蜂）。

3.环境反应（如粉尘和花粉）。

过敏反应

休克/喘鸣/支气管痉挛是一种致命但通常可以预防的急症。

临床表现

- 即将发生过敏的早期表现

1.鼻痒、鼻塞。

2.咽喉异物感（喉或悬雍垂水肿）或声音嘶哑。

3.头晕和晕厥。

4.胸痛、气短和呼吸急促。

5.皮肤表现：通常皮肤过敏的最初表现是面部（尤其是口部）、上胸部、手掌或脚底有灼热和刺痛感。

6.胃肠道反应：恶心、呕吐、腹泻、里急后重或腹痛。

- 严重过敏反应

1.严重过敏反应包括舌头、软腭、咽喉的严重血管性水肿，出现喉鸣等急性上呼吸道梗阻表现。

2.其他症状包括低血压、心动过速（或其他心律失常）、精神状态改变、头晕、喘息、发绀，并很快会导致呼吸、心脏骤停。

注意：咳嗽提示预后不良，往往提示肺水肿的发生。

3.皮肤不一定会表现典型的风团和潮红反应。如果患者皮肤灌注不良或皮肤颜色深，则皮肤反应可能很难发现。

> **⇨ 给全科医师的特别提示**
>
> - 除了那些不严重的、孤立的荨麻疹样皮疹外，建议将所有不同程度的过敏反应患者转诊至急诊科是相对安全的。
> - 反复询问患者有无喉咙梗阻的感觉，如果有则在救护车转院前皮下注射肾上腺素（假设没有如缺血性心脏病等禁忌），因为这是早期喉或悬雍垂水肿的迹象。
> - 肾上腺素是治疗过敏反应的主要药物。对于血压正常的患者，选择皮下或肌内注射1∶1000肾上腺素0.01ml/kg（最多0.3ml）；对于低血压患者，给予静脉注射1∶10 000肾上腺素0.1ml/kg（最多5ml）5min，如果外周静脉无法建立，也可选择深部肌内注射。
> - 在救护车转院前建立外周静脉输液通路，并给予静脉输注晶体液和抗组胺药。

治疗

- 对症支持治疗

1.将患者放置于复苏区进行治疗。

2.给予高流量吸氧。

3.每5min监测1次心电图、脉搏血氧饱和度和生命体征。

4.随时准备气管插管或环甲膜切开术。

注意：在准备插管前需要慎重考虑镇静和麻醉。可以考虑使用“清醒口腔插管”；参见本章第一节“气道管理/快速气管插管”的详细介绍。镇静和麻醉可能成为禁忌，因为扭曲的气道可能妨碍麻醉后插管。

5.立即请麻醉科或耳鼻喉科会诊，以协助气道管理。

6.循环支持：建立大口径静脉通路（14/16G）。给予2L哈特曼溶液（乳酸林格液）或生理盐水静脉注射。

7.考虑应用升压药物[如静脉泵入多巴胺2～20μg/（kg·min）]，保持收缩压大于90mmHg。

8.如果与输注的药物相关，则停止应用可疑药物，如输血等。

9.如果与毒虫叮咬相关，则用压舌板将毒刺拔除。不要挤压毒刺，因为可能会导致毒囊进一步释放毒液。

10.如果吞入变应原，考虑洗胃或应用活性炭。

11.如果脉搏消失，立即开始进行体外心脏按压。

12.无立即进行实验室检查的必要。

- 药物治疗

1. **肾上腺素：**为首选药物，建议按以下剂量给予。

（1）血压正常的患者：深静脉注射1∶1000肾上腺素0.01ml/kg（最大0.5ml）。

（2）低血压患者：1∶10 000肾上腺素0.1mg缓慢静脉滴注5min以上。也可以考虑静脉输注1～4μg/min（如果外周静脉无法建立，也可以选择深部肌内注射）。

（3）无论哪种情况，都有可能有一般剂量渗透到注射局部组织中去。

2. **胰高血糖素：**当应用肾上腺素存在相对禁忌，如患者存在缺血性心脏病、严重高血压、妊娠、正在应用β受体阻滞剂或对肾上腺素无反应时，可以考虑应用胰高血糖素。具体用量：静脉注射1～5mg超过5min，之后是5～15μg/min静脉滴注直至出现临床效果。

3. 选择一种H_1受体拮抗剂（表2-5）。

注意：异丙嗪是一种发泡剂，对血管内膜和周围组织具有高度腐蚀性。用苯酚配制，pH为4～5.5。应尽量避免静脉注射使用。

表2-5 抗组胺药及剂量

抗组胺药类型	剂量
苯海拉明	成人：25mg 肌内注射或静脉注射 儿童：1mg/kg 肌内注射或静脉注射
氯苯那敏（Piriton®，H_1受体拮抗剂）	10mg肌内注射或静脉注射
异丙嗪（非那根）	成人：25mg肌内注射 儿童＞6岁：12.5mg肌内注射 儿童＜6岁：6.25～12.5mg肌内注射

4. 如果上述治疗症状无缓解，则静脉给予H_2受体拮抗剂西咪替丁（甲氰咪胍），负荷量为200～400mg，或雷尼替丁25～50mg稀释于20ml 5%葡萄糖溶液中，静脉输注5min以上。

5. 持久性支气管痉挛可选择雾化吸入支气管扩张剂，如雾化吸入沙丁胺醇（万托林）2∶2，每20～30min 1次。

6. **糖皮质激素**能增强肾上腺素效果，降低毛细血管通透性，但无法立即生效。用量：氢化可的松静脉滴注200～300mg，可以每6h重复一次。

- 处置

经过恰当的问诊后，应将患者放置于重症监护病房或高依赖病房（中级护理病房），进行病情观察或重复使用抗组胺药和类固醇类药物等。

血管性水肿

药物相关血管性水肿

常见于应用血管紧张素转换酶（ACE）抑制剂，其他原因是导致荨麻疹的一些原因（见下文）。

- 临床表现：通常影响的身体部位包括面部和颈部（如嘴唇、软腭和喉部结构），包皮和阴囊，手和足等。
- 当出现症状时需进行治疗，必须随时准备建立通畅气道，因为过敏反应可能随时恶化。
- 支持疗法

1. 至少应将患者放置在中间护理区处理。
2. 每15min监测1次生命体征、脉搏血氧饱和度与心电图。
3. 建立外周静脉套管针作为预防措施。
4. 吸氧，保持血氧饱和度大于94%。
5. 准备气管插管或环甲膜切开术，注意上述关于镇静和麻醉的说明。考虑使用“清醒口腔插管”，参见本章第一节“气道管理/快速气管插管”的详细介绍。

- 药物治疗

1. 肾上腺素

（1）对于体重＞45kg的患者给予肌内注射0.3～0.5ml 1∶1000肾上腺素。

（2）对于儿童和体重＜45kg的患者给予肌内注射0.01ml/kg 1∶1000肾上腺素（最大剂量0.3ml）。

2. 抗组胺药 参见表2-5的剂量。

（1）苯海拉明。

（2）氯苯那敏。

（3）异丙嗪。

3. 泼尼松龙

（1）剂量：成人口服40～60mg。

（2）儿童每次口服按体重每千克2mg。

- 处置：应留院观察12～24h，因为在疾病初期、药物治疗有效后6～12h可能发生反跳现象。如果患者仅存在眼睑肿胀的表现，那么在眼睑水肿消退后可考虑出院。

遗传性血管性水肿（HAE）

通常是创伤或挤压等因素使血管内C_1酯酶抑制因子缺乏导致的。

- 临床表现

1. 面部水肿，唇舌、软腭和喉结构等肿胀。
2. 常见腹痛、恶心、呕吐和腹泻等。

- 治疗

1. 给予新鲜冷冻血浆（含C_1酯酶抑制因子）。
2. 如上所述的肾上腺素也可能有效。

注意：HAE通常对糖皮质激素、抗组胺药或标准剂量的肾上腺素反应性差，此时可能更需要气道护理。

- 处置：将所有类似患者放置于高依赖病房

观察并治疗12～24h，直至出现治疗抵抗。

荨麻疹

表2-6列举了常见荨麻疹的病因。

表2-6 荨麻疹常见病因

药物介导	β内酰胺类抗生素（青霉素、头孢菌素）
	阿司匹林
	磺胺类药物
	非甾体抗炎药
	中药
	局部麻醉剂
感染	传染性单核细胞增多症
	乙型肝炎
	柯萨奇病毒
	寄生虫感染
其他	食品：花生、食品染料、香料
	暴露在阳光、炎热和寒冷等环境
	恶性肿瘤
	妊娠
	自身免疫性疾病

- 治疗：很多患者可出现类似症状，但进展为过敏直到最近才被了解。
- 支持治疗：最好将患者放置于急诊室中间护理区。在非监护区也可行，但需要频繁进行病情重新评估，以期早期发现疾病进展。
- **药物治疗**

1.抗组胺药：详见表2-5推荐剂量。

（1）苯海拉明。

（2）氯苯那敏。

（3）异丙嗪。

2.泼尼松龙：成年人如果病变广泛或反复发作，或既往有血管性水肿发作，可口服40～60mg。回家后继续口服药物5天，勿减量。

- 处置

1.如果治疗反应效果迅速，没有出现血管性水肿，则患者可以出院。

2.出院后可继续口服至少3天的抗组胺药。

3.如果患者既往有荨麻疹病史，可以考虑收入院。

过敏性反应

过敏性反应和过敏反应类似，但由于并没有免疫介导，因此不需要事先暴露。过敏性反应是由肥大细胞和巨噬细胞直接释放组胺引起的。

治疗

- 常见的引起过敏反应的药物包括X线造影剂、阿司匹林、非甾体抗炎药和阿片类药物等。
- 治疗同过敏反应。

（陈玉娇　译　李　硕　译）

第三节　心脏骤停治疗标准流程

Benjamin Leong

要点

- 心脏骤停被定义为心脏射血功能终止而判定的心脏机械活动停止。
- 心脏骤停常被分为目击下心脏骤停与非目击下心脏骤停及院外心脏骤停（OHCA）与院内心脏骤停（IHCA）。
- “生存链”概念是心脏骤停管理的核心，体现体系方法的重要性，其组成如下：

1.早期识别。

2.早期心肺复苏（CPR）。

3.早期除颤。

4.早期高级生命支持和复苏后管理。

- 心脏骤停的3个时相描述如下：

1.电时相。心脏骤停后的前4min内，在这个阶段室性扑动/室性颤动的处理是立即除颤。

2.循环时相。心脏骤停发生后4～10min。在电除颤之前进行一段时间胸外按压以增加灌注心肌，提高成功率。

3.代谢时相。大约在心脏骤停10min后，应用代谢性治疗如治疗性低温可能是有益的。

- 国际复苏指南由国际复苏联络委员会（International Liaison Committee on Resuscitation，ILCOR）每5年进行一次审查和修订。
- 在新加坡，国家复苏委员会（National Resuscitation Council，NRC）根据这些修订的指导原则，审查并发布复苏指南。
- 在编写本文时，ILCOR最后一次指南修订版是在2010年，我们的NRC指南更新于2011年。
- 2011年NRC指南延续了之前对高质量CPR的重视。

冠脉灌注压（CPP）取决于主动脉和右心房在舒张期之间的压力差。

（1）用力快速的胸外按压会增加主动脉压力。

（2）主动脉压力在胸外按压期间需要一段时间依靠流体惯性来建立。但是当胸外按压由于各种干预措施（如开放气道、人工/机械通气、判断自主节律）而中断时，压力迅速下降。因此，在胸外按压过程中延迟开始和频繁中断是不利的。

（3）充分的胸廓回弹极为重要，这使得右心房的压力在放松时降到最低点。若未能完全释放压力则缩小了主动脉和右心房之间的压力差，导致CPP降低。

2011年新加坡NRC指南的主要观点和变化

• 基础生命支持（BCLS）和电除颤

最初的ABC评估顺序被继续保留，但有以下更改：

1.视-听-触之后忽略两次最初的人工呼吸。这是为了尽量减少延误胸外按压。

2.非专业人员不需要检查脉搏，而医护人员仍应执行。

3.10s后，如果判断没有呼吸或心跳，立即开始CPR。

4.按压频率应至少为100次/分。

5.按压深度已经从4～5cm增加到至少5cm。

6.充分的胸廓回弹对于血液回流和提高CPP很重要。

7.每次人工通气400～600ml的潮气量以避免不必要的增加胸腔内压。

8.按压-通气比率保持为30∶2。

9.未经CPR培训的人员应该至少在调度中心的电话指导下进行胸外按压。

10.识别VF/无脉VT（或由AED自动分析可除颤）后立即进行电除颤。原有目击下与非目击下心脏骤停区别已被删除。

11.在电除颤后，不需要判断心律、脉搏，立即恢复胸外按压，最大限度地减少胸外按压的中断。

• 高级心脏生命支持（ACLS）

气道和呼吸

1.高级气道的介入不应该不必要的延迟或中断胸部按压。

2.不推荐在气管插管过程中常规使用环状软骨压迫，因为这可能扭曲气道，阻碍气管插管和通气。

3.通过以下方法确认器官插管位置。确认管放置时应通过以下方法进行。

（1）5点听诊：呼吸音对称及胃腔内未闻及气过水声，但该方法可能不可靠。

（2）双侧胸腔扩张：为有效通气的表现，但在气胸时可能是不对称的。

（3）气管插管是否有“雾气”，可能不可靠。

（4）$ETCO_2$（定量或半定量）。

（5）从导管内呼出的气体中CO_2的存在表明气管导管置入成功。

（6）胃泡可能含有少量二氧化碳。在患者6个呼吸循环以后如果$ETCO_2$检测器继续显示颜色变化，则不太可能由胃内二氧化碳导致。

（7）心脏骤停患者通常$ETCO_2$水平（＜10mmHg）极低，因为没有组织内CO_2循环返回肺部。

（8）高质量的CPR，$ETCO_2$应升高。通过血液循环与组织互相交换。

（9）$ETCO_2$突然持续升高至正常水平表明自主循环恢复。

4. 胸部X线检查：在复苏期间不实用。只有在评估插管深度才可靠，如导管进入右主支气管。食管是像气管一样的中线结构，并且位于前后方。因此，胸部X线中线上的导管可能不在气管中。如果导管的轮廓位于气管轮廓之外，则很可能位于气管之外。

用药途径

1.静脉通路的替代途径是骨髓腔内（IO）和中心静脉通路。

2.不再推荐气管内给药，因为需要的剂量已被发现远远超出了之前的指南推荐。

药物

由于缺乏有效证据，以下药物已从常规使用中删除：

• 阿托品从心脏停搏/PEA治疗中去除（但保留在症状性心动过缓中的应用）。

• 从常规复苏中删除碳酸氢钠（仅在如高钾血症、酸中毒情况下使用）。

• 复苏后管理

气道管理和目标通气

1.确认位置。

2.维持SpO_2为94%～98%。

应避免高氧血症，因为这可能会加重再灌注损伤。应设定FiO_2以实现这一目标。

3.维持正常血碳酸盐（$PaCO_2$为35～45mmHg）。低碳酸血症能导致脑血管收缩且是有害的。

4.维持$ETCO_2$为35～40mmHg。

5.目标小潮气量（6～8ml/kg）以避免胸腔内压增加。

循环目标

1.维持MAP＞65mmHg，可给予适当的液体复苏和血管活性药物支持。

2.目标$ScvO_2$＞70%。

代谢目标

血糖控制在6～10mmol/L，已证明血糖过高是有害的。

神经功能目标

1.治疗性低温已被证明可改善心脏骤停中昏迷状态的幸存者神经功能结局，尤其是具有初始VF的OHCA，并且对IHCA也是如此。

2.目标温度在4h内为32～34℃，并保持24h，随后逐渐复温超过12h。

3.应进行意识水平和抽搐发作监测，并控制抽搐发作。

4.神经功能预后判断在72h内是不可靠的，应在72h之后进行。

⇨ 给全科医师的特别提示

• 全科医师在“生存链”的前三环中可以发挥关键作用，因此应该掌握BCLS和使用自动体外除颤器（AED）。

1.全科医师经常在社区里。

2.全科医师可以提供早期高质量的CPR。

3.全科医师可以使用AED提供早期除颤。

4.如果条件允许的话，全科医师可以使用特定的药物。

• 全科医师在以下对患者进行的教育方面发挥着重要作用。

1.及早识别心脏骤停前及心脏骤停状态。

2.在社区推广CPR培训。

3.建议尽早就医。

4.规划临终问题。

• 全科医师可能被纳入院前心脏骤停应答。

处理原则

新加坡国家复苏委员会（NRC）2011指南和ILCOR 2010心肺复苏指南有差异的地方，应优先遵循NRC指导方针。

• 请注意，以下描述ACLS心脏骤停管理部分是由单一的医疗保健者提供。

• 在急诊团队参与心脏骤停抢救时，许多步骤同时进行，但应该由“指挥者”安排处理流程以便执行。

• 非心搏骤停心律在以下章节中会提到（参见第1章第十八节“心悸”，第3章第十节“心动过速”和第3章第二节“缓慢性心律失常”）。

• 随着新证据的不断出现，这些原则将被更新和修订。

• 成功完成ACLS所需的技能，此节未涉及。

通用流程（图2-7）

ACLS的流程被保留，但现在以环形方式呈现，而不是以线性方式呈现。

• 对可疑心脏骤停患者的初步反应始于常规流程。

• 评估反应

大声摇动并喊出“你好，你还好吗？”以引起反应。

• 如果没有回应

1.寻求帮助（启动急救团队或医院内同等服务，或如果在院外联系“120”紧急医疗服务）。

2.寻找除颤仪或自动体外除颤器（AED）。

3.在急诊科，让患者立即进入抢救区。

ABCD

关注高质量的CPR和早期除颤。

A——气道

• 清理气道

1.仰头抬颏法。如果不能排除颈椎外伤，请使用双手托颌法。同时进行颈椎固定。

2.检查呼吸道是否有异物。

3.使用吸引装置去除口腔分泌物和呕吐物。

4.较大的异物可以通过手指来清除。

注意：只有在口咽部可见固体物质时才应用手指清除。如果方法不正确，手指清除可能会加剧任何非可视化的气道阻塞，异物更深入。

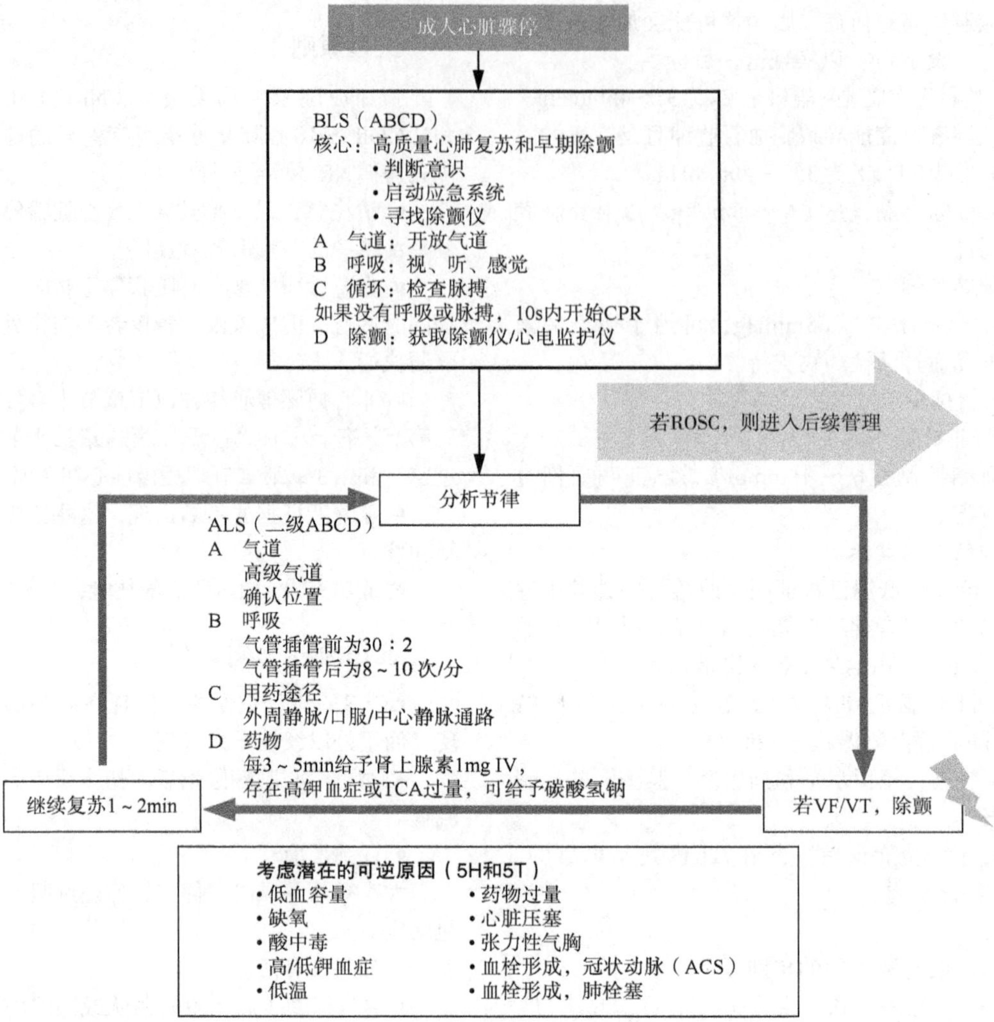

图2-7 **高级生命支持流程**

5.插入呼吸道的异物可能会随胸部按压或腹部冲击而被排出体外。

6.呼吸道辅助治疗如口咽通气道可用于支持治疗。

B——呼吸

• 视、听、感觉。

1.向前倾斜靠近患者鼻子，眼睛看着胸廓，用耳朵听着呼吸，面部来感受呼吸。

2.请注意，喘息（痛苦）呼吸不应该被误认为是正常呼吸。

注意：根据指南所述，省略2次人工呼吸。

C——循环

• 在检查呼吸的同时，同时触诊颈动脉检查脉搏。

• 视-听-感觉及判断脉搏都不要超过10s。

• 如果没有呼吸、脉搏，且患者没有反应，也未出现任何其他生命体征，患者为心脏骤停。

立即开始CPR。

CPR标准

• 新指南强调高质量的心肺复苏。

1.胸部按压

（1）速度至少为100次/分。

（2）深度≥5cm。

（3）确保胸廓充分回弹。

（4）减少胸外按压的中断。

2.通气

（1）每次人工通气潮气量为400～600ml。

（2）每次呼吸1s。

（3）可见胸部起伏。

3.按压和通气比例为30∶2，直到建立确定的气道。

按压和通气的同步化可以减少胃内气体产生。当通气的同时进行胸外按压。

4.当呼叫者打电话或如果救援人员不能在此期间进行人工通气时，NRC指南允许在调度员指导CPR时进行单纯胸外按压。

D——除颤仪

- 一旦有除颤器可用，请分析心律是可除颤还是非可除颤。

1.可除颤心律是心室扑动/颤动（VF），无脉性室性心动过速（VT）。

2.非可除颤心律是心脏停搏和无脉动电活动（PEA）。

3.自动体外除颤器自动检测可除颤心律，但是可能会提示操作者检查脉搏。

注意：有脉VT的处理方式不同（请参见第3章第十节“心动过速”）。

4.如果存在可除颤心律（VF/无脉动VT），立即执行除颤（参见VF/无脉VT部分的框2-1），然后继续到ABCD流程。

5.如果非可除颤心律（参见PEA/心脏骤停部分），继续进行ABCD流程。

二级ABCD流程

专注于高级气道、通气支持和特定药物。

A——气道

- 使用以下其中一种方式建立人工气道。

1.气管插管。

2.喉面罩气道（LMA）。

注意：只有气管插管被认为是金标准。

- 确认气道装置的放置（参见本章第一节“气道管理/快速气管插管”）。

注意：需要插入高级气道必须平衡，以防止中断胸外按压。

1.经验法则，尝试应该≤30s，或者医师进行插管的时间可以让患者保持自己的呼吸。

2.如果可以在不中断胸部按压的情况下进行插管，那么胸部按压应该继续。

3.如果反复尝试失败（经验法则：3次尝试），请勿中断胸外按压，但继续使用面罩通气。

- 用胶带或气道固定器固定气道装置。

B——呼吸

- 一旦确认建立了高级气道，就不再需要按压与通气同步。

1.胸外按压现在应该是连续的、无间断的，为100次/分。

2.通气应以每分钟8～10次的速度连续进行。

3.这被称为不同步的胸外按压和人工通气。

4.避免对患者过度通气，这对医疗工作者来说非常普遍。在心脏骤停抢救过程中对无意识患者的人工通气太快或太深。

大多数简易呼吸器的容量为1.5～1.8L，因此只需用一直按压1/3即可。

- 确认有效的氧合和通气。

C——用药途径

- 建立静脉通路

1.较大的近端静脉，如肘前静脉或颈外静脉是用于静脉注射（IV）的首选。

2.如果无法进行外周血管通路，可以选择其他路径的肌内针或插入中心静脉管。

3.不再推荐气管内给药。

- 连接监护仪。

D——药物（参见相关章节）

- 对所有心脏骤停病例每3～5min给予肾上腺素1mg静脉注射。
- 胺碘酮300mg静脉注射用于持续性VF，可150mg重复使用一次。

1. 利多卡因1.0～1.5mg/kg静脉注射是替代品，可重复使用一次。

注意：只能使用胺碘酮或利多卡因，但不能同时使用多种药物，否则可导致心律失常。

2.如果怀疑患有尖端扭转型室性心动过速，可给予硫酸镁1～2g静脉注射。

3.如果怀疑存在高钾血症或TCA过量，可给予碳酸氢钠。

4.从指南中删除了阿托品用于PEA和心搏骤停的常规用法。

5.给药后30～60s持续CPR使药物循环至心脏。

D——鉴别诊断

• 考虑潜在的可逆原因（5H和5T）。

缺氧	药物过量
低血容量症	心脏压塞
酸中毒	张力性气胸
高/低钾血症	血栓形成，冠状动脉（ACS）
低温	血栓形成，肺栓塞

重复循环

• 在1～2min的心肺复苏后重新评估患者和心律。暂停CPR以评估自主心律

（1）如果心律已恢复窦性心律，则按照相反的顺序评估ABC。

1）检查脉搏。如果有脉搏，自主循环（ROSC）恢复（请参见复苏后管理部分）。

2）检查呼吸。如果没有自主呼吸，支持通气。

3）重新评估气道。如果不安全，请准备插管。

（2）如果节奏是VF/无脉VT或PEA/心搏骤停，则转到相应的流程。

（3）确保CPR不被中断或被不必要地延迟。

VF/无脉VT（图2-8）

• 心律分析期间识别VF或无脉VT。

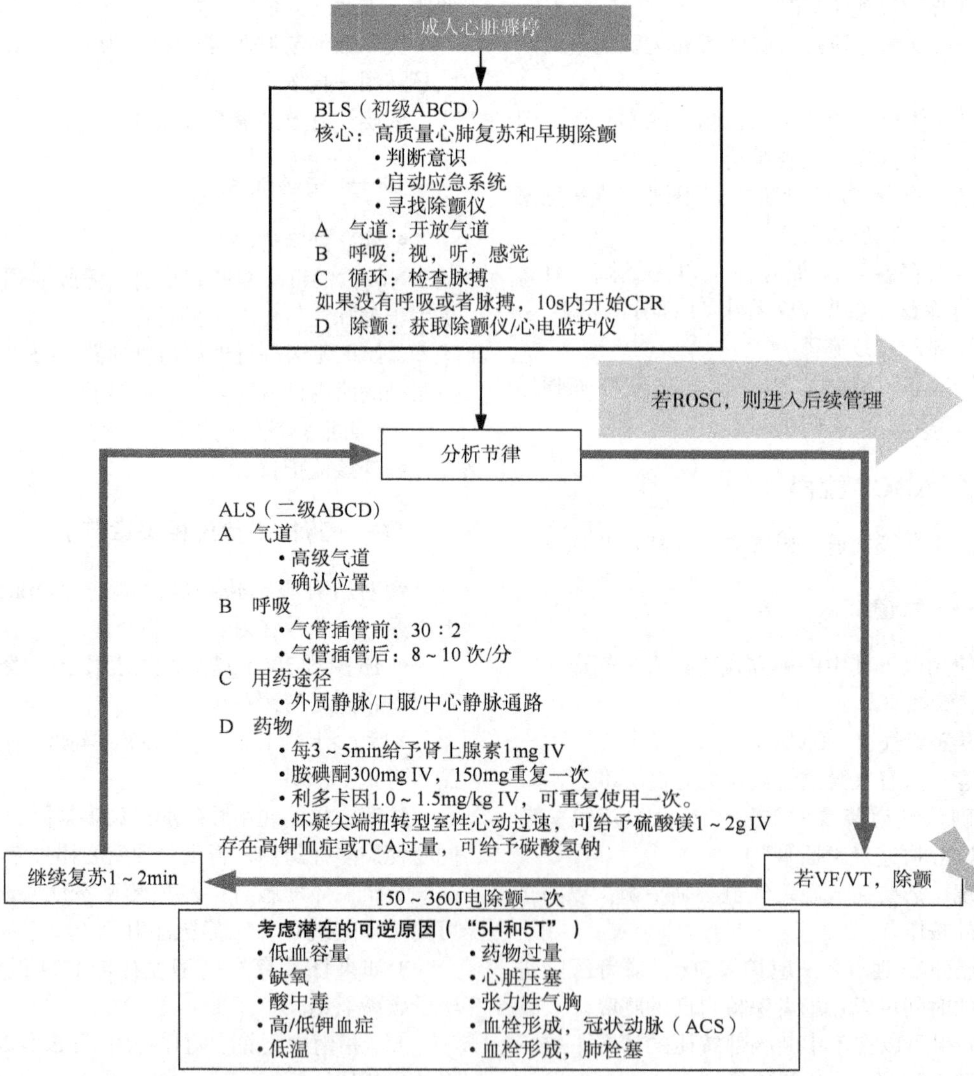

图2-8 VF/无脉VT治疗流程

• 准备除颤（框2-1）。

注意：不要混淆术语电除颤和电复律。

1.除颤是通过一定量的电流冲击心脏从而使室颤终止的过程。

除颤与心脏节律不同步，如心室纤颤是完全紊乱的，使同步无关和变得不可能。

2.心脏复律是指有灌注但不稳定的节律转换为窦性心律，并且可以是电击的、药物的或非药物的。

电复律必须是同步的，因为节律是有规律的，并且一旦电击就可能会触发心室颤动。因此，应在大R波或S波之后立即放电，避免邻近T波顶端进行复极。

框2-1　**除颤步骤**

1.将凝胶垫或自粘式除颤电极片放在患者身上。
2.确保同步器（sync）关闭。
（1）如果在VF期间"同步"打开，由于节律不正常，除颤仪检测任何R波可能没有标记。
（2）触发前，除颤器不会放电。
3.选择能量级并给除颤器充电。
（1）双相除颤器
1）50～360J（AHA：120～360J）。
2）推荐的能量水平是设备特定的。
（2）单相除颤器：360J（不再推荐升级能量）。
（3）在给除颤器充电时继续CPR。
4.确保所有人员都"离开"，一直检查到床的底部。
5.重新确认节律。
6.发出1次电击（不再推荐3次电击）。
（1）如果使用除颤器手柄，请保持压力直到完成放电。
（2）如果使用自粘式除颤电极片按压电极上的相应按钮，除颤器放电。
7.电击后，不要停下来检查节律或脉搏。
8.在重新评估患者之前，立即恢复CPR 1～2min（AHA：5次，30:2或2min）

• 如果尚未完成，则执行二级ABCD流程。

注意：确保胸外按压在整个过程中不中断。

• 合理应用抗心律失常药物。

1.每3～5min IV/IO肾上腺素1mg。

2.如果持续VF，给予胺碘酮300mg IV/IO或利多卡因1.0～1.5mg/kg IV/IO，并继续CPR 30～60s。

3.准备在1min内电除颤（框2-1）。

4.如果怀疑有尖端扭转型室性心动过速，则可给予1～2mg硫酸镁。

• 重复循环，继续CPR，检查心律/脉搏。

1.如果心律是VF/无脉VT或心脏骤停，则转到相应的流程。

2.如果出现ROSC，请参阅"复苏后管理"部分。

无脉电活动/心脏停搏（图2-9）

• 分析节律后无可识别的可除颤心律。

1.任何心律或电活动（即非VF或无脉VT）无法产生可触及的脉搏被认为是无脉电活动（PEA）。

PEA的定义包括范围从宽到窄，从缓慢到快速性心律失常，因此治疗取决于根本原因。

2.心脏停搏是自主心律消失，并表现为"直线"。

检查"直线"以排除其他原因。

（1）检查ECG电极和导联的连接。

（2）在监护仪上选择不同的导联以识别存在的有组织的节律。

（3）增加除颤器监视器上的增益以识别精细VF。

• 如果尚未完成二级ABCD流程。

注意：确保胸外按压在整个过程不中断。

• 合理用药

1.每3～5min IV/IO肾上腺素1mg。

2.如果怀疑存在高钾血症或TCA过量，可给予碳酸氢钠。

• 重复循环，继续CPR，检查节律/脉搏。

1.如果节奏是VF/无脉VT或心脏骤停，则转到相应的流程。

2.如果发生ROSC，请参阅"复苏后管理"部分。

心脏骤停期间进行监测

• 常规情况下，基于连续的心电图节律进行监测和脉搏触诊，监测心脏骤停管理过程中患者的状态。其他方式也在下面描述。

1.心电监护仪

（1）寻找恢复有组织的节律。

（2）然而这只显示心脏的电活动，但并不代表机械活动。

2.触摸搏动：虽然普遍被用于评估心脏骤停

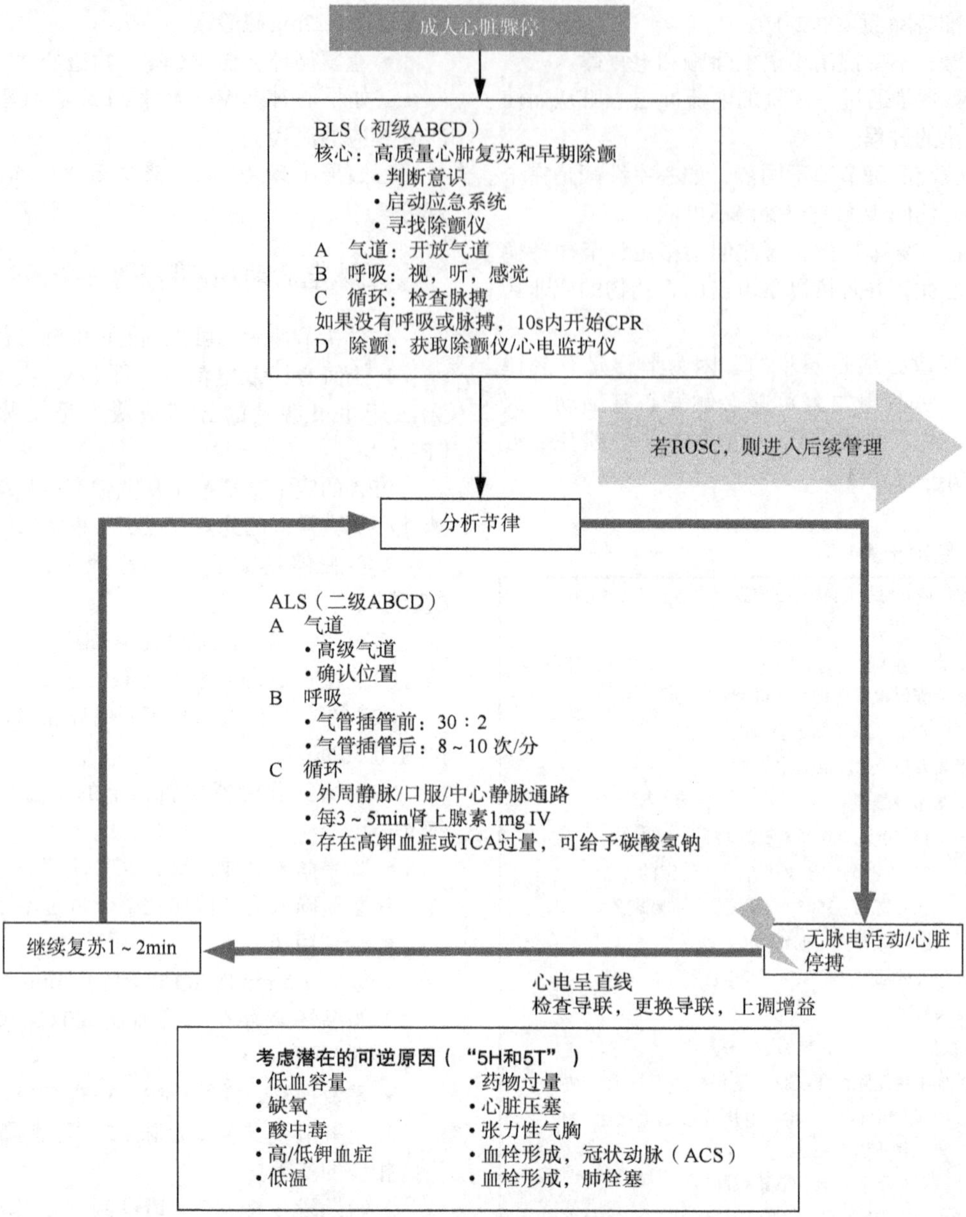

图2-9 **PEA/心脏骤停治疗流程**

的循环状态，但这可能是不可靠的，CPR期间产生的脉搏搏动强度并不等同于实际血流量。

3.血压监测

（1）无创血压监测可能很难并且不可靠。

（2）动脉内监测可能检测到小的偏差，但不代表实际组织灌注。

4.脉搏血氧仪：在心脏骤停情况下不可靠。

5.代谢监测：血气和乳酸的测量可能不可靠并且难以解释，但在心脏骤停的情况下，其将有助于复苏后治疗的监控。

6.呼气末CO_2（$PetCO_2$）反映组织产生二氧化碳和心排血量携带二氧化碳到肺的情况。

（1）$PetCO_2$的正常值通常约为38mmHg。

（2）$PetCO_2$＜10mmHg与心脏骤停有关。

（3）在有效的、高质量的CPR过程中，$PetCO_2$从较低的水平上升。

（4）因此，$PetCO_2$可以作为实时反馈来指导CPR的质量。

（5）一项研究发现，如果$PetCO_2$在CPR 20min后不超过10mmHg，死亡率为100%。

（6）自主循环恢复与$PetCO_2$的显著增加有关。

复苏后管理

- 最新的NRC指南重新强调了复苏后护理。
- 自主循环恢复（ROSC）

1. ROSC的征兆包括可触知的脉搏、自主呼吸（不是偶尔的喘息）、咳嗽、运动、可测量的血压或动脉波形，呼气末CO_2突然急剧增加。

2. 自主心律的恢复证据不仅仅是偶尔的呼吸、短暂的可触及的脉搏或＞30s的动脉波形。

- 持续的ROSC

在不需要胸外按压的情况下，血液灌注持续恢复＞20min时，则考虑自主循环恢复。

复苏后的调查和监测

- 检查

1.12导联心电图。
2. CXR。
3. FBC。
4. 尿素/电解质/肌酸酐/葡萄糖。
5. 心脏酶/肌钙蛋白。
6. ABG，乳酸盐。
7. 超声心动图。
8. CT/MRI。

- 监测（取决于急诊科和ICU设备，其中一些设施可能在ICU启动）

1. 连续心电监护仪。
2. 血压。
3. 脉搏血氧仪。
4. 二氧化碳图。
5. 温度。
6. 尿量。
7. CVP或Swan-Ganz导管。
8. $ScvO_2$。
9. 脑电图监测。

心脏骤停后护理的管理目标

- 早期血流动力学优化

1.MAP 65～100mmHg。
2.CVP 8～12mmHg。
3.$ScvO_2$＞70%。
4. 尿量＞1ml/（kg・h）。
5. 这些目标反映了最大化组织灌注和氧供的目标。

- 氧合

1. SaO_2为94%～98%。

2. 在ROSC第1个小时使用100%氧气后进行通气与立即调整FiO_2至目标SaO_2水平相比，可能导致较差的神经功能预后，这可能与产生过多的氧自由基有关。

3. 因此，应该限制氧疗以避免不必要的高氧。

- 通气

1. $PaCO_2$为40mmHg。

2. 过度通气可导致脑血管收缩，通气不足导致低氧和高碳酸血症。

3. 如果使用治疗性低温（见下文），请注意代谢减少可能导致通气需求减少。

- 循环支持

1. 扩容。
2. 血管活性药物。
3. 主动脉内球囊反搏（IABP）。
4. 体外膜氧合（ECMO）。

- ACS的管理

1. 如果心脏复苏后心电图显示STEMI，则立即进行PCI冠状动脉造影。

2. 如果PCI不可用，溶栓治疗是可接受的选择。

3. 如果怀疑ACS，可考虑进行冠状动脉造影。

- 治疗性低温

1. 亚低温是唯一适用于心脏骤停后提高存活率的治疗方案。

2. 初步的证据支持VF患者复苏后使用低温治疗，在非VF节律患者中已经注意到了一些益处。

3. 此外，虽然最初的建议是ROSC后诱导低温，ROSC之前启动治疗性低温的案例正在增加。证明可能是有益的。

4. 目标温度应为32～34℃，时间为12～24h。

5. 低温实施的方法包括非侵入性（如冰毯）和侵入性（如低温导管）。

6. 4℃的盐水2L静脉注射可用于低温。

7. 发热常见于心脏骤停48h后，应予以预防或治疗。可用退热药或主动冷却。

• 镇静和神经肌肉阻滞

1. 机械通气和治疗性低温时应该考虑。

2. 可能需要持续的脑电监测来监测抽搐发作活动。

• 抽搐控制和预防

1. 治疗抽搐发作，但没有证据表明仍然沿用常规预防性抗惊厥药。

2. 镇静患者和使用神经肌肉阻滞患者将受益于脑电图监控。

• 血糖控制

1. 应密切监测血糖以避免低血糖或高血糖。

2. 建议的目标是4.4～6.1mmol/L或8mmol/L。

• 其他措施

1. 神经保护药物。

2. 肾上腺功能不全。

3. 肾衰竭。

4. 感染。

5. 放置AICD。

• 心脏骤停神经预后

1. 复苏后神经预后评估应在72h后进行。

2. 心脏骤停前、心脏骤停中和心脏骤停后的因素均可能影响临床结局。

3. 评估神经系统预后包括神经生理学测试、神经影像学和生物化学标记。

（田 慈 译 李 硕 马青变 校）

第四节 心源性休克

Kuan Win Sen · Shirley Ooi

要点

• 心源性休克是广泛心肌损伤所形成的一系列炎症反应，其结果是心肌收缩力下降和全身血管收缩不良。

• 主要依据临床表现和血流动力学指标而做出心源性休克的诊断［如心排血指数＜2.2L/（min·m^2）和肺动脉压＞18mmHg］。机体低灌注的表现有意识障碍、皮肤湿冷及少尿。

• 非心源性疾病可以出现类似心源性休克的表现，如肺栓塞和主动脉夹层。

• 心源性休克死亡率很高（表2-7）。

表2-7 心源性休克的病因

心肌	机械性
急性心肌梗死	急性二尖瓣反流
心肌炎	室间隔/游离壁/动脉瘤破裂
扩张型心肌病	左心室流入/流出道梗阻
右心衰竭	

临床表现

• 劳力性呼吸困难伴有明显粗糙的爆裂音或哮鸣音。

• 循环障碍，包括心动过速（如果患者应用β受体阻滞剂可能不出现），毛细血管充盈时间延长，低血压，出汗，脉搏细弱。

• 终末器官功能障碍（如意识障碍和尿量减少）。

• 颈静脉扩张是右心衰竭的典型表现。

• 左心衰竭导致的肺水肿。

• 心脏听诊可闻及杂音表示心脏瓣膜病变。

• 贝克三联征（Beck’s triad）可提示心脏压塞（包括颈静脉扩张、奇脉和心音低钝）。

• 奔马律（尤其是充血性心力衰竭出现的病理性第三心音）。

在低血压的状态下出现肺水肿更倾向于心源性休克的诊断。

⇨ 给全科医师的特别提示

• 并不是所有的心源性休克患者都有典型的严重的全身性低血压、低灌注和呼吸窘迫表现。

• 由于大面积心肌受累，心源性休克常见于前壁心肌梗死。

• 心源性休克的患者低血压的严重程度不同。仅有低血压而没有外周低灌注的表现不能诊断为心源性休克。

处理

• **急诊室的治疗目标**

1. 做出诊断。

2. 预防缺血。

3.治疗潜在病因（如急性心肌梗死冠脉再灌注）。

- 气道、呼吸和循环（ABC）

1.对于过度呼吸的患者进行气管插管和机械通气。

2.通过面罩给予高流量吸氧以保持 SpO_2 > 90%。

3.静脉输液以保证足量的前负荷（参考中心静脉压监测、肺毛细血管楔压监测和超声评估下腔静脉充盈情况）。

- 静脉给予阿片类药物（如吗啡2～4mg）以减轻疼痛，诱导镇静，阻断肾上腺素分泌和减轻心脏压力。
- 静脉给予血管活性药物提供正性肌力以增加灌注。

1.**慎重**使用，避免心率增快导致的心肌耗氧量增加、梗死面积扩大和心脏泵血能力障碍。

2.**多巴酚丁胺是提高心肌收缩力的首选药物**。

（1）β_1肾上腺素受体激动剂具有最小的变时性和外周血管收缩效应。

（2）不会引起去甲肾上腺素的释放。

（3）具有轻微的α_1肾上腺素受体（血管收缩剂）作用，β受体作用更明显。

（4）心肌耗氧量影响较小。

（5）不会使心肌梗死面积扩大或引起心律失常。

（6）即使以40μg/（kg·min）的速度静脉注射此药也不会引起心率明显加快。

3.**多巴胺**

（1）**低剂量（肾剂量）**[2～5μg/(kg·min)]的多巴胺能增加冠状动脉的灌注和肾灌注，增加脑和其他内脏血流。然而，多巴胺的肾剂量没有循证医学证据；而是试图尝试平均动脉压 > 60mmHg。

（2）**中等剂量**[5～10μg/（kg·min）]的多巴胺有直接的**β肾上腺素**受体效应，它能有效增加心脏收缩力而对血压没有显著影响。

（3）**较高剂量**的多巴胺通过刺激**α肾上腺素**受体来提高全身血管阻力，引起心率加快及肾脏和其他内脏的血管收缩。

（4）心源性休克患者慎用中等或较高剂量的多巴胺，因为可能会影响心肌氧供和氧耗之间的平衡。

4.**地高辛**有适度正性肌力作用。对于心房颤动伴快速心室率效果很好。

- **主动脉内球囊反搏术**

1.如果心源性休克药物治疗无效，尽早请心内科专家会诊。

2.如果无法行冠状动脉造影和血运重建，推荐使用这种治疗方法，也可联合溶栓治疗。

3.反搏术可以减少左心室后负荷并能改善冠状动脉血流。

- 尽早请心脏专科医师会诊。

（方莹莹 译 李 硕 校）

第五节 神经源性休克

Rakhee Yash Pal

定义

- 神经源性休克属于分布性休克，另外两种是感染性休克和过敏性休克。
- 神经源性休克是最罕见的休克形式。
- 神经源性休克是由远端靶器官突然失去交感神经的支配，从而导致血管扩张、低血容量、反射性心动过速和血管收缩。
- 外周阻力下降和低血压可导致肺水肿。

要点

- 对于低血压的创伤患者，虽然患者没有心动过速，我们应警惕出血性休克的发生，因为低血压患者在服用β受体阻滞剂的情况下可能不会出现反应性的心动过速。
- 此外，创伤患者发生休克最常见的原因是出血所致的循环血量减少（出血性休克），虽然这可能常合并神经源性休克。因此，我们应按出血性休克积极治疗患者，直到发现特殊的病因为止。
- 出血性休克会减少脊髓血流量，从而导致进一步的神经损伤。

病因

- 颈椎和上胸脊髓损伤。
- 延髓水平的严重脑干损伤。

• 局麻药的使用。

临床表现

• 伴有心动过缓的低血压。
• 皮肤温暖潮红。
• 伴有神经功能障碍。

治疗

• 静脉输液：神经源性休克可能需要大量补液以维持正常的血流动力学，但需要注意的是，补液的同时不能让液体量超负荷，否则会导致肺水肿的发生。患者需要插尿管以严密监测尿量。

• 正性肌力药物：经常选用多巴胺。

• 阿托品：能增加心率和改善心排血量。

• 血管加压药：如果患者低血压难以纠正时可以应用此药。

• 及时请整形外科或神经外科会诊。

（方莹莹 译 李 硕 校）

第六节 脓毒症与脓毒症休克

Irwani Ibrahim · Kuan Win Sen

定义

• 感染：以微生物的存在或入侵正常宿主所引起的炎症反应为特征的微生物现象。

• 菌血症：血液中发现细菌，但机体未做出反应。

• 全身炎症反应综合征（systemic inflammatory response syndrome，SIRS）：对各种严重疾病状态所做出的全身炎症反应，其本质上可能不是由感染引起的。

SIRS表现为以下至少两种情况：

（1）温度＞38℃或＜36℃。

（2）心率＞90次/分。

（3）呼吸频率＞20次/分或二氧化碳分压（$PaCO_2$）＜32mmHg。

（4）白细胞计数＞12 000/mm^3，＜4000/mm^3或杆状核细胞＞10%。

• 脓毒症：由感染引起的全身反应，与SIRS相同。

• 严重脓毒症：脓毒症合并器官功能障碍、灌注异常或低血压。灌注异常可能包括（但不限于）乳酸酸中毒、少尿或突然的意识状态改变。低血压的定义是收缩压＜90mmHg，或平均动脉压＜65mmHg，或除外其他引起低血压的原因，血压比基线降低＞40mmHg。

• 脓毒症休克：尽管经过充分的液体复苏，患者仍处于低血压（如上所述）和灌注异常（如上所述）状态。对于应用正性肌力药物或血管加压药物的患者，患者存在灌注不足但没有低血压，也被视为脓毒症休克。

• 隐性休克：全身组织缺氧，在血压正常的情况下，血乳酸≥4mmol/L。严重脓毒症合并隐性休克的死亡率与脓毒症休克相似。

• 多器官功能障碍综合征（multiple organ dysfunction syndrome，MODS）：急性病患者出现器官功能改变，不治疗干预器官功能无法恢复平衡状态。

要点

• 对于老年人、年幼者或免疫力低下的患者来说，脓毒症休克的临床表现不典型或无特异性，患者可能没有发热或明确的感染灶（参见第12章“老年急症”）。

• 脓毒症的症状包括发热、寒战及四肢无力、全身不适、烦躁或意识障碍等。这些症状不是感染的特异性表现，在各种非感染性炎症患者中也可以见到。在严重感染时这些症状可能表现不出来，尤其对于老年患者，他们通常仅表现为呼吸急促和意识障碍。

• 即使患者不发热，但是异常生命体征如呼吸急促、心动过速及血压升高也可以提示脓毒症。

注意：在脓毒症早期，心排血量不变或增加，使患者四肢皮肤温暖。随着脓毒症进展，患者出现异常症状，如四肢湿冷。因此，没有发热的迟发性脓毒症休克与其他类型的休克难以区分，需要临床医师高度怀疑。它通常是排他性诊断。

• 最常见的感染部位是肺、腹部、尿道和皮肤（表2-8），在65岁以上的患者中，尿道可能是最常见的感染源。

表2-8 革兰氏阴性菌血症和革兰氏阳性菌血症的诱发因素

革兰氏阴性菌血症	革兰氏阳性菌血症
糖尿病	中心静脉导管、血滤导管等血管导管
淋巴细胞增生症	呼吸机、尿管等机械装置留置
肝硬化	烧伤
烧伤	静脉药物注射
化疗	

⇨ 对全科医师的特别提示

1.如果患者无法及时转运到最近的医院，临床医师应立即进行液体复苏。

2.对于考虑脑膜炎球菌血症可能的患者，应立即静脉滴注大剂量（400万U）的青霉素，因为此病患者的病情会在数小时内恶化。

治疗原则

• 早期识别。

• 治疗原发病。

• 早期充足的抗生素治疗。

• 机械通气支持。

• 早期维持血流动力学。

• 患者必须进行复苏管理。

• 监测心电图，每5min监测1次生命体征和脉搏血氧饱和度。

• 实验室检查

（1）末梢血糖。

（2）血常规。

（3）血培养（从两处不同位置抽取）。

（4）弥散性血管内凝血筛查。

（5）尿素/电解质/肌酐。

（6）动脉血气分析。

（7）尿常规。

• 完善胸片检查以评估患者是否发生成人呼吸窘迫综合征（adult respiratory distress syndrome，ARDS）。

• 完善心电图。

• 插导尿管以监测尿量。

• 保持呼吸道通畅，并给予高流量氧气。如果气道受阻、肺通气或换气功能障碍，临床医师应考虑进行气管插管。因为依托咪酯会引起肾上腺抑制，所以临床医师在插管前应谨慎使用此种诱导剂，也可以用诱导剂替代药物氯胺酮。

• 维持血流动力学稳定

（1）建立两个静脉通路，并积极进行液体复苏以纠正低血压（即快速补充至少1～2L晶体液或20～40ml/kg）。应考虑行中心静脉置管，特别是需要应用强效的血管加压药物时。

（2）如果经过液体复苏后血压难以纠正，临床医师可能需要应用血管活性药物。去甲肾上腺素是脓毒症休克的首选药物，起始剂量为1μg/（kg·min）。临床医师也可以应用多巴胺[剂量为5～20μg/（kg·min）]。

（3）液体复苏成功的标志：意识恢复，血压、呼吸、心率正常，皮肤灌注良好，尿量恢复正常。

注意：在选定的治疗中心，**早期目标指导治疗**（early goal-directed therapy，EGDT）可用于严重脓毒症和脓毒症休克患者。此项技术包括通过积极治疗以实现早期复苏目标的中心静脉压（CVP）、平均动脉压（MAP）和6h内的中心静脉血氧饱和度（$ScvO_2$）。通过中心静脉导管，患者得以严密监测各种指标，包括$ScvO_2$。

$ScvO_2$是全身灌注指数，能反映氧输送和氧耗之间的平衡。$ScvO_2$的正常值为70%～75%。$ScvO_2$下降提示氧输送不足，反映了机体处于失代偿并提示预后不良。$ScvO_2$提示心功能正常，但也可能反映氧耗不足或氧利用不足。这种状态可能提示细胞正在死亡，因为受损器官没有耗氧。这也提示预后不良。

目前证据表明，在预测液体反应性方面，动态的血流动力学参数（如每搏输出量、被动抬腿试验和脉压变化）的变化比静态指标（如CVP）更为准确。乳酸清除率已被证实是独立预测严重脓毒症或脓毒症休克生存率的重要指标。

• 积极控制感染

（1）尽快正确进行抗感染治疗是最重要的事情。

（2）主要考虑因素是宿主的免疫应答（免疫系统正常或受损）及微生物的种类和毒性。

注意：不同医院的细菌谱和敏感性不同，表2-9仅供参考。

表2-9 推荐的抗生素

可能感染	建议使用的抗生素
免疫系统正常且无明确感染灶	第三代头孢菌素（如头孢曲松）或用于青霉素过敏患者，喹诺酮类（如环丙沙星200mg）IV
免疫系统受损且无明确感染灶	抗假单胞菌抗生素（如头孢他啶1g IV）或青霉素过敏患者，用喹诺酮加氨基糖苷类（如庆大霉素80mg）
重症社区获得性肺炎（CAP）	IV阿莫西林2.4g加头孢他啶2g加阿奇霉素500mg或参见第4章第三节“社区获得性肺炎”
皮肤和软组织感染	IV头孢唑林2g。如果青霉素过敏或有静脉吸毒史或留置导管史，可考虑IV万古霉素1g
	对于坏死性筋膜炎，IV克林霉素600mg加IV青霉素200万～400万U
急性脑膜炎	第三代头孢菌素（IV头孢曲松钠2g）
泌尿系统感染	第三代头孢菌素（IV头孢曲松钠2g）
腹腔感染	第三代头孢菌素（IV头孢曲松钠2g）和IV甲硝唑500mg
胆道感染，如急性胆管炎和急性胆囊炎	第三代头孢菌素（IV头孢曲松钠2g）

注：IV，静脉注射。

（3）控制感染源，如脓肿和脓胸引流，组织清创（对于坏死性筋膜炎患者）及与主治医师研究讨论是否切除感染患肢。

• 对脓毒症休克患者是否应用糖皮质激素存在争议。但是如果患者有肾上腺皮质功能不全或相关病史，应用糖皮质激素会起到重要作用。

• 及时请ICU医师会诊并及时转入监护室进一步治疗。

（方莹莹 译 李 硕 校）

第3章

心血管系统急症

第一节　主动脉急症

Shirley Ooi · Gene Chan

主动脉夹层

定义

• 主动脉夹层形成的原因是主动脉内膜撕裂，内部血肿或是膜间的分离造成了假腔。从最初的撕裂并延伸表现出各种临床表现。

• 发病诱因包括患者有高血压，吸烟，动脉粥样硬化，孕妇，胶原蛋白紊乱或血管炎的患者（巨细胞动脉炎或马方综合征）。

• 有两种主要的分类：DeBakey分类和Stanford分类。

• DeBakey分为以下三种类型。

1. Ⅰ型包含升主动脉、主动脉弓和降主动脉。

2. Ⅱ型包含升主动脉，但并不延伸到左锁骨下动脉。

3. Ⅲ型只涉及降主动脉，起始于左锁骨下动脉或远端。

• Stanford分类分为以下两种类型。

1. A型包含升主动脉（伴或不伴有降主动脉）。

2. B型只包含降主动脉。

Stanford分类法更简单，有助于治疗的选择（见下文）。

要点

• 以下患者考虑主动脉夹层的诊断。

1. 突然的、剧烈的、撕裂的胸部/上腹部及放射到背部的疼痛，在开始时疼痛最剧烈。

2. 从胸部到腹部到下肢的迁移疼痛（由于主动脉夹层形成的下肢缺血）。一般来说，急性心肌梗死（AMI）的疼痛并不是迁徙的，当两者同时发生时，解剖通常首先从导致心肌梗死入手。

3. 伴有相关神经症状、晕厥、短暂性缺血发作、脑卒中或截瘫的胸痛。

4. 主动脉夹层风险增加的胸痛，如高血压、马方综合征、Ehlers-Danlos综合征和妊娠。

5. 脉搏短绌或两臂的脉压（大于20mmHg）或收缩压差，或上肢的血压比下肢大。

6. 胸痛伴新发性主动脉瓣反流杂音。

7. 前后位胸片上纵隔增宽＞8cm的胸痛。

8. 心肌梗死通常是由右冠状动脉的病变影响冠状动脉（1%～7%）而导致的。

注意：没有脉搏短绌和纵隔腔增宽，不能排除主动脉夹层的诊断。

• 可能与诊断主动脉夹层混淆的疾病如下：

1. 心肌梗死或不稳定型心绞痛。

2. 腹部疾病。

3. 脑卒中。

4. 下肢缺血性栓塞。

5. 肺炎。

6. 心包疾病。

注意：主动脉夹层可与上述任何疾病同时发生。

• 当最初考虑诊断主动脉夹层并没有发现病变部位时，请记住以下四点。

1. 在某些情况下，需要进行多次检查来诊断疾病（如经食管超声心动图和CT主动脉造影等）。

2. 下一个最有可能引起患者抱怨的原因可能是另一种严重的心脏病。

3. 如果患者需要接受主动脉夹层的评估，

那么无论检查结果如何，通常都会将患者收住院。

4.对主动脉夹层检查结果阴性的患者，急性心肌梗死或不稳定型心绞痛的发生率很高（23%），即使排除夹层，也不应忽视这两种情况。

⇨ 给全科医师的特别提示

• 主动脉夹层是一种非常严重的疾病，除非特别留意，否则很容易漏诊。怀疑急性心肌梗死的患者做心电图正常，或伴有神经功能缺损的胸痛患者，则应认真考虑。记住，这是导致胸痛的六种致命疾病之一。

• 一旦怀疑此疾病，不要把患者送到附近的急诊部，应呼叫救护车。同时，如果可能的话，建立一个或两个静脉通路，控制患者的血压并缓解疼痛。

• 如果怀疑主动脉夹层，记住抗血小板药物和溶栓治疗是禁忌。

• 记住，急性主动脉夹层要比动脉瘤破裂常见，发生率高2～3倍，误诊率高达90%。此外，未经处理的A型夹层前48h的死亡率为每小时1%。

处理

注意：治疗的目的是防止死亡和不可逆转的器官损害。药物治疗的目的是减慢血压上升速度，降低平均血压和心率。

• 监测危重患者的生命体征（包括心脏活动）。

• 给予高流量氧。

• 建立两条大口径静脉通路，进行以下血液检查。

1.全血细胞计数。

2.尿素氮/电解质/血肌酐。

3.凝血功能。

4.血4～6U浓缩红细胞，如果血压低，给予输血2U。

5.心肌酶。

• 做12导联心电图排除伴随发生的急性心肌梗死。

• 做胸部X线检查。表3-1显示了主动脉夹层的特征。

注意：在80%～90%的主动脉夹层病例中，胸部X线检查是不正常的。然而，正常的胸部X线检查并不排除诊断主动脉夹层。

• 床边二维超声心动图可以在近端主动脉夹层中寻找扩大＞3cm的主动脉根。

• 对于一个不稳定的主动脉夹层患者，选择床旁经食管超声心动图（TEE）来确诊。

• 一旦怀疑主动脉夹层，安排主动脉CT造影检查。

• 临床需要疼痛缓解，可静脉给予吗啡2.5～5mg。

• 插入导尿管监测尿量，排除提示双侧肾动脉可能受累出现的尿少或无尿。

注意：大多数急性主动脉夹层患者都有严重的高血压。一小部分会出现主动脉破裂至胸腔或心脏压塞造成低血压。

• 观察患者的循环和神经功能。

• 如果患者有高血压，进行降低血压治疗。目的是将收缩压降至100～120mmHg，保证尿量超过30ml/h。

表3-1 胸部X线检查

1.上纵隔增宽（正位片＞8cm；最常见的，即胸部X线的75%）
2.主动脉腔在钙化壁的基础上扩张超过5mm（有蛋壳或钙化的迹象；这是由于急性夹层分离出了外膜和钙化的内膜；虽然不常见，但这是主动脉夹层最具体的表现）
3.主动脉瓣闭锁或局限性膨出
4.主动脉扩张
5.主动脉的双密度（假腔不透射线）
6.主动脉和肺动脉之间的空间缺损
7.脊柱旁线扩大
8.新胸腔积液（血胸）
9.顶端的胸膜腔（局部的血胸）
10.左主干支气管下斜超过140°
11.右主支气管移位与抬高
12.气管/气管插管/鼻胃管右倾（远离血肿发展）

• 给药

1.静脉应用拉贝洛尔。初始应用静脉β受体阻滞剂可以使心率降低到60次/分以下。降低血压和收缩压上升率将使主动脉壁应力降至最低。

（1）静脉拉贝洛尔可能更好，因为它产生α受体和β受体阻滞效应。将50mg（10ml）稀释至40ml生理盐水或5%葡萄糖溶液中，形成

1mg/ml的溶液。必要时，开始注入2mg/min，可达到8mg/min，每15min调整一次。另外，对于血压更快速的控制，给予拉贝洛尔20mg静脉注射，2min后开始重复或双剂量，每10min调整，直到目标心率达到或超过150mg，然后开始持续静脉滴注2mg/min，最大剂量为8mg/min。

注意：尽管拉贝洛尔是一个联合的α受体和β受体阻滞剂，但是无论从哪个角度来看，它实际上是7个β受体阻滞剂效应，而且提供者应该总是准备添加硝普盐，因为在单独使用时，拉贝洛尔通常是不够的。

（2）也可以静脉使用普萘洛尔。

（3）由于其半衰期较短，且能被滴定，所以在急性环境中，艾司洛尔可能更可取。然而，成本和可获得性是一个问题。

2.静脉应用硝普盐加普萘洛尔。100μg/ml的硝普钠共50mg加入到500ml 5%葡萄糖溶液中。以6ml/h（10μg/kg）开始输注，必要时每5min增加10μg/min。每5min给予普萘洛尔1mg，直到达到60～80次/分的目标心率（在硝普钠之前或同时给予硝普钠可能产生反射性心动过速）。

• 如果血压低，开始静脉输液。对液体复苏治疗效果不佳的心脏压塞患者立即行心包穿刺术。应避免应用嗜酸性药物，因为该类药物会增加主动脉切变压力，使夹层更加恶化。

注意：所有的患者最初都要接受治疗，不管夹层类型如何。药物治疗能降低血压，降低左心室收缩速度。这减少了主动脉切变应力，并减少了夹层的进一步撕裂。

• 有文献记载的主动脉夹层的患者，即使他们是正常的或没有疼痛的，仍然应该用医疗方案来治疗。在上述范围内，血压和心率的进一步降低不太可能造成损害，也将有助于高血压患者停止夹层的进一步撕裂。

• 当怀疑主动脉夹层时，请在进行医疗治疗的同时与心胸外科医师联系。

• 主动脉夹层手术的适应证如下：

1.所有的Stanford A型夹层。

2.有并发症的B型夹层（破裂，严重远端缺血，顽固性疼痛，进展和不可控制的高血压）。否则，B型夹层可以药物治疗。

3.不可控制的高血压。

4.夹层进展。

腹主动脉瘤

定义

• 动脉直径大于正常直径50%的局部扩张。扩张的正常动脉直径＜50%称为扩张。

要点

• 发生于5%～7%的60岁以上的人群。

• 在新加坡，男女比例接近2∶1，在印度，此病发病率明显较低。

• 可能表现为以下情况：

1.灾难性腹腔内破裂导致休克和死亡。

2.开始出血进入腹膜后腔，然后破裂入腹腔。

注意：背部疼痛可能是腹主动脉瘤的扩张和脊椎的侵蚀，也可能是动脉瘤破裂，这是外科急症。

3.腹部肿块常搏动，但偶尔不出现。

4.直立性低血压导致晕厥。

5.栓塞导致肢体急性缺血或躯干和四肢瘀斑。外周栓塞可导致蓝趾综合征。

6.主动脉肠瘘表现为黑粪。

7.肠、胃或食管压迫可导致吞咽困难、早期饱胀、恶心和（或）呕吐。

注意：大多数患者（75%）是无症状的。

• 弥漫性和非特异性的腹主动脉瘤的症状可能导致错误的诊断。任何患有低血压、休克和背痛的老年患者都必须排查腹主动脉瘤破裂。大多数诊断错误是由于未能触及搏动性肿块。

• 通过将手指放在动脉上，来寻找扩张和传播的搏动；由于动脉瘤搏动，手指会向外侧偏移。

• 所有搏动性肿块＞3cm的患者都应该做超声检查。

• 紧急手术的死亡率为75%～90%，而在选择性修复中只有3%～5%。

病理生理学

• 大多数主动脉瘤与动脉粥样硬化密切相关，而其他常见病因包括中层囊性坏死、Ehlers-

Danlos综合征、夹层。

危险因素

- 高血压：至少有40%腹主动脉瘤患者。
- 吸烟：与不吸烟者相比，患有腹主动脉瘤的可能性要高8倍。
- 高脂血症、高同型半胱氨酸血症。

破裂的危险因素

- 动脉瘤的膨胀率呈指数增长，而破裂的风险与动脉瘤的直径成正比。

1.直径4～5cm的动脉瘤有5%的破裂风险。

2.直径6～7cm的动脉瘤有33%的破裂风险。

3.直径大于9cm的动脉瘤破裂风险高达95%。

- 一些研究表明高血压和寒冷是小动脉瘤破裂的强预测因子。
- 最近的一些试验，如英国的小动脉瘤试验和亚当试验，没有显示出直径小于4cm的动脉瘤手术的长期生存率。

> ⇨ **给全科医师的特别提示**
>
> - 主动脉瘤可能表现为腹痛、背痛、绞痛或缺血性腿部疼痛。
> - 诊断通常是通过对腹部的身体检查做出的。
> - 诊断可通过B型超声确诊。
> - 对于大多数直径为3～5cm的动脉瘤患者，可选择手术干预，以防止破裂/死亡。
> - 小的动脉瘤应该通过常规的超声测量来监测。

主动脉瘤破裂的处理

一般措施

- 在重症监护区看管患者。
- 插管和复苏设备必须立即可用。
- 根据当地的协议通知适当的外科团队。
- ABC的初步调查，确保气道通畅和执行需要复苏的措施。
- 监测生命体征、心电图、脉搏血氧饱和度。
- 至少建立2条具有正常生理盐水输注的大口径静脉注射管，但不要使患者过度复苏。
- 实验室检查：配6个单位红细胞，全血细胞计数，尿素氮/电解质/血肌酐，凝血功能，动脉血气。如有必要，请在完全交叉配血时，按需订购血液。
- 便携式CXR（寻找夹层/纵隔加宽）。
- 普通的腹部射频识别将显示大约50%的病例，但需要同时观察横向和AP的诊断，以诊断腹主动脉瘤。如果出现经典的“蛋壳”现象，诊断的程度就会很高。一个阴性的纯X线检查并不排除对腹主动脉瘤的诊断，并且限制了这项研究的价值。
- 放置导尿管。

特殊处理

- 一旦确诊，不允许重复腹部触诊。
- 床旁超声在急诊诊断动脉瘤的存在中是有用的，但此依赖于操作者。它可能检测不到破裂。主动脉直径＞3cm时表明腹主动脉瘤的可能性。
- 腹主动脉瘤破裂是外科急症，患者必须尽快做好手术准备。不必常规进行腹平片或CT检查。
- 但是，如果患者病情稳定，那么需要行CT扫描以诊断，但不能延迟对破裂的主动脉瘤的治疗。

处置

- 根据当地的惯例，接受心胸外科或一般外科手术。

（冯　璐　译　李　硕　校）

第二节　缓慢性心律失常

Benjamin Leong・Shirley Ooi

要点

- 高级生命支持中将心脏骤停期的心律失常分为缓慢性心律失常和快速性心律失常。
- 本节主要讲述缓慢性心律失常及其处理方法（图3-1）。

• 国际复苏联络委员会（ILCOR）每5年修订一次心肺复苏指南。

• 在新加坡，国家复苏委员会（NRC）依据修订内容制定心肺复苏指南。

• 在编写本节时，最新的ILCOR指南修订是在2010年，NRC指南修订是在2011年。

⇨ 给全科医师的特别提示

严重缓慢性心律失常的症状和体征包括精神状态改变、头晕、低血压和晕厥（**阿-斯综合征**）。

• 有类似临床症状的患者应行**心电图**检查。

• 一般而言，在没有血流动力学不稳定和严重临床症状及体征的情况下，缓慢型心律失常可不干预。

• 但是，如果心电图提示潜在致命性心律失常如二度Ⅱ型或三度房室传导阻滞，这些患者应转移至急诊室并住院治疗，即使这些患者目前尚平稳。

• 所有不稳定的患者应立即通过救护车转运至急诊室。

窦性心动过缓

• 心率低于60次/分。

• 每一个P波后都伴随有QRS波群。

• 原因包括迷走神经张力增高、急性心肌梗死、甲状腺功能减退、病态窦房结综合征、电解质紊乱、中毒和应用β受体阻滞剂。

一度房室传导阻滞（图3-2）

• PR间期＞0.2s。

• PR间期恒定。

• 每一个P波后都伴随有QRS波群。

注意：高钾血症可以表现为一度房室传导阻滞。

莫氏二度Ⅰ型房室传导阻滞

• 也称为文氏现象。

• PR间期逐渐延长直至P波不能下传。

• RR间期逐渐缩短直至阻滞发生。

• PR间期恢复正常后再循环往复。

• 这就产生了一组心跳集群束。

• 通常是由迷走神经张力增高引起的。

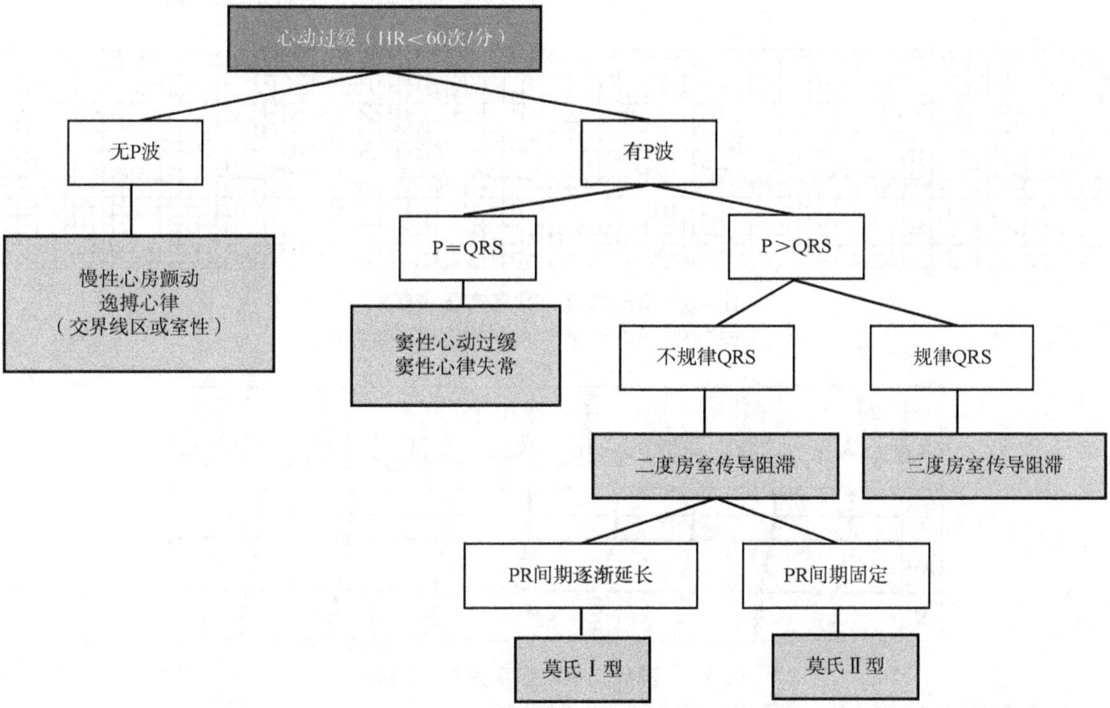

图3-1 **缓慢性心律失常的诊断流程**

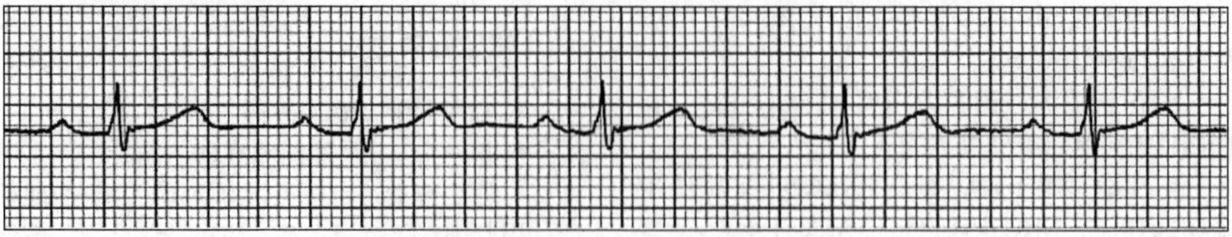

图3-2 一度房室传导阻滞

注：①PR间期延长为222ms；②每个P波均能下传

• 通常为窄QRS波群，除非伴有束支传导阻滞。

• 通常认为是良性过程，但近期有研究提示起搏器也可使此类患者获益。

图3-3。

莫氏二度Ⅱ型房室传导阻滞

• PR间期固定。

• P波后面突然出现QRS波群脱落。

• 无心跳集群束现象。

• 由于阻滞部位在结下，因此多伴有QRS波群增宽，也可以为窄QRS波群。

• 有进展为完全房室传导阻滞的风险。

• 如果有连续2个或2个以上的P波未下传，称为高度房室传导阻滞。

图3-4。

2∶1二度房室传导阻滞

• 容易被误诊为完全性房室传导阻滞，因为QRS间期是规律的。

• 两者区别在于下传P波的PR间期是恒定的，而完全性房室传导阻滞是不恒定的。

• 阻滞部位可在房室束以上或以下，通常难以区分。

图3-5。

三度房室传导阻滞（也称为完全性房室传导阻滞）

• 这是不稳定的节律。

• P波和QRS波群完全分离。

• QRS波群是规律的逸搏心律，不同于二度房室传导阻滞，后者是不规律的。

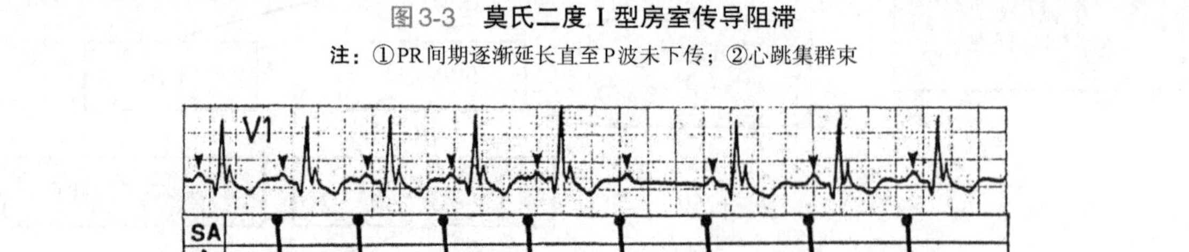

图3-3 莫氏二度Ⅰ型房室传导阻滞

注：①PR间期逐渐延长直至P波未下传；②心跳集群束

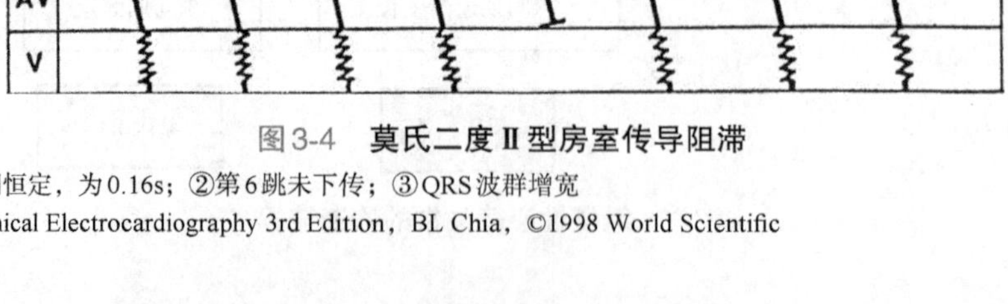

图3-4 莫氏二度Ⅱ型房室传导阻滞

注：①PR间期恒定，为0.16s；②第6跳未下传；③QRS波群增宽

资料来源：Clinical Electrocardiography 3rd Edition，BL Chia，©1998 World Scientific

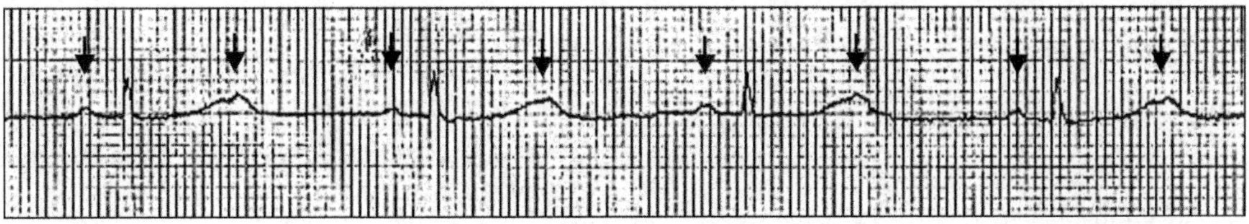

图3-5　2∶1二度房室传导阻滞

注：①P波（箭头所示）存在于每个交替出现的QRS波群之前；②下传P波的PR间期恒定；③未下传的P波落在T波上，这不是完全房室传导阻滞

• 窄QRS波群提示阻滞部位位于房室结，心室率为40～60次/分，对阿托品有反应。

• 宽QRS波群提示阻滞部位位于结下，心室率通常低于40次/分。

• 结下阻滞通常对阿托品无反应。

图3-6。

处理原则

注意：处理原则按照新加坡NRC指南及ILCOR指南，当两者有区别时，首先依据NRC指南。

一般处理原则

• 对心动过缓的初步诊治应从一般处理原则起始（图3-7）。

• 如果患者没有反应，呼叫心脏骤停团队（参见第2章第三节“心脏骤停治疗标准流程”）。

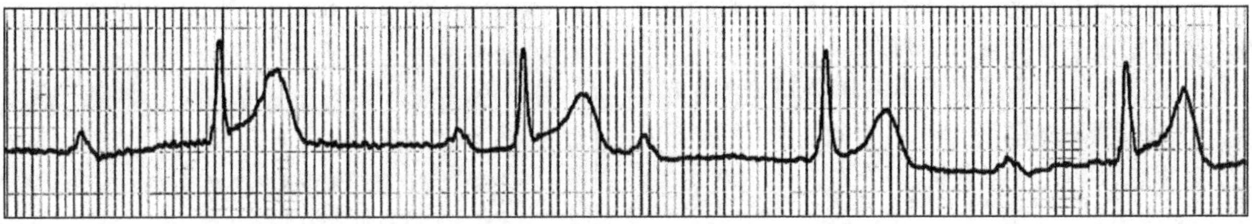

图3-6　三度房室传导阻滞

注：①房室分离时P波和QRS波群有各自的节律；②没有心跳集群束现象；③心室节律是规则的

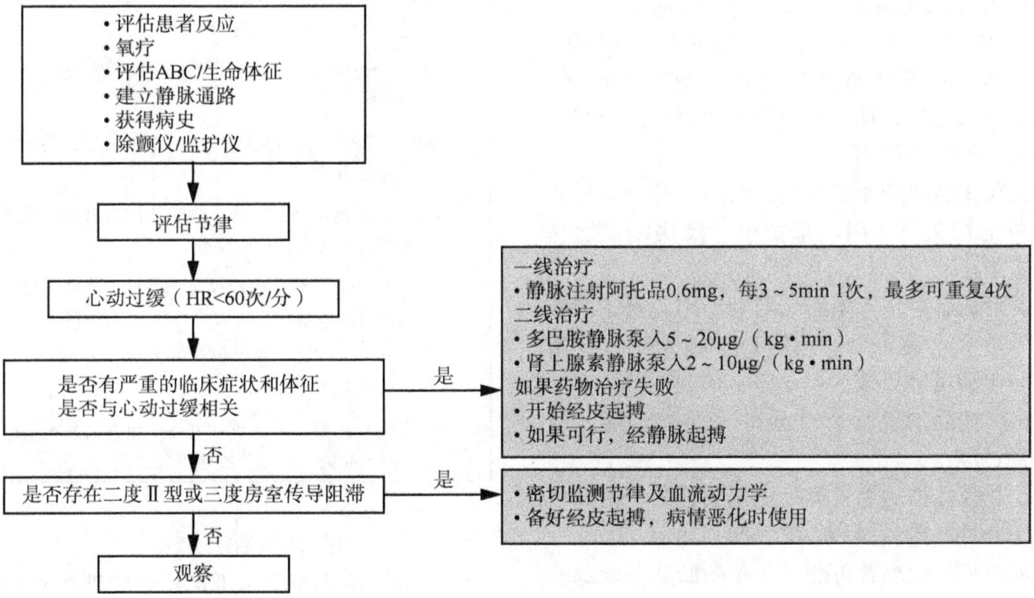

图3-7　缓慢性心律失常的初始评估和处理

ABCD观察

- 评估、清理、支持气道、呼吸及循环。
- 给予氧疗。
- 建立静脉通路。
- 连接除颤仪/监护仪，监测节律。

任何低于60次/分的节律都称为心动过缓。

- 评估生命体征、简短的有针对性的病史及体格检查发现。
- 获得12导联心电图。
- 观察有无心动过缓相关的严重症状及体征。

1. 气短。
2. 精神状态改变。
3. 收缩压＜90mmHg或有休克征象。
4. 心力衰竭的临床表现。

- 如果存在严重的临床症状或体征，并且确定与心动过缓相关，启动心动过缓干预措施。
- 如果没有严重的临床症状或体征，是否存在二度Ⅱ型或三度房室传导阻滞。

1. 如果有，这些患者需要密切监测，备好起搏，因为病情随时恶化。
2. 如果没有，继续观察。

缓慢性心律失常的干预措施

- 阿托品0.6mg静脉注射，每3～5min 1次，直至最大剂量达2.4mg或0.03～0.04mg/kg。

1. 目标心率60～70次/分，症状及体征消失。
2. 如果心率已经提升至60～70次/分，但休克状态未好转，那么休克并非由缓慢性心律失常引起，需另找原因。
3. 阿托品阻断迷走神经，对迷走神经介导的缓慢性心律失常（阻滞部位位于窦房结或房室结）有效。
4. 阿托品对结下阻滞无影响，因此对于二度Ⅱ型房室传导阻滞及伴有宽QRS波形的三度房室传导阻滞可能无效。
5. 阿托品剂量低于0.6mg时可能会引起矛盾性心动过缓。
6. 心脏移植的患者避免应用阿托品，因其可导致矛盾性心动过缓和心脏停搏。
7. 心脏移植患者可能对儿茶酚胺或茶碱反应更好。

- 二线药物

1. 多巴胺静脉泵入5～20μg/（kg·min）。
2. 肾上腺素静脉泵入2～10μg/（kg·min）。

- 如果药物治疗失败，患者仍有症状，准备经皮起搏（框3-1）。

框3-1 经皮起搏（图3-8～图3-11）

- 向患者解释操作过程。
- 提前静脉应用镇静、镇痛药物。
- 将自粘式起搏电极贴于患者前胸。
    1. 将一个电极置于右锁骨下，另一个电极置于心尖部。
    2. 将一个电极置于心前区，另一个电极置于左肩胛骨与脊柱之间。
- 设置起搏模式
    1. 固定起搏模式，提供固定数量的起搏，不管患者自身的心率如何。
    2. 按需起搏（首选），仅在自身心率低于设定频率时起搏。
- 设置起搏心率为60～70次/分（更高的心率没有必要）。
- 将输出电流设置为最低。
    1. 注意起搏时，设置的是电流（mA），而不是电量（J）。
    2. 每次起搏时输出的电量低于电除颤的1/1000，所以对于医护人员是安全的。
- 打开起搏开关。
    1. 注意应在心电监护仪上看到起搏信号（图3-9），提示脉冲已经发放。
    2. 逐步增加电流，通常为0～200mA。
    3. 寻找电夺获：在起搏信号后伴随有宽大的QRS波群及T波（图3-10）。

       如果QRS波群后没有T波，可能是伪迹，并非真正的心脏去极化。
    4. 一旦出现电夺获，通过触诊与QRS波群一致的脉搏来确定是否存在机械夺获。
    5. 发生夺获的最低电流设定为阈值，将输出电流设定为刚高出阈值即可（大约10%）（图3-11）。
- 如果已经发生夺获，重新评估患者的生命体征和12导联心电图，并安排转运。
- 如果未发生起搏，考虑更换电极片或咨询心内科医师以便行经静脉起搏并起始二线治疗药物。

- 其他的药物和治疗方法

1. 静脉应用茶碱可考虑用于失神经支配的心脏如移植心脏或脊髓损伤患者。

2.静脉应用胰高血糖素和葡萄糖酸钙可以用于β受体阻滞剂或钙通道阻滞药过量的患者。

3.叩击（拳头）起搏可以作为临时措施用于准备行起搏器置入的血流动力学不稳定的患者。

- 所有有症状的心动过缓都应收入院。
- 实验室检查应包括全血细胞计数、电解质/尿素氮/肌酐及心肌标志物。

注意：严重高钾可导致缓慢性心律失常，可能对高级生命支持干预措施无反应。对于终末肾衰竭、严重酸中毒患者应高度疑诊高钾血症。注意寻找有无高尖T波（参见第7章第一节“肾脏

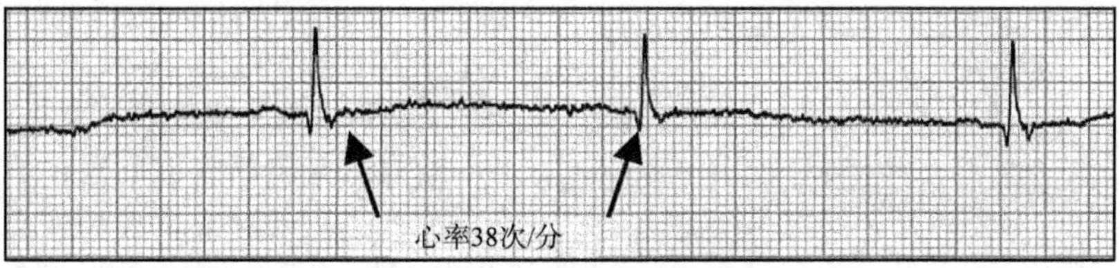

图3-8　**不稳定的心动过缓**

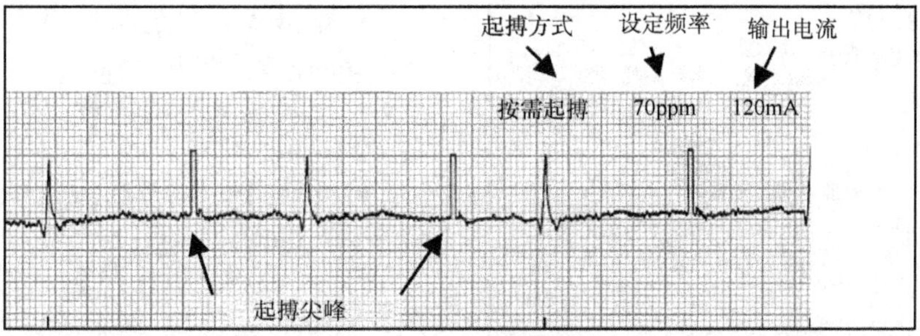

图3-9　**起搏、未夺获**

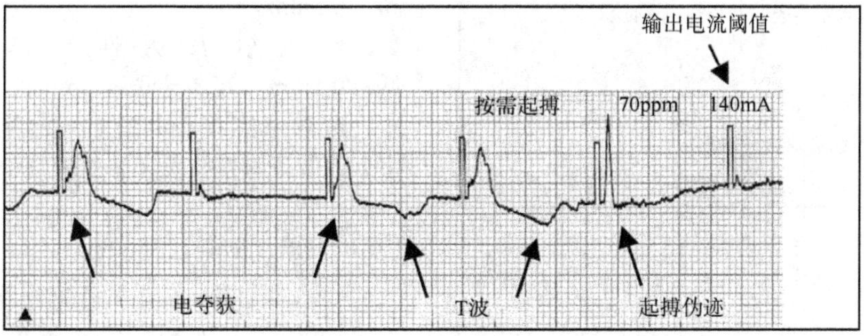

图3-10　**夺获阈值**

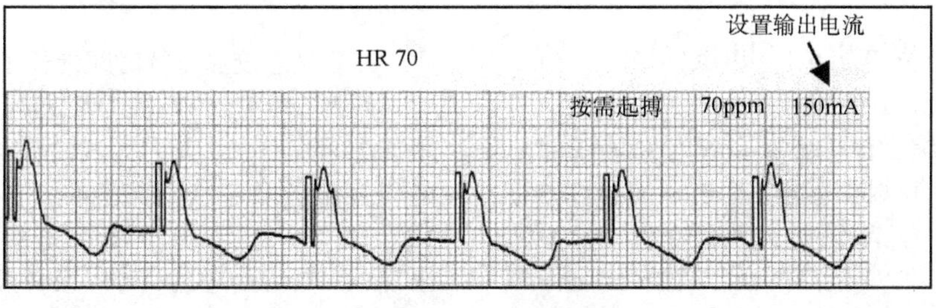

图3-11　**夺获**

急症”)。

• 所有起搏治疗的患者都应进入心脏监护病房。

诊治场所

• 不稳定的患者应收入心脏监护病房。

• 目前稳定但有潜在严重心律失常风险的患者应收入可以进行心电监护的病房(框3-2)。

框3-2 心电监测的指征

心电监测的良好适应证
• 置入型体内自动除颤器放电患者
• 房室传导阻滞
• QT间期延长伴有室性心律失常
• 急性心力衰竭/肺水肿
• 需要住院治疗的急性脑血管病
• 急性冠脉综合征
• 需要大量输血的患者
心电监护可能获益
• 晕厥患者的评估
• 内镜检查后的上消化道出血患者
• 接收控制心率治疗的房性心律失常患者
• 电解质紊乱患者
• 亚急性充血性心力衰竭患者
心电监护是否有益目前尚无证据
• 需要输血的患者
• 胸痛患者的评估
• 慢性阻塞性肺疾病急性加重患者
• 接受抗凝治疗的稳定的肺栓塞患者

(杜兰芳 译 李 硕 马青变 校)

第三节 急性冠脉综合征

Kuan Win Sen · Shirley Ooi

急性冠脉综合征(acute coronary syndrome, ACS)是一组有共同病理生理过程的急性心肌缺血综合征,包括不稳定型心绞痛(unstable angina, UA)、非ST段抬高型心肌梗死(non-ST elevation myocardial infarction, NSTEMI)及ST段抬高型心肌梗死(ST-segmentelevationmyocardia infarction, STEMI)。

心肌酶或肌钙蛋白在发病最初数小时内难以检测到,因此最初很难区分UA和NSTEMI。鉴别的唯一方法是随着时间的推移UA没有心肌损伤标志物的升高,ECG如果有变化,通常表现为一过性缺血改变,而NSTEMI心肌损伤标志物阳性,心电图出现复极化异常改变。UA和NSTEMI的处理类似。不稳定型心绞痛在静息或较小负荷下出现,应区别于稳定型心绞痛。

当冠脉完全堵塞时发生STEMI,是透壁性心肌梗死。心电图显示受病变血管供应区域的ST段抬高。STEMI的诊断标准如下(依据2007年ESC/ACCF/AHA/WHF联合工作组及2009年AHA/ACC/HRS专家组的修订意见)。

• 年龄≥40岁的男性:V_2、V_3导联J点抬高≥2mm,其余导联≥1mm。

• 年龄<40岁的男性:V_2、V_3导联J点抬高≥2.5mm。

• 女性:V_2、V_3导联J点抬高≥1.5mm,其余导联≥1mm。

• 女性及男性:V_3R及V_4R导联J点抬高≥0.5mm(年龄小于30岁的男性需抬高≥1mm)。

• 女性及男性:V_7～V_9导联J点抬高≥0.5mm。

• 女性及男性:V_2、V_3导联J点压低≥0.5mm,其余导联≥1mm。

注意: J点在心电图上标志着QRS波群的结束,以及逐渐演变为T波的后续部分的开始。

要点

• 患者通常出现下列临床症状之一:

1.新出现(2个月内)的严重心绞痛。

2.原有心绞痛突然恶化,表现为发作频率增多、严重程度增加、持续时间延长、硝酸甘油治疗效果差。

3.静息心绞痛持续时间延长(大于15min)。

• 2%～4%的急性心肌梗死患者被不适当地准予离院回家,其中大多数是未疑诊心肌梗死的年轻患者及症状不典型的老年患者(参见第12章“老年急症”)。因此,老年及糖尿病患者出现难以解释的心脏、呼吸及神经症状时,需要排除急性心肌梗死可能。

• 急性心肌梗死的诊断标准于2000年及2007年被很多国际心血管协会修订过，诊断要点包括保持高度警惕性、动态观察心电图变化及肌钙蛋白水平。

• 在诉讼成功的案例中，导致急性心肌梗死误诊的因素如下：

1.没有合理的安排检查（心电图及血清标志物）。

2.未考虑该诊断。

3.急诊科不适当离院。

4.结果解读有误（心电图及血清标志物）。

5.过度依赖阴性结果（心电图及血清标志物）。

• 急性心肌梗死不典型临床表现的特征如下：

1.个性特征：男性化、冷静、独立和不焦虑。

2.行为特征：既往就诊次数少的患者、坚韧的患者及否认病情的患者。

3.疼痛阈值较高（包括心源性及非心源性胸痛）。

4.抑郁症或精神疾病。

5.痴呆或存在其他影响有效沟通的因素。

6.医师及患者错误的解读了急性心肌梗死相关的症状和体征。

7.感觉、肌肉及内脏神经病变。

8.中枢神经系统功能受损导致对缺血的识别能力下降。

• 以下是心绞痛的等同症状。

1.心绞痛等同主诉：呼吸困难、恶心/呕吐、出汗、乏力/头晕、咳嗽、晕厥。

2.心绞痛等同症状：谵妄、意识障碍及突发脑血管病。

3.心绞痛等同表现：心脏骤停、新发的心律失常、新出现的充血性心力衰竭、不能解释的支气管痉挛、不能解释的心动过缓及外周水肿。

• 疑诊心肌梗死患者的风险管理建议如下：

1.年龄和性别（尽管女性发生心肌梗死的风险低于男性）不可用于排除心肌缺血或心肌梗死。

2.心脏病史很重要。既往有心绞痛或心肌梗死病史的患者出现新的缺血事件时，危险因素的诊断价值有限，因为既往心血管疾病本身就是一个危险因素。

3.胸痛患者相关的危险因素，如家族史、糖尿病、高血压、高脂血症、吸烟及吸可卡因。

4.对于有可疑心脏相关临床表现的患者，可将参考既往心电图作为常规。

5.胸痛伴有新发左束支传导阻滞等同于急性心肌梗死，所有新发左束支传导阻滞伴有持续性胸痛的患者应考虑再灌注治疗。

6.既往心脏病的患者出现静息胸痛是不良预兆。

• UA的诊断主要依靠临床依据，包括心电图无变化或存在非特异性改变，患者胸痛已经缓解。

• NSTEMI可以在任何出现心肌损伤标志物升高但无ST段抬高证据的患者中诊断，NSTEMI可以没有心电图的改变。

心电图可表现出如下情况：

1. ST段压低。

2.一过性ST段抬高，自行或应用硝酸甘油恢复。

3.T波倒置。

4.既往心肌梗死。

5.左束支传导阻滞。

6.非特异性改变。

心电图也可完全正常，但不应表现为持续的急性ST抬高。

• 心肌酶学（CK-MB、肌钙蛋白及肌红蛋白）可正常或升高，肌钙蛋白T或肌钙蛋白I升高对于心肌损伤具有很高的特异性，并可识别发生并发症的高危患者。

• 肌钙蛋白值越高，发病后30天内死亡风险越大。发病后12h内肌钙蛋白正常或检测不到说明早期并发症发生的风险较低。

• Meta分析表明肌钙蛋白T和肌钙蛋白I两者敏感性和特异性相当，具备同样的预测预后及危险分层的价值。

• TIMI（thrombolysis in myocardial infarction）研究者发明了包含7个变量的危险分层工具（TIMI评分），可以预测发病14天内死亡、再梗死及急诊再血管化的风险。

1.年龄≥65岁。

2.存在3个及以上冠心病危险因素。

3.心电图ST段偏移≥0.5mm。

4.过去24h发生过2次及以上心绞痛。

5.心肌坏死标志物升高。

6. 7天内服用过阿司匹林。

7.既往冠状动脉狭窄50%以上。

注意：TIMI评分只用于已经决定收入院的患者；不能用于胸痛原因未名的患者，因此即使TIMI评分很低，也不能以此作为患者可离院回家的依据。

• TIMI评分≥5分为高危，≤2分为低危。高危患者较低危患者更能从早期介入治疗和应用Ⅱb/Ⅲa受体拮抗剂及低分子肝素中获益。

• 低风险类别：发病12h以内心脏肌钙蛋白正常的患者短期内发生心脏事件的风险较低，而且心电图及心肌酶均正常的患者不需要收入心脏监护病房。

• 治疗目标包括缓解症状、预防心肌梗死和死亡。可以通过首先给予抗缺血及抗栓治疗，如果治疗失败，及时行再血管化治疗来实现。

• ACS急性期控制高血压和心力衰竭是非常重要的，因为可以减轻室壁张力、减轻心肌缺血，有助于稳定病情。

• 溶栓对于心电图没有ST段抬高的患者无益（除了怀疑急性心肌梗死的左束支传导阻滞患者）。

⇨ 给全科医师的特别提示

• 急性心肌梗死患者临床和心电图表现可以不典型。

• 警惕老年、糖尿病及伴有危险因素的年轻患者的不典型表现。

• 所有类型的急性冠脉综合征推荐去急诊科就诊。

• 一旦AMI确诊，不要让患者自行前往急诊就诊，应呼叫救护车。

• 送往医院前给予患者300mg阿司匹林。

处理

处理目标如下：

1.通过心电图和心肌酶确诊ACS。

2.评估死亡、再梗死及紧急再血管化风险（如应用TIMI评分）。

3.缓解缺血性胸痛。

4.稳定血流动力学。

5.降低心肌耗氧量。

6.开始抗血小板、抗凝治疗，如果需要再血管化治疗。

• 在重症监护区域监测患者的生命体征。

• 通过面罩氧疗。

• 给予双重抗血小板治疗，包括阿司匹林及替格瑞洛或氯吡格雷。

• 阿司匹林300mg口服。

注意：阿司匹林1h之内即可发挥抑制血小板的作用，避免应用肠溶阿司匹林，因为它开始起效在3～4h以后。阿司匹林可以将3个月的心源性死亡及非致命性心肌梗死的风险降低50%。

• 对伴有ST段动态改变或心肌损伤标志物阳性的高危NSTEACS患者给予替格瑞洛180mg口服（图3-12），并收入院早期介入治疗。

• 对没有ST段动态改变及心肌损伤标志物阴性的低危NSTEACS患者，给予氯吡格雷600mg口服（图3-12）。

• 进行血液检测：血细胞计数、尿素氮/电解质/肌酐、心肌酶、肌钙蛋白T或肌钙蛋白I、凝血功能。

• 缺血性胸痛患者给予硝酸甘油舌下含服。如果应用两剂硝酸甘油后胸痛仍无缓解，给予静脉硝酸甘油20～200μg/min直至胸痛缓解或平均动脉压下降10%，如出现低血压要停用。

注意：静脉硝酸甘油对合并高血压和心力衰竭的ACS患者非常有效。目前没有证据表明静脉使用硝酸甘油比等同剂量的长效硝酸酯类更有效，但静脉使用硝酸甘油起效更快、剂量容易调节。硝酸甘油禁用于右室心肌梗死及24h以内应用过磷酸二酯酶抑制剂治疗勃起功能障碍的患者。

• 静脉应用硝酸甘油后仍有胸痛及焦虑的患者可静脉应用吗啡。

• 如果没有禁忌证，如心力衰竭、呼吸衰竭、二度以上房室传导阻滞、低血压（收缩压＜90mmHg），给予β受体阻滞剂以降低心肌梗死风险。

• 对于严重高血压患者静脉应用心脏选择性的阿替洛尔、美托洛尔是有效的。或者待患者血流动力学稳定后加用口服β受体阻滞剂逐渐增加剂量。

注意：静脉应用β受体阻滞剂仅用于严重高血压患者，在其他情况下应用则认为有害。事实

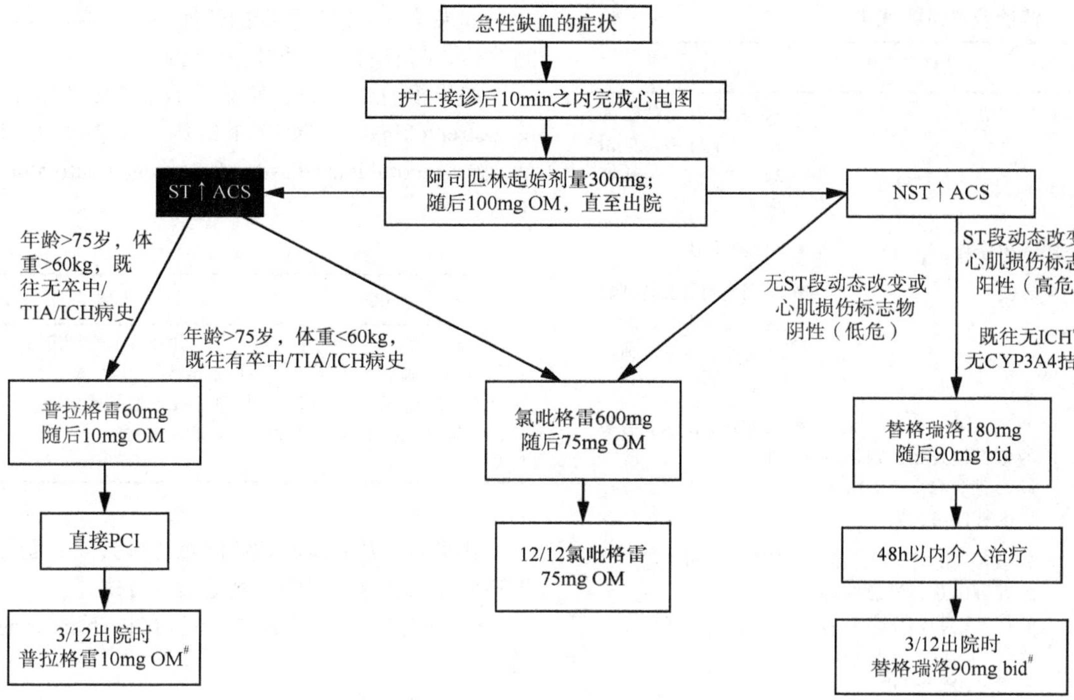

图3-12　**ACS诊治流程**

*ICH，脑出血；请咨询心脏病登记处电话再次抗血小板治疗

#剩余9/12是门诊处方；在出院3/12内随访

上在新指南中，β受体阻滞剂仅应口服给药，无风险；可在最初24h以内任意时间点给药，但当有禁忌证时应避免应用。

• 当静脉应用肝素时，可以降低反复缺血及进展为Q波心肌梗死的风险。

静脉应用肝素需要密切监测抗凝水平，停用肝素可以造成不稳定型心绞痛反复，但这种风险可被阿司匹林部分抵消。

低分子肝素在肝素诱导的血小板减少方面如为普通肝素，无须监测，由于近乎完全的生物利用度和血小板聚集程度较低，效果可能更优。

注意：以下三方面已经表明可以降低不稳定型心绞痛及NSTEMI发生并发症的风险。

1.普通肝素不联合阿司匹林比安慰剂有效。

2.普通肝素联合阿司匹林比单用阿司匹林更有效。

3.低分子肝素联合阿司匹林比单用阿司匹林更有效。

• 高危患者应给予静脉Ⅱb/Ⅲa受体拮抗剂96h，也应用于接受普通肝素治疗但行PCI治疗的TNT升高的患者，且应在介入治疗前开始。例如，依替巴肽和替罗非班，GUSTO研究中并未发现NSTEMI患者使用阿昔单抗可以获益。

• 发现并纠正诱因，如贫血、发热、甲状腺功能亢进、低氧、缓慢性心律失常、主动脉狭窄，应用拟交感神经药物，避免并发症。

• 行胸部X线检查除外其他引起胸痛的原因，并寻找有无ACS并发症。

STEMI的特殊治疗

• 考虑再灌注治疗，如PCI和溶栓。PCI如果可行，为首选的治疗策略。因为许多随机对照试验表明，与溶栓相比，PCI可以显著提高存活率，而且脑出血及再梗死的发生率低（表3-2）。

溶栓的适应证：

1.典型AMI症状。

2. ST段抬高符合前述提及的定义标准。

3.胸痛发作12h以内。

4.年龄小于75岁。

溶栓的禁忌证：

• 绝对

表3-2 溶栓及PCI的优劣

	溶栓	PCI
优点	• 实施快	• 临床效果更佳，如血管再通率、TIMI 3级比例高，闭塞率低
	• 应用普遍	• 出血事件少
	• 方便	• 早期明确冠脉解剖病变，可以更有针对性地治疗及更准确地进行危险分层
缺点	• 再通率低，60%～85%的患者梗死相关冠脉可以再通，45%～60%可以达到TIMI 3级	• 实施延迟限制其有效性
	• 疗效略差，不足50%的患者可以达到满意的再灌注，1周再闭塞率为5%～15%，3个月再闭塞率为20%～30%	• 应用不十分普遍
	• 出血风险	• 专业性强

1.既往脑出血。

2.近3个月内的缺血性卒中（不包括3h内的急性缺血卒中）。

3.既往脑血管急性或恶性肿瘤。

4.疑诊主动脉夹层。

5.出血体质或活动性出血（月经除外）。

6.近3个月内的严重头颅创伤及颜面部损伤。

• 相对

1.严重高血压（血压＞180/110mmHg）。

2.既往3个月之外的缺血性卒中。

3.痴呆。

4.既往不在绝对禁忌证范围内的颅内病变。

5.创伤或持续时间超过10min心肺复苏术。

6. 3周内大手术。

7.活动性消化性溃疡。

8. 2～4周的内出血。

9.不可压迫部位的穿刺。

10.妊娠。

11.正在服用华法林。

12.近5天内应用过链激酶或既往有过敏史。

如果符合上述禁忌证的任何一条，先不要实施溶栓，与心内科医师进一步讨论。

如果没有禁忌证，考虑溶栓治疗，如链激酶（streptokinase，SK）、重组织型纤溶酶原激活物（recombinant tissue plasminogen activator，rtPA）。

SK	rtPA
1.应用最广泛，性价比最高 2.当颅内出血风险较高时（如老年），是最佳选择，因为rtPA可以增加颅内出血的风险	1.可用于任何性别患者 2.年龄＜50岁 3.前壁心肌梗死患者 4.胸痛＜12h

获得患者及家属的知情同意（口头或书面），告知溶栓的获益、风险及其他治疗方式。

• 颅内出血的风险（1%）在以下情况时增加。

1.年龄＞65岁。

2.体重低于70kg。

3.当时存在高血压。

4.应用rtPA（与SK相比）。

• 5%的患者初次应用SK出现过敏，尤其是近期有链球菌感染史的患者，大约有0.2%的患者出现严重的过敏反应。

• 15%的患者应用SK时出现低血压，但此种类型的低血压对减慢用药速度及扩容有反应。

溶栓药物的剂量

SK	rtPA
1.5万U溶于100ml生理盐水中，静脉滴注超过1h	1. 100mg rtPA溶于100ml注射用水中 2. 15mg静脉注射 3. 随后0.75mg/kg静脉滴注超过30min（总量不超过50mg） 4. 继之0.5mg/kg静脉滴注超过60min（总量不超过35mg）

• 如果患者出现休克，注意寻找诱因。

1.直肠指检明确有无消化道出血。

2.患者是否有心动过缓，按照ACLS指南进行。

3.患者是否有心动过速，按照ACLS指南进行。

4.患者是否有右室心肌梗死。

（1）对于Ⅱ、Ⅲ、aVF导联ST段抬高的下壁心肌梗死患者（图3-13）应行右室导联检测，V_4R、V_5R、V_6R导联ST段至少抬高1mm（图3-14）。

（2）如果这样，给予100～200ml生理盐水5～10min并评估治疗反应。

（3）可以重复（2）步骤，只要患者无呼吸困难，临床无肺水肿证据。

（4）如果静脉补液500ml后仍存在低血压，给予正性肌力药物［静脉应用多巴酚丁胺/多巴胺5～20μg/（kg·min）］。

5.患者是否由于机械并发症出现心源性休克，如二尖瓣乳头肌功能失调或断裂、室间隔穿孔或室壁游离壁破裂。

（1）呼叫心内科医师及心胸外科医师。

（2）同时给予正性肌力药物，如多巴酚丁胺/多巴胺5～20μg/（kg·min）。

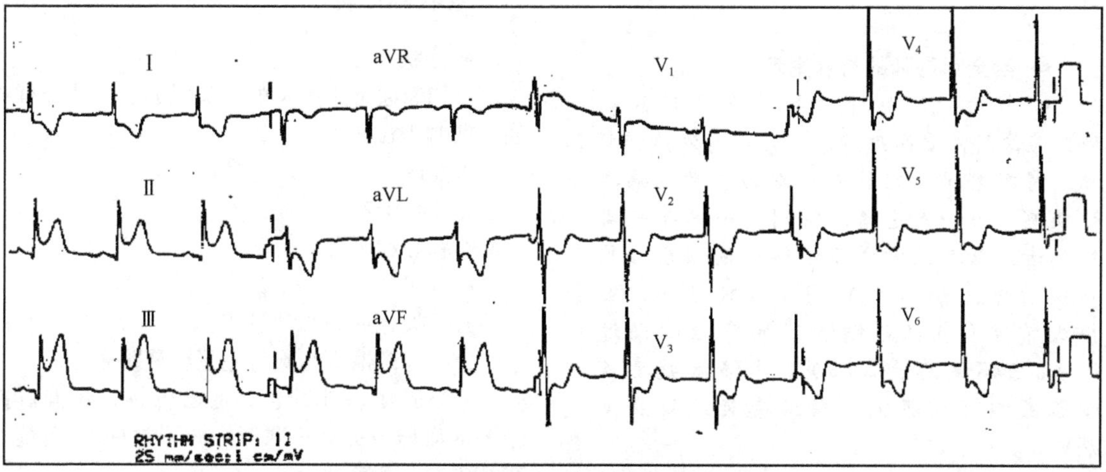

图3-13　**下后壁ST段抬高型心肌梗死**

心电图显示下壁导联（Ⅱ、Ⅲ、aVF）ST段抬高，Ⅰ、aVL导联的ST段压低。V_2～V_4导联ST段压低提示后壁心肌梗死

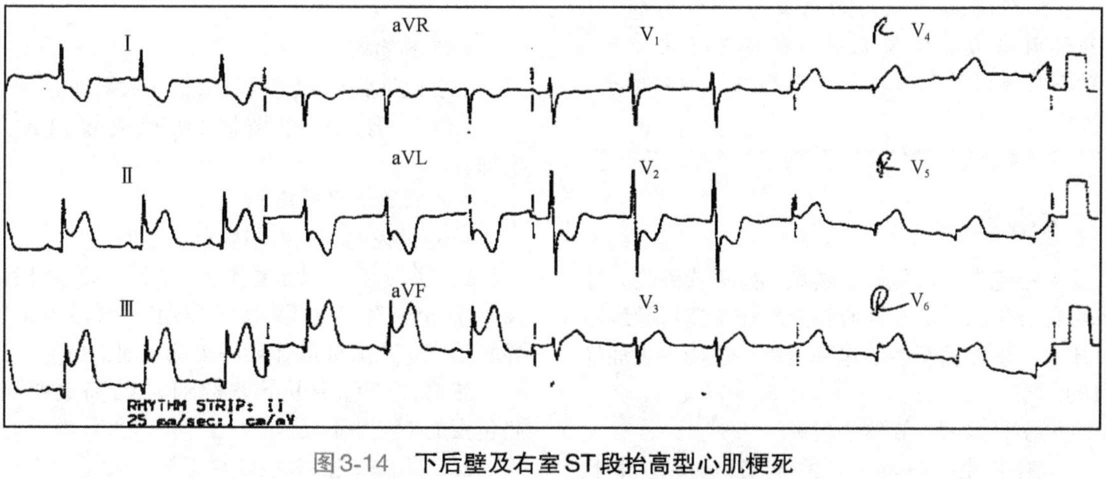

图3-14　**下后壁及右室ST段抬高型心肌梗死**

右室梗死表现为右室导联V_4R、V_5R、V_6R导联ST段抬高

- 留置导尿管监测尿量。
- 收入心脏监护病房。

(杜兰芳 译 李 硕 马青变 校)

第四节 其他心脏疾病（心包炎、心肌炎、感染性心内膜炎和心肌病）

Ong Pei Yuin

> ⇨ **给全科医师的特别提示**
>
> - 由于心肌炎非特异性和多样的表现，其诊断需要高度疑诊。常伴有发热、呕吐或呼吸窘迫的症状而误诊为胃炎或病毒性疾病。当一名患者，特别是一名年轻男性患者，以其他方式无法解释的新发心脏系统异常，如心力衰竭、心肌梗死、心律失常等（包括不明原因的窦性心动过速），应怀疑急性心肌炎。大多数病毒性心肌炎都有前驱上呼吸道感染或胃肠炎病史。
> - 对于考虑心源性可能的不明原因的晕厥，即使是年轻的患者，均应询问有无类似发作史，心悸，家族猝死史，并为所有晕厥患者行心电图检查。
> - 静脉药物滥用的迹象包括肘前和股静脉针痕与恶病质表现。在这些患者中出现不明原因的高热，应考虑感染性心内膜炎可能。

心包炎

- 心包炎：心包腔的炎症、感染或渗出，伴或不伴心包积液。急性心包炎发作迅速可导致心脏压塞。慢性缩窄性心包炎是由心包慢性炎症导致的。
- 多种病因可导致心包炎。

1.感染性：病毒（如腺病毒、水痘-带状疱疹病毒和巨细胞病毒），细菌（如葡萄球菌、链球菌、嗜血杆菌和结核杆菌），真菌和原虫。

2.肿瘤性浸润（特别是肺癌、乳腺癌、淋巴瘤和白血病恶性肿瘤）。

3.尿毒症。

4.黏液性水肿。

5.胰腺炎。

6.淀粉样变性。

7.心肌梗死后（Dressler综合征）。

8.自身免疫性疾病，如系统性红斑狼疮、类风湿关节炎和硬皮病。

9.放射性。

症状和体征

- 症状

1.胸痛通常是突发的、尖锐的、胸膜炎样疼痛。前倾坐位减轻。

2.发热。

3.呼吸困难和咳嗽。

4.恶心和厌食。

- 体征

1.呼吸急促和心动过速。

2.心包摩擦音，胸骨左下缘最明显。

3.心脏压塞体征包括心音低钝、颈静脉怒张、低血压（贝克三联征——不常见）。可能存在其中的一个或两个。

4.缩窄性心包炎全心衰竭的体征包括肺部湿啰音、颈静脉怒张、水肿、肝大和腹水。

检验检查

- 实验室检验

1.全血细胞计数显示白细胞计数增加。

2.红细胞沉降率增快和C反应蛋白含量增加。

3.心肌酶水平升高。

- 心包炎的心电图演变分为四期。

1.一期（数小时至数天）：广泛导联ST段抬高，而aVR和V_1导联ST段压低。PR段在aVR导联抬高，在其他肢体导联压低（图3-15）。

注意：心包炎Ⅱ导联的ST段抬高最明显，心包炎的T波并不高。

2.二期：ST和PR段恢复正常。

3.三期：逐渐出现广泛T波倒置。

4.四期：心电图的正常化或T波持续倒置。

- 胸部X线可能正常或显示心脏扩大。

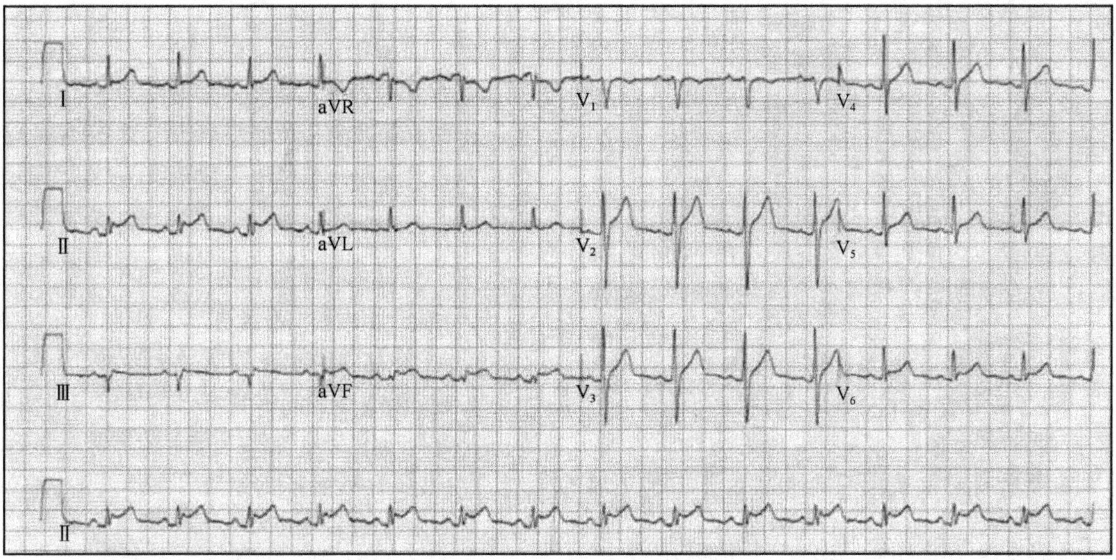

图3-15　**心包炎心电图表现**

不遵循解剖结构的广泛导联ST段抬高，同导联PR段压低。在aVR导联，ST段压低，PR段抬高。相对于Ⅲ导联，Ⅱ导联的ST段抬高最明显

• 超声心动图用于检测有无心包积液。

• 胸部计算机断层扫描可以体现心包积液和心包腔厚度。

治疗

• 气道、呼吸和循环（ABC），氧疗，心电监测，脉搏血氧饱和度监测和开放静脉通路。

• 血常规，尿素氮/肌酐，肌钙蛋白和肌酸激酶，红细胞沉降率，PT/PTT和交叉配血。

• 一旦怀疑心脏压塞，应该紧急安排超声心动图。

• 如果有血流动力学不稳定，行超声引导下的心包穿刺术。

• 药物

1.非甾体抗炎药（NSAID）：由于副作用罕见和对冠状动脉血流的良好影响，首选口服布洛芬400～800mg q6h至q8h。或者可给予阿司匹林800mg q6h至q8h 1周，然后逐渐减量，如果心包炎与急性心肌梗死相关，阿司匹林为首选。

2.秋水仙碱：除NSAID外，0.5～1mg/d可有效预防病毒性和特发性心包炎复发。

3.糖皮质激素：如泼尼松龙1mg/（kg·d），仅适用于对NSAID和秋水仙碱无效患者，且只能用于由结缔组织疾病引起的急性心包炎、免疫介导的心包炎或尿毒性心包炎。

• 具体治疗取决于潜在的病因（如抗结核药物）。

处置

• 根据患者的临床情况严重程度，决定收入普通病房或重症监护病房。

心肌炎

• 心肌炎：常以心肌细胞坏死为特征的心脏炎症导致的心脏功能障碍和心力衰竭。50%的患者继发于病毒感染。

• 病因

1.感染性：病毒（如腺病毒，水痘-带状疱疹病毒，流感和肠道病毒），细菌（如结核杆菌、白喉杆菌和A组链球菌），原生动物引起的疾病（如利什曼病，疟疾和弓形虫病），螺旋体（如梅毒）和真菌。

2.药物（如氨苄西林、对乙酰氨基酚、青霉素、氢氯噻嗪、化疗药物等）。

3.自身免疫性疾病，如系统性红斑狼疮、川崎病、韦格纳肉芽肿、结节病和巨细胞动脉炎。

4.蝎子和蛇咬伤的毒素。

5.心肌炎也可以作为其他心肌病的并发症发

生，如心脏淀粉样变性、肥厚型心肌病和致心律失常性右心室心肌病。

症状和体征

• 心肌炎的临床表现是多变的，这取决于病变的广泛程度与部位。心肌炎可能是局灶性的、弥漫性的，也可能涉及任何心腔。轻微的心脏症状常因发热和肌痛等更显著的病毒感染症状而被掩盖。

• 症状通常是非特异的，可出现以下表现。

1. 发热。

2. 乏力和疲劳。

3. 胸痛通常呈胸膜炎样，剧烈，常与心包炎有关。

4. 运动时呼吸困难，运动耐力下降。

5. 心悸。

6. 晕厥（猝死的危险因素）。

• 体征

1. 发热和呼吸急促。

2. 与发热不成比例的、不明原因的心动过速。

3. 发绀。

4. 可能会听到心包摩擦音。

5. 心力衰竭的征象包括肺部湿啰音、颈静脉怒张、水肿、肝大和腹水。

6. 急性心肌炎患者可出现心源性休克或由泵衰竭或心室颤动导致的心源性猝死。

检查

• 实验室检查

1. 血常规（25%的患者白细胞计数升高）。

2. 红细胞沉降率增快（在60%的患者中增快）。

3. 只有少数患者心肌酶升高。心肌酶正常不排除心肌炎。

• 心肌炎心电图表现可能是正常或异常的。除非合并心包炎，心电图异常通常是非特异的。窦性心动过速最常见，可出现非特异性的ST段和T波改变，心律失常和心脏传导阻滞。心电图表现可能类似于急性心肌梗死。

• 胸部X线片可能正常或显示心脏扩大或心力衰竭的特征。

• 超声心动图可能显示左心室功能受损、节段性室壁运动异常、射血分数下降、心包积液和心室血栓（15%的患者）。

• 心脏磁共振成像可以检测心肌水肿和心肌细胞损害。

• 对心包或其他体液进行心内膜心肌活检和病毒感染聚合酶链试验可以帮助确认心肌炎的具体病因。

治疗

• ABC，氧疗，心电监测，脉搏血氧饱和度监测和开放静脉通路。

• 血常规，尿素/肌酐，肌钙蛋白和肌酸激酶，红细胞沉降率，PT/PTT和交叉配血。

• 治疗急性心力衰竭。

• 治疗心律失常（如果存在）。

• 高度传导阻滞可能需要心脏起搏。

• 紧急超声心动图。

• 药物

1. 血管紧张素转换酶（ACE）抑制剂：卡托普利6.25mg PO，3次/天，最大剂量不超过50mg/d。

2. 地高辛0.125～0.375mg PO，1次/天。

3. 呋塞米PO或IV 20～80mg，每天2～3次，减轻体液潴留。

4. 静脉注射免疫球蛋白（IVIG）2g/kg 可能对原发病因有益。

5. 免疫抑制治疗疗效并不肯定。

• 避免应用NSAID、拟交感神经药和β受体阻滞剂等药物，因为它们会增加心肌坏死。

处置

• 根据患者临床状况，将患者收入合适病房治疗。

感染性心内膜炎

• 心脏内膜表面的微生物感染伴赘生物形成。

• 风险因素包括结构性心脏病（特别是二尖瓣和主动脉瓣反流）、静脉药物滥用者（IVDA）、人工心脏瓣膜、先天性心脏病、长期留置尿管及不良的口腔卫生。

• 病原体

1. 细菌：草绿色链球菌、金黄色葡萄球菌（特别是IVDA）、β溶血性链球菌、肠球菌、嗜血杆菌和革兰氏阴性菌。

2.假丝酵母菌和曲霉菌（特别发现于IVDA、人工瓣膜患者、免疫受损患者）。

3.非细菌血栓性心内膜炎：恶性肿瘤、尿毒症、烧伤和系统性红斑狼疮。

• 症状和体征

1.发热为最常见的症状，通常是中度发热，为弛张热。

2.疲劳、发冷、出汗、恶心、盗汗、关节痛、肌痛和体重减轻。

3. 心脏体征：80%的患者可闻及心脏杂音，如新出现的杂音或原有杂音强度性质变化（特别是二尖瓣和主动脉瓣反流）；不明原因的心力衰竭和心包炎（继发于局部入侵）。

4.脾大（高达50%的患者）。

5.贫血。

6.皮肤症状：瘀点，Osler结节（手掌及足底痛性的硬结），Janeway损害（手掌和足底上的无痛性出血红斑），Roth斑（视网膜卵圆形出血斑），蓝趾综合征（指甲和趾甲下线状出血）和杵状指。

7.慢性亚急性细菌性心内膜炎可表现为慢性消耗性疾病，类似于人类免疫缺陷病毒（HIV）或恶性肿瘤。

确诊感染心内膜炎时必须符合杜克标准。杜克标准成立于1994年，是一个主要和次要诊断的集合标准。必须满足以下条件才能确定诊断：2个主要标准或1个主要+3个或5个次要标准，排除其他诊断。

• 主要标准

1.典型的感染性心内膜炎血培养微生物阳性（≥2次）。

2.新出现的杂音，超声心动图赘生物形成、脓肿、人工瓣膜裂开。

• 次要标准

1.易患因素：心脏本身存在易患因素或静脉药物成瘾者。

2.发热≥38.0℃。

3.血管征象。

4.免疫学征象。

5.超声心动图符合心内膜炎但不符合主要标准。

6.致病微生物感染证据不符合主要标准的血培养阳性，或血清学或分子学阳性。

感染性心内膜炎的并发症

• 心脏疾病：心力衰竭、瓣膜脓肿、心包炎和瘘管形成。

• 神经系统：脑栓塞、脑脓肿和脑出血。

• 栓塞：脓毒性肺栓塞，特别是静脉药物成瘾患者易继发三尖瓣感染，表现为在胸部X线片上呈片状浸润影物，伴有发热和呼吸困难。四肢和其他器官栓子可引起肢体缺血和器官衰竭。

• 栓塞引起的肾衰竭、肾炎和脓肿形成。

• 细菌性动脉瘤。

• 迁移性脓肿。

预后

感染性心内膜炎总体死亡率为20%～25%。侵袭性生物体如金黄色葡萄球菌比草绿色链球菌更容易致死。感染持续时间增加，栓塞现象造成重大器官损伤和更广泛心脏瓣膜损伤，从而增加心力衰竭和心脏手术的可能性，也会增加死亡率。

检查

• 实验室检查

1.血常规显示溶血性贫血和白细胞增多。

2.血培养。

3.红细胞沉降率增快和C反应蛋白升高。

4.尿液分析可能显示微量血尿。

• 心电图可能显示心动过速、心律失常或心脏传导阻滞。

• 胸部X线检查可能显示心力衰竭或在右心内膜炎中提示脓毒性肺栓塞（片状浸润影）。

• 超声心动图发现急性瓣膜病变、脓肿和赘生物。

治疗

• ABC，氧疗，心电监测，脉搏血氧饱和度监测和开放静脉通路。

• 做血常规，尿素和电解质，肌钙蛋白和肌酸激酶，红细胞沉降率，C反应蛋白，PT/PTT和交叉配血等检查。

• 从不同部位至少采集两套血培养。

• 静脉抗生素治疗。

1.自体瓣膜或先天性异常：青霉素400万U

IV＋氯唑西林2g IV＋庆大霉素1mg/kg IV（如果对青霉素过敏，则给予万古霉素15mg/kg代替青霉素和氯唑西林）。

2.人工瓣膜或IVDA：万古霉素15mg/kg IV，庆大霉素1mg/kg IV，利福平600mg PO。

• 紧急超声心动图。

处置

• 不稳定患者收入监护病房，稳定患者至少需要监测。

心肌病

• 心肌病是一组异质性心肌疾病，可导致心脏的机械和（或）心电功能障碍。

• 它们分为以下类型，每类都有多种不同的原因：扩张型心肌病、梗阻性肥厚型心肌病、限制性心肌病、致心律失常性右心室心肌病（DRVC）；继发于特定的全身性疾病如酒精性心肌病或围生期心肌病，或没有具体病因的特异性心肌病。

• 遗传性心肌病占20%～30%。

• 心肌病可分为收缩功能障碍和舒张功能障碍。

1.收缩功能障碍的特征是心肌收缩力下降。心脏代偿性扩大以维持心排血量。但是最终代偿机制不堪重负，心排血量下降。这是扩张型心肌病的特点。

2.舒张功能不全的特征是左心室舒张和充盈异常并导致压力升高。这是肥厚型和限制型心肌病的特征，有时也见于扩张型心肌病。

• 心肌病的原因包括以下四点。

1.扩张型心肌病：有多种原因，如心肌缺血、瓣膜疾病、病毒感染和遗传性。

2. 梗阻性肥厚型心肌病：为常染色体显性遗传，大多数是由基因突变引起的，肌球蛋白编码基因突变最常见，其他由遗传原因引起，如努南综合征、代谢疾病、线粒体疾病和糖原贮积症。

3.限制型心肌病继发于浸润性疾病，如淀粉样变性、结节病、糖原贮积症或心内膜心肌病（如继发于放射、化疗或毒剂）。

4. DRVC与遗传性细胞突变有关，其特征为右心室心肌被纤维脂肪组织所替代。

症状和体征

• 前驱病毒感染，HIV，化疗或潜在的全身性疾病史（如结节病），妊娠和沉积障碍（血色病）。

• 猝死家族史。

• 晕厥或呼吸困难史。

• 症状和体征

1.扩张型心肌病引起疲劳、呼吸困难、端坐呼吸和胸痛。临床可存在心力衰竭的表现，可闻及第四心音（奔马律），颈静脉怒张和肝大。

2. 梗阻性肥厚型心肌病可引起劳力性晕厥、呼吸困难和心力衰竭。心律失常包括阵发性心房颤动、室上性心动过速、非持续性心室心动过速和可导致猝死的心室纤颤。检查可能正常或显示流出道梗阻的特征：胸骨左缘第3～4肋间闻及收缩期杂音，向主动脉瓣区和二尖瓣区传导。二尖瓣反流杂音也可能出现。

3.限制型心肌病导致活动耐量下降、疲劳和呼吸困难。检查发现二尖瓣反流杂音和颈静脉怒张，吸气时颈静脉充盈，伴腹水和水肿。

4. DRVC引起晕厥、心悸、心律失常、心力衰竭和猝死。

检查

• 实验室检查：全血细胞计数、肾功能和心肌酶。

• 胸部X线检查

1.扩张型心肌病：心脏扩大、肺淤血和胸腔积液。

2.梗阻性肥厚型心肌病：心影可以正常大小或左心室增大。

3.限制型心肌病：心影大小正常伴有肺淤血表现。

• 心电图

1.扩张型心肌病：心房颤动、心脏传导阻滞和传导异常，在前壁和下壁的导联中可以看到Q波。

2. 梗阻性肥厚型心肌病：15%的患者心电图正常。异常心电图显示ST段和T波异常，伴有左室高电压，QRS波群胸导联增高，下壁导联Q波较深（图3-16）。

3.各种心律失常如新发AF和VT也可见。

• 超声心动图显示射血分数下降，可排除心脏压塞，也可见到收缩期流出道梗阻和舒张功能

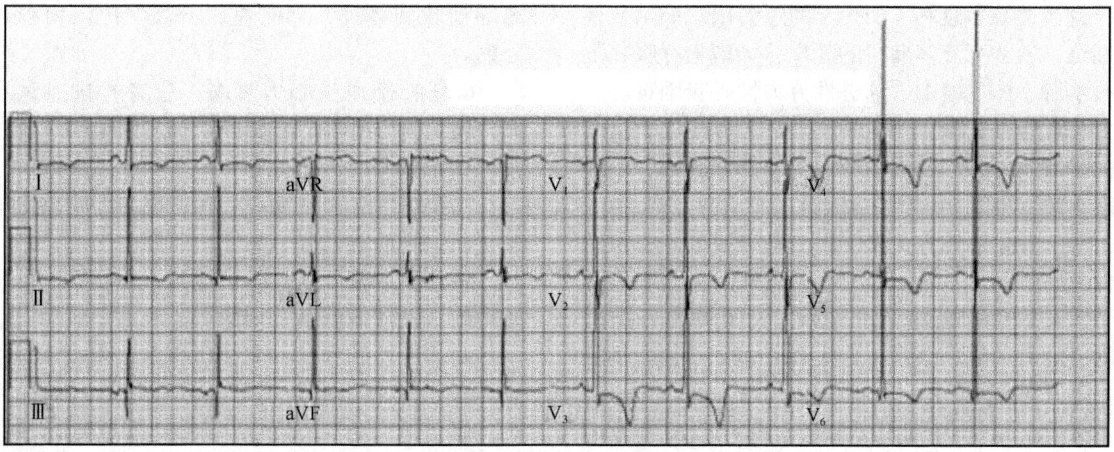

图3-16　HOCM心电图表现

心电图示V_2～V_6导联QRS波群增高。Ⅲ、aVF导联Q波窄而深

障碍。

治疗

• ABC，氧疗，心电监测，脉搏血氧饱和度监测及开放静脉通路。

• 做血常规、肾功能、心肌酶、动脉血气分析等检查。

• 对于左心室心力衰竭：给予氧气，静脉输注硝酸甘油5～50μg/min，监测血压，静脉注射呋塞米40～120mg，根据病情的严重程度静脉注射吗啡2～5mg。膀胱导尿以监测尿量。对于严重呼吸窘迫的患者，插管进行正压通气或持续气道正压通气（CPAP）可能是需要的。

• 对于梗阻性肥厚型心肌病的患者，治疗取决于临床表现，如心律失常、心力衰竭或心肌缺血。患者取仰卧位。应用交感神经阻滞剂或β受体阻滞剂（缓慢静脉注射普萘洛尔1～3mg）控制心率，亦可使用钙通道阻滞药（维拉帕米2.5～10mg，大于2min）。10min内静脉注射胺碘酮150mg，随后每小时60mg，持续6h，可用于心律失常。在梗阻性肥厚型心肌病中避免应用血管扩张药物，因为这可能进一步影响心脏充盈并导致心力衰竭。如果发生这种情况，请给予液体复苏。

• 血流动力学不稳定的心律失常可能需要电复律。

• 根据心房颤动管理原则对扩张型心肌病患者进行抗凝治疗，减少全身栓塞的风险。

处置

疑似心肌病，存在不明原因心源性晕厥或显著的心力衰竭患者，应收入院治疗。对于心律失常或晕厥史患者安排监测床。不稳定的患者或插管的患者应该收入心脏监护病房治疗。

（田　慈　译　李　硕　校）

第五节　急性心力衰竭

Zulkarnain Ab Hamid · Shirley Ooi

定义

急性心力衰竭是由各种原因导致的心脏结构或功能异常，从而引起心脏充盈或射血功能受损，表现为充血性心力衰竭，器官和外周组织灌注不足的临床综合征。

急性心力衰竭除原有的病因外，可表现为心脏的前负荷增加、后负荷增加、心排血量下降或上述几种情况同时存在（图3-17）。

要点

• 急性心力衰竭的患者可分为以下七种临床类型。

1.慢性心力衰竭急性失代偿（ADHF）：指

原有慢性心力衰竭（CHF）的患者出现病情急性加重，通常有液体潴留的表现，如端坐呼吸、下肢水肿、体重增加、渐进性劳力性呼吸困难。

2.急性心源性肺水肿：既往无慢性心力衰竭的患者发生急性左心衰竭，主要影响肺部，不伴有上述其他液体潴留的症状。

3.心源性休克（参见第2章第四节“心源性休克”）。

4.急性冠脉综合征（ACS）相关的心力衰竭：患者的临床表现（病史和心电图）和生物标志物（肌钙蛋白）支持ACS。15%的ACS患者可发生AHF，并且此类患者经常伴发或突发心律失常。

5.高血压急性心力衰竭：患者出现心力衰竭的症状和体征，伴有血压升高，但保留射血分数。

6.高心排血量心力衰竭：患者心排血量增加，表现为心率增快、四肢末梢皮肤温暖、肺淤血，有时伴低血压。

7.孤立性右心衰竭：患者表现为低心排血量综合征、颈静脉怒张、肝淤血和低血压。

注意：本章的重点是上述第一种和第二种临床类型，处理原则基本相同。

- 心源性肺水肿并非全身容量负荷过重。不恰当或过度利尿有可能导致低血压、肾功能恶化。事实上，50%心源性肺水肿的患者血容量正常，因此治疗目标是让体液重新分布。
- 肾衰竭导致液体超负荷诱发心力衰竭的患

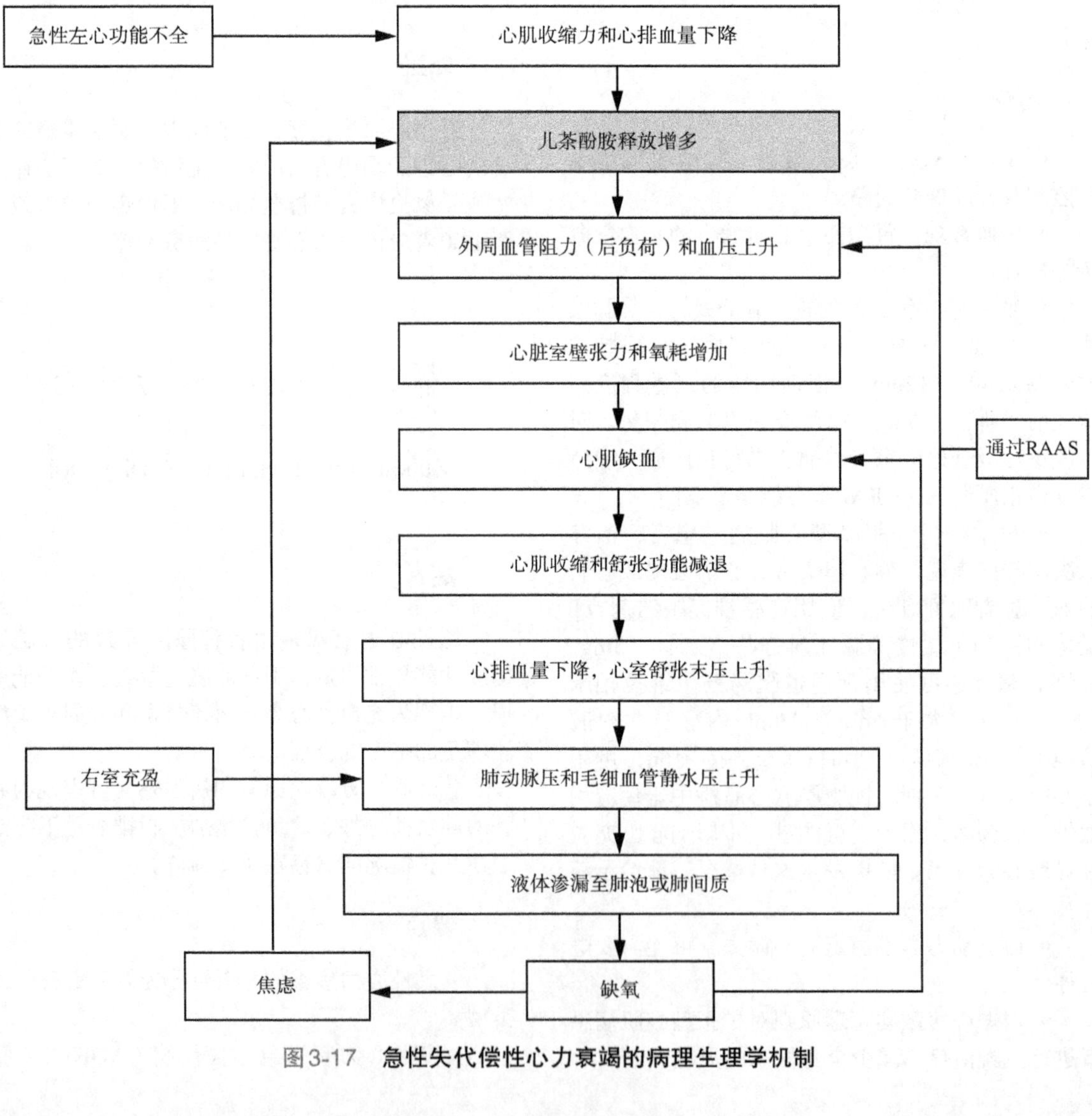

图3-17　**急性失代偿性心力衰竭的病理生理学机制**

者除外。

- 心力衰竭患者可呈现非特异性临床表现。

1. 乏力。
2. 头晕。
3. 腹痛。
4. 精神萎靡。
5. 喘息。
6. 恶心。

- 病史、体格检查和辅助检查是诊断心力衰竭的基石。ADHF的诊断依据如下：

1. 病史：既往心力衰竭病史阳性似然比为5.8；心肌梗死病史阳性似然比为3.1；冠脉疾病阳性似然比为1.8。

2. 症状：夜间阵发性呼吸困难阳性似然比为2.8；端坐呼吸阳性似然比为2.2；水肿阳性似然比为2.1。

3. 体征：第三心音阳性似然比为11；肝颈静脉回流征阳性似然比为6.4；颈静脉怒张阳性似然比为5.1；肺内湿啰音/爆裂音阳性似然比为2.8；外周水肿阳性似然比为2.3；哮鸣音阳性似然比为0.52。

4. 辅助检查：胸片显示肺静脉淤血阳性似然比为12；胸片显示肺间质水肿阳性似然比为12；胸片显示肺泡水肿阳性似然比为6；心房颤动阳性似然比为3.8；胸部X线片显示心脏扩大阳性似然比为3.3；新发的T波改变阳性似然比为3。

- 诊断不明确时，BNP和NT-proBNP有助于鉴别心源性和非心源性呼吸困难。阳性界值与年龄相关，通常BNP＞500pg/ml或NT-proBNP＞1000pg/ml诊断为心力衰竭。

注意：导致BNP和NT-proBNP升高的原因如下：

肺源性心脏病。

急性肺栓塞。

肾衰竭。

原发性肺动脉高压。

肝硬化。

高龄。

性别（女性高于男性）。

- 诊断心力衰竭的同时要注意寻找导致心力衰竭的诱因（表3-3）以便对因治疗，心肌缺血是导致新发急性心力衰竭最常见的原因。

- 心脏情况合并哮喘或慢性阻塞性肺疾病是临床诊断面临的巨大挑战，需要多学科结合。这些合并症的存在不仅混淆了诊断过程，也给临床医师增加了治疗难度。

合并胰岛素依赖型糖尿病的心力衰竭患者死亡率明显增加。

表3-3　**心力衰竭的诱因**

心源性心力衰竭	非心源性心力衰竭
● 心肌缺血或心肌梗死 ● 心律失常 ● 瓣膜性心脏病 ● 急性心肌病（如产后心肌病、急性心肌炎） ● 治疗中断包括不限制液体入量 ● 细菌性心内膜炎	● 肺栓塞 ● 全身感染，特别是肺炎 ● 系统疾病，如严重高血压、重度贫血、甲状腺功能亢进、酗酒 ● 药物：可卡因、苯丙胺、支气管扩张剂的过量使用，第一代钙通道阻滞药、β受体阻滞剂、非甾体抗炎药 ● 妊娠

➩ 对全科医师的特别提示

- *患者发生急性左心衰竭时一定要寻找诱因，特别是长时间情况稳定和坚持用药的患者。冠脉事件和肾功能不全一定要注意鉴别。*
- *严重心力衰竭的患者可表现为喘息，称为心源性哮喘。该阶段在急诊科必须积极处理，以免发展为心源性肺水肿。万托林雾化不能改善心源性哮喘患者的症状，硝酸盐被证实作为一线的经验治疗是安全有效的，应从院前开始给药。*
- *老年患者自主调节能力下降，对药物的副作用更加敏感，用药前要备好预案。*

治疗

- 将患者安置在监护区域，进行生命体征、脉搏血氧饱和度和心电监测。
- 保持气道通畅：ADHF的患者需要优先诊治，经过适当的处理，症状可以很快改善，除非神志改变或严重的呼吸窘迫，通常在发病初不需要气管插管。
- 面罩吸氧。
- 开放静脉通路，查血常规、肾功能、肌酐、电解质和心肌标志物（肌钙蛋白）。
- 做心电图明确有无心肌缺血、心律失常、陈旧性心肌梗死、左室肥厚（高血压或其他原因导致）。

• 完善胸片。除了解有无心力衰竭外，还有助于寻找其他引起呼吸困难或低血压的原因，包括肺炎、气胸、主动脉夹层和心包积液。图3-18。

注意：通常发病后2h内的影像学不会出现典型的心力衰竭表现。ADHF的影像学典型表现可能会滞后于临床症状12h出现。

• ADHF的药物治疗目标

1.降低右室充盈，减轻前负荷（如硝酸甘油、呋塞米、吗啡）。

2.增加左室排空。

（1）降低外周阻力（后负荷）（如硝酸酯、血管紧张素转换酶抑制剂、肼屈嗪和硝普钠）。

（2）必要时使用正性肌力药物增强左室收缩力。

• 一线药物：硝酸酯

1.可以先舌下含服硝酸甘油快速起效，紧接着轻至中度心力衰竭者可使用硝酸甘油透皮贴，重度心力衰竭者静脉注射硝酸甘油。

注意：硝酸甘油可降低前后负荷。

2.硝酸酯作为一线药物的原因

（1）快速（舌下含服硝酸甘油5min起效）有效地降低前负荷。

（2）中/大剂量可降低后负荷，同时保持或增加每搏输出量和心排血量。

（3）半衰期短，即使院前诊断有误，药效也能很快逆转。

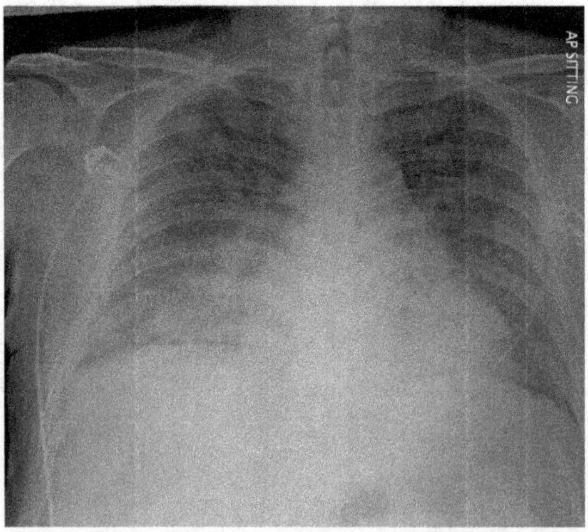

图3-18　**胸片显示典型的ADHF表现：心影扩大、上肺纹理增多、肺门充血和肺泡水肿。该胸片的“蝴蝶征”和Kerley B线并不明显**

注意：静脉泵入硝酸甘油从20～50μg/min起始快速滴定到100μg/min以上，如患者出现低血压，下调硝酸甘油的剂量，停止用药后5～10min患者的血压即可恢复正常。

以下情况慎用

1.低血压。

2.右室心肌梗死。

3.急性二尖瓣反流。

4.主动脉狭窄（依赖前负荷维持血压）。

5.肺动脉高压（依赖前负荷维持血压）。

6.服用西地那非（伟哥）等药物后使用硝酸甘油可能导致血压急剧下降。

• 二线药物：血管紧张素转换酶抑制剂（ACEI）。

1.对轻至中度ADHF，如果收缩期血压＜110mmHg可舌下含服卡托普利12.5mg，收缩期血压＞110mmHg可舌下含服卡托普利25mg。

注意：可以事先将卡托普利片在水中浸润后再舌下含服。

2.对中至重度ADHF，可以使用卡托普利或依那普利静脉注射。

3.卡托普利和硝酸甘油一样可以降低前后负荷，6～12min起效。

4.ACEI和硝酸甘油有叠加作用。

5.对于硝酸甘油使用有禁忌的患者，ACEI可作为静脉硝酸甘油的替代药物。

• 三线药物：利尿剂

注意：静脉注射呋塞米（速尿）是三线药物并非一线药物，理由如下：

1.用药初始给血流动力学带来不利影响，增加后负荷，降低每搏量和心排血量。

2.不能直接降低前负荷。

3.通过利尿来降低前负荷起效慢，40～120min才发挥利尿作用。ADHF患者后负荷升高，导致肾灌注明显减少，利尿剂可能导致肾功能的进一步恶化，这一影响在老年人中更显著。

注意：在使用利尿剂之前应用降低前负荷和后负荷的药物（硝酸甘油或ACEI）可能减少呋塞米的副作用。

• 不要给吗啡，没有证据表明吗啡能扩张静脉，反而可能加重症状。组胺相关的副作用可能增加儿茶酚胺。吗啡还可能抑制呼吸和心脏。如果针对焦虑症状，苯二氮䓬类药物更好，事实上并非必须。

- 对伴有肺水肿的中至重度ADHF患者，如果精神状态正常，也不是急性ST段抬高型心肌梗死，可予以无创呼吸机辅助通气。早期使用无创呼吸机才能使患者获益，可以替代药物。观察治疗效果，包括患者的主观症状改善，氧合状态（SpO_2监测及半小时后复查动脉血气分析）和血压。

注意：无创呼吸机辅助通气除降低插管率外，还降低死亡率。

- 监测尿量评价治疗反应。
- 患者出现呼吸窘迫或意识障碍时应该行气管插管以保护气道，改善呼吸，进行机械通气。插管前的快速诱导推荐使用静脉芬太尼以减少儿茶酚胺释放。
- 发病时低血压的患者（上述药物都无法使用）应给予强心药物增加心排血量。使用不同强心药物的患者组间死亡率无差异。静脉注射多巴胺或多巴酚丁胺可以从20μg/（kg·min）开始根据治疗反应逐渐增加。

处置

ADHF的患者有以下三种安排：

1.收入心血管科病房。

2.短期留观。

3.出院。

收住心血管科病房

大部分ADHF患者收入心血管科病房。未给予充分治疗即出院患者的再入院率、发病率和死亡率均升高。表3-4具体说明关于住院的具体推荐意见。

表3-4　有关心脏病房住院的推荐意见

美国心力衰竭协会关于急诊心力衰竭患者收住心血管科病房的推荐意见	
推荐住院	重度ADHF
	低血压
	肾功能恶化
	意识状态改变或晕厥
	静息状态呼吸困难
	伴有血流动力学紊乱的心律失常，包括新发心房颤动
需要住院	容量负荷加重（肺循环或体循环）
	严重的电解质紊乱
	相关的合并症
	肺炎
	肺栓塞
	糖尿病酮症酸中毒
	短暂性脑缺血发作（TIA）
	新发的心力衰竭

收入留观单元

- 越来越多的ADHF患者被安置在急诊留观单元。经短期留观治疗后部分患者不需要到心内科病房住院。目前为止，无相关的RCT研究支持，因此在咨询心脏病学专家后制定了ADHF患者急诊留观的纳入和排除标准。
- 纳入标准举例

1.患者因轻中度ADHF就诊于急诊科。

2.预计滞留时间不超过24～48h（具体时间视科室规定）。

3.出院后有严格的随访和社会支持。

- 排除标准举例

1.新发的心力衰竭，既往无冠心病病史。

2.诊断不明确，如还需要与COPD/肺栓塞鉴别。

3.严重的血流动力学不稳定，需要收住院。

（1）心率＞130次/分或＜50次/分。

（2）低血压（收缩压＜90mmHg或需要正性肌力药物）。

（3）血压＞220/110mmHg。

4.体温＞38℃。

5.心肌标志物升高（肌钙蛋白或CK-MB/CK）。

6.心电图上有新的缺血性变化。

7.严重的电解质紊乱。

8.透析的患者或者严重的肾功能损伤患者。

9.晕厥。

10.多种严重的合并症导致诊治过程更加复杂。

出院

- 患者以下情况可以出院。

1.患者无胸痛或合并症。

2.在急诊科对于利尿剂有反应（静息状态无呼吸困难，不吸氧情况下SpO_2≥95%）。

3.没有慢性心力衰竭的影像学依据。

- 出院时需给予患者以下建议，并告知在心血管科门诊随访。

1.患者院外病情急性加重时，可以首先选用硝酸甘油500μg舌下含服，当患者需要急诊处理时应该有绿色通道通知急诊科。

2.如果患者无脱水症状，未服用过利尿剂，并且尿素/电解质/肌酐正常，可加用袢利尿剂口服，如每天清晨口服呋塞米40mg，同时补钾。

3.如果患者正在服用利尿剂则将利尿剂加量。

4.如果患者同时存在高血压，除利尿剂外，还可加用血管紧张素转换酶抑制剂，如卡托普利6.25～12.5mg tid或肼屈嗪25mg tid口服。

5.建议患者低盐饮食，限制入量。

（葛洪霞 译 李 硕 校）

第六节 高血压危象

Benjamin Leong・Peter Manning

定义

• **高血压**：血压水平是一个连续变量，通常将高血压定义为血压≥140/90mmHg。

在2014年美国高血压委员会第8次报告（JNC 8，即美国2014成人高血压指南）中并没有明确定义高血压和高血压前期，但定义了高血压的药物治疗界值。

• **高血压危象**：是一种由血压显著升高导致的表现不同的临床症状，通常分为高血压急症和高血压重症。但这种分类可能因为作者不同而存在主观性和混淆性。

1.**高血压急症**：本质上高血压急症并不是指血压绝对升高造成的危害，而是指高血压造成靶器官功能障碍。JNC第6次报告中将其定义为"为了避免或减少靶器官损害，需要立即降压治疗（并不一定降至正常范围）"。

2.**高血压重症**：在本节中，高血压重症定位为"伴随血压明显升高，而无明显靶器官损害"。

要点

概述

• 高血压危象大多发生于原有高血压患者，尽管有些患者在这之前并没有任何症状。

• **不能单纯控制血压的数值**；高血压危象的治疗应依据患者的整体临床状况。

• **不要"治疗医师"**：医师经常面临的一个两难问题为是否需要治疗患者及其家属。这与决定是否需要降压类似，做出这些决策比较困难，应该仔细考虑，以免引起不必要的组织低灌注。

• 在绝大多数严重高血压的患者中，可以通过口服降压药控制血压，其中血压的长效控制是重要的预后影响因素。

• 高血压危象患者的后续随访护理与急诊处理一样重要，目的是为了确保适当的慢性血压控制及预防相应的并发症。

• 急进性高血压、恶性高血压和急进型恶性高血压指的是严重高血压伴视网膜病变（根据Keith-Wagener-Barker分级）。以往认为3级和4级通常预后较差，最近作者发现仅仅基于眼底的改变对于预后并没有显著性差异。

基础病理生理学

• 血压＝心排血量×总外周血管阻力。

• 心排血量＝心率×每搏输出量。

• 因此，血压受总外周血管阻力、心率和每搏输出量影响。

• 目前血压的调节主要由以下机制相互作用。

1.肾素-血管紧张素-醛固酮（RAA）系统。肾灌注不足触发球旁复合体释放肾素，将血管紧张素原转化为血管紧张素Ⅰ，并进一步在肺脏血管紧张素转换酶作用下转化为血管紧张素Ⅱ。血管紧张素Ⅱ具有明显收缩血管和刺激醛固酮释放的作用，导致钠水潴留。

2.内皮细胞功能包括内皮细胞分泌的血管活性物质，如一氧化氮、前列环素、内皮素。

3.交感神经系统急性疼痛、情绪紧张或运动会通过这种机制影响血压，导致动脉收缩和心排血量增加。血管床自动调节血压，通过收缩小动脉血管以保护远端组织床。

4.体液免疫系统缓激肽是一种有效的血管扩张剂，可被血管紧张素Ⅱ抑制，另外心房钠尿肽可以促进肾脏水钠排泄。

5.在慢性高血压和高血压危象中，凡是能够影响外周血管阻力（TPR）、心率（HR）和SV

（每搏输出量）的病理状态都会导致血压的变化（表3-5）。

表3-5 高血压急症的病因

原发性高血压
肾实质性病变
急性肾小球肾炎
血管炎
溶血性尿毒症综合征
血栓性血小板减少性紫癜
肾血管性疾病
肾动脉狭窄（动脉粥样斑块或纤维肌性发育不良）
妊娠
子痫
内分泌疾病
嗜铬细胞瘤
库欣综合征
肾素分泌瘤
盐皮质激素相关高血压（很少引起高血压急症）
药物
可卡因、拟交感神经药、促红细胞生成素、环孢素、降压药物的突然停药
与单胺氧化酶抑制剂联合应用（酪胺）、苯丙胺、铅中毒
自主神经高反应性
吉兰-巴雷综合征和急性间歇性卟啉病
中枢神经系统疾病
脑外伤，脑梗死/脑出血，脑部肿瘤

资料来源：Vaughan CJ，Delanty N. 高血压急症. Lancet. 2000；356：411-417。

6.在高血压危象中，血管阻力的急剧升高作为使动因素可以触发血压显著升高，并形成恶性循环，目前这一机制尚未完全明确。

7.血管内皮损伤　当代偿机制失衡时，血管内皮损伤会增加流体剪切力，导致血管通透性增加，蛋白沉积，凝血级联反应激活导致小动脉纤维素样坏死和终末器官灌注不足。

8.肾素-血管紧张素系统的激活与放大是高血压危象的另一个主要驱动因素。血管紧张素Ⅱ促进血管进一步收缩及促炎症细胞因子释放，进一步加重血管损伤，导致恶性循环。然而，并非所有的高血压急症都与高肾素状态有关，如在子痫前期时肾素水平实际上是降低的。

9.血管压力性尿钠排泄也会参与，此时盐和水在肾小管重吸收减少，血容量下降及肾素-血管紧张素系统进一步激活。

10.血压上升的速度比血压总体水平本身更为关键。在慢性高血压患者中，血管产生一定的适应性保护性调节，此时靶器官功能障碍可能只在血压严重升高时才会出现；相反，平时血压正常的患者可能在血压较低时即出现并发症。在慢性高血压患者中，这些相同的血管适应性调节可能意味着血压的过度调节，最终导致休克或急性心肌梗死。

11.无论高血压的初始病因为何，一旦存在靶器官功能受到影响时，需要迅速降低血压，这些都已构成高血压急症。

12.高血压急症的表现和具体治疗取决于潜在的病因，以及血压对靶器官系统的影响（表3-6）。具体治疗措施将在下文讨论。

表3-6 高血压急症的表现

1.高血压脑病
2.急性缺血性脑卒中
3.颅内出血/蛛网膜下腔出血
4.急性左心衰竭（急性肺水肿）
5.主动脉夹层
6.急性心肌梗死/急性冠脉综合征
7.急性肾衰竭
8.子痫前期/子痫
9.交感危象

临床评估

血压测量是否准确

- 如果监测装置测得的血压过高（或过低），请重复使用手动血压计。
- 袖带大小是否合适，箭头放置位置是否正确，即是否位于肱动脉。
- 检查另一侧手臂。
- 除非患者没有其他症状，否则1h后要重新测量血压。

是否为高血压急症

- 检查有无靶器官损害表现。
- 体格检查应包括以下内容：

1.检眼镜检查：了解有无出血、渗出和视盘水肿。

2.神经系统查体：了解有无精神状态改变及局灶性神经功能缺陷。

3.心血管查体：了解有无急性左心衰竭、新出现主动脉瓣反流杂音和夹层。

• 床边检查应包括以下内容：

1.心电图。

2.尿常规检查了解有无血尿、蛋白尿。

3.育龄妇女新出现高血压需进行尿妊娠试验。

• 实验室检查应包含以下项目：

1.血常规。

2.肌酐、尿素氮和电解质。

3.孕妇需进行肝功能检查，从而与HELLP综合征相鉴别（溶血、肝酶升高和血小板计数降低）。

4.检测心肌酶和肌钙蛋白T。

• 影像学检查报告

1.胸部X线平片：了解有无左心衰竭和纵隔增宽表现。

2.意识状态改变：患者应完善头颅CT检查。

⇨ 给全科医师的特别提示

• 不能仅凭单次血压水平进行治疗。当患者处于安静状态时，需要应用大小合适的血压袖带进行重新测量。

• 患者在家中使用市售的家用血压计可以进行很好的血压监测，尤其是对于反应性（白大衣）高血压。家用血压计读数应该与全科医师手动血压读数相比较，以验证准确性。

• 良好的血压管理可以减少高血压急症或重症发生。

• 当接诊怀疑为高血压危象的患者时，应让患者在安静舒适的环境中休息，并安排转移到医院。

• 在等待转运过程中，如果患者没有按时服药，那么补充其常规口服药物剂量是合理的（如果患者吞咽正常并具有保护气道能力）。

• 过去很常用的舌下含服硝苯地平的办法，由于降压效果不准确且存在严重的不良反应，目前不再采纳。

治疗

• 由于随时可能存在病情变化，因此所有高血压急症患者必须严密监测。

• 每5～10min检查心电图、脉搏血氧饱和度和生命体征。

• 低流量吸氧并开放静脉通路，如果具备有创动脉血压监测条件，则可以考虑。

• 总体治疗目标是在保证靶器官灌注的同时进行血压控制。

• 血压严重升高但并没有靶器官损害的患者（即高血压重症）可以安置在中级护理区（见下文）监测。

特殊情况

高血压脑病

• 高血压脑病常是指伴有明显血压升高的脑器质性综合征。

• 最新的理解认为其本质是脑后部可逆性脑病综合征（PRES）。PRES与影像学上大脑后部脑组织血管性水肿有关。目前在许多临床综合征中可见，如高血压脑病，子痫/子痫前期，脓毒症，肿瘤化疗，自身免疫病和移植等。

• 目前具体机制尚不明确，存在两种相互矛盾的理论，即血压升高时脑自我调节导致高灌注增多，以及脑灌注不足和缺血导致血管收缩等。

• 临床表现包括头痛、恶心、呕吐，视觉障碍或丧失，乏力、嗜睡、抽搐、意识障碍和视盘水肿，有时也会出现局灶性病灶体征，导致急诊卒中相关意识状态改变和PRES鉴别困难。

• 当控制血压后，高血压脑病或PRES通常是可逆的，尽管有些患者可能已经存在不可逆的后遗症。

• 治疗的目标是在1h内将平均动脉压（MAP）降低至现有血压水平的20%～25%，或舒张压（DBP）不小于100～110mmHg，然后在接下来的2～6h进一步将血压降至160/100 mmHg。如果治疗过程中神经症状加重，停药或减少药物剂量。如果患者病情相对稳定，并可耐受较低的血压水平，则在接下来的8～24h进一步将血压逐渐降至正常水平。

• 拉贝洛尔、尼卡地平、依那普利等通常

有效。

• 很多人推荐应用硝普钠，但目前并不作为首选。

急性缺血性卒中

• 急性缺血性卒中（acute ischaemic stroke，AIS）常与高血压有关，可反射性引起代偿性机制，保证缺血区脑组织的灌注压（CPP）。升高的血压通常在4天内恢复到卒中前水平。

• 在缺血性卒中急性期制定降压决策存在困难，血压较高具有脑水肿和出血转化的风险，而血压过低可能影响缺血半暗带的血供。

• 目前不推荐常规进行降压治疗。

• 只有当收缩压（SBP）＞220mmHg或舒张压＞120mmHg时才开始降压，并使MAP下降不超过20%～25%或舒张压不低于100～110mmHg。

• 如果患者有可能接受溶栓治疗，那么目标血压需降至180/110mmHg。

• 治疗药物包括拉贝洛尔、尼卡地平、依那普利。

• 很多人推荐应用硝普钠，但目前并不作为首选。

脑出血和蛛网膜下腔出血

• 脑灌注压（cerebral perfusion pressure，CPP）是平均动脉压（MAP）与颅内压（ICP）之差。

• CPP＝MAP–ICP。

• 脑血流自动调节可以保证当平均动脉压在50～150mmHg波动时，脑血流量保持恒定。

• 但是在ICH中不存在这种保护机制，升高的血压会直接导致出血区血流增加。

• 另外，血肿增多也会导致颅内压升高。

• 因此，为减少出血降低MAP的目标必须与CPP的降低相平衡。

• 拉贝洛尔是控制急性高血压的首选药物。

• 尼莫地平在蛛网膜下腔出血中特殊提出，它可以减少因血液刺激而引起的脑动脉痉挛。尼莫地平可能引起暂时性低血压，此时降压药物也需做出相应调整。然而，它不应该被用来作为唯一治疗蛛网膜下腔出血的药物。

主动脉夹层

• 当患者出现高血压，合并急性胸痛、急性心肌梗死（当夹层撕裂影响冠状动脉，尤其是右冠状动脉时）或新出现的主动脉瓣反流杂音时，必须考虑到有无主动脉夹层。有时并不会出现典型的撕裂样背痛（参见本章第一节“主动脉急症”）。

• 一经确诊，降压目标是需要在5～10min将收缩压控制在100～120mmHg。

• 此时，首选药物为拉贝洛尔，它可以有效地降低左心室压力变化率（dP/dt）（见下文）。另外，也可应用β受体阻滞剂联合硝普钠或α受体阻滞剂。

• 避免应用可能反射性导致心动过速的药物（如硝酸甘油、硝普钠、钙通道阻滞药、肼屈嗪或ACE抑制剂），除非连用β受体阻滞剂。

• 及时请心胸专科医师会诊。

急性左心衰竭

• 当严重高血压时会导致左心室后负荷增加，造成心功能失代偿，通常表现为急性肺水肿（参见本章第五节“急性心力衰竭”）。

• 临床表现为端坐呼吸、呼吸窘迫、四肢湿凉、大汗和肺部明显干湿啰音等。

• 治疗目标是控制血压直到减轻心力衰竭症状。

• 降低心脏前后负荷首选静脉应用硝酸甘油。

• 静脉应用利尿剂仅为三线用药。

急性心肌梗死/急性冠脉综合征

• 这种情况发生在严重的高血压导致心室壁张力和心肌氧需求增加时，或者是疼痛、紧张和交感神经张力增加时。

• 血压＞180/110mmHg是溶栓禁忌。

• 治疗药物包括硝酸甘油、β受体阻滞剂和ACE抑制剂。

• 避免单用血管扩张剂如硝普钠，因为其会增加反射性从而增加心肌耗氧量。

急性肾衰竭

• 这与血压明显升高互为因果。

• 如果患者有严重高血压，合并新出现的肾功能不全，或者已有肾损伤患者新出现的急进性肾功能恶化时，需考虑急性肾衰竭。

• 目标是在维持肾脏血流量的同时降低血压。

• 非诺多泮可有效增加肾血流量。

• 其他药物包括钙通道阻滞药、α受体阻滞剂、β受体阻滞剂、肼屈嗪、硝普钠。

• 避免应用ACE抑制剂。

子痫前期（参见第19章第一节）

• 高血压孕妇在停经20周后必须考虑有无子痫前期（血压＞140/90mmHg）。

• 如果既往病史不详，则很难辨别既往是否存在高血压。

• 子痫前期包括24h尿蛋白增加（＞300 mg/dl），但随机尿液试纸试验可能阴性，因为尿蛋白在一天当中存在波动。水肿是先兆子痫的典型症状，但现在已不用于先兆子痫的诊断，因为水肿也是妊娠的常见表现。

• HELLP综合征（溶血、肝酶升高和血小板计数降低）是子痫前期的严重表现。

• 子痫惊厥是指先兆子痫患者发作抽搐，但需先排除其他可能导致抽搐的疾病，如癫痫和颅内出血。

• 最新证据表明它与脑后部可逆性脑病综合征（PRES，见上文关于高血压脑病的部分）有关。

• 子痫惊厥和子痫前期的主要治疗是分娩，具体时机需由产科医师决定。

• 硫酸镁对于预防子痫惊厥至关重要，在出现深反射消失时需停用。

• 子痫前期的血压控制对于预防母婴并发症和维持胎盘血供至关重要。

• 治疗目标是维持血压＜160/105mmHg，但舒张压不小于90mmHg，因为舒张压太低会影响胎盘灌注。

• 基于安全性考虑，通常选择甲基多巴胺治疗妊娠期高血压。

• 多年来肼屈嗪常用于妊娠期高血压的紧急降压治疗，但其主要缺点是会出现反射性心率增快。拉贝洛尔没有这种不足，从而使用率增加。

• 妊娠期禁用ACE抑制剂，硝普钠也应尽量避免应用，因其可能导致反射性心率减慢和低血压，而且药物可以在胎盘积累。

儿茶酚胺危象

• 儿茶酚胺危象也称为交感危象，通常是由内源性儿茶酚胺增多（如嗜铬细胞瘤）或外源性（滥用可卡因或苯丙胺等拟交感神经药）造成的，或者是由于停用可乐定而出现反弹现象，也可以在自主神经功能紊乱如吉兰-巴雷综合征患者中出现。

• 临床表现包括严重高血压、心动过速、出汗和发热。

• 停用β受体阻滞剂会导致α肾上腺素能反应增强，进一步造成血压升高。

• 通常可选择应用拉贝洛尔，但是它并不能缓解可卡因导致的冠状动脉痉挛。

• 治疗药物包括尼卡地平、非诺多泮、维拉帕米和地西泮或酚妥拉明等。

高血压急症的药物治疗（表3-7）

硝普钠

• 可以直接作用于阻力血管和容量血管的平滑肌，产生显著的扩张动脉和静脉作用。

• 它可以降低所有类型的高血压急症，无论其病理生理机制如何。

• 然而，它可以造成反射性心动过速，并刺激肾素分泌，对于病理生理学不利。

• 由于该药具有高效性，起效快，半衰期短，只能通过持续静脉输注，并持续进行动脉血压监测。

• 该药见光分解，需要用不透明的容器进行保存。

• 孕妇慎用（如子痫患者），因为可能造成胎盘累积。

• 由于代谢产物具有毒性，硫氰酸盐和氰化物在延长使用（24～48h）后仍具有累积效应，特别是肾或肝功能障碍的患者，使得应用具有局限性。

• 虽然硝普钠仍被推荐作为高血压危象的一线用药，但随着各种新的病理生理学机制和新型药物的产生，当尝试了各种办法降压后，血压仍然明显升高时，硝普钠仍被作为最后的保留方案。

表3-7 高血压急症用药

药物	作用机制	特殊用途	不良反应	禁忌证	剂量	起效/持续时间
硝普钠	扩张动静脉		反射性心动过速，恶心、呕吐，皮肤发红，头痛，肌肉颤动，硫氰酸盐和氰化物中毒	孕妇	0.25～10μg/(kg·min)静脉输注	立即起效，持续1～2min
硝酸甘油	扩张静脉	急性肺水肿	反射性心动过速，皮肤发红，头痛，呕吐，高铁血红蛋白血症，短期产生耐药性		5～100μg/min静脉输注	起效1～5min，持续3～5min
尼卡地平	钙通道阻滞药，扩张静脉		反射性心动过速，皮肤发红，头痛，恶心，水肿	心力衰竭	5～15mg/h静脉注射	起效5～10min，持续1～4h
肼屈嗪	扩张静脉	子痫前期/子痫惊厥	反射性心动过速	主动脉夹层	5～10mg静脉注射	起效5～15min，持续3～8h
依那普利	抑制血管紧张素Ⅱ，扩张静脉		高钾血症，肾功能不全，高肾素状态的低血压	妊娠，肾动脉狭窄	每6h口服1.25～5mg	起效5～15min，持续3～8h
依那普利拉	抑制血管紧张素Ⅱ，扩张静脉		高钾血症，肾功能不全，高肾素状态的低血压，头痛，头晕	妊娠	静脉注射1.25～5mg	起效15min，持续4～6h
非诺多泮	多巴胺-1受体阻滞剂，扩张静脉、肾动脉及促进尿钠排泄		反射性心动过速，恶心，头痛，皮肤发红，眼内压升高		0.1～0.6μg/(kg·min)	起效5min，持续10～15min
艾司洛尔	选择性β受体阻滞剂，降低心率，降低心肌收缩力	主动脉夹层（与α受体阻滞剂联用），术后高血压	心力衰竭，心脏传导阻滞，支气管哮喘，皮肤发红，恶心，注射部位疼痛	心力衰竭，哮喘，慢性阻塞性肺疾病	4min内静脉注射200～500μg/(kg·min)，之后150～300μg/(kg·min)或1min内给予负荷量500μg/kg，之后25～50μg/(kg·min)静脉注射，可每10～20min增加25μg/(kg·min)，直至最大剂量300μg/(kg·min)	起效1～2min，持续10～20min
酚妥拉明	α_1受体阻滞剂，扩张静脉		反射性心动过速，皮肤发红，头痛，恶心		5～15mg静脉注射，最大剂量15mg	起效1～2min，维持3～10min
拉贝洛尔	α_1、β受体阻滞剂，扩张静脉，降低心率，降低心肌收缩力	主动脉夹层	心力衰竭，心脏传导阻滞，支气管哮喘，恶心，头晕，感觉异常	心力衰竭，哮喘，慢性阻塞性肺疾病	每10min静脉注射20～80mg，之后静脉注射0.5～2mg/min	起效5～10min，持续3～6h
可乐定	中枢性α_2受体激动剂		嗜睡，口干，心动过缓		1h口服0.1～0.2mg，24h最大剂量0.8mg	起效30～60min，持续6～12h

• 静脉滴注从0.25μg/(kg·min)开始滴定。平均有效剂量为3μg/(kg·min)，为0.25～10μg/(kg·min)(应用最大剂量不应超过10min)。

盐酸拉贝洛尔

• 选择性α受体阻滞剂和非选择性β受体阻滞剂。

• 该药可有效地降低外周血管阻力，避免反射性心动过速。

• 该药可以通过减少心肌耗氧量和心动过速对缺血性心脏病患者产生益处。

• 在主动脉夹层中通过减少收缩期射血的应力，减少dP/dt(血压随时间的变化率)和内皮应切力，从而发挥有效作用。

• 对于有哮喘、慢性阻塞性肺疾病(COLD)、充血性心力衰竭、心动过缓和房室传导阻滞的患者禁用。

• 在嗜铬细胞瘤中，低剂量拉贝洛尔可能因为阻滞β受体作用明显强于α受体，导致反常高血压。

• 尽管能够降压，但无法逆转可卡因引起的冠状动脉痉挛。

• 静脉给予20mg负荷量，之后每10min注射20～80mg，或者从0.5～2mg/min开始输注，最大剂量是每天300mg。

普萘洛尔

• 非选择性β受体阻滞剂。

• 该药可与硝普钠联合用于主动脉夹层和(或)酚妥拉明连用于儿茶酚胺危象。

• 对哮喘、COLD、充血性心力衰竭、心动过缓和房室传导阻滞患者禁用。

• 给予静脉注射1mg负荷量，之后静脉滴注。

艾司洛尔

• 该药是一种超短效的选择性β受体阻滞剂，而不具有血管扩张作用。

• 可与硝普钠联合用于主动脉夹层或和酚妥拉明联用于儿茶酚胺危象。

• 对哮喘、COLD、充血性心力衰竭、心动过缓和房室传导阻滞患者禁用。

• 首先静脉给予250～500μg/(kg·min)的负荷量，之后50～100μg/(kg·min)静脉输注；可5min后重复静脉注射或增加剂量，最多可增加至300μg/(kg·min)。

酚妥拉明

• 该药为强有效的α受体阻滞剂。

• 通常与β受体阻滞剂连用于儿茶酚胺危象。

• 可能引起心动过速和直立性低血压。

• 负荷量静脉注射5～15mg。

硝酸甘油

• 直接扩张静脉血管。大剂量时也会扩张动脉。

• 用于急性心肌梗死/急性冠脉综合征和急性左心衰竭。

• 该药会反射性引起心动过速，增加流体剪切力，故避免用于主动脉夹层的治疗，除非已同时应用β受体阻滞剂。

• 其他副作用包括头痛、呕吐等。因此，对于高血压脑病患者应用有限。

• 静脉注射5～100μg/min，视反应逐渐增加滴定量。

肼屈嗪

• 该药直接扩张小动脉。

• 该药用于子痫前期和子痫患者的急性血压控制。

• 该药导致反射性心动过速，并在一些患者中可能出现狼疮样综合征。

• 该药可静脉给予5～10mg负荷量，之后持续静脉滴注。

尼卡地平

• 该药为二代双氢吡啶类钙通道阻滞药。

• 该药具有较强地扩张脑和冠状血管的作用，降低心脏后负荷，增加心排血量，并可以减轻心肌和脑缺血。

• 该药禁用于心力衰竭患者。

• 该药可能导致反射性心动过速和头痛。

• 静脉注射5～15mg/h，可以每5min增加2.5mg/h，最大速度为15mg/h，直到达到理想血压，之后减量为3mg/h。

袢利尿剂

• 该药为一种外周多巴胺-1受体激动剂，能引起血管扩张，激活肾脏多巴胺受体，增加肾血流量。
• 该药可能导致眼内压升高。
• 该药可以降低舒张压。
• 静脉注射0.1～0.6μg/（kg·min）。

依那普利

• 该药为静脉ACE抑制剂。
• 肾动脉狭窄患者避免应用。
• 该药可能导致肾衰竭。
• 每6h给予1.25～5mg。

高血压重症

• 最常见的原因是高血压患者未规律服用降压药物。
• 可有一些非特异性症状，如头痛和恶心，但一定要注意鉴别是否存在高血压重症中的高血压脑病等。
• 这些症状可以通过治疗得到缓解。
• 在这类患者中过度降压可能弊大于利。
• 治疗目标是在24～48h平稳降压，使舒张压在100～110mmHg。
• 首选口服降压药物，而非静脉剂型。
• 如果依从性较差，可以应用患者自己的药。

高血压重症的药物治疗

很多药物可以选用，列举如下：
• 非洛地平：口服2.5mg（＞65岁），5mg（＜65岁）。
• 氨氯地平：口服5～10mg。
• 硝苯地平缓释片：口服30mg。
• 卡托普利：口服12.5～25mg。
• 拉贝洛尔：口服100～200mg。
• 哌唑嗪：口服1～2mg。
• 可乐定：口服0.1～0.2mg（过去可乐定的包装方法已不再适用）。

总结

• 高血压急症：患者必须收入重症监护室，并与全科医师和各专科医师共同商议。
• 高血压重症：如果治疗迅速，血压在4h内降至可接受水平，则患者可以出院；但是，须在48h内安排随访。对于新诊断的病因不明的高血压患者中，应去内科就诊，寻找诊断和排除高血压的继发病因。

（陈玉娇　译　李　硕　校）

第七节　急性肢体缺血

Kuan Win Sen

要点

• 急性肢体缺血是指肢体灌注突然减少，对急性事件发生后2周内的肢体存活率有潜在威胁。

病因学

参见表3-8。

表3-8　急性动脉闭塞的原因

血栓形成	栓子	外伤
人工血管	心脏来源（心房颤动、急性心肌梗死、心内膜炎、人工心脏瓣膜）	钝性
血栓形成的动脉瘤	动脉来源（动脉瘤）	贯穿伤
高凝状态		
血流缓慢		

• 80%的栓子来自于心脏。栓子通常位于动脉的急性狭窄处，如动脉粥样硬化斑块和血管的分叉点。
• 动脉血栓形成的动脉粥样硬化通常不像急性栓子那样严重。这是由于随着时间的推移而产生的间接循环。
• 动脉创伤可能来自医源性病因（血管/心脏诊断和介入治疗）。内膜瓣和剥离常是闭塞的原因。

临床表现

• 急性肢体缺血的表现如下：
1.疼痛：与栓子一致的突然发展。慢性缺血症状逐渐增加。

2.苍白：动脉阻塞的水平通常是正常组织和缺血组织之间的界线。

3.异常体温。

4.无脉：在无症状的侧端出现脉搏缺失，提示潜在的慢性动脉闭塞性疾病。相反，在无症状的侧肢上出现强烈的脉搏表明潜在的阻塞是急性的。

5.感觉异常：主观感觉缺失引发了早期神经功能障碍。小腿前部对缺血是最敏感的。在足背部引起的感觉障碍通常是血管中最早期的神经信号。

6.麻痹。

• 此外，"蓝趾综合征"也可能发生在小血管阻塞中。

很冰冷的、痛苦的、青紫的趾外观或前足有很强的脉搏和皮温高。

• 进行集中的体格检查以寻找：

1.心房颤动。

2.慢性外周血管疾病的迹象（提示血栓性病因）。

（1）皮肤光亮的色素沉着。

（2）脱发。

（3）肌萎缩。

（4）皮肤溃疡。

3.感觉和运动控制。

4.所有外周脉冲（如果患者没有明显的脉搏，则使用多普勒超声）。

• 急性肢体缺血的临床类别

1.存活：没有感觉丧失或肌肉无力。

2.轻微威胁（如果及时处理）：最小的感觉丧失（远端），无肌肉无力和动脉多普勒无声。

3.立即受到威胁（立即可抢救）：感觉丧失更近、休息痛、轻度肌肉无力和动脉多普勒无声。

4.不可逆转的：感觉丧失，肌肉无力深刻，可能动脉、静脉血流信号消失。需要截肢。

> ⇨ **给全科医师的特别提示**
>
> • 时间是肢体和生命。
>
> • 不可逆的神经肌肉损伤时间窗是6h。
>
> • 截肢率是6% ~ 20%，而死亡率是6% ~ 12%。
>
> • 总是认为四肢缺血是造成肢体疼痛或神经缺损的原因。

治疗

• 在监护室看护患者。

• 应急处理。

1.阿司匹林。

2.低分子肝素。

3.相关的定位。

4.避免极端温度。

5.镇痛。

• 供氧。

• 进行心电图检查以寻找心房颤动。

• 进行血常规检查血液，进行肾功能全套凝血筛查。

• 请及时向血管外科医师咨询。

• 成像：使用数字减影血管造影术作为急性肢体缺血的黄金标准（有益于同时诊断和治疗闭塞）。

• 如果患者对造影剂过敏或者有强烈的对比性肾病，使用双相超声检查。

• 如果需要进行模棱两可的检查，不需要立即进行干预，那么就可以进行计算机断层扫描和磁共振造影检查。

• 第七届美国胸科医师学会（ACCP）关于抗血栓治疗的共识会议和2007年的TASC Ⅱ共识。

持续静脉输注肝素。

• 危及肢体的患者应接受急诊外科血管重建术。

1.血管内介入：动脉内溶栓和经皮血栓切除术。

2.手术：开腹取血栓和旁路移植术。

• 无存活肢体的患者无须成像，应立即进行截肢手术，以减少感染、肌红蛋白尿、急性肾衰竭、高钾血症、多器官衰竭和心力衰竭的发生。

（冯 璐 译 李 硕 校）

第八节 肺 栓 塞

Shirley Ooi · Gene Chan

要点

• 血栓性肺栓塞（PE）并不是孤立的胸部疾病，而是静脉血栓形成的一种并发症。因此，深静脉血栓形成（DVT）和肺栓塞是静脉血栓栓塞的同一过程。

• PE患者中70%的并存下肢静脉栓塞。相反，50%的下肢近端深静脉血栓患者［包括腘静脉和（或）更多的近端静脉］发生PE，当血栓局限于小腿静脉时，PE发生的可能性较小。

• 当PE发生在DVT前，两种疾病的诱发因素是相同的，大致符合Virchow的3个因素，如静脉淤滞、血管壁损伤和血液高凝状态（表3-9）。

注意：在外科手术中，静脉血栓栓塞的风险随着年龄、麻醉长度和先前静脉血栓栓塞或癌症的出现而迅速增加。在创伤和骨盆手术后的紧急手术中（如髋骨骨折）其发生率最高。在内科疾病中，静脉血栓栓塞在心血管疾病患者（如充血性心力衰竭和不可逆的呼吸道疾病）、下肢瘫痪（由脑卒中和其他神经系统疾病引起）和癌症中经常发生。

表3-9　静脉血栓栓塞病的常见危险因素

血液淤滞	长途旅行、脑卒中等而长时间的不动
	4周内发生重大创伤或手术
	充血性心力衰竭
	肥胖
	高龄
	脊髓损伤
	休克综合征
血管内皮损伤	局部创伤
	下肢骨盆手术
	血管炎
	烧伤
	电击
	感染
	既往血栓栓塞史
高凝状态	红细胞增多症
	血小板异常
	含雌激素量高的口服避孕药
	恶性肿瘤
	抗凝血酶Ⅲ蛋白C或S缺乏

注意：危险因素的识别不仅有助于静脉血栓栓塞的临床诊断，而且能指导在疑似病例中是否采取预防措施和复查。

• 血流动力学稳定的患者经过治疗后病死率＜5%，但在那些持续性低血压的患者中这个数值接近20%。

• 如表3-10所示，PE可分为三种主要类型。

• 几乎所有PE患者都有以下一项或多项临床特征。

1.突发性呼吸困难。

2.呼吸增快（＞20次/分）。

表3-10　肺栓塞的临床表现

肺的栓塞	历史	血管梗阻	介绍
急性轻微	短暂，突然发病	＜50%	呼吸困难伴或不伴胸膜痛和咯血
急剧巨大	短暂，突然发病	＞50%	有或没有右心劳损血流动力学不稳定和晕厥
亚急性质量	数周	＞50%	伴有右心室压力的呼吸困难

注：1.无低氧血症的大面积PE是罕见的，故如果动脉氧分压（PaO_2）正常，则应考虑其他诊断。

2.虽然PE会影响二氧化碳的清除，但是高碳酸血症是罕见的。

3.大面积PE患者有明显的呼吸困难，而不是端坐呼吸。

4.第三种也是最不常见的表现，即亚急性大面积PE，类似于心力衰竭或无痛性肺炎，尤其是在老年人中。

资料来源：改编自Riedel（2001），见表3-12。

3.胸痛（胸膜或胸骨下）。

注意：如果临床医师记住这3个特征，PE的可能性就很少被忽视。当上述临床特征合并心电图显示右心室的增大和（或）肥厚劳损，肺梗死或肺血供减少，要高度可疑肺栓塞。在存在静脉血栓栓塞的危险因素和动脉低氧血症的情况下，肺栓塞的诊断更加成立。

• 表3-11为PE临床可能性的评估。

表3-11　PE临床可能性的评估

高（＞85%可能）	其他无法解释的突然发作的呼吸困难、呼吸急促或胸痛和至少有以下两项：
	存在显著的危险因素（不动、腿部骨折和大手术）
	心电图出现右心室超负荷的新征象
	可能的腿部DVT（单侧疼痛、压痛、红斑、温暖或肿胀）
	影像学表现为梗死、肺门饱满或低血压
中间（可能15%～85%）	临床可能性并不高，也不低
低（＜15%可能）	没有突然发作的呼吸困难、呼吸急促和胸痛
	呼吸困难、呼吸急促或胸痛存在但可由另一种情况解释
	风险因素缺失
	另一种情况下可解释的放射学异常
	在前1周内进行足够的抗凝控制（国际标准化比率＞2或活化部分凝血活酶时间＞1.5倍）

资料来源：经Riedel许可转载（2001），表3-13。

注意：对于PE可能性小的患者，如果D-二聚体酶联免疫吸附试验检测为阴性，则可完全排除PE。相反，如果低度可疑PE的患者D-二聚体试验阳性，则需重新评估患者。D-二聚体试验阴性不能完全地排除中度或高危患者的PE。

➩ 给全科医师的特别提示

- 请记住，PE是导致胸痛的6个危及生命的原因之一。
- PE的临床特征是非特异性的，但在缺乏以下所有情况下PE不太可能发生呼吸困难、呼吸急促和胸痛。
- 不要依赖胸膜炎胸痛、呼吸困难和咯血的临床三联征，因为它们很少被发现。
- 当心电图检查完成胸痛并且导联Ⅲ中出现T波倒置时，请检查是否存在$S_1Q_3T_3$及PE的其他相关心电图特征。

处理

出现血流动力学不稳定征象的大面积PE患者：

- 在重症监护区监测患者的生命体征。
- 如果不能保持氧合，通过非呼吸面罩或插管给予氧气。

注意：气管插管可能会导致血流动力学状况进一步恶化，阻碍静脉回流。

- 开放两个大静脉通路并送血检查。开始液体复苏。

注意：当考虑溶栓治疗时，应首选肘前静脉，避免插入动脉血管。

- 如果尽管有液体复苏，但血压仍然很低，请开始肌内注射。

注意：当心排血量减少时，扩张的右心室处于低氧状态，并且由于高浓度的儿茶酚胺已经接近最大刺激，正性肌力药可能只会引起心律失常。明智地使用去甲肾上腺素，以对抗血压的适度升高可能是有益的。

- 给予镇痛药。

注意：在低血压患者中应谨慎使用阿片。

- 联系心胸外科医师随时进入心胸外科重症监护病房。

一般紧急检查

- PE中的心电图发现：

1.心电图变化通常是非特异性的。

2.最常见的心电图改变是68%的PE患者的前间隔和下位导联发生了T波倒置。T波倒置的数目随着右心压力、肺心病的加重而增加，并可导致心肌缺血，还可预测PE的早期并发症。第6天T波的逆转与更有利的结果有关。

3.在轻微PE中，没有血流动力学异常，唯一的发现是窦性心动过速。

4.在急性或亚急性大量PE中，可见右心室张力的证据。

（1）QRS轴右移。

（2）右束支传导阻滞。

（3）$V_{1\sim3}$T波倒置。

（4）肺型P波。

（5）典型$S_1Q_3T_3$（仅存在于大面积PE的12%患者中）。

5.大面积PE中6%的为正常心电图。

6.心电图的主要价值是排除其他潜在的诊断，如心肌梗死或心包炎。请参见图3-19了解PE中的心电图。

- 动脉血气分析：特征性变化是由过度通气导致的PaO_2降低和$PaCO_2$正常或减少。PaO_2在大量PE中几乎从未正常，但在轻微PE中可能正常，主要是由于过度换气。在这种情况下，肺泡-动脉PO_2梯度（$AaPO_2>20mmHg$）的扩大可能比单独PaO_2更敏感（有关详细信息，请参见第6章第一节“酸碱失衡的紧急处理”和附录F“常用公式”）。低氧血症和广泛的$AaPO_2$可能显然有许多其他原因。因此，血液中气体可能会增加对PE的怀疑，但是判别值不足以证明PE或排除PE。注意血液采样时患者的吸入氧分数（FiO_2）。
- 血常规。
- 尿素氮/电解质/肌酸酐。
- D-二聚体酶联免疫吸附试验测试诊断肺栓塞的灵敏度是85%～94%。但是，其特异性仅为67%～68%。正常的D-二聚体酶联免疫吸附试验检测结果可用于排除PE检测概率较低的PE患者或非诊断性肺部扫描。然而，异常结果（无论高）并不意味着PE的可能性显著增加。
- 备4～6个单位的悬浮红细胞。
- PE中的胸部X线检查结果如下：

1.一般来说，胸部X线片（CXR）在PE中并不是特异性或诊断性的，但与以前的影像学相比可能会有所帮助。

注意：CXR的主要优点是排除其他模拟PE的条件（如气胸、肺炎、左心衰竭、肿瘤、肋骨骨折、大量胸腔积液和肺叶塌陷），但PE可能与其他心肺过程共存。

2.结果可能显示如下：

（1）正常CXR（0～40%）。

注意：一个正常的影像学是兼容所有类型的急性PE。事实上，在严重急性呼吸困难的患者中，正常的胸片是非常可疑的。

（2）Fleischner征（因存在大血块而扩张的中央肺动脉）。

（3）肺梗死的证据：肺梗死的证据有边缘不透明，有时呈楔形，顶点指向脐或半圆，其基底于胸膜表面（汉普顿的驼峰）。

（4）肺栓塞部位的肺部局灶性病变（Westermark征象），但在急性情况下，通常可用的影像学类型很难诊断。

（5）在肺梗死（Fleischner系）中出现长肺段局灶性肺不张。

（6）少量胸腔积液。

（7）膈肌抬高。

注意：小胸膜腔积液及升高的膈肌对PE有较低的特异性。

（8）局限性充气。

（9）整合。

静脉压缩超声检查（CUS）

- 在某些情况下，下肢CUS是另一种诊断工具，用于增加或减少PE的怀疑。
- 单一CUS的敏感性仅为54%，特异性为97%。不应使用单一CUS来排除PE，特别是当检测结果与临床风险评估不一致时。出于这些原因，5～7天后进行随访CUS以评估血块进展。

床旁心脏超声心动图

- 随着急诊医师进行的床边超声检查的增加，侧重于心脏的心脏超声心动图正在成为评估可能的PE患者的重要工具。
- 超声检查在疑似肺栓塞患者中的作用是优先进行进一步检测，评估鉴别诊断，并协助对严重危及患者血流动力学的显著栓子制定治疗决策。
- 在急性大面积（血流动力学显著）或亚大面积（右心室扩大时血流动力学稳定）肺栓塞时，右心室可能会扩张，功能障碍或收缩功能减弱。
- 对于影响血流动力学显著的肺栓塞患者，左心室可能未充满并且动力过强。
- 肺栓塞患者右心室扩大和功能障碍的存在具有预后重要性，并与院内死亡率显著增高有关。它也是早期预后不佳的最佳预测指标之一。

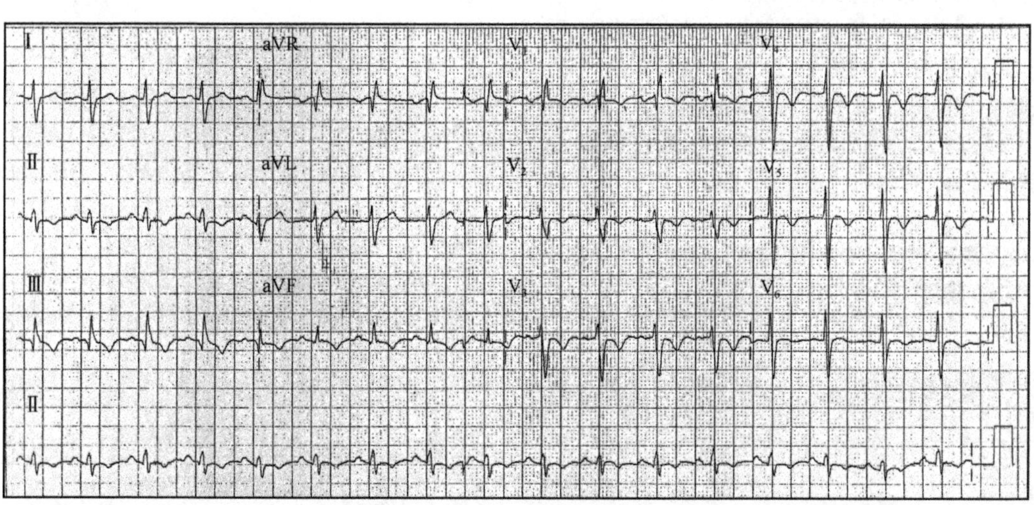

图3-19 一位71岁男性的心电图，表现出右侧胸部不适、呼吸困难和咳嗽

图为一名71岁男性的心电图，该男性出现右侧胸部不适、呼吸困难和咳嗽。螺旋计算机断层扫描证实肺栓塞。请注意心电图改变：窦性心动过速，$S_1Q_3T_3$，右轴偏差，右束支传导阻滞（RBBB），$V_{1\sim5}$和肺性P波的T波倒置

明确的调查

- 计算机断层扫描肺血管造影（CTPA）

1. CTPA已成为评价PE的主要放射学检查手段。

2. 虽然CTPA单独检测到大部分PE，但它不足以检测所有亚段性PE。然而，亚段性PE与患者相比，并不会像更大的血块那样给患者带来相同的风险。

3. PE的主要优点是可对肺实质和大血管（如肺肿块、肺炎、肺气肿、胸腔积液和纵隔腺病）进行影像学检查，如未发现PE可做出诊断。因此，CTPA可以帮助诊断呼吸困难的其他原因。CTPA还能检测右心室扩张，从而表明严重的、潜在的致命PE。

4. CTPA的主要缺点。

（1）暴露于15mSv的辐射（相当于约150个2视野CXR）。

（2）对碘化静脉造影剂的不良反应。

1）发生过敏反应或其他全身性过敏反应。

2）造影剂引起的肾病。

- 肺显像

1. 正常灌注扫描实质上排除了临床相关的近期PE的诊断，因为所有类型的闭塞PE都会产生灌注缺陷。

2. 然而，PE以外的许多病症，如肿瘤、突变、左心衰竭、大泡性病变、肺纤维化和阻塞性气道疾病也可能产生灌注缺陷。

3. PE通常会产生灌注缺陷，但不通气（不匹配），而其他大多数情况会在与灌注缺损（匹配缺陷）相同的区域产生通气缺陷。

4. 根据扫描异常类型，PE评估灌注缺陷的可能性可以评估为高、中、低（表3-12）。

表3-12 根据PIOPED*研究标准，潜在的肺栓塞可能性

临床可能性	扫描概率（%）			
	正常/非常低	非诊断		高
		低	中间	
低	2	4	16	56
中间	6	16	28	88
高	0	40	66	96

*肺栓塞诊断研究的前瞻性调查。

经Riedel许可转载（2001），见表3-14。

怀疑PE

- 体重＜50kg的患者开始静脉注射肝素5000 U或静脉注射氟西汀0.4ml，体重在50～60 kg的患者开始静脉注射0.5ml，重于65kg的患者开始静脉注射0.6ml。
- 检查。
- 联系普通内科或呼吸内科。
- 将患者收入呼吸内科。

（尚　文　译　李　硕　校）

第九节　静脉系统急症

Kuan Win Sen

要点

- 急诊室需要评估的静脉疾病包括感染、炎症、深静脉或浅静脉血栓形成。
- Virchow三联征的概念对于了解静脉血栓栓塞的发病机制很重要。

1. 静脉淤滞。

2. 血管内皮损伤。

3. 高凝状态（遗传性或获得性）。

- 危及生命的疾病如肺栓塞可能会发生在下肢深静脉血栓形成之前。其他静脉急症包括上腔静脉综合征、浅静脉炎、血栓性静脉炎。

⇨ 给全科医师的特别提示

- 高达60%的上腔静脉综合征患者合并潜在恶性肿瘤。
- 下肢浅表性血栓性静脉炎如果治疗不及时可进展为深静脉血栓形成（DVT），随后肺栓塞，尤其是在下肢深静脉近端。
- 症状与DVT患者的血栓形成的位置可能并无相关性，对于有DVT危险因素的患者需要提高警惕。
- 可疑静脉药物滥用者可能在不典型部位形成血栓，尤其是四肢色素沉着处。

深静脉血栓

- 临床特点

1.水肿，不对称。

2. 50%的出现下肢疼痛，但不特异。

3. 75%患者会出现局部压痛，但50%的患者并无深静脉血栓。

4.站立或行走后有下肢肿胀感。

5.咳嗽或打喷嚏时下肢疼痛，但不同于坐骨神经痛伴咳嗽或打喷嚏的放电样疼痛。

6.患肢通常比健肢皮温更高。

7.线性触痛是非常特异的表现，尽管不敏感。

• DVT的危险因素包括年龄、肥胖、卧床、血栓形成史或其他疾病如心力衰竭和癌症（参见本章第八节“肺栓塞”）。

• 深静脉血栓通常是单侧的，除非腔静脉闭塞，这是一种罕见的灾难性事件。

股蓝肿是一种罕见的下肢大面积近端静脉血栓形成，而且发病率高，经常导致循环衰竭和休克。

• DVT通常会在数天内发生。突然发生的严重的疼痛更可能是由于肌肉扭伤/断裂或贝克囊肿破裂。

• 临床症状和体征包括压痛、肿胀、发红和Homan征，不能充分诊断DVT，超过50%无DVT的患者可能表现出明显的Homan征。

• DVT通常不会表现为高热。

• 小腿尺寸不存在差异并不排除DVT。但小腿肿胀、双侧周径不对称> 3cm，在深静脉血栓形成患者中比较显著。

• 2005年的一项Meta分析得出以下结论：

1.只有小腿直径的差异对DVT的判定有潜在价值（LR为1.8；95% CI为1.5 ～ 2.2）。

2.只有小腿无肿胀（LR为0.67；95%CI 为0.58 ～ 0.78）和小腿直径无差异（LR为0.57；95%CI为0.44 ～ 0.72）对排除DVT具有潜在价值。

• 临床预测DVT的规则：改良Wells评分（表3-13）和Hamilton评分（表3-14）的功能类似。

• 加压超声检查是非侵入性的诊断方法，是有症状的可疑DVT患者的首选之一。

• D-二聚体检测可以用来排除DVT（D-二聚体对于近端DVT有98%的灵敏度）。

1. D-二聚体阴性与通过改良的Well评分或Hamilton评分确定的临床低可能性结合起来，可能有助于排除DVT，而不需要超声检测。

表3-13 改良的Wells评分

临床特征	评分
活动的恶性肿瘤（治疗小于6个月或正在姑息治疗）	1
瘫痪或近期石膏固定下肢	1
最近卧床或在12周内接受过大手术（GA/RA）	1
压痛沿静脉系统分布	1
整条下肢水肿	1
患肢较健肢周径长3cm	1
有症状的下肢凹陷性水肿	1
有浅静脉侧支	1
既往DVT史	1
其他诊断至少有与DVT一样的可能性	–2

注：评分≥2分提示可能为深静脉血栓；GA，全身麻醉；RA，局部麻醉。

表3-14 Hamilton评分

临床特点	评分
下肢制动	2
活动性肿瘤（小于6个月或正在治疗）	2
急诊室医师高度怀疑DVT，无其他诊断可能性	2
卧床休息＞3天或近期手术（＜4周）	1
男性	1
患肢较健肢周径长3cm	1
局部红斑	1

注：评分≥3分提示深静脉血栓可能。

2.阴性结果也可以除外远端DVT的可能性。

3. 当患者已经出现症状超过7天，该检测可能不适合排除DVT或PE。

4.可能出现假阴性的结果，考虑临床可能性的时候务必评估假阴性可能。

5.所有检测D-二聚体的方法都有预测静脉血栓特异性低的缺点。

6.导致假阳性的原因包括感染、恶性肿瘤、近期手术和创伤。因此，虽然阴性结果有助于排除静脉血栓栓塞，但是阳性的结果对于确认诊断没有帮助。

• 治疗：抗凝治疗适用于有症状的近端DVT患者，因为在数天或数周内约50%未治疗的患者会发生肺栓塞。

1.静脉注射肝素80U/kg，随后18U/（kg·h）维持量。

2.注射低分子量肝素（0.1mg/kg）。

3.应用磺达肝癸钠。

• 其他治疗

1.与介入放射科医师商议髂静脉、股静脉DVT的患者是否需要介入溶栓。

2.血栓切除术适用于大量股静脉血栓形成，但伴有血管受损，不能行溶栓治疗的患者。

肺栓塞

肺栓塞是指肺动脉一个或多个分支突然阻塞。更多内容请参见本章第八节“肺栓塞”。

上腔静脉综合征

• 本病是指由异物阻塞或外部压迫导致的上腔静脉血流阻塞。

• 病因

1.恶性肿瘤是最常见的病因，肺癌和淋巴瘤占95%的比例。

2.胸主动脉瘤。

3. 医源性原因（留置中心静脉导管，透析通路和起搏器电极可能导致血栓形成）。

临床表现

• 症状

1.呼吸困难。

2.头痛和眩晕。

3.面部肿胀，特别是向前弯曲或躺下时。

4.上肢肿胀。

5.胸部疼痛。

6.吞咽困难。

• 体征

1.面部水肿。

2.颈部、胸壁和上肢静脉扩张，特别是当患者举起上肢时。

Pemberton的动作（患者垂直抬起两只手臂超过头顶60s），这通过缩小胸廓入口使阻塞症状加重。

3.发绀。

4.霍纳征、声带瘫痪、膈神经麻痹等罕见。

• 检查

1. 胸片将提供有关阻塞原因的线索，如果存在外部压缩的原因，高达84%的胸片出现异常。最常见的结果是纵隔增宽和胸腔积液。

2.胸部CT、静脉造影或磁共振成像也可以使用。

• 治疗目标：治疗潜在的疾病并缓解症状。

1.把患者安置在抢救区域。

2.给予高流量氧气，让患者处于直立位置。

3.给予地塞米松4 ～ 8mg。

4.只考虑在脑部或气道水肿的情况下使用利尿剂，因为常规使用并无益处。

5.如果患者病情进展，有气道塌陷的征兆，可能需要气管内插管和机械通气。

6.在恶性病因中，主要目标是治疗恶性病变。

7.除患者出现中央气道阻塞或严重的喉头水肿外，不再推荐紧急放疗。

8.考虑与血管外科医师探讨SVC综合征的医源性原因，并考虑支架治疗。

浅静脉炎

• 这由浅静脉的炎症、感染或血栓形成所致。

• 股浅静脉是深静脉，如果出现血栓性静脉炎的表现需要进行DVT治疗。

临床表现

• 压痛，疼痛和沿着浅静脉的红斑。

• 可触及的线性凸起、皮温高和周围红斑。

• 在抬起肢体后，线性凸起仍可触及并持续存在时，需怀疑有血栓形成。

• 低热可能提示为无并发症的浅表性静脉炎，但伴有高热和脓性分泌物则提示为脓毒性血栓性静脉炎。

• 在一次浅表性静脉炎发作后，静脉可在数周至数月内明显触及。

诱发因素

• 静脉损伤、血流缓慢和血液高凝状态。

• 感染（病原体为金黄色葡萄球菌、表皮葡萄球菌、肠杆菌科、铜绿假单胞菌和肠球菌）。

• 静脉插管（患有烧伤或免疫损伤）。

• 静脉药物滥用（特别是局部静脉注射丁丙诺啡和咪达唑仑）。

• 口服避孕药或激素替代疗法。

• 静脉药物治疗（氯化钾，氯化钙/葡萄糖酸盐和高渗溶液，如50%葡萄糖）。

与DVT的关系

• 由于DVT的直接蔓延，浅静脉血栓可能与DVT一起发生。

• 如果患者出现近端大隐静脉或大隐静脉-股静脉交界处浅静脉血栓形成，进展为DVT的风险更大。

• 上肢浅静脉的血栓性静脉炎不太可能导致DVT。

影像检查

• 加压超声是确诊的方法，特别是在表现隐匿的患者中。

治疗

• 如果置入静脉导管出现血栓性静脉炎，请拔除静脉导管。

• 无并发症的浅静脉炎可通过抬高患肢、热疗或非甾体抗炎药治疗，弹力袜也有效。

• 一些人提倡使用低分子量肝素治疗下肢浅静脉血栓性静脉炎。

• 如果有蜂窝织炎迹象，请给予静脉注射抗生素（于其他部位静脉注射）。

• 静脉应用抗生素并在化脓时进行手术引流。

（苏文亭　译　李　硕　校）

第十节　心动过速

Benjamin Leong · Shirley Ooi

要点

• 高级生命支持（ACLS）中的心律失常被分为心动过速和心动过缓。

• 本节介绍心动过速和治疗方法。

• 有关诊断方法，请参见第1章第十八节“心悸”以了解更多信息。

• 国际复苏指南每5年由国际复苏联络委员会（ILCOR）进行一次复查和修订。

• 在新加坡，全国复苏委员会（NRC）审查并修订复苏指南。

• 在撰写本文时，最后一次ILCOR指南修订版是在2010年，以及紧随其后的NRC复苏指南在2011年被修订。

> ⇨ **给全科医师的特别提示**
>
> • 心悸患者应通过12导联心电图仔细评估症状和体征的严重性及不稳定性。
>
> • 通过救护车立即将所有不稳定的患者转诊至急诊室。

治疗策略

注意：本部分基于NRC 2011年复苏指南和ILCOR 2010年指南。如果存在差异，则优先提供NRC指南的推荐。

• 注意以下部分描述仅有1名医务人员时处理ACLS患者中心动过速的治疗策略。

• 在急诊室会有团队为危重患者服务，许多活动应该同时进行，但是这里描述的顺序，应该是要采取行动的优先导向。

• 随着新证据的出现，这些决策将被更新和修订。

• 心肺复苏的成功完成需要该医务人员掌握良好的培训知识和操作技能，不在此讨论。

• 2011年NRC指南对于心动过速的处理决策没有较大的修订。

通常策略

• 快速性心律失常的患者对于初始处理策略有反应（图3-20）。

• 评估反应：如果患者没有反应（参见第2章第三节“心脏骤停治疗标准流程”）。

ABCD检查

• 评估、清理气道，进行呼吸支持和循环支持。

• 吸氧。

• 建立静脉通道。

• 获取监护仪或除颤仪，评估心律时应用。

• 心动过速定义为超过100次/分。

• 宽QRS波指QRS时限大于120ms。

• 窄QRS波指QRS时限小于120ms。

• 评估生命体征，简要获得病史及体格检查。

• 完成12导联心电图。

• 寻找可能与心动过速相关的严重症状和体征。

1. 胸痛。

2. 气短。

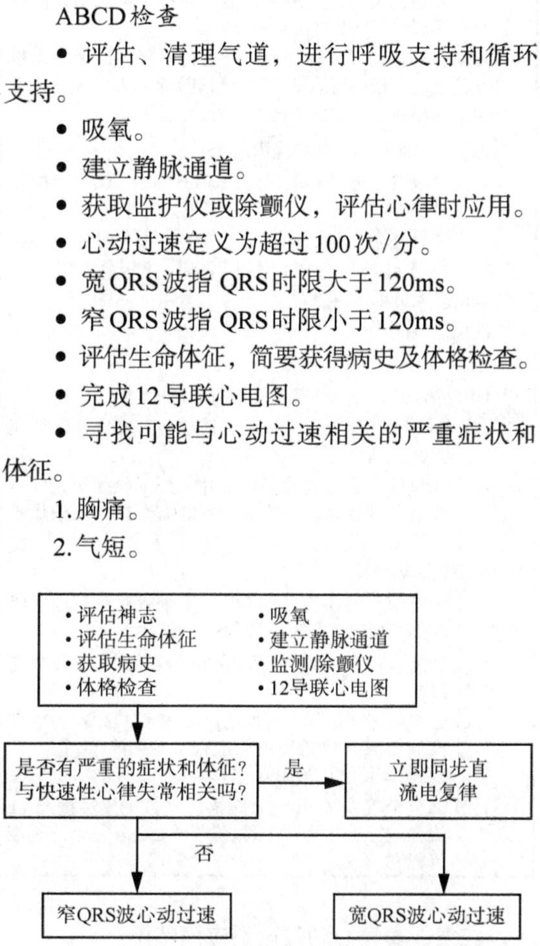

图3-20　**快速性心律失常的治疗措施**

3. 精神状态的改变。

4. 收缩压低于90mmHg，并有休克的临床特征。

5. 心力衰竭的临床表现。

注意： 心率＜150次/分的心动过速不太可能导致健康的心脏出现严重心力衰竭的体征和症状，但心肌功能障碍或有合并症的患者可能会在心率比较低的情况下发生心力衰竭。

- 如果有严重的与心动过速相关的症状和体征，考虑进行同步直流电复律（框3-3）。

框3-3 同步电复律的流程

> **注意：** 速度＜150次/分的快速心律失常很少需要复律。
> 1. 向患者解释即将进行的操作。
> 2. 给予镇静和镇痛药物，给患者预氧合。
> 3. 将凝胶垫或自粘式除颤电极片放在患者身上。
> 4. 确保同步器（sync）处于开的状态。
>   （1）这将会使放电传递到QRS波群的R波，从而避免放电发生在可能引发心室颤动的“易损期”。
>   （2）检查R波上方的“同步”标记。如果“同步”打开但没有标记，表明目前心律过于不规则，使除颤仪难以同步放电。
>   **注意：** 如果需要复律，但因为节律不规整，无法同步放电，可使用高能量（除颤剂量）非同步化复律。
> 低能量的非同步放电更可能诱发心室颤动。
> 5. 选择适当的能量水平并给除颤器充电。
>   （1）宽QRS波群的心动过速：100J、150J、200J、300J和360J。
>   （2）窄QRS波群的心动过速（室上性心动过速或心房颤动）：50J、100J、150J、200J、300J和360J。
> 6. 确保所有人员都远离患者。
> 7. 再次确认节律。
> 8. 放电。
>   （1）请注意，在同步放电之前有短暂的间歇。
>   （2）如果使用除颤器电极板，请按住触发器并保持压力，直到放电结束。
>   （3）如果使用自粘式除颤电极片，按下除颤按钮即可放电。请注意，有些型号可能需要操作者按住直到放电完成。
> 9. 重新评估患者节律。
>   （1）如果节奏转换为窦性心律，重新评估气道、呼吸和循环情况，并完成12导联心电图。
>   （2）如果节律尚未转换，请增加能量级别并重复放电过程。
>   （3）如果患者无脉搏，开始心肺复苏术（CPR），立即按照心脏停搏通用决策进行（参见第2章第三节“心脏骤停治疗标准流程”）。
>   （4）如果节奏变成VF，立即执行除颤，然后按照VF流程进行（参见第2章第三节“心脏骤停治疗标准流程”）

注意： 窦性心动过速不应该转律。

- 如果没有严重的体征和症状，建议进一步治疗等待专家会诊，因为治疗有潜在的危害（参见本节中的“宽QRS波心动过速”部分）。

窄QRS波心动过速

- 窄QRS波心动过速（QRS＜120ms）分为节律规整或不规整（图3-21）。
- 窄QRS波心动过速的病因。

1. 窦性心动过速。

2. 室上性心动过速。

（1）房室结折返性心动过速（AVNRT）：是最常见的室上性心动过速类型。

（2）房室折返性心动过速（AVRT）：通常与WPW综合征相关。

3. 有固定传导比率的心房扑动。

- 不规则窄QRS波心动过速的原因。

1. 大部分时候都是心房颤动心律。

2. 心房扑动伴有变化的房室传导阻滞。

3. 多源性房速。

阵发性室上性心动过速（PSVT）

- 非药物治疗方法（迷走神经刺激）应该是稳定性PSVT的一线治疗方法，如果正确的实施，可能转复20%～25%的病例。
- 最常见的两种技术是Valsalva动作（框3-4A）和颈动脉窦按摩（框3-4B）。

框3-4A 迷走神经刺激——Valsalva动作

> 1. 向患者解释将要进行的操作。
> 2. 最好取仰卧位。
> 3. 操作如下：
>   （1）让患者向血压计的管子吹气，达到至少40mmHg的压力。
>   （2）让患者吹入20ml注射器至柱塞推动。
>   （3）让患者对抗声门闭合的状态吹气，像努力排便一样。
> 4. 让患者维持Valsalva动作约30s。
>   （1）心率会增加，超过室上性心动过速的频率，是由于胸内压力上升，静脉回流减少，因此代偿性的心率增快。
>   （2）让患者在约30s后停止动作。
>   （3）紧接在胸内压力释放后，由于突然发生血液回流到心脏（在这时仍然快速跳动），会有一个血压升高的反应。
>   （4）血压突然升高会引发反射性心动过缓，从而可能转律成功。
> 5. 如果患者自主神经功能紊乱，Valsalva动作的有效性可能受到影响。

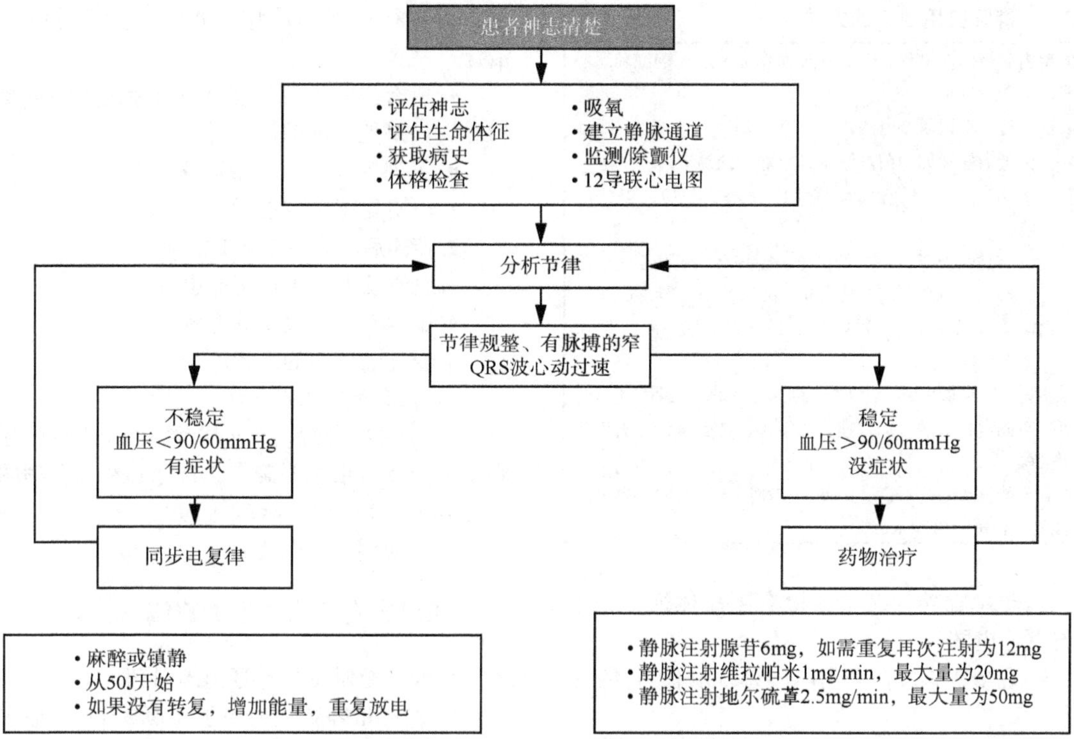

图3-21　**窄QRS波心动过速**

框3-4B　**迷走神经刺激——颈动脉窦按摩**

1. 不要用于有潜在的动脉粥样硬化性疾病和阿尔茨海默病的老年人，可能会导致脑卒中。
2. 听诊颈动脉杂音，如果有的话不要继续。
3. 向患者解释该操作。
4. 在手术过程中记录心电图。
5. 将患者置于Trendelenburg体位以扩张颈动脉窦，将头转向一边。
   （1）一些参考文献描述了坐位中的颈动脉窦按摩（CSM）。
   （2）发现按摩颈动脉窦的同时做Valsalva动作可能会改善成功率。
6. 触诊胸锁乳突肌和气管之间的凹槽中的颈动脉搏动。
7. 将示指和中指置于可触及颈动脉脉搏的最上方，在腭角后面。
8. 指尖向后和向内施加压力，向颈椎方向压迫颈动脉窦颈椎，但小心不要使它闭塞。
9. 使用颈动脉窦上的指尖进行按摩动作（圆形或纵向）不超过5～10s，以刺激颈动脉压力感受器，增加房室交界不应性和降低传导性。
10. 如果患者感到眩晕或单侧肢体乏力，请停止。
11. 观察心电监护仪心律是否转变为窦性心律。
12. 如果不成功，您可以在1min后重复一次，然后在另一侧重试。
13. 如果双侧都未成功，请勿多次尝试。

● 如果迷走动作不成功，请继续进行药物复律。

● 药物选择包括腺苷、维拉帕米和地尔硫䓬。

● 在尝试用这些药物进行复律之前，请小心疑似Wolff-Parkinson-White（WPW）综合征引起的心房颤动（参见心房颤动）。

● 在这些情况下，心率可能会如此之快以至于看起来很正常。但是，QRS波群将呈现不同的形态［狭窄和（或）宽］，而在PSVT中，QRS波群应该是单态的。

● 根据可用性和经验，这些药物中的任何一种都可以首先使用，如果转律不成功，则使用另一个。

● 腺苷以快速静脉注射给药，然后静脉注射20ml生理盐水（框3-5）。

● 维拉帕米以1mg/min的剂量静脉滴注给药，最高可达20mg。

● 地尔硫䓬的剂量为2.5mg/min，最高可达50mg。转律后停止输液。

● 患者变得不稳定，立即进行同步电复律（框3-3和图3-22）。

框3-5 静脉应用腺苷的方法

1. 向患者解释操作过程，会有一过性胸部不适、潮红和恶心呕吐。
2. 在注射过程中记录心电图。
3. 在大的近端静脉如肘前静脉中开放静脉通道。
4. 抬起患者手臂并迅速静脉注射腺苷6mg，随后注射20ml生理盐水。
   （1）多数情况下房室结的传导速度将会减慢甚至完全阻滞，导致短暂的心搏停止，随后转换为窦性心律。
   （2）如果不成功，间隔1～2min，重复2次，每次12mg。
5. 最常见的失败原因是注射太慢，因为腺苷的半衰期少于10s。
6. 对于不确定起源的心动过速，心室率可能会减慢，有助于诊断。
7. 腺苷可能导致心室纤颤。因此，转律应该在有除颤器和其他复苏设备的监护室进行。

• 转律成功后，重新检查生命体征并记录12导联心电图。

• 在WPW综合征中寻找心电图上的三角波。

• ST压低也可能发生在所谓的“心动过速后综合征”中。

• 对于大多数PSVT病例常规心脏标志物的检测并无用处。

• 大多数患者如果监测2h，保持血流动力学稳定并且没有心电图改变，将可以出院。

• 大多数患者在出院时不需要使用抗心律失常药物，直到进行复查。如果已经应用了抗心律失常药物，但仍有频繁发作的患者应尽早复查，以进行更多的治疗，如射频消融等电生理治疗。

• 所有出院患者都应该进行迷走神经刺激的指导，如果他们能够理解并学会。

• 下列患者应该入院治疗。

1. 药物复律失败患者。
2. 转律后复发的PSVT患者。
3. 血流动力学不稳定的患者。
4. 显示心电图改变的患者。
5. 经过电复律的患者。

心房颤动或心房扑动

• 急性心房颤动（AF）治疗的最初目标是心室率控制。很难明确定义目标心率，合理的水平为100～110次/分或更低。

• 可使用以下药物：

如果患者不合并心力衰竭

• 非二氢吡啶类钙通道阻滞药

1. 每3min静脉注射地尔硫䓬2.5mg，最多达到总量50mg。

2. 维拉帕米1mg/min静脉注射，最多达到总量20mg。

注意：因为具有较小的负性肌力作用，所以地尔硫䓬优于维拉帕米。

3. 避免应用于下述患者。

（1）低血压。

（2）心力衰竭。

（3）合并WPW综合征的AF患者。

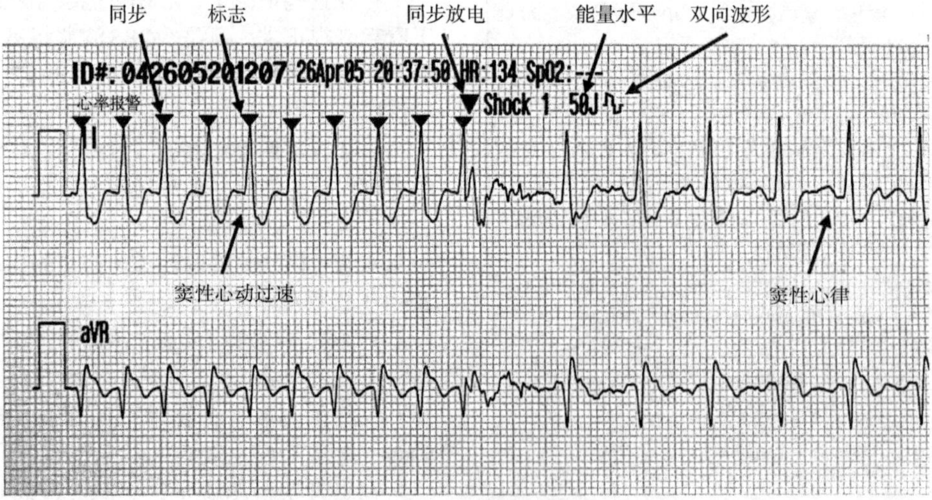

图3-22 同步电复律

（4）应用β受体阻滞剂的患者。

• β受体阻滞剂

1.由甲状腺毒症所致的心房颤动，β受体阻滞剂是首选药物。

2.在1min内静脉注射艾司洛尔500μg/kg，然后以50～200μg/（kg·min）输注。

3.每5min静脉注射美托洛尔2～5mg，总量达15mg。

4.分3次静脉注射丙泊酚100μg/kg，每次间隔2～3min。

5.避免应用于下述患者。

（1）低血压。

（2）心力衰竭。

（3）合并AF的WPW综合征患者。

（4）应用钙通道阻滞药的患者。

如果合并心力衰竭

• 地高辛

1.静脉注射地高辛0.5mg。

2.适用于心力衰竭合并心房颤动。

3.避免用于合并AF的WPW综合征患者。

• 胺碘酮

1.在30min内静脉注射胺碘酮150～300mg，然后在24h内静脉输注900mg，最大剂量为2.2g/d。

2.适用于心力衰竭合并心房颤动。

3.由于其溶剂可能导致低血压，需要降低输液速度。

4.避免用于合并AF的WPW综合征患者。尽管一些参考文献描述了在这种情况下使用，胺碘酮对房室结的阻滞作用可能占据优势。

注意：在合并AF的WPW综合征患者中，避免应用所有选择性阻断房室结的药物（腺苷、β受体阻滞剂、钙通道阻滞药和地高辛等），否则将促进颤动波在旁路中的传导，而失去房室结不应期的保护。

• 普鲁卡因胺

1.普鲁卡因胺20mg/min静脉注射，直至心律失常被抑制，发生低血压，QRS增宽＞50%或总量达到最大剂量17mg/kg。

2.适用于WPW综合征合并AF患者，因为它既能阻断房室结，又能阻断房室旁路。

3.避免用于

（1）应用其他延长QT间期药物的患者。

（2）低钾血症、低镁血症或急性心肌梗死。

• AF中的节律控制旨在使患者恢复窦性心律。

• 对于稳定的患者，这在急诊室中不是必需的，并且最好在医师的监护下进行。

• 主要关注的是颤动是否形成了心房血栓。

• 如果心房颤动已经持续超过48h，可能会发生这种情况。

• 将节律转复为窦性心律可恢复有序的心房收缩能力以避免血栓栓塞。

• 经食管超声心动图可以用来确定是否存在心房内血栓。

• 如果存在血栓或可疑存在血栓，则应进行充分抗凝，而不是尝试将节律转换为窦性心律。除非患者不稳定，应立即尝试电复律，然后进行抗凝。

• 药物复律可以使用以下药物：

1.胺碘酮。

2.氟卡尼。

3.伊布利特。

4.普罗帕酮。

• 当患者不稳定时采用电复律（框3-3），如药物复律存在禁忌证，也可将电复律作为备选方法。

• 对于血栓预防，现在使用CHA2DS2-VASc评分为心房颤动患者进行危险分层（框3-6）。

框3-6 $CHADS_2$ 和 CHA_2DS_2-VASc评分

项目	分数	
危险因素	$CHADS_2$	CHA_2DS_2-VASc
充血性心力衰竭	1	1
高血压	1	1
年龄		
＞75岁	1	
≥75岁		2
糖尿病	1	1
卒中	2	2
血管疾病		1
年龄为65～74岁		1
女性		1
总分	0～6	0～9

欧洲心脏病学会指南（2010），CHA_2DS_2-VASc＝0：倾向于不进行抗凝治疗；CHA_2DS_2-VASc＝1：口服抗凝剂或阿司匹林，抗凝剂更好；CHA_2DS_2-VASc≥2：口服抗凝剂。

注意：卒中预防的选择包括阿司匹林，双重抗血小板治疗，维生素K拮抗剂（VKA），如华法林，以及新的口服抗凝血剂，如达比加群、阿哌沙班、利伐沙班。必须与患者进行风险与获益的交流后确定治疗方案。

宽QRS波心动过速

- 宽QRS波心动过速（QRS＞120ms）可能是规则或不规则的（图3-23）。
- 常见的宽QRS波心动过速原因。

1. 室性心动过速（VT）。
2. 合并差异性传导的室上性心动过速。

- 不规则宽QRS波心动过速的原因。

1. 多形性室速和尖端扭转室速。
2. 合并差异性传导的AF。
3. 合并WPW综合征的AF。

室性心动过速

- 根据目前的新加坡NRC指南，两种主要药物选择是胺碘酮和利多卡因。
- 胺碘酮在10min内给予150mg，必要时重复一次，随后给予输注1mg/min持续6h，然后0.5mg/min。最大日剂量为2.2g。
- 利多卡因按1 ～ 1.5mg/kg静脉注射给药，如有必要，5 ～ 10min后，半剂量重复一次，最高达3mg/kg。
- AHA指南：普鲁卡因胺和索他洛尔也可选择，可能优于利多卡因。
- 普鲁卡因胺每分钟给予20 ～ 50mg/min或每5min给予100mg，直至心律失常被抑制。低血压发生时，QRS波群增宽达到50%，普鲁卡因达到最大量17mg/kg。
- 索他洛尔可给药100mg或1.5mg/kg超过5min。
- 对于QT间期延长和心力衰竭的患者应避免使用普鲁卡因胺和索他洛尔。
- 任何时候都不要给予一种以上的抗心律失

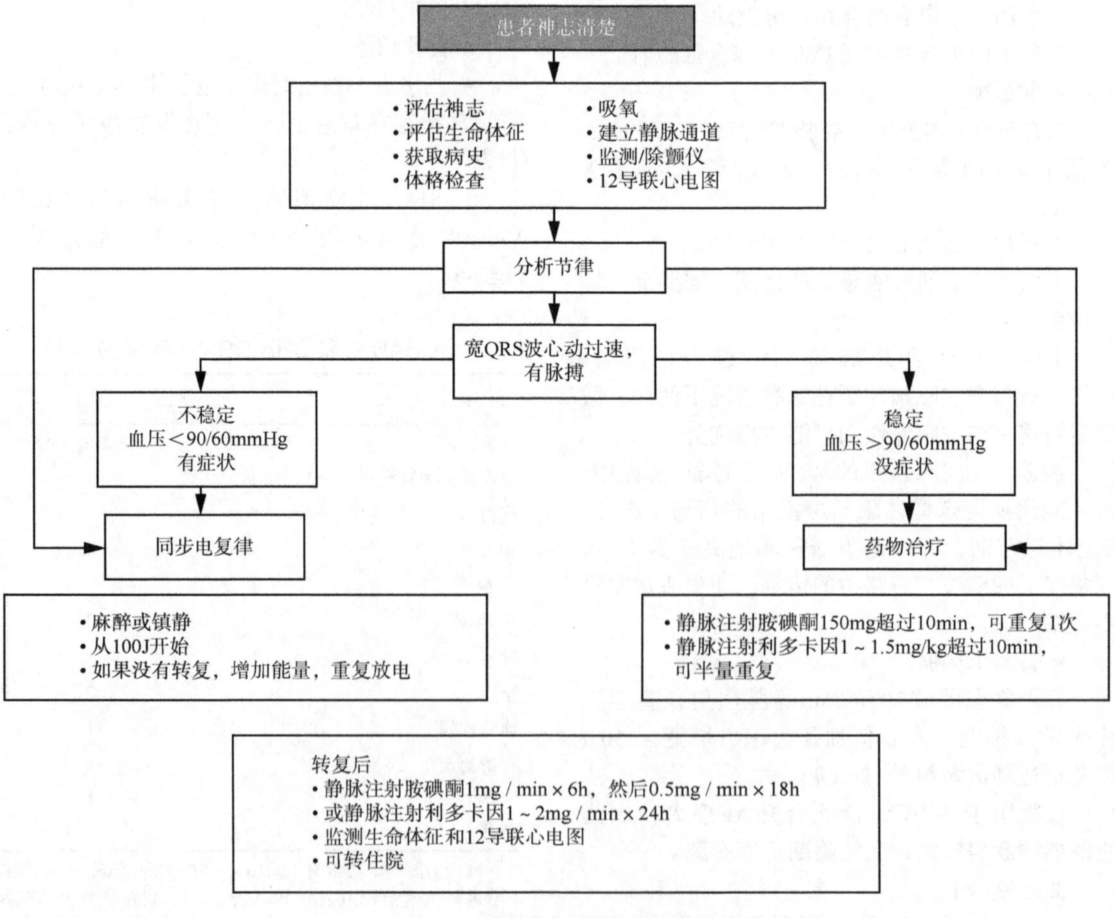

图3-23 宽QRS波心动过速

常药物。

- 如果一种药物复律失败，下一步应该是选择性同步心脏复律。
- 如果患者稳定，可入院由心内科医师进一步治疗。
- 如果患者不稳定，则在紧急情况下进行同步电复律。
- 由于室速可能恶化为心室颤动，故患者应该在具有除颤器和复苏设施的区域进行治疗。

室上性心动过速合并差异性传导

- 如果强烈怀疑合并差异性传导的SVT，可以给予腺苷试验（框3-5）。
- 如果不确定或者腺苷不成功，应该按照VT治疗患者。

多形性室性心动过速和尖端扭转型室性心动过速

- 多形性VT可根据窦性心律时的QT间期分为QT间期延长或不延长。
- 较基础QT同期延长的，这是尖端扭转型室性心动过速。
- 电解质异常导致QT同期延长（低镁和低钾）。
- 在60～90s给予硫酸镁1～2g，然后输注1～2g/h。
- 心脏病专科医师会诊后考虑超速起搏。
- 延长QT间期的药物应避免使用，如Ⅰ类抗心律失常药（奎尼丁、丙吡胺和普鲁卡因胺）、Ⅲ类抗心律失常药（胺碘酮和索他洛尔）、吩噻嗪类、三环类抗抑郁药和大环内酯类药物。
- 基础QT间期不延长时，这是多形性VT。
- 胺碘酮可能复律有效。
- 镁和利多卡因可能无效。
- 如果患者不稳定，则使用除颤能量进行非同步电击复律（框3-3）。
- 多形性VT和尖端扭转型VT可以恶化为VF，因此患者应该在具备心电监测、除颤仪、复苏设备的区域治疗。
- 如果心律转复，请重新检查生命体征，并记录12导联心电图。
- 室性快速心律失常常与心肌缺血相关，寻找缺血的证据。
- 进行实验室检查，包括全血细胞计数、尿素、电解质、肌酐和心脏生物标志物。
- 除非SVT的诊断是确定的，否则患者应住在有心电监测条件的病房。

（苏文亭 译 李 硕 校）

第4章

呼吸系统急症

第一节 哮　喘

Goh Ee Ling · Malcolm Mahadevan

定义

• 哮喘是以反复发作的可逆性气流受阻或慢性喘息和（或）咳嗽为特征的一种慢性炎性疾病。

• 哮喘潜在的病理生理学是由气道炎症引起的气道高反应性，因此治疗的基础为激素治疗。

要点

• 不是所有喘息都是哮喘。需要与以下疾病进行鉴别：①充血性心力衰竭；②上气道梗阻；③支气管癌症伴阻塞；④支气管扩张；⑤通过淋巴转移的转移癌；⑥胃食管反流；⑦慢性阻塞性肺疾病。

• 体格检查可能无异常，虽然症状通常很短暂，但不能因此除外哮喘诊断。

• 听诊未闻及哮鸣音可能提示严重的"沉默肺"，是一种危及生命的哮喘类型。

临床评估

• 以下为临床评估的目的：①确定急性哮喘发作的严重性，从而给予相应治疗（表4-1）；②识别具有高死亡风险的哮喘患者（表4-2）；③明确患者目前的治疗方案及哮喘控制水平（表4-3）。

• 病史：①主要症状，哮喘的三个主要症状是呼吸困难、喘息和咳嗽；②急性发作诱因，如粉尘和上气道炎症；③高危哮喘的特征（表4-2）；④近期服药史及依从性。

表4-1　确认哮喘急性发作期病情严重程度

	轻度	中度	重度	危重
症状				
呼吸急促	走路时能躺下	说话时爱坐着	休息时直立端坐	疲倦 呼吸无力
说话	成句	短句	几个单词	几乎不能说话
精神状态	可能焦虑	通常焦虑	通常焦虑	嗜睡或意识模糊
体征				
呼吸频率	增加	增加	＞30次/分	降低
使用辅助呼吸肌	通常不需要	一般使用	通常使用	胸腹矛盾呼吸
哮鸣音	音调低，通常只呼气末有	响亮，整个呼气相	通常响亮，整个吸气相和呼气相	没有声响（"沉默肺"）
脉搏（次/分）	＜100	100～120	＞120	心动过缓
SaO_2	＞95%	91%～95%	＜91%	发绀
吸入支气管扩张剂后呼气峰流速占预测值或个人最佳值百分数	＞80%	60%～80%	＜60%或作用时间＜2h	

• 体格检查：①一般表现，精神状态（烦躁或嗜睡），呼吸困难或发绀的表现；②生命体征，尤其是血氧饱和度水平（SaO_2）；③呼吸，呼气相延长，有哮鸣音、爆裂音。

表4-2　哮喘的死亡危险因素

哮喘突然严重急性发作的病史
因哮喘插管和机械通气病史
因哮喘住ICU的病史
过去一年因哮喘住院2次及以上
过去一年因哮喘去急诊就诊3次或3次以上
上个月因哮喘住院或去急诊
每月吸入两支以上短效β_2受体激动剂
最近全身应用激素或停用激素
难以感知气流受阻或其严重性
合并症，如心血管疾病或慢性阻塞性肺疾病
严重精神疾病或心理学问题
社会地位低下及居住在城市
违法使用药物
目前未使用吸入性激素

表4-3　哮喘控制水平分级

临床特征	控制	部分控制	未控制
白天症状	无（或≤2次/周）	＞2次/周	出现＞3项哮喘部分控制的表现
活动受限	无	有	
夜间症状/憋醒	无	有	
需要使用缓解药/急救治疗	无（或≤2次/周）	＞2次/周	
肺功能（PEF或FEV_1）	正常	＜80%预测值或个人最佳值	
急性加重	无	≥1次/年	每周都发作

• 辅助检查

在大多数情况下，辅助检查结果不会出现如下异常，难以指导临床评估。

1.胸部X线片：推荐用于初始治疗无效的患者。明确有无气胸、肺炎、充血性心力衰竭。

2.动脉血气分析：通常用于严重哮喘急性发作时来明确有无高碳酸血症（预示病情危重）和低氧血症。

3.其他：全血细胞计数和肾功能检查（尤其是由吸入沙丁胺醇引起的低钾血症）。

⇨ 给全科医师的特别提示

• 在急性哮喘发作期间，早期使用口服皮质类固醇可降低哮喘死亡的风险。因此，几乎所有需要雾化治疗的急性重症哮喘患者都需要口服泼尼松龙约0.5mg/（kg·d），共7～10天，后续无须长期口服。

• 经常因急性发作需要雾化吸入的患者死亡率高（6～12个月大于1次）。

• 每天使用低剂量吸入糖皮质激素可降低严重急性发作的风险，从而降低高危患者的死亡率，并减少花费。

处理

• 急诊治疗哮喘的目标。

1.保证氧合良好。

2.逆转气流受阻。

3.缓解炎症。

• 哮喘控制的流程图（图4-1）。

• 支持治疗

1.患者应该安置在可控区域便于观察病情，严重急性发作的患者应该在ICU接受治疗。

2.严密监测心电图、脉搏血氧饱和度和生命体征。

3.气道支持及呼吸和循环支持。

（1）对于严重急性发作患者及即将呼吸骤停的患者，应保证气道安全。

（2）氧疗。

（3）开放静脉通路（轻度患者不需要）。

• 药物治疗

1.支气管扩张剂：每个小时连续吸入20min短效β受体激动剂如沙丁胺醇和异丙托溴铵。已证明添加异丙托溴铵可产生额外的支气管扩张作用，且副作用最小。

2.激素：可以减轻炎症，并且具有急性支气管扩张作用。给予口服泼尼松龙0.5～1mg/kg或静脉注射氢化可的松200～400mg。通过口服途径给药的类固醇起效快，且效果与通过静脉途径给药一样快。

3.硫酸镁：应用于对支气管扩张剂治疗反应

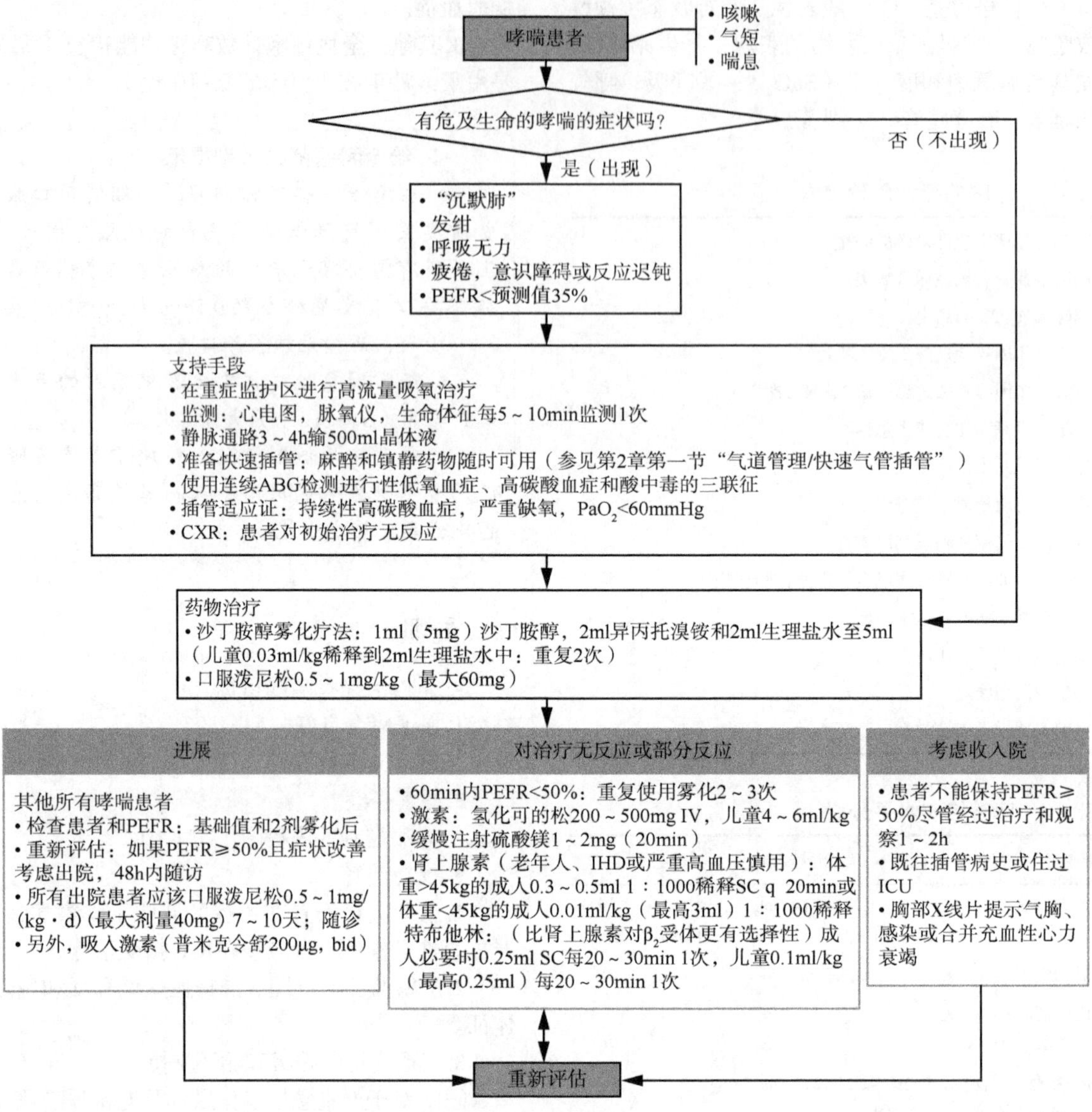

图4-1 **哮喘诊疗流程**

不佳的中度至严重哮喘患者。其作用机制可能抑制平滑肌收缩，减少组胺释放肥大细胞，并抑制乙酰胆碱释放。30min内输液1～2g。

注意：观察有无低血压。

• 处置

1. 气管插管接机械通气的患者需要收入ICU。

注意：插管患者使用**低潮气量**，呼吸频率设定为6～8次/分，当合并COPD时保证平台压＜35mmHg，平台压在35mmHg以上的患者，气胸发生率升高。

2. 符合以下特点的患者可收入呼吸科病房或急诊留观室。

（1）患者对治疗反应部分有效，60min内PEFR＜50%预测值。

（2）患者需要硫酸镁二线药物治疗。

（3）患者对治疗有反应但有高风险特征。

（4）患者症状加重及PEFR≥50%。

3. 检查吸入设备。

4. 用**哮喘控制试验**（ACT）评估患者哮喘控制水平，该试验是一个包含5个问题的自测问卷，用于客观评价哮喘控制水平，对患者有指导治疗意义。

5. 建议患者避免诱发因素，如粉尘和烟雾。

6. 强调随诊和服药的重要性。尽早安排呼吸科专家门诊随诊。

（徐定华 译 葛洪霞 校）

第二节 慢性阻塞性肺疾病

Goh Ee Ling · Quek Lit Sin · Malcolm Mahadevan

定义

• 慢性阻塞性肺疾病（chronic obstructive pulmonary disease，COPD）定义为进行性发展的、逐渐加重的不完全可逆的气流受限。

• 它与肺部暴露于有害颗粒或气体中有关。

• 诊断COPD的主要特征。

1. 慢性咳嗽。

2. 慢性咳痰。

3. 呼吸困难：随时间逐渐进展恶化。运动和呼吸道感染时进一步加重。

4. 危险因素接触史，如烟雾、职业粉尘等。

• COPD严重程度分级见表4-4。

表4-4 根据慢性阻塞性肺疾病全球倡议（GOLD）的COPD严重程度分级

0：存在风险	有慢性咳嗽咳痰症状，肺功能正常
Ⅰ：轻度	FEV_1/FVC ＜70%，FEV_1 ≥80% pred，伴或不伴慢性咳嗽咳痰症状
Ⅱ：中度	FEV_1/FVC＜70%，50%≤FEV_1＜80% pred，伴或不伴慢性咳嗽咳痰症状
Ⅲ：重度	FEV_1/FVC＜70%，30%≤FEV_1 80% pred，伴或不伴慢性咳嗽咳痰症状
Ⅳ：极重度	FEV_1/FVC ＜70%，FEV_1＜ 30% pred或FEV_1 ＜50% pred合并慢性呼吸衰竭

要点

• 大约10% COPD患者无吸烟史。

• 大约10% COPD患者具有哮喘的临床特征，需要按照哮喘治疗。

• 以下两个特征提示哮喘的诊断，而不是COPD。

1. 吸入支气管扩张剂后完全可逆。

2. 吸气峰流速昼夜变化率＞20%。

临床评估

• COPD急性加重定义为患者慢性症状的急性恶化。

• **病史**

1. 症状：严重呼吸困难，咳嗽咳痰加重或有脓痰，发热。

2. 既往病史包括急性加重和入院的频率，既往入院需要无创通气或气管插管。

3. 目前用药及依从性。

4. COPD的严重程度，包括知晓患者的临终相关问题及是否拒绝插管的意愿。

• **体格检查**

1. 一般情况：嗜睡（可能提示高碳酸血症）和呼吸窘迫的征象。

2. 生命体征：尤其是血氧饱和度（SpO_2）和呼吸频率及是否发热（提示感染）。

3. 呼吸系统体征：桶状胸，啰音，呼气相延长，肺炎、气胸的征象。

• **辅助检查**：以临床评估和治疗反应为指导。

1. 胸部X线检查：所有患者均应考虑，可以显示过度膨胀的肺野和膈肌低平，可以显示肺炎和气胸。

2. 动脉血气分析：在至少两次雾化后实行，以决定是否需要无创通气（参见本章第五节“急性呼吸衰竭”）。

3. 其他：心电图（通常是窦性心动过速，出现肺性P波提示肺心病），全血细胞计数，尿素氮/电解质。

> **⇨ 给全科医师的特别提示**
>
> • 建议所有COPD患者戒烟，因为这是最重要的干预措施。
>
> • 年龄＞65岁的患者，建议接种流感疫苗，以降低住院和死亡风险。

管理

• **管理目标**

1. 通过逆转气道痉挛、控制炎症和去除诱因治疗急性加重。

2. 早期对适合的Ⅱ型呼吸衰竭患者实行无创机械通气。

3. 合适的治疗地点和后续治疗方案。

- **支持措施**

1. 患者应被安置在监护区，严重呼吸窘迫和呼吸衰竭的患者应住ICU。

2. 监测心电图、脉搏氧饱和度和生命体征。

3. 建立静脉通路（并不是所有患者都需要）。

4. 支持气道、呼吸和循环（ABC）。

（1）为即将发生呼吸停止或无创通气的Ⅱ型呼吸衰竭患者保证气道安全。

注意：通气设置应该是低呼吸频率，低潮气量，延长呼气时间。

（2）所有呼吸困难或$SpO_2 < 90\%$患者都应用鼻导管或面罩进行低流量氧疗，目标是使SpO_2控制在92%～95%。

（3）对于合适的患者应尽早使用无创通气，无创通气与标准治疗相比，能够降低死亡率和气管插管的可能，减少并发症和缩短住院时间（参见本章第五节“急性呼吸衰竭”）。

（4）液体管理：除非患者存在休克，否则补液应谨慎，因为患者通常是老年人，他们可能存在心功能下降，如肺心病等。

- **药物治疗**

1. 支气管扩张剂：每20min连续雾化吸入短效β受体激动剂沙丁胺醇联合异丙托溴铵，持续1h。此外，异丙托溴铵已被证明具有额外的支气管扩张作用，且副作用小。

2. 激素：可以降低炎症反应，也具有急性支气管扩张作用。给予口服泼尼松0.5～1mg/kg或静脉注射氢化可的松200～400mg。类固醇激素口服给药与静脉给药一样快速有效。

3. 抗生素：应该在有脓痰史，呼吸急促症状加重，脓痰量增加，或者和有肺炎的临床征象及胸部X线征象时就开始使用抗生素。呼吸道常见的病原体包括肺炎链球菌、流感嗜血杆菌、卡他莫拉菌、肺炎克雷伯菌、支原体、假单胞菌属和链球菌属。抗生素的选择可以是以下任一种，持续使用5～7天。

（1）β内酰胺酶抑制剂联合：如阿莫西林克拉维酸。

（2）第二代大环内酯类：如阿奇霉素和克拉霉素。

（3）第二代头孢菌素：如头孢呋辛。

（4）喹诺酮类药物：如左氧氟沙星。

4. 其他

（1）甲基黄嘌呤（氨茶碱）并没有表现出改善FEV_1或影响住院的作用。

（2）没有发现硫酸镁对COPD有作用。

- **患者安置**

- 出院患者必须符合以下条件：

1. 吸入β_2受体激动剂的频率可以超过4h一次。

2. 以前可以走动的患者能够舒适的行走。

3. 患者临床情况稳定12～24h。

4. 动脉血气分析稳定12～24h。

5. 患者或护理人员完全了解如何管理和调整药物。

6. 随访和家庭护理工作安排完成。

7. 患者、家庭和医师都相信患者能成功地进行自我管理。

- 检查吸入技术。
- 建议戒烟。
- 由COPD护士进行出院指导，出院后早期行呼吸科门诊复查。
- 出院带药：如有必要，带7～10天的激素和抗生素。
- 那些部分或不符合出院标准的患者应收入内科病房或急诊留观（如有）。
- 对于气管插管或需要无创通气的患者需要收入ICU。

（刘韶瑜　译　葛洪霞　校）

第三节　社区获得性肺炎

Goh Ee Ling · Malcolm Mahadevan · Shirley Ooi

定义

肺炎的定义为急性肺实质炎症。社区获得性肺炎（community acquired pneumonia，CAP）的定义如下：

- 胸部X线片可见炎症浸润。
- 呼吸音改变和（或）局部爆裂音。

患者必须不是住院患者或不在14天的潜伏

期内。

要点

• 肺炎诊断需要依赖X线检查，因为体格检查具有较低的敏感性和特异性。

• 在新加坡，肺炎是导致死亡的最常见的原因。因此，迅速诊断和治疗很关键。

病原学

• 最常见的病原学。

1.肺炎链球菌（65%）。

2.流感嗜血杆菌（10%）。

3.非典型病原体：支原体、衣原体（10%）。

4.金黄色葡萄球菌（2%）。

5.少见的革兰氏阴性菌（1%）。

6.混合感染（5%～10%）。

• 青霉素耐药（40%）和多重耐药肺炎链球菌发病率显著增加。因此，这会影响重症社区获得性肺炎患者经验性抗生素的选择。

• 在新加坡，革兰氏阴性菌CAP的发病率和毒力较高。类鼻疽伯克霍尔德菌和肺炎克雷伯菌占重症社区获得性肺炎病原体感染的25%，可导致＞50%的死亡率。

• 在新加坡，肺结核占CAP的15%～20%，对于所有患者（尤其是老年人），临床医师都应该考虑结核可能。

• HIV患者通常容易感染肺孢子菌肺炎（一般有严重低氧血症和与之不平行的轻度X线异常）或肺结核（广泛性）。

临床评估

• 临床评估的目的

1.确定CAP诊断。

2.适当的危险分层。

3.选择合适的抗生素方案。

4.确定适当的处理。

• 病史

1.临床表现

（1）下呼吸道感染（可能存在≥2种症状）：发热/体温过低，严重，出汗，新出现的伴或不伴咳痰的咳嗽、胸痛和呼吸困难。

（2）非特异性：疲劳、肌痛、腹痛、食欲缺乏和头痛。

2.既往病史，特别是死亡风险因素如下：

（1）高龄。

（2）酗酒。

（3）进展的恶性肿瘤。

（4）神经系统疾病。

（5）心力衰竭。

（6）糖尿病。

（7）既往得过肺炎，由革兰氏阴性菌引起的肺炎或吸入性肺炎。

3.现有疾病的预先治疗，如之前应用过抗生素。

体格检查

• 一般情况：精神状态改变、呼吸窘迫症状、脱水和毒性表现。

• 生命体征：呼吸急促、发热和休克迹象（心动过速和低血压）。

• 呼吸：爆裂音、胸腔积液和啰音。

辅助检查

• 胸部X线检查：感染程度，肺炎旁积液和空洞。

• 血液检查

1.全血细胞计数和肾功能。

2.只有中度至重度CAP需要血培养检查。

3.动脉血气（如有必要）。

4.用于预测严重CAP的乳酸盐。

• 其他（由临床评估确定）：心电图、末梢血糖和尿培养。

> ⇨ **给全科医师的特别提示**
>
> • CAP的确诊需要胸片。
>
> • CRB-65可用作门诊患者CAP风险分层工具，用于指导患者的治疗，它不包含尿素氮水平。
>
> **注意：** CRB-65是CURB-65的另一个版本，它省略了尿素氮的测量。

处理

• 危险分层：这为临床医师在选择患者治疗场所（住院还是门诊）、诊断评估严重程度及抗生素的初始选择上提供了有效依据。风险分层工具应与临床评估相结合，而不能代替临床医师的判断。

1.精准的肺炎炎症指数

（1）这是一种预测指数，根据患者住院30天内死亡风险将患者分为五类（图4-2）。该指数决定患者治疗场所，且与死亡率相关。

（2）它已在大量的美国患者中得到验证。

（3）给定患者的风险评分（总分评分）是通过年龄（女性为年龄–10岁）和每个符合的患者特征（表4-5和表4-6）的总和得出的。

（4）我们认为氧饱和度＜90%为异常。

2. CURB-65。

• CURB-65评分是一个更简单的临床预测评分，它基于以下5个因素，满足每个因素各得1分，用于预测CAP死亡率（表4-7）。

1.意识障碍。

2. BUN≥7mmol/ L 。

3.呼吸频率＞30次/分。

4.血压（收缩压＜90mmHg或舒张压＜60mmHg）。

5.年龄≥65岁。

• CURB-65的应用见表4-8。

• 支持手段

1.如果患者是脓毒性休克或呼吸衰竭，应至少在监测区域或关键区域隔离患者。

2.监测心电图、生命体征和脉搏氧饱和度。

3.建立静脉通路。

4.保护气道、呼吸和循环（ABC）。

（1）在有难治性休克或呼吸衰竭的情况下确保气道通畅。

（2）给予氧疗。

（3）对休克患者进行液体复苏（参见第2章第六节“脓毒症与脓毒症休克”）。对液体复苏反应不佳的患者考虑使用正性肌力药物。

• 抗生素

1. 抗生素的最初选择应基于风险类别和常见病原体的相对流行病学分布。

2.仅对Ⅲ类及以上严重CAP患者使用喹诺酮类药物，否则可能会增加耐药性，延迟肺结核

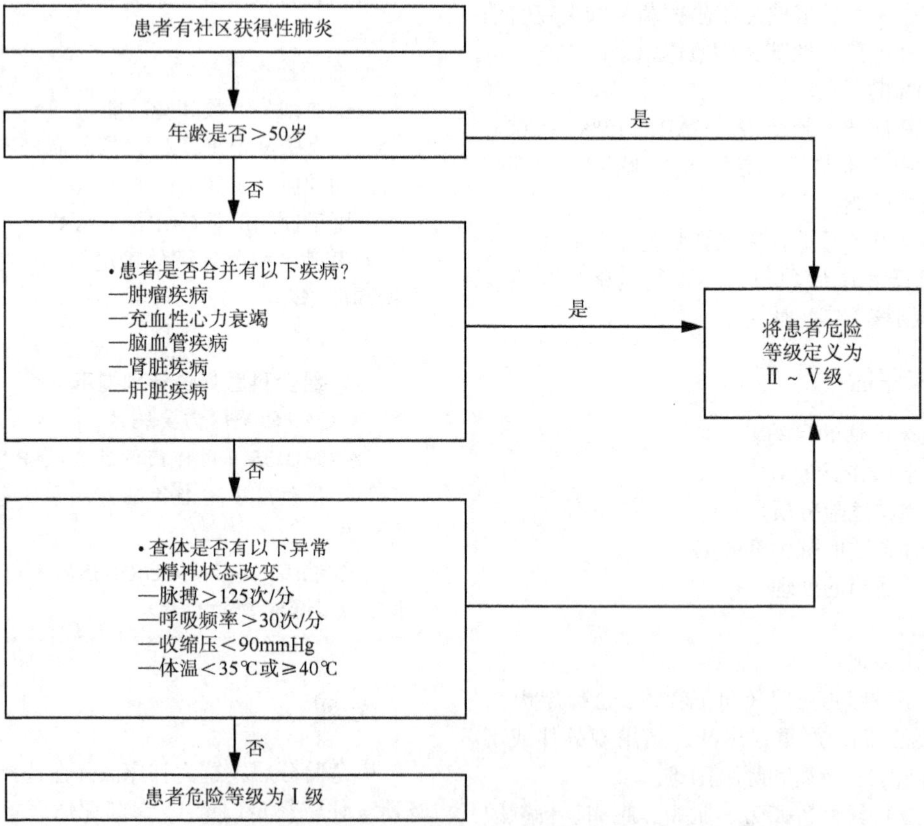

图4-2　**根据预测指数识别危险分层为Ⅰ级的患者**

引自Fine，et al.（1997），Figure 1，p.246

的诊断和治疗。

3.需要收入重症监护室的严重CAP患者需要应用广谱抗生素，包括耐青霉素肺炎链球菌、类鼻疽伯克霍尔德菌、肺炎克雷伯菌、金黄色葡萄球菌和非典型病原体。

4.参见表4-9选择抗生素。

5.表4-10列出了在不同临床环境中发现的肺炎微生物的可能类型。

表4-5 用于识别社区获得性肺炎患者风险的评分系统

患者特征	得分
人口统计学特征	
● 年龄：男性	年龄（岁）
女性	年龄（岁）－10
● 住养老院	＋10
合并症*	
● 精神疾病	＋30
● 肝脏疾病	＋20
● 充血性心力衰竭	＋10
● 脑血管疾病	＋10
● 肾脏疾病	＋10
体格检查*	
● 精神状态改变	＋20
● 呼吸频率≥30次/分	＋20
● 收缩压＜90mmHg	＋20
● 体温＜35℃或＞40℃	＋15
● 脉搏＞125次/分	＋10
辅助检查	
● pH＜7.35	＋30
● BUN≥10.7mmol/l	＋20
● Na＜130mmol/L	＋20
● 血糖≥13.9mmol/ L	＋10
● HCT＜30%	＋10
● PO_2＜60mmHg或氧饱和度＜90%	＋10
● 胸腔积液	＋10

资料来源：Fine，et al.（1997），Table 2，p.247。

表4-6 分层风险评分

风险	风险分层	依据
	Ⅰ	没有表4-5中标有星号的特征且年龄≤50岁
低	Ⅱ	总分≤70分
	Ⅲ	总分70～90分
中	Ⅳ	总分91～130分
高	Ⅴ	总分≥130分

表4-7 CAP患者危险分层死亡风险

危险等级	得分	死亡率（%）	推荐治疗地点
Ⅰ	0	0.1	门诊
Ⅱ	≤70	0.6	门诊
Ⅲ	70～90	2.8	
Ⅳ	91～130	8.2	住院
Ⅴ	≥130	29.2	住院

表4-8 CURB-65的应用

评分	30天死亡率（%）	危险等级	治疗地点
0	0.7	低	门诊
1	2.1	低	门诊
2	9.2	中	住院（急诊留观）或密切门诊监测
3	14.5	中高	住院；可考虑住ICU
4或5	40	高	ICU

注：肺炎严重度指数（PSI）对于短期死亡率具有更高的区分能力，因此对于低风险患者比CURB-65更准确。然而PSI更复杂，需要动脉血气取样和其他测试。因此，CURB-65得分更容易用于初级保健机构。

资料来源：Lim WS et al.（2003）。

表4-9 住院成人社区获得性肺炎的经验性抗生素治疗（请在抗生素施用前根据微生物学结果获得培养物并量身定制疗法）

感染	建议抗生素	青霉素过敏的替代
社区获得性肺炎住院，非ICU	头孢曲松钠IV 1g q12h+克拉霉素口服500mg q12h	左氧氟沙星口服750mg q24h
怀疑误吸	阿莫西林克拉维酸IV 1.2g q8h	头孢曲松钠IV 1g q12h+甲硝唑口服400mg q8h/IV 500mg q8h
重症肺炎	阿莫西林克拉维酸IV 1.2g q6h+阿奇霉素口服500mg，每天早晨头孢他啶IV 2g q8h	头孢他啶IV 2g q8h+左氧氟沙星IV 750mg q24h

资料来源：National University Hospital，Singapore antibiotic guidelines。

表4-10　在不同的临床环境中肺炎的可能微生物

青霉素耐药和多重耐药肺炎球菌	• 年龄＞65岁 • 过去3个月内进行β内酰胺药物治疗 • 酒精中毒 • 免疫抑制性疾病 • 在日托中心被照看的小孩
肠道革兰氏阴性菌	• 居住在养老院 • 基础心肺疾病 • 多种合并症 • 最近的抗生素治疗
铜绿假单胞菌	• 支气管扩张 • 皮质类固醇治疗 • 广谱抗生素治疗 • 营养不良

• 处置

需要收住院的患者应收入呼吸内科隔离治疗。那些出院的患者应在1周内去呼吸专科门诊复诊。

（徐定华　译　葛洪霞　校）

第四节　气　　胸

Amila Punyadasa · Shirley Ooi

要点

• 气胸的治疗决策与气胸的量、患者的临床状态及是否存在肺部病变有关。

• **张力性气胸**是一种临床急症，需要在胸部X线片完善之前进行诊断和治疗。气管移位是张力性气胸的**晚期**表现。

• 在患者从医疗机构出院时，应当给予合理的治疗建议。

自发性气胸的分型

• 自发性气胸并无外伤性或医源性诱因。

• 自发性气胸分为两种。

1.原发性自发性气胸：不存在潜在的可能引起气胸的肺结构异常或肺部疾病。

2.继发性自发性气胸：存在肺部疾病（如COPD和肺炎）。

⇨ **给全科医师的特别提示**

• 对于所有表现为急性呼吸困难的患者或类似“马方综合征”体型（高瘦体型）的年轻患者突然出现单侧的胸痛时，都应当考虑到气胸的可能。

• 当患者出现严重呼吸困难、心动过速、周围低灌注、一侧呼吸音减低、颈静脉怒张时，应当考虑到**张力性气胸**的可能。此时应当立刻使用14G静脉穿刺针插入锁骨中线第2肋间并拔出针芯进行**穿刺减压**，再通过急救车将患者转运去医院。如果不这么做，患者可能会死亡（更多细节请参见第15章第三节“胸部创伤”）。

初始治疗

• 可疑气胸且生命体征不稳定的患者必须在抢救区进行治疗。其他气胸患者可以在中间医疗服务（intermediate care，指英国急诊医疗与出院返家之间的一种持续性照顾服务）区域进行治疗。

• 监测心电图、生命体征和脉搏血氧饱和度。

• 给予100%纯氧。

1.假设没有持续的漏气，气胸每天的**吸收速率占一侧胸腔**容积的1.25%～2.2%。

2.**高流量吸氧**（10L/min）能够使气胸的吸收率增加4倍（**每天**6%）。

辅助检查

• 主要的检查手段为胸部X线检查，但其常低估气胸量。

• **气胸量**和临床表现并不完全一致，继发性气胸的症状比原发性气胸重。可以从以下两点确定气胸量，见图4-3。

1.**肺尖到同侧胸膜顶的距离**。

少量气胸（＜3cm）和大量气胸（≥3cm）（ACCP **指南**）。

2.**胸膜间距离**。

少量气胸（＜2cm）和大量气胸（≥2cm）（BTS **指南**）。这也是新加坡采取的判断标准。

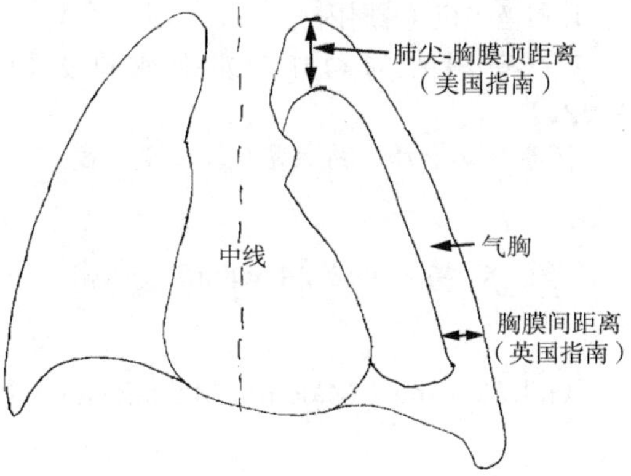

图4-3　**气胸量的计算**

治疗

- 治疗取决于以下4个因素。

1. 患者是否稳定。
2. 气胸量。
3. 气胸的分型。
4. 参见图4-4。

少量原发性气胸（稳定的患者）——边缘＜2cm。

- 在急诊观察患者3～6h。

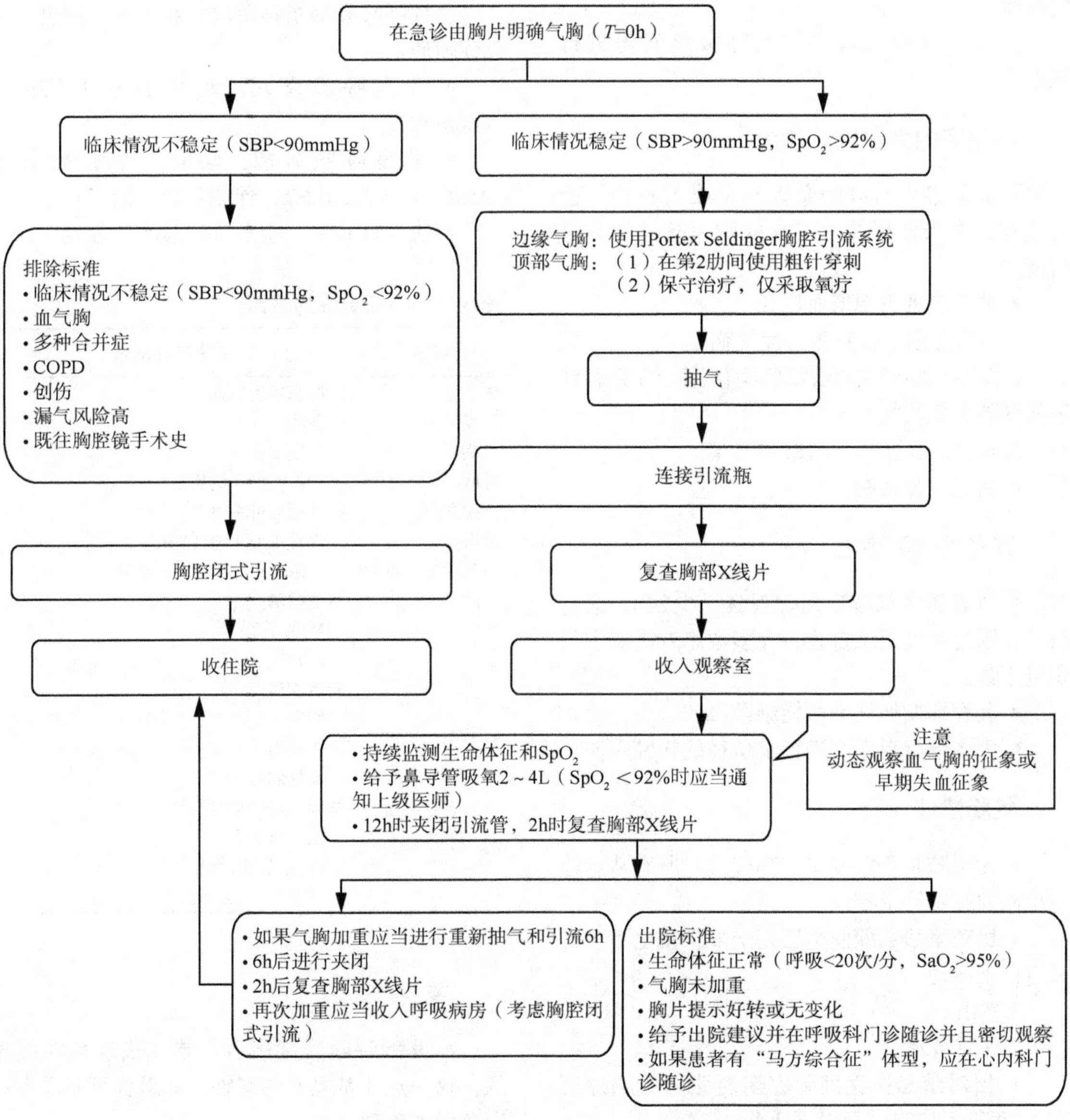

图4-4　**新加坡国立大学医学院（NUH）急诊科气胸诊疗流程**

• 如果患者满足以下条件，可以离院。

1.临床情况稳定。

2.复查胸部X线片未见气胸加重。

• 对患者进行建议（如下）。

• 预约呼吸科专家进行随访，包括症状和胸片检查（BTS指南并未指明具体时间，但考虑到症状已缓解，所以间隔1周即可）。

大量原发性气胸（稳定的患者）

• 使用负压吸引装置对气胸进行引流。新加坡国立大学医学院使用一种Portex®Seldinger胸腔引流装置，能够手动抽气，也能够连接传统的引流瓶。

• 将患者收入观察室或呼吸科病房进行观察。

不稳定的大量气胸患者

• 如果患者有呼吸急促和（或）心动过速的表现，应当使用24～28F的胸引管进行充分引流。

• 如果患者出现低血压。

1.应当考虑患者有张力性气胸。

2.立即在锁骨中线第2肋间使用14G穿刺针进行胸腔穿刺放气。

3.此后，放置24～28F胸引管。

• 将患者收住院。

继发性气胸患者

• 所有患者都应当住院观察至少24h，进行氧疗。因为漏气很难自止，大多数患者需要进行积极干预。

• 胸腔穿刺抽气的可能难以奏效。

• 大多数患者需要进行小口径的胸腔引流。

气胸建议

• 无论肺是否已复张，都应当对所有从急诊室出院的患者给予建议。

• **绝对禁忌**：即使肺已完全复张，也不应当进行以下活动。

1.登山。

2.深海潜水。

• **相对禁忌**：直到肺完全复张（经胸片证实），否则不应当进行以下活动。

1.乘坐飞机（6周内）。

2.需要用力的动作（如推或拉重物）（4周内）。

（李 姝 译 葛洪霞 马青变 校）

第五节 急性呼吸衰竭

Goh Ee Ling · Malcolm Mahadevan

定义

急性呼吸衰竭指肺摄取氧和（或）排出二氧化碳障碍。

• **Ⅰ型呼吸衰竭**：动脉氧分压（PaO_2）＜60mmHg。

• **Ⅱ型呼吸衰竭**：动脉二氧化碳分压（$PaCO_2$）＞55mmHg，伴或不伴有缺氧。

• 表4-11列举了引起呼吸衰竭的原因。

表4-11 呼吸衰竭的原因

缺氧	二氧化碳潴留
肺栓塞	**呼吸驱动力下降**
肺炎	药物
气胸	颅脑损伤
哮喘	中枢神经系统病变
严重贫血	代谢性碱中毒
高海拔	慢性Ⅱ型呼吸衰竭患者氧疗后失去了缺氧对呼吸的刺激作用
一氧化碳中毒	
	气道阻塞
	哮喘
	COPD
	胸腔疾病
	肥胖
	胸外伤
	脊柱侧弯
	神经/神经肌肉异常
	重症肌无力
	吉兰-巴雷综合征
	颈部/高位胸部损伤

要点

• Ⅱ型呼吸衰竭患者的**临床表现**可能**被覆盖**，这一点非常具有**迷惑性**，如患者可能没有呼吸急促的表现。

• 高碳酸血症的患者常表现出困倦，而缺氧的患者通常表现为易激惹或具有伤人行为。

• 脉搏血氧饱和度能够代表血红蛋白氧饱和度（SaO_2），但并不反映通气情况（通气情况应当同时参考血氧分压和二氧化碳分压水平）。通气情况必须通过动脉血气评估。表4-13为动脉血气的解读。

• 通常SaO_2为91%所对应的PaO_2是60mmHg，但这一数值受pH、体温、2，3-DPG水平（导致氧离曲线的偏移）的影响。

• 对于接受氧疗的患者，PaO_2为100mmHg也可能是不正常的，应当计算肺泡动脉氧分压差（简称为A-a梯度）。

• 对于慢性代偿的Ⅱ型呼吸衰竭患者，如果pH正常，**高碳酸血症无须治疗**。

• **二氧化碳潴留引起的酸中毒，不应使用碳酸氢钠纠正**。否则可能加重呼吸性酸中毒。

• 在COPD的患者中，应当积极氧疗来纠正缺氧（维持SaO_2为90%～92%）。无须担心缺氧纠正后呼吸驱动力的下降，因为缺氧比高碳酸血症更加致命。

• **氧疗**：见表4-12。

> ⇨ **给全科医师的特别提示**
>
> • 即使患者没有发绀，也应当对有呼吸困难表现的患者实施氧疗，直到救护车到达。

治疗

治疗目标包括：

• 确定呼吸衰竭的诊断及明确病因。
• 对呼吸衰竭进行支持治疗。
• 治疗引起呼吸衰竭的原发病。

支持治疗

• 将患者安置在抢救区。

• 监测心电图、生命体征及脉搏血氧饱和度。

• 注意气道保护和（或）进行机械通气（参见第2章第一节“气道管理/快速气管插管”）。

• 进行氧疗。FiO_2由患者情况及SpO_2水平决定（框4-1）。

• 尽早查动脉血气确定呼吸衰竭的类型及严

表4-12 氧疗设备

设备	特点	优点	缺点	指征
鼻导管	• 低流量（1～6L/min） • FiO_2*为0.24～0.40（3%～4%/L） • FiO_2可调节	• 操作简单 • 不影响走路或吃饭 • 依从性好	• FiO_2不精确 • 最大FiO_2＜40%	• 轻度低氧患者 • 既往有二氧化碳潴留的患者
普通面罩	• 低流量（5～10L） • FiO_2为0.35～0.50（3%～4%/L）	• 比鼻导管提供更高的FiO_2	• 舒适度下降，热且局促 • 影响走路和吃饭 • 如果流量低，可能导致二氧化碳再吸入 • FiO_2波动大	• 无COPD的中度低氧患者
文丘里面罩	• 提供高达60L/min的高流量 • FiO_2 0.24～0.50	• 较精确的FiO_2调节 • 最大FiO_2为50%	• 需要进行两项设置，容易出现使用错误** • 依从性差 • 如果流量小，可能导致二氧化碳再吸入 • 不能说话和吃饭	• 对于COPD导致的Ⅱ型呼吸衰竭患者，提供可控的氧疗
非再呼吸面罩	• 低流量（6～15L/min） • FiO_2为0.50～0.80	• 最大FiO_2为80%	• 依从性差 • 遮挡口腔 • 可能会导致幽闭恐惧	• 提供纠正缺氧所需的高FiO_2

*FiO_2，吸入氧浓度。

** 文丘里面罩的正确使用（2个调节阀）。

注：• 确定需要的FiO_2（绿色调节阀为24%～30%，白色调节阀为35%～50%）。

• 调定目标FiO_2需要的氧流量。

• 将面罩上的文丘里喷射口大小调定到目标氧浓度。

重程度。

框4-1 解读血气

- 氧输送及氧合

1. 记录患者的吸入氧浓度对于解读血气至关重要。
2. 可以用下列方式估算FiO_2。
   （1）鼻导管吸氧（2～4L/min）：21%＋（4×氧流量L/min）%。
   （2）普通面罩（6～8L/min）：FiO_2 50%～60%。
   （3）储氧面罩（非再呼吸面罩）：80%～85%。
3. 低流量吸氧装置（如鼻导管）给氧受空气影响，FiO_2不稳定且不精确。
4. 理想状态下，应当通过一种固定系统，如文丘里面罩，进行给氧，以便设置精确的FiO_2。

- 肺泡-动脉氧分压差（A-a梯度）可以用来评价患者的氧合状态。

1. $P(A\text{-}a)O_2 = PAO_2\text{-}PaO_2$（mmHg）
$= [(760\text{-}47) \times FiO_2\text{-}PaCO_2/0.8]\text{-}PaO_2$
FiO_2 使用小数表示。
2. 正常A-a梯度为10～20mmHg。大于50mmHg提示严重的肺功能受损。
3. A-a梯度随患者年龄和FiO_2升高。
   （1）年龄每增加10岁，增加3.5mmHg。或者可以使用公式：正常值=年龄/4＋4。
   （2）FiO_2每增加0.1，增加5～7mmHg。
   （3）吸烟者没有矫正系数。
4. A-a梯度升高的原因包括V/Q失调（如肺通气和灌注不匹配），右向左分流和弥散障碍。
5. 目前尚不能解释为何肺栓塞时A-a梯度正常。
6. 还可以使用PaO_2/FiO_2进行氧合的快速估计，这称为氧合指数。
   （1）正常为500～600mmHg。
   （2）在肺毛细血管楔压正常的患者，PaO_2/FiO_2 <200mmHg提示成人呼吸窘迫综合征（ARDS），说明肺泡浸润占据3/4的肺野。

通气支持

- 有创通气：通过气管插管或者气管切开。

注意：本章并未对有创机械通气的模式进行详述。

- **无创通气**

1.定义：在没有建立人工气道（如气管插管或气管切开）时对患者实施的正压通气。

2.通气模式：CPAP（持续呼气末正压）或BiPAP（双水平正压）。

3.适应证：见表4-13。

4.禁忌证

（1）呼吸、心脏骤停。

（2）由于创伤或手术不能使用面罩。

（3）气道分泌物多。

（4）血流动力学不稳定或致命性心律失常。

（5）误吸风险高。

（6）精神状态不稳定或困倦。

（7）易激惹及不能配合的患者。

（8）致命性的低氧血症。

5.并发症

（1）人机不同步。

（2）气胸。

（3）漏气。

（4）由于呼气末正压（PEEP）影响静脉回流导致低血压。

（5）面罩不适。

（6）面部擦伤或皮肤破损。

表4-13 无创机械通气的指征

血气情况
动脉二氧化碳分压（$PaCO_2$）> 45mmHg
动脉pH < 7.35但 > 7.10
PaO_2/FiO_2 < 200mmHg
临床情况
急性呼吸窘迫的症状或体征
中到重度呼吸困难
呼吸频率大于24次/分
辅助呼吸肌参与呼吸运动
胸腹矛盾运动
诊断
COPD加重
急性肺水肿
肺炎

注：COPD，慢性阻塞性肺疾病。引用此表经过S.Sharma（2006）同意。

治疗引起呼吸衰竭的原发病

根据诊断和临床情况将患者收入院，安置在合适的科室和治疗单元。

（李 姝 译 葛洪霞 马青变 校）

第5章

消化系统急症

第一节　急性阑尾炎

Sim Tiong Beng · Malcolm Mahadevan

要点

- **典型表现**为疼痛最先在脐周，再转移到右下腹（RLQ），伴呕吐、食欲缺乏、反跳痛，只有50%～60%的患者有发热的症状。
- 相较于其他症状，与阑尾炎最相符的症状就是先腹痛，然后随之出现呕吐症状。参见表5-1 阑尾炎的鉴别诊断。
- 在未明确诊断为其他疾病之前，所有右下腹有压痛的患者，都应先诊断为阑尾炎。对于包括儿童、老年人、女性、孕妇、免疫功能低下患者在内的特殊群体，临床医师应特别警惕阑尾炎的发生。
- **非典型的/早期表现**实际上更常见。早期出现的疼痛可能模糊定位在上腹部，这让确诊难度加大。盲肠后位阑尾，我们认为其“隐藏”的位置导致了急性阑尾炎的延误确诊并增加了阑尾穿孔的概率。
- 对于健康男性患者来讲，误诊率较低。只有已切除阑尾的患者才会完全排除阑尾炎的可能。
- 相较于发热（67%）和恶心（58%）而言，**右下腹痛**（80%）和**先痛后吐**（100%）的症状更符合阑尾炎的表现。
- 肛诊中的直肠压痛只有41%的敏感性和77%的特异性。虽然教学书中曾讲阑尾炎患者几乎都会出现恶心症状，但实际上，只有68%的阑尾炎患者表现出恶心的症状。
- 发病前24h内患者很少出现体温高于39℃，但如果阑尾破裂的话，体温升高就很常见。相较于其他疾病（如急性肾盂肾炎、盆腔炎），阑尾炎在腹痛早期就伴有高热（＞39℃）。
- 任何实验室检查都不能100%确诊急性阑尾炎。确诊急性阑尾炎的关键是连续的临床检查。
- 患有急性阑尾炎的75%～80%患者会出现白细胞增多伴有核左移。白细胞增多、核左移这两项同时出现也不能有助于确诊此病，因为以上两项有低敏感性（Sn）和低特异性（Sp），并且缺乏区别其他疾病的能力。
- 对于紧邻尿路的阑尾，尿液检查也应引起临床医师的重视。阑尾炎也可以引起尿路沉积物改变，而使阑尾炎被误诊为尿路感染。
- 在腹部X线检查中，唯一的特征性表现是粪石嵌顿，但此征象在腹部平片的出现率是2%，因此做此项检查的临床意义不大。

> **⇨ 给全科医师的特别提示**
>
> - 尽管在所有年龄段的人群中都能发现阑尾炎患者，但阑尾炎最常见于10～30岁的人群。婴幼儿患阑尾炎虽然很少见，但也有过相关报道。
> - 尽管复发性阑尾炎和慢性阑尾炎不常见，但它们是公认的临床疾病，在临床实践中确有发生。
> - 阑尾炎也属于腹痛的鉴别诊断（详见表5-1）。

治疗

临床上高度怀疑急性阑尾炎

- 诊断阑尾炎始于询问病史和体格检查（包括盆腔和直肠检查）。

表5-1 阑尾炎的鉴别诊断

阑尾炎的鉴别诊断	
• 胃肠道急症	胰腺炎
• 不明确的腹痛	胆道疾病
• 小肠梗阻	子宫内膜异位症
• 炎症性肠病	卵巢囊肿
• 憩室炎	盆腔炎症
• 梅克尔憩室炎	排卵痛
• 腺体炎症	
• 过敏性紫癜	肾绞痛
	泌尿系统感染
	睾丸扭转

• 嘱患者禁食水，也就是不能经口吃东西、喝水。

• 开通静脉通路，全血细胞分析，查血尿素/电解质/肌酐的水平。

• 尿液检验。

• 如患者为育龄女性，检查尿妊娠试验。

• 静脉镇痛药物滴注，如阿片类制剂联合止吐剂，因为它们会改善症状且不会掩盖腹膜炎的表现。

• 请外科会诊。

• 如果有阑尾穿孔的征象，给予静脉滴注头孢曲松钠1g和静脉滴注甲硝唑500mg抗感染治疗。

• 联系普外科行阑尾切除术。

阑尾炎的非典型病例

• 病史和体格检查（包括盆腔和直肠检查）。

• 全血细胞分析。

• 尿液检验。

• 如患者为育龄女性，检查尿妊娠试验。

• 将患者送入留观室做一系列的检查和Alvarado评分。

1.阑尾炎是个逐渐进展的疾病，在留观过程中，临床表现会更加清晰。在留观室，医师有更多的时间能更详细地评估腹痛是否与阑尾炎的发展一致。

2.Alvarado评分基于3个症状、3个体征和2个检验结果，见表5-2。得分为5分或6分，则表明诊断基本符合急性阑尾炎。得分为7分或8分，则表明可能是阑尾炎。得分为9分或10分，则表明很有可能是急性阑尾炎（表5-3）。通常用MANTRELS以方便记忆Alvarado评分的每一项。

M 转移至右侧髂窝
A 食欲缺乏
N 恶心/呕吐
T 右侧髂窝压痛
R 反跳痛
E 体温升高（发热）
L 白细胞增多
S 白细胞核左移

表5-2 Alvarado 评分系统

特征	得分
症状	
转移性右髂窝痛	1
恶性/呕吐	1
食欲缺乏	1
体征	
右侧髂窝压痛	2
体温＞37.3℃	1
右髂窝反跳痛	1
实验室检查	
白细胞计数升高（＞10×10^9/L）	2
中性粒细胞核左移百分比＞75%	1
总分	10

表5-3 经Alvarado评分后阑尾炎的可能性及相应的治疗

Alvarado评分	可能性	治疗
≤4	低	给予腹痛处理，并嘱患者离开急诊后门诊随诊
5～6	中等	留观室
≥7	高	住院治疗

3.Alvarado 评分的阳性预测率及阴性预测率分别是77.6%和52.4%。男性和儿童的阳性预测率更高，分别是84%和92.8%。判别分析说明了临床诊断的临界值（截断值）≥6分，而不是之前的≥7分。临床诊断的临界值（截断值）≥6分时，Alvarado评分的敏感性从69.2%提高到92%。Alvarado评分可帮助急诊医师指导和评估有右髂窝痛的患者。对于女性患者，还需要做一些其他的检查以确诊，如完善盆腔检查以排除妇科疾病。

结论

• 超声已成功应用于确诊急性阑尾炎，尽管临床经验表明它在诊断儿童急性阑尾炎上最成功。对于成年急性阑尾炎患者，超声结果的敏感度和特异度分别约为86%和81%，临床上也经常出现超声结果的诊断依据不充分和不具诊断价值的情况。

• 计算机断层摄影（CT）的敏感度（Sn）、特异度（Sp）、阳性似然比（LR）和阴性似然比分别是94%、95%、13.3和0.09。相比之下，超声的各项数值分别是86%（Sn）、81%（Sp）、5.8（阳性LR）和0.19（阴性LR）。结果显示，CT检查远远优于超声检查。对于非典型表现的患者，CT也同样有效，如右髂窝痛伴有发热、腹泻（结肠炎）的患者及有恶性肿瘤的老年患者。

• 对于育龄女性患者，诊断性腹腔镜的优势最明显，可使阑尾炎手术误诊率降低80%。

（雷　畅　译　熊　辉　校）

第二节　急性肝性脑病

Malcolm Mahadevan · Lee Yin Mei
· Lim Seng Gee

定义

肝性脑病定义为由肝脏疾病引起的精神状态改变和可逆性神经精神状态的综合性肝脏疾病。

分类

肝性脑病分为两类，每种分类具有不同的病因、临床表现、体征和治疗原则。

• 急性肝衰竭相关的脑病。
• 肝硬化和门静脉高压相关的脑病。

> ⇨ **给全科医师的特别提示**
>
> • 避免使用通过肝脏代谢的麻醉药、安定药和镇静药。
>
> • 请注意，并非所有肝性脑病都出现在慢性肝硬化患者中。食入和接触毒物，使用毒品及患有甲型、乙型、戊型肝炎的患者均可引起急性肝衰竭。

急性肝衰竭相关的脑病

• 需要及时识别和治疗此类医疗紧急情况，因为患者的病情可能恶化至昏迷并需要肝移植。

• 通常患者既往体健，没有**肝病病史**。

• 症状不明确，不具有特异性，患者有烦躁和乏力，伴恶心，继而出现黄疸，之后可迅速进展为昏迷。

• **病史**：在病史上应注意排除以下六点。

1.过量使用对乙酰氨基酚。

2.摄入有毒物质如芬氟拉明等。

3.吸食可卡因和摇头丸等毒品。

4.使用静脉注射毒品。

5.了解最近的旅行史以排除甲型和戊型肝炎。

6.了解最近的性接触史对乙型肝炎的诊断有意义。

• **体格检查**时无慢性肝病、局灶性神经病或高热的体征。如果出现此类情况，临床医师应寻找导致肝性脑病的其他原因。

• **脑病分级**

1. **Ⅰ级**：轻度意识障碍，焦虑，欣快感或注意力短暂。

2. **Ⅱ级**：嗜睡或冷漠，轻度时间、地点定向力障碍，可以表现出轻微的人格改变或不恰当的行为。

3. **Ⅲ级**：木僵和混乱。

4. **Ⅳ级**：昏迷。

• **治疗**

1.安排患者在急诊监护病房进行治疗。

2.开放气道和氧疗，如果患者出现昏迷或气道狭窄，行气管插管术。

3.监测心电图变化，每5～15min测一次生命体征和监测脉搏血氧饱和度。

4.开通静脉通路。

5.静脉输液：按照保证外周灌注的速度来输注生理盐水，最好应用血流动力学技术进行监测实施。

• **药物治疗**：静脉注射20%甘露醇，注射剂量按1g/kg进行计算。

• **检查项目**

1.测指尖血糖。

2.进行全血细胞计数，尿素氮/电解质/肌酐，凝血功能和肝功能检查。

3.血清毒理学（相关疾病）。

4.甲型、乙型、丙型、丁型和戊型肝炎（抗HAV IgM，HBsAg，抗HBs抗体，抗HCV抗体，抗δ和抗HBE抗体）筛查。

5.急行头颅CT平扫以明确是否存在脑水肿。

• **处理**：请消化科医师会诊，并将患者送入重症监护病房。

肝硬化和门静脉高压相关的脑病

• 患者已经确诊为**肝脏疾病**，并且意识障碍在短时间内恶化并且波动很大，或者有着更倾向于慢性肝病的进展现象。

• 当前分类包括三类：间断性（episodic）、持续性（persistent）或轻微性（minimal）。肝硬化引起的肝性脑病是由门体分流和氨基酸代谢改变引起的，血氨与其他神经递质也起着重要的作用。

• **病史**：对已明确肝硬化的病史和肝脏病史的识别是很重要的。

• 慢性肝病患者发展为肝性脑病的**诱发因素**如下：

1.H：胃肠道的出血，如静脉曲张或黏膜糜烂。

2.E：电解质失衡（低钾血症，应用利尿剂引起的碱中毒、呕吐和腹泻）和低血糖。

3.P：蛋白质摄入量（过量）。

4.A：氮质血症（由血容量减少引起）和利尿剂。

5.T：镇静药。

6.I：感染，如自发性细菌性腹膜炎、尿路感染或肺炎，以及手术伤口的感染。

7.C：便秘。

• **体格检查**

1.可有慢性肝脏疾病的表现，如蜘蛛痣、乳腺增生、肝掌、指甲发白和肝皮瓣表现。

2.可能有肝脏或脾脏的肿大及腹水征。

3.应行直肠检查，可见黑粪（柏油样便）。

• **治疗**

1.安排患者在急诊监护病房进行治疗。

2.开放气道和氧疗，如果患者有昏迷或气道狭窄，行气管插管术。

3.监测心电图变化，每5～15min测一次生命体征和监测脉搏血氧饱和度。

4.开通静脉通路。

5.静脉输液：按照保证外周灌注的速度来输注生理盐水，最好应用血流动力学技术进行监测实施。

• **检查**：这些检查旨在明确肝硬化所致**肝性脑病的诊断**，并寻找**诱因**。

1.测指尖血糖。

2.进行全血细胞计数，尿素氮/电解质/肌酐，凝血功能和肝功能检查。

3.进行血培养和尿液分析。

4.胸部X线检查。

• **药物治疗**

1.给予50%葡萄糖溶液40ml静脉注射以治疗低血糖，如果患者有酒精性肝硬化则给予硫胺素100mg肌内注射进行治疗。

2.如果患者嗜睡，给予纳洛酮2mg静脉注射。

3.每5min给予福马西尼0.5mg静脉注射治疗（在小样本量的对照试验中显示此种治疗能降低肝性脑病的分级）。

• **肝性脑病的逆转**

1.给予患者**乳果糖**30ml口服或应用乳果糖灌肠剂，使其发生渗透性腹泻，从而改变其肠道菌群以减少氨的产生。

2.**口服抗生素**：随机对照试验显示无临床意义。

3.**保护胃肠道黏膜**：给予**奥美拉唑**20～40ml缓慢静脉输注，总时间大于5min。

• **处理**：请消化内科医师会诊，以评估是否进入高级护理病房（对于气管插管患者是否进入重症监护病房进行治疗）。

（雷　畅　译　熊　辉　校）

第三节　肝胆急症

Brandon Koh

⇨ 对全科医师的特别提示

• 胆绞痛镇痛首选静脉注射小剂量阿片受体激动剂，如盐酸哌替啶或盐酸曲马多。

• 胆绞痛患者使用解痉药（如东莨菪碱），这种常见做法是没有证据支持的。

• 非甾体抗炎药对胆绞痛有效，但在除外消化性溃疡之前，通常不用于胆绞痛的治疗。

肝胆系统急症多为胆石症的并发症，下文对其各种表现形式加以阐述。

胆绞痛

- 大约20%的胆石症患者有胆绞痛。
- 胆绞痛是指胆石症患者在胆囊收缩且出口梗阻时所经历的一系列症状。症状出现于胆石卡在胆囊颈部或哈特曼囊内时。
- 最常见于30～50岁的肥胖女性。
- 胆绞痛是一种**临床诊断**。

临床特征

- 剧烈绞痛。
- 局限于右季肋部或上腹部。
- 常放射到右肩胛骨或肩胛间区。
- 症状常于暴食或高脂饮食后出现。
- 这种疼痛通常发生在晚上，影响睡眠。
- 伴有恶心、乏力、腹胀和呃逆。
- 症状反复出现。
- 通常自发缓解或使用镇痛药后缓解。

处理方法

- 镇痛。
- 避免暴饮暴食。
- 低脂饮食。
- 如果治疗后症状缓解，门诊接受肝胆系统超声检查，普通外科门诊随诊。
- 镇痛药物无效的患者需住院治疗。

要点

- 疑似胆绞痛患者一定要明确有无**梗阻性黄疸**的症状和体征，因为这表明**胆管结石**的存在，而不是胆绞痛。
- 胆绞痛和发热预示**急性胆囊炎**。
- 疼痛、发热和梗阻性黄疸预示**急性胆总管炎**。

急性胆囊炎

- 超过90%的病例中有胆结石。
- 胆囊出口梗阻延长导致急性胆囊炎。
- 男女患病比例大约是1∶3。

临床特征

- 上腹部或右季肋部绞痛。
- 疼痛持续12～24h及以上，其持续时间较胆绞痛长。
- 急性胆囊炎前常有轻度胆绞痛频繁发作，胆绞痛逐渐恶化形成胆囊炎。
- 伴有发热、寒战、恶心、呕吐和食欲缺乏。
- 体检时，右季肋区可能有压痛。
- 高达25%的患者可触及扩张的胆囊。
- **Murphy征阳性**：即查体时触诊患者右季肋区，患者在深吸气过程中疼痛加剧并屏住呼吸。

1.这是因为患者吸气过程中感染肿胀的胆囊触及检查者指尖。

2.Murphy征阳性对急性胆囊炎诊断的**敏感度高达**97%，阳性预测值为93%。

注意：老年人可能没有这些体征。

辅助检查

- 血常规：白细胞计数升高伴核左移。
- 肾功能检查。
- **肝功能检查**

1.胆红素、碱性磷酸酶（ALP）、谷草转氨酶（AST）和谷丙转氨酶（ALT）可能轻度升高。

2.胆红素明显升高提示胆总管结石可能。

- **淀粉酶**

1.可能轻度升高。

2.明显升高提示并发胰腺炎。

- **腹部X线片**：意义小。
- **腹部超声**是一种可选择的检查方式，腹部超声的以下特征提示急性胆囊炎。

1.胆囊结石（参见第21章第一节“急诊超声”，见图21-12）。

2.囊内容物显示不清。

3.胆囊壁增厚（＞4mm）。

4.胆囊周围积液（参见第21章第一节“急诊超声”，见图21-14）。

5.超声Murphy征阳性。

处理方法

- 禁食水。
- 静脉输液：根据患者容量负荷和血流动力学情况而定。
- 镇痛。
- 静脉注射抗生素（**头孢曲松** 1g＋**甲硝唑**

500mg）。

• 外科手术。

要点

• 在老年人和糖尿病患者中，急性胆囊炎可能伴有严重脓毒血症或脓毒性休克。

• 急性胆囊炎可能的**并发症**包括胆囊坏死、胆囊穿孔和胆囊积脓，这些并发症需要普通外科急会诊。

急性胆管炎

• 发生于胆道梗阻基础上合并细菌感染。

• 梗阻最常见的原因是胆总管结石。

• 胆道介入治疗后的胆道梗阻发生胆管炎风险高。

• 最常见的致病菌是大肠杆菌、克雷伯菌、肠球菌和肠杆菌属。

临床特征

• 最常见症状为**夏科三联征**。

1.发热（最常见的症状）。

2.右季肋区疼痛。

3.黄疸。

• 更严重的胆管炎表现为**雷诺五联征**。

夏科三联征**加以下两条**。

（1）神志改变。

（2）低血压。

• 上腹部或右季肋区压痛。

• 患者通常很虚弱或有脓毒血症症状。

可能有脓毒性休克。

处理方法

• 监护。

• 每5min测量生命体征。

• 吸氧。

• 以静脉输液的方式进行液体复苏。

• 镇痛。

• 进行实验室检查。

1.血常规：白细胞计数升高。

2.肾功能检查：纠正电解质紊乱。

3.肝功能检查

（1）胆红素明显升高。

（2）碱性磷酸酶升高，较AST/ALT升高明显。

4.淀粉酶：升高，但与急性胰腺炎不同。

5.凝血功能：弥散性血管内凝血（DIC）可能与严重脓毒症相关。

6.血型。

7.血气分析：代谢性酸中毒。

8.乳酸。

9.血培养。

• 留置尿管，监测尿量。

• 静脉注射抗生素：**头孢曲松**1g和**甲硝唑**500mg。

对青霉素过敏的患者，可以用环丙沙星代替头孢菌素。

• 在充分液体复苏的情况下若患者仍处于低血压状态，可加用血管收缩剂。

留置中心静脉导管以助于充分液体复苏。

• 归类为胃肠道疾病。

最终的治疗是经内镜逆行胰胆管造影及介入治疗（胆道清除或引流）。

• 考虑将患者转至重症监护病房接受治疗以便于血流动力学监测及下一步治疗。

鉴别诊断

类似临床表现还需考虑以下六种疾病。

• 急性冠脉综合征。

• 消化性溃疡。

• 胰腺炎。

• 输尿管绞痛。

• 肝炎/肝脓肿。

• 双下肺肺炎。

肝脓肿

病因

• 腹腔感染：如阑尾炎、憩室炎。

• 胆道梗阻（良性/恶性），支架置入术或器械治疗。

• 血源性扩散：如细菌性心内膜炎、静脉药物滥用。

• 肝外伤。

• 隐源性（无明确病因）。

糖尿病患者和免疫功能低下患者尤其容易

感染。

临床表现

• 早期症状不明显或不典型：乏力、食欲缺乏。

• 晚期症状

1.发热、畏寒。

2.腹痛（可能不局限于右上腹）。

• 感染性休克

出现较晚或在胆道梗阻情况下出现。

辅助检查

• 血常规：白细胞计数升高伴核左移。

• 肝功能异常。

• 血培养

1.肺炎克雷伯菌（在亚洲人群中更常见）。

2.大肠杆菌，其他革兰氏阴性菌。

3.革兰氏阳性菌（链球菌、金黄色葡萄球菌）。

• 胸部X线检查/腹部X线检查：常为非特异性表现，可出现以下征象：

（1）胸腔积液/肺塌陷。

（2）横膈抬高。

• 超声：敏感性为75%～95%。

• CT

1.敏感性为95%。

2.比超声更精确，增强CT精确性更高。

治疗

• 静脉注射抗生素：头孢曲松（1g）、甲硝唑（500mg）。

• 脓液引流：经皮/开放。

进一步处理

• 如果患者一般情况良好，脓肿可经皮穿刺引流，可按胃肠道疾病保守治疗；如果患者一般情况差，如脓毒性休克、肝脓肿破裂、憩室炎穿孔导致腹膜炎、胆囊脓肿等，则需外科手术治疗。

• 脓毒性休克和严重代谢性酸中毒患者需考虑HD/ICU治疗。

（冷凤 译 熊辉 校）

第四节 肠梗阻

Brandon Koh · Irwani Ibrahim

要点

• 典型的四联征。

1.腹痛、腹胀、呕吐、停止排气排便。

2.低位肠梗阻中呕吐可能出现晚，而高位肠梗阻时，腹胀症状可能不明显。

• 时刻注意检查疝气可能并行直肠指检，受影响的粪便有时会表现出假性肠梗阻征象。

背景

• 肠梗阻可分为**机械性肠梗阻**（表5-4）和**非机械性肠梗阻**（表5-5）。

表5-4 机械性肠梗阻的原因

肠腔内	嵌塞
	异物
	胃石
	胆结石
肠壁内	狭窄
	恶性肿瘤
肠壁外	手术粘连
	疝
	肠扭转
	肠套叠

表5-5 非机械性肠梗阻的原因

麻痹性肠梗阻	术后
	腹腔内脓毒血症
	代谢性因素（尿毒症、低钾血症）
肠系膜血管闭塞	
假性肠梗阻	

临床特征

• **腹痛**

1.突然起病。

2.疼痛剧烈。

3.自发绞痛。

• **呕吐**：梗阻部位越低，发病到恶心、呕吐症状出现间隔时间越长。

• **腹胀**：梗阻部位越低，腹胀越明显。

• **停止排气排便**

1.完全性肠梗阻：排气、排便同时停止。

2.不完全性肠梗阻：有排气，无排便。

3.排气、排便彻底停止是完全性肠梗阻的主要特征。

• **脱水**

1.皮肤黏膜干燥。

2.尿少。

• **肠鸣音**

1.最初是肠鸣音活跃而高亢。

2.最后因肠道麻痹而消失。

提示肠绞窄的症状罗列在表5-6中，一旦出现此类症状，临床医师需予以重视。

表5-6 肠绞窄的症状

持续性疼痛
发热
休克
腹膜炎

发生绞窄的疝具有以下特点：

• 肿块坚实，不可回纳，体积较前增大。

• 患者咳嗽时无膨胀性肿块。

辅助检查

• 血常规。

• 肾功能检查：明确有无电解质紊乱和肾前性氮质血症。

• 葡萄糖醛酸木甘露聚糖。

• 腹部X线检查

1.明确有无扩张的肠袢和液平面。

2.液平面出现较气体影晚。

3.液平面越明显，梗阻越严重。

小肠

• 直径＞3cm。

• 位于腹中部。

• 可见环状皱襞：在整个肠道管腔中延伸。

大肠

• 腹部周边位置。

• 可见半环形皱襞：部分肠腔可见皱襞延伸。

处理方法

• 保持气道通畅，必要时吸氧。

• 静脉补液。

• 纠正电解质紊乱。

• 禁食水。

• 留置鼻胃管，引流或负压吸引以减轻胃肠压力。静脉营养和负压吸引（肠道休息）。

• 留置尿管，监测休克患者尿量。

• 出现肠绞窄征象时，予以静脉抗生素治疗，如**头孢曲松** 1g和**甲硝唑** 500mg。

• 外科手术治疗。

• 一旦出现肠绞窄或腹膜炎征象，需考虑手术治疗：协助急诊手术，可入住重症监护病房。

（冷凤 译 熊辉 校）

第五节 缺血性肠病/肠系膜缺血

Brandon Koh

要点

• 对突发腹痛的高危患者应**高度怀疑缺血性肠病，其严重程度与临床症状**不符。

• 早期肠缺血的非特异性表现和缺乏生理体征往往导致延误诊断。

• 当肠梗死不可逆时，具体的体征出现较晚。

• 死亡率高，估计约为70%。

病理生理

• **危险因素**

1.高龄。

2.心律失常，尤其是心房颤动（易发生栓塞）。

3.心脏瓣膜病/心内膜炎。

4.慢性充血性心力衰竭。

5.周围血管疾病/动脉粥样硬化。

6.新近发生的心肌梗死伴残留的心室内

血栓。

7.低血压。

• **病因学**：通过以下任何一种方式阻塞内脏血管。

1.栓子（最常见）。

2.血栓。

• 肠系膜上血管最常受到影响。

• 缺血性肠管（及其肠系膜）变得肿胀及水肿。

• 血液渗出到肠腔及腹腔。

• 血管闭塞后，会出现出血性梗阻。坏疽和肠穿孔进展迅速。

临床表现

• 严重腹痛突然发作（具有危险因素的患者）。

1.疼痛通常是中腹部。

2.**疼痛与体征不相符**是肠系膜缺血的**标志**。

• 持续的呕吐和腹泻发生的早。

1.有人会误以为问题是胃肠炎。

2.随后有改变的血液通过。

• 心动过速通常是第一个异常的生命体征。

• 发热（但可能不存在）。

• 呼吸急促（来自疼痛或代谢性酸中毒）和出汗。

• 低血容量性休克（后期发现）。

• 最初只有轻微的腹部压痛。

腹膜炎发生**较晚**。

• 肠鸣音减少（**晚期**症状，完全性梗死发生后）。

注意：然而，缺血性肠病发生时可不伴有这些典型的危险因素，甚至可以是年轻患者。

当疼痛似乎与体格检查结果不相符时，且患者病情过重不能用良性病程解释时，应怀疑此疾病。

一位著名的外科医师曾对于症状与查体不相符的急性肠系膜缺血患者提出以下经验：也许最好的整体发现是检查医师感觉到不安，医师的患者看起来不适，但医师却不知道原因和诱因。

因此，对此必须保持高度警惕。

检查

• **没有特定的实验室检查**来诊断肠系膜缺血。

• 有用的**实验室检查**如下：

1.全血细胞计数。

寻找血液浓缩和白细胞计数升高。

2.肾功能检查。

3.凝血功能检查。

4.交叉配血试验（GXM）。

• 在几乎一半的肠梗死患者中发现**血清淀粉酶升高**。

可能误诊为胰腺炎。

• **动脉血气**

大约有50%的肠系膜缺血患者有代谢性酸中毒。

• **动脉血乳酸**

1.大多数肠系膜缺血患者乳酸升高。

2.与手术中发现的缺血程度相关。

3.急性肠缺血的灵敏度接近100%。

• **心电图**

寻找心房颤动。

影像学

• **腹平片**

1.很少能诊断，约25%患者腹平片正常。

2.早期特征是非特异的。

伴有气液平或肠梗阻的小肠扩张。

3.随着疾病发展，出现"**拇指纹征象**"和肠袢分离。

这是肠壁水肿和局灶性出血的表现。

4.肠壁囊样积气

当发生坏死时，可能会在肠壁看到线性的空气集合。

• **计算机断层扫描（CT）**

最新的进展是肠系膜血管得以可视化。

（1）螺旋CT。

（2）使用IV对比。

（3）CT血管造影。

• **血管造影法**

1.仍然是诊断急性肠系膜缺血的金标准。

2.监测动脉闭塞的灵敏度始终高于90%。

> **⇨ 给全科医师的特别提示**
>
> • 不应该将腹痛视为一个良性过程，尤其是在高危患者中。

管理

- 每5min检查1次生命体征。
- 保持呼吸道通畅并予以氧疗。
- 静脉补液。
- 禁食水。
- 给予抗生素静脉输液。**头孢曲松钠** 1g 和**甲硝唑** 500mg。
- 可考虑插入鼻胃管行胃肠减压。
- 插入导尿管监测尿量。
- 如果可能的话，避免使用血管收缩药物如多巴胺和去甲肾上腺素。
- 立即请普外科专科医师会诊。
- 确定性治疗和处置，及时送往手术室/放射科/重症监护室继续治疗。

（高冰玉　译　熊　辉　校）

第六节　急性胰腺炎

Brandon Koh・Peter Manning

要点

- 通常情况下，急性胰腺炎与血清淀粉酶升高有关。

1. 血清淀粉酶的阈值＞1000U/L或者≥正常值上限的3倍。
2. 但是，急性胰腺炎患者并不总是符合这一标准。

- 慢性胰腺炎急性加重的患者由于胰腺组织功能受损而导致血清淀粉酶的“亚阈值”升高。
- 淀粉酶升高也可能出现在其他急腹症疾病中，但数值都达不到阈值水平。
- 胰腺炎的鉴别诊断见表5-7。

表5-7　胰腺炎的鉴别诊断

病理部位	举例
腹部	消化性溃疡穿孔
	消化性溃疡疾病引起的疼痛急性加重
	胆绞痛
	急性胆管炎
	缺血性肠病
	腹主动脉瘤破裂/漏
	腹主动脉夹层
膈上	基底肺炎
	急性冠脉综合征

主要注意事项

当确诊急性胰腺炎时，急诊医师应考虑以下关键问题：

- 胰腺炎的病因是什么？　（表5-8）
- 最常见的原因是胆石症（40%）和乙醇摄入（35%）。
- 如何判断**胰腺炎的严重程度**？　（见第179页“胰腺炎严重程度的临床预测因素”）

表5-8　胰腺炎的病因

乙醇	**血管**
高甘油三酯血症	结节性多动脉炎和其他血管炎性疾病
高钙血症	缺血
药物引起	**感染**
蝎毒	腮腺炎病毒
机械性	柯萨奇B组病毒
胆结石	巨细胞病毒
术后	隐球菌
腹部创伤	**其他**
内镜后逆行胰胆管造影术后	遗传性
胰腺肿瘤	自身免疫性
	特发性

临床表现

- 腹痛

1. 通常局限于上腹部。
腹痛可能在右上象限或左上象限。
2. 急性起病。
3. 剧烈疼痛。
4. 深处，呈穿透性疼痛，向背部放射。
5. 通常因暴饮暴食或饮酒（尤其是乙醇）而加剧。
6. 患者可能会弯腰或蜷缩起来，以使疼痛能有所缓解。
7. 患者往往不安和躁动。
与内脏穿孔的患者相反（他们往往保持不动）。

- 恶心和呕吐

非常常见（约90%的患者）。

- 重症胰腺炎可伴有严重的上腹部压痛和肌紧张。

- 可能会出现肠梗阻。

1.肠鸣音减少。

2.上腹胀气。

- 低血容量（脱水）

1.心动过速。

2.低血压。

3.少尿。

- Grey-Turner征

1.腹部瘀斑。

2.提示出血性胰腺炎的腹膜后出血。

- Cullen征

1.脐周瘀斑。

2.提示腹腔内出血。

实验室检查

- **全血细胞计数**

常有白细胞升高。

- 肾功能检查

1.电解质紊乱和氮质血症。

2.常见血糖升高。

- 肝功能检查

1.氨基转移酶显著升高（＞150U/L）提示胆石性胰腺炎。

2.胆红素显著升高提示胆总管结石。

- 淀粉酶

1.超出正常值3倍，对胰腺炎具有高度特异性。

2.低水平缺乏特异性。

3.在其他情况下可轻度升高。

4.延迟的临床表现不敏感。

数天后淀粉酶水平恢复正常。

5.淀粉酶的升高程度不是疾病严重程度的标志。

- 脂肪酶

1.高灵敏度和特异性。

2.没有在所有急诊部门常规使用。

影像学

- **腹部X线检查和直立胸部X线检查**

1.主要除外致患者症状的其他原因，如内脏穿孔所致的气腹。

2.提示胰腺炎的表现：

（1）肠袢扩张与肠梗阻所致气液平。

（2）前哨肠袢。

（3）由于覆盖在发炎胰腺上的远端肠痉挛，因此引起近端肠扩张。

3.胸部X线片可见胸腔积液（左侧较常见）。

- 腹部CT

有助于诊断和评估预后。

胰腺炎严重程度的临床预测因素

- 由于这些原因，确定胰腺炎的严重程度很重要。

1.早期识别并发症。

2.决定患者处置的决策（入住普通病房，高度依赖或重症监护病房）。

- 正规的临床评分系统提高了疾病严重程度评估的准确性。

Ranson**评分**是这些评分系统之一。

在急诊科使用有限，因为评分只能在初步诊断后48h内完成。

- **重症胰腺炎**的全身并发症如下：

1.顽固性低血压。

2.成人呼吸窘迫综合征/低氧血症。

3.弥散性血管内凝血。

4.肾衰竭。

5.酸中毒。

> ⇨ **给全科医师的特别提示**
>
> 谨防非典型的表现
>
> 疼痛并非总是发生在中腹部或上腹部。
>
> a.当胰腺炎发生在胰腺体尾部时，疼痛可能位于左季肋部而不是中腹部。
>
> b.因此，任何出现上腹部疼痛的患者都必须排除急性胰腺炎的诊断。

管理

- 保持呼吸道通畅，予以氧疗。
- 禁食水（促使胰腺休息）。
- 给予静脉输液。

1.患者通常因血管内液体渗入胰腺和腹腔而严重脱水（第三间隙失水）。

2.如果存在电解质紊乱需予以纠正。

- 插入导尿管来监测尿量（如果患者有低血压）。
- 镇痛。

应用**肠外阿片类药物。**

- 仅在以下情况下留置鼻胃管。

1.肠梗阻。

2.持续呕吐。

• 重症胰腺炎给予预防性抗生素。

1.预防性抗生素治疗重症胰腺炎是一个有争议的问题。

2.除非有特定的感染，否则不常规推荐。

• 联系普通外科。

• 对于伴有全身并发症的严重胰腺炎患者，

请普通外科专科医师会诊，及时将患者转入外科病房或重症监护病房继续治疗。

（高冰玉 译 熊 辉 校）

第七节 消化性溃疡病/消化不良

Andrea Rajnakova · Lim Seng Gee

要点

• 大多数消化不良或腹痛患者没有消化性溃疡病。

• 尽管常有与进食相关症状、抑酸后缓解和夜间症状，但消化性溃疡病没有典型症状。

• 消化性溃疡病可能无症状，或伴有贫血或消化道出血。

• 内镜检查是诊断或排除消化性溃疡病的最佳方法。

症状

• 无并发症的消化性溃疡患者通常表现为上腹部疼痛或不适。食欲缺乏、恶心和呕吐也可能存在。

• 需要关注的症状包括体重减轻、呕血或黑粪、贫血、吞咽困难和可触及的腹部包块。

• 虽然胃溃疡患者往往年龄较大，且一般伴有体重减轻，但仅根据病史不能区分胃溃疡和十二指肠溃疡。

• 疼痛通常位于上腹部，但可能发生在胸骨下部或左、右侧胸痛，并且通常是弥漫性的。

• 疼痛通常发生在患者饥饿时、饭后1～3h，可能在夜间，且进食或应用抗酸剂可缓解疼痛。它的特点是疼痛缓解和加重的方式。溃疡疼痛可能偶尔向背部放射。但值得指出的是，溃疡没有典型症状。

• 仅根据患者症状不能确定或排除消化性溃疡的诊断。非溃疡性消化不良患者可能会出现典型的溃疡样疼痛。另外，无症状溃疡常发生于服用NSAID的患者。

• 即使无症状的溃疡也可能伴有出血。唯一出现的症状可能是贫血引起的乏力和眩晕。如果出血严重，将出现伴或不伴有呕血的黑粪，或呕吐咖啡样物质。

⇨ 给全科医师的特别提示

• 幽门螺杆菌和非甾体抗炎药（NSAID）是消化性溃疡疾病最常见的危险因素。

• 年龄大于40岁的**慢性消化不良**患者应进行**内镜检查**以排除胃肠道恶性肿瘤。

• 所有**消化不良**和**有报警症状**的患者，如体重减轻、贫血、吞咽困难、有可触及的腹部包块或消化道出血证据（呕血或眩晕）者应转诊至胃肠科进行内镜检查。

• 常因消化性溃疡疾病的**并发症**就诊，如出血（呕血或眩晕）和呕吐（幽门梗阻）。这些紧急情况需要紧急医院转诊。

• 手术很少是有必要的，只有在并发症如穿孔、经内镜不能控制的复发性严重出血或梗阻发生时才需进行手术。

处理

上腹部不适或疼痛的处理目标如下：

• 做出初步诊断（参见附录C“疼痛管理”）。

• 缓解症状。

• 决定是否入院。

• 决定参加专家咨询的人员。

症状管理

• 排除需要立即干预和入院的**危及生命的原因**后，如急性心肌梗死、主动脉夹层、腹主动脉瘤破裂及其他致命原因，如消化性溃疡穿孔，肝胆脓毒症如胆管炎、胆囊炎、肝脓肿和胰腺炎，应缓解患者症状。

• 给予**三硅酸镁**（MMT）/**氢氧化铝**40～80ml和**解痉剂**，如静脉输液或肌内注射莨菪碱-N-丁基溴（解痉灵）40mg或口服质子泵抑制剂。

注意：据统计，10%～15%消化性溃疡腹痛的患者对MMT有反应。静脉应用质子泵抑制剂没有作用。**循证医学提示对于上消化道出血患者应予以**质子泵抑制剂**静脉输液治疗。**

- 消化不良患者在胃肠病专科门诊（SOC）等待确诊期间，可予以MMT或质子泵抑制剂或多潘立酮口服治疗。
- 对于已在急诊治疗的急性腹痛或腹部不适患者，无须进一步治疗。
- 根除幽门螺杆菌治疗对急诊科未确诊的消化性溃疡和非溃疡性消化不良患者没有作用。

处理

适合入院

- 出血：呕血、黑粪和咖啡渣样呕吐物。根据医院政策，允许入消化内科或普通外科继续治疗。
- 穿孔：入普通外科。
- 狭窄和梗阻：在急诊科诊断困难，但如果患者呈现呕吐或肠梗阻迹象，应进入普通外科继续治疗。
- 患者对急诊科的治疗效果不佳（只有当患者有严重症状时）：入消化内科继续治疗。
- 伴有发热和黄疸的腹痛：入消化内科继续治疗。

门诊转诊至消化内科的指征

- 慢性消化不良或40岁以上且近期出现新症状的患者。
- 存在报警症状，如体重减轻、食欲缺乏、贫血、吞咽困难和可触及的腹部包块。
- 进行经验性治疗，如质子泵抑制剂治疗后，仍持续存在症状。

注意：仅一次腹痛/不适（不带任何警报症状）的患者不应转诊至SOC，因为这种主诉非常常见，通常是自限性和非特异性的。

出院意见

需告知患者，如果出现发热、下腹部疼痛、持续性腹泻或呕吐，请务必立即急诊就诊。需记住上腹部疼痛可能是急性阑尾炎的早期症状。

（高冰玉 译 熊 辉 校）

第八节 肛周疾病

Charles Bih-Shiou Tsang

要点

- 肛管出血通常为鲜红色。如果血与粪便混合，表明出血部位更靠上。
- 伴随着肠运动发生的**疼痛和便血**多为**肛裂**。痔疮出血通常是**无痛的**。
- 深层的肛周脓肿可表现为慢性肛门疼痛，无明显体征。此时需要直肠外科医师完善内肛超声检查。
- 在同一区域内反复发作的肛周脓肿提示潜在的肛瘘。

> **⇨ 给全科医师的特别提示**
>
> - 不要将中老年患者的直肠出血仅仅归因于痔疮。请直肠外科医师会诊以排除近端胃肠道的病变。
> - 不要将伴随肠道运动的直肠出血归因为痔疮，而不完善直肠指检和肛门镜检查。如果在保守治疗时出血仍然存在，那么需要安排相关检查以排除更近端病变引起出血的可能，如钡剂和结肠镜检查。

痔疮

- **临床特征**

1. 痔疮引起的直肠出血通常发生在排便后，多为鲜红色。
2. 出血量多变，大多具有自限性。
3. 脱出的肿块需要用手还纳。
4. 如果脱出的肿块呈蓝色伴疼痛感，那么表明血栓形成。肿块通常不会自行缩小。
5. **一度痔疮**在排便后未脱出肛门外，主要症状是排便后出血。
6. **二度痔疮**排便后脱出肛门外，可自然还纳。
7. **三度痔疮**易脱出肛门外，需要用手还纳。
8. **四度痔疮**不能被还纳。

● **急性期处理**

1. **一度及二度痔疮**伴出血

（1）提供保障。

（2）进行直肠指检和肛门镜检查，以排除近端病因。

（3）携带6周的通便药物或黄酮类药物离开，如纤维素一天2次，一次一包，或处方药地奥司明片，每片500mg，前3天一天2次，每次3片，随后每次2片，维持2周。

2. **三度痔疮出血伴轻度血栓**

（1）让患者卧位平躺，臀部中间肛门处放冰块冰敷以减少患处水肿。

（2）给予胃肠外镇痛药物。例如，非甾体抗炎药（NSAID）或阿片受体激动剂。

（3）用大量的润滑剂后尝试用手还纳。

（4）如果成功，可让患者携带镇痛药、通便药物、黄酮类药物离开。

（5）如果不成功，将患者收入院进行进一步治疗。

肛周血肿

● **临床特征**

1. 肛周血肿由外痔静脉丛血管破裂所致。

2. 查体时可见蓝色豌豆状的肿块散在分布，质地柔软。

3. 疼痛通常在前两天内达到顶峰，并在第5天缓解。

● **急性期处理**

1. 在病程的前2天，在急诊行切开引流。

（1）用聚维酮碘消毒来准备肛周皮肤（事先询问患者是否有过敏反应）。

（2）用22G针在血肿周围浸润注射5ml 1%利多卡因。

（3）朝向肛门做一个小的放射状切口，通过挤压清除血肿。

（4）直接按压止血。

（5）放入彩色引流条。

（6）术毕患者可回家休息，给予镇痛药和通便药，以防止疼痛及便秘。

（7）患者于第2天坐浴后可将引流条取出。准备坐浴的方法：在浴盆里放入温水到达臀部的高度并加两大勺盐。

（8）将患者转诊于肛肠外科进行随诊。

2. 2天后，再次检查确认，给予患者镇痛药和通便药回家休息。

肛裂

● **临床特征**

1. 直肠多于便后出血，呈鲜红色。

2. 肛裂多伴严重的疼痛，此点可与痔疮鉴别。

3. 常见的诱因为饮水过少和缺乏纤维素饮食。

4. 直肠检查显示肛门前壁或后壁呈急性线性撕裂，肛门边缘模糊。由于严重的肛门疼痛及肌肉痉挛，直肠指检无法完成。

● **急性期管理**：如果患者疼痛严重到无法进行适当的直肠检查，应将患者收入院在麻醉下进行检查。大多数急性肛裂在患者接受合适的肠道管理后可自发愈合。然而，如果症状持续超过8周，则有可能不经外科手术治疗则无法痊愈。慢性化的表现包括船形溃疡，底部可见白色的肛门括约肌纤维。常伴有皮肤标志：在裂沟的远端边缘可见哨兵痔，在其顶端可见肛乳头肥大。治疗的主要方法是保守治疗。

1. 服用6周的**通便药物**，如口服纤维素一天两次，一次一包及一天进食2L的液体。

2. **局部镇痛**：排便前将2%利多卡因凝胶涂在肛门周围以减轻疼痛；便后进行坐浴（如何准备坐浴如上所述）。

3. **甘油三硝基（GTN）膏**可以用于“化学性括约肌切开术”。

4. 注意一般不需要应用**大便软化剂**，如Agarol和乳果糖，否则该类药物导致的腹泻会加重肛裂。

5. 安排肛肠外科门诊随访。

肛门直肠疾病所致脓毒症

● **分类**：帕克分类将肛门直肠败血症划分为肛门括约肌疾病。大部分脓肿起源于位于肛门括约肌内及周围的肛门腺，可能位于黏膜下、肛周、坐骨直肠间隙及盆腔直肠间隙。

● 至少2个月之前已经被切开引流的脓肿，如果持续流脓，表明肛瘘形成。

● **临床特征**

1. **典型的脓肿**为高于皮面的局部肿胀区域，表面发红、皮温升高且触之柔软，常可被刺破引出脓液。

2.**鉴别肛周脓肿和坐骨直肠间隙脓肿时**，注意脓肿和肛周皮肤色素沉着的关系。如果脓肿位于皮肤色素沉着区域，表明其为肛周脓肿；如果脓肿位于肛周皮肤色素沉着以外，表明其为坐骨直肠间隙脓肿。

3.除患者可有疼痛感及直肠指检时可触及柔软区域外，位置较深的小脓肿常缺乏外部体征。通常，这类患者已在医师那里接受了数个疗程的抗感染治疗及镇痛治疗。因此，慢性的肛周疼痛患者应转诊给肛肠外科以除外深部脓肿。

4.如果脓肿切开引流超过2个月，仍持续的排脓或局部肿胀，则表明**肛瘘**形成。直肠检查经常会发现从外口到肛门呈放射线状排列的皮下硬化区域。这条线就是瘘管。

- **急性期治疗**

1.**急性脓肿**

（1）给予清醒镇静和局部麻醉后在急诊行**切开引流术**：在脓肿波动最明显的部位行一线性切口，然后转化为十字切口，修整边缘并清除脓液。

（2）在清除所有脓液后，用带状纱布轻轻按压伤口止血（可以在第2天坐浴后移除）。

（3）给予1～2天的镇痛药物，并于1周内转诊至肛肠外科。如果疼痛或发热持续不缓解，可能由脓肿未被完全清除干净所致，建议患者尽快返回急诊就诊。

入院治疗标准：

1）**有肛周脓肿的糖尿病患者**为了进行手术引流和控制血糖水平。

2）高度怀疑患有**坏死性筋膜炎**的患者（脓肿周围由硬变软伴捻发音）。

2.**复发性肛周脓肿或疑似肛瘘**：由肛肠外科医师收入院行切开引流术。

直肠脱垂

- **临床特征**

1.**真正的脱垂**见于婴儿和老年女性，但并不常见。整个直肠壁通过肛门脱出。“pinch”检查显示双层或“一层套在另一层里”。

2.**假脱垂**是脱出的痔疮或直肠黏膜脱垂，较为常见。“pinch”检查没有显示出直肠壁下存在另一层直肠壁。黏膜脱垂常和慢性肌肉损伤相关。由此产生的黏液渗漏可引起瘙痒。

- **急性期治疗**

1.**真正的脱垂**：于成年人，需进行轻柔的人工还纳和肠道管理以避免损伤，并早期转诊至结直肠外科继续治疗；对于儿童应早期转诊至儿科继续治疗。如果未能成功还纳，则认为已嵌顿，具有急诊手术指征。

2.**直肠黏膜的假脱垂**：给予通便药物（如上述）并充分饮水以避免排便时损伤局部结构。转诊至肛肠外科进一步诊治（如橡皮筋结扎）。

痔疮切除术后出血

- **临床特征**

在手术后7～10天，小于5%的患者可能出现继发性出血。这可能在肠蠕动困难伴损伤后发生。出血量较小且常具有自限性。然而，小部分患者出血量较大并可引起出血性休克。

- **急性期治疗**

1.如果病情严重，通过大孔径静脉通路进行快速液体复苏，必要时可使用GXM。

2.准备检查肛管，确定出血点并安全止血。

（1）准备合适的光源、直肠镜和吸引装置，1∶10 000稀释的肾上腺素溶液20ml，将稀释后的肾上腺素溶液放在配有23G针头的注射器里。

（2）让患者保持左侧卧位，在操作前于患者的肛门处涂以大量的利多卡因凝胶；清除血块并缓慢撤退直肠镜以显现肛管，特别是痔疮的切除伤口处。

（3）确认出血点并注入肾上腺素溶液。

（4）对于小面积持续性渗血，可给予肾上腺素棉球局部填塞止血。

3.如果出血在急诊无法控制，立即联系肛肠外科医师。在此期间，可将18F的导尿管插入肛门，将30ml水注入导管球囊，并将导管固定在大腿上牵拉导管。导管在痔疮切除伤口处产生填塞效应。

4.对出血已止的患者（较为少见）。

（1）给患者服用1个疗程的甲硝唑400mg，每天3次，持续1周，以及1个疗程的类黄酮类的药物，如地奥司明片。

（2）尽早安排患者肛肠外科随诊。

（张　烁　译　熊　辉　校）

第6章

内分泌/代谢急症

第一节　酸碱失衡的紧急处理

Goh Ee Ling · Benjamin Leong · Peter Manning

要点

- 酸碱失衡的症状和体征具有多样性且没有特异性。因此，应该保持高度警惕。
- 若患者出现神志改变，应警惕酸碱失衡及电解质紊乱。
- 对酸碱失衡的全面评估需要检查动脉血气和血清电解质。
- 在大多数情况下，静脉血pH比动脉血pH低0.02左右，可以作为一个近似值使用。然而，在评估呼吸功能时，静脉血气（VBG）结果不能替代动脉血气（ABG）。
- 在休克和低灌注状态下，随着时间的推移，由于代谢产物和二氧化碳在组织中不断积累，导致动脉血和静血脉pH逐渐下降，二氧化碳分压差增大，其中静脉血pH较动脉血pH下降更明显。在呼吸功能正常的休克患者中，肺循环血流量减少引起通气-血流比值失常，最终动脉血气结果中将表现出明显的呼吸性碱中毒（参见第1章第二十二节"休克/低灌注状态"）。
- 本章将着重阐述酸碱失衡。

> ⇨ **给全科医师的特别提示**
>
> - 在呼吸急促的患者中，过度通气是一种排除性诊断。需要警惕代谢性酸中毒（表现为库斯莫尔呼吸）、肺栓塞和严重的哮喘。
> - 早期诊断和治疗酸碱失衡更有利于患者改善症状和恢复正常。

酸碱失衡的诊断

- 按照以下步骤来诊断酸碱失衡。

1.使用亨德森-哈塞尔巴赫（H-H）公式来检查血气结果中H^+浓度和pH是否具有一致性。

$$\frac{(PCO_2 \times 24)}{([HCO_3^-])} = X\ (H^+浓度)$$

在表6-1的右栏中找出与X相近的H^+浓度，在左栏中找出对应的pH，将该pH和ABG中测量的pH相对比，两者应相等或近似相等。如果它们差别较大，数据的有效性将值得怀疑。因为它们不符合亨德森-哈塞尔巴赫公式，所以应进行复检。因为临床医师会根据该检查结果做出关键的临床决策，如是否进行气管插管或使用无创通气，是否给予碳酸氢钠等。因此，未做该项检查可能会对决策产生重大影响。该步骤操作简单，仅需花费15s即可完成，因此不能认为其耽误抢救时间而省略（表6-1）。

表6-1　血气中的pH及与其对应的近似的H^+浓度

pH	近似的H^+浓度（mmol/L）
7.00	100
7.05	89
7.10	79
7.15	71
7.20	63
7.25	56
7.30	50
7.35	45
7.40	40
7.45	35
7.50	32
7.55	28
7.60	25
7.65	22

2. 从pH识别原发性酸碱失衡。

（1）pH＜7.35且［HCO_3^-］＜20mmol/L：代谢性酸中毒。

（2）pH＜7.35且PCO_2＞45mmHg：呼吸性酸中毒。

（3）pH＞7.45且［HCO_3^-］＞24mmol/L：代谢性碱中毒。

（4）pH＞7.45 且PCO_2＜35mmHg：呼吸性碱中毒。

3.通过代偿公式来识别继发性酸碱失衡。框6-1。

（1）代谢性酸中毒：预计PCO_2＝1.5×［HCO_3^-］＋8mmHg（±2）

（2）代谢性碱中毒：预计PCO_2＝（0.6×［HCO_3^-－24］）＋40mmHg

1）如果实测的PCO_2比预计值低，考虑同时存在呼吸性碱中毒。

2）如果实测的PCO_2比预计值高，考虑同时存在呼吸性酸中毒。

（3）呼吸性酸中毒或呼吸性碱中毒

1）急性

A.［HCO_3^-］每变化1～2mmol/L，对应PCO_2变化10mmHg。

B.PCO_2每变化10mmHg，对应pH变化0.08。

2）慢性

A.［HCO_3^-］每变化4～5mmol/L，对应PCO_2变化10mmHg。

B.PCO_2每变化10mmHg，对应pH变化0.03。

3）如果实测的［HCO_3^-］比预计值低，考虑同时存在代谢性酸中毒。

4）如果实测的［HCO_3^-］比预计值高，考虑同时存在代谢性碱中毒。

（4）计算“间隙”

1）阴离子间隙（AG）:［Na^+］＋［K^+］－［HCO_3^-］－［Cl^-］。

2）阴离子间隙变化（ΔAG）: AG–10（＋/－4）。

3）碳酸氢根间隙（ΔHCO_3^-）: 24 －［HCO_3^-］。

4）Δgap＝AG变化与［HCO_3^-］变化的差值。

5）Δgap＝ΔAG–Δ［HCO_3^-］

6）如果AG较高而ΔAG＝0，则AG升高的水平和碳酸氢根下降的水平相同。该病例为单纯高AG型代谢性酸中毒（HAGMA）。

7）如果AG较高且ΔAG＞0，表明［HCO_3^-］比预计值多，该病例存在HAGMA同时合并代谢性碱中毒。

8）如果AG较高且ΔAG＜0，表明［HCO_3^-］比预计值少，该病例存在HAGMA同时合并AG正常的代谢性酸中毒（NAGMA）。

框6-1 **重要的公式**

- H-H公式

$$pH = 6.1 + \log\frac{[HCO_3^-(mmol/L)]}{0.03 \times PaCO_2(mmHg)}$$

（$6.1 = pK_A$）

1.实测静脉血总CO_2水平包括［HCO_3^-］及溶解的CO_2。

总CO_2＝［HCO_3^-］＋溶解的CO_2

＝［HCO_3^-］＋0.03× $PaCO_2$（mmHg）

＝［HCO_3^-］＋1.2（如果$PaCO_2$＝40mmHg）

2.因此，静脉血CO_2水平近似等于血浆碳酸氢根水平。记住，静脉血CO_2水平较实际碳酸氢根水平大约高1mmHg。

- 阴离子间隙（AG）为［Na^+］－［HCO_3^-］－［Cl^-］

1.正常AG＝3～11mmol/L。电解质检测技术的提高使AG正常值范围降低，该结论已被数例健康者试验证实。

2.引起AG降低的原因

（1）低蛋白血症（血浆蛋白每降低1g/dl，AG降低2.5mmol/L）

（2）异常蛋白血症

（3）低钠血症

（4）高镁血症

（5）假性高氯血症

（6）实验室错误

一般规律

- 规律1：pH变化的方向决定原发性酸碱失衡的类型。代偿机制不会过度代偿，甚至不能完全代偿至正常。

- 规律2：毫无例外，H-H公式中三个变量中任何一个异常（pH、［HCO_3^-］、PCO_2）都和酸碱失衡相关。

如果pH正常，请检查是否存在代偿性酸碱失衡。

1.［HCO_3^-］＜20 且PCO_2＜35：代谢性酸中毒合并呼吸性碱中毒。

2.［HCO_3^-］＞24且 PCO_2＞45：代谢性碱中毒合并呼吸性酸中毒。

3.［HCO_3^-］及PCO_2正常，AG＞11：HAGMA合并代谢性碱中毒。

4.［HCO_3^-］、PCO_2及AG均正常，患者正常（不太可能为NAGMA合并代谢性碱中毒）。

- 规律3：尽管pH或［HCO_3^-］正常，一

个非常高的阴离子间隙（大于20）表明存在HAGMA，因为机体不会为了代偿碱中毒而升高阴离子间隙。

参见第4章第五节“急性呼吸衰竭”血气中氧合作用的解释。

酸碱失衡类型

• 代谢性酸中毒

• 定义：pH＜7.35且［HCO_3^-］＜20mmol/L。

1.HAGMA：［HCO_3^-］＜20mmol/L且AG＞11mmol/L。

2.NAGMA：［HCO_3^-］＜20mmol/L且AG＜11mmol/L。

• 原因：引起HAGMA的原因可被归纳为SULK（更能体现发病机制）或CATMUDPILES进行记忆。引起NAGMA的原因可被归纳为USEDCARP进行记忆。关于HAGMA的原因见表6-2，关于NAGMA的原因见表6-3。

• 代谢性酸毒症的治疗：主要针对潜在的原因进行治疗。

1.糖尿病酮症酸中毒（补液及胰岛素治疗）。

2.休克（补液、强心及治疗败血症）。

3.肾衰竭（透析）。

4.甲醇/乙二醇摄入（乙醇）。

• 是否给予碳酸氢盐治疗存在争议。

1.潜在的副作用包括电解质紊乱（如低钾血症和低钙血症）、颅内及细胞内酸碱失衡、治疗后碱中毒、高钠血症、高渗透状态及液体超负荷。此外，没有证据表明碳酸氢盐治疗能提高生

表6-2 高AG代谢性酸中毒（HAGMA）的病因

S Salicylates（水杨酸盐类）、exogenous toxins（外来毒素）（如二甲双胍、甲醇、甲苯、乙烯、乙二醇、铁、三聚乙醛）	**T** Toluene（甲苯）
U Uraemia（尿毒症）	**M** Methanol（甲醇）、methaemoglobin（高铁血红蛋白）
L Lactic acidosis（乳酸酸中毒）	**U** Uraemia（尿毒症）
A型：任何引起组织缺氧的因素，如休克、脓毒血症、氰化物及一氧化碳中毒	**D** Diabetic ketoacidosis（糖尿病酮症酸中毒）
B型：没有低氧的诱因，如肝肾疾病、先天性代谢性疾病、二甲双胍、苯乙双胍、异烟肼及铁剂	**P** Paraldehyde（三聚乙醛）
K Ketoacidosis（酮症酸中毒）糖尿病、乙醇及饥饿	**I** Isoniazid（异烟肼）/iron（铁剂）（通过乳酸酸中毒途径）
C Cyanide（氰化物）、carbon monoxide（一氧化碳）	**L** Lactic acidosis（乳酸酸中毒），如任何可引起休克及低氧血症的原因、二甲双胍、苯乙双胍、氰化物中毒
A Alcoholic ketoacidosis（酒精性酮症酸中毒）	**E** Ethylene glycol（乙二醇）（不是乙醇）
	S Salicylates and solvent（水杨酸盐及其溶剂）

表6-3 AG正常代谢性酸中毒（NAGMA）的病因

高钾血症型	肾	U Ureterosigmoidostomy（输尿管乙状结肠吻合术）
	肾小管酸中毒（Ⅳ型）	S Small bowel fistula（小肠瘘）
	保钾利尿剂	E Extra chloride（额外的氯化物）
	醛固酮减少症/艾迪生病	D Diarrhoea（腹泻）
	梗阻性肾病早期	C Carbonic anhydrase inhibitor（碳酸酐酶抑制剂）
	尿毒症酸中毒早期	A Adrenal insufficiency（肾上腺皮质功能不全）
	糖尿病酮症酸中毒	R Renal tubular acidosis（肾小管酸中毒）
	外来肌酐增加	P Pancreatic fistula（胰瘘）
	盐酸	
	氯化铵	
	赖氨酸-盐酸、精氨酸-盐酸	
低钾血症型	胃肠道	
	腹泻（HCO_3^-丢失＞Cl^-）	
	尿液转移到肠道（如输尿管乙状结肠吻合术）	
	外科瘘管和引流	
	肾	
	肾小管酸中毒（Ⅰ型和Ⅲ型）	
	乙酰唑胺（功能性肾小管酸中毒）	
稀释性酸中毒	输入过多的氯化钠溶液导致血浆HCO_3^-被稀释	

存率。

2.可能的好处是提高了心肌收缩力及对儿茶碱胺的反应性，改善了血流动力学。

3.从病理生理学方面讲，与HAGMA患者相比，碳酸氢盐疗法更适用于NAGMA患者。因为对于NAGMA患者，通过肾脏代偿使碳酸氢盐显著恢复需要数天的时间，而对于HAGMA患者，治疗潜在病因可使多余的阴离子转换为碳酸氢盐。

4.在给予碳酸氢盐治疗前，患者应具备排出增加的二氧化碳的能力。

5.目前不建议常规给予碳酸氢盐治疗，除非pH小于7.1且患者血流动力学不稳定。

（1）建议治疗目标：pH ＞7.1且［HCO_3^-］＞5mmol/L。

（2）给予50～100ml的8.4%的$NaHCO_3$溶液（用5%的葡萄糖溶液缓慢稀释），输完30min后再次检测。

注意：没有完全适合的公式来计算矫正到正常的pH所需的碳酸氢盐的数量。因为酸碱状态会随着疾病的进展和治疗的进行而不断改变。

（3）推荐一个粗略的计算公式：

HCO_3^-（mmol）的需求量＝0.5×体重（kg）×（HCO_3^-的目标值–HCO_3^-的实际测量值）（mmol）

呼吸性酸中毒

- 定义：pH＜7.35且PCO_2＞45mmHg。
- 原因：呼吸性酸中毒是由二氧化碳排出减少所致。详细原因见表6-4。

表6-4 呼吸性酸中毒病因

分类	具体原因
1.中枢神经系统病因导致呼吸驱动力下降	药物（如镇静药和麻醉剂）
	头部损伤
	中枢神经系统病变
	代谢性碱中毒
	在慢性Ⅱ型呼吸衰竭患者中氧疗后导致低氧促使的呼吸驱动力下降
2.呼吸道梗阻	哮喘
	慢性阻塞性肺疾病
3.胸廓畸形	脊柱后侧凸畸形
	病态肥胖
	胸部创伤
4.神经系统/神经肌肉异常	重症肌无力
	吉兰-巴雷综合征
	颈/高胸脊柱损伤

- 治疗：呼吸性酸毒症的治疗主要针对潜在的病因。

1.必要时进行通气支持。包括气管插管或非侵入性的正压通气（NIPPV）。

2.对于已知的Ⅱ型呼吸衰竭患者进行氧疗时，应由恒定的系统提供氧气，以精确测量氧流量，防止低氧抑制呼吸中枢。

代谢性碱中毒

- 定义：pH＞7.45且［HCO_3^-］＞25mmol/L。
- 原因：代谢性碱中毒产生的多余的碳酸氢盐通常被肾脏迅速清除。若代谢性碱中毒持续存在，则考虑引起代谢性碱中毒的病因持续存在，或肾脏代偿机制受损，且受损机制持续存在（表6-5和表6-6）。

表6-5 急性病因（启动代谢性碱中毒机制）

分类	具体原因
1.HCO_3^-摄入增加	抗酸药物滥用
	$NaHCO_3$摄入过多
2.酸丢失	大量输血（由枸橼酸盐降解所致）
	上消化道丢失液体：如严重的呕吐（剧烈呕吐、妊娠、暴食症）、胃肠减压、胃幽门梗阻
	下消化道丢失液体：如当HCO_3^-丢失量小于Cl^-丢失量时的严重腹泻（胃肠炎或泻药滥用）、绒毛状腺瘤、罕见原因如失Cl^-性腹泻
3.酸转移	低钾血症
	肾脏丢失，如使用袢利尿剂

表6-6 持续性代谢性碱中毒机制

分类	具体原因
1.低血容量	浓缩型碱中毒（由于碳酸氢根的分布减少导致浓缩及反常性肾脏排H^+增加）
2.低氯血症（生理盐水反应）	引起盐酸（HCl）丢失的原因（见上述）
	少数原因引起Cl^-消耗，如胃酸缺乏症和囊性纤维化
3.低钾血症（生理盐水无反应）	盐皮质激素活性增加，如原发性醛固酮增多症、库欣综合征、甘草类药物滥用及Liddle综合征
	经肾失钾，如使用或滥用利尿剂、罕见的先天性疾病如Bartter综合征和Gitelman综合征

- 代谢性碱中毒的治疗

1.提供额外氧气，氧气为急诊可获得的现成的资源。

2.治疗急性病因。

（1）停止额外碳酸氢盐的摄入。

（2）减少酸丢失。

1）停止胃肠减压。

2）给予H_2受体拮抗剂或质子泵抑制剂。

3）停止袢利尿剂或远曲小管利尿剂，更换为保钾利尿剂。

3.通过纠正低钾血症来减少酸转移。

（1）氯离子敏感型（生理盐水反应）

1）氯离子缺乏量（mmol/L）＝0.3×体重（kg）×（100 －［Cl^-］）。

2）1L 0.9% NaCl包含154mmol的Na^+和Cl^-。

3）因此，所需液体量（L）＝Cl^-缺乏量/154。

（2）要时补充钾离子。

（3）用质子泵抑制剂或H_2受体拮抗剂减少胃酸丢失。

4.当患者为氯离子不敏感型或生理盐水无反应的代谢性碱中毒时：

（1）给予补钾治疗以限制肾脏优先分泌H^+。

（2）给予盐皮质激素拮抗剂如螺内酯或氨苯蝶啶。

5.建议的治疗目标包括pH＜7.55及HCO_3^-＜40mmol/L。

呼吸性碱中毒

- 定义：pH＞7.45且PCO_2＜35mmHg。
- 原因：见表6-7。

表6-7 呼吸性碱中毒病因

分类	具体病因
1.呼吸驱动力增加	疼痛或焦虑（过度同前） 发热 原发性中枢神经系统损伤（如肿瘤、感染、脑血管意外） 药物（如水杨酸盐类） 妊娠
2.低氧血症	肺栓塞 肺炎 气胸 轻度哮喘 严重贫血 高海拔 一氧化碳中毒

- 治疗：呼吸性碱中毒的治疗主要针对潜在病因。

1.对于缺氧者给予氧疗。

2.对于疼痛患者给予镇痛治疗。

3.应用抗生素治疗肺炎。

4.气胸患者行胸腔闭式引流。

5.对于休克患者进行复苏。

呼吸性碱中毒本身并不需要治疗，在处理好潜在病因后会随之缓解。

酸碱失衡的临床建议

- 急诊医师的角色如下：

1.认识到患者存在酸碱失衡。

2.尽可能地明确引起酸碱失衡的病因。

3.治疗潜在病因。

- 酸碱失衡的临床表现：最常见的酸碱失衡为代谢性酸中毒。不管是酸中毒还是碱中毒，酸碱失衡的临床表现相似，仅有细微的差别。

1.神志状态改变

（1）昏睡和嗜睡。

（2）易激惹和思维混乱。

（3）反应迟钝和昏迷。

（4）此外，碱中毒可能导致大脑血管收缩，进而引起目眩和头痛。碱中毒导致的低钙血症还可引起手足痉挛、抽搐、口周麻木、外周麻木甚至癫痫。

2.心血管系统

（1）抑制心肌收缩和低血压。

（2）对儿茶酚胺的反应性降低。

（3）电解质异常导致的心电图异常和心律失常。

（4）碱中毒引起的低钙血症可能会加重心脏抑制。

（5）心脏停搏。

3.呼吸系统

（1）代谢性酸中毒时可存在过度通气和呼吸性碱中毒。

（2）代谢性碱中毒时肺换气不足。

（3）呼吸性酸中毒患者可能会有呼吸急促及气短的感觉。

（4）糖尿病酮症酸中毒患者呼出的气体中可能会有烂苹果味。

（5）酸中毒导致血红蛋白氧解离曲线右移，导致肺部血红蛋白氧合能力下降，从而引起远端组织缺氧。

（6）碱中毒导致了血红蛋白氧解离曲线的左移，降低了血红蛋白外周氧卸载能力，从而引起远端组织缺氧。

4.电解质紊乱

（1）酸中毒与高钾血症有关，因为氢离子和钾离子相互竞争，优先排出氢离子。

（2）碱中毒与低钾血症有关，因为肾脏优先排泄钾离子。此外，碱中毒会导致钙离子与蛋白质的结合更紧密，从而导致游离钙的比例降低。

5.消化系统

（1）恶心/呕吐。

（2）腹泻。

（3）糖尿病酮症酸中毒患者可出现腹痛。

• 处置：根据诊断和临床状态，患者将被转移到合适的区域接受更好的治疗。

（张　烁　译　熊　辉　校）

第二节　急性肾上腺皮质功能不全

Goh Ee Ling · Malcolm Mahadevan

定义

• 急性肾上腺皮质功能不全又称艾迪生危象，是一种由皮质醇产生不足而导致的致命性疾病。

要点

• 该病临床症状和体征具有非特异性，临床医师需有高度警惕性。

• 该病如果未能得到及时诊治，死亡率极高。

• 因此，临床疑诊急性肾上腺功能不全即可开始治疗，无须等待实验室检查结果进行确诊，以免耽误病情。

• 腹部疼痛和压痛在原发性肾上腺功能不全的患者中并不少见，需与外科疾病所致腹部疼痛相鉴别。

• 肾上腺危象可在多种情况下发生（表6-8）。

表6-8　**常见诱发肾上腺危象的病因**

• 慢性肾上腺功能不全患者在应激状态下，如手术、创伤
• 长期应用类固醇药物患者突然停药
• 双侧肾上腺切除术后或损伤后的肾上腺创伤或出血
• 垂体卒中

临床评估

• **病史**

1.临床表现

（1）非特异性虚弱（99%）、乏力和体重减轻是三大主要症状。

（2）肠胃不适包括恶心和呕吐，腹痛（34%），腹泻（20%），厌食等，还有精神状态改变、意识模糊、昏迷及昏睡。

2.诱发因素，如应激、发热、近期外科手术史、创伤和急性心肌梗死。

3.既往史，注意询问有无需要长期服用类固醇激素治疗的疾病，如自身免疫性疾病。

4.药物，如使用类固醇或传统药物等。

• **体格检查**

1.外观：脱水貌、昏睡或精神状态改变，可以合并库欣综合征样面容。

2.重要体征：检查是否存在持续的低血压和直立性低血压。

3.颊黏膜上易于暴露或摩擦的区域可见色素沉着，仅见于原发性肾上腺功能不全。

4.其他：寻找有无脓毒症或外伤的证据。

• **检查**

1.即刻测指尖血糖。

2.实验室检查

（1）全血细胞计数。

（2）生化：低钠血症、高钾血症、尿素升高、低血糖和代谢性酸中毒。

（3）动脉血气：代谢性酸中毒。

（4）**急查**血浆皮质醇浓度（真空采血管）及促肾上腺皮质激素浓度（ACTH）（应用乙二胺四乙酸即EDTA抗凝管采血，转运途中用冰块冷敷保存）。

3.胸部X线检查：可无明显异常，心影多偏小。当肺部感染为该病诱因时，胸片可能会有早期感染或肺结核或真菌感染征象。

4.心电图检查：可以显示QRS波低电压伴非特异性ST-T改变，可伴高钾血症（应用糖皮质激素替代治疗后可逆转）或急性心肌梗死心电图表现。

5.其他（通过临床评估决定）：败血症相关检查、血培养及尿常规/尿培养等。

⇨ 给全科医师的特别提示

• 疑诊患者即可开始初步诊断和治疗；延迟会导致效果不佳。

• 对于低血糖患者应同时应用葡萄糖和类固醇药物进行治疗。

临床管理

• **对症支持治疗**

1.因该病具有致命性，故应将患者安置在能够严密监测的区域。

2.监测心电图、血氧饱和度和重要生命体征。

3.选择较粗的血管，用较大号套管针开放两条静脉通路。

4.保证气道通畅，建立呼吸和循环支持。

（1）如果需要的话，要保证气道安全。

（2）给予氧疗。

（3）给予液体输注：给予快速静脉滴注0.9%氯化钠溶液或5%葡萄糖溶液直到低血糖被纠正（通常大概需要补充2～3L液体）。

• **药物治疗**

1.给静脉注射50%葡萄糖溶液40ml来纠正低血糖，这类患者低血糖较难纠正，需要重复给药；如果患者清醒，可给予口服等量葡萄糖。

2.给予糖皮质激素替代治疗　静脉滴注**氢化可的松**100mg，每6h一次。该药比地塞米松能更快地产生生理作用，并且具有盐皮质激素活性，特别适用于疑诊原发性肾上腺皮质功能不足的患者。

注意：在治疗前抽血检测血浆皮质醇和ACTH浓度。

3.如果需要的话给予静脉滴注碳酸氢钠溶液，1～2h给予50mmol；通过动脉血气监测机体酸碱状态。

4.治疗诱因，如应用抗菌药物治疗脓毒症。

• **其他处理**

请内分泌科或普通内科医师会诊，并决定是否转入重症监护病房进行严密监测。

（张　烁　译　熊　辉　校）

第三节　水和电解质紊乱

Kuan Win Sen

要点

• 体液中2/3为细胞内液（ICF），1/3为细胞外液（ECF）。ECF包括分布于组织间隙和血管内的体液（其中25%的细胞外液为血浆），见表6-9和表6-10。

表6-9　体液量（占体重百分比）

年龄（岁）	男性（%）	女性（%）
18～40	60	50
41～60	50～60	40～50
＞60	50	40

表6-10　人体电解质分布

电解质	ECF（mmol/L）*	ICF*
钠（Na^+）	135～150	10～14mmol/L
钾（K^+）	3.5～5.0	140～150mmol/L
氯（Cl^-）	98～107	3～4mmol/L
碳酸氢根（HCO_3^-）	21～27	7～10mmol/L
钙（Ca^{2+}）	2.15～2.55	7～10mmol/L
磷酸根（PO_4^{3-}）	0.85～1.45	4mmol/kg**
镁（Mg^{2+}）	0.70～0.91	40mmol/kg**

*数值可能因实验室不同而有所差异。

**数值因不同组织及营养状态而有所差异。

• 有效循环血容量指ECF中能够有效灌注组织的部分。

• **有效循环血容量的评估方法如下：**

1.临床指标：心率、血压、颈静脉充盈度。

2.非侵入性方法：超声测量下腔静脉直径。

3.危重患者可用侵入性方法：中心静脉压或肺毛细血管楔压测定。

• **血浆渗透压正常值为**285～295mOsm/kg。估算和测定的血浆渗透压相差10mOsm/kg以内。如果超过10mOsm/kg，提示存在未测定的渗透活性物质，如乙醇、丙酮、甘露醇等。见

表6-11。

表6-11　血浆渗透压升高/降低的原因

升高（高渗透性）	降低（低渗透性）
肾病	钠丢失（应用利尿剂与低盐饮食）
充血性心力衰竭	低钠血症
脱水	肾上腺皮质功能不全
尿崩症	抗利尿激素分泌异常综合征（SIADH）
高糖血症	水摄入/置换过多
高钙血症	
高钠血症	
乙醇摄入	

- **估算血浆渗透压**（mOsm/kg）＝2［Na^+（mmol/L）］＋血糖（mmol/L）＋尿素氮（mmol/L）。
- 尿渗透压：平均为500～800mOsm/kg。晨起尿渗透压至少应该是血浆渗透压的3倍。
- **血浆渗透压达到384mOsm/kg即可使人昏迷，超过400mOsm/kg可使患者出现癫痫大发作，超过420mOsm/kg则致命**。

> ➩ **给全科医师的特别提示**
>
> - 电解质紊乱的症状常呈非特异性，如疲劳、烦躁、嗜睡，周身乏力在老年人中更多见。如果患者服用多种药物而出现上述症状，更应高度怀疑有无电解质紊乱。
> - 血浆渗透压**为285mOsm/kg时，尿比重为**1.010。
> - 综合医院的患者中最常见的电解质异常是低钠血症（＜130mmol/L）。服用噻嗪类利尿剂的患者应考虑低钠血症。
> - 低钠血症的患者诊断为**甲状腺功能减退和肾上腺皮质功能不全**（尤其合并高钾血症）时须警觉，因为患者常被误诊为SIADH病例。

钠平衡紊乱

低钠血症

- **临床表现**

1.多见于不能表达口渴感及不能自主调节液体摄入的群体。

2.症状非特异性，且有脑水肿表现，如厌食、恶心、呕吐、意识混乱、嗜睡、烦躁、头痛、乏力、肌肉痉挛和惊厥等。

3.**血钠**＞125mmol/L的患者通常无症状。有些患者可能会出现胃肠道症状（恶心或呕吐）。

4.**血钠**＜125mmol/L时患者便出现主要的症状，尤其是急性发生的低钠血症。

5.阳性体征属**神经学范畴**，不同病灶的**认知受损**程度或**惊厥**可能会出现。判断患者的脱水状态可以帮助发现低钠血症的病因（表6-12）。

表6-12　总体液量（TBW）、血钠（Na^+）与细胞外液（ECF）的关系

液体状态	TBW、Na^+、ECF的状态	举例
低血容量低钠血症	TBW↓、Na^+↓↓、ECF↓	大量出汗、烧伤、呕吐、腹泻、利尿剂（噻嗪类）
正常血容量低钠血症	TBW↑、Na^+↔、ECF↑无水肿	SIADH
高血容量低钠血症	TBW↑↑、Na^+↑、ECF↑↑伴水肿	充血性心力衰竭（CCF）、甲状腺功能减退、肝硬化、肾病综合征、精神性多饮
再分布低钠血症	TBW↔、Na^+↔，水从细胞内转向细胞外间隙	高血糖症、甘露醇
假性低钠血症	TBW↔、Na^+↔，水相被过量蛋白质或脂肪稀释	高甘油三酯血症、多发性骨髓瘤

↑↑，显著升高；↑，升高；↔，不变；↓，降低；↓↓，显著降低。

处理

- 处理的主要目标是预防未纠正的低钠血症引起的后遗症。**脑水肿**是主要的并发症，可导致不可逆的神经系统受损甚至死亡。
- 患者一定要入院治疗。急诊科在处理患者所扮演的角色如下：

评估危及生命的情况，初始支持治疗。

（1）给气道损伤的患者开放气道。

（2）治疗惊厥。

（3）避免输注低渗液体，以免加重脑水肿。

- 急性（＜48h）低钠血症比慢性低钠血症

少见，通常见于突然水负荷加重的患者（如精神性多饮患者或医源性术后输注低渗液体）。

• 注意**再分布低钠血症**的处理是纠正**高血糖症**。

钠（校正值）=钠（测算值）+血糖/4（单位均为mmol/L）

• 血钠低于110mmol/L或者严重意识混乱、惊厥、昏迷甚至脑疝的患者，应给予更积极的处理（如输注3%的高渗氯化钠）。目的不是纠正血钠水平使其在正常范围，而是通过提高4～6mmol/L的血钠水平来阻止症状进展。

• 慢性低钠血症患者的治疗与**渗透性脱髓鞘综合征（脑桥中央髓鞘溶解症）**的发生相关。通常血清钠水平纠正后的2～6天会出现构音障碍、吞咽困难、惊厥、意识状态改变、四肢轻瘫及低血压等症状。患者合并低钾血症、饮酒史、肝移植及女性患者更倾向于出现这种不可逆的状况。

• 慢性低钠血症的治疗推荐是最初24h血钠水平升高不超过10～12mmol/L，48h不超过18mmol/L。

• 盐酸考尼伐坦注射液（vaprisol）是一种精氨酸加压素受体拮抗剂，用来治疗正常血容量低钠血症和高血容量低钠血症。

高钠血症

原因

• 水丢失增加。

1.无感觉汗液丢失。

2.胃肠道丢失。

3.中枢性或肾性尿崩症。

4.渗透性利尿。

5.下丘脑受损影响渴感或渗透压感受器功能。

（1）原发性饮水过少症。

（2）盐皮质激素过多致渗透点重置。

• 水转入细胞内。

重度运动或惊厥。

• 钠负荷增加。

摄入或输注高渗钠溶液。

• [Na^+] 水平>190mmol/L常提示长期高盐摄入。

• [Na^+] 水平>170mmol/L常提示尿崩症。

• [Na^+] 水平在150～170mmol/L常提示脱水。

临床表现

• 老年患者的死亡率常较高（大多数研究超过50%）。多数死因为基础病进展，而非高钠血症本身。

• 症状不特异。**早期症状**包括厌食、烦躁、恶心和呕吐。**晚期**出现精神状态改变、嗜睡、易激惹，进而昏睡甚至昏迷。

• 肌肉、骨骼症状包括抽搐、反射亢进、共济失调、震颤及神经系统非定位体征。

处理

• 急诊处理包括正常血清张力恢复及潜在病因的诊断和治疗。

• 开放气道，保持呼吸通畅和循环稳定。心动过速及低血压的**低血容量患者**应给予**等渗氯化钠**的液体复苏，**不要**给低渗液体，因其会快速渗出血管外，无益于纠正低血压。

• 尽可能给予患者口服补水。

• 纠钠速度不要超过0.5mmol/（L·h）。

• 监测出入量。

• **血容量正常**的患者可以口服或输注**低渗液体**（如5%葡萄糖溶液、0.45%生理盐水）。

• 肾衰竭患者可能需透析。

低钾血症和高钾血症

参见第7章第一节“肾脏急症”。

低钙血症

原因

• 低蛋白血症：最主要原因（如肝硬化、肾病、营养不良、烧伤或脓毒症所致）。

校正钙（mmol/L）**=测量钙**（mmol/L）**+**[（40-**白蛋白**（g/L）×0.02]

• 低镁血症：导致甲状旁腺激素终末器官抵抗。

• 高磷酸血症：发生于危重症患者或用磷酸盐溶液灌肠患者。磷酸根高度结合钙离子。

• 甲状旁腺切除术后。

• 维生素D缺乏/抵抗。

- 其他

1. 急性胰腺炎。
2. 横纹肌溶解。
3. 脓毒症。
4. 成骨细胞恶性肿瘤。
5. 氢氟酸烧伤或摄入。

临床表现

- 患者有肌肉痉挛、气管痉挛致呼吸困难、强直性收缩、肢体麻木及刺痛感。
- 急性低钙血症导致晕厥、心绞痛及充血性心力衰竭。
- 神经系统表现包括易激惹、意识混乱、幻觉、痴呆、锥体外系反应及惊厥。
- 经典的周围神经体征

1. **面神经征**（Chvostek sign）：轻击耳屏前方2cm处引起面神经分支的抽动。
2. **陶瑟征**（Trousseau sign）：血压计袖带在高于收缩压的情况下充气使手腕出现痉挛（尺神经和正中神经缺血）。

- 心电图可出现QT**间期延长**和心律不齐。

处理

急诊处理主要针对出现危及生命症状的严重低钙血症患者。

- 支持治疗，包括监测生命体征、监测血氧饱和度和建立静脉通路。
- 对于有症状（手足搐搦和惊厥）、QT间期延长、校正血清钙低于1.9mmol/L而无症状的患者，应该静脉补钙。口服补钙适应于轻度症状（感觉异常）的患者。
- 静脉补钙（10%葡萄糖酸钙10 ～ 20ml，等同于90 ～ 180mg元素钙，置于5%葡萄糖溶液50ml中）应输注超过10 ～ 20min。尽管氯化钙所含元素钙更高（10ml含272mg元素钙），但由于其外渗会引起**组织坏死**而不推荐。

高钙血症

原因

参见表6-13。

表6-13　高钙血症原因

甲状旁腺激素介导	非依赖甲状旁腺激素
原发性甲状旁腺功能亢进（腺瘤、癌）	**恶性肿瘤（多发性骨髓瘤、乳腺癌、肺癌）**
家族性（MEN-Ⅰ、MEN-Ⅱa、家族性高钙尿结石性高钙血症）	**维生素D中毒**
继发性甲状旁腺功能亢进（慢性肾病、维生素D缺乏）	**慢性肉芽肿性疾病（结节病、结核、麻风、组织胞浆菌病）**
三级甲状旁腺功能亢进（肾移植术后长期继发性甲状旁腺功能亢进导致甲状旁腺激素分泌过多）	**药物（噻嗪类、锂、茶碱中毒）** **内分泌因素（甲状腺功能亢进、肢端肥大症、嗜铬细胞瘤、肾上腺皮质功能不全）** **制动** **肠外营养**

临床表现

- 甲状旁腺功能亢进症状包括骨折、肾结石、腹部症状和精神症状。
- 肌肉骨骼症状：骨痛、肌无力、骨质疏松。
- 肾脏症状：肾结石、肾钙质沉着、多尿、多饮。
- 胃肠道症状：恶心、呕吐、便秘、胰腺炎、消化性溃疡。
- 神经症状：注意力下降、意识混乱、昏睡、沮丧、头痛。
- 心血管症状：高血压、心动过缓、QT间期缩短、T波延长、ST段压低、左心室肥厚。
- 老年患者在血钙水平中度升高时便出现症状。
- 由恶性肿瘤导致的高钙血症患者可能缺乏由甲状旁腺功能亢进所致的高钙血症症状。

处理

- 无症状或轻度症状（便秘）的高钙血症患者（Ca^{2+}＜3.0mmol/L）无须即刻治疗。
- **血清钙水平在**3.0 ～ 3.5mmol/L的患者可能已长期耐受，可能也**无须即刻治疗**。
- 钙离子浓度快速升高可引起感觉中枢显著的改变，应给予积极治疗。**钙离子超过**3.5mmol/L的患者无论有无症状，应给予治疗。
- **急诊治疗目标**

1. 稳定并降低钙水平。

2.保证充分水化。

3.增加尿钙排泄。

4.终止引起高钙血症的药物。

• **等渗盐水**水化通过稀释来降低钙水平。细胞外液扩张可通过抑制近端和袢对钠的重吸收，从而降低钙的被动重吸收，增加肾脏钙清除率。

• 输液速度取决于高钙血症程度、脱水程度及患者耐受补液的能力（如有充血性心力衰竭和肾衰竭病史）。

• 等渗盐水可以200～300ml/h的初始速度输注。可调节输液速度，使尿量维持在100～150ml/h。

• 仔细监测，避免液体过负荷。

• **袢利尿剂（呋塞米）**可用于液体过负荷及肾功能受损的患者。肾衰竭患者可通过透析除去过多的钙。

• 袢利尿剂**不应**常规应用，理由如下：

1.大量盐水输注可导致潜在的水、电解质紊乱并发症，使用呋塞米利尿时如果没有及时补充水电解质，可能会出现低钾血症、低镁血症及容量缺乏。

2. 双膦酸盐和降钙素等药物抑制骨吸收，主要用于治疗高钙血症。

（曹国辉 译 熊 辉 校）

第四节 糖尿病酮症酸中毒和高渗性高血糖状态

Peter Manning · Shirley Ooi · Sim Tiong Beng

糖尿病酮症酸中毒

要点

• 糖尿病酮症酸中毒（DKA）是胰岛素绝对或相对缺乏及胰岛素反向调节激素分泌增加的联合作用，导致糖异生增加使糖原分解加速，外周组织的糖利用受损，脂肪分解，肝脂肪酸氧化为酮体，最终引起高血糖症和酮血症。

• **诊断标准**：

1.高血糖症，血糖≥14mmol/L。

2.动脉血pH＜7.3，碳酸氢根＜15mmol/L。

3.酮血症或酮尿症

• 高血糖水平导致渗透性利尿，引起水钠丢失、低血压、低灌注和休克。患者表现为显著的多尿、多饮、体重下降、脱水、虚弱及感觉障碍。

• 未确诊糖尿病的年轻患者的DKA常发展超过1～3天。血糖水平可能不会明显升高。

• 胃肠道症状常出现，尤其年轻患者，包括恶心、呕吐和弥漫性腹痛。症状较重时常被误诊为急腹症。血清淀粉酶常升高，而不符合胰腺炎诊断。高血糖危象常导致肝脏氨基转移酶、肌酸激酶、乳酸脱氢酶、脂肪酶的非特异性升高，须引起重视。

• DKA时炎症标志物C反应蛋白常升高，经过治疗后可恢复至正常值。

• DKA时白细胞计数增多可达15×10^9/L，并不提示感染。然而，总白细胞计数＞25×10^9/L时可能提示感染。

• 由于高血糖症的存在，水从细胞内转移到细胞外，血钠通常会降低。因此，血钠升高甚至正常提示严重脱水。

• 如果轻度DKA或DKA经过治疗仍有腹痛，或者存在腹膜刺激征，需要进一步检查腹部。

• 深大快速呼吸的过度通气（缺氧/库斯莫尔呼吸）及呼吸时有丙酮气味是DKA的特征。

• 合并由呕吐导致的代谢性碱中毒常标志酮症酸中毒的严重程度。

• 10%的DKA患者可血糖正常。可能是因为患者在入院途中注射了外源性胰岛素，先前饮食受限或者糖异生受抑制。

• 即使患者尿酮体阴性，DKA也可潜在存在。这是因为用硝普盐方法的尿检测只能测乙酰乙酸，测不出β-羟丁酸。因此，可能会漏掉以β-羟丁酸为主的DKA。

• **原因**

1.胰岛素缺乏/胰岛素治疗抵抗。

2.感染：常见感染部位为尿路、呼吸道、皮肤。

3.梗死：心肌、脑血管、胃肠道、外周血管。

• 感染症状常显著或隐匿。体温很少升高，总白细胞计数升高或仅反映酮血症。然而，发热，即使低热也提示存在脓毒症。如果怀疑感染，安全起见建议用广谱抗生素。

- 快速液体输注可引起心力衰竭、脑水肿、ARDS，特别是有心脏基础病及老年患者，可能须监测CVP。

> ⇨ **给全科医师的特别提示**
>
> - 当看到患者主诉恶心、呕吐，特别是生命体征异常或有浅快的库斯莫尔呼吸时，无论有无腹痛，都应高度怀疑DKA。诊断为“病毒性胃炎”的患者有可能是DKA。
> - 中毒貌的发热患者应查床旁快速血糖。
> - 怀疑DKA时应查床旁快速血糖及尿酮体。
> - 在救护车转送患者至医院前应给予生理盐水输注和胰岛素IV/IM。

处理

支持治疗

- 患者应在监护下治疗。
- 高流量吸氧。
- 每15～30min监测心电图、脉搏血氧饱和度和生命体征。每1～2h查血糖、酮体、血钾、酸碱度。
- 实验室检查：全血计数、尿素氮/电解质/肌酐/钙/镁/磷酸根（包括静脉血糖）、心肌酶、DIC筛查（如有脓毒症）、尿全项分析（酮体及白细胞）、血酮体（β-羟丁酸）、血浆渗透压及动脉血气分析。
- 血培养（每瓶至少7.5ml血样）。
- 行12导联心电图、胸部X线、尿液检查，寻找DKA诱因。
- 循环支持：输注作为基础复苏液体的生理盐水，灌注增加及血压正常时改为0.45%的氯化钠溶液，静脉血糖水平下降时改为5%葡萄糖/0.45%氯化钠溶液。DKA患者总液体丢失平均为4～6L。
- 留置导尿管监测尿量。

专科治疗

DKA的治疗目标在于纠正潜在的病理生理学异常。基础治疗包括液体复苏，纠正酸碱失衡及电解质紊乱，胰岛素治疗，鉴别诱因，重要的是严密监护患者。昏迷患者无论有无呕吐都应即刻气管插管，以降低误吸风险。

- **补充静脉容量**：直接纠正血管内外低血容量，改善肾功能，同样可以降低血糖。

1. **休克患者**：对于脓毒症休克患者，**静脉输注哈特曼液**20～30ml/kg 30min以上，然后静脉输注抗生素并收入ICU。如果患者为心源性休克，收入ICU后给予升压药并监测血流动力学。

2. **患者严重低血容量而未休克**：以1L/h的速度输注生理盐水。生理盐水输注2L后如血压仍低，考虑输注胶体液/哈特曼液并行HD/ICU处理。

3. **患者血压不低或无严重脱水**：在第1个小时以1L/h［15～20ml/（kg·h）］的速度输注生理盐水。根据血流动力学/灌注状态、血钠水平及尿量决定下一步液体治疗。

4. 如果校正的**血钠偏低**，根据容量状态以250～500ml/h的速度输注生理盐水。如果患者血流动力学稳定，**校正钠正常/偏高**，在严密的静脉血糖监测下以4～14ml/（kg·h）（如每小时250～500ml的0.45%的氯化钠溶液）的速度均匀静脉输注0.45%**的氯化钠溶液**24h以上。

注意：校正血钠＝测量血钠＋0.3［静脉血糖（mmol/l）－5.5］

静脉血糖低于14mmol/ L时改为输注5%**葡萄糖溶液**。等渗或低渗（1/2张）氯化钠溶液可以继续与5%葡萄糖溶液一起输注来纠正液体/电解质紊乱。每小时监测尿量，每2～4h检查电解质及肌酐直至病情稳定。

注意：在第一个24h内的补液应该纠正估计的液体缺失量（4～6L），但血浆渗透压下降不应该超过3mOsm/（kg·h），以防出现脑水肿。

- 胰岛素：不必给予大剂量胰岛素来逆转DKA。大剂量胰岛素治疗更容易发生低血糖和低钾血症。

1. 成人先静脉给予胰岛素负荷量0.1U/kg，随后在成人和儿童中维持小剂量胰岛素0.1U/（kg·h）输注。如果未给予负荷量，可静脉给予胰岛素0.14U/kg。如果在第1个小时内血糖下降未超过10%，增加胰岛素剂量。调节胰岛素速度，使血糖水平每小时下降3～4mmol/L。如果未达到血糖下降率目标值，可每小时加倍胰岛素输注速度，来应对脓毒症或隐性感染可能出现的胰岛素抵抗。每小时监测血糖。

2.当血糖≤14mmol/L时，胰岛素输注速度减半至0.05～0.1U/(kg·h)，开始输注5%**葡萄糖溶液**，使DKA的目标血糖水平为8～12mmol/L，HHS为12～16mmol/L。维持胰岛素输注直至酸中毒纠正（pH＞7.3且HCO_3^-＞15mmol/L）。皮下注射胰岛素Q4h可与静脉输注重叠1～2h。**不要**因为血糖正常就停用静脉输注胰岛素。

- **电解质平衡的恢复**：早期补钾是目前的标准。尿量50ml/h时应开始补钾，原则如下：

1.**血钾**＜3.3mmol/L，给予KCl 20～40 mmol/h直至K^+＞3.3mmol/L再给予胰岛素。

2.**血钾**3.3～5.2mmol/L，在每升静脉液体中加入20～30mmol的K^+使血钾维持在4～5mmol/L。(可以给予2/3的KCl和1/3的$KHPO_4$，当血清磷酸根＜0.3mmol/L或患者合并贫血或有循环呼吸窘迫时可以补充磷酸根。

3.**血钾**＞5.2mmol/L，不要补钾并每2h检查血钾。

注意：初始低血钾浓度反映严重的机体总钾缺乏，需要即刻补钾甚至考虑停胰岛素，直至钾＞3.3mmol/L，以防致命性呼吸衰竭和心律失常。

每2h监测血钾。

注意：高血糖症可引起假性低钠血症。血钠水平升高意味着严重脱水，需更积极的液体治疗。

- **酸碱平衡恢复**：因为补液及胰岛素治疗可以改善代谢性酸中毒，所以只有严重高钾血症伴心电图改变或pH＜6.9时才给予碳酸氢钠。pH＜6.9，给予8.4%碳酸氢钠溶液100ml及20mmol氯化钾溶液输注2h以上。每2h监测ABG和血钾。重复给予静脉输注碳酸氢钠和氯化钾直至pH≥7.0。

注意：pH较高时给予碳酸氢钠无益且可能产生有害效应。

注意：静脉血pH与动脉血pH匹配良好，因此可代替动脉血pH来评估对治疗的反应，避免患者疼痛及反复动脉穿刺的并发症。不过，美国糖尿病协会（ADA）仍推荐初始血气分析使用动脉血样品。

临床医师在处理高血糖危象时应注意潜在的并发症。

1.低血糖。

2.低钾血症。

3.高氯血症。

4.液体过负荷。

5.ARDS。

6.血栓栓塞。

7.横纹肌溶解。

处置

- 重症DKA（pH＜7.0及碳酸氢根＜10mmol/L）、低血压或对再水化抵抗的少尿、思维迟钝/昏迷、总血浆渗透压＞340mOsm/kg的患者应该考虑HD/MICU治疗。
- 病情稳定的患者可收入普通病房。

高渗性高血糖非酮症状态（HHS）

HHS的诊断标准：

1.血糖＞33mmol/L。

2.动脉pH＞7.3，HCO_3^-＞18mmol/L。

3.无严重酮血症或酮尿。

4.有效血浆渗透压（2×Na^+血糖）＞320mOsm/kg。

HHS患者通常严重缺水达10L，并倾向于数天内进展。患者常有DKA及HHS合并存在。

⇨ 给全科医师的特别提示

- 生命体征或精神状态异常，或者合并虚弱、厌食、疲劳的老年患者，应考虑HHS的诊断。
- 急性脑血管意外、严重烧伤、心肌梗死、感染、胰腺炎或药物应用（如利尿剂、β受体拮抗剂、糖皮质激素、神经阻滞剂、苯妥英钠、钙通道阻滞药）的患者常意外合并HHS。因此，老年患者需查床旁快速血糖以避免漏诊HHS或DKA。
- 在急救车送患者入院前输注生理盐水。

HHS的处理

• 与DKA的处理相似，不过不需要胰岛素负荷，需要更多的液体输注。

（曹国辉　译　熊　辉　马青变　校）

第五节　低　血　糖

Sim Tiong Beng・Benjamin Leong

低血糖的定义

• 糖尿病患者在治疗中或手术室内有低血糖的症状，伴或不伴有静脉血糖值＜4.0mmol/L。

• 静脉血糖值＜2.8mmol/L，伴或不伴有症状。

• 肾上腺素能的症状和体征如下。

1.饥饿。

2.出汗。

3.心悸。

4.心动过速。

• 神经系统低血糖的症状和体征如下。

1.头痛、头晕和意识模糊。

2.嗜睡、困倦和昏迷。

要点

• 任何出现神志变化、局灶性神经症状的患者都要查指尖血糖值，如偏瘫或癫痫。

• 如果怀疑患者存在**肾上腺危象**，**静脉（IV）给予氢化可的松**100mg，另外静脉输注葡萄糖盐溶液以纠正低血糖。

• 尽管低血糖很容易纠正，但其对大脑产生的损伤是永久的，如果低血糖的程度严重并且时间长，可能会造成患者死亡。

• 床边指尖血糖检测能获得相对准确的血糖数值，除非是极高的血糖值、低血压、低体温和水肿的患者，以上血糖的测量结果不准确。因此想要确诊低血糖，需要测静脉血糖值。另外，测量指尖血糖和静脉血糖在早期诊断和迅速采取治疗中是可以理解的，并且很关键。

• 对于身体健康、不患有糖尿病的患者，出现低血糖时，要怀疑其是否存在**毒品滥用**的病史。

• 牢记：患者有各种各样的血糖控制的基线水平，所以表现出各种各样的症状；一位长期高血糖的患者，血糖值骤降，但血糖水平在正常范围之内，也可能出现多种自主症状；然而一位平时血糖控制良好的患者，血糖值适度降低，也可能不会出现症状。

病因

• 大多数病例是由于糖尿病患者接受胰岛素治疗或服用磺脲类药物。

• **体健患者出现低血糖的原因有如下几方面。**

1.药物/毒品

（1）胰岛素和口服降血糖药（OHGA），特别是格列本脲（见表6-14和表6-15）。

（2）乙醇。

（3）水杨酸类药物。

（4）非选择性β受体阻滞剂（减弱了肾上腺素能系统对应激的反应能力）。

（5）娱乐性药物，如“电核桃”。

2.高强度运动和少吃一餐。

3.胰岛素瘤（非常少见！）。

• **非健康的患者发生低血糖的病因有以下几方面。**

1.脓毒症和休克。

2.感染：疟疾，特别是应用奎宁或奎尼丁治疗的患者。

3.肝衰竭。

4.心功能不全（引起肝脏功能异常）。

5.肾衰竭（损害机体糖异生作用）。

6.内分泌问题。

（1）下丘脑/垂体或肾上腺引起的皮质醇不足。

（2）存在胰岛素抗体。

7.饥饿或神经性厌食症。

8.非胰岛细胞瘤，如肉瘤和间皮瘤。

9.先天性肝脏疾病，包括缺少碳水化合物、氨基酸和脂肪酸代谢功能。

表6-14 胰岛素的种类

胰岛素制剂	起效时间	峰值时间	作用持续时间
速效胰岛素（胰岛素类似物）	5～20min	1～3h	3～5h
● 赖脯胰岛素（优泌乐）			
● 门冬胰岛素（诺和锐）			
短效胰岛素（重组普通胰岛素）	30～60min	2～4h	6～8h
● 人普通胰岛素®/血清胰岛素			
● 诺和灵			
中效胰岛素	1～4h	8～12h	12～20h
● 中性精蛋白锌胰岛素（NPH）			
● 精蛋白锌胰岛素			
长效胰岛素			
● 特慢胰岛素锌悬液（优泌林）	3～5h	10～16h	18～24h
● 甘精胰岛素（来得时）	1～4h	无峰值	24h
● 地特胰岛素（诺和平）	1～4h		18～24h
预混胰岛素			
● 预混胰岛素30或优泌林30/70（30%普通胰岛素＋70%中效胰岛素预混合）	30～60min	2～8h	24h
● 预混胰岛素50或优泌林50/50（50%普通胰岛素＋50%中效胰岛素预混合）	30～60min	2～8h	24h
● 双时相胰岛素类似物			
1.诺和灵30（30%门冬胰岛素＋70%精蛋白门冬胰岛素预混合）	10～20min	1～3h	24h
2.混合优泌乐25/75（25%赖脯胰岛素＋75%精蛋白赖脯胰岛素预混合）	10～20min	1～3h	24h

表6-15 口服降血糖药

口服降血糖药	持续时间	起效方式	发生低血糖的风险
磺脲类		刺激胰岛B细胞分泌胰岛素	存在，特别是长效制剂
● 第一代			
氯磺丙脲	24～72h		
甲苯磺丁脲	6～10h		
甲磺氮䓬脲	14～16h		
● 第二代			
格列吡嗪	6～10h		
格列齐特	12～18h		
优降糖	24h		
格列本脲	24h		
● 第三代			
格列美脲（亚莫利阿玛尔）	24h		
非磺酰脲类胰岛素促分泌剂		刺激胰岛B细胞分泌胰岛素	存在，但比磺脲类风险低
● 瑞格列奈	＜4h		
● 那格列奈	4h		
双胍类		减少肝糖异生和肝糖输出	轻微或不存在
● 二甲双胍	6～12h		
● **噻唑烷二酮类**		增加外周血糖的利用	轻微或不存在
● 罗格列酮	几周		
● 吡格列酮	4周		
α葡萄糖肝酶抑制剂		减少葡萄糖在胃肠道的吸收	不存在
● 阿卡波糖	3～4h		
● 米格列醇	3～4h		

⇨ **给全科医师的特别提示**

• 教导患者及照顾患者的人口服药、胰岛素的正确应用方法，以及每日正餐和小食的合理计划。

• 教导患者**生病时的治疗计划**。

• 对于老年患者，肝脏、肾脏、心脏损伤的患者，**应避免应用长效磺脲类降糖药**，特别是格列本脲和氯磺丙脲。

• 严格控制血糖的目标是使血糖在正常范围［糖化血红蛋白（HbA1c）6.5% ~ 7%］，但必须考虑年龄、肾功能及其他合并症的存在。对于老年患者，血糖的控制可稍微宽松些。

• 患者自我血糖监测有助于减少低血糖情况的发生。

• 鼓励患者**在家将药物收纳到安全处**。

1.将药物锁起来并且应是儿童接触不到的地方。

2.不鼓励患者将药物从原本的罩板包装中取出放入循环使用的小盒子中，这样的行为容易使药物混淆不清。

3.在药盒上贴上清晰的标签。

治疗

• **将患者安排在一个可观察到的区域**

1.监护：心电图（ECG）、脉搏血氧饱和度和生命体征。

2.如有必要，予低流量氧气吸入。

• **病史和检查**

低血糖的危险因素

a.急性脓毒症和进食相关引起的食物摄入不足（如泌尿系感染伴食欲缺乏）。

另外还有以下几条。

b.老年患者，年龄＞65岁。

c.慢性肾衰竭，血肌酐≥130mmol/L。

d.HbA1c＜7%。

e.糖尿病病史＞10年。

f.存在≥3个合并症。

g.每日服用药物＞10片。

h.应用格列本脲或胰岛素，近期增加药量或胰岛素用量。

i.没有接受过糖尿病教育护士的自我监测血糖的指导或者低血糖的相关教育。

• **检查**

1.**静脉血糖值**，尿素氮/电解质/血肌酐，肝功能，全血细胞计数。

2.非糖尿病患者，多取1～2**真空采血管的血冰冻**，以获取血清胰岛素、C-肽和皮质醇水平，特别是高血压伴有电解质紊乱的患者。

• **治疗**取决于患者的意识状态及配合程度。

1.**清醒且配合治疗的患者。**

（1）推荐**口服治疗**。

（2）给予**富含碳水化合物的液体口服**（如安素、爱速康和普宁肾）。一罐安素或爱速康含有250cal能量，一罐普宁肾含有500cal能量，而相比较而言，5%葡萄糖注射液只含有100cal能量。

2.**意识模糊或不配合治疗的患者。**

（1）**如果能建立静脉通路，静脉给予**50%**的葡萄糖注射液**40～50ml，并用生理盐水冲静脉管路以降低静脉炎的发生。大多数患者血糖值能够迅速恢复正常。

（2）**如果不能应用静脉通路**或者患者非常不配合治疗，可以给予**肌内注射**（IM）**或皮下注射**（SC）**胰高血糖素**1mg。注意：经肌内注射和皮下注射胰高血糖素的起效时间比静脉给予葡萄糖要慢数分钟。胰高血糖素也不适用于治疗因服用磺酰脲类降血糖药及肝衰竭引起的低血糖。

3.如果怀疑存在慢性酒精中毒，**静脉给予维生素**B_1 100mg。

4.如果给予患者葡萄糖后**未见血糖升高**，那么需要考虑的**鉴别诊断**如下所示。

（1）**肾上腺功能不全**：取1个真空采血管的血清测皮质醇水平，然后**静脉给予氢化可的松**100～200mg。

（2）脓毒症。

（3）**胰岛素瘤或胰岛素的不正当使用或毒品滥用**：反复发生低血糖，测胰岛素原及C-肽水平，并持续静脉给予10%葡萄糖。

（4）**颅内病变**：包括脑水肿、颅内出血和蛛网膜下腔出血。完善头颅计算机断层扫描（CT），并依结果给予相应处理。

（5）**过量服用药物**。例如，三环类抗抑郁药、水杨酸盐类药物、阿片类药物、抗疟药（如奎宁）。

（6）**中暑**。

如果有相关损伤，给予**破伤风预防性治疗**。

- **监测**

1.每1h测一次指尖血糖值，直到连续2次数值＞10mmol/L。接着，如果血糖值在8～12mmol/L，改为每2h测一次、每4h测一次，然后每8h测一次。

2.如果患者血糖水平对治疗的反应不佳，考虑重复给药或者持续静脉输注10%葡萄糖。只有当患者能够进食良好或连续两次指尖血糖值＞10mmol/L时，才能停止静脉予葡萄糖的治疗。如果患者进食差，可考虑给予爱速康或安素口服。

3.如果患者**有持续精神状态的改变**，尽管指尖血糖值正常，也要完善**脑部CT平扫**以排除脑部病变。

- **处理**

1.对患者的处理方式取决于很多因素，包括如下几点。

（1）低血糖的**病因**，包括致病因素。

（2）神经功能障碍的**严重程度**，以及对治疗的反应。

（3）血糖值的**反应性**变化，以及是否需要持续替代治疗。

（4）合并其他疾病，如头部损伤。

（5）**社会或精神心理的环境**，如是否有个负责任的照顾者，或者是否为伴有自杀倾向的患者。

2.如果患者是以下情况，**可离开急诊科回家**。

（1）应用的胰岛素或口服降血糖药是短效制剂。

（2）患者少进食一餐或者发病前曾有高强度运动。

（3）对静脉葡萄糖的治疗反应良好，静脉输注葡萄糖，血糖水平能维持在正常范围。

（4）患者能够适应正常饮食。

（5）患者及其照顾者很明确且完全有能力在家监测指尖血糖变化，并且有明确的治疗方式及后续的计划。

3.如果不符合以上离开急诊科的情况，考虑将患者送入**留观室**，以方便后续的监测和治疗。将患者指派给一名糖尿病教育护士和一名膳食专家。建议患者在应用胰岛素或口服降血糖药时应减量、告诉其低血糖的症状及治疗方法，这些做法非常重要。要能识别低血糖的诱发因素，如脓毒症伴食欲缺乏。如果患者已服用格列本脲，那么停止此药物，改为短效口服降血糖药。如果血肌酐水平＞150mmol/L，那么停止二甲双胍的治疗以减少乳酸酸中毒的发生风险。

4.如果患者存在多种合并症或医疗问题、较少的社会支持、可疑的娱乐性毒品滥用的既往史（再发生低血糖的风险），那么安排患者**住院治疗**。

5.如果患者过量应用口服降血糖药、急性肝衰竭或严重脓毒血症，考虑将患者送入**重症监护病房**（ICU）。

6.如果低血糖的病因诊断明确，且已纠正血糖水平（如糖尿病患者在皮下注射胰岛素后未进食），临床症状缓解，那么患者在其负责任的照顾者的陪同下可以回家，初级护理医师应跟进后续病情变化。

（雷 畅 译 熊 辉 校）

第六节 甲状腺急症——甲状腺危象和黏液性水肿

Malcolm Mahadevan · Goh Ee Ling

甲状腺危象

要点

- 甲状腺危象是指甲状腺功能亢进症短时间内恶化加重，使多器官失代偿，并危及患者生命的合并症。
- 有明确**甲状腺功能亢进症**的患者若出现发热，应怀疑甲状腺危象的存在。
- 甲状腺危象如不治疗则可致命：死亡率为20%～50%。
- 避免应用阿司匹林解热药：可使蛋白结合位点释放游离四碘甲腺原氨酸（T_4）和游离三碘甲状腺原氨酸（T_3）。
- **临床表现**

1.**发热**，可以是潜在脓毒症的标志，也可以是甲状腺危象的结果。

2.**与发热不成比例的心动过速**，尤其是在睡眠中。

3. **甲状腺毒症的症状体征加重**，如体重下降和震颤。

4. **多器官功能障碍**

（1）中枢神经系统功能障碍：精神状态改变，如意识混乱、谵妄、焦躁、嗜睡和昏迷。

（2）胃肠道功能障碍：腹痛、腹泻及呕吐可被误诊为外科急腹症。肝功能障碍可出现黄疸。

（3）心血管系统功能障碍：收缩期高血压或低血压、心力衰竭、快速心房颤动或心房扑动。

5. 近期需要治疗的甲状腺疾病病史或诱发因素，如脓毒症、近期手术史、CT碘造影剂。

6. 创伤患者的脉率和血压增加。

7. 发热引起容量缺乏、基础代谢率增加和腹泻。

- 注意：症状不典型的老年患者，也需高度怀疑。他们可能仅表现为虚弱、心力衰竭或心房颤动，而甲状腺肿大不明显。

- **体格检查**

1. 高热是潜在脓毒症或甲状腺危象的标志。

2. 收缩期高血压或低血压、心力衰竭、快速心房颤动或心房扑动。

3. 与发热不成比例的心动过速。

4. 意识状态改变（**必要的诊断标准**）：谵妄、烦躁、嗜睡及昏迷。

5. 发热引起容量缺乏、基础代谢率增加和腹泻。

6. 甲状腺功能亢进症特点是甲状腺肿、震颤、上睑迟滞或退缩和肌病。

> ⇨ **给全科医师的特别提示**
>
> - 根据临床表现应识别甲状腺危象并给予治疗，实验室检查难以及时确诊。

处理

支持治疗

- 因为甲状腺危象致命，患者须在监护条件下治疗。
- 储氧面罩高流量吸氧。
- 监测：ECG，每10～15min测一次生命体征、脉氧。
- 建立大口径外周静脉通路。
- 静脉输液：缓慢输注适当添加电解质和维生素的葡萄糖盐溶液。**谨慎补充容量**，避免诱发或加重心力衰竭。不过大量的液体丢失可能需要每天补充3～5L。电解质异常包括轻度高钙血症和高血糖症。
- **进一步监测以下内容。**

1. 全血细胞计数。

2. 尿素氮/电解质/肌酐、钙和静脉血糖。

3. 肝功能。

4. 甲状腺功能检测包括促甲状腺激素、游离T_4。患者收入病房的同时采血样。

5. 拍胸片，明确有无心力衰竭及感染。

6. ECG，明确有无心肌缺血、心肌梗死或心律失常。

7. 若怀疑脓毒症，做尿液分析、尿培养及药敏试验。

- 纠正诱因，如脓毒症和急性心肌梗死。
- 选用对乙酰氨基酚、温水海绵擦浴或其他降温措施来缓解发热。

药物治疗

着重于药物序贯反应的多药物治疗方法至关重要。

- **β受体阻滞剂**：在高排出量的心力衰竭治疗中起关键作用。

1. 应用超短效药物**艾司洛尔**静脉输液，试验性治疗剂量为250μg/kg，如果有效随后以50μg/min的速度泵入。

2. 每5min静脉给予**普萘洛尔**1mg直至严重心动过速得以控制。如果患者耐受口服，随后每4h口服**普萘洛尔**60mg，**或每**8h**口服**80mg（约1h起效）。

注意：治疗其他心血管并发症时用常规方法，如地高辛和利尿剂。

- 丙硫氧嘧啶（PTU）阻止碘化并抑制T_4转变为T_3。

剂量：口服或鼻饲400～600mg，随后每4h 200～300mg。

注意：若患者禁食，可直肠给药。溶于灌肠剂内并通过软橡皮导管给药。

- **碘溶液**抑制甲状腺激素的释放，须在PTU治疗1～2h后给药。

剂量：复方碘溶液（Lugol液）每8h口服或鼻饲5滴。

注意：若患者禁食，给予静脉碘化钠（1g/500ml生理盐水）每12h一次。

• **氢化可的松**100mg每8h一次，也可抑制游离T_4转变为游离T_3。

进一步处置

• 请分泌科和（或）普通内科医师会诊，考虑能否收入ICU继续治疗。

黏液性水肿

定义

• 黏液性水肿是由严重的甲状腺功能减退症引起的以**意识状态降低**及**低体温**为特点的并发症。

• **临床表现**

1. **神经症状**：意识混乱、嗜睡、精神病（myxoedema madness）及惊厥。

2. **低体温**：体温调节障碍所致。

3. **低钠血症**：肾脏受损或抗利尿激素分泌失调综合征（SIADH）所致。

4. 低通气伴**呼吸性酸中毒**：中枢呼吸驱动受抑制所致。

5. **低血糖**：糖异生受抑制或肾上腺功能不全所致。

6. **心血管系统**：心动过缓、心力衰竭、心包积液和低血压。

要点

• 黏液性水肿是需靠临床诊断的内分泌急症。

• 死亡率为30%～40%。在老年患者及合并心血管并发症患者中死亡率更高。

• 一旦临床怀疑黏液性水肿应及时给予治疗。等待实验室确诊会延误治疗。

临床评估

• **病史**

1. 现有症状，如嗜睡和意识状态改变。

2. 甲状腺功能减退的症状，如体重增加和声音改变。

3. 诱发因素，如感染和创伤。

4. 既往病史，如手术史或放射性碘治疗史。

5. 用药史，如胺碘酮和锂剂（可导致甲状腺功能减退症）。

• 甲状腺功能减退症的原因

由严重的持续的甲状腺功能减退导致或急性事件诱发。身体原因见表6-16。

表6-16 甲状腺功能减退症的原因

持续的甲状腺功能减退	自身免疫性甲状腺炎
	既往甲状腺功能亢进曾手术治疗或放射性碘治疗
	药物，如胺碘酮和锂剂
诱发因素	感染
	创伤
	急性心肌梗死（AMI）
	低温暴露
	镇静药物，如阿片类和苯二氮䓬类
	脑卒中

• **查体**

1. 一般表现：意识状态改变。

2. 生命体征：心动过缓、低血压、低体温、低通气。

3. 心血管体征：心音低钝（如有心包积液）、颈静脉压力升高、足部水肿、第三心音（如有心力衰竭）。

4. 神经系统体征：定位体征缺乏、舌裂伤（如有惊厥）和踝反射迟缓。

5. 皮肤：面部水肿和胡萝卜素血症。

6. 其他：甲状腺切除术后瘢痕和脓毒症。

• **进一步检查**

1. 末梢血糖。

2. 化验

（1）全血细胞计数：贫血、白细胞总数升高。

（2）肾功能：特别是合并低钠血症。

（3）肌酸激酶：应该＞1000U/L。

（4）动脉血气分析：Ⅱ型呼吸衰竭。

（5）甲状腺功能：游离T_4和促甲状腺激素。

（6）血清皮质醇：寻找相关的肾上腺皮质功能减退症。

3.胸片：心脏增大、胸腔积液、肺水肿和肺炎。

4. ECG：急性心肌梗死改变、心动过缓、J波（低体温时）和QRS波群低电压（如有心包积液）。

⇨ 给全科医师的特别提示

- 黏液性水肿的治疗应根据临床表现，勿因为不能及时得到实验室确诊而延误治疗。
- 怀疑黏液性水肿的患者应查末梢血糖，患者常合并低血糖，应及时治疗。

处理

• 支持治疗

1.患者需在监护条件下治疗。

2.监测：ECG、生命体征、脉氧。

3.开放静脉通路。

4.开放气道，呼吸和循环支持。

（1）如有必要应保护气道。

（2）氧疗。

（3）低血压时予液体复苏。液体复苏无效时加升压药物。避免给低钠血症患者输注低渗溶液。

5.用热毯给患者保暖。

6.给予**氢化可的松**100mg，每8h一次，静脉输液（血清皮质醇正常时停用）。

• 甲状腺激素替代治疗

1.口服，也可静脉给药。

2. T_3（三碘甲状腺原氨酸）或者T_4（左旋甲状腺素）。

3. T_3优点为起效快，生物活性更高。

4.剂量

T_3：2.5μg，每8h一次，每2～3天剂量加倍，目标剂量为30～40μg/d。

T_4：初始剂量25μg，在第一天增加剂量到500μg。序贯剂量为25～100μg/d。

老年患者及缺血性心脏病患者的维持剂量应降低。

• 治疗诱因和并发症

1.低血糖：50%葡萄糖溶液静脉输液，随后10%葡萄糖溶液静脉输液。

2.低钠血症：生理盐水缓慢静脉输液。

3.心力衰竭：利尿剂和血管扩张剂。

4.脓毒症：抗生素。

• 进一步处置

黏液性水肿患者应收入ICU继续治疗。

（曹国辉　译　熊　辉　校）

第7章

泌尿生殖系统急症

第一节　肾 脏 急 症

Peter Manning · Keith Ho

高钾血症

要点

• 高钾血症的严重程度与血钾水平有关，但患者个体之间存在相当大的差异。高钾血症的发展速度对其临床严重程度有重要影响。如果临床表现或心电图提示高钾血症，**不要**等待实验室血钾水平的结果，而要开始经验性治疗。

• 临床表现可以是多变的。心电图出现变化时是有用的，但可能很难去解释，甚至在一些重度高钾血症的患者中可能不会出现。代谢性酸中毒和低钙血症会加重高钾血症的程度。

• 在某些临床背景下（如慢性肾衰竭、糖尿病肾病等），由于心电图变化与严重高钾血症相一致（图7-1），如血钾结果无法立即获得，则宜考虑经验性治疗。

• 血钾水平＞5.5mmol/L被认为是高钾血症。假性高钾血症最常见的原因是血管外溶血，其他原因包括严重的血小板增多症和白细胞增多症。

• **高钾血症按严重程度**可分为以下几类。

1.**轻度**：血钾水平＜6.0mmol/L，心电图正常或仅显示高尖T波。

2.**中度**：血钾水平在6.0～7.0mmol/L，心电图表现为高尖T波。

3.**重度**：血钾水平在7.0～8.0mmol/L，心电图显示P波低平和QRS波群随T波呈正弦波，导致房室（AV）分离、室性心律失常，甚至死亡。

高钾血症的四步处理

• **步骤1：稳定膜电位。**

10%葡萄糖酸钙：10～20ml静脉注射

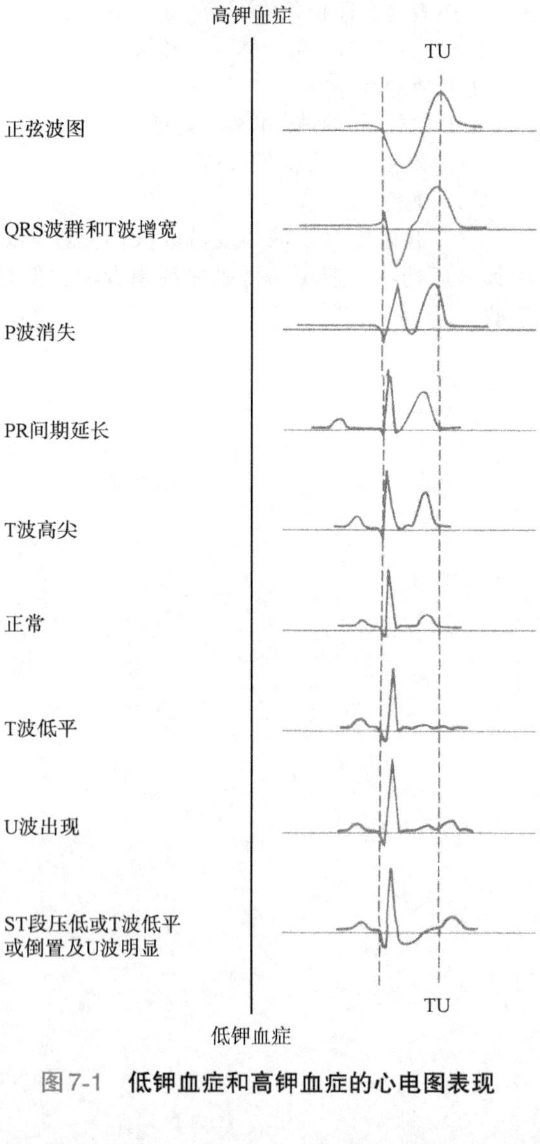

图7-1　低钾血症和高钾血症的心电图表现

3～10min，最多20ml。1～2min起效。如果没有任何改善，可重复同样的剂量。作用时间为30～60min。

注意：只有在心电图提示严重高钾血症、显著的神经肌肉无力或血清钾水平＞7.0mmol/L的情况下**才应**静脉注射钙剂（仅当心电图显示T波高尖时，不需要静脉注射钙剂）。

应用地高辛的患者静脉应用钙剂时要格外小心，因为可以引起严重的地高辛中毒。确保静脉通路良好，因为氯化钙渗入皮下组织会导致皮肤坏死。这就是为什么选择葡萄糖酸钙而不是氯化钙的原因，静脉应用葡萄糖酸钙是一个更安全的选择。

- **步骤2：将钾从细胞外液中转移至细胞内液。**

1.应用**葡萄糖/胰岛素**：40～50ml 50%葡萄糖静脉滴注5～10h，注射10U常规胰岛素。起效时间为30min，持续时间为4～6h。这种治疗优于碳酸氢钠治疗。

2.应用**碳酸氢钠**：中度至重度代谢性酸中毒患者给予碳酸氢钠1mmol/kg静脉滴注5min以上，重度代谢性酸中毒患者在半小时内重复使用。5min起效，持续1～2h。

注意：碳酸氢钠治疗对严重酸中毒患者最有效（对非酸中毒患者可能没有作用）。慢性肾衰竭患者应谨慎使用，会加重液体负荷，或因急性碱中毒而引起低钙血症性搐搦。

3.使用沙丁胺醇：5mg沙丁胺醇，加入3～4ml生理盐水，雾化吸入10min以上。半小时起效，持续时间为2h。已知或怀疑是缺血性心脏病的患者应谨慎使用沙丁胺醇。

- **步骤3：将钾排出体外。**

1. **降钾树脂**：4～6h口服15g。起效时间为1～2h，持续2h。在严重便秘或肠梗阻患者中谨慎使用。

2. **血液透析**（联系肾脏内科）：数分钟起效，持续4h。

- **步骤4：减少钾摄入。**

1.检查所有药物，如氯化钾、ACEI、β受体阻滞剂。

2.检查饮食给出建议。

注意：步骤3中的第一项和步骤4通常足以治疗稳定的轻中度高钾血症。然而，需要复查一次血钾水平，以确保钾含量不会持续增加，血钾水平有所改善。

肾衰竭

定义

- **急性肾衰竭**：肾功能急性（48h以内）减退

1.血肌酐升高≥26.4mol/L。

2.血清肌酐从基线水平升高≥50%。

3.尿量减少（少尿每小时尿量＜0.5ml/kg持续＞6h）。

上述标准包括肌酐的绝对值变化和百分比变化，以适应与年龄、性别和体重指数有关的变化，并减少对基线肌酐的需求，但需要在48h内测2次或2次以上肌酐值。上述标准应适用于有临床表现的情况下和适当液体复苏之后。

- **慢性肾脏病**

肾结构损害或肾功能下降［肾小球滤过率（GFR）降低］≥3个月。

- **终末期肾脏病（肾衰竭）**

1.GFR＜15ml/（min·1.73m^2），在大多数情况下伴有尿毒症的体征和症状。

2.需要开始肾脏替代治疗（透析或移植）。

未透析慢性肾衰竭伴液体负荷

- 将患者安置在重症护理区域。*
- 患者取直立体位。*
- 高流量吸氧。*
- 监护：心电图、生命体征（每5～10min）和脉氧检测。*
- 保留一条上肢血管，以备将来动静脉通路使用（不抽血或静脉滴注）。
- 抽血进行全血细胞计数，尿素/电解质/肌酐和动脉血气检查；如果怀疑有心肌缺血，也要查心肌酶。
- 药物治疗

1. **硝酸甘油**0.5mg舌下含服或硝酸甘油贴片5～10mg或静脉滴注10～200μg/min。

2. **吗啡**2～5mg静脉滴注（如有严重肺水肿）。

3. 如果血压高，**非洛地平**2.5mg口服。

4. **呋塞米**120～240mg静脉滴注。

- 如果有严重的液体负荷、高钾血症、代谢性酸中毒或上述治疗措施无效，应考虑透析（联系肾内科值班医生)。

无外周静脉通路的肾衰竭伴液体超负荷

• 请参阅本节中的星号步骤(未透析慢性肾衰竭伴液体负荷项下)。

• 药物治疗

1. **硝酸甘油**0.5mg舌下含服或硝酸甘油贴片5～10mg。

2. 如果血压高，**非洛地平**2.5mg口服。

3. **呋塞米**120～240mg口服。

严重的代谢性酸中毒

要点

1.患者经常出现非特异性症状。其临床表现被潜在疾病的体征和症状所掩盖。

2.任何有过度通气、精神状态改变和血流动力学不稳定的患者都应怀疑有代谢性酸中毒的可能。

处理

• **支持措施**

1.将患者安置在重症监护区域。

2.确保气道通畅并进行相应的处理。

3.监护：心电图，每5～10min监测一次生命体征。

4. 以生理盐水“保持开放”的静脉滴注速度建立外周静脉通路。

5. **实验室检查**：全血细胞计数、尿素/电解质/肌酐、血糖、动脉血气、血清渗透压、尿常规和心电图。

6. **X线**：在酸碱状态下没有特定的作用。然而，肾脏、输尿管和膀胱X线片可能有助于鉴别摄入的物质(如铁剂)，或者胃肠道问题引发的或作为并发症的酸碱失衡，如肠梗阻或缺血性肠病。

决定优先事项

• 一旦获得实验室检查结果，并假设它们是准确的，在**评估酸中毒**状态时遵循3个步骤。详细内容参见第6章第一节“酸碱失衡的紧急处理”和附录F“常用公式”。

1. 确定原发和继发的酸碱异常。

2. 计算渗透压间隙以检测低分子量渗透活性物质的存在，参见附录F“常用公式”。

3. 回顾与pH异常有关的血钾水平，参见附录F“常用公式”。

特殊治疗

• 碳酸氢盐疗法专门治疗严重的有机酸中毒或那些不容易逆转的有机酸中毒。目标是提高动脉pH使其＞7.2。除非有一些危及生命的问题需要解决，否则pH≥7.2的情况不用纠正。没有完美的公式，但以下公式是有用的：$NaHCO_3$[mEq]**的剂量=(所需**[HCO_3^-]**-测量**[HCO_3^-])×50%**体重(kg)**。起始给予一半的剂量，剩余的取决于实验室复查评估。不要将碳酸氢盐校正到正常水平设为目标。

• **剂量**：仅对严重酸中毒患者或有血流动力学不稳定的患者推荐使用静脉滴注治疗。对无生命危险的酸中毒患者可采用碳酸氢钠静脉滴注治疗。将100～150mEq $NaHCO_3$(2～3安瓿，8.4%$NaCHO_3$)添加到1L的5%葡萄糖溶液中，1～2h静脉滴注完，复查动脉血气指导进一步治疗。

• 治疗的**潜在并发症**有高钠血症、高渗、容量超负荷、低钾血症和治疗后碱中毒。

透析指征

• 严重肺水肿。

• 严重的液体负荷导致无法控制的高血压，利尿剂治疗无效。

• 药物治疗无效的难治性高钾血症。

• 药物治疗无效的重度代谢性酸中毒。

• 有些中毒，如甲醇中毒、乙二醇中毒和水杨酸盐中毒(严重)。

• 尿毒症，包括心包炎和脑病。

透析相关问题

血液透析

血管通路相关的并发症

• **出血**

1.手指压迫5～10min，但不要用过大的压力堵塞血管或使血管形成栓塞。

2. 记录操作后血管震颤的情况。观察患者

1～2h。

3. 若仍继续出血，咨询透析通路团队和肾脏专科。

- **动静脉瘘震颤消失**：立刻咨询透析通路团队和肾脏专科，不要强行处理血管。

- **感染**（动静脉瘘2%～5%，功能性移植物10%）。

1. 虽然典型的症状很常见，但患者可能只会出现发热。

2. 抽血检查全血细胞计数和第一次血液培养；使用第一剂抗生素，如头孢他啶1～2g。

3. 肾脏专科治疗：如果患者是明显的脓毒症，通知肾内科值班医生。

非血管通路相关并发症

- **低血压**

1. 血液透析后低血压可能是由患者血液循环血管内容量减少，其代偿机制不充分所致。最常见的原因是低估了患者的干体重而造成的超滤过多，此时需要检查患者血液透析期间清除了多少液体。

2. 低血压也可见于腹膜透析患者。重新检查患者在腹膜透析过程中取得了多少负平衡。

3. 大多数患者透析后出现低血压，可能需要静脉补液。

4. 此外，需要考虑和排除以下情况。

（1）隐匿性出血：做一次直肠检查以检测是否存在消化道出血。

（2）急性心肌梗死、心律失常或心脏压塞。

（3）威胁生命的高钾血症：如果高血钾有严重的变化，应用经验性治疗。

（4）感染。

（5）血液透析中的肺栓塞、空气栓塞和急性溶血。

- **呼吸困难**

1. 最常见的是容量超负荷；急性心力衰竭、心脏压塞、胸腔积液、严重酸中毒、严重贫血（急性和慢性失血）和脓毒症。

2. 排除急性心肌梗死：其他包括肺栓塞、空气栓塞和血液透析中的急性溶血。

- **胸痛**

1. 通常是由基础缺血性心脏病引起的，由于透析过程中的短暂低血压和低氧血症而加重。同时考虑肺栓塞、急性溶血和血液透析中的空气栓塞。

2. 处理：监测心电图和心肌酶。

3. 向肾脏专科和（或）心脏病专科进行适当的咨询。

4. 考虑胸痛的非缺血性原因，包括心包炎、肺或胸膜疾病、反流性食管炎、胃炎或消化性溃疡疾病。

- **神经功能障碍**

1. 除外电解质异常、感染和严重的颅内疾病。

2. 处理

（1）测外周血糖、尿素/电解质/肌酐和动脉血气。

（2）监测：心电图，生命体征（每5～15min测一次）和脉搏血氧饱和度。

（3）寻找新的局灶性神经异常，并进行颅脑CT扫描。

3. 发作：按正常标准治疗。肾脏专科和（或）神经科会诊。

- **透析失衡**

1. 通常发生在透析治疗结束时，患者最初会出现头痛、恶心、定向障碍、焦躁不安和视物模糊等症状。可能会导致癫痫、昏迷和死亡。

2. 治疗包括停止透析和静脉注射甘露醇以增加血清渗透压。

3. 然而，需考虑和排除以下情况。

（1）尿毒症。

（2）颅内事件：硬膜下血肿、脑梗死和脑出血。

（3）脑膜炎。

（4）代谢紊乱（低钠血症和低血糖）。

（5）药物性脑病。

腹膜透析

与透析有关的并发症包括以下几种。

- 腹膜炎

1. 轻中度患者出现流出物混浊、非特异性腹痛、不适、发热和寒战。

2. 呕吐、剧烈疼痛、休克和典型的腹膜炎症状出现在更严重的病例中。

3. 处理

（1）查全血细胞计数、尿素/电解质/肌酐和进行第一次血液培养。

（2）联系腹膜透析（CAPD）护士，以快速交换液体进行灌洗。

（3）就此病例通知值班医师。

（4）腹腔内使用抗生素，如万古霉素1g和庆大霉素。

- **导管渗漏**：通知肾内科医师。
- **低血压**：见前文。
- **急腹症**

1.通常是缘于严重的腹内情况，其表现类似腹膜炎。

2.联合肾脏专科和普通外科会诊。

注：CAPD患者由于腹内压力的长期升高和继发于粘连的肠梗阻，有发生腹股沟疝的危险。

- **隧道或导管出口部位感染**

1.通常很难在临床上发现。

2.肾脏专科会诊。

（高　强　译　熊　辉　校）

第二节　尿路感染

Chiu Li Qi

要点

- 在由不会将硝酸盐转化为亚硝酸盐的微生物所导致的尿路感染中，检测亚硝酸盐判断尿路感染会出现假阴性。
- 除妊娠期妇女和泌尿外科手术干预前的患者之外，无症状性菌尿是否需要治疗尚不明确。
- 在有症状而尿培养阴性的患者中，需要考虑几种特殊病原体的感染，包括衣原体、支原体、淋球菌、阴道毛滴虫、假丝酵母菌和分枝杆菌。
- 无症状尿路感染的妊娠期妇女应该接受治疗并随访。
- **上尿路感染＋堵塞或肾盂积水＝泌尿科急诊**！需要静脉应用抗生素并转诊至泌尿科进行解压治疗。

典型的临床表现

- 尿路感染多见于女性。
- 常见病原体包括大肠杆菌、变形杆菌、克雷伯菌和腐生性葡萄球菌。
- **下尿路感染（尿道炎、膀胱炎）**：排尿困难、尿频、血尿、下腹部不适或疼痛、尿急、尿痛、尿液混浊伴有异味。通常无发热且急性时相反应物无升高。
- **上尿路感染（肾盂肾炎、肾盂坏死）**：发热、腰背痛、呕吐、僵硬、不适，偶尔伴有脓毒症或脓毒症休克。
- **非复杂性尿路感染**：发生在尿路结构和排尿功能正常的健康女性中的尿路感染。
- **复杂性尿路感染**：伴有尿路解剖或功能异常的尿路感染。

发病诱因

- 女性
- 性生活
- 隔膜避孕或阴道杀精剂
- 糖尿病
- 免疫抑制状态
- 妊娠
- 绝经
- 尿路梗阻
- 使用仪器
- 泌尿生殖系统畸形

高危因素

- 儿童
- 男性（反复尿路感染）
- 妊娠
- 肾损伤
- 免疫抑制
- 泌尿生殖道潜在畸形
- 肾移植
- 长期导尿管治疗

鉴别诊断

- 阑尾炎
- 药物性或放射性膀胱炎
- 性传播疾病
- 尿道炎
- 泌尿系肿瘤
- 阴道炎

实验室检查

- 全血细胞计数、尿素氮、肌酐和电解质（高危患者或合并复杂性尿路感染的患者）。

- 尿液试纸：可表现为亚硝酸盐阳性、尿液中有白细胞和（或）红细胞。
- 尿液分析。
- 中段尿：每毫升尿 > 10^5 个集落形成单位。
- 血培养（如果有败血症或休克的迹象）。

⇨ 给全科医师的特殊提示

- 任何有上尿路感染及阻塞症状的患者，应转诊急诊。
- 2岁以下儿童的尿路感染症状并不典型。所有发热的言语期前儿童在没有其他明确的感染来源时，都需要做一次尿液检查。
- 尿路感染的预防

1. 鼓励摄入足够的液体。
2. 勤排尿，不憋尿。
3. 女性如厕后从前向后擦拭。
4. 性生活后排尿。

治疗

抗生素治疗尿路感染见表7-1。

表7-1　**抗生素应用指南**

感染	推荐的抗生素	若青霉素过敏可供选择的抗生素
急性非复杂性膀胱炎	口服阿莫西林克拉维酸钾 625mg，q8h（3d）或口服复方磺胺甲噁唑（新诺明）160/800mg，q12h（3d）	口服环丙沙星 500mg，q12h（3 d）或呋喃妥因50mg，q6h（7d）
肾盂肾炎或复杂性尿路感染	静脉输注头孢曲松2g，q24h	口服环丙沙星500mg，q12h（7d）或静脉输注庆大霉素 5mg/kg，q24h
膀胱炎（妊娠期）	口服阿莫西林克拉维酸钾625mg，q8h（3d）	
肾盂肾炎（妊娠期）	静脉输注头孢曲松 2g，q24h	

诊疗策略

- **非复杂性下尿路感染**：口服抗生素并离院。
- **非复杂性上尿路感染**：情况良好的低风险患者留取尿培养，给予口服抗生素，并随访；情况差或高危患者静脉给予抗生素。
- **复杂性下尿路感染**：情况良好的低风险患者留取尿培养，给予口服抗生素，并随访；情况差或高危患者给予静脉抗生素。
- **复杂性上尿路感染**：尿培养，所有患者给予静脉抗生素。
- **情况差、脓毒症患者**：考虑抗生素的升级，早期影像检查和泌尿科急诊转诊。

（高　强　译　熊　辉　校）

第三节　尿路结石

Toh Hong Chuen・Shirley Ooi

要点

- 腹部动脉瘤破裂与尿路结石相似（导致输尿管绞痛和血尿）。对50岁以上的患者，尤其是男性有心血管危险因素且无尿路结石或肾结石病史的患者，在诊断输尿管绞痛前要谨慎。
- **梗阻性尿路疾病**存在**尿路感染**是泌尿系统急症！需要泌尿科急诊会诊。
- 肾结石患者评估和治疗的相关病史包括以下几方面。

1. 职业或脱水。
2. 肾损伤或孤立肾。
3. 甲状旁腺功能亢进或炎症性肠病（草酸钙）。
4. 反复尿路感染（感染性结石）。
5. 痛风（尿酸结石）。
6. 家族史（胱氨酸尿症）。

- 不可逆肾损害可发生在完全梗阻后1～2周，合并感染是进行性肾损害的主要原因。
- 射线不能透过90%的结石（尿酸结石除外）。75%的结石位于输尿管远端1/3处。肾结石自发通过尿路排出的概率与结石大小成反比（大小为 < 5mm、5～8mm和 > 8mm，相应概率分别为90%、15%和5%）。

临床表现

- 疼痛：通常在晚上或清晨开始。突然起

病，疼痛逐渐增强，开始于侧腹部，逐渐延伸到腹部，并放射至腹股沟。位置较高的输尿管结石疼痛可放射至睾丸或卵巢；靠近膀胱的输尿管结石疼痛可放射至阴囊或外阴。疼痛特点为在持续钝痛下（肾被膜牵拉）的严重绞痛（肾盏、肾盂和输尿管亢进的蠕动）。因为没有任何一个姿势能够让疼痛缓解，所以肾绞痛使患者坐立不安。

• 没有发热（发热意味着感染！）且腹软。注意：搏动性肿块或腹部杂音提示腹主动脉瘤。

• 感染性结石形成过程隐匿且会在数周或数月的时间里形成鹿角状。与钙结石引起的典型绞痛不同，感染性结石患者多表现为反复的尿路感染、血尿、腹部隐痛或尿脓毒症。

鉴别诊断（见表7-2）

表7-2 肾绞痛/输尿管绞痛的鉴别诊断

阑尾炎
输卵管炎
憩室炎
肾盂肾炎
卵巢扭转
前列腺炎
肠梗阻
异位妊娠
腹主动脉瘤破裂
癌

⇨ 给全科医师的特别提示

• 大多数肾结石可以保守治疗。

• 腰部至腹股沟疼痛伴血尿是肾结石的表现。

• 右髂窝疼痛的患者除非证实为其他情况，否则需考虑阑尾炎可能。

• 女性患者要始终考虑异位妊娠的可能，询问月经史，进行尿人绒毛膜促性腺激素（HCG）试验。

• 用非甾体抗炎药（NSAID）镇痛治疗。

• 尿路梗阻伴发热是泌尿系急症，应紧急住院。

诊疗

辅助检查

• **尿液试纸**：静脉尿路造影所证实的泌尿系结石患者中，有4.9%患者无镜下血尿，无血尿应考虑其他的诊断。尿pH＞7.6可能提示存在尿素裂解菌，尿酸结石常与尿pH＜5有关。

• **血液检查**：全血细胞计数和肾功能检查在诊疗中并不是常规要求的。如果怀疑有并发症（如感染），或在高危人群（如合并慢性肾衰竭和孤立肾）中，应完善这些检查。

• 没有必要在急诊科做**肾脏-输尿管-膀胱X线检查**（KUB）。虽然射线不能透过大多数结石，但在KUB上最常见的结石是位于盆腔静脉的静脉石。这些检查可以在门诊（事先做好肠道准备）泌尿外科会诊日进行。

• **在疑诊肾结石的患者中行CT检查**可以提高诊断准确度，并且可为一些需要紧急处理的意外情况提供重要信息。通常来说，CT的敏感性和特异性高于超声（CT敏感性96%，超声敏感性61%；两者特异性均为100%）。与静脉尿路造影相比，CT成像具有更高的敏感性和特异性（CT敏感性94.1%，静脉尿路造影敏感性85.2%；CT特异性94.2%，静脉尿路造影特异性90.4%）。

治疗

• **改变饮食习惯**

1. 增加液体摄入量，以维持每天2L的尿量。

2. 低盐饮食，每天2000～3000mg（针对钙结石和胱氨酸结石）。

3. 大多数患者不需要改变钙的摄入量。对于那些已知的高钙尿症患者来说，提倡适量的钙摄入。

4. 建议限制富含草酸的食物，如坚果、巧克力、茶和深色粗粮。将维生素C补充量限制在每日500mg或以下（体内抗坏血酸转化为草酸）。

• **药物治疗**

1. 急诊处理的重点是**镇痛**。非甾体抗炎药为镇痛一线用药，通过缓解输尿管痉挛和减少肾包膜压力，以减轻输尿管绞痛，治疗症状性恶心、呕吐（如马来酸丙氯拉嗪12.5mg）。

2. 对于有痛风史的患者（尿酸结石），给予每日**别嘌醇**300mg。

处置

- 以下情况需住院：

1. 存在感染。
2. 给予镇痛治疗，但仍有持续性疼痛。
3. 立位腹平片上的结石尺寸大于8mm（如已行该检查）。
4. 已知患者为孤立肾。

- 告知妊娠期患者早期门诊预约治疗。

（高 强 译 熊 辉 校）

第8章

神经系统急症

第一节　脑　膜　炎

Goh Ee Ling · Francis Lee · Shirley Ooi

定义

- 脑膜炎是累及软脑膜的炎性疾病。
- 病因如表8-1所示。

表8-1　脑膜炎病因

病因类别	病原体
病毒	肠道病毒
	人类免疫缺陷病毒（HIV）
	单纯性疱疹病毒
	腮腺炎病毒
细菌	流感嗜血杆菌
	肺炎链球菌
	脑膜炎奈瑟菌
	李斯特菌
	金黄色葡萄球菌
真菌	新型隐球菌
	球孢子菌
结核	
其他	螺旋体所致疾病，如梅毒、莱姆病
	药物，如非甾体抗炎药（NSAID）、复方新诺明
	蜱传播疾病
	肿瘤

要点

- 发热、颈强直和精神症状的典型三联征仅在44%的脑膜炎病例中出现，特别是在部分非典型的年龄段常不典型，表现为烦躁不安、恶心和呕吐。另一方面，95%的病例中至少有以下4个临床表现中的2个：发热、颈强直、精神症状和头痛，4%的病例有其中3个特征，1%的病例没有上述表现。
- 脑膜炎患者至少应有一项三联征的表现。这具有很高的灵敏度（99%～100%）。
- 推迟使用抗生素会导致不良后果。因此，即使腰穿延迟，也应在完善血培养后立即开始使用抗生素。通常首选应用抗生素，然后是计算机断层扫描（CT）和腰椎穿刺。

注意：抗生素会使脑脊液（CSF）无法诊断脑膜炎的说法也是没有根据的。最初的抗生素治疗不会改变CSF细胞计数、蛋白质或葡萄糖。尽管使用抗生素，革兰氏染色和培养也可能阳性。

临床评估

- 病史

1. 现病史

（1）典型特征：发热、颈项强直、精神症状。

（2）神经系统症状：抽搐、畏光、局灶神经系统缺损体征（脑神经麻痹）、听力丧失、头痛等。

（3）非神经系统症状：皮疹（紫癜或瘀斑、斑丘疹）、关节痛、恶心、呕吐。

2. 既往史：免疫缺陷状态，如HIV感染。

3. 旅行史。

4. 接触史（与选择抗生素方案密切相关）。

- 体格检查

1. 一般情况：精神状态、有无中毒表现、意识水平。

2. 生命体征：有无低血压、心动过速（提示脓毒症休克）。

3. 脑膜炎体征如下所示。

（1）颈项强直。

（2）布鲁津斯基征、克尼格征阳性（脑膜炎晚期特征）。

（3）每秒2～3次的频率旋转头部可加重头痛。

4. 神经系统查体：局灶神经系统缺损体征、脑神经麻痹、视盘水肿。

5. 其他：皮疹、免疫缺陷状态，如鹅口疮、恶病质。

• 危险分层

基于3个基本临床特征（低血压、精神状态改变和癫痫发作），将患者分为3个风险组（无临床危险因素、1个临床危险因素、2或3个临床危险因素）。它与院内死亡率或出院时神经功能缺损的不良结局相关。

⇨ 给全科医师的特别提示

• 若怀疑有脑膜炎链球菌血症，如果不能及时派救护车送往医院的话，可予青霉素4MU静脉滴注。

• 办公室工作人员应考虑使用预防药物——环丙沙星500mg。

诊治

• 检查

1. 毛细血管血糖。

2. 血液：血常规、肾功能、血培养、乳酸（隐匿性脓毒症或脓毒症休克）、DIC筛查、动脉血气分析。

3. 头颅CT：排除占位性病变，并明确患者有无以下情况。

（1）局灶性神经功能缺损。

（2）新的癫痫发作。

（3）意识障碍。

（4）颅高压的证据，如视盘水肿。

（5）免疫缺陷状态，如HIV感染。

（6）头外伤。

4. 腰椎穿刺（通常在住院患者中进行）：预先数小时给予抗生素不会影响大多数患者的脑脊液培养。在没有上述指征的情况下，可以在CT之前完成。

（1）第1管：细胞总数、细胞分类及分别计数。

（2）第2管：蛋白及葡萄糖。

（3）第3管：微生物学检测（革兰氏染色、细菌培养、抗酸染色、结核菌培养、墨汁染色及真菌培养）。

（4）第4管：隐球菌抗原、细菌抗原，即肺炎链球菌、脑膜炎奈瑟球菌、流感嗜血杆菌B和B组链球菌。

（5）第5管：怀疑病毒性脑膜炎时完善病毒学检测。

脑脊液分析详见表8-2。

表8-2 细菌性及病毒性脑膜炎的脑脊液改变

	正常	细菌性脑膜炎	病毒性脑膜炎
颜色	透明	混浊	透明
压力	＜18cmH_2O	＞20cmH_2O	＜18cmH_2O
白细胞计数	0	200～10 000/mm^3	25～1000/mm^3
葡萄糖	＞40mg/dl	＜40mg/dl（＜50%血糖值）	＞40mg/dl（＞50%血糖值）
蛋白	＜40mg/dl	100～500mg/dl	50～100mg/dl

• 隐球菌性脑膜炎除了较低的白细胞计数之外，与细菌性脑膜炎的CSF类似。墨汁染色阳性和隐球菌抗原阳性可诊断。

• 结核性脑膜炎也会产生类似于病毒性脑膜炎的CSF改变。抗酸杆菌的染色和培养用于鉴别诊断。

其他：尿培养、胸部X线和心电图（ECG）。

• 支持治疗

1. 患者应置于隔离监护或重症监护区域。

2. 照顾患者的医务人员必须采取万能的预防措施。

3. 监测：心电图、生命体征和脉搏血氧。

4. 建立静脉通道。

5. 气道、呼吸和循环（ABC）支持。

（1）意识障碍及难治性休克患者需建立气道保护。

（2）氧疗。

（3）对感染性休克患者进行液体复苏。速度和数量取决于患者的血流动力学状态和反应（参见第2章第六节“脓毒症与脓毒症休克”）

• 对症治疗：解热、镇吐等。

药物治疗

• 抗生素

抗生素选择需结合血培养结果（见表8-3）。

• 糖皮质激素

1. 主要用于成人明确诊断或怀疑肺炎球菌脑膜炎的患者，尤其是格拉斯哥昏迷评分为8～11分的患者。

2. 作为降低死亡率和神经系统并发症（如听力损失或局灶性神经功能障碍）的辅助治疗。

3. 剂量：静脉注射地塞米松10mg，每次6h，共4天。

4. 糖皮质激素的首剂必须在第一剂抗生素使用前15min或同时使用，因为糖皮质激素理论上是抑制对裂解细菌蛋白质的免疫应答。

• 药物预防流行性脑膜炎

1.预防药物应该给予以下紧密接触者。

（1）在发病前7天内长期与患者紧密接触者。

（2）幼儿看护中心紧密联系者。

（3）密切接触患者分泌物者，如行气管插管者。

2.抗生素的选择

（1）利福平

1）成人：600mg，q12h，2天。

2）儿童（1～6岁）：10mg/kg，q12h，2天。

3）儿童（3～11个月）：5mg/kg，q12h，2天。

（2）环丙沙星

成人：单剂量500mg。

（3）头孢曲松

1）成人：单剂量肌内注射250mg。

2）儿童（＜15岁）：单剂量肌内注射125mg。

• 转归

所有脑膜炎患者均应在神经内科专科进一步处理。脓毒性休克或需要机械通气的患者应该收入重症监护病房。

表8-3 细菌性脑膜炎的抗生素经验性用药指导

人群	可疑病原体	经验性治疗
免疫功能正常的成年人（＜60岁）	肺炎链球菌 脑膜炎奈瑟菌 流感嗜血杆菌 不太常见：李斯特菌 B族链球菌	静脉注射头孢曲松2g，q12h或头孢噻肟2g，q4h～q6h
免疫功能正常的成年人（＞60岁）	肺炎链球菌 李斯特菌 不太常见：B组链球菌 脑膜炎奈瑟菌 流感嗜血杆菌	以上药物联合 静脉注射氨苄西林200mg/（kg·d），分4～6次用药
免疫功能低下	李斯特菌 革兰氏阴性杆菌 肺炎链球菌	静脉注射头孢他啶2g，q8h联合氨苄西林2g，q4h
留置中枢神经系统装置（脑室腹腔分流术）	凝固酶阳性的金黄色葡萄球菌 肺炎链球菌 脑膜炎奈瑟菌 流感嗜血杆菌 肠杆菌科	静脉注射头孢曲松2g，q12h或静脉注射万古霉素1g，q12h
医源性（神经外科术后）中枢神经系统的创伤	金黄色葡萄球菌 链球菌 革兰氏阴性杆菌 凝固酶阴性葡萄球菌	静脉注射头孢他啶2g，q8h～q12h
脑膜炎菌血症	脑膜炎奈瑟菌	静脉注射青霉素G 400 000U，q4h或静脉注射头孢曲松2g，q12h或静脉注射氨苄西林2g，q4h～q6h

（赵 鸿 译 葛洪霞 校）

第二节 偏头痛及丛集性头痛

Sim Tiong Beng

要点

• 原发性头痛指无器质性病变的头痛，包括紧张性头痛、有或无先兆的偏头痛、丛集性头痛。

• 快速准确诊断的能力对于成功治疗原发性头痛至关重要。紧张性头痛或偏头痛的临床诊断应遵循国际头痛协会的标准（表8-4至表8-8）。

表8-4 原发性头痛的特征

	偏头痛	紧张性头痛	丛集性头痛
部位	单侧	双侧	仅单侧
程度	中重度	轻中度	重度
持续时间	4～72h	30min～1周	15～90min
性质	搏动样	紧张性	剧烈
伴随症状	有	无	自主神经症状
性别	常见于女性	常见于女性	常见于男性

• 紧张性头痛是最常见的原发性头痛，诊断标准见表8-5。

表8-5 紧张性头痛的诊断标准

- 紧张性头痛
  1. 不常发作：1次/月
  2. 频繁发作：1～15次/月
  3. 慢性：＞15次/月
- 头痛持续时间从30min至7天不等
- 头痛有以下至少2条特征
  1. 双侧
  2. 压迫性或紧张性（非搏动样）
  3. 轻中度
  4. 日常体力活动，如步行或爬楼梯等，不会使头痛加重
- 有以下两个特征
  1. 无恶心呕吐（可能会厌食）
  2. 无畏光、畏声
- 不能归因于其他疾病

表8-6 无先兆偏头痛诊断标准

- ≥5次发作持续时间4～72h（未治疗或治疗后未缓解）
- 头痛有以下至少2项特征
  1. 单侧
  2. 搏动样疼痛
  3. 中重度疼痛
- 疼痛时伴有以下至少1项特征
  1. 恶心，伴或不伴呕吐
  2. 畏光、畏声
- 不能归因于其他疾病

表8-7 有先兆偏头痛诊断标准

A. 发作≥2次，满足以下条件
- ≥1个完全可逆的先兆症状，包括局灶大脑皮质或脑干功能障碍
  1. 视觉症状：阳性症状（包括同向性偏盲、盲点、闪光、锯齿线）及阴性症状（视野缺损）
  2. 感觉异常：阳性症状（针刺感）及阴性症状（麻木）
  3. 言语功能障碍
- ≥1个先兆症状逐渐发展的过程＞4min，或≥2个症状相继发生
- 没有先兆症状持续超过60min，如果≥1个先兆症状出现，持续时间可能会延长
- 头痛在先兆发生后≥60min出现（也可能与先兆症状同时出现）

B. 符合≥1项以下特征者为典型先兆偏头痛
- 同向性偏盲
- 单侧感觉异常或麻木
- 单侧无力
- 失语或不能分类的言语障碍
- 脑干功能障碍，如复视、共济失调、眩晕

表8-8 丛集性头痛诊断标准

A. ≥5次发作严重的单侧眶周、眶上或前额疼痛，持续15～180min不缓解，患侧伴以下≥1项症状
- 结膜充血
- 流泪
- 鼻塞
- 流涕
- 额面部出汗
- 瞳孔缩小
- 上睑下垂
- 眼睑水肿

B. 发作频率为隔日1次至8次/天

⇨ 给全科医师的特别提示

• 如果在50岁以后发生首发严重头痛，不要诊断偏头痛。

• 如果需要筛查偏头痛，主治医师应该使用涵盖运动功能障碍、恶心和对光敏感三个方面的三项问卷（ID-M）。

• 使用标准化的自评问卷，如偏头痛残疾评估（MIDAS）和头痛影响测试-6（HIT-6）来确定偏头痛的程度（见附1和附2）。

• 偏头痛的“阳性”标志包括以下几方面。

1.阳性的偏头痛家族史。

2.与月经周期有关的头痛。

3.头痛前有典型的先兆。

4.头痛有周期性，且稳定存在一段时间。

5.体格和神经系统查体无阳性体征。

• 建议患者在急性发作期间尽早服用镇痛药中止头痛。

• 何时建议转诊至专家：诊断不确定性、治疗失败、怀疑继发性头痛综合征、慢性头痛，以及再次协助患者或家属确诊。

治疗

• 紧张性头痛

1.简单镇痛药和非甾体抗炎药有效，并且可以在治疗急性紧张性头痛时使用下列剂量（表8-9）。咖啡因可作为急性治疗紧张性头痛的镇痛助剂。

表8-9 治疗急性紧张性头痛的药物剂量

药物	剂量	证据级别
阿司匹林	500～1000mg	证据级别A，水平1＋
对乙酰氨基酚	1000mg	证据级别A，水平1＋
布洛芬	400～800mg，q8h，按需	证据级别A，水平1＋
酮洛芬	25～50mg	证据级别A，水平1＋
萘普生	275～550mg，q8h～q12h，按需（最大剂量为1250mg/24h）	证据级别B，水平1＋
双氯芬酸	50mg，q8h，按需或75mg肌内注射	证据级别B，水平1＋

2.应该避免药物过度使用，因为它会增加慢性日常头痛的风险。

3.预防性治疗，如头痛频繁时考虑使用阿米替林10～75mg。小剂量起始，滴定达到治疗效果，以减少副作用。必须向患者询问可能的副作用，并持续服用4周以上，以观察头痛是否缓解。

• 偏头痛

1.对于恶心或呕吐的患者，优选非口服途径。

2.非处方药，如对乙酰氨基酚（扑热息痛），应尽早作为急性偏头痛的一线治疗。

3.如果对乙酰氨基酚无效，应使用表8-9中列出的非甾体抗炎药（NSAID）治疗急性偏头痛发作（证据级别A，水平1＋）。

4.镇吐药：静脉注射甲氧氯普胺10mg或肌内注射马来酸甲哌氯丙嗪12.5mg也可与NSAID联合使用（证据级别B，水平1＋）。

5.如果非甾体抗炎药无效或禁忌，则应尝试使用偏头痛药（曲普坦，麦角胺）。

（1）非特异性5-羟色胺受体激动剂，如麦角胺1～2mg，q1h（总共可重复给药3次）和咖啡因（证据级别A，水平1＋＋）。

（2）选择性5-羟色胺受体激动剂，如Zolmig 2.5mg，q4h（每天最多两剂）是一个替代方案，但其费用昂贵，使用受到限制（证据级别A，水平1＋＋）。

6.应该向患者强调过度使用症状性偏头痛药物导致药物过度使用性头痛的风险。

7.预防。

（1）以下患者需要预防性治疗

1）每个月发作≥2次。

2）严重偏头痛发作，急性期治疗不耐受或无效、合并症、伴有长时间先兆的偏头痛。

（2）药物（表8-10）

1）小剂量起始，逐渐滴定加量，直到达到满意的临床效果且无药物不良反应。

2）每种药物治疗至少一个月，以观察临床疗效。理想的药物疗程至少持续半年。

3）长效药物可提高患者依从性。

（3）患者教育

1）告知某种治疗的基本原理、可能出现的副作用及多久可出现临床获益。

2）记录头痛日记，包括头痛频率、持续时间、严重程度、药物反应及副作用。

表8-10　偏头痛预防药物的剂量和频率

药物	剂量及频率	推荐等级
● β受体阻滞剂		
阿替洛尔	50～100mg OM（每早）	证据级别A，水平1++
普萘洛尔	40～240mg/d	证据级别A，水平1++
美托洛尔	50～300mg/d	证据级别A，水平1++
比索洛尔	5mg/d	证据级别B，水平1+
● 钙通道阻滞药		
氟桂利嗪	5～10mg ON（每晚）	证据级别A，水平1++
维拉帕米	240mg OM	证据级别A，水平1++
● 抗抑郁药		
阿米替林	10～150mg ON	证据级别A，水平1++
氟西汀	10～40mg OM	证据级别B，水平1+
文拉法辛	75～150mg/d	证据级别B，水平1+
● 抗癫痫药		
丙戊酸钠	500～1500mg/d	证据级别A，水平1++
托吡酯	50～200mg/d	证据级别A，水平1++
加巴喷丁	1200mg/d	证据级别B，水平1+
● 非甾体抗炎药		
萘普生	550mg bid	证据级别A，水平1++
● 血清素受体拮抗剂		
苯噻啶	0.5～2mg，tid	证据级别A，水平1++
● 血管紧张素受体阻滞剂		
坎地沙坦	16mg/d	证据级别B，水平1+
赖诺普利	10～20mg/d	证据级别B，水平1+
● 其他		
镁	400～600mg/d	证据级别B，水平1+
核黄素	200mg，bid	证据级别B，水平1+
辅酶Q_{10}	300mg/d	证据级别B，水平1+

● 丛集性头痛

1.这是一种原发性头痛疾病，特征是伴有同侧自主神经系统症状（流泪、鼻充血、上睑下垂、瞳孔缩小、眼睑水肿、发红）的单侧眶周剧烈疼痛、反复短暂持续发作（15～180min）。在发作期间，患者往往痛苦不安。该病主要通过临床诊断。

2.多发于年轻人，以男性为主。发病率为0.05%～0.1%。

3.丛集性头痛有年节律和昼夜节律，在一年的特定月份会集中发作（因此得名）。在此期间，可能会在某个特定的时间发作，特别是夜间。病程往往不可预测，一些患者只有一个发作期，而另一些患者则从急性发作转变为慢性发作。

4.乙醇是丛集性头痛的唯一饮食触发因素；强烈的气味（主要是溶剂和香烟烟雾）及打瞌睡也可能诱发。

5.急性治疗首选舒马普坦和高流量吸氧。维拉帕米、锂、美西麦角、泼尼松、枕大神经阻滞剂和托吡酯可用于预防。

附1　偏头痛残疾评估（Migraine Disability Assessment，MIDAS）问卷

1.在过去的3个月里，有多少天因为头痛而不能工作或上学？

2.过去3个月中有多少天工作或学校工作效率因为头痛而减少了一半或更多？（不包括第1题中的日期。）

3. 在过去的3个月中，有多少天因为头痛而没有做家务？

4. 在过去的3个月里，有多少天家务工作效率因为头痛而减少了一半或更多？（不包括第3题中的日期。）

5. 在过去的3个月中，有多少天因为头痛而错过家庭、社交或休闲活动？

总分：将以上天数相加。

分析：

分级	定义	分数
Ⅰ	最低程度残疾	0～5
Ⅱ	轻度残疾	6～10
Ⅲ	中度残疾	11～20
Ⅳ	重度残疾	≥21

来源：Lipton RB. Clinical utility of an instrument assessing migraine disability：The Migraine Disability Assessment（MIDAS）questionnaire. Headache. Oct 2001；41（9）：854-861.

附2　头痛影响测试-6（Headache Impact Test-6 HIT-6）问卷

每题评分为以下5个等级

● 从不：6分
● 很少：8分
● 有时：10分
● 经常：11分
● 总是：13分

分数为36～78分

1. 头痛有多频繁？

2. 头痛多长时间会限制你从事日常活动？

3. 当你头痛时，你希望多久躺下一次？

4. 在过去的4周里，你多久因为头痛而感到疲倦，无法进行工作或日常活动？

5. 在过去的4周里，你多久因为头痛而感到厌倦或烦躁？

6. 在过去的4周里，头痛多长时间限制你专注于工作或日常活动？

分析：

分数	影响
低于50分	无或几乎无影响
50～54分	有一些影响
55～58分	有明显影响
高于59分	有严重影响

（赵 鸿 译 葛洪霞 校）

第三节 脑 卒 中

Peng Li Lee · Lim Er Luen · Shirley Ooi

诊断

• 急性脑卒中的特征是突然发作的局灶性神经功能障碍，通常与脑血流分布相关。常见的临床表现包括偏瘫、偏身感觉障碍、面瘫、构音障碍、失语和偏盲，上述表现可单独或同时出现。

• 脑卒中分类如表8-11所示。

1.缺血性脑卒中（ischaemic stroke，IS，70%～90%，高加索人发病率较高）。常见的病因包括大动脉粥样硬化血栓形成、心源性栓塞和小血管疾病（腔隙性脑卒中）。

2.出血性脑卒中包括脑出血（ICH，10%～30%，非高加索人群发病率较高）和蛛网膜下腔出血（subarachnoid haemorrhage，SAH，约2%）。

注意：SAH患者通常没有局灶性神经功能障碍（参见第8章第四节“蛛网膜下腔出血”）。

表8-11 脑卒中的三种临床表现

临床表现	脑卒中类型		
	出血性	缺血性	
		血栓性	栓塞性
起病	突然	逐渐	突然
意识水平	通常下降	通常正常，除非大面积脑梗死	通常正常
头痛	通常为+	+/–	通常为–
恶心呕吐	++	通常为–	通常为–
既往病史	高血压、抗凝治疗	与冠心病危险因素相似	心房颤动
生命体征	血压通常明显升高	血压通常轻中度升高	血压波动，但通常无高血压

注：+，出现；–，缺失。

要点

• 虽然脑卒中的诊断往往很简单，但应考虑一些常见的“脑卒中样”表现（表8-12）。注意常规筛查毛细血管血糖以排除低血糖。

• 脑卒中是时间至关重要的急救病种，特别是在静脉注射rtPA（阿替普酶）越来越常见的情况下，溶栓时间窗为症状发作3h内。疑似脑卒中的患者应由救护车运送至最近的急诊科，以加快分流和管理。

• 确定脑卒中症状发作的时间非常重要，对于无法提供这些信息的患者或者醒后有脑卒中症状的患者，发病时间定义为患者最后一次清醒、无症状或已知为“正常”的时刻。

• 出血性脑卒中更可能发生头痛、恶心、呕吐、意识水平降低和血压大幅升高等神经功能缺陷（参见表8-11）。

• 急性脑卒中患者的高血压治疗经常存在争议，应谨慎用药（参见下面的讨论）。

表8-12 脑卒中的鉴别诊断

- 低血糖/高血糖
- Todd麻痹
- 复杂的偏头痛
- 高血压脑病
- 头部创伤（硬膜外/硬膜下血肿）
- 脑肿瘤/脓肿
- 脑膜炎/脑炎
- 主动脉夹层
- 特发性面神经（贝尔）麻痹
- 功能性（精神病）病症

⇨ 给全科医师的特别提示

• 考虑到这种治疗的时间窗较窄，有潜在溶栓机会的脑卒中患者应立即通过救护车转移到急诊科（ED）。

• 大多数疑似脑卒中患者也应在急诊进行紧急评估，以便及时处理。症状持续48h以上的非进行性、轻度非致残性的患者，不建议进行家访和门诊评估。

• 对于高危患者［如高血压、糖尿病、高胆固醇血症、心脏病、吸烟和有脑卒中或短暂性脑缺血发作（TIA）病史］及其家属，全科医师的宣教起着重要作用，使其了解脑卒中症状，从而早期识别脑卒中的发生。

• 常规检查毛细血管血糖以排除低血糖。

• 贝尔麻痹常与脑卒中混淆。贝尔麻痹（孤立性下运动神经元型面神经麻痹）通常表现为完全患侧面部瘫痪，包括前额部肌肉。

• 最近出现TIA（在症状发作后24h内因脑血管病而完全缓解的急性神经功能缺损）的患者在TIA后患有缺血性脑卒中的高风险。他们需要紧急转诊给神经科医师或脑卒中诊所。如果没有当天的神经科预约，若无禁忌，则可以开始使用抗血小板药物（如150 ~ 300mg阿司匹林，随后每日75 ~ 100mg）。应立即向急诊转诊有复发性TIA或进展性TIA的患者。

治疗

对疑诊脑卒中的患者，急诊处理包括以下几方面。

• 保持最佳的生理状态，包括氧合、补液和理想的血糖水平。所有患者最初应该禁食禁水，并开始维持静脉注射生理盐水。如有低血压，应密切监测血压，并适当补充胶体溶液。如有发热，应积极寻找病因，适当应用解热药控制体温。气道保护（包括气管插管）可能是必要的。血压管理在下文讨论。

• 脑卒中和脑卒中亚型的进一步诊断（IS、ICH或SAH）需要进行头颅计算机断层扫描（CT），所有疑似脑卒中的患者应在入院24h内完善该项检查。

• 毛细血管血糖监测（见上面的讨论）。

• 因为脑卒中患者通常有心脏基础疾病，所以应该进行心电图检查。

• 急诊科行急诊CT扫描将在以下方面进行说明。

1. IS患者需溶栓或抗凝治疗，如在症状发作后3 ～ 4.5h（图8-1和图8-2，缺血性脑卒中的头颅CT表现）。

2. 怀疑ICH，如剧烈升高的血压、头痛、呕吐，可能合并困倦、血小板计数减低、凝血功能障碍，使用抗凝剂或使用兴奋剂药物（图8-3为ICH颅脑CT）。

3. 怀疑SAH，如最剧烈的头痛、脑膜炎或意识丧失（请参见第8章第四节“蛛网膜下腔出血”）。

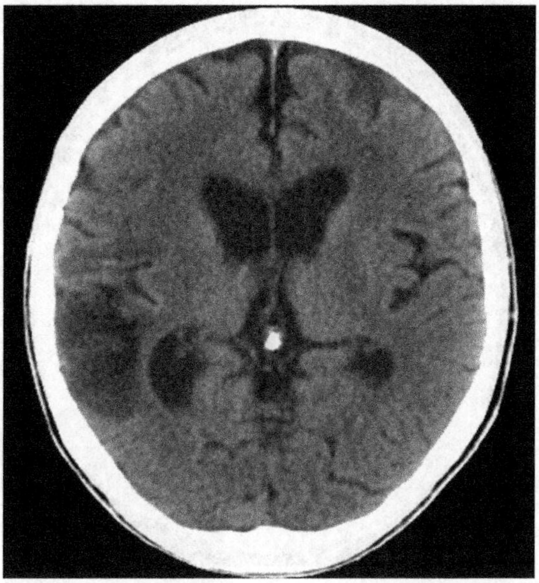

图8-1 该图显示右侧顶叶低密度灶为陈旧性梗死灶。皮质萎缩继发侧脑室后角扩张

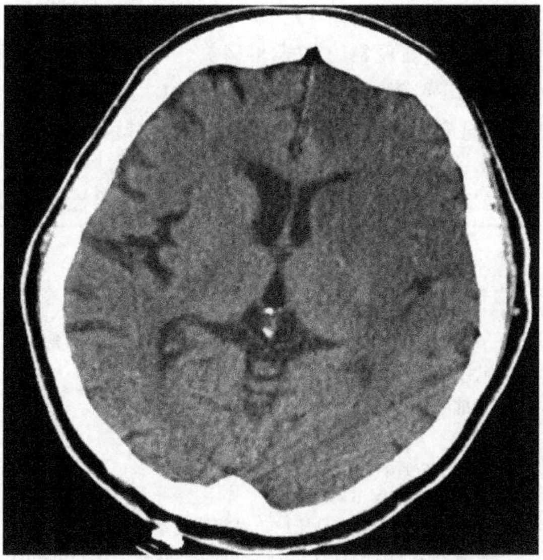

图8-2 该图显示左侧大脑前动脉及中动脉供血区域的低密度灶，提示急性脑梗死、灰白质边界消失、脑沟消失、轻微压迫侧脑室前角

4. 患者早期恶化高危因素，如伴有偏瘫的严重皮质脑卒中，凝视麻痹、失语症或偏身忽略，疑似颅后窝脑卒中。

• 这些患者的头部CT扫描结果将有助于开始适当的药物治疗、及时咨询神经外科和早期判断预后。对于溶栓治疗的IS患者，目标是45min内完成CT扫描及报告，并呈递给急诊科。此外，

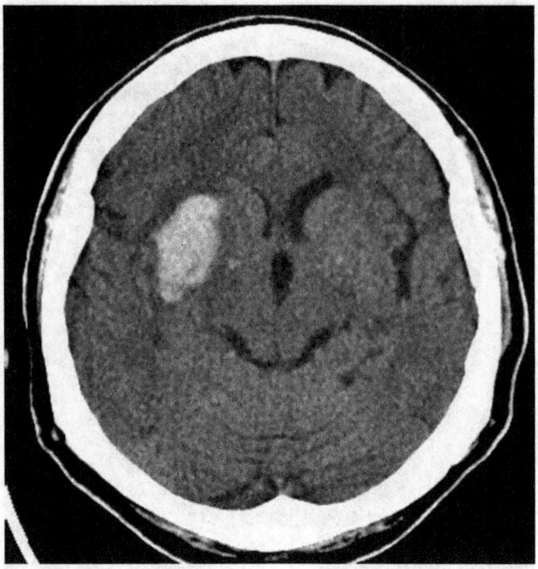

图8-3 该图显示右侧基底节高密度灶为急性脑出血、侧脑室右前角受压

还应在15min内做出是否进行溶栓治疗的决定（溶栓标准见表8-13和表8-14）。

• rtPA 剂量为0.9mg/kg，其中10% 在最初1min内静脉注射，其余90%的药物持续静脉滴注1h。

• 其他检查，如心肌酶、尿素、电解质、肌酐，应该根据患者的临床表现选择完善，但不应延迟急诊头颅CT扫描。

急性脑卒中患者血压升高的管理

有关血压控制和用药原则，请参见第3章第六节“高血压危象”。

表8-14 3～4.5h患者使用rtPA静脉溶栓的排除标准

患者＞80岁
口服抗凝药
严重脑卒中［美国国立卫生研究院脑卒中量表（NIHSS）评分＞25分］
有糖尿病和缺血性脑卒中病史

出血性脑卒中

• 急性降低血压可减少再出血及血肿扩大风险。

• 然而，过度的血压控制可能会加剧紧邻血肿受压区域的局部缺血。

• 急性出血性脑卒中患者血压控制的目标，

表8-13 3h内脑卒中患者使用rtPA静脉溶栓的标准

纳入标准
- 缺血性脑卒中导致的神经功能缺损
- 发病时间小于3h

  患者发病时间3～4.5h时是否应用静脉溶栓应咨询神经科医师
- 患者年龄＞18岁

排除标准

禁忌证
- 近3个月有重大头颅外伤
- 可疑蛛网膜下腔出血
- 近7天内有在不易压迫止血部位的动脉穿刺
- 血压升高（收缩压＞185mmHg或收缩压＞110mmHg）
- 活动性内出血
- 急性出血倾向，包括但不限于以下几点

  1. 血小板计数＜100 000
  2. 48h内接受过肝素治疗，aPTT超出正常范围上限
  3. 正在服用抗凝药物INR＞1.7或PT＞15s
- 血糖＜2.7mmol/L
- CT提示多脑叶梗死（低密度影＞大脑半球的1/3）

相对禁忌证

经验表明下列情况需要谨慎考虑溶栓的风险与获益——患者存在一项或多项相对禁忌证也可以接受溶栓治疗
- 轻型脑卒中或症状快速改善的脑卒中
- 痫性发作后出现的神经功能损害症状
- 近14天内有大型外科手术或严重外伤
- 近21天内有胃肠或泌尿系统出血
- 近3个月内有心肌梗死史

如表8-15所示。

表8-15 急性出血性脑卒中患者血压控制的目标

血压	措施
收缩压＞200mmHg 平均动脉压＞150mmHg	通过持续静脉泵入降压药，积极控制血压，每5min监测血压
收缩压＞180mmHg 或平均动脉压＞130 mmHg伴有颅内压升高可能	咨询神经外科医师是否监测颅内压；通过间断静脉药物降压，保证脑灌注压＞60mmHg
收缩压＞180mmHg或平均动脉压＞130 mmHg，不伴颅内压升高	通过间断静脉药物降压平缓降低血压（平均动脉压110mmHg或目标血压160/90mmHg），每15min监测血压

缺血性脑卒中

• 大多数共识指南建议，缺血性脑卒中患者需要适度降压。当收缩压＞ 220mmHg或舒张压＞120mmHg时，建议在脑卒中发作后的第一个24h内谨慎地将血压降为原有水平的20%。

• 当脑卒中患者有以下并发症时，需要更积极的控制血压。

1.充血性心力衰竭。

2.急性心肌缺血/心肌梗死。

3.主动脉夹层。

拟行rtPA治疗的患者，目标血压为收缩压＜185mmHg，舒张压＜110mmHg。

处理

• 所有脑卒中患者都应该接受进一步的检查、治疗和康复治疗。如果可以密切随访，那么腔隙性脑梗死患者在发病48h后无进行性或致残性神经功能缺损，可以出院回家。

（赵 鸿 译 葛洪霞 校）

第四节 蛛网膜下腔出血

Gene Chan · Shirley Ooi

要点

• 蛛网膜下腔出血（SAH）的发病率随年龄的增长而增加，直至达到60岁，发病高峰期在40～60岁，女性与男性比例为3∶2。

• 头痛**发作的速度**（**突然的**，像惊雷一样）比头痛的严重程度或对镇痛剂的反应更有指导意义。

• 急诊头痛患者蛛网膜下腔出血的发生率仅有1%，但在描述“此生最严重的头痛”或疼痛严重程度评分为10分（1～10分）的患者中，这一数字增加至12%。

• 10%～15%的蛛网膜下腔出血患者在来医院之前死亡。

• 在那些来到医院的患者当中，50%有意识水平的改变，40%有定向力障碍，25%有言语异常，不能按指令动作，或运动不能。

• 对于患有头痛、意识水平正常而没有局灶性神经体征或症状的患者，诊断难度提高。

• 可能没有局灶性神经系统定位症状和体征，如恶心、呕吐、发热、晕厥、意识模糊、偏头痛样头痛或昏迷。

• 20%～50%的患者在发病前数天至数周会出现严重的头痛。可以看作是**警告**或**前哨性头痛**，认为是继发于动脉瘤的短暂出血及随后血栓形成。

• SAH最常见的病因为囊性动脉瘤或动静脉畸形（AVM）（3%～6%），但也可发生于创伤。病史通常会区分两者，但偶尔情况下，出血会在创伤前就发生。详细的病史采集是必不可少的。少见的病因是真菌性、肿瘤性和血流相关的动脉瘤。

注意：大部分（90%）自发性颅内动脉瘤发生在前循环中，包括前交通动脉、后交通动脉和大脑中动脉。

• SAH可以出现多种心电图（ECG）**变化**，如T波高尖或倒置、U波、QRS波群增宽、QT间期延长和心律失常，常常混淆，使医师难以诊断为心脏疾病。

临床表现

• 目前尚无明确的临床规律能够排除SAH。

• 个别病例有不同程度的意识水平的改变，定向力障碍、假性脑膜炎或局灶性运动不能。

• SAH较少出现脑神经异常（12%），但可在未破裂的扩张的动脉瘤患者中出现。

• 第Ⅲ对脑神经麻痹是SAH最常受累的神经。

• **大脑后动脉交通动脉动脉瘤**患者由于第Ⅲ对脑神经麻痹，可能表现为同侧瞳孔扩大或偏离凝视。

• **大脑中动脉动脉瘤**的患者由于继发于颞叶

或外侧裂的出血，可能表现为对侧偏瘫。

• 当出血发生在颅后窝（10%囊性动脉瘤）时，可能表现为眼球震颤和共济失调。

• 由于颅内压增高，SAH也可表现为第Ⅵ对脑神经麻痹。

• 需要2～3h才能出现颈项强直。

• 眼底检查显示20%以上的患者会出现视网膜前或透明膜下出血，并伴有更高的死亡率。然而，许多神经系统受累的意识正常的患者不会出现上述表现。

• 有关体征和存活率，见表8-16中的Hunt和Hess分级系统。

表8-16 蛛网膜下腔出血的Hunt和Hess分级

分级	体征	存活率（%）
1	精神状态正常 轻度头痛 无神经功能缺损 无脑膜刺激征	70
2	中度至重度头痛 脑神经麻痹	60
3	嗜睡，意识模糊 轻度局灶性神经功能缺损	50
4	木僵 偏瘫、早期植物状态	40
5	昏迷 去大脑强直	10

⇨ **给全科医师的特别提示**

• SAH的初始误诊率为20%～50%。误诊使再出血风险增加了5倍，不良结局的风险增加了9倍。

• SAH的特征是症状突然发作——**惊雷样头痛**（伴随有呕吐）和快速进展的神经功能缺损。

• 还要注意SAH患者不典型的表现，有颈部疼痛的先兆或头痛伴有低热。

• 不存在头痛的SAH可能性不大。

• 在任何50岁以上的患者中进行偏头痛的诊断需要注意。

• 虽然罕见，但给予SAH患者镇痛治疗可以在一定程度上缓解头痛。

• 初始血压通常较高。

• 疑似患有SAH的患者应通过救护车转运至急诊室。

处理

支持治疗

• 必须把患者放置于重症监护区进行治疗。

• 通过频繁评估和格拉斯哥昏迷评分来记录病情变化。

• 确保有必要的插管和复苏设备。

• 评估气道。如果需要，插管以保护气道。

• 通过储氧面罩来提供高流量氧气。

• 抬高床头到30°。

• 监测：ECG、生命体征（每10～15min一次）、脉搏血氧饱和度。

• 开放外周静脉（IV）。

检查

• **诊断**

1.头部**非对比剂计算机断层摄影（CT）**扫描是可供选择的SAH的检查方法。

（1）CT扫描并不能发现所有的SAH。

（2）**头部**CT发现SAH的灵敏度随着症状发作时间的增加而减小；如果在症状发作的12h内进行CT扫描，则灵敏度为98%。症状发作后24h为93%，症状发作后5天内为73%，症状发作后2周为0。

2.当初始CT扫描为阴性时，**腰椎穿刺**对于SAH的诊断是必不可少的。新鲜脑脊液标本中出现黄变是SAH的特异性病理改变。

• 实验室检查：全血细胞计数、尿素/电解质/肌酐、PT/aPTT、GXM试验。

• 其他：ECG、胸部X线（注意神经性肺水肿）。

并发症

• 观察急性并发症（初始出血后0～48h）。其中包括以下几种。

1.**再出血**：这是自发性SAH最明显的急性并发症。自发性SAH后第1天再出血风险为4%，此后的13天内每天增加1.5%。再出血的死亡率为80%。

2.**脑性耗盐综合征**导致低钠。

3.**急性脑积水**（15%）。

4.**癫痫发作**（6%）。

5.**神经源性心脏病**（10%）。

6.神经性肺水肿：可能在最初出血后数分钟至数小时内发生。

特殊治疗

• 非阿片类镇痛剂，如可给予双氯芬酸肌内注射用于缓解头痛。避免阿片类镇痛剂，因其可能引起呕吐。

• 镇吐药：丙氯拉嗪12.5mg肌内注射或甲氧氯普胺10mg肌内注射。

• 抗高血压，如静脉注射拉贝洛尔负荷量10mg，然后持续输注维持收缩压低于140mmHg。与神经外科医师讨论后使用。

• 避免应用硝普钠和硝酸甘油，因扩张脑血管而使颅内压升高。

• 考虑预防癫痫发作，如苯妥英类。

• 钙通道阻滞药，如**尼莫地平**，能够减少继发性缺血性并发症，从而显著降低SAH不良预后的发生率。据推测，尼莫地平可能具有直接的神经保护作用，或者改善侧支循环。它不像以前认为的那样，会直接影响血管造影致血管痉挛。应与神经外科医师讨论后使用。

处置

• 给予SAH患者神经内科治疗还是神经外科手术治疗，要根据医疗机构惯例。

（李 硕 译 葛洪霞 校）

第五节 颞动脉炎

Seet Chong Meng・Shirley Ooi・Peter Manning

定义

颞动脉炎，也称为巨细胞动脉炎，是＞50岁患者的常见血管病变。尽管典型的为颞浅动脉炎，但是已被证实炎症过程也累及中血管和大血管，包括主动脉、颈动脉、锁骨下动脉、椎动脉和髂动脉。

诊断

根据美国风湿病学会，对颞动脉炎的诊断需要以下诊断标准中的三项。

• 患者年龄≥50岁。
• 新发作的局限性头痛。
• 颞浅动脉搏动减弱。
• 红细胞沉降率≥55mm/h。
• 活检组织病理学阳性。

要点

• 怀疑颞动脉炎，**通常为年龄＞50岁的女性**，表现为严重的搏动性、烧灼性和单侧的颞部头痛。通常头痛会持续数月。伴随症状可能包括乏力、厌食、体重减轻、下颌或舌的“跛行”、黑矇、肌肉疼痛、短暂性脑缺血发作、神经病变和脑卒中。

• **突发性、无痛、单侧视力丧失**（由于内睫动脉或后睫动脉分支受损血管闭塞引起视神经或视网膜梗死）是**最严重的并发症**。视力丧失通常是永久性的。

• **风湿性多肌痛**患者的颞动脉炎发病率增高。

> ⇨ **给全科医师的特别提示**
>
> • 一旦怀疑治疗颞动脉炎的诊断，在将患者送到医院之前给予口服泼尼松龙30～60mg（1mg/kg），诊断和治疗的延误会导致永久性失明。

处理

支持治疗

• 患者可以在中间护理区进行治疗。
• 测量并记录视力。
• 实验室：全血细胞计数和红细胞沉降率。

特殊治疗

• 如果病史和体格检查高度怀疑且红细胞沉降率升高，应立即开始治疗。
• 给予泼尼松龙30～60mg(1mg/kg）口服。
• 镇痛剂，如双氯芬酸肌内注射。

处理

• 在神经内科医师的指导下进行治疗。

（李　硕　译　葛洪霞　校）

第六节　短暂性脑缺血发作

Lim Er Luen · Shirley Ooi

诊断

• 短暂性脑缺血发作（TIA）**通常被定义**为由大脑局部缺血引起的神经功能缺损，在24h内完全缓解。

• 然而，最近的研究包括磁共振成像（MRI）显示，在症状持续的1h内可能发生永久性的脑梗死。因此，症状的持续时间对于TIA的预后严重程度至关重要。TIA的**当前定义**是“大脑局灶性功能紊乱或视网膜缺血而引起的短暂发作的神经功能缺失，通常症状持续时间小于1h，没有梗死的证据”。

• TIA应被认为是潜在脑卒中的预兆。脑卒中的发生取决于TIA的特点和持续时间。

• TIA应对应分离的神经血管区域。

• **前循环脑卒中**表现为以下症状体征。

1. 偏瘫。
2. 单侧感觉缺失。
3. 视野缺损。
4. 失语。
5. 左侧的空间忽视或半忽视。

• **后循环脑卒中**表现为以下症状体征。

1. 偏瘫。
2. 不共轭凝视，复视。
3. 同侧偏盲。
4. 伴有吞咽困难的构音障碍。
5. 无失写症的失读（无法阅读，无其他失语征象）。
6. 眩晕。
7. 呕吐。

要点

• TIA通常具有阴性症状，如感觉缺失。TIA很少引起阳性症状，如刺痛感觉、听觉或肌肉抽搐。由TIA引起的综合征如晕厥、孤立性眩晕、跌落发作或全面遗忘症并不常见。

• 持续性神经功能缺失应视为脑卒中，而非TIA。

• 48h内发生1次以上的TIA提示脑卒中发生的高风险。这些患者需要神经科医师进行紧急评估。必须寻找血栓栓塞的证据，如心房纤颤和颈动脉狭窄。

临床表现

• 必须进行完全的神经和心血管评估，包括颈动脉听诊。

• 需要进行毛细血管血糖水平测定和心电图（ECG）检查。

• 应进行脑部计算机断层扫描（CT）（非对比剂）。如果没有禁忌证，更推荐CT脑血管造影。如果存在禁忌证，要咨询神经科医师进行替代检查，如经颅多普勒或颅外多普勒检查。

预后

• **高风险**患者应接受神经专科医师的进一步评估。高风险包括以下情况。

1. 患者已经接受抗凝治疗，如华法林或阿司匹林和氯吡格雷的双联抗血小板治疗。

2. 患者有可识别的心脏栓子的来源，如心房颤动。

3. 复发性TIA患者。

4. 具有高ABCD2**评分**的患者。

（1）**年龄**：＜60岁，0分；≥60岁，1分。

（2）**血压**：＜140/90mmHg，0分；＞140/90mmHg，1分。

（3）**临床表现**：偏瘫，2分；言语异常，1分；其他，0分。

（4）症状持续时间：＞1h，2分；10min至1h，1分；＜10min，0分。

（5）**糖尿病**：有，1分；无，0分。

• ABCD2评分为6～7分为高风险，此类患者在48h内发生脑卒中的风险为8.1%。

• ABCD2评分为4～5分为中度风险，此类患者在48h内发生脑卒中的风险为4.1%。

• ABCD2评分为0～3分为低风险，此类患者在48h内发生脑卒中的风险为1%。

注意：ABCD2评分是在TIA发生的前两天内，预测脑卒中风险的临床评分。

• ABCD2评分低、CT正常且没有高风险特点的患者在48h内可以出院，院外接受神经功能的随访。出院前，应开始抗血小板治疗（首选阿司匹林）和降脂药治疗。如果TIA症状再次出现，建议立即返回。

• 给予可溶性阿司匹林300mg后，接收高风险患者入院。

• 如果患者对阿司匹林过敏，给予氯吡格雷首剂150mg，此后每日75mg。

（李 硕 译 葛洪霞 校）

第9章

传染性疾病

第一节　21世纪新型感染性疾病急诊处理新规范

Quek Lit Sin

要点

• 数世纪来，感染性疾病一直困扰着人类。以前可怕的传染性疾病如天花、脊髓灰质炎已经或者不久之后将会不复存在。然而，以前的很多病原体直到今天仍能导致人类死亡和疾病流行（如流感病毒）。

• 20世纪中期，疫苗和抗生素的出现给了医护人员希望，感染性疾病可望成为过去。然而，从最近非典和禽流感的发生可以判断，这场战役仍将继续。

• 处理新的感染性疾病将会有新规范，在新规范里，一线的医务专家必须要警惕发热病例的暴发和任何症状的感染。

• 尽管存在诸多不确定性因素，我们仍可以采取一些基础措施来加强对一线工作人员的保护，即全科医师和急诊科工作人员。

医院传染病的应急准备

• 做传染病暴发的医院计划是应对所有灾难中最复杂的规划。

• 医院应对传染病紧急情况的总体目标是能够为受影响者提供适当的医疗照顾，同时继续为社区提供较长一段时间的基本医疗服务。这不仅会影响医院基础设施的承载能力，而且还会影响医院的人力资源和部署。

• 除传统灾害管理周期的各个阶段外（准备、反应、恢复、缓解），传染病应急管理还包括以下内容。

1. **监测和检测**：认识到传染病的紧急情况发生。

2. **控制和遏制**：制定临床、公共卫生措施，减少事件所带来的健康、社会和经济后果。

感染控制

• 麦克唐纳等指出，某些人在传播非典型肺炎冠状病毒时是很有效率的。而且在某些情况下，这些所谓的“超级传播者”在健康工作者中的流行病传播上扮演着很重要的角色。

• 有效的感染控制是阻止医院内任何传染病传播和拯救生命的关键。所有医护人员必须有知识并接受感染控制的培训。医院感染控制部门的检查能力可确保符合医疗标准。

• 一线的部门应该考虑以下几个问题。

1. 制订相关培训，培训员工如何识别、隔离或空间隔离具有呼吸道感染症状和体征的患者。

2. 早期发现并迅速将感染病例隔离在负压隔离室，确保工作人员了解何时及如何使用负压隔离室。

3. 必须在医院出入口严格进行日常发热监测。

4. 在全院照顾患者的区域使用个人防护设备，包括使用N95型口罩（滤除0.3μm以上颗粒的效率为95%的口罩）、白大衣、手套、护目镜、头罩、洗手液。

5. 培训医务工作者正确使用包括N95型口罩在内的个人防护装备。

6. 不明原因的患者或医护人员发热集中暴发是感染控制系统崩溃的信号，应立即作出相关反应措施，如停止出院和探望，停止在病房、诊所和医院之间进行转移等。

7. 制订周期性模拟演练测试各部门科室反应能力的计划。

初期诊断和管理

• 对被怀疑患有高度传染性疾病的患者进行初期诊断和管理的目的，是在保证医护人员安全的前提下，为患者提供医疗照顾。

• 以下几点十分重要。

1. 将患者与他人隔离。

2. 限制与患者接触的医护人员人数。

3. 为医护人员接近和评估患者提供保护。

4. 考虑将患者转移到配备有更专门设施的区域，以更好地照顾患者。

5. 实验室必须准备好处理传染患者的样本。

调峰能力

基础设施能力

• **调峰能力**是指扩大医疗供应，以应对超出平常患者数量的能力，包括提供专业的医疗保健（如儿科护理、需要机械通风的重症监护、血液透析或血液过滤）。

• 计划进一步扩大这一能力，需要使用替代护理设施（如学校和社区会堂）和（或）护理标准的重大变化，有时称为“**有计划的退化护理**”。

人力资源能力

• 与基础设施调峰能力并行的是管理额外患者负荷的人力资源可用性。

• 医院应急计划，包括为此类危机部署人力，确保患者得到充分的护理。

• 与其他灾害不同，传染病暴发危机酝酿过程缓慢，并经常持续较长时间。这使得人力调度方面的工作更具挑战性，因为我们必须考虑到紧急状态带来的精神和身体疲劳。通常，需要延长轮班时间和抽调其他不受危机影响的部门工作人员以维持护理标准。

沟通

• 有效的沟通对于任何危机管理都至关重要，但在此尤其重要，因为它会对公众和医院工作人员产生心理影响。

• “沟通”一词包括向社区、患者和保健专业人员提供准确、及时、完整和易于理解的信息。

• 随着危机的发展，为使更多的信息和新的工作计划变得可行，它们必须被准确地传播。

• 需要多种模式的信息传播，以让所有医护人员保持更新最新的事态发展，如通过群发邮件、短信、Twitter、信息公告板等。

• 每天早晨上班前或轮班前点名，确保将最新信息传达给医护人员。

• 最新的关于风险沟通及发生感染性疾病时与媒体及公众沟通的国际准则提供了更多细节，并强调了沟通的重要性，其中包括建立和保持信任，规划和测试暴发传播策略。作为职业发展的一部分，所有公职人员都需要接受媒体沟通方面的训练。

关心受疫情影响的医护人员和其他人员

• 职业健康服务应包括在医院准备计划中。这将有助于确保工作人员在事前得到充分的保护。例如，确保所有现有国家政策下合格的人，以及专门从事有关疫苗的实验室工作人员接种季节性流行性感冒病毒亚单位疫苗、肺炎球菌疫苗和乙型肝炎疫苗。

• 流行病学单位也应参与对医护人员感染的监测系统，这在事前和发生事件时都是需要的，在事前可作为监测传染病发生的手段，在事件发生时，监测潜在暴露人员的情况，和对已暴露人员的特异性感染情况的处理。

• 任何外伤事件、紧急情况或灾难，无论是自然的还是人为的，都会对幸存者、死者、证人、救援人员、医务人员及其家人、亲戚、朋友和同事产生心理影响。

• 规划应确保无论发生什么紧急情况，人员配备水平足以使值勤时间限制在每天不超过12h，并应对工作人员从繁重的工作转向不太繁重的职能方面作出规定。工作人员需要一个安静的、安全的、私密的、不受打扰的吃、喝、休息的场所，而且也需要同类型的设施，这样员工才能与朋友和家人保持联系。

• 员工也应该意识到其他来源的支持（如家庭医师、医院的牧师和其他宗教和精神顾问），并应提供联系机密的倾听或咨询服务等方式。

• 与Caplan介绍的和预防精神问题的6个概念一致，传染病威胁和影响心理管理必须体现在以下3个层面上。

1. 采取措施保护员工不会感染疾病。

2. 减轻受到疾病威胁及目睹同事死于这种疾

病带来的负面心理影响。

3.为这种流行病挥之不去的不利影响提供心理治疗。

结论

• 下一次疾病大流行的威胁始终存在。预测下一次威胁全球公共卫生的紧急感染是不可能的。然而，预测传染病将继续有规律地发生是有可能的，进而有可能以适当的规划来应对，以减少它们造成的社会破坏。

• 最大的危险是自满。认为大流行不太可能发生而不为之计划，这只会导致不良后果。

（宋晔娜 译 熊 辉 校）

第二节 登革热和奇昆古尼亚热

Gene Chan · Sim Tiong Beng

登革热

定义

• 登革热是一种通过伊蚊传播的高热传染性疾病。

• 登革热病毒是黄热病毒属中的一种黄病毒，它是单链RNA病毒，有4种不同的血清型（DEN-1，DEN-2，DEN-3，DEN-4）。由于4种血清型中仅有短暂并且很弱的交叉保护，生活在流行地区的人一生可能感染血清型3或血清型4的登革热病毒亚型。

• 该病的病理生理学是毛细血管通透性突然增加、血液黏稠和弥漫性毛细血管渗漏的结果。在某些情况下，会出现非出血性低血容量性休克。

要点

• 急诊科登革热的诊断主要依据临床表现，当患者发热持续3天以上并且治疗效果差时，急诊科医师应该首先想到登革热。

• 腹部症状如恶心、呕吐、腹痛、腹泻常会导致误诊为胃肠炎或急性胃炎。尤其是在儿童患者中。

• 有疑似登革热感染患者的家庭成员的患病风险更高。对于有症状的患者来说，监测血小板很重要。

• 处于经期的患者不应被诊断为登革出血热。除非血细胞比容在基线水平上升高20%，或者在满足登革出血热标准的情况下。

• 注意一下两个特征：登革热患者提示即将发生**休克**、**血液黏稠**和**腹痛**。

• 潜伏期：**感染蚊虫叮咬后4～7天**，也可能长达2周。

临床表现

经典登革热

• 登革热早期的临床症状类似于病毒感染症状。

• 临床表现是发热伴有头痛、眶后疼痛、明显的肌肉和关节痛（**断骨热**）。可能存在相对心动过缓。

• 其他临床症状包括以下几方面。

1.非特异性皮疹（50%），如瘀点、弥漫性红斑、麻疹样改变。

2.消化道症状，如恶心、呕吐（50%）和腹泻（30%）。

3.呼吸道症状，如咳嗽、咽痛和鼻塞。

4.出血表现（不要与登革出血热混淆）。

• **实验室检查**：血小板减少＜100 000细胞/mm^3，白细胞减少，AST升高（2～5倍）。

• 区分登革热和其他病毒感染时，应注意感染的患者是否发热并有全身症状。

登革出血热

• 登革出血热是登革热病毒感染最严重的临床表现，可能出现循环衰竭和休克。

• 疾病早期很难和登革热区别。

• 世界卫生组织定义的**登革出血热的4个标准**如下所示。

1. **发热**持续2～7d。

2. 明显的**血小板减少症**（＜100 000/mm^3）。

3. **血管通透性增加**（血浆渗漏综合征）导致血液黏稠（＞20%的血细胞比容值上升）、胸腔积液或腹水。

4. **出血倾向**（阳性止血带试验阳性）或**自发性出血**。

• 当出现休克及以上4种情况时即**登革热休克综合征**（DSS）。

实验室诊断

• 登革热的诊断主要依据临床。如果怀疑登革热时就应进行治疗，同时等待实验室确认。

• 如果发热已＞5d，那么应对血清登革热抗体（血清学）IgM**水平**进行分析。

• 患者**发热的第**2～3**天**，**登革热病毒**RNA或蛋白质检测即可检测到**聚合酶链反应**。

• **登革出血热**发生的**危险因素**如下所示。

1. **年龄**。小于15岁的儿童和老人。

2. **反复登革热病毒感染**。早期感染存在的抗体不能预防不同血清型感染。这些抗体可产生免疫反应，对宿主有害。

3. **致病性强的病毒基因型**，如亚洲株DEN-2。

4. **营养状态**。由于细胞免疫减弱，营养不良的儿童不太可能出现登革出血热。

• 即将采用的DSS**临床指标**如下所示。

1. 严重腹痛。
2. 由发热变为低体温。
3. 烦躁或嗜睡。
4. 出汗。
5. 持续性呕吐。
6. 肝大。

• 由于登革热感染在全球范围内发生，它出现了越来越多的非典型临床表现。非典型的登革热表现可参照表9-1。

表9-1 非典型的登革热表现

系统	临床表现
神经系统	脑炎/无菌性脑膜炎
	颅内出血/血栓形成
	单神经病/神经病/吉兰-巴雷（Guillaine-Barre）综合征
	脊髓炎
胃肠道/肝脏	**肝炎**/暴发性肝衰竭
	非结石性胆囊炎
	急性胰腺炎
	热性腹泻
	急性腮腺炎
肾脏	肾溶血性尿毒综合征
	肾衰竭
心脏	**心肌炎**
	传导异常
	心包炎
呼吸系统	急性呼吸窘迫综合征
	肺出血
骨骼肌肉系统	肌炎
	横纹肌溶解症
淋巴系统	自发性脾破裂
	淋巴结坏死

改编自：'Atypical manifestations of dengue', Journal of Tropical Medicine and International Health, 12（9）: 1087-1095.

• 意识异常和异常的神经系统改变（反射亢进）的登革热患者可能出现**急性肝衰竭**。这种患者可能很快死于严重肾出血、脑水肿、肺水肿和重叠感染。早期干预很必要。弥漫性毛细血管渗漏是血液黏稠的主要原因。

> **⇨ 给全科医师的特别提示**
>
> • 要有高度警惕登革热的意识。
>
> • 登革热患者可能不存在典型的登革热皮疹。他们经常出现面色发红的症状。临床医师应询问出血病史，如鼻出血、牙龈出血。
>
> • 对于发热持续3天以上的患者检测**血常规**（FBC），在血常规结果中，不仅要关注**血小板减少症**（＜100 000/mm^3），还要注意**血细胞比容**（＞50%）。血细胞比容升高提示血浆渗漏并且需要即刻补液。
>
> • 将怀疑登革热或确诊登革出血热或登革热休克综合征的患者立即转诊至医院住院治疗。

管理

• 没有针对登革热的特效疗法，管理主要是支持治疗。

• 不要肌内注射。

• 可用对乙酰氨基酚治疗发热和肌痛。由于存在出血风险，以及儿童存在Reye综合征的潜在风险，应避免使用阿司匹林和非甾体抗炎药。避免使用肝毒性药物和长效镇静剂。

• 早期支持治疗（液体置换和纠正电解质紊乱）是治疗登革热的关键。

• 患者必须在重症监护区接受治疗，以便进行监测。

- **对于任何一位持续高热并没有明确感染症状的患者来说，血常规检测是必不可少的。对于有登革热的患者来说，重要的实验室检查结果如下所示。**

1. **白细胞减少症**：白细胞增多和中性粒细胞增多可排除登革热可能，应考虑细菌感染。

2. **血小板减少症**（$<100\ 000/mm^3$）：钩端螺旋体病、麻疹、风疹、脑膜炎球菌血症、脓毒症、疟疾和重症急性呼吸系统综合征（SARS）均可以导致血小板减少症，但是简单疟疾患者的皮疹不常见。

3. **血细胞比容**提示血液黏稠（$>50\%$）。

4. **尿素和电解质**：可能出现低钠血症。

5. **肝功能异常**：肝酶异常。

6. **凝血功能。**

7. **登革热RNA聚合酶链反应或血清学试验**一般不做，除非高度怀疑登革热诊断。注意：应该考虑引起血小板减少症的其他原因，如脓毒症出现DIC或特发性血小板减少性紫癜。如果都不是，应行支持治疗。

- **登革出血热**可引起血浆渗漏，积极补充血管内容量很重要，可用乳酸林格液或生理盐水，以防止或逆转登革热休克综合征。可通过血细胞比容测定、血压、脉搏、尿量评估补液是否充分。
- 一旦患者病情稳定，当毛细血管渗漏停止并开始迅速吸收渗出液，或者当患者可口服补液、血细胞比容正常、生命体征和尿量正常时，应立即停止补液。过度输液可引起容量过多和肺水肿。

输血指征

- 如果出现严重出血可输注血小板。
- 如果没有出血证据，即使患者血小板低于$10\ 000/mm^3$，也无须预防性输注血小板。
- 大量输注血小板时要警惕，因为快速输血可能会导致患者容量负荷过重。
- 如果患者出血量$>10\%$，或者出血导致低血容量性休克或患者对于液体复苏没有反应时，应紧急输血（包括成分输血和输注全血）。
- **处置**：在以下病例中，**住院静脉输液治疗**是很有必要的。

1. 已发生严重脱水（正常体重10%）或当存在自发性出血时，低血压或脉压减小需要快速扩充静脉容量。

2. 有临床出血倾向。

3. 严重血小板减少症（即血小板$<50\ 000/mm^3$）。

4. 血细胞比容升高（男性$>49\%$，女性$>43\%$）。

5. 血小板计数$<20\ 000/mm^3$，需要卧床休息，以免发生自发性出血和意外创伤。

6. 老年人、非常年轻的患者，伴有疾病（如过敏性疾病、糖尿病或缺血性心脏病）的患者，或者不能耐受口服药物治疗的患者。

注意：血小板计数在（80 000 ～ 140 000）/mm^3者可出院，但在血小板计数正常之前，必须进行连续的全血计数检查。

奇昆古尼亚热

- 奇昆古尼亚热是一种病毒性疾病，症状类似于登革热。
- 该病由虫媒病毒——奇昆古尼亚病毒（简称CHIK病毒）引起，该病毒属于披膜病毒科甲病毒属。
- 该病首例发生在坦桑尼亚，名字源于“马孔德”方言，意为弯曲，形容忍受重病的患者的身体外观。
- 该病最初在撒哈拉以南的非洲、印度南部和巴基斯坦大部分地区流行，但是现在在东南亚很常见。
- 病毒传播载体是埃及伊蚊和白纹伊蚊。

临床表现

- 潜伏期为2 ～ 4天。
- 患者可有畏寒发热（92%）、头痛（62%）、严重关节痛（87%）、背痛（67%）和躯干上有一些斑丘疹（50%）。
- 游走性多关节炎（70%）表现为大关节和小关节红肿。
- 该病可持续5 ～ 7天。严重出血表现的并发症和死亡病例不常见。
- 后遗症包括持续性关节痛伴有僵硬和疼痛。神经系统、皮肤和情感障碍后遗症也可发生。

实验室诊断

- 发病5天后CHIK IgM抗体出现。

• 疾病早期，CHIK-聚合酶链反应测试结果可能是阳性的。

• 没有**特征性的血液学表现**——通常会出现以淋巴细胞为主的白细胞减少症。血小板减少症很少见。

管理

急性期

• 该病为**自限性**。没有特效疗法或针对CHIK病毒的疫苗。

• 对症治疗。

• 对乙酰氨基酚可用来镇痛和解热。

• 阿司匹林、非甾体抗炎药和激素不建议使用。为了避免不良反应尽量避免使用。

• 确保充足的水化和正常生命体征，特别是血压。

• 冷敷可减轻关节疼痛。

• 建议适度运动和理疗。

慢性期

• 骨关节表现为慢性关节疼痛和肿胀，可能会持续几个月（大约10%的患者）或每次发热都复发。锻炼和理疗可预防残疾、畸形和挛缩。

• 神经系统问题，如周围神经病变伴随主要感觉受损。还有神经压迫综合征、肌无力、癫痫发作或眼/视功能缺陷。这些可用类固醇或抗神经痛药物治疗。

• 在急性期可能发生的皮肤问题，如色素沉着和丘疹。然而，它们很少需要长期护理。可用锌氧化物霜或炉甘石洗剂。银屑病患者的皮肤问题可能会恶化。

• 在多达15%的病例中观察到精神、躯体或情感问题。更可能发生于已有情绪或精神疾病的人。社会心理支持和安慰可能是康复的关键。

预防

• 像登革热一样，应采取预防措施控制蚊子传播。例如，使用蚊帐和驱虫剂，搜索和消灭蚊虫孳生地、喷洒杀虫剂。

（宋晔娜 译 熊 辉 校）

第三节 疟 疾

Toh Hong Chuen

要点

• 对于不明原因发热的患者，在不考虑是否有旅游史的情况下，我们都应警惕疟疾的可能。

• 在东南亚，两个主要传播人类疟疾的物种为间日疟原虫和恶性疟原虫。在这个地区中，抗疟药的耐药性增长比世界其他地区要快。

• 典型的疟疾攻击持续6～10h。首先是寒战，随之而来的是高热，紧接着是大汗并退热。感染后，间日疟原虫、卵形疟原虫每隔一天攻击机体一次，有时候感染恶性疟原虫也是如此。感染三日疟则每隔两日出现上述症状。即使很典型，我们还是不经常看到这些发病规律。

• 初次感染间日疟原虫和卵形疟原虫（休眠期肝内寄生虫-休眠体）后数月到数年可能会复发。

对于发热并且近期去过非洲、亚洲、中东、美国中部和南部、伊斯帕尼奥拉岛和大洋洲的患者要考虑疟疾的可能。

• 需要注意的是来自高发区的大部分患者往往没有症状。这反映了一种传染免疫状态，这种状态下患者存在感染（但是没有症状）。但是在低发区是相反的，这里的患者往往是有症状的。

• 由于药物存在耐药性和用药依从性的原因，药物是不能预防疟疾的，尤其是患者从疟疾发病区返回后自觉不适的情况下。

• **临床症状通常不特异，**包括发热（伴畏寒、寒战）、流感样症状（肌肉痛、嗜睡和头痛）或者胃肠炎样症状（恶心、呕吐、腹泻），其他器官系统也可受累。

• **非复杂性疟疾是指**症状明显的疟疾，但没有病情严重的征兆和其他重要器官功能障碍的证据。

• **严重的疟疾**易发生于对疟疾没有免疫力或弱免疫力的患者（如来自低发区或没有疟疾的地区）。也可以发生于高发区的儿童和妊娠期妇女。出现寄生虫血症或有临床和实验证据即可诊断疟疾。

1. **临床表现**：虚脱、意识障碍、呼吸窘迫（代谢性酸中毒式呼吸）、多发抽搐、循环衰竭、肺水肿（影像学）、弥散性血管内凝血、黄疸、血红蛋白尿。

2. **实验室检查**：严重贫血、酸中毒、肾损伤、高乳酸血症、寄生虫血症。

- **可发生急剧恶化**，尤其是**恶性疟原虫**感染。
- 疟疾感染和治疗（如奎宁）可引起**低血糖**。
- 对精神心理或心脏传导缺陷的患者**不建议使用甲氟喹**。

> ⇨ **给全科医师的特别提示**
>
> • 一旦诊断疟疾，由于病情可能突发恶化，在转诊至急救中心前，可使用奎宁或甲氟喹治疗；如果是间日疟原虫感染使用氯喹。
>
> • 必要时监测血糖水平、诊治低血糖。
>
> • 对于成年人，简单预防疟疾的措施包括以下几点。
>
> 1.避免蚊虫叮咬，可使用驱虫剂，如30%DEET，蚊帐、适宜的衣物，避免傍晚或黎明外出。
>
> 2.如果患者将前往疟疾发生地，出发前1周开始药物预防并且在返回后继续服用4周。
>
> （1）甲氟喹250mg/周。
>
> （2）多西环素100mg OM。
>
> （3）乙胺嘧啶-氨苯砜复合剂1片/周。

管理

- 对去过疟疾疫区患者的**血样进行疟疾检测**。
- 如果寄生虫不可见，连续3天每天重复2次涂片来排除疟疾。
- 所有的疟疾患者都**应收入院**。严重疟疾患者应被收入重症监护室。
- **寄生虫数量**与预防有关，并且应明确感染种类。
- **实验室检查**。

1.血常规（贫血、白细胞正常或降低、血小板减少）。

2.尿素/电解质/肌酐（肾损伤）。

3.肝功能（黄疸）。

4.血糖（恶性疟原虫感染或奎宁治疗）。

5.尿液试纸监测血红蛋白尿。

治疗

1.**小于8岁**的儿童：可用**克林霉素**；避免使用多西环素和四环素。

2.**伯氨喹**可用来根除休眠体。必须排除缺乏葡萄糖磷酸脱氢酶（G6PD），因为可能引起严重的溶血性贫血。妊娠期患者也是禁忌。妊娠期感染卵圆形疟原虫的患者应持续应用氯喹预防。

3.**严重疟疾**患者应积极**静脉**应用**奎宁**。住院期间，应监测以下指标。

（1）血压（警惕低血压）

（2）监测心脏（警惕宽QRS波或QTc间期延长）

（3）密切监测指标（如低血糖的发生）

4.以下情况下需要**血浆置换**。

（1）寄生虫浓度高于10%（如疟疾血症）

（2）脑型疟疾

（3）肺容量负荷过重引起的肺水肿

（4）肾脏并发症

5.疟疾的药物治疗方案见表9-2。

表9-2 疟疾的药物治疗方案

	成人	儿童	妊娠妇女
非复杂疟疾 卵圆形疟原虫	**磷酸氯奎** 首剂600mg（＝1000mg氯化钠）感染后6h、24h、48h分别给予300mg（＝500mg氯化钠）。[总剂量：1500mg（＝2500mg氯化钠）] 联合**磷酸伯氨喹**，30mg，qd，口服14天	**磷酸氯奎** 10mg/kg口服，感染后6h、24h、48h分别口服5mg/kg（总剂量：25mg/kg） 联合**磷酸伯氨喹**，0.5mg/kg，口服14天	**硫酸奎宁** 542mg（＝650mg氯化钠），tid，口服7天

续表

	成人	儿童	妊娠妇女
非复杂疟疾恶性疟原虫	**硫酸奎宁** 542mg（＝650mg氯化钠），tid，口服7天 联合以下任意一种 **多西环素**，100mg，bid，口服7天 **四环素**，250mg，qid，口服7天 **克林霉素**，20mg/（kg·d），分3次，口服7天	**硫酸奎宁** 8.3mg/kg（＝10mg氯化钠/kg），tid，口服3～7天 联合以下任意一种 **克林霉素**，20mg/（kg·d），分3次，口服7天 **多西环素**，2.2mg/kg，q12h，口服7天 **四环素**，25mg/（kg·d），分4次，口服7天	**硫酸奎宁** 542mg，tid，口服7天 联合**克林霉素**：20mg/（kg·d），分3次，口服7天
重症疟疾	**葡萄糖酸奎宁** 负荷量6.25mg/kg（＝10mg氯化钠/kg）静脉输液，1～2h输完，然后0.0125mg/（kg·min）[＝0.02mg/（kg·min）氯化钠]连续输注至少24h。一旦寄生虫浓度低于1%并且患者可口服药物即可口服奎宁治疗，剂量同上。 **联合以下任意一种** **多西环素**，100mg，bid，口服7天（如果患者不能口服药物，可静脉给予，100mg，q12h，一旦患者可口服药物尽快改为口服多西环素，剂量同上）。静脉输液时避免输液速度过快。治疗疗程7天 **四环素**，250mg，qid，口服7天 **克林霉素**，20mg/（kg·d）；分3次，口服7天（如果患者不能口服药物，可予负荷量10mg/kg静脉输注，而后5mg/kg，q8h）。如果患者能口服药物尽快改为口服，剂量同上。静脉输注时避免速度过快。治疗疗程7天	**葡萄糖酸奎宁** 负荷量6.25mg/kg（＝10mg氯化钠/kg）静脉输液，1～2h输完，然后0.0125mg/（kg·min）[＝0.02mg氯化钠/（kg·min）]连续输注至少24h。一旦寄生虫浓度低于1%并且患者可口服药物，即可口服奎宁治疗，剂量同上。 **联合以下任意一种** **多西环素**，2.2mg/kg，q12h，口服7天（如果患者不能口服，可静脉输注）。体重小于45kg的儿童，可2.2mg/kg静脉输注，一旦患者可口服药物尽快改为口服多西环素，剂量同上。体重≥45kg的儿童，药物用量同成人。静脉输注时避免速度过快。治疗疗程7天 **四环素**，25mg/（kg·d），分4次，口服7天 **克林霉素**，20mg/（kg·d），分3次，口服7天（如果患者不能口服，给予负荷量10mg/kg静脉输注，而后5mg/kg输注，q8h）。一旦患者能口服药物，尽快改为口服，剂量同上。静脉输注时避免速度过快。治疗疗程7天	同成人重症疟疾

（宋晔娜 译 熊 辉 校）

第四节 针刺伤/体液暴露

Peter Manning · Ong Pei Yuin

定义

通常指的是患者、医护人员（healthcare worker，HCW）或公众成员被潜在感染的体液所污染的事件。

要点

• 在医院，损伤常在注射、静脉穿刺或静脉注射时双手回套针帽或针在一个人向另一个人传递的过程中发生。大约1/3的损伤发生在远离患者护理的时间和地点，如被垃圾袋中未扣帽的针刺伤皮肤。

• 医护人员在注射或**非注射暴露**后都会有血清转化。

• 感染肝炎的风险远远高于感染艾滋病的风险。

• 通常情况下，医护人员感染艾滋病继发于源自HIV阳性患者血液的意外接种。

• 病毒接种后的血清转化可能延迟或缺失，HIV抗体检查阴性的人仍然可能感染病毒。

> **⇨ 给全科医师的特别提示**
>
> • **暴露后抗反转录病毒药物预防**是目前的标准治疗，并且应该在得知HIV阳性暴露后立即实施（见下文）。

治疗

- **患者护理注意事项**

1.**经皮接触**：尝试描述接种部位并在流水下彻底冲洗，然后用氯已定或聚乙烯吡咯烷酮碘进行消毒，必要时应用敷料。

2.**黏膜接触**：立即用大量水冲洗受感染部位。

3.**不完整皮肤接触**：应用肥皂水或抗菌洗手液清洗受感染区域，然后用氯已定或聚乙烯吡咯烷酮碘进行消毒。

注意：所有的接触者都要遵守院内制度和规程。

- **确定来源患者的血液或体液**

1.采集受暴露医护人员的血样检测乙肝抗原、乙肝抗体和HIV抗体。

2.采集患者血样（仅在取得同意后）检测乙肝抗原和HIV抗体。

（1）**患者乙肝病毒表面抗原（HBsAg）阴性**

1）对乙肝病毒具有天然免疫力的医护人员：不需要进一步的处理。

2）已完成乙肝病毒免疫的医护人员：不需要进一步的处理。

3）尚未完成乙肝病毒免疫的医护人员：开始或完成乙肝病毒免疫。

4）乙肝病毒表面抗原阳性的医护人员：不需要进一步的处理。

（2）**患者乙肝病毒表面抗原（HBsAg）阳性**

1）天然免疫的医护人员：不需要进一步的处理。

2）已完成乙肝病毒免疫的医护人员：注射追加剂量的乙肝疫苗。

3）尚未完成乙肝病毒免疫的医护人员：在72h内注射乙肝特异性免疫球蛋白，开始或完成乙肝病毒免疫。

4）乙肝病毒表面抗原阳性的医护人员：不需要进一步的处理。

（3）**患者HIV抗体阴性**：确定患者的乙肝状态。

（4）**患者HIV抗体阳性**

1）HIV阳性的医护人员：不需要进一步的处理。

2）HIV阴性的医护人员：立即实施暴露后预防（见下文），根据院内惯例将医护人员加入随访。

3）确定患者的乙肝病毒状态并按上述程序进行。

- **未确定患者的血液或体液。**

1.乙肝病毒天然免疫的医护人员：不需要进一步的处理。

2.已完成乙肝病毒免疫的医护人员：注射追加剂量的乙肝疫苗。

3.未完成乙肝病毒免疫的医护人员：在72h内注射乙肝免疫球蛋白，开始或完成乙肝免疫。

- **暴露后预防**：如果医护人员暴露于HIV阳性来源患者的血液或体液后，考虑暴露后反转录病毒药物治疗可能降低血清转化的风险（基于动物和人类的研究）。研究表明暴露后24h内开始治疗可以降低HIV的传播。

1.立即给予预防：**不要等到**3天左右再实施。

2.口服**齐多夫定**300mg，每天2次，**拉米夫定**150mg，每天2次（也可服用复合制剂双汰芝）。

（1）副作用：胃肠道反应、头痛、乏力、肌痛、惊厥。

（2）3天内请传染病专家进行随访。

3.患者的HIV状态未知但属于高危人群。

（1）按上述方法获得血样。

（2）48h内迅速随访。

（侯启圣　译　熊　辉　校）

第五节　破　伤　风

Suresh Pillai · Keith Ho

要点

- 必须高度警惕以便检出破伤风患者。
- 在重症监护室，伤口清创和护理对于所有疑似破伤风病例都是必需的。

> ⇨ **给全科医师的特别提示**
>
> • 除了对易感染破伤风伤口的患者确保充分的破伤风预防外，对那些表现为局部或全身肌肉强直的患者也需保持高度警惕，无论其有无易于感染破伤风的伤口。
>
> • 所有可疑病例都须立即急诊就诊，寻求进一步处理。

病理生理学

• 破伤风是由进入伤口中的破伤风梭菌释放外毒素而引起的，破伤风梭菌是一种革兰氏阳性厌氧杆菌。破伤风梭菌通常以无毒的芽孢形态进入伤口，但是在组织损伤且组织含氧量降低时可以发展成产毒素的菌体形态。

• 破伤风发生于刺伤、裂伤、挤压伤、肠外药物滥用者，厌氧环境促使芽孢的生长。

• 临床症状和体征的产生是由于外毒素侵及中枢神经系统，阻断了抑制性神经递质的释放，导致强直性肌肉痉挛。

临床表现

• 感染后的潜伏期在3～21天。

• 破伤风的全身症状包括下颌和躯干肌肉的痛性强直。

• 破伤风的典型症状包括“苦笑”面容、吞咽困难、角弓反张、手臂挛缩、拳头紧握、腹肌僵硬、下肢伸展，这些症状是由受累肌群的间歇性强直收缩引起的。

• 脊柱和长骨的骨折可能是由骨骼肌的抽搐痉挛引起的，就像癫痫发作时一样。

• 除非发展到喉痉挛或呼吸肌痉挛，一般并无意识丧失。

• 自主神经紊乱导致的发热、出汗、心动过速、高血压也很常见。

治疗

• 获得最佳治疗需要在安静隔离的重症监护室环境中。

• 主要的治疗措施包括神经肌肉麻痹、气管插管和机械通气，气管切开常用于需要长期通气的治疗者。

• 伤口清创对于减少疾病的进一步发展至关重要。

• 需要单次肌内注射3000～5000U的**人破伤风免疫球蛋白**。

• 一旦患者从急性期恢复后就需要肌内注射**抗破伤风类毒素**（anti-tetanus toxoid，ATT）0.5ml，并在随后的第6周、第6个月再次注射以完成全部疗程。

• 静脉滴注**青霉素**G 1000万U/d，分次给药。也可静脉滴注**甲硝唑**500mg，q6h，或者静脉滴注**多西环素**100mg，q12h。如果患者对青霉素过敏，也可以使用**红霉素**2g/d或**四环素**2g/d替代。

• 每1～3h按需静脉注射**地西泮**10mg使肌肉松弛，这对控制反射性痛性肌肉痉挛至关重要。

• 静脉注射阿曲库铵或泮库溴铵可以获得长时间的神经肌肉阻滞。

• 自主神经紊乱需要使用恰当的药物进行控制，可以咨询特护医师帮助完成治疗。

（侯启圣　译　熊　辉　校）

第10章

血液系统/肿瘤急症

第一节　急诊科血液制品管理

Irwani Ibrahim · Peter Manning

要点

• 值得强调的是，血液或血液制品只有在有明确适应证时才能使用。并且，只要情况允许，就应该使用更安全的替代治疗方案。替代治疗应该只包含患者需要的部分，并尽可能选择最小剂量。

• 注意事项

1.首次2U的全血或浓缩红细胞可以从冰箱中直接取出使用。大量快速输注时，如输注速度＞50ml/（kg·h），升温非常重要。在此类情况下，血液只能在其通过输液装置时进行加热。

2.必须使用标准血液滤过器进行输血以滤过血凝块及其他碎片。其中比较特殊的是血小板和冷沉淀，需要使用各自对应的输血器进行输注。

3.一般来讲，血液不应该与其他液体共用输液器进行输注。有些可以引起溶血（如5%的葡萄糖），有些可以引起凝血（如乳酸林格液）。只有生理盐水可以用来冲洗输血的输液装置。除了生理盐水以外的任何药物或静脉溶液都不能加入到血液或血液成分中。

4.血液在高压或通过小号针管输注时可能破坏红细胞，18G或19G的针管可以提供满意的流速。

• 在血液制品的管理过程中必须对患者的早期输血反应进行密切观察（见下文）。

血液和血液制品

全血

• 急性失血患者，恢复血容量比红细胞替代治疗更重要。在此类情况下首先使用晶体液和（或）胶体液输注可以减少输血。

• 全血输注适应证

1.急性出血（即使血红蛋白和血细胞比容处于正常水平）。

注意：急性失血后，血红蛋白（haemoglobin，Hb）和血细胞比容（haematocrit，Hct）仍可以维持正常或接近正常水平1h。约20%的血容量丢失可以通过单独补充晶体液予以纠正。

2.失血量超过血容量的25%。

3.失血后有潜在风险的患者（表10-1）出现相应的症状和体征（表10-2）。

表10-1　失血后有潜在风险的患者

1.有心肌缺血风险的患者
2.冠心病
3.心脏瓣膜病
4.充血性心力衰竭
5.有脑缺血风险的患者
6.短暂性脑缺血发作病史
7.既往血栓性脑卒中

表10-2　高危患者出现以下症状和体征需要紧急输血

1.晕厥
2.呼吸困难
3.直立性低血压
4.心动过速
5.心绞痛
6.短暂性脑缺血发作

红细胞

- 红细胞输注适应证

1.慢性持续性失血。

2.急慢性白血病。

3.由于骨髓造血功能衰竭、尿毒症及症状严重的缺铁性贫血或巨幼红细胞性贫血导致的慢性贫血。

- 患者的状况是决定输血的最重要因素，而不是依赖实验室检查结果。
- 慢性贫血患者输注全血存在相对禁忌，主要是由于增加循环超负荷风险。
- 无出血成人输注1U红细胞可升高血红蛋白约1g/dl、血细胞比容约3%。

血小板

- 血小板输注适应证

1.严重血小板减少的患者出现或可能出现危及生命的出血，血小板计数通常＜20×10⁹/L。

2.输15～20U的全血或红细胞后。

注意：血小板计数低于（80～100）×10⁹/L时，输注血小板可能有利于大手术或严重创伤治疗时充分止血。血小板输注量应该取决于实际血小板计数，而不是计算公式所得的输注量。

- 强调输注血小板的目的是治疗患者，而不是改变实验室检查结果。

新鲜冷冻血浆（fresh frozen plasma，FFP）

- FFP包含所有的凝血因子。
- **适应证**

1. 当特定凝血因子或凝血因子复合物缺乏时，用于治疗单一凝血因子缺陷。

2. 拮抗华法林导致的危及生命的出血。

- 大量输血时（定义为24h内替换患者的全部血容量），没有证据表明预防性使用FFP可以防止异常出血或减少输血需求。FFP只有在出现出血和凝血障碍时才推荐使用。

冷沉淀

冷沉淀富含凝血因子Ⅷ、纤维蛋白原和血管性血友病因子。它常作为缺乏病毒灭活的凝血因子Ⅷ浓缩剂的血管性血友病综合征和血友病A患者的替代治疗。

凝血因子Ⅷ和凝血因子Ⅸ

病毒灭活的凝血因子Ⅷ或凝血因子Ⅸ浓缩剂常分别应用于血友病A和血友病B的治疗，见表10-3。

血友病A

凝血因子Ⅷ的需要量（IU）＝体重（kg）×期望水平×0.5

注意：1小瓶凝血因子Ⅷ包含250IU。

血友病B

- 凝血因子Ⅸ的需要量（IU）＝体重（kg）×期望水平

注意：1小瓶凝血因子Ⅸ包含500IU。

- 血友病患者应该在血液科专家指导下治疗血友病。

表10-3 凝血因子浓缩剂使用参考

轻微出血（期望水平30%）	中度出血（期望水平50%）	严重出血（期望水平75%～100%）
1.小关节或单关节出血	1.大关节或多关节出血	1.颅内出血
2.肌肉出血	2.颈、舌、咽出血（无气道狭窄）	2.大手术
3.鼻出血	3.腹腔出血	3.严重创伤
4.牙出血	4.无神经障碍的头部外伤	4.骨-筋膜室综合征
5.尿血		5.颈、舌、咽出血（合并气道狭窄）

紧急输血

- 紧急输O型血不应被不加选择地使用。在紧急情况下首先使用晶体液和胶体液并进行配血实验是更安全有效的方法。
- O型Rh阳性血用于中国和马来西亚患者的紧急输血。
- O型Rh阴性血用于印第安人和高加索人，特别是围生期女性人群输血。
- 下面是根据输血的不同紧急程度进行的血液分类。

1.无配型紧急血液，立即可用（无配型无抗体检测）。

2. 快速配型血液，5～10min可用（有配型无抗体检测）。

3. 完全匹配血液，30～45min可用（有配型有抗体检测）。

- 输血并发症（急性反应）

1. 溶血反应：最严重的急性反应（占所有输血的0.03%，死亡率为10%～40%）。这一反应最常见于第1U血液成分输完之前。

（1）患者诉发热、寒战、下腰痛、关节痛和胸闷，在静脉注射部位经常会有烧灼感，也可能表现为休克。

（2）治疗主要是预防休克和肾皮质灌注不足。

1）立即终止输血。

2）加强静脉液体治疗，并且静脉注射呋塞米80～100mg，维持尿量≥30ml/h。

3）静脉注射氢化可的松，成人200mg（儿童5mg/kg）。

4）立即邀请血液科会诊。

2. 发热反应：最常见（占所有输血的3%～4%），最轻的输血反应。

注意：在早期阶段，临床上难以区分发热反应与严重溶血反应。

（1）患者诉发热、寒战、不适。

（2）治疗

1）立即停止输血。

2）给予解热药。

3）静脉注射氢化可的松，成人200mg（儿童5mg/kg）。

4）立即邀请血液科会诊。

3. 过敏反应：罕见（占全部输血的1%），在输血10ml之内发生。

（1）患者诉寒战、全身瘙痒。

（2）临床表现：低血压、皮肤潮红、可能出现荨麻疹、血管性水肿。

（3）治疗

1）如果只是出现荨麻疹需要立即减慢输血速度，如果出现发热、血管性水肿和低血压需要立即终止输血。

2）静脉注射抗组胺药。

3）静脉注射氢化可的松，成人200mg（儿童5mg/kg）。

致谢

感谢新加坡总医院输血服务中心主任Tien Sim Leng博士提供的参考文献1，即本章节大部分信息的基础。

（侯启圣 译 熊 辉 校）

第二节 肿瘤急症

Toh Hong Chuen · Shirley Ooi

要点

- 恶性肿瘤患者容易发生肿瘤或与其治疗相关的急症。
- 在急诊科处理这些急症时，应遵循的重要原则包括以下几点。

1. 咨询主诊的肿瘤科医师，尤其是院外随访的患者。

2. 由于这些患者接受多方面系统性随访，有利于资深临床医师及早参与早期症状管理（如疼痛管理）。

3. 了解肿瘤的恶性程度、患者对治疗的反应、疾病的预后及治疗目标有助于决定采取姑息治疗还是积极治疗。在患者处于危重状态且必须迅速决定是否应进行积极复苏时，这一点尤为重要。

- 4种最常见的危及生命的肿瘤急症如下：

1. 中性粒细胞减少性脓毒症
2. 血小板减少症
3. 高钙血症
4. 脊髓压迫

- 静脉应用抗生素的速度决定了中性粒细胞缺乏合并脓毒症的死亡率。

⇨ **给全科医师的特别提示**

- 不要在门诊给予发热的肿瘤患者抗生素或解热药物治疗，应立即将其转往急诊科就医，尤其是体温＞38℃的患者。
- 无发热的患者如果有发热病史，应被当作发热患者治疗。
- 所有感觉不适的肿瘤患者，应怀疑**高钙血症**。
- 所有表现为背痛的肿瘤患者，应考虑存在骨转移导致脊髓压迫的可能性。不要以为是关节炎而忽略这种可能。

中性粒细胞减少性发热

• 这一急症是化疗最常见的致命性的副作用。

定义

• **中性粒细胞减少**：血液中性粒细胞水平异常低下的一种状态；中性粒细胞计数低于500/mm^{3}或低于1000/mm^3，但预测会降低至500/mm^{3}以下。中性粒细胞减少出现的时间取决于化疗药物的种类，在治疗后1～4周。中性粒细胞减少的肿瘤患者的感染发生率和严重程度与中性粒细胞绝对计数和中性粒细胞减少的持续时间成反比。

• **发热**：体温≥38.3℃或≥38.0℃持续1h及以上。体温应通过口腔或鼓膜而非通过直肠进行测定。免疫缺陷患者可以发生严重的局部或全身感染而无发热，表现为不明原因的呼吸急促或心动过速、精神状态改变、代谢性酸中毒、电解质异常（如低血糖或低钠血症）。

注意：中性粒细胞减少的患者可因血液循环中白细胞数量不足而缺乏细菌感染典型的症状和体征。

治疗方案

• 所有接受化疗或放疗的发热患者应优先进入监护病房或更高级别的病房进行治疗。早期临床评估时仔细寻找感染部位是很重要的。由于免疫应答受损，只有20%的中性粒细胞减少患者有明确的感染灶。

• **检查**包括以下几项。

1. 全血细胞计数
2. 尿素/电解质/肌酐
3. 肝功能检查
4. 胸部X线片[1]
5. 尿液试纸检测和培养[2]
6. 血培养（需氧+厌氧）2组

注意：如果患者留置了中心静脉导管，则至少应通过这条通路留取一套血液培养。

7. 对脓性分泌物进行培养

• **抗生素**

早期使用广谱抗生素对中性粒细胞减少性发热至关重要。抗生素的选择及给药途径根据癌症支持疗法多国学会（Multinational Association of Supportive Care in Cancer，MASCC）制定的风险评分来确定。

1. **抗生素的选择**[3]见表10-4。

表10-4 中性粒细胞减少性发热的抗生素选择

低风险[4]（≥21）		高风险（＜21）	
预防使用喹诺酮?		脓毒症休克[5]或头孢菌素抗性肠杆菌科菌落定植/感染小于3个月	
是	否	是	否
哌拉西林他唑巴坦（静脉）**或**头孢吡肟（静脉）**或**头孢他啶（静脉）	阿莫西林克拉维酸和氟喹诺酮（口服）	亚胺培南（静脉）**或**美罗培南（静脉）	哌拉西林他唑巴坦（静脉）**或**头孢吡肟（静脉）**或**头孢他啶（静脉）

2. **抗生素剂量**见表10-5。

表10-5 治疗中性粒细胞减少性发热的抗生素剂量

抗生素	肌酐清除率［ml/（min·1.73m^2）］			
	正常	＞30～50	10～30	＜10
阿莫西林克拉维酸（口服）	625mg，tid	625mg，tid	625mg，bid	625mg，qd
环丙沙星（口服）	750mg，bid	500mg，bid	500mg，qd	250mg，qd
左氧氟沙星（口服、静脉）	750mg，qd（晨服）	750mg，qod	500mg，qod	500mg，qod
头孢他啶[6]（静脉）	2g，q8h	2g，q12h	2g，q24h	2g，q48h

[1]胸部X线片假阴性率高，因为在胸部X线片正常的中性粒细胞减少性发热患者中，有50%以上的患者在高分辨率CT上发现肺炎。

[2]尿路感染患者可能表现为排尿困难、尿频，但尿道无白细胞沉积。因此，每一个中性粒细胞减少患者都应该进行尿培养。

[3]严重的青霉素或头孢菌素过敏者：经验性抗生素的治疗选择静脉应用氨曲南和万古霉素。

[4]明确中心静脉导管感染患者也应静脉应用万古霉素。

[5]中心静脉导管原位脓毒症休克患者也应静脉应用万古霉素。

[6]严重黏膜炎或可疑肺炎患者不推荐单独应用头孢他啶。

续表

抗生素	肌酐清除率［ml/（min·1.73m²）］			
	正常	＞30～50	10～30	＜10
头孢吡肟（静脉）	2g，q8h	2g，q12h	2g，q24h	1g，q24h
哌拉西林他唑巴坦[7]（静脉）	4.5g，q6h	2.25g，q6h	20～40ml/min	2.25g，q8h
亚胺培南（静脉）	500mg，q6h	500mg，q6h	250mg，q6h	250mg，q12h
美罗培南（静脉）	1g，q8h	1g，q12h	26～50ml/min	500mg，q24h
氨曲南（静脉）	2g，q8h	2g，q8h	1g，q8h	500mg，q8h
万古霉素（静脉）	1g，q12h	10～15mg/kg，q24h 或根据血清浓度监测决定		

• 进一步**处理**：血液肿瘤患者进入正压隔离室治疗。

注意

1.除非必要，无须肌内注射、导尿或每次都进行直肠检查。

2.对于接受化疗或放疗出现发热，但无中性粒细胞减少的患者，按常规的败血症方案治疗。建议在治疗这些患者的早期咨询其主诊医师，特别是治疗意向方面。

血小板减少症

• 当血小板计数＜20 000/μl时，中枢神经系统出血的可能性很大。

治疗方案

• 随机供者血小板交叉配血：6U。

• **预防措施**

1.避免肌内注射。

2.避免服用非甾体抗炎药。

3.绝对卧床休息。

• 以下情况可能需要交叉配血：活动性出血患者，无发热患者血小板计数＜10 000/μl，发热患者血小板计数＜20 000/μl。对于血液病患者，请咨询其主诊血液病医师关于所需血小板的类型（如辐照血小板）。

• 进一步处理：转入血液肿瘤普通病房。

[7]哌拉西林他唑巴坦的使用可能会导致血清半乳甘露聚糖检测假阳性结果。

恶性高钙血症

• **定义**：白蛋白校正的血清钙浓度≥3 mmol/L。

• 恶性肿瘤高钙血症的**发生率**为15%～60%。在实体器官肿瘤如乳腺癌、肾癌、肺癌及血液肿瘤如骨髓瘤、淋巴瘤中尤为常见。

• 对于所有**感觉不适的肿瘤患者**应怀疑高钙血症。如果未被诊断和治疗，可能会危及生命！

• 高钙血症**发病机制**包括甲状旁腺激素（PTH）相关蛋白产生[8]，骨吸收性细胞因子［如转化生长因子-α（TGF-α）］产生，骨转移的溶骨性作用，肿瘤介导的骨化三醇产生。

• 高钙血症的**临床特征**是非特异性的，包括以下内容。

1.**神经系统**：疲劳、虚弱、意识模糊、木僵甚至昏迷（通过减少神经传导）。

2.**消化系统**：便秘和肠梗阻（通过降低平滑肌张力）。其他常见的胃肠道效应包括厌食、恶心、呕吐和腹痛。长期而言，高钙血症与消化性溃疡和胰腺炎的发作风险增加有关。

3.**泌尿系统**：多尿、多饮、脱水和电解质丢失（血清钙浓度的急性升高会损害液体和电解质的重新吸收）。长期血钙升高与容量不足增加罹患肾结石的风险。

4.**心血管系统**：由于高钙血症会增加血管张力，因此容量减少导致的低血压可能被掩盖。心电图的改变包括QTc间期缩短、PR间期延长、QRS波增宽。同时，高钙血症可以加强地高辛的作用。

检查

• 血清钙离子，磷酸盐，镁，尿素，电解质和心电图。

治疗方案

• 包括以下4个基本步骤。

1.**恢复血管内容量**：每天输注2～5L液体，增加肾小球滤过率（GFR），加快肾脏对钙的清除。

2.**加强肾脏对钙的清除**：在血管内容量恢

[8]与PTH同源的13氨基末端氨基酸，可产生与PTH相同的效应，但不受正常反馈机制的影响。

复后使用袢利尿剂，如呋塞米（静脉，20mg，q6h）。

3.**减少骨质破坏**：双膦酸盐类，如唑来膦酸（静脉）抑制破坏骨质吸收，降低破骨细胞活力。由于起效时间较长，可以在普通病房开始使用。

4.**治疗恶性肿瘤**。

- 进一步处理：转入血液肿瘤普通病房。

脊髓压迫

- 多达5%的癌症患者在其疾病进程的某个时间点会发生脊柱和脊髓转移。
- 这种并发症通常表明恶性肿瘤已达晚期、生存期有限。
- 行走和保持独立的能力决定了肿瘤患者的生活质量。脊髓压迫是**名副其实的急症**，早期诊断和治疗决定其功能恢复及预后。
- 大多数脊柱转移瘤通过血行播散传播到椎体，随后扩展到硬膜外腔，引起硬膜外压迫。颈椎、胸椎和腰椎受累的发生率分别为10%、70%和20%。约30%的患者多处脊椎受累。转移至脊髓实质相对少见，可表现为单侧肢体无力。
- 背痛伴神经系统症状、不典型症状或有疑似症状但尚未确诊的癌症患者，应加强随访。

症状和体征

- 95%以上的患者存在**背痛**（局限性或放射性）。疼痛早于其他脊髓压迫症状2～4个月出现。背痛因咳嗽或仰卧而加重，或在夜间加重，需高度重视。
- 触诊**局部压痛**。
- **截瘫**和**大小便失禁**通常是晚期表现（如压迫脊髓圆锥则可能是早期表现）。在马尾综合征中这些症状频繁出现并不一定是脊髓压迫晚期症状，尿失禁的表现实际是由尿潴留导致膀胱充盈、尿液少量溢出造成的；对膨胀膀胱进行残余尿测定或膀胱扫描可以帮助鉴别。其他晚期症状包括**感觉障碍**和**反射亢进**。

治疗方案

- 进行**脊椎X线平片**检查（85%敏感度）发现以下表现。

1.椎体塌陷（87%敏感度）

2.椎弓根破坏（31%）

3.溶骨性破坏（7%）

- 检查方案

1.背部疼痛，无神经功能障碍

（1）进行X线平片检查。如果正常，择期行骨扫描检查。

（2）如果有异常发现，尽快进行腰椎磁共振（MRI）检查。

2.背部疼痛，有神经功能障碍：对肿瘤病史患者（病理确诊）在以下情况应首先使用类固醇治疗（地塞米松8mg静脉注射）。

（1）一旦被确诊或有强烈提示存在脊髓压迫。

（2）存在椎体塌陷。

（3）X线平片上椎弓根无显示。

立即与肿瘤科医师联系，密切留意脊柱磁共振结果。

注意：在无法诊断癌症的情况下，不要开始使用类固醇，但可以联系肿瘤科医师获得进一步建议。

抗利尿激素分泌失调综合征

- 抗利尿激素分泌失调综合征（SIADH）通常是由异位（如肺癌）释放抗利尿激素引起的。其所引起的低钠血症可导致中枢神经系统功能受损，如昏迷和癫痫发作，危及生命。
- **急性症状性低钠血症（癫痫或昏迷）**应积极给予3%高渗生理盐水，并以1～2ml/(kg·h)的速度输注来提高血清钠水平（2.5mEq/h），以达到理论上癫痫发作阈值（120mEq/L）以上。一旦达到阈值，高渗盐水输注就应停止。密切监测血钠水平对控制矫正速度和矫正目标水平至关重要，可避免渗透脱髓鞘综合征的发生。
- 对于基础病为慢性低钠血症的患者，血清钠水平应缓慢纠正，以不超过0.5mEq/h的速度持续24h以上。继发于SIADH的轻度低钠血症包括限制每日0.5～1L的游离水摄入。

高黏滞综合征和白细胞淤滞综合征

- 正常血清相对黏度为1.4～1.8cP（1cP=10^{-3}Pa·s）。除非血清黏度超过4.0cP，高黏滞综合征的临床症状是罕见的。这些综合征与微循环阻塞直接相关，包括精神状态的改变、不明原因的呼吸困难或头痛。
- 对于血液系统恶性肿瘤患者，尤其是瓦氏（Waldenstrom）巨球蛋白血症、多发性骨髓瘤、急性白血病原始细胞危象和红细胞增多症的患者，出现上述症状时都应该考虑这个**诊断**。

- 在急诊科的**治疗**目标是对患者气道、呼吸、循环进行评估后开始复苏治疗。首先积极静脉补液。其他的降低血清黏度的方法包括静脉切开放血和进行血浆置换。具体方法咨询血液科医师。

- **白细胞淤滞综合征**，是一种由于白细胞计数升高而继发组织灌注不足引起的综合征，这一状况在白细胞计数接近100 000/μl时最为常见。也可以在某些类型的单核细胞白血病中看到，这些患者一般白细胞升高的不多，为25 000～50 000/μl。

- 与高黏滞综合征一样，白细胞淤滞综合征的初始治疗为积极静脉补液。其他关键原则包括快速降低外周血白细胞计数（白细胞分离术或静脉切开放血）并预防**肿瘤溶解综合征**（高钾血症、高尿酸血症、高磷酸盐血症和肾衰竭）的发生。后者可以通过积极的静脉补液，口服磷螯合剂（如氢氧化铝50～150mg/kg，qd），别嘌醇（在急诊科立即给予600mg）和羟基脲（50～100mg/kg，qd）治疗，同时等待化疗。

大量胸腔积液引起的呼吸困难

- 患者出现呼吸困难，叩诊出现典型的“石样浊音”，语音共振减弱，听诊时呼吸音减低，胸部X线上患侧胸腔“完全白色”表现，可能呈现气管和纵隔移位。
- 比较当前X线胸片与先前X线胸片的差异。

治疗方案

- 给予吸氧治疗以维持血氧饱和度（SpO_2）在95%以上。
- 对患者进行监护。
- 在患侧置入28～32F胸腔引流管。

心包积液引起的急性呼吸困难

- 心包积液在肺癌中尤为常见，但也可以在其他恶性肿瘤如淋巴瘤心包转移时出现。
- 对心包积液的识别可能比较困难，出现以下临床表现时应怀疑心包积液。

1.窦性心动过速
2.心电图低电压
3.清晰的呼吸音
4.颈静脉高压增高（库斯莫尔**征**）
5.可及**奇脉**（吸气时收缩压下降大于10mmHg）

- **诊断**可通过经胸超声心动**确诊**（图10-1）。

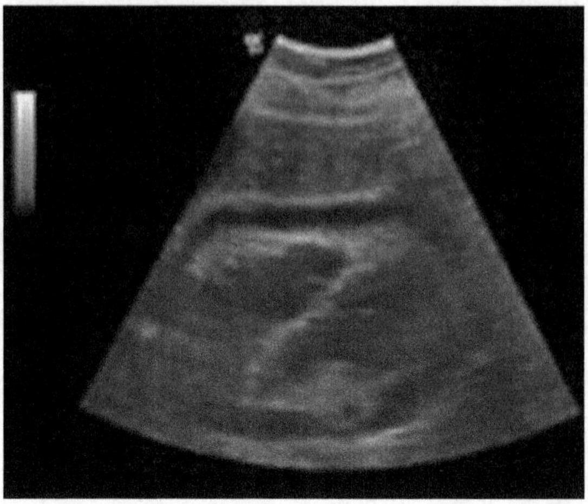

图10-1 **超声下的心包积液**

治疗方案

- 患者出现低血压时，心包穿刺引流是必要的（最终应该进行心包开窗引流术）。

疑似大面积肺栓塞

- 详见第3章第八节“肺栓塞”。

上腔静脉综合征

- 详见第3章第九节“静脉系统急症”。

致谢

感谢新加坡国立大学癌症研究所与我们分享其在治疗肿瘤急症患者方面的治疗方案。

（彭 川 译 熊 辉 校）

第三节 华法林过量

Gene Chan · Shirley Ooi

要点

- 国际标准化比值（INR）异常升高的最常

见原因为血样中混杂肝素制剂。为避免这种情况出现，应从外周静脉取血，而不是通过可能混杂肝素制剂的中心静脉导管取血。

● 第2个最常见的原因是采血管填充不充分，导致枸橼酸盐抗凝剂与患者血浆比例较正常值偏高。

● 华法林是一种常用的口服抗凝剂，适用于多种临床病症。

● 长期口服华法林的患者需监测INR水平，目的是根据临床情况使INR达到预定的治疗范围。INR值提供了外源性凝血途径的监测手段。INR因测量重复性更强，现已取代了易受试剂或组织因子影响的凝血酶原时间（PT）比值这项监测指标。

● INR的**参考范围**是0.8～1.2s，而PT的参考范围是7～10s。

● 一般来说，深静脉血栓形成、肺栓塞、心房颤动、二尖瓣狭窄、心肌病和缺血性脑血管病的**目标**INR（**范围**）是2.5（2.0～3.0），而心脏机械瓣膜的INR（范围）是3.0（2.5～3.5）。

● **干预和紧急逆转**INR**的必要条件包括**以下几点。

1.患者具有抗凝治疗的原因。

2.期望治疗的INR范围。

3.存在易出血倾向的局部病理或全身性疾病。

4.出血的部位和严重程度。

● 抗凝的**出血并发症**包括以下几种。

1. 颅内出血

2. 消化道出血

3. 关节积血

4. 骨-筋膜室综合征

5. 血尿

6. 血胸

7. 心包积血

8. 脊髓硬膜外血肿

注意：背部正中线疼痛的患者应考虑这一诊断。进行完整的神经系统检查包括直肠检查，以检查是否存在马尾综合征。

9. 腹膜后出血

注意：季肋部、背部或腹部疼痛，但很少或无腹部压痛患者应考虑这一诊断。由于神经受到压迫，感觉异常和疼痛可能会沿着腰丛或股神经分布放射。观察脐周瘀斑［**卡伦**（**Cullen**）**征**］、季肋部瘀斑［**特纳**（**Turner**）**征**］、大腿上部、腹股沟韧带下瘀斑（**Fox征**）和阴囊瘀斑（Bryant**蓝生殖器征**）。

10. 腹直肌鞘血肿

危险因素

● 药物相互作用，如抗生素（磺胺、阿莫西林、甲硝唑、氟喹诺酮类包括左氧氟沙星和多西环素）、非甾体抗炎药、对乙酰氨基酚、抗癫痫药（苯妥英）、胺碘酮、贝特类药物，以及质子泵抑制剂。

● 食物相互作用，如乙醇，草药补充剂（人参、银杏、甜草木犀、月见草油、维生素A和维生素E、大蒜或姜）。

● 叠加疾病，如肝脏疾病、发热、腹泻、吸收不良和心力衰竭恶化。

● 维生素K缺乏症，因饮食摄入不足或吸收不良。

> **➩ 给全科医师的特别提示**
>
> ● INR值超过4.0时，出血风险显著增加。
>
> ● 所有服用华法林的患者，如头部受伤则必须至急诊科就诊并进行颅内影像学检查。同样适用于那些头部轻度受伤但无症状的患者。

治疗方案

● 干预的程度和逆转的紧迫性取决于出血是否存在及其严重程度（表10-6）。

● 如果需要，可以通过口服或静脉途径给予维生素K，两者都是有效的。

● **口服维生素**K可在24h内使INR降低；**静脉应用维生素**K将在6～8h降低INR。然而，即使采取诸如缓慢输注和稀释等预防措施，静脉应用维生素K仍然可能引起严重的过敏反应，甚至心脏或呼吸暂停。输注速度**不能超过**1mg/min。静脉维生素K可以使用生理盐水或5%葡萄糖溶液稀释。鉴于这些可能出现的副作用，**除严重或危及生命的出血外，优先选择口服途径**。除了消化道出血外，口服形式吸收良好。

● 使用大剂量的维生素K，如10mg，可以

表10-6 INR的治疗调整

INR	是否存在出血	治疗建议			
		华法林	维生素K	新鲜冷冻血浆/Ⅶa因子	下次检测INR时间
<5.0	否	暂停1次，当INR在治疗范围时，以更低剂量继续	—	—	1～2天
5.0～9.0	否	暂停1～2次，当INR在治疗范围时，以更低剂量继续	当出血风险增加或有出血史时，口服1mg	—	1天
>9.0	否	停止使用华法林，当INR在治疗范围时，以更低剂量继续	口服1～2mg，如果需要可重复	—	12～24h
任意值	严重的或危及生命的出血	停止使用华法林	缓慢静脉输注10mg，如果需要可重复	新鲜冷冻血浆10～15ml/kg，考虑凝血酶原复合物浓缩物或重组人凝血因子Ⅶa	6～8h

使患者对华法林治疗产生抵抗作用。如果随后需要继续抗凝治疗，应给予肝素或低分子量肝素替代治疗，直到维生素K效应逆转，患者再次对华法林有反应。而口服维生素K 1mg的患者既不存在华法林抗药性的风险，也没有增加血栓形成的风险。

• 必要时应同时给予维生素K和新鲜冷冻血浆（FFP），因为如单独给予FFP则INR可能会反弹。

• 为确保FFP与患者机体的兼容性，必须进行配血试验。FFP解冻时间为30～45min。FFP的剂量是10～15ml/kg，这是一个很大的液体负荷量。FFP的替代治疗包括**凝血酶原复合物浓缩物（PCC）**和**重组人凝血因子Ⅶa（rFⅦa）**。

• 如存在危及生命的出血，除维生素K和FFP外，还可给予PCC或rFVⅡa。

特殊情况

• “超级华法林”（克灭鼠和溴敌隆）是长效杀鼠剂，其效力比华法林强100倍。

• 与华法林半衰期40h相比，它们在体内的半衰期可达数周至数月。

• 超级华法林中毒案例通常是由意外接触或自杀造成的。

• 中毒患者需要长时间口服大剂量维生素K（50～800mg/d）治疗。

• 反复监测INR和评估临床状况有助于确定维生素K治疗的持续时间和对包含凝血因子的血液制品需求量。

处理

• 如没有出血，请患者于最初接受华法林治疗的医疗机构持续监测INR水平。

• 如存在出血，请患者接受相应专科的治疗，如颅内出血到神经外科就诊，胃肠道出血根据当地惯例到消化内科或普外科就诊。

（彭 川 译 熊 辉 校）

第11章

皮肤病急症

皮肤科急症

Emily Gan Yiping・Peng Li Lee・Shirley Ooi

要点

- 发热患者有紫癜样皮疹的，要考虑**脑膜炎球菌血症**。
- 有瘀点或紫癜样皮疹患者，需要考虑败血症引起的**弥散性血管内凝血**。
- 低血压患者伴有关节疼痛和“挫伤”，应考虑**坏死软组织感染**的可能，该病初发症状很有欺骗性。
- 接种过水痘疫苗的人仍然可以患水痘，但病情较轻，可能被误认为是“病毒性发热”。
- 伴有呼吸急促、咳嗽的患者，高热3～5天，要考虑**水痘肺炎**。

常见皮肤科术语见表11-1，常见皮疹处置流程图11-1。

⇨ 给全科医师的特别提示

- 脑膜炎球菌血症的快速处置：单剂量的环丙沙星500mg。
- 询问患者接触史，如肥皂、外用药物、护肤品和化妆品等，很多皮疹发生于或继发于接触部位。
- 认识更危险的皮疹，如史-约综合征（SJS）、中毒性表皮坏死松解症（TEN）、脓疱型银屑病和泛发性剥脱性皮炎。
- 拍一张皮疹的独特照片，并将照片放在患者的文件夹中。这样皮肤科医师就能知道皮疹初发时的样子。
- 注意接触性皮炎会加重原发皮疹，特别是如果患者治疗前已使用非处方药物或化妆品。

表11-1　**皮肤科术语**

名词	描述
斑疹	不隆起于皮肤的颜色异常改变（可为苍白、棕色、黑色或红色），直径＜1cm
斑片	直径＞1cm的斑疹
丘疹	直径＜1cm的隆起性损害
结节	直径＞1cm的隆起性损害
斑块	顶部平坦的隆起性损害
水疱	直径＜0.5cm的内含液体的皮损
大疱	更大的水疱
脓疱	充满白细胞（不局限于感染性损害，如脓疱型银屑病的无菌性脓疱）
环状皮损	呈环形外观的损害
盘状皮损	扁平或盘子样损害（又称为钱币样皮损）
糜烂	表皮缺失的损害，通常会形成瘢痕修复
溃疡	皮肤损失达到真皮层
皲裂	纵贯皮肤全层的裂隙

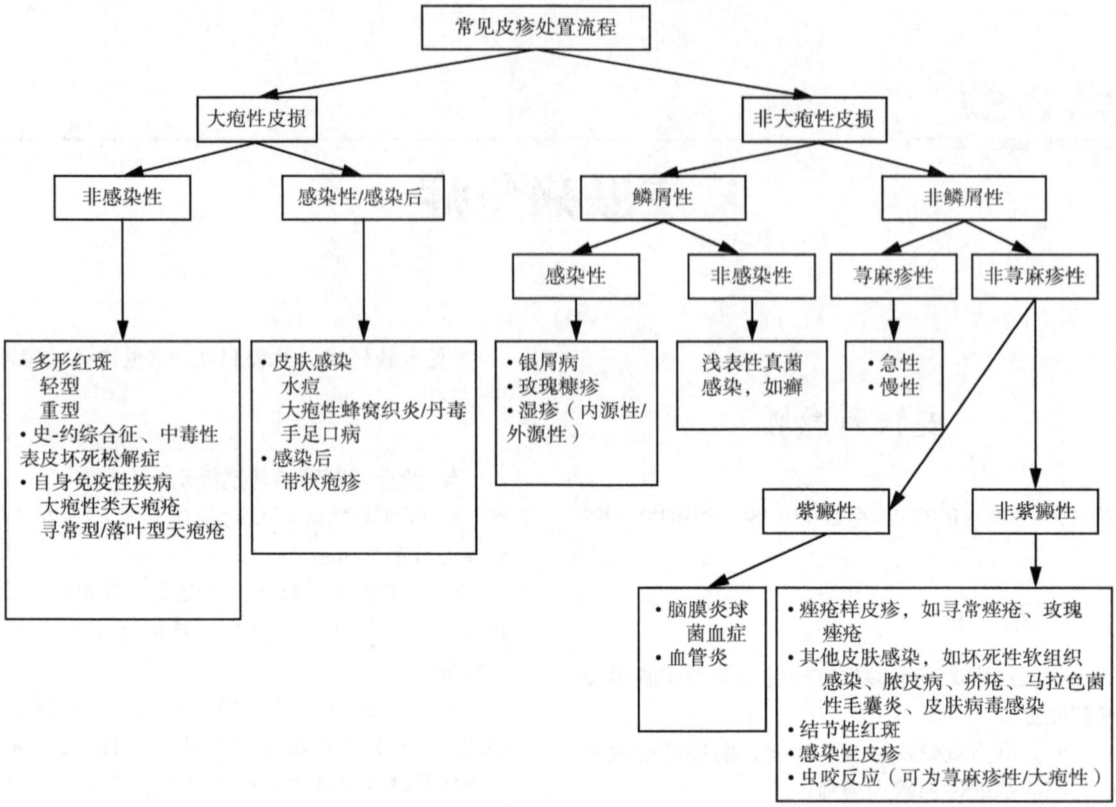

图 11-1 常见皮疹处置流程

多形红斑（EM）：轻型/重型

轻型和重型属于同一疾病谱，但不同于史-约综合征和中毒性表皮坏死松解症。EM分类如下所示。

1. 轻型：更常见，很少或没有黏膜受累。

2. 重型：更严重的水疱和黏膜糜烂，可能危及生命。

临床特点

- 非瘙痒性、非鳞屑性。
- 初始病变是暗红色斑疹或荨麻疹斑块，皮疹超过24～48h。一个小丘疹或水疱，中心可以继续发展。随后出现中间凸起、苍白的水肿环，外围变成紫色，形成典型的同心圆模式或靶形病变。
- 通常从手和脚开始，包括手掌和足掌，随后泛发。
- **糜烂黏膜**，可发生于唇、口咽、鼻、眼结膜、外阴和肛门区域。
- 通常前期有发热、虚弱、不适等全身症状和呼吸道感染症状。

病因

- 感染：常见的是单纯疱疹病毒、爱泼斯坦-巴尔病毒、链球菌和支原体。
- 药物：磺胺类药物、青霉素、四环素、抗惊厥药（如苯妥英钠、卡马西平和巴比妥类药物）、非甾体抗炎药、别嘌醇、氢氯噻嗪、普鲁卡因胺。
- 其他：自身免疫病。

治疗

- 确定原因

1. 药物治疗回顾。

2. 常见传染病症状学回顾。

3. 考虑自身免疫性疾病，如红斑狼疮、白塞综合征。

- 轻型EM

1. 如果病因明确且没有进展的证据，向患者解释病情。

2. 一般不需要药物治疗，皮疹一般不痛不痒。糜烂面考虑外用抗菌药。

3. 制订皮肤科、综合医学随访计划。

- 重型EM

1. 考虑住院治疗或急诊皮肤科咨询。
2. 提供支持治疗，维持水和电解质平衡。
3. 伤口护理。
4. 控制感染。
5. 系统性类固醇治疗尚有争议

类天疱疮和天疱疮（图11-2和图11-3，彩图见书后彩图1～2）

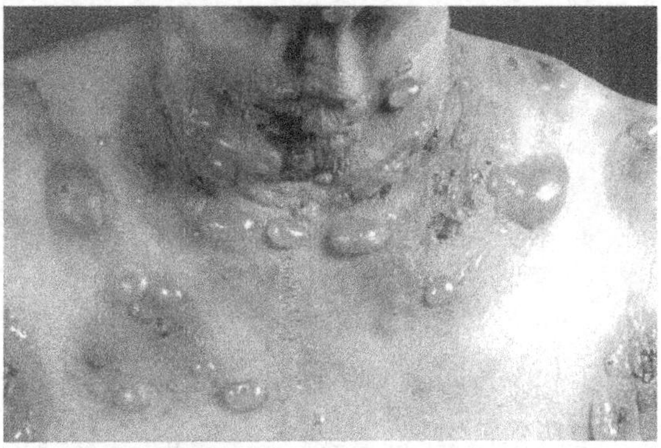

图11-2 大疱性类天疱疮

多个大水疱位于老年男性胸部。荨麻疹样斑块或偶尔湿疹皮疹样表现可能先于大疱出现。大疱可在红斑或正常皮肤上出现，有出血可能。在肤色较深的亚洲人，大疱破裂可导致炎症后色素沉着。循环中可检出抗半桥粒糖蛋白抗体BP180和BP230，前者已被证明可诱导表皮下水疱生成

Image courtesy of National Skin Centre and Eds., Asian Skin 2005.

- 两种大疱性疾病均是自身免疫性疾病。
- 大疱性疾病的主要治疗方法是使用抗炎药。
- 确诊需通过皮肤活检。
- 临床特征鉴别见表11-2。

表11-2 类天疱疮和天疱疮的鉴别要点

	类天疱疮（原型：大疱性类天疱疮）	天疱疮（原型：寻常型天疱疮）
年龄	老年	中青年
皮损	张力性水疱	松弛性水疱，易破溃形成糜烂面
	瘙痒	疼痛
	通常不累及黏膜	常累及黏膜；为其常见特征
预后	较好	可能致死

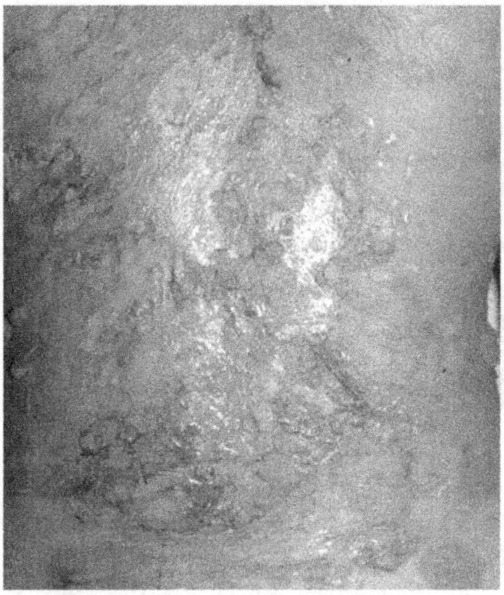

图11-3 寻常性天疱疮

融合形成皮肤裸露疼痛区，继发于轻微创伤即可破裂的松弛水疱。完整的松弛性大疱见于下背部，常由看似正常的皮肤发生。抗桥粒芯糖蛋白抗体可致表皮棘层角质形成细胞松解，组织学上可见基底层完整、基底上裂形成（Tombstone征）。皮损愈合无瘢痕，但在肤色较深的亚洲人，容易形成炎症后色素沉着

Image courtesy of National Skin Centre and Eds., Asian Skin 2005.

治疗

- 取决于受累程度，两者都可能需要住院治疗。

1. 系统使用糖皮质激素配合免疫抑制剂。
2. 局部护理。
3. 治疗感染。
4. 裸露的皮损会造成水、电解质大量流失，注意维持水和电解质平衡。

水痘（图11-4，彩图见书后彩图3）

- 感染源：水痘带状疱疹病毒（VZV）。

临床特点

- 潜伏期为10～21天，但通常为14～17天。
- 常见前驱症状包括低热、乏力、肌痛（幼儿通常没有）。
- 水疱出现前的早期病变可能是红斑或丘疹，随后会结痂。
- 皮损分布广泛。可出现在头皮、生殖器部位、口腔黏膜及结膜，但以躯干为主。
- 同一患者可见不同阶段的水疱和结痂。

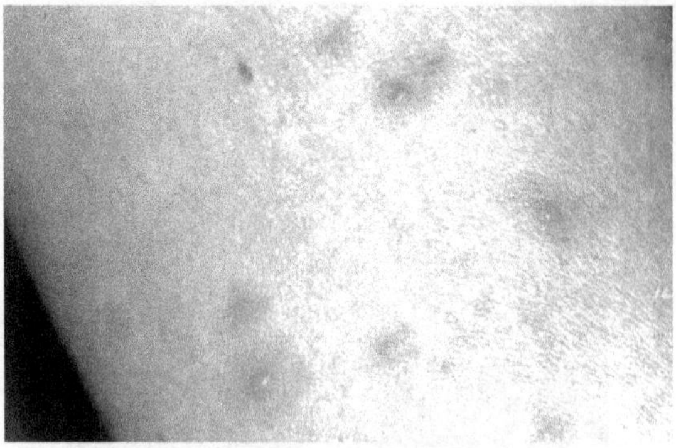

图11-4　水痘

特征性水疱，像一个个发炎的红色露珠

Image courtesy of National Skin Centre and Eds., Asian Skin 2005

- 患者形成水疱前约48h即有传染性。一般水疱形成后4～5天直到所有的水疱结痂期，都具有传染性。

治疗

- 皮疹出现24～72h使用阿昔洛韦。

不同人群剂量如下所示。

1. 儿童（2岁及以上）：口服阿昔洛韦每次20mg/kg，每日4次80mg/（kg·d），5天。最大剂量3200mg/d。
2. 超过40kg的儿童应接受成人剂量治疗。
3. 成人及儿童体重超过40kg：口服阿昔洛韦800mg，每日4次，连续5天。

- 抗组胺药物控制瘙痒，如氯苯那敏4mg，每日3次。
- 不使用阿司匹林作为解热镇痛药，因为可能引起瑞氏综合征。
- 如果有细菌感染的迹象，请考虑口服抗生素，如青霉素V（A组链球菌是常见的致病菌）/氨苄西林/头孢氨苄/多西环素（如果怀疑过敏）或氯唑西林（如果怀疑金黄色葡萄球菌感染）。
- 免疫抑制的患者需要住院治疗。

并发症

- 在成人和免疫受损患者中更常见：包括无菌性脑膜炎、脑炎、肺炎、横断性脊髓炎和瑞氏综合征。
- 胎儿水痘综合征形成短肢畸形；新生儿水痘可致命，可在生产时感染。
- 免疫可通过免疫球蛋白G（IgG）迅速建立。

隔离

- 建议隔离直到没有新水疱出现、所有病灶结痂。
- 未免疫的孕妇应考虑使用水痘-带状疱疹免疫球蛋白（VZIG）。

大疱性蜂窝织炎/丹毒

参考脓皮病部分。

手足口病（图11-5，彩图见书后彩图4）

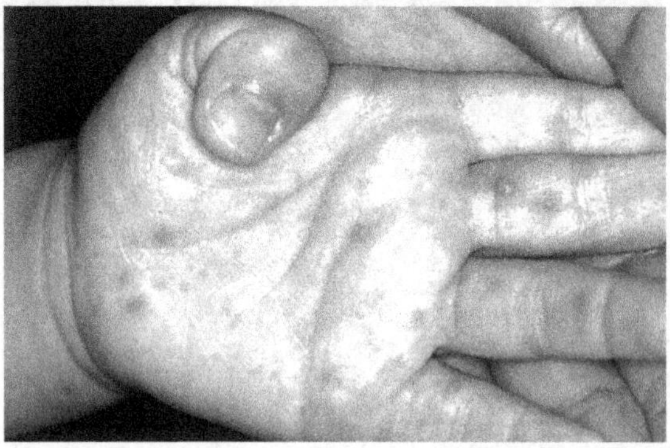

图11-5　手足口病

儿童手足口病可见在掌部有多个水疱，基底红斑。足掌上也有类似的水疱，伴有口腔溃疡。患者发热，并伴有轻微症状。通常是良性的自限性感染，常由柯萨奇病毒、肠道病毒引起。东南亚和中国台湾肠道病毒暴发，导致71名学龄前儿童死亡

Image courtesy of National Skin Centre and Eds., Asian Skin 2005

临床特点

- 由肠道病毒引起，常见的有柯萨奇病毒A16型和肠道病毒71型。
- 有高度传染性，通过口-口和粪-口腔途径传播。
- 潜伏期为3～6天。具有前驱症状，包括12～24h低热、乏力、腹痛或呼吸道症状。
- 皮损开始为2～8mm的斑疹或丘疹，很快演变成水疱。臀部的水疱常破裂，继而形成糜烂和结痂。可无症状也可疼痛，黏膜损害先于皮疹或与皮疹同时出现。
- 黏膜病变包括5～10mm的疼痛性圆形溃疡，为早期发生的灰白斑演变成的水疱发展而

来，可发生在硬腭、舌和颊黏膜。

治疗

- 大多数病例都是自限性的。
- 严重的后遗症包括心肌炎、脑膜脑炎、无菌性脑膜炎、自发性早期流产。警惕脱水迹象，尤其是年幼的孩子出现严重的口腔溃疡和拒食时。
- 对症治疗包括口腔溃疡局部应用利多卡因凝胶及镇痛。
- 向父母或患者强调在家中洗手和隔离的重要性。
- 通知卫生管理部门。

带状疱疹（图11-6，彩图见书后彩图5）

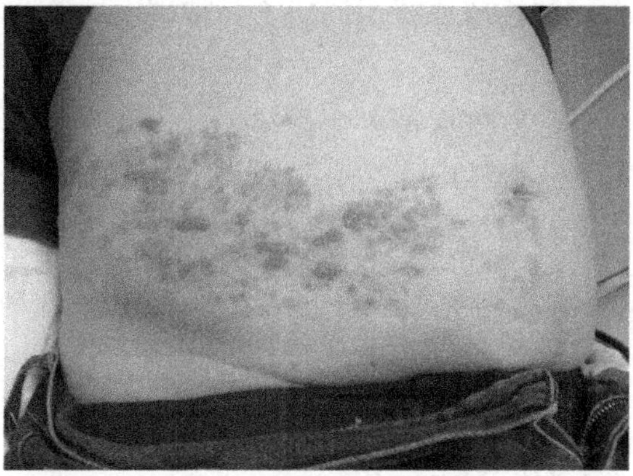

图11-6　**带状疱疹**

在红斑基础上的水疱，沿皮节分布

带状疱疹由潜伏的水痘-带状疱疹病毒复制所致。

临床特点

- 典型皮疹为疼痛性单侧水疱，按皮肤节段分布。
- 常见部位是躯干、头皮和面部。
- 皮疹发生前48～72h患者可出现疼痛，皮疹初期为红斑和丘疹，迅速发展成水疱。
- 该病的总病程一般在7～10天，但可能需要2～4周皮肤才能恢复正常。
- **非典型表现**

1.无典型病变的疼痛。

2.可在免疫受损患者中传播。

- 三叉神经带状疱疹累及眼神经（眼部带状疱疹），可能导致角膜溃疡和视力丧失。当发现鼻梁（哈钦森征）或眼睛和前额周围有水疱时，需要行荧光素染色排除角膜溃疡。
- 带状疱疹最易困扰人的并发症是与急性神经炎有关的疼痛和带状疱疹后神经痛。

注意：不可能被传染上带状疱疹。然而，对于一个从来没有得过水痘且未接种水痘疫苗的人，可能会通过吸入病毒颗粒患水痘。

治疗

- 急性期镇痛药**控制疼痛**。有的患者尽管病变愈合但仍有持续疼痛的（**带状疱疹后遗神经痛**），可考虑使用三环类抗抑郁药，如阿米替林10mg（每晚），其他控制疼痛的药物包括加巴喷丁和麻醉品（用于严重的情况）。
- **抗病毒药物**，如阿昔洛韦。

1. 如果在出疹48～72h应用可以缩短带状疱疹病程。

2. 剂量：口服阿昔洛韦800mg，每日5次，7～10天。

3. 有免疫缺陷的患者或患有严重疾病的患者使用静脉注射阿昔洛韦治疗。

- **类固醇**可以预防带状疱疹后遗神经痛。
- 如果角膜受累，请眼科会诊。

银屑病（图11-7a和图11-7b，彩图见书后彩图6a和彩图6b）

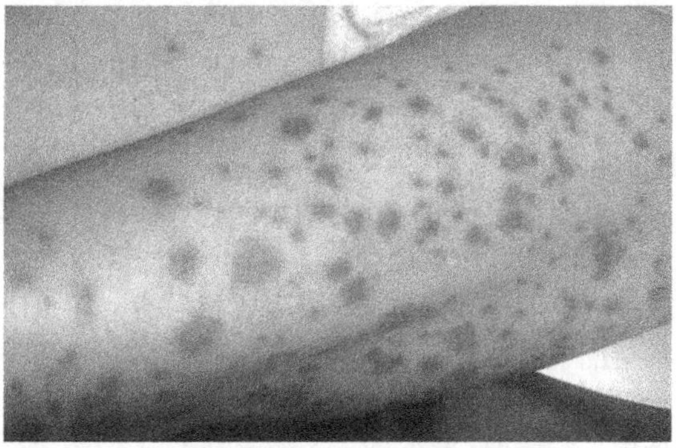

图11-7a　**银屑病**

大腿上边界清楚，红色、环形、带鳞屑的斑块。银屑病在HIV感染者中较一般人群更为常见（比例高达6%∶2%）。1/3的银屑病患者出现在HIV血清学改变前（第1组），这些病例表现为HIV阴性个体。2/3的病例中，银屑病在HIV血清学改变后出现（第2组）

Image courtesy of National Skin Centre and Eds., Asian Skin 2005.

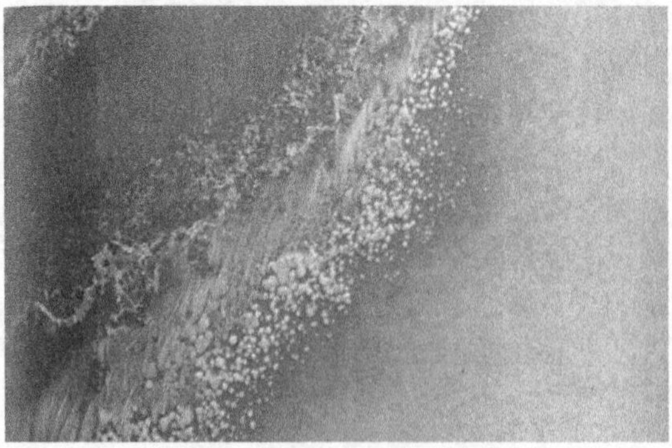

图11-7b 广泛脓疱型银屑病

广泛脓疱型银屑病是一种罕见的皮肤急症。患者通常是发热并伴有中毒症状。皮肤红斑、脓疱覆盖。老年患者特别容易发生血流动力学不稳定和热丢失。治疗包括维持液体和电解质平衡。全身用维A酸或在血药浓度监测下应用甲氨蝶呤可用于促进脓疱松解

Image courtesy of National Skin Centre and Eds., Asian Skin 2005.

临床特点

- 银屑病通常通过临床表现诊断。分几种不同类型，慢性斑块型银屑病最常见。
- 在急诊工作中可能会遇到指甲、头皮损害、红皮病型及脓疱型银屑病。
- 慢性斑块型银屑病：具有典型的边界清楚的红斑，暗红色、松散附着有银白色鳞片的斑块。刮除鳞屑可见点状出血［奥斯皮茨（Auspitz）征］。厚厚的鳞屑与其下方的皮肤紧贴，导致角化过度。好发部位包括肘、膝、骶臀区、头皮、发际线、手掌或足底。一般不累及面部。病变通常是双侧对称的。
- 指甲：指甲变化包括点蚀、甲下角化过度、垄起、甲剥离，以及指甲板下的黄褐色斑点（油斑）。
- 头皮银屑病：边界清晰的瘙痒性斑块，其上有厚鳞屑。厚鳞屑可弥漫分布在整个头皮和发际线处。可单独发生或与泛发性银屑病共存。这种情况不会导致脱发。
- 红皮病型银屑病：参考后文“泛发性剥脱性皮炎”处理。
- 脓疱型银屑病（von Zumbusch）：初发时为弥漫性红斑，于数小时内迅速扩散，随后出现簇集的针尖大、浅表的非毛囊性黄色或白色脓疱，脓疱张力小，随后融合成“脓湖”。主要症状包括发热、全身虚弱和乏力。
- 可能的诱发因素包括以下方面。

1.药物，如β受体阻滞剂和抗疟疾药物，以及口服或局部用强效糖皮质激素停药。

2.环境因素，如热。

3.创伤（同形现象）：包括物理、化学、电气、手术、感染和炎症。

4.感染，如人类免疫缺陷病毒（HIV）和链球菌感染。

5.代谢因素，如低血钙（脓疱型银屑病）。

6.精神压力。

治疗

将所有银屑病病例交由皮肤科进行随访。

慢性斑块状银屑病（寻常型银屑病）

- 一线：外用药。

1. 使用煤焦油乳膏（煤焦油溶液，5%、10%或15%）。

2. 面部、头皮及屈曲处外用皮质类固醇激素（早上），如0.025%戊酸倍他米松乳膏。

3. 在厚的斑块上用2%或5%水杨酸。添加到LPC或外用类固醇或钙泊三醇中。

- 辅助治疗

1. 保湿剂，如10%尿素乳膏、白凡士林、3∶2液体凡士林、水霜。

2. 洗涤剂，如煤焦油浴乳剂或肥皂和乳化软膏（肥皂代用品）。

银屑病甲损害

- 银屑病甲损害治疗困难；患者通常对外用药抵抗。
- 一线治疗：局部用药，如0.1%戊酸倍他米松软膏和卡泊三醇软膏。

头皮银屑病

一线治疗：局部用药。

- 使用煤焦油香波（轻症患者的单一疗法）。
- 局部外用糖皮质激素，如0.1%戊酸倍他米松头皮洗剂。
- 对于肥厚斑块，加用煤焦油软膏。

脓疱型银屑病

- 将患者收入隔离病房。
- 进行液体置换，查全血细胞计数、尿素、电解质、肌酐和血培养，纠正血钙水平。
- 应用能覆盖伴发感染的抗生素，因为患者往往同时发热。
- 请皮肤科急会诊。能够快速缓解病情的方法包括口服维A酸类药物，如阿维A。注意避免系统应用糖皮质激素，否则停药时会引起脓疱型银屑病暴发。

玫瑰糠疹（图11-8，彩图见书后彩图7）

图11-8　**玫瑰糠疹**

边界清晰、脱皮，破溃后有环形皮损，愈合后恢复正常

Image courtesy of National Skin Centre and Eds., Asian Skin 2005.

临床特点

- 发疹期之前会出现单个母斑，经过1～2周的时间发展至发疹期。
- **母斑**：为一个椭圆形，稍突起的三文鱼色的2～5cm的斑块，周围有细碎鳞屑，可以是多个。
- **皮疹**：为暗粉红色的丘疹和斑块，上覆有细碎鳞屑，于边缘领圈样分布。皮疹分布在躯干和四肢近端，如“**圣诞树**”图案一样。皮疹很少出现在脸上。

治疗

- **对症治疗**：缓解瘙痒的口服抗组胺药和解释安抚最为重要。一些中心提倡外用皮质类固醇或短期系统应用糖皮质激素。

湿疹（图11-9，彩图见书后彩图8）

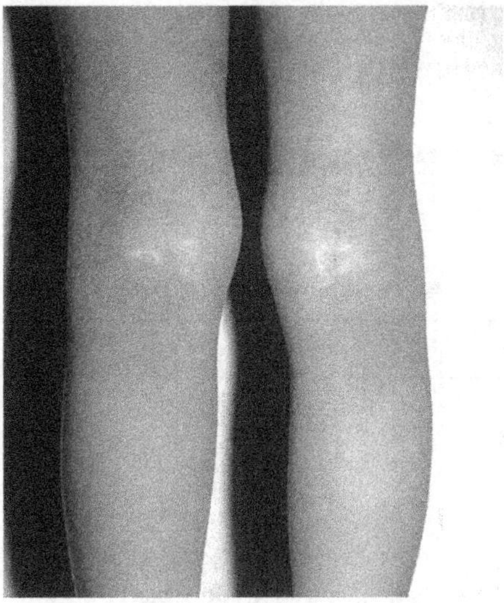

图11-9　**特应性皮炎**

患者双侧腘窝有慢性湿疹，伴苔藓样变、皱缩和色素沉着。过敏性湿疹常见与儿童和成人腘窝及其他弯曲区域如肘窝、颈部、手腕和足踝。而在婴儿期，这些区域受影响较小

Image courtesy of National Skin Centre and Eds., Asian Skin 2005.

临床特点

- 分为内源性和外源性湿疹（刺激性或过敏性接触性皮炎）。有时在同一个患者身上两者可以同时存在。
- 内源性湿疹包括特应性皮炎、脂溢性皮炎、手湿疹或足湿疹、盘状湿疹、淤积性湿疹、干性湿疹、神经性皮炎几种类型。
- 询问家庭和个人的过敏史（过敏性鼻炎、哮喘、湿疹）。
- 特应性皮炎不同年龄组皮损分布不同。

1. 婴儿：皮损影响面部、头皮、颈部、四肢伸肌和躯干。
2. 儿童：病变涉及屈侧部位特别是肘窝和腘窝、颈部和脸。
3. 成人：与儿童分布相似。

- 区分湿疹的分期如下所示。

1. 急性期：皮肤水肿，红斑、丘疹、斑块、丘疱疹、水疱、糜烂、渗出和结痂。
2. 亚急性期：红斑和鳞屑。
3. 慢性期：苔藓样变（皮肤增厚、皮纹加

深)、鳞屑和裂纹(特别是在屈侧、手掌、手指和足底)。

治疗

- 使用适当效力的局部皮质类固醇(参见表11-3)。
- 检查继发性细菌感染并局部应用或口服抗生素治疗。

表11-3 常用糖皮质激素的效价排序

分级	成分	商品名
Ⅰ(最强效)	0.05%二丙酸盐倍他米松(最佳基质),0.05%丙酸盐氯倍他索	Diprocel Dermovate,Cloderm,Univate,Clobex lotion/spray
Ⅱ	0.05%二丙酸盐倍他米松软膏,0.1%糠酸莫米松乳膏	Diprosone Elomet
Ⅲ	0.1%戊酸倍他米松软膏,0.05%二丙酸倍他米松	Betnovate Diprosone
Ⅳ	0.025%氟轻松,0.1%糠酸莫米松霜	Synalar Elomet
Ⅴ	0.1%戊酸倍他米松霜,0.025%氟轻松霜	Betnovate,Dermasone,Uniflex Synalar
Ⅵ	0.01%氟轻松霜,0.05%地奈德	Synalar Desowen cream/lotion/ointment
Ⅶ(最弱效)	1%醋酸氢化可的松	Dhacort,Egocort

1. 外用抗生素,包括四环素、夫西地酸和莫匹罗星。

2. 其他外用抗生素可以与糖皮质激素联合外用,如倍他米松戊酸酯或3%氯碘羟喹(有微弱的抗菌和抗真菌特性)。

3. 口服抗生素的选择包括头孢氨苄、氯唑西林阿莫西林、阿莫西林克拉维酸、红霉素。

- 寻找合并的因素,如职业(洗碗工)、家庭原因和嗜好(园艺和烹饪)、外用药物使用(伴接触性皮炎)。
- 根据湿疹分期治疗。

1. 急性期:湿敷,如高锰酸钾浸泡或压缩;局部或口服抗生素取决于临床是否怀疑感染;外用皮质类固醇。必要时可以短期小剂量口服泼尼松龙。

2. 亚急性期:局部皮质类固醇霜或膏;保湿剂,如水霜(面部和屈侧)、5%或10%尿素霜(有刺激性,避免用于屈侧皮肤),白凡士林和3∶2液状石蜡(躯干和四肢);肥皂的代用品,如乳化软膏;抗组胺药。

3. 慢性期:对于较厚的斑块外用皮质类固醇激素软膏、保湿剂、肥皂的代用品、抗组胺药。皮肤科随访。

- 更严重和顽固的病例可能需要系统应用免疫抑制剂、光疗等。

浅部真菌感染

临床特点

- 头癣:头皮痒、断发、脓疱、肿胀,伴哭泣。
- 体癣:逐渐扩大的环形皮损,伴瘙痒、可见丘疹和鳞屑,累及躯干和四肢。
- 股癣:逐渐扩大的环形皮损,伴瘙痒、可见丘疹和鳞屑,累及腹股沟区域。
- 足癣:逐渐扩大的环形皮损,伴瘙痒、可见丘疹、水疱和鳞屑,通常累及趾缝。注意检查是否合并甲癣(鉴别诊断:手、足湿疹)(图11-10)。
- 花斑癣:红色、棕色、白色斑片,有细碎鳞屑,伴瘙痒,热时及出汗后加重。包括面部、躯干和四肢(图11-11)。
- 皮炎基础上的念珠菌感染:红色丘疹、脓疱和鳞屑,有潜在皮炎的症状(图11-12)。

治疗

- 询问之前使用的外用药和非处方药物及疾病的持续时间。许多外用药治疗过的真菌感染很难识别(难辨认癣)。
- 口服药物前应先尝试外用治疗。
- 在开始口服药物前(指在开始治疗前应有真菌镜检阳性检验结果)请参阅皮肤科书籍,因为系统用药有一定副作用和显著的药物相互作用(细胞色素P450)。

癣(皮肤癣菌)引起的皮肤感染

体癣、足癣(图11-10,彩图见书后彩图9)

- 一线

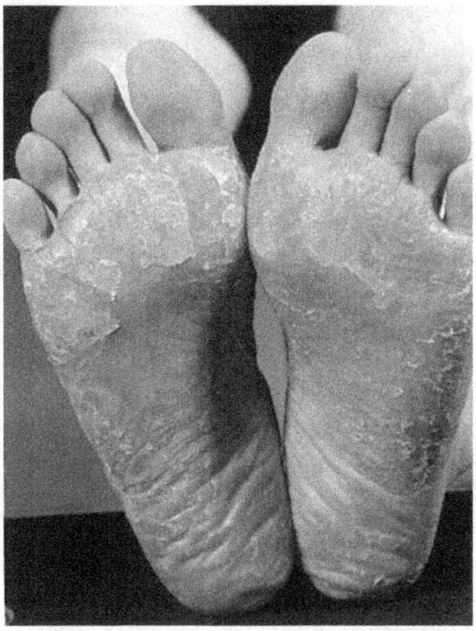

图11-10 足癣

双侧受累。趾甲受累可成为再发感染源。足癣患者在皮肤表现正常后，仍应继续使用抗真菌乳膏1～2周

Image courtesy of National Skin Centre and Eds., Asian Skin 2005.

1. 外用：2%咪康唑乳膏和1%克霉唑乳膏。

2. 口服：灰黄霉素500～1000mg，每日1次，4～6周。治疗前刮除鳞屑行镜检。

• 二线

1. 外用：酮康唑乳膏和特比萘芬乳膏。

2. 口服：伊曲康唑100mg，每日一次，2周；特比萘芬250mg，每日1次，2～4周。

花斑癣（图11-11，彩图见书后彩图10）

• 一线局部用药

1. 面部：2%咪康唑乳膏，2周。

2. 躯干和四肢：40%丙二醇溶液，2周；硫化硒（Selsun）悬液，应用15～30min然后洗掉或隔夜，2周。

• 二线局部用药

1. 面部：里素劳（酮康唑）乳膏，2周。

2. 躯干和四肢：酮康唑洗剂，2周。

• 三线口服药：参阅皮肤科书籍。口服酮康唑每日200mg，10天。

皮肤念珠菌感染（图11-12，彩图见书后彩图11）

• 一线局部用药：2%咪康唑乳膏、1%克霉唑乳膏和制霉菌素软膏。

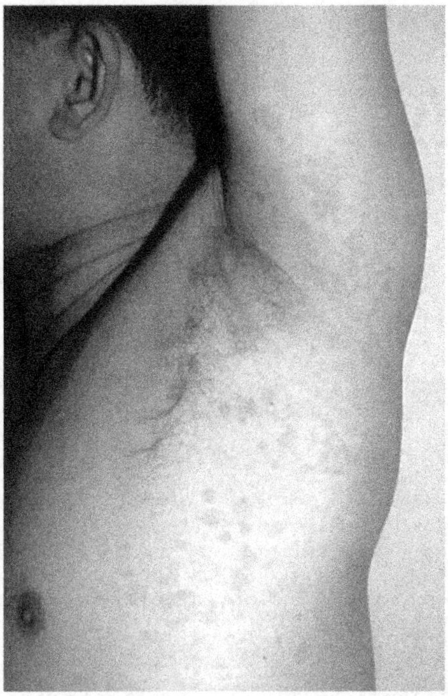

图11-11 花斑癣

手臂和胸部褐色鳞斑。是一种常见的，由亲脂性酵母菌、马拉色菌所致的浅表感染。用氢氧化钾（KOH）制备的诊断性真菌刮片可检出菌丝，表现为“意大利面条和肉丸子”的特征

Image courtesy of National Skin Centre and Eds., Asian Skin 2005.

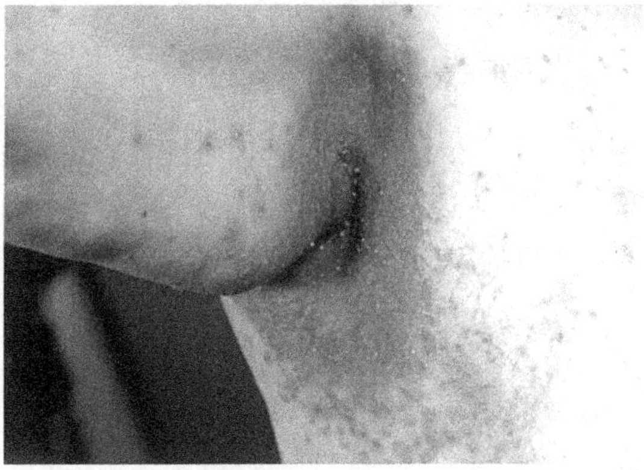

图11-12 念珠菌病

腋下的突出红色皮疹，与众多离散丘疹和脓疱。卫星病灶稍远。念珠菌皮疹更常见于暴露在炎热潮湿气候的肥胖患者，也常见于糖尿病患者

Image courtesy of National Skin Centre and Eds., Asian Skin 2005.

• 二线系统用药：请皮肤科随访。口服伊曲康唑100mg，Bid，2～5天或酮康唑每天200mg，2～6周。

皮肤感染的预防。

皮肤感染的预防

• 反复感染：消除或控制导致感染的因素，如保持凉爽，经常洗冷水澡，覆盖的部分常通风，使用开放的鞋子，避免与流浪猫和动物接触。

急性荨麻疹（图11-13，彩图见书后彩图12）

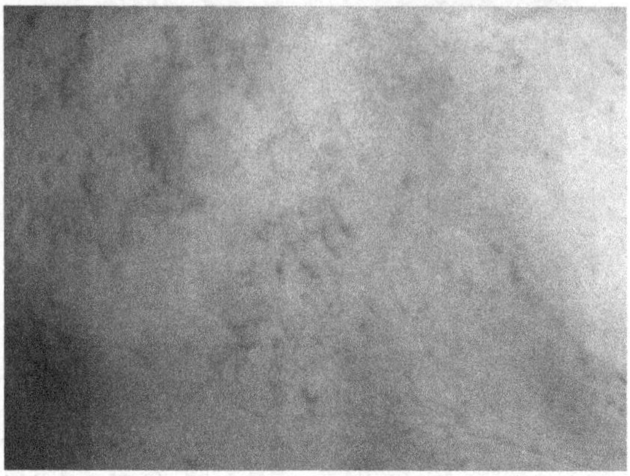

图11-13 **风疹**

躯干多发环形风团

这是一个在急诊科相当常见的情况，患者有强烈的瘙痒和突发性全身性皮疹。

临床特点

• 粉红色，无鳞屑，平顶风团，不固定。
• 皮损瘙痒。

常见的原因

• 病毒：有近期发热、肌痛史和上呼吸道感染（URTI）症状。
• 药物：青霉素、磺胺类药物和非甾体抗炎药。
• 食物过敏。
• 环境因素，如寒冷、阳光和压力。
• 未知：通常没有明显的原因。

治疗

• 确定并消除可能的致病因素。
• 给予对症治疗。
• 抗组胺药。

1. 肠外途径选择

（1）异丙嗪：25mg肌内注射（IM）（成人）或0.5mg/kg（儿科）。

（2）苯海拉明：25mg（成人）IM或1mg/kg（儿科）。

2. 口服药选择

（1）马来酸氯苯那敏（Piriton®）：片剂4mg tid。

（2）羟嗪（安泰乐®）：片剂，25mg tid。

（3）新一代镇静作用较少的药物：西替利嗪（仙特明®）、氯雷他定（克敏能®），地氯雷他定（Aerius®）和左西替利嗪（优泽®）。

• 类固醇

1.如果病变广泛且复发或与血管性水肿相关，应予以考虑。

2.泼尼松龙0.5～1mg/kg，OM，5天。

• 处置：治疗疗效迅速、无血管性水肿的患者可以出院。

慢性荨麻疹（图11-13，彩图见书后彩图12）

临床特点

• 单个或多个风团（真皮局部水肿）和红斑伴瘙痒。

• 单个风团持续时间不超过24h（除荨麻疹性血管炎），消退后不留痕迹，很少累及黏膜。

• 急性：这些孤立的荨麻疹发作持续不到6周。

• 慢性：每天或几乎每天发作超过6周时可以诊断慢性荨麻疹，它通常会影响生活质量。亚型包括物理性荨麻疹、慢性特发性荨麻疹（最常见）、血管炎和自身免疫性疾病相关的荨麻疹。

• 询问触发因素，如物理因素（热、冷、压力、运动、情感、暴露于紫外线或可见光，和延迟的压力）、药物或食物过敏、昆虫叮咬。

治疗

• 参照慢性荨麻疹皮肤病病例随访。

• 一般措施包括避免非甾体抗炎药、乙醇、压力、保持环境凉爽、穿戴轻便的服装。

• 参见第2章第二节“过敏症状/过敏反应”中的相关内容。

• 抗组胺药：考虑在早上使用非镇静性抗组胺药、晚上使用有镇静作用的抗组胺药。对于慢性病例，一段时间规律严格地使用抗组胺药可以帮助“打破荨麻疹发作周期”。

1. 第一代抗组胺药物（镇静）：氯苯那敏（扑尔敏）和羟嗪。

2. 第二代抗组胺药物（非镇静）：氯雷他定、西替利嗪、非索非那定、氯雷他定和左西替利嗪。

脑膜炎球菌血症（图11-14，彩图见书后彩图13）

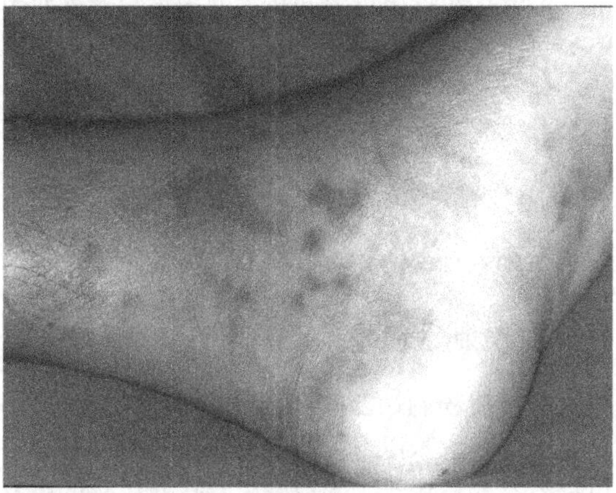

图11-14　**脑膜炎球菌血症**

踝和足掌的紫癜性斑片

病原体为脑膜炎奈瑟菌［初始脑脊液（CSF）革兰氏阴性双球菌染色涂片］。

临床特点

• 起病急骤、发热、乏力、肌痛、关节痛、头痛、恶心、呕吐。

• 中毒症状进展快速，表现为迟钝和脑膜炎的迹象。

• 相关的皮肤表现：分散的粉红色或紫癜性丘疹，可以是水疱或脓疱。

• 可能进展为**暴发性紫癜**：不规则但界线清楚的紫癜性斑块，中央呈灰色、暗灰色、深紫色或黑色坏死。

治疗

• 应收住重症监护病房治疗，并密切监测。

• 必要时给予液体复苏和正性肌力药物支持。

• 血液培养。

• 在进行腰椎穿刺前可开始使用抗生素。

• 抗生素：青霉素G（IV）400万U/4h（如果患者对青霉素过敏考虑使用氯霉素）或头孢曲松钠（IV）2g，bid。

• 处置：收入独立房间或ICU（要求隔离）。

预防

• 指征

1. 发病前一周内至少密切接触者4h，如家人、日间照护者或室友。

2. 接触患者的鼻咽分泌物，如通过接吻、口对口人工呼吸、气管插管或气管内吸痰。

• 管理

1. 口服环丙沙星500mg单剂量或利福平600mg，bid，4天（成人）。

2. 口服利福平10mg/kg，bid，4天（儿科）。

血管炎（图11-15，彩图见书后彩图14）

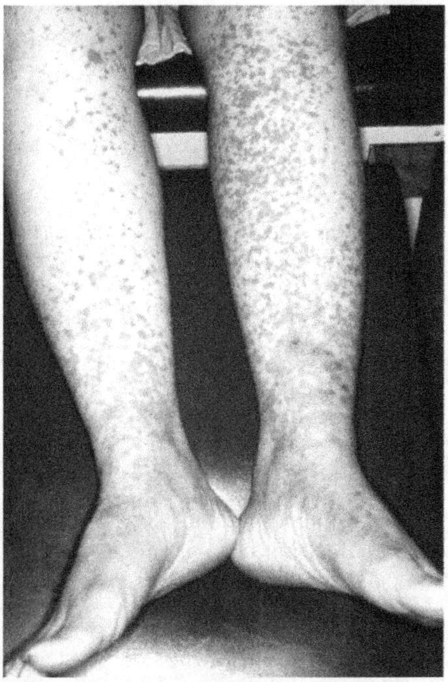

图11-15　**皮肤血管炎性紫癜**

左小腿上数个大疱性出血性丘疹

临床特点

- 皮肤血管炎血管受累的尺寸有助于缩小鉴别诊断的范围。
- 皮肤小血管炎鉴别：白细胞碎裂性皮肤血管炎（继发于药物、感染、特发性）、过敏性紫癜、结缔组织疾病相关性血管炎（如系统性红斑狼疮、类风湿关节炎）、抗中性粒细胞胞质抗体（ANCA）相关小血管炎、白塞综合征、副肿瘤性血管炎等。
- 中度大小血管炎鉴别：嗜酸性粒细胞增多症，ANCA相关性血管炎，结缔组织病相关血管炎。两类之间发生重叠。
- 获取重要病史：综合用药史、前期或持续感染病史，如病毒性发热、尿路感染等，具有风湿性疾病或系统性疾病的症状，如多发性神经炎。
- 临床通常可以区分中小血管炎。

1.小血管炎可出现明显的紫癜，不可触及性紫癜、水疱、脓疱、荨麻疹或浅表溃疡。

2.中等血管炎有以下一个或多个表现：结节、溃疡、网状青斑、肢端梗死和丘疹坏死性病变。

治疗

- 评估系统受累情况：血常规、肾功能、肝功能试验（LFT）、红细胞沉降率（ESR）、尿常规、X线胸片。
- 如果有其他提示系统受累的特点，行相关检查。

1. 肌痛或肌无力（肌酸激酶、乳酸脱氢酶）。

2. 腹痛（LFT/淀粉酶）。

3. 心绞痛（肌酸激酶/肌酸激酶-心肌带/肌钙蛋白I）。

- 早期及时请皮肤科会诊，行皮肤病理活检和全面的检查。或者，如果患者有系统受累，根据可疑的潜在病因收入全科医学（皮肤科会诊）或风湿免疫科。可能需要系统应用糖皮质激素或免疫抑制剂进行治疗。

寻常型痤疮

临床特点

- 病变可分为以下2种。

1. 非炎症性病变：白头和黑头。

2. 炎症性病变：红色丘疹、脓疱、结节、囊肿。

- 色素脱失和色素沉着。红印、丘疹和瘢痕疙瘩可由过去的重度痤疮造成。
- 病变可以出现在面部、颈部、肩部、上身和手臂。
- 重要标志性评估如下所示。

1.内分泌因素是痤疮的原因吗？考虑多囊卵巢综合征、库欣综合征和21-羟化酶缺乏症。

2.患者暴露在化妆品、美容品、重油、润滑脂、聚氯乙烯或焦油中吗？

3.患者是否用过引起粉刺的药物？糖皮质激素、抗癫痫药物、异烟肼、锂、达那唑、碘化物和溴化物可以引起痤疮样药疹。

4.先前的治疗和反应。

治疗

将所有病例提交皮肤科进行随访。

对粉刺性痤疮的治疗

- **轻度粉刺性痤疮**

1.过氧化苯甲酰（2.5%、5%、10%）：如果可以容忍，适用于白天或晚上，皮肤敏感的患者仅在晚间应用。

2. 痤疮乳膏/洗液（硫和间苯二酚）。

- **轻度到重度粉刺性痤疮**：最初**外用**最低强度的**维A酸**，耐受后增加浓度。

1.一线：维A酸乳膏或凝胶（0.01%、0.025%、0.05%、0.1%）。

2. 二线：0.1%阿达帕林（达芙文）凝胶（与维A酸相比刺激性更小，对光相对稳定）。

注意：使用外用维A酸时避免阳光照射。出现皮肤刺激表现和妊娠时停止使用。持续性粉刺可能需要针刺（12号弯刀）清痘治疗。

痤疮炎性病变的治疗

- 非常轻微到轻度炎性痤疮（少数几个丘疹或脓疱，无结节）：外用药物治疗。

1.一线：外用维A酸及以下药物。

（1）痤疮洗剂或痤疮霜（硫、水杨酸、间苯二酚）

（2）过氧苯甲酰凝胶或霜（2.5%、5%、

10%）OM。

2.二线：每日一次或两次外用抗生素（红霉素或克林霉素），加外用维A酸或过氧化苯甲酰。

• 中度痤疮（几个到许多丘疹/脓疱，少数结节）：全身和局部治疗。口服抗生素列为一线治疗。育龄妇女可考虑口服避孕药。

一线：口服强力霉素100mg bid×4～6周；红霉素500mg bid×4～6周。

• 严重或结节囊肿性痤疮：皮肤科的治疗和随访。选项包括口服异维A酸（罗可坦）。

玫瑰痤疮（图11-16，彩图见书后彩图15）

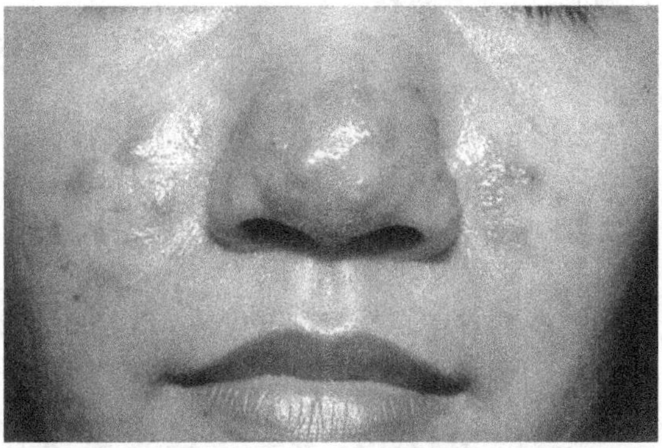

图11-16 **酒渣鼻**

病变最初发生在面部中央，表现为凸起的炎症丘疹和脓疱和红斑，伴有毛细血管扩张、水肿。最终形成永久性硬结和皮肤增厚。严重可致鼻畸形。这位女性患者脸颊和鼻子上多发炎性丘疹、脓疱，伴有红斑和毛细血管扩张

Image courtesy of National Skin Centre and Eds., Asian Skin 2005.

临床特点

• 进食热食品后面部阵发性发红（潮红）伴皮肤温度升高，如吃热饮和辛辣食物后。

• 太阳和热暴露可加重症状。

• 可以合并痤疮。

• 病变由小丘疹、丘疹（2～3mm），暗红色结节散布在面部中央、对称分布，具有特征性的粉红色和潮红表现。在纯酒渣鼻没有粉刺（痤疮对比）。

• 慢性病例可表现出明显的皮脂腺增生、淋巴水肿与鼻子、额头、眼皮、耳朵和下巴变形，如形成酒渣鼻。

• 伴有慢性睑缘炎、结膜炎、巩膜炎，可导致眼红。

治疗

• **一线**：外用。

1. 0.75%甲硝唑凝胶或霜（rozex），bid。

2. 外用抗生素，如红霉素凝胶，bid（效果不显著）。

• 皮肤科随访。

坏死性软组织感染（图11-17，彩图见书后彩图16）

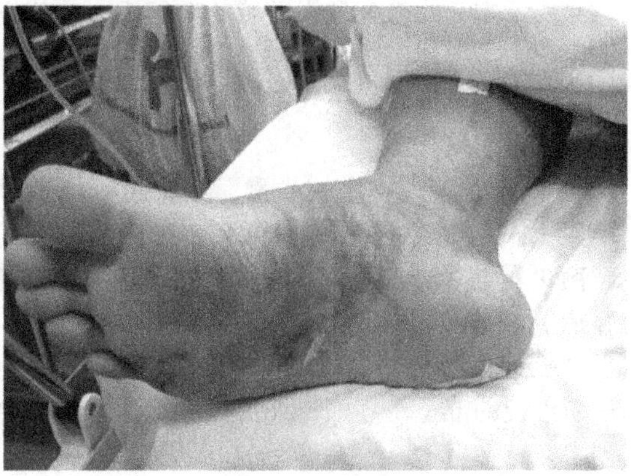

图11-17 **坏死性筋膜炎**

累及足底深部的早期出血性大疱

• 一组快速进展的威胁生命的软组织细菌感染，以组织坏死为特征。

• 具体分类取决于所涉及的组织和致病微生物。

1. 坏死性筋膜炎。

2. 坏死性肌炎。

3. 富尼埃（Fournier）坏疽（生殖器）。

• 微生物。

1. A群链球菌。

2. 多种微生物。

3. 金黄色葡萄球菌。

临床特点

• 中毒症状：发热，伴或不伴意识不清和谵妄。

• 皮肤表现与患者的全身毒性比较可能更轻微。

• 开始为水肿和红斑，发展到苍白和灰色并有出血性大疱（由血管破坏缺血所致）或坏疽。

• 腹部疼痛是一种常见的主诉。

鉴别诊断

- 蜂窝织炎和其他非坏死性软组织感染。
- 丹毒的特征性表现为有明显的边缘和淋巴管炎；严重感染时可能出现水疱和大疱（常见的微生物：A组β溶血性链球菌）。

治疗

- 患者应在重症监护室密切监测管理。
- 必要时给予液体复苏和正性肌力支持。
- 考虑X线检查皮损区域的软组织，寻找皮下组织中的气体。

注意：未见软组织气体并不能排除诊断。

- 做血培养。
- 开始使用广谱抗生素，如**青霉素＋克林霉素**（IV）[**A组链球菌＋厌氧菌有金黄色葡萄球菌（覆盖）＋头孢他啶（革兰氏阴性杆和类鼻疽）**]。
- 请整形外科（或）普通外科医师（取决于所涉及的部位）立即行外科探查和坏死组织清创术。
- 处置：根据患者病情收入独立病房或ICU。

坏疽性脓皮病

包括脓疱病、脓疱、毛囊炎、疖、痈、丹毒、蜂窝织炎、皮肤类鼻疽。

脓疱病（图11-18，彩图见书后彩图17）

临床特点

- 可能为大疱性（薄顶脆弱的水疱，易破溃糜烂；由金黄色葡萄球菌引起）或非大疱性（病变有潮湿、红色的基部，附着蜜黄色至白褐色痂；由金黄色葡萄球菌或链球菌引起）。
- 病变可局限性或广泛。
- 可能作为原发性脓皮病发生，也可能继发于湿疹皮损或轻微的皮肤损伤，如虫咬。传染性很强，有密切身体接触的儿童为高危人群。

治疗

- 轻度和局部病例：一线治疗是局部治疗。

1. 2%夫西地酸霜（膏）tid，5～10天。
2. 莫匹罗星霜（膏）tid，5～10天。

- 更严重的病例需要系统应用抗生素。治疗时间为5～10天。局部护理包括清洗、去除痂皮和适当地应用敷料。

1. 可以**口服氯唑西林、头孢氨苄、阿莫西林克拉维酸**（Augmentin）。
2. 对于青霉素过敏的患者，红霉素是另一种选择。在本地，8%～18%金黄色葡萄球菌株对红霉素有耐药性，治疗可能失败，须监测病情。
3. **口服复方新诺明**（6-磷酸葡萄糖脱氢酶、葡萄糖-6-磷酸脱氢酶缺乏者禁忌）可作为二线药物。

臁疮（图11-19，彩图见书后彩图18）

临床特点

- 类似脓疱病但位于皮肤深层，产生溃疡，达到真皮，常被附痂壳。瘢痕愈合。
- 化脓性链球菌、金黄色葡萄球菌或两者的联合感染。

治疗

- 口服氯唑西林、头孢氨苄或红霉素10～14天。

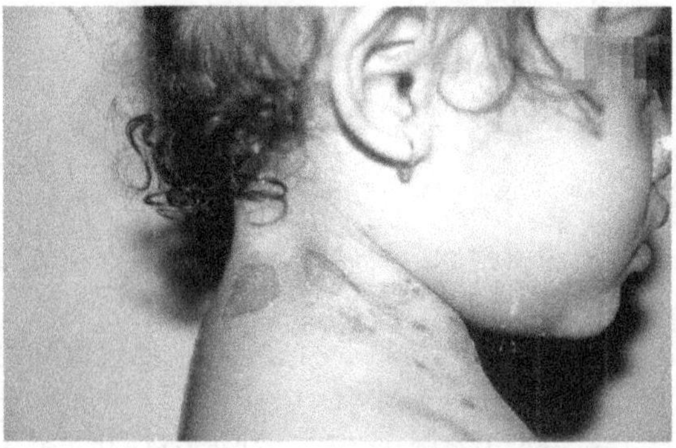

图11-18 **大疱性脓疱病**

肩部糜烂有结痂

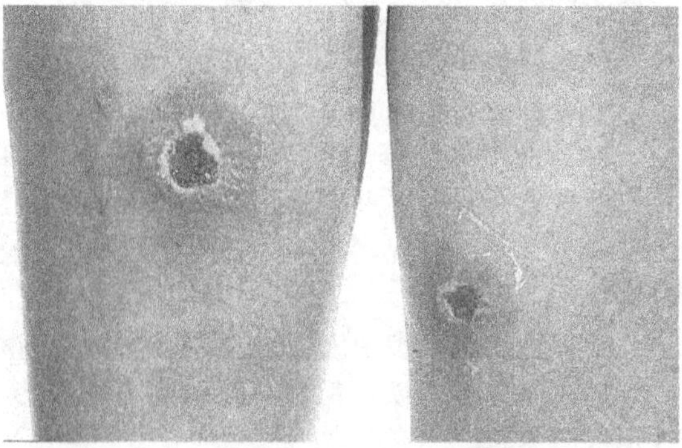

图11-19 **脓疱**

双腿红斑结节中央溃烂

毛囊炎

临床特点

- 毛囊中心的小脓疱，周围有小红斑晕。
- 当地（新加坡）最常见的脓皮病。
- 金黄色葡萄球菌是主要病因。易感因素包括外用糖皮质激素。

治疗

- 使用**洗必泰（氯己定）或三氯生清洗**。
- 口服**氯青霉素、头孢氨苄**口服剂量，或**红霉素**7～10天。
- 头皮受累可用**西曲溴铵**洗发。
- 非常持久的头皮毛囊炎可以**口服红霉素**500mg，bid或**多西环素**100mg，bid，4～6周。皮肤科随访。

疖和痈

临床特点

- 疖由深层感染的毛囊形成孤立、疼痛、坚固或波动的肿块，中央包绕着一团脓。往往由毛囊炎发展而来。
- 痈是极其疼痛的，由深部相互关联的相邻毛囊感染聚集而成，组织炎症感染严重。
- 易感因素包括摩擦浸渍和出汗、糖尿病、贫血、低丙种球蛋白血症和中性粒细胞功能缺陷。

治疗

- 较大的波动性病变需**切开和引流**。
- 系统应用抗生素（**口服氯唑西林、头孢氨苄、阿莫西林克拉维酸或红霉素**）应考虑下列事项。

1. 鼻部疖肿，在鼻孔或在外耳道周围的。
2. 大的和复发性病变。
3. 病变伴有周围蜂窝织炎。
4. 对局部治疗无反应的皮损。

丹毒（图11-20，彩图见书后彩图19）

临床特点

- 有明显淋巴受累的真皮和皮下组织的急性感染，比正常皮肤蜂窝织炎边缘更分明，也可出现大疱。丹毒进展迅速、累及部位皮温高、张力大。经常伴发热。
- 丹毒常常累及四肢和脸。
- 最常见的病原体是链球菌。

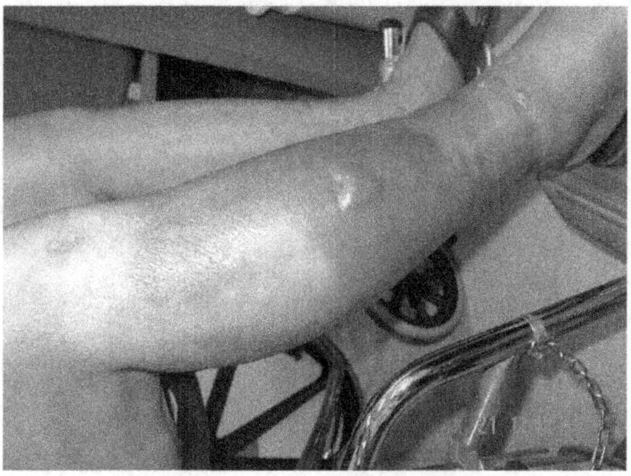

图11-20 **大疱性丹毒**

右腿红斑，界线清楚伴水肿和孤立水疱

- 易感因素包括创伤、静脉和淋巴管缺陷及浅部真菌感染。
- 面部丹毒，行鼻窦X线检查排除潜在的鼻窦炎。

治疗

- 患者可**口服阿莫西林＋氯唑西林、头孢氨苄、红霉素或阿莫西林克拉维酸**治疗。
- **口服复方新诺明、环丙沙星**可作为青霉素过敏患者的二线治疗方案。
- 严重的情况下需要静脉输注抗生素，患者青霉素过敏时可以使用红霉素或环丙沙星。

蜂窝织炎（图11-21，彩图见书后彩图20）

临床特点

- 急性、亚急性或慢性感染的真皮和皮下组织，表现为红斑、水肿、疼痛。

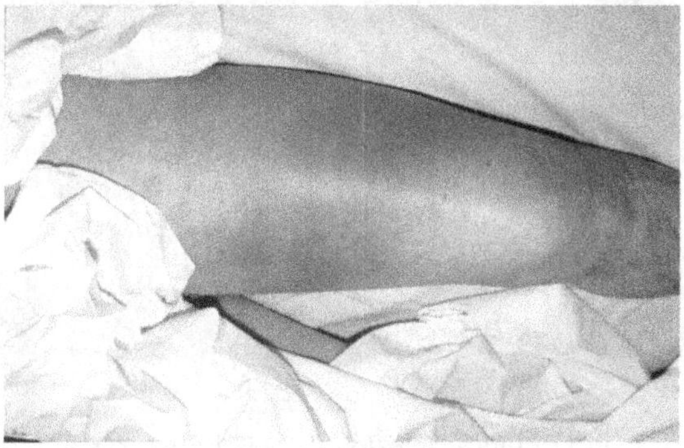

图11-21 **蜂窝织炎**

大腿红、肿、痛。和丹毒相比，与正常皮肤分界不明显

• 最常发生在大腿和创伤或手术伤口附近。

• 呈进展性、红色、疼痛性斑块，边界不清，通常伴有发热和淋巴结增大。有些患者病变区域内出现大疱性皮损。

• 询问有关的诱发因素，如糖尿病控制不良。

治疗

• 标定蜂窝织炎的受累部位。

• 检查血常规、肾功能、C反应蛋白，对更严重的病例可行血培养。

• 单纯的蜂窝织炎或病情较轻的病例，针对链球菌和金黄色葡萄球菌，应**口服抗生素：阿莫西林＋氯唑西林，阿莫西林克拉维酸、氨苄西林、红霉素、克拉霉素**。更严重的患者需要**静脉滴注头孢唑林**。

• 二线方案包括应用环丙沙星或克林霉素7～10天。

• 对青霉素过敏的患者，需要静脉注射抗生素，红霉素或环丙沙星。

• 考虑入住骨科或全科医学科（如果有合并的医疗问题）的重症患者可收入急诊诊断和处置病房（EDTU）行一天的静脉注射抗生素。

疥疮（图11-22，彩图见书后彩图21）

临床特点

• 询问是否夜间瘙痒加重，以及家庭成员和密切接触者是否有类似症状。

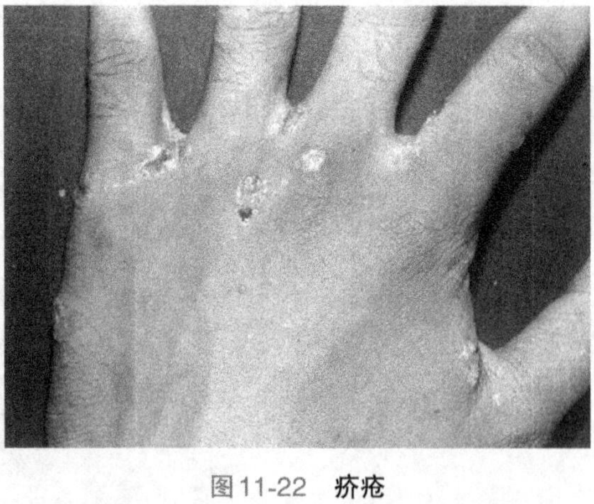

图11-22 **疥疮**

手背上和鱼际区丘疹和结痂，由疥虫引起，伴瘙痒且夜间加剧。可通过密切接触传播，如家族成员

Image courtesy of National Skin Centre and Eds., Asian Skin 2005.

• **经典**：红斑瘙痒性丘疹和洞穴伴抓痕，通常在指间区和外生殖器，也可以包括躯干和四肢。洞穴很难发现。

• **挪威疥**通常不痒，但厚厚地覆盖着密集的螨。它具有高度传染性，密切接触者往往会感染和发痒。疥疮常见于福利机构及无家可归的人。

• **明确诊断**需镜检从皮损或甲床上刮下来的材料，可见疥螨身体的一部分、卵或粪便。

治疗

抗疥治疗

• 苯甲酸苄酯（EBB）：10%（儿童）和25%（成人）。

1. 24h后敷洗。重复3天。

2. 儿童2年内不要重复使用，任何有皮肤剥蚀或感染的患者不要使用，因为苯甲酸苄酯会产生刺激性皮炎、刺痛和眼结膜的刺激。

3. 治疗2～12岁儿童以10%配方为一线方案。

• 0.5%马拉硫磷（Derbac-M®）

1. 睡前应用，24h后洗去。重复一周。

2. 不适用于6个月以下的儿童。

3. 为2～12岁儿童和成人的一线治疗。

• 5%氯菊酯

1. 睡前应用，第2天早上洗去。

2. 一般来说，应用一个程序就足够了。

3. 2岁以下儿童的一线治疗。

挪威疥应住院治疗。清除痂壳，如果镜检显示局部治疗无效，患者可能需要口服伊维菌素单剂量200mg/kg治疗。

合并症治疗

• 疥疮瘙痒，使用一周氯苯那敏或羟嗪。

• 化脓性链球菌和金黄色葡萄球菌继发细菌感染可产生明显或微小的脓皮病病变。如果有感染，请给予抗生素，如氯唑西林、红霉素。

• 清除疥疮后瘙痒和湿疹样皮肤可以持续长达4周。可给予0.025%戊酸倍他米松乳膏和抗组胺药。

• 询问家人最近是否有发痒的皮疹。马拉硫磷乳液或25%苯甲酸苄酯治疗密切接触者和有症状者。

• 为了减少疥疮扩散或复发，通常建议洗涤衣物、床单等。

糠秕孢子菌性毛囊炎（图11-23，彩图见书后彩图22）

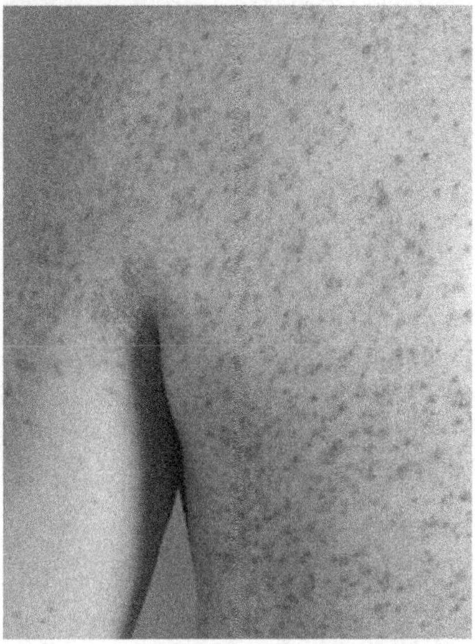

图11-23　**糠秕孢子菌性毛囊炎**

多发散在分布的单形性丘疹和脓疱，无黑头，是正常皮肤对共生糠秕马拉色菌的宿主反应。在新加坡，该病最常见于在炎热、潮湿的环境中工作或在部队服役的健康年轻人，表现为肩膀和躯干上部的突发痤疮样丘疹和脓疱

Image courtesy of National Skin Centre and Eds., Asian Skin 2005.

临床特点

- 慢性、瘙痒性皮疹，累及背部、上臂及胸部。
- 多个离散的2～4mm的毛囊性红斑丘疹，后期可形成脓疱。
- 鉴别诊断包括痤疮、金黄色葡萄球菌性毛囊炎。
- 由酵母菌引起的，特别是糠秕马拉色菌（显微镜下观察氢氧化钾制备的标本可见经典的“意大利面和肉丸样”表现）。

治疗

同花斑癣。

皮肤病毒感染

疣（寻常疣）（图11-24，彩图见书后彩图23）

临床特征

- 角化性丘疹，可呈丝状；可累及面部、躯干、手足和甲周。

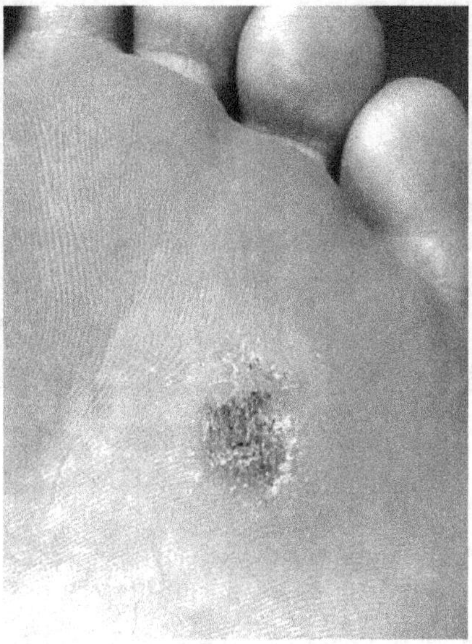

图11-24　**跖疣**

足底高度角化斑块，表面分布多个黑点，提示微血管栓塞。正常皮肤纹理消失

Image courtesy of National Skin Centre and Eds., Asian Skin 2005.

- 部分患者合并扁平疣，扁平疣为扁平的红斑疹。
- 甲周疣：检查是否有皮纹中断、血栓性微血管（表现为黑点）。与鸡眼不同，鸡眼通常好发于高压部位，如足底。
- 宫颈或阴道疣：转至DSC（新加坡性传播疾病中心）治疗，STI进一步监测并行巴氏涂片检查。
- 生殖器疣：转至DSC治疗，STI进一步监测。对于广泛的尿道口疣，需转诊泌尿外科。

治疗

- 面部治疗需转诊至皮肤科。一线治疗：光电灼、冷冻治疗。
- 四肢和躯干的一线治疗：水杨酸制剂（对重度角化病变，水杨酸可能无效，应同时进行冷冻治疗）。
- 甲周、掌跖的一线治疗：水杨酸制剂（局部顽固病变应同时进行冷冻治疗）。

传染性软疣（图11-25，彩图见书后彩图24）

临床特点

- 痘病毒所致。

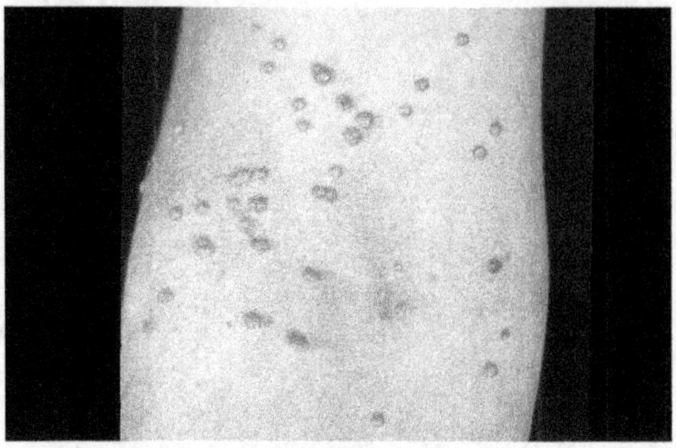

图11-25　传染性软疣

多发脐状丘疹，肤色

- 平均潜伏期为2～7周，病程6个月。
- 通常感染儿童，可自身传播。
- 通常无症状，但在某些情况下可能会出现瘙痒和疼痛。初始表现为光滑的皮肤色丘疹，疣体受挤压后可呈脐状。
- 可见于身体任何部位，主要分布在面部、躯干、生殖器和腋窝。
- 诊断主要依赖临床，表现为含白色内容物的病损。判断困难时通过显微镜检出软疣小体可确诊。

治疗

- 拒绝治疗的患者可在6～12个月自愈。
- 愿意接受治疗的患者，可转诊至皮肤科。治疗方法包括外用维A酸，外用水杨酸，外用咪喹莫特、液氮，点刺或挤压疣体，刮除或电灼治疗较大的病灶。

单纯疱疹病毒感染（图11-26，彩图见书后彩图25）

临床特点

- 生殖器疱疹是DNA单纯疱疹病毒（HSV）引起的，通常为HSV 2型，也可能为HSV1型感染。感染途径可包括生殖器官之间、口-生殖器，生殖器-肛门和口-肛门接触。
- 初发生殖器疱疹通常很严重，表现为多发囊泡，易于破裂，导致糜烂、溃疡，伴有疼痛。男性患者主要发生在包皮和包皮下区域；女性患者主要发生于外阴、阴道、宫颈。一般在2～4周愈合。
- 复发生殖器疱疹症状较初发为轻。囊泡或糜烂通常成组发生在某一部位，一般在10天内愈合。复发频次为5～8次/年，在感染后的前2年较为频繁。HSV1型感染的生殖器疱疹少见复发。

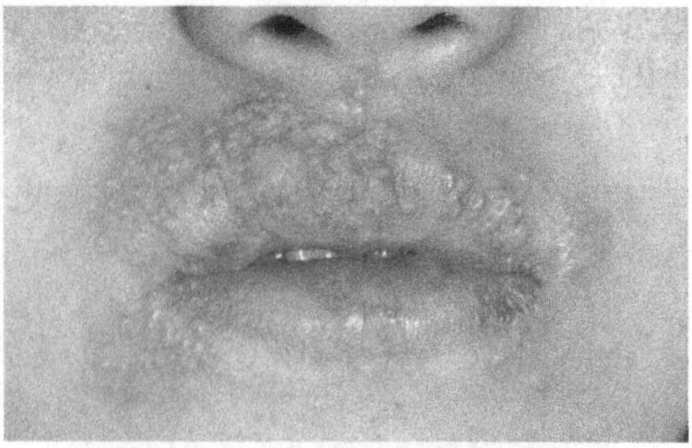

图11-26　口周单纯疱疹

口唇周围散在疱疹并结痂，由单纯疱疹病毒（HSV-1）感染所致。疾病早期侵及唇部，在局部外伤、心理创伤、合并感染、精神压力及日光暴晒等刺激因素下可在唇周暴发

Image courtesy of National Skin Centre and Eds., Asian Skin 2005.

治疗

- 初期伴严重感染：通常出现在第1～2天：口服阿昔洛韦400mg，tid，7～10天，或伐昔洛韦1g，bid，7～10天。
- 复发生殖器疱疹（在出现前驱症状或发病一天内开始治疗）：阿昔洛韦400mg，tid，5天或伐昔洛韦500mg，bid，5天。
- 局部保持清洁，应用抗生素，如四环素软膏。
- 包括其他筛查的性传播疾病，转诊至DSC跟踪。告知患者单纯疱疹病毒感染的复发性，强调避免性交直至治愈病变。

结节性红斑（图11-27，彩图见书后彩图26）

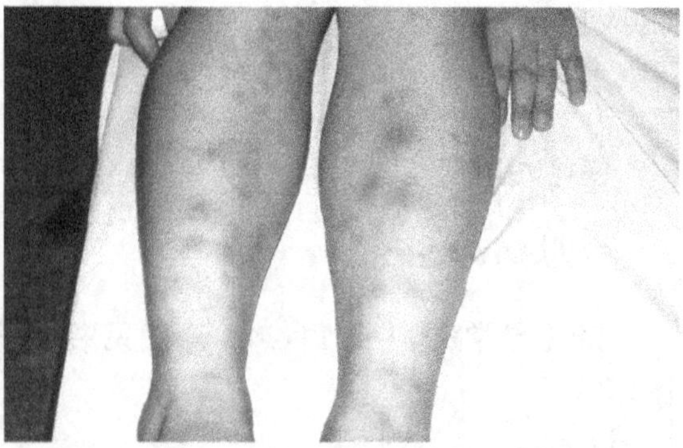

图11-27　结节性红斑

主要分布于下肢的红色疼痛性结节

结节性红斑是一种过敏反应。

临床特点

- 突发的红色结节
- 主要分布在下肢，特别是小腿。

原因

- 感染：葡萄球菌、结核、传染性单核细胞增多症、沙眼、耶尔森菌。
- 与结节病、霍奇金病和溃疡病有关。
- 药物：口服避孕药、磺胺类药物、青霉素、四环素等。

治疗

对可能存在的感染进行系统检查，消除诱因。

- 对症治疗，如非甾体抗炎药用于镇痛。
- 皮肤科随访。

感染性疹

临床特点

- 全身皮肤突发，通常与全身性感染有关。病因包括病毒、细菌、立克次体及寄生虫感染。表11-4。
- 在许多情况下，不能仅凭体征做出准确的诊断。需要详细询问病史，包括接触和旅行史、前驱症状、既往免疫接种，以及曾罹患的发疹性疾病。
- 潜伏期：通常短于3周。
- 前驱症状：非特异性，类似其他发热性疾病，表现为发热、乏力、鼻炎、咽喉炎、腹泻、恶心、呕吐、腹痛和头痛。
- **体格检查**：全身淋巴结肿大、肝大或脾大。皮肤病变可表现为以下方面。

1.小瘢痕样（扩散到全身红斑，可能在皮肤褶皱处或生殖部位更突出，皮疹消退后皮肤脱落）。

2.出疹或多型［红斑和（或）丘疹，较少表现为囊泡和瘀斑；通常集中分布，包括四肢近端］。

3.小疱样（可能演变为脓疱，几天到1周后破溃，造成侵蚀）。

4.黏膜损害［麻疹科氏斑，EB感染中的腭瘀斑或巨细胞病毒（CMV）感染，以及疱疹性咽峡炎、柯萨奇病毒A感染时的微小溃疡性损伤、结膜炎］。

治疗

- 主要是对症处理。
- 因细菌感染的病例可进行抗生素治疗。

表11-4 感染性疹病因

病毒	细菌	其他
风疹	A群链球菌（猩红热）	支原体，如肺炎支原体
副粘病毒（麻疹）	金黄色葡萄球菌（中毒性休克综合征）	梅毒螺旋体
巨细胞病毒，EB病毒，人类疱疹病毒6和7（幼儿急疹、婴儿急疹）	军团菌	洛基山斑疹热
艾滋病毒（急性症状性HIV综合征）	钩端螺旋体	立克次体感染
肠道病毒如柯萨奇病毒、脑膜炎细小病毒B19	脑膜炎球菌	

昆虫叮咬反应

临床表现

- 节肢动物叮咬后，皮肤发生炎症和（或）过敏反应，被咬后数小时或数天内，在叮咬处发生瘙痒性皮损。
- 表现多种多样，包括红斑、单独或复合型丘疹、丘疱疹或水疱，持续数天到数周。全身症状可轻可重，严重的发生过敏性休克。
- 抓痕通常导致皮肤破损，继发A组链球菌感染和（或）金黄色葡萄球菌引起的脓疱病、脓疱。

治疗

- 预防为主，衣物使用驱虫剂，在家用蚊帐，在森林地区穿长袖衣服。
- 对症治疗，特别是用抗组胺药缓解瘙痒。
- 外用糖皮质激素短时间内可缓解剧烈瘙痒病变。在某些情况下，叮咬反应广泛分布、持续不退，可短时间口服皮质类固醇激素。
- 抗生素治疗继发感染。

泛发性剥脱性皮炎（图11-28，彩图见书后彩图27）

临床表现

● 泛发性剥脱性皮炎（GED）或红皮病是一种侵及体表皮肤总面积超过90%，以红斑和结痂广泛分布为特点的炎症性皮肤病。

● 病因分为以下五大类。

1.其他皮肤病（53%）：特应性皮炎、银屑病、脂溢性皮炎、接触性皮炎、毛发红糠疹，慢性光化性皮炎、鱼鳞病（主要影响婴幼儿）。

2.特发性（26%）。

3.恶性肿瘤（16%）：皮肤T细胞淋巴瘤，包括塞扎里（Sezary）综合征（最常见）；霍奇金病（次常见）；非霍奇金淋巴瘤；白血病，骨髓增生异常；内脏恶性肿瘤（很少见），如前列腺癌、甲状腺癌、肺癌、肝癌、卵巢癌，直肠癌和乳腺癌。

4.药疹（5%）：抗癫痫、抗高血压药物（卡托普利、呋塞米）、抗生素（青霉素、磺胺类药物）和别嘌醇。

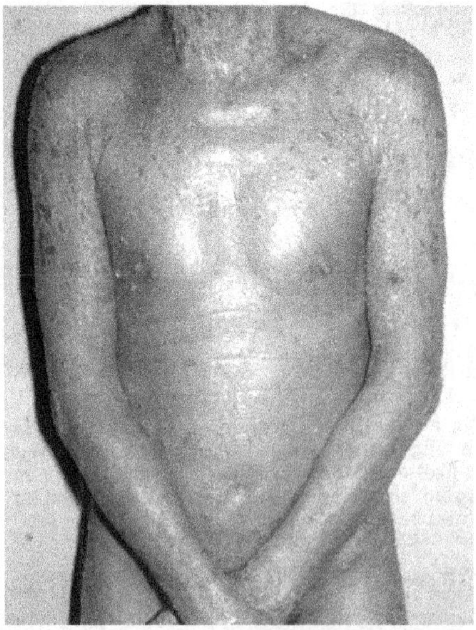

图11-28 全身性剥脱性皮炎

56岁中国男性，继发于银屑病的红皮病或泛发性剥脱性皮炎。红皮病型银屑病可显著影响血流动力学和温度调节。诊断依据包括银屑病病史和其他银屑病病变，如指甲改变和关节受累

Image courtesy of National Skin Centre and Eds., Asian Skin 2005.

5.其他疾病（罕见）：免疫大疱性疾病，如天疱疮；扁平苔藓；结痂疥疮；真菌病、念珠菌病；获得性免疫缺陷综合征（艾滋病）和移植物抗宿主病（GVHD），包括术后剥脱性皮炎。

● 明确诱因

1.询问是否患有其他皮肤病、接触特殊物品或外用药物、口服药物。有无加重因素，如日照等。还需要系统回顾（近期有无体重减轻、盗汗和排便习惯改变）。

2.询问并发症，如心脏衰竭、低蛋白血症导致的水肿、低体温或高热、寒战等。

● 体格检查应记录感染位置和占体表面积百分比。71%的患者出现淋巴结肿大，这可能是由皮肤病、淋巴结病（80%）或继发于淋巴瘤（20%）导致。全面检查应包括胸部、腹部、乳腺、盆腔和直肠检查。

● 注意红皮病并发症，特别是心脏衰竭、超低温、继发脓疱疮、脱水、脸色苍白（贫血）、营养不良（由渗血或低代谢导致）。

治疗

● 血常规通常对确定诊断没有帮助。基本筛查包括全血细胞计数、肾功能、肝功能、尿常规和胸部X线。

● 急性期治疗主要针对并发症。

1.对继发感染全身应用抗生素，如氯唑西林。

2.纠正液体和电解质异常。

3.提供适当的环境温度。

4.抗心力衰竭。

● 在皮肤科指导下进行全身治疗，通过皮肤活检排除恶性肿瘤。

皮肤药物不良反应

临床特点

● 药疹几乎可以模仿任何皮肤疾病样式，对于突发对称性皮疹，药疹必须是第一个需要鉴别的诊断。

● 皮损可由免疫（类型Ⅰ、Ⅱ、Ⅲ、Ⅳ）性和非免疫性机制导致。

● 不良药疹可以表现为发疹性皮疹、荨麻疹、血管水肿、过敏反应、湿疹暴发、多形性红

斑（轻微或严重）、剥脱性皮炎、光敏性、血清病样反应、皮肤坏死、色素沉着、脱发、多毛症、指甲变化等。

- 发疹性反应是最常见的。早期症状通常在服药后14天内发生，且在再次用药后复发。皮疹通常是亮红色，可演变成黄褐色或紫色等多种颜色。皮疹对称分布，通常在躯干和四肢。手掌和足掌等区域的病灶可因摩擦而汇合。
- 高概率（3%～5%）引起药疹的药物：青霉素和相关抗生素，卡马西平与别嘌醇。中概率引起药疹的药物：非甾体抗炎药、红霉素和异烟肼；低概率（＜1%）引起药疹的药物：苯二氮䓬类药物、四环素类和巴比妥类药物。

治疗

- 停用相关药物，特别是出现荨麻疹（过敏性反应的风险）、面部水肿、疼痛、水疱、黏膜受累、溃疡、可触及或广泛的紫癜、发热或淋巴结肿大。
- 症状轻时给予对症治疗以缓解瘙痒，如抗组胺药。
- 外用、口服或静脉使用（严重的情况下）皮质类固醇可能有助于加快红斑消退。
- 如疑似药品不良反应，给患者进行登记。
- 警惕危及生命的表现：如史-约综合征和中毒性表皮坏死。

史-约综合征和中毒性表皮坏死。

（图11-29a和图11-29b，彩图见书后彩图28a和彩图28b）

临床特点

- 这是两种罕见但可能致命的不良皮肤药物反应。
- 临床特征为皮肤黏膜压痛、红斑和广泛脱落。要对整个皮肤表面和黏膜包括结膜、口腔和生殖器黏膜进行检查。
- 体表面积（BSA）百分比：表皮坏死松解的区域。
- SJS：＜10%的体表面积受累。
- SJS-TEN重叠：10%～30%的体表面积受累。

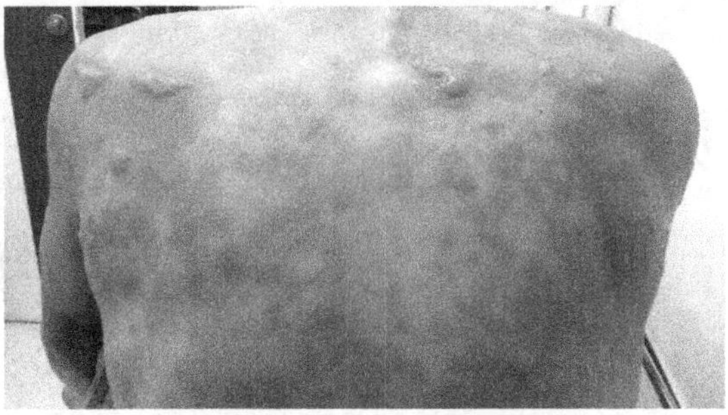

图11-29a **史-约综合征**

背面广泛红斑，伴有大量松弛性大疱

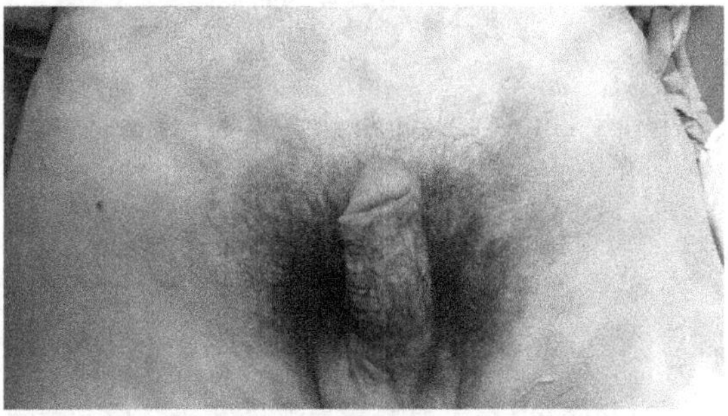

图11-29b **史-约综合征——阴茎糜烂**

下腹部和大腿红斑和非典型深色病损，阴茎松弛性大疱及糜烂

- TEN：＞30%烧伤面积超过体表面积受影响。
- 最常涉及的药物：别嘌醇、非甾体抗炎药、抗生素和抗惊厥药。SJS和TEN通常发生在用药后7～21天。

治疗原则

- 早期诊断。
- 停用相关药物。
- 如果BSA＞30%，请皮肤科紧急评估，并安排转到烧伤科。
- 必须迅速启动支持性护理。
- 正确处理体液和电解质失衡。
- 维持体温。
- 伤口护理，以防止感染。
- TEN的最佳治疗方式仍然存在争议。静脉注射免疫球蛋白或全身环孢素可考虑。
- 如眼部受累，转诊至眼科。

（门月华 译 马青变 校）

第12章

老年急症

老年急症

Chong Chew Lan · Shirley Ooi · Lee Sock Koon

要点

- 模糊的不适主诉或功能性能力下降可能提示患有严重疾病。

影响老年患者诊断和治疗的因素如下所示。

（1）患者对症状和体征的漏报，患者、看护者及医师由于高龄对不典型症状的忽略。

（2）老年患者严重病情的不典型或弱化表现使诊断困难。对最初不典型的表现要做好进一步诊断检查的准备。

（3）**多种慢性疾病的存在**或累加可能掩盖新疾病的临床症状。

（4）使用多种药物降低了患者依从性，由于药物相互作用可能会引起不良反应。对每一位老年患者进行所有用药评估，以排除药物因素导致的临床症状。

年龄本身并不是诊断和治疗干预的禁忌证。

（5）缺乏积极的复苏。

"正常"生命体征导致休克未被识别的原因：①有高血压病史。②缺乏心动过速反应。

- 碱剩余或乳酸水平可以帮助识别早期或隐匿性休克。

> ⇨ **给全科医师的特别提示**
>
> - 不要因为患者年龄大而忽视其功能性衰退的主诉。
> - 含糊不清的主诉可能提示其患有严重疾病或抑郁症。
> - 谨防老年人急性心肌梗死（AMI）的非典型表现。优先进行ECG检查和入院治疗。
> - 老年人脓毒症时可能没有发热表现。然而，当出现**发热**时，90%的情况下具有传染性，最常见的是**细菌**来源。患者中病毒来源不足5%。
> - 对于老年人，**体温≥37.2℃**或**较基础体温升高1.3℃**应认定为发热。
> - 老年人感染的**最常见表现**为谵妄和呼吸急促。
> - 由于**足部**及足趾间的裂隙和浸渍，经常要检查患者的足部是否有**感染源**。如果找不到，请检查腹部脏器。
> - 请注意，**尿亚硝酸盐检测**具有特异性，但**对尿路感染不敏感**。

具体情况及其处理

- 精神状态改变（AMS）表现为意识水平下降、意识内容改变，或两者相结合。
- **谵妄有如下4个特征**。

1. 急性发作或症状波动。
2. 注意力不集中。
3. 思维混乱。
4. 意识水平改变。

诊断谵妄需要同时满足特征1和特征2，以及特征3或特征4。做出这一诊断后，重点寻找根本原因。

- 当老年患者的精神状态出现急剧变化时，应考虑存在**器质性病变**的可能。
- **肌阵挛、扑翼样震颤**是谵妄的**特征性表现**。
- 精神状态改变可能是**心肌梗死、肺炎、胃肠道出血、脓毒症**或**肺栓塞**的唯一表现。

● 老年患者中，**药物**是最常见的可逆的引起精神状态改变的因素。

● 老年谵妄患者应入院接受进一步的检查和治疗。

● 一些患有亚急性或慢性认知功能障碍（痴呆）的患者，如果医疗随访及时并有可靠的看护者保证家庭环境安全，则可以出院。

功能衰退

● 功能衰退可定义为**近期或渐进性的**日常生活活动困难。

● 对于功能衰退，急诊科医师可能犯以下两个错误。

1.对其忽视。

2.将其视为“正常衰老”的一部分。

● 功能衰退可以认为是一种**新医学疾病**或已有**慢性疾病失代偿**的症状。

● 评估功能衰退的最佳方法是患者的病史和看护者所证实的疾病发展过程，看护者能够客观地评价新出现的或恶化的功能损害症状。

创伤和跌倒

● 当面对**受伤**的老年患者时，不要局限于损伤本身，还要考虑受伤的原因。

● 跌倒是意外受伤最常见的原因。跌倒的常见原因包括脑血管意外（CVA）或短暂性脑缺血发作、眩晕，直立性低血压和晕厥。

● 如果怀疑患者跌倒有医学原因，应让患者接受医学专科治疗。

● 早期评估和密切监测老年患者的生命体征。

● 另外还要考虑伤病对患者功能状态及其自理能力的影响。重点是防止进一步的伤害。

● 急诊科医师应对受伤老年患者受到的虐待行为保持高度怀疑。

急性心肌梗死

● 尽管老年患者可以表现为典型的急性心肌梗死症状，但症状**不典型**者同样常见（表12-1）。事实上，那些年龄超过85岁的患者不太可能出现典型胸痛。约60%的85岁以上的急性心肌梗死患者无胸痛表现。症状不典型的急性心肌梗死患者有更高的死亡率。

表12-1 **老年急性心肌梗死患者的非典型表现**

1.气短
2.急性精神错乱
3.晕厥发作
4.脑卒中
5.头晕、眩晕、晕厥
6.心悸
7.呕吐
8.外周坏疽和跛行增加
9.肾衰竭
10.肺栓塞
11.坐立不安
12.出汗
13.乏力
14.腹痛
15. 20%的病例存在烧灼感或消化不良

● **呼吸困难**是老年**急性心肌梗死患者最常见**的主诉。

● 急性CVA和急性心肌梗死在老年患者中容易同时出现。因此，应对每一位CVA的老年患者进行心电图检查。

● 由于急性心肌梗死表现多种多样，对于无相关主诉的老年患者进行ECG检查是值得推荐的。

● 治疗应该基于患者生理年龄，功能状态，了解风险和益处及需要了解患者的意愿。

● 老年急性心肌梗死患者可以很好地耐受溶栓治疗和抗凝治疗，并显著降低死亡率和致残率。

● 出血和其他并发症发生概率小但风险大，需要与患者进行交代。

急性腹痛

● 对于急诊科医师而言，治疗急性腹痛的老年患者是巨大的挑战。

● 急性腹痛的老年患者，住院率和手术率非常高。

● 老年患者的疼痛感觉和体格检查可能会不匹配，由此造成诊断困难。严重的腹腔内病变伴腹膜刺激可能会缺乏腹壁肌紧张的体征。这种公认的现象部分归因于老年患者腹部肌肉组织相对薄弱。

● 老年**阑尾炎**患者，食欲减退、白细胞升高或典型的转移性疼痛可能不明显。但是，通常存在腹部右下象限的压痛。

• 值得注意的是，虽然在所有阑尾炎的患者中，老年人不足10%，但在老年患者中死亡率高达50%。任何出现腹痛的患者都应怀疑阑尾炎。如果腹痛原因不明，告知患者后续12～24h应进行复查。

• 有50%的老年**消化性溃疡穿孔**患者没有突然发作的疼痛。疼痛可以是全腹痛或下腹痛。在这些患者中很大一部分无上腹部肌紧张和腹部X线平片上游离气体的存在。

• 尽管患者有排便主诉，但仍可能会出现**肠梗阻**。对于出现肠梗阻但无腹部压痛或直肠膨大而空虚的患者，应该怀疑结肠假性梗阻。

• 对任何腹痛症状与体征不匹配的老年患者必须怀疑存在**急性肠系膜缺血**。尤其是有潜在的心血管疾病、低血压、周围血管疾病、心房颤动或慢性肠缺血的相关症状，如体重减轻、餐后腹痛、腹泻和吸收不良的患者。在出现明确的肠系膜梗死进展的症状之前必须进行血管造影检查（参见第1章第十三节“腹痛”）。

• 任何老年急性腹痛或背痛患者都必须考虑**腹主动脉瘤破裂**。查体时往往不能触及搏动性肿块。晕厥可能是患者的唯一表现。

• 任何表现为腹痛或脓毒症的老年患者都应怀疑**胆囊炎**。

感染

• 衰老的免疫系统常伴随着慢性疾病，如糖尿病（是菌血症的2倍）、痴呆、营养不良、心血管疾病、脑卒中、慢性肺病、癌症、酗酒，近期侵入性操作或器械和留置导管，使老年人更容易受到严重感染，发生继发性并发症。

• 感染的**主诉**可能是精神状态改变、意识模糊、功能下降、食欲减退、过度疲劳、乏力、不明原因的体重减轻、新发尿失禁或跌倒。

• 以下情况已被证明**无法预测老年人的菌血症**。

1. 发热
2. 呼吸道症状
3. 泌尿系症状
4. 生命体征异常
5. 白细胞（WBC）绝对计数
6. 血红蛋白
7. 血尿素氮
8. 肌酐
9. 红细胞沉降率增加

注意：菌血症的独立预测因素为精神状态改变［比值比（OR）2.88；95%**置信区间**（CI）1.52～5.50］，**呕吐**（OR，2.63；95% CI，1.16～6.15），**带状核白细胞比例**＞6%（OR，3.50；95% CI，1.58～5.27）。

• 急诊科就诊的老年患者，**体温达**37.2℃**及以上或较基础体温升高**1.3℃应被诊断为发热。新的定义将临床上明确的细菌感染诊断敏感性提高到83%，同时保持足够特异性（89%）。老年患者可能无白细胞升高，中性粒细胞计数通常会增加。

• 独立社区居民的感染与住在养老院的和近期住院的患者不同。社区老年人中最常见的是**呼吸道感染**，包括流行性感冒、支气管炎和肺炎。其次是尿路感染、**腹腔感染**，包括胆囊炎、憩室炎和阑尾炎。相比之下，70%～80%养老院居民感染的原因为**肺炎**、**尿路感染**和**软组织感染**。

• 按照常规治疗原则，使用早期目标导向性疗法治疗老年脓毒症患者。

• 老年感染患者在门诊治疗还是住院治疗是一个困难的选择。考虑患者的临床症状、合并症、功能状况、社会支持，提供及时、适当的支持治疗。

• 一般来说，应降低疑诊为感染的老年患者的入院标准，因为他们发生疾病失代偿的可能性非常高。在许多情况下，他们也存在感染耐药菌的风险，因此需要经验性地使用广谱抗菌药物。

• 在大多数研究中，老年人**菌血症**的**病死率高达**20%～37%。

• 即使没有发现感染源，发热的老年患者也应考虑入院治疗，因为在急诊科就诊的老年菌血症患者中，1/3的患者无法确定感染来源。

• 对于经过充分复查，具有完整功能状态（如日常生活活动的能力）和适当家庭支持的康复患者，可考虑出院。

（彭　川　译　熊　辉　校）

第13章

中　　毒

第一节　酒精中毒和其他醇类中毒

Peter Manning

要点

- 乙醇的摄入可明显增加因控制力及判断力受损所致的重伤的风险。
- 意识水平的下降掩盖了许多对疼痛和潜在疾病的正常反应。
- 呼吸抑制及咽反射抑制的程度通常与乙醇的消耗量相关。
- 酒精中毒的鉴别诊断（表13-1）。
- 血液乙醇水平以每小时20～30mg%的速度下降。
- 只有患者血液乙醇水平达到200mg%以上时，Glasgow昏迷评分（Glasgow coma scale，GCS）才有统计学意义。因此，除非患者血液乙醇水平达到200mg%，否则不要将患者意识状态的改变归因于乙醇。

表13-1　**酒精中毒患者精神状态改变的鉴别诊断**

中枢神经系统疾病	抽搐或抽搐后状态、脑卒中、硬膜下血肿、肿瘤
环境紊乱	低体温
感染性疾病	脑膜炎/脑炎、肺炎、脓毒症
代谢性疾病	糖尿病酮症酸中毒、肝性脑病、高钙血症、低血糖、低钠血症、尿毒症
呼吸系统疾病	低氧血症
中毒	苯二氮䓬类、一氧化碳、乙醇、乙二醇、异丙醇、甲醇、毒品、镇静催眠药
创伤性疾病	脑震荡、脑挫裂伤、硬膜外血肿、低血压、蛛网膜下腔出血

管理

处理原则

目标如下所示。

- 保护患者不伤害自己和他人。
- 积极处理潜在的可能危及生命的可逆并发症，如低氧血症、脱水、低血糖、低体温。
- 确保予以适当的处理与随访。
- 检查可能被遗漏的损伤。
- 检查是否存在韦尼克脑病：经典的三联征仅出现在10%的病例。检查是否出现反应减慢、淡漠、意识混乱等意识改变（80%的病例），水平眼球震颤或眼外直肌麻痹等眼部改变（30%的病例），共济失调（20%的病例）。

实现目标的若干管理原则如下所示。

- 反复评价生命体征及神经功能。
- 积极评价不能改善或者进行性恶化的精神状态。
- 继续观察直到患者可以独立活动和自我照顾。
- 静脉补液及营养支持。
- 必要时可采取化学或物理手段约束（以保护患者和他人）。

维持疗法

- 在监护条件下评估醉酒患者。
- 保持呼吸道通畅并评估颈椎情况。
- 根据咽反射是否存在，选择性使用口咽或鼻咽通气道。
- 确保负压吸引设备随时可用。
- 如果怀疑有外伤史，可以使用手动或非手动的硬质领围制动。

- 建立外周静脉通路。
- 以适当的速度静脉补充晶体液进行扩容；对于等容性血液稀释，给予5%的葡萄糖注射液500ml缓慢静脉滴注3～4h以上。
- 使用物理性约束：通过物理约束的方式能够控制患者而不增加药物的使用，对于意识水平已经下降的患者，增加这些药物将使病情评估更加复杂。
- 充分暴露患者。
- 测量体温。
- **实验室检查**：对于轻度反应迟钝或混乱的患者，最基本的检查是毛细血管血糖测定。病史和体格检查往往有限，因此有精神状态改变的醉酒患者往往需要进行实验室和放射学检查。

1.基本的实验室检查

（1）全血细胞计数。

（2）尿素/电解质/肌酐：计算阴离子间隙，[Na^+]-[HCO_3^-]-[Cl^-]。参考附录F的公式。

2.可选择的实验室检查

（1）**血乙醇水平**：这项检查的重要性在于，当血液中乙醇的水平与预期不一致时（如血液乙醇水平很低甚至为零），则深入地检查以解释精神状态改变是有必要的。

注意：如果要用非酒精性皮肤制剂与酒驾案例取样，有必要让患者签署抽血的知情同意书。

（2）**尿液分析**：血、尿糖、酮体。

（3）**血清淀粉酶**。

（4）**肝功能检查**（包括凝血酶原时间、部分凝血活酶时间）。

（5）**毒理学研究**：行毒物一般筛查的价值有限，但仍应根据病史及体格检查的提示开具相应检查。

（6）血浆渗透压：有助于提示其他醇类的存在，如甲醇和乙二醇（请参阅本章后面的内容）。正常范围为（286±4）mol/L。计算渗透压间隙（不应超过10mOsm/kg）。

（7）**渗透压间隙**＝测量渗透压－计算渗透压。参考附录F相关公式。

（8）**动脉血气分析**：当经皮血氧饱和度正常时动脉血气分析并非必要。

- **X线检查**

1.胸部：如果患者有胸部外伤史、发热或听诊发现异常时，胸部X线检查是有价值的。

2.颈椎侧位、骨盆前后位、四肢：需要基于病史和体格检查结果。

3.头部计算机断层（CT）扫描：有以下情况时需要。

（1）有头部外伤伴持续的意识丧失或局灶性神经系统表现的证据。

（2）患者的意识状态与血液中乙醇水平不一致（参见注意事项）。

（3）随着时间的推移，神经系统的状态没有改善或持续恶化。

- **心电图**：用于发现伴随的心脏病，如缺血性心脏病或酒精性心肌病。

药物治疗

- 维生素$B_1$100mg静脉注射：酒精中毒患者体内的硫胺素储存量通常会减少。
- 50%葡萄糖注射液40ml静脉注射以纠正低血糖。

注意：理论上，对营养不良的患者补充维生素B_1应先于葡萄糖，这一点至关重要。因为首先补充葡萄糖可能会加速韦尼克脑病的发生（三联征：共济失调、精神异常和眼球运动障碍，主要是水平性眼球震颤或双侧第Ⅵ脑神经麻痹）。然而，这个理论并没有证据的支持。有学者认为，韦尼克脑病的临床进展需要几个小时，甚至几天的时间。所以，也可在补充葡萄糖剂量后立即补充维生素B_1。

- 氟哌啶醇5mg静脉注射：可以在5～10min重复给药。该药用于严重躁动的酒精中毒患者，同时予以保护性约束。氟哌啶醇有极小的镇静作用和良好的行为控制作用。
- 如果病史和体格检查提示有麻醉药物的伴随使用，可给予纳洛酮2mg静脉注射，有利于识别和纠正中枢神经系统和呼吸的抑制。

计划

- 通过合理的测评，如有下列情况，应对患者密切监护或收住ICU。

1.多发伤

2.甲醇和乙二醇中毒

3.脓毒症

4.消化道大出血

5.急性心肌梗死

6.明显的酒精戒断症状

- 并发肺炎、肝炎或胰腺炎时应以内科治

疗。并发稳定颅脑损伤时，根据院内诊疗结果，予以普外科或神经外科治疗。

离院标准

• 患者必须能够进食或者饮水，走路时步态稳定，对周围环境有定向力。

• 有朋友或家人陪同。

特殊情形

儿童

• 儿童接触乙醇通常是通过饮用乙醇饮料或漱口水。即使是摄入小剂量的乙醇也常常出现呼吸抑制。

• 常出现低血糖：予以静脉注射25%葡萄糖溶液2～4ml/kg治疗（50%葡萄糖溶液是高渗溶液，因此用灭菌水1:1稀释）。

注意：一般不重复给药，可能会导致高渗状态。

甲醇、乙二醇和异丙醇

相似之处

• 对那些诉腹部疼痛或视力障碍、或是有很高的渗透压间隙的醉酒患者应该考虑到有甲醇、乙二醇和异丙醇中毒的可能。

• 它们都存在于各种家庭用品中。

1.甲醇：存在于挡风玻璃清洗液、模型飞机燃料、影印液、香水、油漆、假酒或"私酒"中。

2.乙二醇：存在于汽车防冻液、制动和液压液、防冻剂、灭火器、油漆和涂料中。

3.异丙醇：存在于乙醇、油漆和许多家用溶剂、化妆品、外用药品中。

• 所有这些都可以是酒精成瘾者用来替代乙醇的廉价替代品。

• 这些都能使患者产生相应的临床症状，这些患者有"醉酒行为，但没有乙醇气味"，除非他也同时喝了酒。

• 它们都很容易被胃肠道吸收。

• 乙醇脱氢酶是这三个母体化合物代谢的主要的酶。

• 甲醇和乙二醇虽然毒性不同，但两者在治疗本质上是相同的。

• 药物本身并无危险，仅产生酒精中毒样症状；导致中毒的是在药物摄入6～12h后经过醇脱氢酶代谢后产生的代谢产物。在合并酒精中毒时，出现这种症状发作延迟的可能性更大。

• 在有毒醇类中毒的早期，摄入的母体化合物有助于测量血浆渗透压，导致血浆渗透压升高，换句话说，产生的渗透压差可作为有毒醇类中毒的一个早期标志物。由于任意一种醇类的血清水平都不容易检测，因此诸如阴离子间隙和渗透压间隙等间接测定的指标是有用的。

渗透压间隙＝测量渗透压－计算渗透压。——显著增加的渗透压间隙（＞25mOsm）是有毒醇类中毒的特征性表现。

注意：渗透压差在毒物代谢之前首先增加，仅随阴离子间隙的增加而增加。

甲醇和乙二醇的毒性

• 两者都经过乙醇脱氢酶氧化，分别转化为甲酸和草酸（经过羟基乙酸）。

• 在甲醇中毒时，甲酸抑制细胞色素c氧化酶活性，导致组织缺氧、乳酸形成及代谢性酸中毒。

1.随着酸中毒的恶化，甲酸扩散穿过细胞膜，导致中枢神经系统受到抑制、低血压，以及进一步恶化的酸中毒导致乳酸的产生进一步增加。

2.未解离的甲酸以视神经盘和视神经为优先攻击目标，导致局部细胞缺氧。因此，失明是甲醇中毒的典型表现。

• 甲醇中毒的典型三联征如下所示。

1.严重的代谢性酸中毒。

2.视觉障碍。

3.中枢神经系统抑制。

• 甲醇对胰腺有直接的毒性作用，导致胰腺炎。

• 在乙二醇中毒时，最主要的氧化代谢产物是羟基乙酸，它能导致严重的代谢性酸中毒；相反，它又迅速被氧化为草酸，在肾小管近端小管中与钙离子螯合为草酸钙晶体的沉淀，引起急性肾小管坏死。同样的螯合过程可以导致足以引起QTc间期延长和严重心律失常的低钙血症。

• 公认的乙二醇中毒的3个阶段如下所示。

1.在12h内，出现醉酒和兴奋的中枢神经系统症状（“有醉酒的行为但是闻不到酒气”），导致脑水肿，造成进行性嗜睡和昏迷。

2.由于严重的代谢性酸中毒、缺氧、充血性心力衰竭或成人呼吸窘迫综合征和低钙血症引起室性心律失常和心血管系统“缺氧”症状。

3.24～72h后的急性肾衰竭可能需要血液透析治疗。

异丙醇

- 丙酮进入体内后迅速经过代谢产生酮血症和尿酮。

注意：非酸性代谢产物——不合并酸中毒的酮症有助于区分是甲醇中毒还是乙二醇中毒。

- 一般来说，异丙醇中毒可导致中枢神经系统抑制（与乙醇相比，起病更快且持续时间更长），并且由于直接刺激黏膜导致出血性胃炎从而引起胃部不适。

有毒醇类中毒的处理

一般要点

- 重点是评估和处理直接危及生命的并发症。

1.注意气道、呼吸和循环。

2.静脉补液治疗以维持足够的尿量，但对肾功能不全的患者须避免液体入量超负荷。

3.吸氧。

4.监测：心电图、生命体征及血氧饱和度。

5.监测毛细血管血糖，评估可能出现的低血糖。

6.实验室检查：全血细胞计数、血清电解质、血尿素氮和肌酐、脂肪酶和（或）淀粉酶、肝功能试验、血钙、酮体、乳酸、血浆渗透压、动脉血气分析和尿常规（使用显微镜检测草酸钙晶体的存在）。

7.渗透压间隙和阴离子间隙测定（参见附录F“常用公式”）。

8.有证据表明，如果在摄入4h内洗胃可能是有效的，特别是在摄入大量乙醇的情况下。

甲醇和乙二醇中毒管理的具体要点

- 由于患者的预后与维持血清pH＞7.2～7.3直接相关，因此应积极静脉使用碳酸氢钠治疗代谢性酸中毒。
- 抑制醇脱氢酶（ADH）是目前治疗这两种物质中毒的主要手段。
- 甲吡唑（Antizol，4-MP）是一种强效的乙醇脱氢酶抑制剂，它与传统的首选解毒剂乙醇相比有许多优点。其优点如下所示。

1.对ADH的亲和力是乙醇的8000倍。

2.作用的持续时间更长。

3.有更可靠的药动学使定量给药更容易。

4.更宽的治疗指数。

5.避免了使用乙醇治疗引起的副作用，如头痛、恶心和眩晕。

6.减少血液透析的需要。

- 甲吡唑最主要的缺点是费用问题。
- 静脉注射乙醇虽然过时，但对于甲吡唑治疗无效，或者没有血液透析指征的患者仍在应用，但其有引起中枢神经系统抑制、低血压、低血糖和电解质紊乱的副作用，需要在重症监护病房进行密切监测。

1.ADH对乙醇的亲和力比它对甲醇的亲和力大15倍，比它对乙二醇的亲和力大60～70倍，因此静脉应用乙醇治疗是有效的。

2.10%静脉溶液通过中心静脉导管输注，以维持100mg/dl的血浆浓度。

3.当没有可用的静脉制剂时可以口服乙醇治疗，旨在通过给予一种含乙醇的饮料达到0.7g/kg的负荷剂量和0.12g/（kg·h）的维持剂量，乙醇含量的转换公式如下所示。

乙醇含量（g）＝饮料量（ml）×0.9×酒精度数/200

但是，如果患者存在反应迟钝或呕吐反射消失，就不应予以口服乙醇治疗。

甲醇和乙二醇中毒的表现

血液透析的适应证（去除母体化合物及其有毒的副产物）如下所示。

- 严重的代谢性酸中毒，静脉使用碳酸氢钠治疗后仍不能纠正。
- 即将发生肾衰竭。
- 终末器官毒性，如视力改变、痉挛和昏迷。
- 血流动力学不稳定。
- 持续恶化的电解质紊乱。

异丙醇中毒的处理要点

- 血清异丙醇水平对治疗的影响不大。
- 治疗与乙醇中毒的治疗方法相同。

酒精性酮症酸中毒

- 慢性酒精中毒的典型表现：大量饮酒后出现恶心、呕吐、腹痛及因热量摄入不足所致的饥饿。
- 酮症酸中毒是由乙酰乙酸乙酯和β-羟基丁酸盐的积累导致的。
- 实验结果显示，血清pH约为7.1，血清碳酸氢盐含量为10mmol/L，血清中磷酸钾含量低于正常，血清葡萄糖水平正常或降低。
- **治疗**：予以5%葡萄糖氯化钠溶液补液，必要时可予以镇吐药物，苯二氮䓬类可用于治疗戒断症状（表13-2），补充钾及磷酸盐。

表13-2 **酒精戒断综合征（AWS）**

阶段	发病	持续时间	症状	体征
Ⅰ（颤抖）	6～8h	2～3天	• 焦虑 • 激动 • 恐惧 • 食欲减退 • 失眠 • 震颤	• 心动过速 • 高血压 • 反射亢进
Ⅱ（酒精性震颤）	0～24h	2～3天	所有Ⅰ中的症状 • 幻觉	所有Ⅰ中的体征 • 发热 • 出汗
Ⅲ（戒断性癫痫发作）	7～48h	6～12h		Ⅰ、Ⅱ中的体征 • 癫痫大发作
Ⅳ（震颤性谵妄）	3～5天	2～5天	Ⅰ、Ⅱ、Ⅲ中的症状 • 混乱 • 噩梦	Ⅰ、Ⅱ、Ⅲ中的体征 • 发热 • 瞳孔散大

注意：胰岛素治疗是禁忌的，很少需要使用碳酸氢钠。

- 当合并有感染、戒断发作或震颤性谵妄的病史或有较高的乙醇摄入量，发展成严重戒断症状的可能性会随之增加。
- **戒断性癫痫发作**（朗姆酒发作）。

1.通常是全身性发作并有自限性。

2.发病通常在摄入乙醇后的48h以内。

3.一般很难通过病史和体格检查将戒断性癫痫发作与其他病因区分开。

4.建议

（1）局灶性癫痫发作：头部计算机断层扫描（CT）。

（2）发热性癫痫发作：头部CT扫描检查后行腰椎穿刺术。开始予以抗生素治疗。

（3）癫痫状态：头颅CT扫描检查与代谢筛查。

- **管理**

1.缓解焦虑和幻觉。

2.阻止AWS的进展。

3.支持治疗

（1）保护气道、呼吸和循环。

（2）容量替代治疗：5%葡萄糖氯化钠溶液与5%葡萄糖溶液交替静脉补液治疗。

（3）纠正电解质及代谢紊乱：葡萄糖、维生素B_1、钾和镁。

（4）可经验性予以静脉补充维生素B_1 100mg及硫酸镁1～2g。

4.药物治疗

（1）**苯二氮䓬类**：①临床上用滴定法测量，每5～10min予以地西泮5～10mg，缓慢静脉注射（最大剂量20mg）。②对于轻症患者予以口服地西泮10～20mg（必要时1h后可重复给药）。

（2）**氟哌啶醇**：对于躁动的患者可予以氟哌啶醇5～10mg，肌内注射。

（3）**β受体阻滞剂**：①是否已经大剂量使用地西泮和（或）有严重的快速性心律失常的表现。②每5～10min予以静脉注射普萘洛尔0.5mg。

（4）**静脉注射苯妥英钠对于AWS的患者几乎没有作用。**

5.计划

（1）除轻微病例外，所有患者均应接受一般内科治疗，并可口服苯二氮䓬类药物，还要进行精神病学随访。

（2）震颤性谵妄的患者应进入重症监护病房进行密切监测。

（陈小岚 译 熊 辉 校）

第二节　苯二氮䓬类药物中毒

Suresh Pillai · Lim Er Luen

要点

- 苯二氮䓬类药物过量导致患者死亡通常是罕见的，除非它与其他镇静剂、乙醇或巴比妥酸盐联合使用。
- 一般的支持性治疗措施都特别强调气道、呼吸和通气治疗。
- 苯二氮䓬类拮抗剂如氟马西尼的过量使用仍存有争议。对于那些依赖苯二氮䓬类药物的患者和那些联合使用三环抗抑郁药的患者，或合并有一个不明药物混合过量的患者不要静脉使用氟马西尼治疗。对于那些有头部外伤史和癫痫病史的患者需要警惕癫痫发作。
- 如果患者有相关的头部外伤史，即使其精神状态的改变可能主要因为苯二氮䓬类药物，那么也必须行头部计算机断层扫描进行评估。

病理生理学

- 苯二氮䓬类药物会导致脊柱反射抑制，以及抑制网状激活系统，表现为嗜睡、言语不清、共济失调、反射亢进、嗜睡、昏睡、昏迷甚至呼吸停止。
- 苯二氮䓬类药物使用过量的患者的瞳孔改变一般是非特异性的，通常不会出现类似于单纯阿片类药物过量的针尖样瞳孔。
- 快速静脉注射地西泮后可能会出现低血压和心脏骤停、呼吸骤停。
- 苯二氮䓬类药物的半衰期差异很大，咪达唑仑2～5h，氯氮䓬5～30h，氟西泮50～100h。

> **⇨ 给全科医师的特别提示**
>
> - 对所有怀疑服用镇静催眠药过量的患者，尽管他们可能只表现为轻微的嗜睡，都应立即通知急诊科。

管理

支持治疗

- 如果患者有精神状态的改变并伴有咽反射受损和呼吸抑制、血流动力学不稳定或昏迷，都应该进入重症监护室治疗。
- 应保持气道通畅，如有相应指征，必要时可行气管插管及辅助通气。否则，应予以患者非呼吸机面罩吸入氧（100%）。
- 监测患者的生命体征，每15min复测一次心率、脉搏和血氧饱和度。
- 开放外周静脉输液通路。
- 行全血细胞计数、尿素/电解质/肌酐及动脉血气分析等检查，并行床旁血糖测定。
- 对于怀疑有缺氧或误吸的患者，应行胸部X线检查。怀疑颅内出血或感染时，应考虑完善头部计算机断层扫描检查。
- 在药物过量的急性期，治疗时不必测定血清苯二氮䓬类药物水平，但当诊断存疑时，可以行尿液或血液的定性检查。
- 由于抑制中枢神经系统，苯二氮䓬类药物过量的患者不推荐诱导呕吐治疗。
- 如果摄入时间在4h以内，应使用活性炭治疗。洗胃仅适用于发病在1h内的摄入大量苯二氮䓬类药物或存在混合中毒的患者。但是，必须注意气道保护，必要时可在洗胃或活性炭治疗前进行气管插管。

解毒的治疗

- **静脉注射氟马西尼**每次剂量0.2mg，持续给药30s以上，根据患者反应不同可重复给药，直至总剂量为0.5mg。由于其作用通常是短效的，可能需要重复给药。禁忌证如下所示。

1. 如果合并三环类抗抑郁药物过量，苯二氮䓬类药物作用消失后可能会导致前者诱发癫痫持续状态。
2. 对苯二氮䓬类药物成瘾的患者，氟马西尼能诱发急性戒断反应，表现为癫痫发作和自主神经功能紊乱。
3. 有癫痫发作倾向的患者，如有头部外伤史或已知癫痫病史的患者。

- 如果患者的病史不明确，则应在患者出现精神状态改变时，考虑静脉使用维生素B_1、50%葡萄糖注射液和静脉注射纳洛酮治疗。除非有阿片类药物过量的表现，否则不应常规使用静脉注射纳洛酮治疗（参考第1章第十九节“中毒总则”）。应寻找导致精神状态改变的其他原因，如一氧化碳中毒、中枢神经系统感染、头部外伤和脑血管意外。

处理

• 所有苯二氮䓬类药物过量的患者均应收入内科普通病房治疗，特别是在需要机械通气的情况下，应予以密切监护或收住重症监护病房。

（陈小岚 译 熊 辉 校）

第三节 一氧化碳中毒

Amila Punyadasa

要点

• 一氧化碳（CO）是一种无色、无味的气体，其作为呼吸窒息剂，优先结合血红蛋白（Hb）和肌红蛋白，从而降低血液的携氧能力。因此，它被称为沉默的杀手。

• 在体内的半衰期是5～6h。

• CO通过不同的机制发挥其病理作用。它使氧气的输送、氧气的利用联合受损，并能造成各种易感组织出现氧化应激损伤。

• 一氧化碳对血红蛋白的亲和力是氧气的250倍；它使氧合血红蛋白解离曲线左移，影响氧在组织中的释放。

• 它与失活肌红蛋白结合（心肌肌红蛋白比骨骼肌肌红蛋白多3倍）。在低氧血症时，心肌肌红蛋白与CO结合更快，导致心肌坏死和心脏功能下降。

• 它导致大脑弥漫性脱髓鞘，尸检结果发现有脑水肿及浅表白质、苍白球、大脑和海马体的坏死。在明显的恢复后，高达40%的病例会出现延迟性神经精神疾病的后遗症。事实上，最近的实验证据表明，较强的一氧化碳暴露可能引发一连串的事件，包括脑脂质过氧化，导致短暂且不可逆转的神经元功能障碍。

• CO中毒几乎没有典型的体征和症状，因此难以诊断。轻微的症状是非特异性的，如头痛、恶心、呕吐和头晕。同一个家庭的几个成员可能同时出现相似症状，需要与流感样疾病相鉴别。

新陈代谢

• CO的吸收只通过吸入而没有进一步的代谢；它广泛分布于血液中，通过肺经呼气排出。

• CO与细胞色素氧化酶结合：与氧气竞争细胞色素a3的结合位点。

• **来源**

1.内源性：CO是血红蛋白和其他含血化合物的正常降解产物。

（1）在非吸烟者中，碳氧血红蛋白（COHb）水平＜5%，在吸烟者中＜10%。

（2）孕妇的COHb水平可达2%～5%。

（3）正常婴儿体内的COHb水平可达4%～5%。

（4）溶血性贫血患者的COHb水平可高达6%。

2.外源性

（1）吸烟：香烟尖端燃烧产生的烟雾中CO的含量是吸入部分的2.5倍。

（2）吸烟者的COHb水平通常为4%～10%。

（3）火灾：重大火灾产生的烟雾中含有高达10%的CO（这是生成致死量COHb所需CO浓度的100倍）。

（4）汽车尾气中含有高达8%的CO：后座的乘客更靠近排气系统，因此受到的影响更大。

（5）在油漆去除剂、气溶胶和熏蒸剂中的二氯甲烷很容易被皮肤吸收，并缓慢代谢为CO。请注意，由二氯甲烷暴露所产生的COHb的半衰期是吸入CO产生的COHb的2倍。

急性接触

通常，代谢需求相对较高的器官，如大脑和心脏，对一氧化碳暴露产生的影响最为敏感。

• 中枢神经系统：头痛、周围神经病变、精神状态改变、昏迷、癫痫发作、脑水肿、行为和人格改变、共济失调和记忆障碍。

• 呼吸系统：呼吸困难和过度通气，支气管肺炎和非心源性肺水肿。

• 心血管系统：心绞痛、ST段改变、心动过速、室性心律失常、低血压、心肌梗死、心脏传导阻滞、充血性心力衰竭、心脏骤停。

• 肾脏：急性肾衰竭引起的少尿、蛋白尿、肌红蛋白尿及血尿。

• 血液系统：碳氧血红蛋白血症、组织缺氧、红细胞增多症、溶血性贫血、弥散性凝血、白细胞增多。

• 皮肤：发绀比经常提及的樱桃红色更常见；大疱。

• 眼科：火焰状视网膜出血、视力下降、皮质性失明、视盘水肿和暗视。

• 肌肉骨骼系统：横纹肌溶解、肌肉坏死、骨-筋膜室综合征。

注意：动脉血气通常会显示血液中氧气的正常分压（PaO_2），因为PaO_2是测量动脉血中溶解氧的量，而不是与血红蛋白结合氧的量。许多血液气体分析仪根据PaO_2计算血氧饱和度的百分比。与直接测定的血氧饱和度相比，计算出的血氧饱和度往往偏高。这种"饱和间隙"是一氧化碳中毒的特征。

潜在的并发症

• 迟发性神经精神后遗症或CO诱导的迟发性神经精神综合征（CODNS，可能在暴露后数天到数周之间发生）在明显恢复后的病例中发生率为10%～30%。其特点包括以下几点。

1.头痛/头晕。

2.记忆减退。

3.人格改变。

4.震颤性麻痹。

5.痴呆。

6.认知功能减退。

7.去大脑僵直。

研究表明，积极的治疗方法（包括必要时高压氧治疗）可以防止迟发性神经精神综合征的发生并改善其结局。积极治疗的患者预后相对较好，大多数患者在一年内康复。

• 其他

1.吸入性肺炎。

2.成人呼吸窘迫综合征。

3.心肌缺血和心力衰竭。

4.横纹肌溶解和肌红蛋白尿性肾小管损伤。

5.皮肤坏疽。

6.继发感染。

高危人群的死亡率和发病率

• 有基础心脏疾病的患者。

• 有基础慢性肺部疾病的患者。

• 妊娠的患者，胎儿对CO的毒性更敏感。胎儿血红蛋白对CO表现出更强的亲和力，导致对缺氧敏感的组织携氧能力持续性严重受损。

> ⇨ **给全科医师的特别提示**
>
> • 当在密闭空间被发现时或是在几个小时前经历火灾或爆炸的患者出现精神状态改变时，需要警惕一氧化碳中毒。
>
> • 牢记，大多数书中描述的典型的樱桃红色外貌是尸检的结果。在幸存者中更为常见的是发绀。

管理

支持治疗

管理主要包括支持治疗和补充氧疗。

• 气道、呼吸和循环。

1.评估和开放气道。必要时，可考虑保护颈椎。

2.如果通气或氧合不足，应进行气管插管。

3.通过密闭的面罩吸氧，尽早予以100%氧气支持治疗。

注意：在呼吸室内空气时，成人体内COHb的血清消除半衰期为320min，当吸入100%氧气时，半衰期为80min。在患者无症状且COHb水平低于10%之前，不应停止氧疗。

4.监测：心电图显示窦性心动过速和ST段改变，每15min测量一次生命体征并监测脉搏血氧饱和度。

5.严重代谢性酸中毒（动脉血pH＜7.1）时，考虑予以静脉滴注碳酸氢钠治疗。

检查

• 常规：全血细胞计数，统计毛细血管血糖水平，尿素/电解质/肌酐，能检测COHb水平的ABG，12导联心电图。

• 可选：胸部X线检查（用于严重的吸入性

损伤、吸入性肺炎、支气管肺炎和肺水肿）和头部计算机断层扫描（CT）（精神状态改变病因的检查）。

解毒治疗

Weaver等的研究（2002年）显示：24h内进行高压氧治疗可减少急性CO中毒后6周和12周认知功能后遗症的发生风险。高压氧治疗的好处是防止由于CO暴露造成的损害，而不是清除CO。

注意：来源于硝化纤维素或聚氨酯泡沫塑料等材料燃烧烟雾中的氰化物（CN）可能使CO中毒复杂化，导致高流量吸氧早期治疗的失败。当怀疑同时有CO和CN中毒时，应慎用CN解毒剂，但必须限制应用硫代硫酸钠。这是因为亚硝酸盐引起的高铁血红蛋白血症可能进一步削弱组织输送氧的能力。

计划

- 根据当地协议，通过与当地的高压氧气源（军队或民用）联系，提供以下患者的高压氧治疗。

1.随着COHb水平升高出现晕厥、神经系统异常、心血管系统疾病的所有患者。

2.COHb水平＞25%的所有患者。

3.COHb水平＞10%的妊娠患者。

4.心肌缺血的患者。

5.尽管接受氧气治疗，症状仍持续恶化的患者。

6.经100%氧气治疗4h后症状仍持续存在的患者（包括异常精神测定和心动过速）。

7.新生儿。

注意：通过高压氧治疗，CO的消除半衰期可减少到23min，但是在军事环境之外，充分、及时地实施这种疗法以达到减少半衰期目的的可能性小。

- 予以COHb水平小于20%的患者一般内科治疗，予以高流量（15L/min）面罩吸氧至少4h，直至患者COHb水平降至正常。
- COHb水平低于10%的无症状患者一般不会出现并发症，不需要急诊留观，但是需告知患者如有下列症状，应立即就医。

1.呼吸困难或气短。

2.胸部疼痛或紧缩感。

3.肢体协调困难。

4.记忆困难。

5.长时间头痛或头晕。

- 出院的患者应进行精神病学随访，通过神经精神学测试（CONSB）以发现一氧化碳中毒所致的细微损伤。
- 应告知患者72h内禁止吸烟。

（陈小岚 译 熊 辉 校）

第四节 环类抗抑郁药中毒

Amila Punyadasa · Peter Manning · Suresh Pillai

要点

- 常用的环类抗抑郁药包括丙米嗪、曲米帕明、地昔帕明、阿米替林、多塞平、马普替林和阿莫沙平。
- 抑郁症的病因是中枢神经递质缺乏，包括5-羟色胺、多巴胺和去甲肾上腺素。三环类抗抑郁药的作用机制为抑制这些递质的再摄取，从而提高它们在突触中的作用。
- 大多数环类抗抑郁药的治疗指数都很低。仅仅10倍的正常治疗剂量就可能引起严重中毒。
- 环类抗抑郁药的蛋白结合率较高（在生理pH条件下可高达92%）；强力利尿、透析和血液灌流对环类抗抑郁药过量无治疗作用。
- 应用碳酸氢钠是环类抗抑郁药中毒的主要治疗方法，碳酸氢钠可改变药物与心肌钠通道的结合，还可以增加药物的蛋白结合率，从而降低其药理作用。
- **环类抗抑郁药中毒禁用下列药物。**

1. Ⅰ A类（如奎尼丁和普鲁卡因胺）和Ⅰ C类（如氟卡尼）抗心律失常药可加重环类抗抑郁药对于心肌的“奎尼丁样”毒性。

2.β受体阻滞剂和钙通道阻滞药可加重低血压。

3.苯妥英可增加室性心律失常的发病率，是否可以应用尚有争议。

4.氟马西尼（Anexate®）可引发痉挛。

5.毒扁豆碱（一种可逆性胆碱酯酶抑制剂）可迅速解除单纯抗胆碱类药物中毒引起的幻觉和

谵妄，但不能用于治疗环类抗抑郁药中毒导致的抗胆碱作用，因可引发癫痫和心脏停搏。

药理作用

除了抑制中枢神经递质的再摄取，环类抗抑郁药还可以通过其他机制产生毒性作用。

- 钠通道阻滞：快速钠通道阻滞可导致负性肌力和节律异常。导致PR间期延长及QRS波增宽。
- 钾通道阻滞：导致QTc间期延长。
- γ-氨基丁酸（γ-aminobutyric acid，GABA）受体拮抗作用可引发癫痫。
- α受体拮抗作用可导致低血压伴反射性心动过速。
- 抗胆碱作用：包括中枢（如谵妄、烦躁、共济失调、昏迷）与外周（如口干、瞳孔扩大、肠鸣音减弱、皮肤干燥）抗胆碱作用。

临床病理生理

心血管系统作用

- 抗胆碱作用可导致心动过速。
- 奎尼丁样作用（钠、钾通道阻滞）可导致心室内和房室传导阻滞。束支和分支阻滞常造成QRS波增宽（图13-1）。**如同时合并窦性心动过速，心电图表现与室性心动过速有一定相似性。**
- 外周α受体阻滞作用可导致低血压。
- 肺水肿。

中枢神经系统作用

- 患者可出现意识模糊、躁动和幻觉，随后陷入昏迷。
- 常出现癫痫，且通常表现为单次发作；癫痫持续状态常见于阿莫沙平或马普替林中毒。
- 体征如下所示。

1. 阵挛
2. 手足徐动症
3. 抽搐
4. 肌张力增高
5. 反射亢进
6. 足趾伸肌反射

一名阿米替林过量的62岁老年男性患病前后的心电图见图13-1至图13-3。

上述心电图由Dr.Mong Rupeng提供。

抗胆碱作用

下列症状和体征可见于环类抗抑郁药中毒，但这些症状也可能不出现，因此未见下列症状不能排除环类抗抑郁药中毒。

- 面色潮红
- 口干、皮肤干燥
- 瞳孔扩大

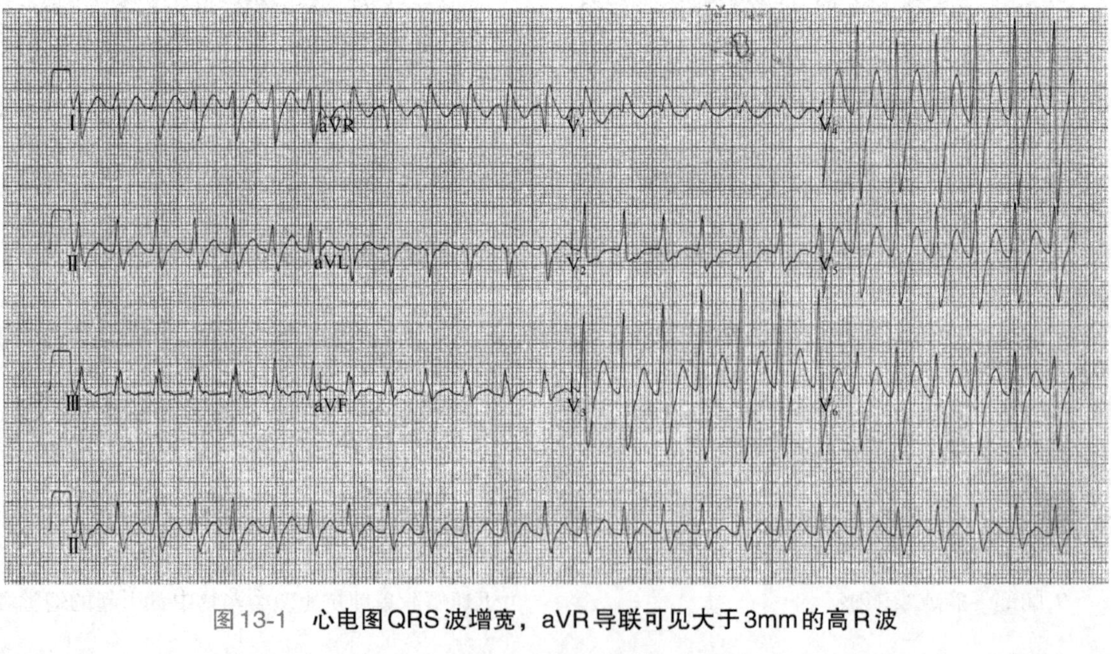

图13-1　心电图QRS波增宽，aVR导联可见大于3mm的高R波

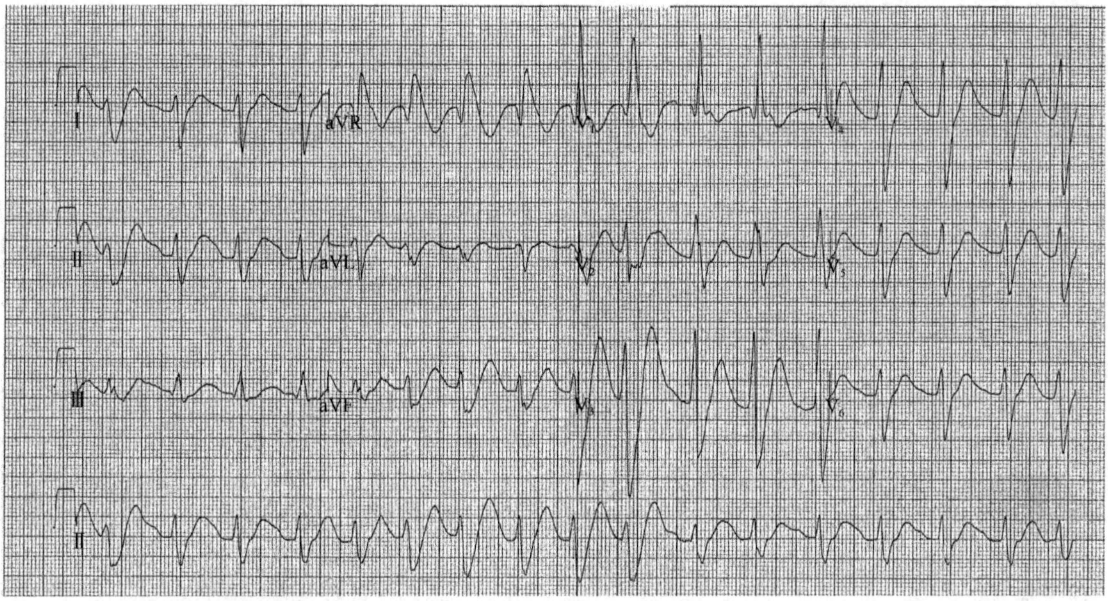

图13-2 患者发作癫痫不久后心电图示更明显的QRS波增宽，同时aVR导联R波进一步增高

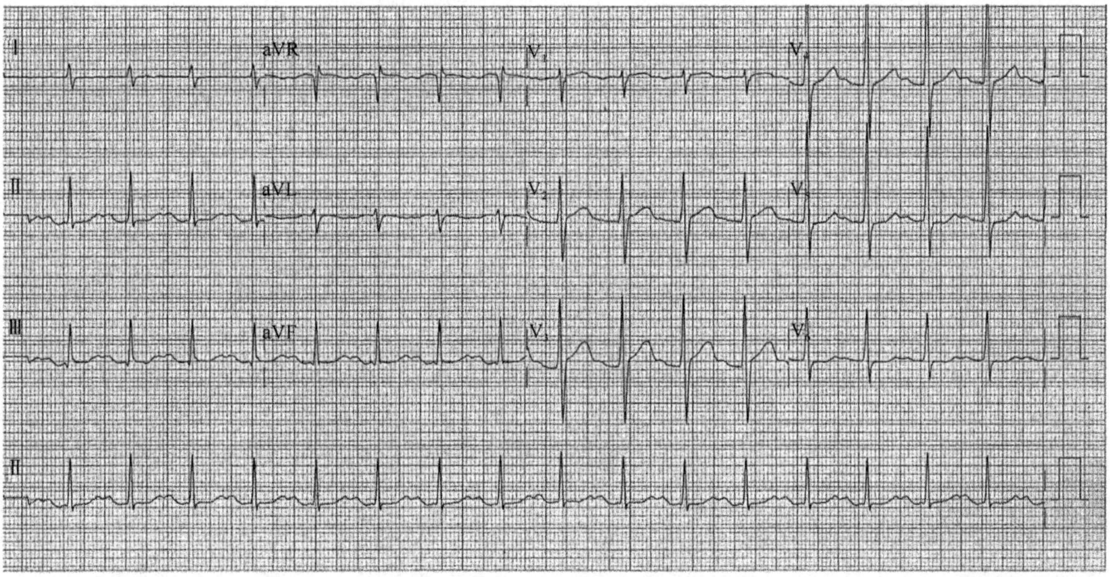

图13-3 患者经气管插管和静脉应用碳酸氢钠治疗后ECG示QRS波变窄，同时aVR导联高R波也恢复正常

- 眼调节麻痹导致视物模糊
- 发热
- 肠鸣音消失
- 尿潴留

其他作用

- 皮肤水疱
- 横纹肌溶解和肾衰竭
- 肺炎
- ARDS

提示严重过量的征象

- 室性心律失常
- 心动过缓和房室传导阻滞

- 心室内传导阻滞，QRS波时限大于100ms
- 抽搐
- 低血压
- 肺水肿
- 心脏停搏

提示严重过量的临床指标

心电图是判断药物过量严重与否最常用的检查方法，QRS波时限是提示急性严重过量最敏感的指标。

- QRS波时限大于100ms的患者，其中30%出现了癫痫发作。
- QRS波时限大于160ms的患者，其中50%出现了心律失常。
- QRS波时限小于100ms的患者，无癫痫和心律失常发作。
- 即使基线心电图QRS波时限为100～120ms可见于20%的正常人群，但在急性环类抗抑郁药过量的情况下，QRS波时限大于100ms即应被定义为异常延长。

⇨ 对全科医师的特别提示

- 禁止对出现嗜睡的患者行催吐或活性炭治疗，因患者可能迅速失去意识，并需要气道保护。
- 对于合并苯二氮䓬类药物过量的患者，禁用氟马西尼，因氟马西尼可诱发环类抗抑郁药导致的抽搐。
- ECG示QRS波时限大于100ms提示严重中毒。
- **静脉应用碳酸氢钠**是环类抗抑郁药中毒的主要治疗方法，对三环类抗抑郁药导致的低血压和心律失常可起到有效的治疗作用。

治疗

支持治疗

- 一旦条件允许，患者应收入具备监护及抢救设备（包括除颤仪）的区域进行治疗。
- 维持呼吸道通畅；对意识状态恶化或咽反射消失的患者行气管插管。
- 使用无重复呼吸储氧面罩行高流量吸氧。
- 监护：心电图，每5～15min测量生命体征，脉搏血氧饱和度。
- 建立外周静脉通道。
- 静脉补液首选生理盐水。
- **实验室检查**：全血细胞计数、尿素/电解质/肌酐、血毒物筛查（如怀疑混合药物过量，在转运患者的同时，备好毒物筛查采血管）。

注释：无须行血浆抗抑郁药浓度检测，其对治疗无参考意义。

- 治疗期间行动脉血气分析监测血pH。
- 行X线胸片检查明确有无肺水肿、吸入性肺炎和急性呼吸窘迫综合征。
- 留置尿管监测尿量，评估容量状态。
- 根据指征行洗胃，在转运患者的同时送检首次灌洗液标本。

药物治疗

- 活性炭：剂量为1g/kg，经胃管给药。
- 碱化血液，维持动脉血pH至7.45～7.50。过度通气联合碳酸氢钠治疗是达到此目标最有效的方法。

1.对于气管插管的患者，以20次/分的频率行机械通气对于大部分患者是足够的。

2.碳酸氢钠的剂量为1～2mmol/kg，缓慢静脉注射20～30min。

3.碳酸氢盐治疗的指征为QRS波时限大于100ms。

特殊情况

注意：碳酸氢钠是改善低血压和终止心律失常最有效的治疗方法。

碳酸氢钠治疗无效的心律失常

- **利多卡因**可终止室性心律失常。剂量：1.0～1.5mg/kg静脉注射，之后以1～4mg/min的速度输液。
- **硫酸镁**可用于治疗扭转型室性心动过速。剂量：1～2g静脉注射大于60s，之后以1～2g/h的速度输液。
- 同步电复律可用于治疗室上性心动过速。
- 紧急起搏可用于严重的缓慢性心律失常和

房室传导阻滞。在急诊室行经皮起搏，如有必要再转入ICU行经静脉起搏。

低血压

- 首选治疗为生理盐水输注及碱化治疗。
- 效果不佳可尝试**药物治疗**。
- 去甲肾上腺素或大剂量多巴胺：这两种药物在中毒早期效果更好。

1. **去甲肾上腺素**：以0.5～1.0μg/min的速度输注，根据效果调节剂量。

2. **多巴胺**：以10～20μg/（kg・min）的速度输注，根据效果调节剂量。

- 上述治疗失败需考虑应用主动脉内球囊反搏术。

碳酸氢钠治疗无效的抽搐

抽搐可引起乳酸酸中毒，从而降低环类抗抑郁药的蛋白结合力，使易感组织中活性药物的量增加，加重其心脏毒性。因此，控制抽搐具有重要的意义。

- **地西泮**：剂量为2～5mg，静脉注射，每5min重复1次，直至总量达到20mg。
- **劳拉西泮**：剂量为0.1mg/kg，静脉注射，最大剂量8mg。
- **苯巴比妥**：剂量为静脉100mg/min，直至总量达到10mg/kg或抽搐得到控制；如果无效，给予静脉50mg/min，直至总量达到20mg/kg（包括之前的剂量）或抽搐得到控制；如果仍然无效，给予静脉50mg/min，直至总量达到30mg/kg（包括之前的剂量）或抽搐得到控制。
- 全身麻醉：请麻醉科会诊决定具体治疗方法。

急性药物过量的危险分层

ADORA（Anti Depressant Overdose Risk Assessment，抗抑郁药过量风险评估）评分常用于环类抗抑郁药过量危险分层。

- QRS波时限大于100ms
- 心律失常
- 低血压
- 呼吸抑制
- 昏迷
- 癫痫

出现以上任何一项或以上都属高风险药物过量。

潜在的离院标准

在可疑的急性药物过量发生后观察6h即可，因为大多数毒性作用在此之前就会显现出来。

如患者在这6h的观察期中无任何症状，QRS波时限小于100ms，心电监护未见心律失常发生，且精神科医师排除了相关风险，通常可考虑患者离院。

处置

- 请普通内科会诊；注意将患者转入重症监护病房。对于此类病例，病情严重恶化可能在摄入药物数小时或数天后发生。

（皮海辰 译 熊 辉 校）

第五节 地高辛中毒

Amila Punyadasa・Shirley Ooi

要点

- 洋地黄和地高辛都是强心苷类药物，这类药物具备一个类固醇环，一个不饱和内酯环，还有1～4种糖（或糖苷）附着。这些化合物存在于洋地黄和夹竹桃等植物中。
- 地高辛是一种Na-K-ATP酶抑制剂，它能增加细胞内的Na^+积聚，促进Ca^{2+}内流、提高细胞外K^+的浓度。在收缩过程中，地高辛通过释放胞质内的Ca^{2+}，促进肌球蛋白和肌动蛋白增加心肌收缩力。它也会引起血管舒张，从而减少心脏后负荷。
- 在治疗剂量上，心电图（ECG）可能表现为长PR间期，短QT间期，ST段压低［特别是经典的“鱼钩样”改变（图13-4）］，T波波幅降低。
- 大剂量的地高辛抑制窦房结（SAN）功能，增加自律性，并阻断了房室结（AVN）的传导。最终的结果是心动过速和传导阻滞。
- 地高辛经常用于治疗慢性心房颤动。地高辛过量导致交界性节律出现，也就是所谓的“心房颤动规则化”。

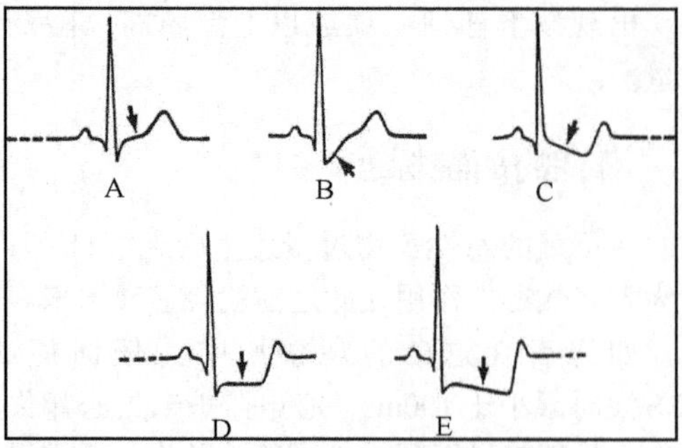

图 13-4　对勾符号的镜像（即反勾征）——洋地黄效应

来源：Clinical Electrocardiography 3rd Edition, BL Chia,（c）1998 World Scientific. Reproduced with permission. Pg.22Fig.2.15.

地高辛中毒的心电图改变

- 单个多形性室性异位搏动（图 13-5）
- 房速伴随阻滞（图 13-6）
- 莫氏Ⅰ型（文氏现象）二度和三度房室传导阻滞
- 快速交界性节律
- 窦房阻滞
- 双向室性心动过速（图 13-7）

地高辛中毒的危险因素

- 老年人

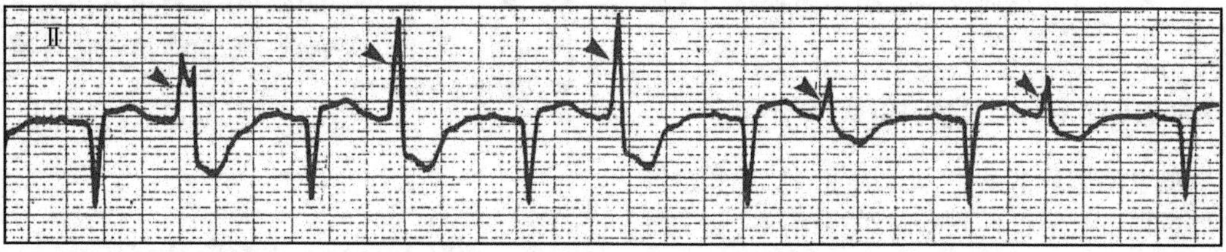

图 13-5　一名洋地黄中毒的患者心电图表现为单源多形性室性异位起搏，注意箭头所示为间期恒定但不同形态的室性异位搏动

来源：Clinical Electrocardiography 3rd Edition，BL Chia，（c）1998 World Scientific. Reproduced with permission.

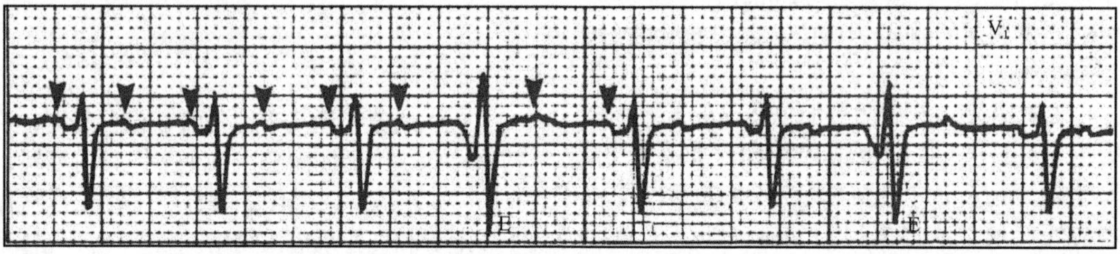

图 13-6　洋地黄中毒。这是一位既往有前叶脑梗死的老年患者出现心力衰竭的心电图，表现为房性心动过速伴随2∶1房室传导阻滞和室性异位搏动（E）。箭头所示为P波。

来源：Clinical Electrocardiography 3rd Edition，BL Chia，（c）1998 World Scientific. Reproduced with permission.

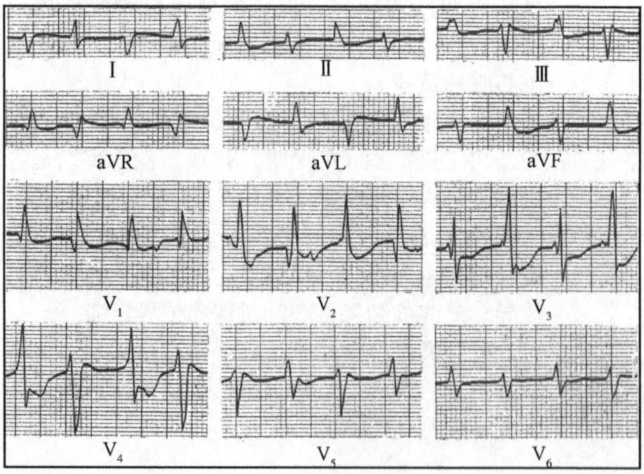

图 13-7　一位洋地黄中毒的58岁女性出现双向心动过速。注意除V_1、V_2外的其余导联QRS主波方向呈正负向交替改变。

来源：Clinical Electrocardiography 3rd Edition，BL Chia，（c）1998 World Scientific. Reproduced with permission.

- 低氧血症
- 酸中毒
- 有心肌病既往史
- 低钾血症、低镁血症、高钙血症
- 应用钙通道阻滞药或β受体阻滞剂
- 肾功能损害
- 肺疾病
- 同时应用胺碘酮、奎尼丁、环孢素和维拉帕米

⇨ 给全科医师的特别提示

- 在心脏和其他组织中，地高辛血药浓度的升高一般不会发生在用药后的前6h。
- 急性地高辛过量后24h内会出现严重的心律失常。
- 心力衰竭和危及生命的高钾血症是导致急性地高辛过量的主要原因。
- 一些像蟾酥这种含有蟾蜍毒液的中药及用洋地黄或者夹竹桃种子做的茶饮也会引起中毒。
- 如果一位慢性心脏病老年患者出现一些不明的症状累及视觉、胃肠道和神经系统，鉴别诊断需考虑有无慢性地高辛中毒的可能。

治疗

保障措施

- 患者必须在有复苏设施，可以实施立即除颤的监护区域。
- 保持呼吸道通畅，如果患者出现意识障碍或者咽反射消失，予以气管插管。
- 用非呼吸机的储氧面罩来维持高流量吸氧。
- 每隔5～15min监测心电图、生命体征、脉氧。
- 开放外周静脉通路，可以输注生理盐水。
- 完善实验室检查：血常规、尿素/电解质/肌酐、药物浓度测定（如果怀疑患者有混合的药物过量）。
- 必须频繁监测血钾浓度以发现有无高钾血症。
- 给药6h后需要监测地高辛血药浓度是否达到稳态（治疗范围0.5～2.0ng/ml）。
- 检测心肌酶谱以除外急性心肌梗死，它会提高心脏对地高辛的敏感性。
- 完善血气分析。
- 行X线胸片检查确认有无心力衰竭改变。
- 留置尿管检测尿量情况。

药物治疗

- 活性炭（AC）：1g/kg，可以通过胃管给药。
- 因为地高辛吸收慢，AC非常有效。多次给药可以缩短地高辛的半衰期（肝肠循环）。
- 加强利尿、血液透析和血液灌流并不能促进地高辛的清除，因为地高辛广泛结合且大量分布在人体组织中。
- 钙剂绝对禁用于地高辛中毒，因为会导致高钾血症。它会导致细胞内钙离子的增加，从而导致心律失常。
- 高钾血症的治疗包括$NaHCO_3$、胰岛素和葡萄糖。但是最好的治疗是免疫Fab片段。
- 用常规剂量的阿托品来治疗心动过缓。
- 所有节律异常或者一度以上的房室传导阻滞需要免疫Fab片段来治疗。

免疫Fab片段

地高辛：特殊的Fab抗体是从绵羊身上提取而来的。

- 地高辛中毒的特定解毒剂。
- 可与洋地黄类药物交叉反应，也可用于该类植物和蟾蜍毒性的解毒。
- 0.5mg/瓶的地高辛（或洋地黄毒苷）中包含地高辛特定Fab片段38mg、山梨糖醇稳定剂75mg和氯化钠28mg。
- Fab与游离的地高辛结合，从而产生浓度梯度，将与组织结合的药物转移到血清中，在血清中被灭活。
- 因此，尽管血清地高辛总浓度上升，但几乎检测不到游离的地高辛。
- 几分钟到1h起效，解毒作用效果可以持续几个小时。
- 相比于整个抗体，Fab片段的优势在于它具有更小、更低的免疫原性，但是具有更大的分布范围，更容易通过肾脏排泄。
- Fab的适应证

1. 严重室性心律失常。
2. 阿托品治疗无效的心动过缓。
3. 血钾升高（特别是血钾＞5mmol/L）。

4.地高辛稳态血清浓度：成人＞10ng/ml，儿童＞0.5ng/ml。

5.单次的摄入量：成人＞10mg或儿童＞4mg。

6.联合应用钙通道阻滞药和β受体阻滞剂。

7.心脏骤停。

8.临床状态差或临床状态迅速恶化。

- Fab的剂量

剂量可按两种方式计算。

1.如果已知摄取的地高辛剂量

剂量（瓶数）＝人体摄入的地高辛总量（mg）/0.5mg（每瓶对应的地高辛剂量）

2.如果已知达到稳态的地高辛血药浓度

剂量（瓶数）＝血清地高辛浓度（mg/ml）×体重（kg）/100

- 一般用量参考

1.急性药物过量：5～15瓶。

2.慢性药物过量：2～4瓶。

- Fab的后续问题

1.急性药物过量时，Fab给药后恢复钠-钾泵作用，并且有大量的K^+回流到细胞内，这可能导致低钾血症。因此需要监测血钾变化。

2.Fab给药24h后会出现游离地高辛浓度反弹。

3.那些依赖地高辛的患者（如纽约心脏病协会的Ⅳ类心力衰竭患者）可能会出现突然失衡。这也需要相应的预测和管理。

4.可能出现过敏反应，但相对很少（少于1%的病例）。如果发生这种情况，可使用肾上腺素治疗。

特殊临床情况的指导

室上性心动过速

- 当存在快速心律失常且血流动力学平稳时考虑应用地尔硫䓬。
- Fab抗体

房室传导阻滞

- 阿托品
- 临时起搏
- Fab抗体

室性心律失常

- 利多卡因或苯妥英
- 硫酸镁
- 临时起搏
- Fab抗体
- 电复律法只能作为最后的措施来治疗危及生命的心律失常，应用低能量即可（如10～25 J）。

慢性地高辛中毒

- 在老年人常见，尤其是肾功能受损的老年人。
- 联合应用一些药物如钙通道阻滞药或西咪替丁可能会增加地高辛的作用。
- 常见的利尿剂导致的低钾血症和低镁血症可以诱发中毒。
- 既往明显的心肺并发症，如晚期心脏病和慢性肺病都会增加中毒的可能性。
- 临床表现不特异，高度怀疑但难以诊断的情况一般包括以下几点。

1.视觉：黄视、绿视及看到光晕。

2.胃肠道反应：厌食、恶心、呕吐（常见）。

3.中枢神经系统：头晕、乏力、意识模糊、精神状态改变。

- 在慢性中毒病例中，该药的血药浓度可能仅是轻度升高。
- 纠正可能出现的低钾血症和低镁血症，确定是否需要Fab抗体的治疗。

处置

- 如果有必要，考虑精神科咨询。
- 请内科医师或者毒理学家会诊（如果有的话）；高度怀疑洋地黄中毒的患者应收住监护室治疗，病情的恶化可发生在药物摄入后的几个小时以内。

（王亭亭　译　熊　辉　校）

第六节　有机磷中毒

Amila Punyadasa・Peter Manning
・Suresh Pillai

要点

- 有机磷和氨基甲酸酯是最常用类型的杀

虫剂。这两种化合物都是羧酸酯水解酶的抑制剂，包括乙酰胆碱酯酶（AChE）和伪胆碱酯酶。AChE在神经系统中被发现，它在突触神经传递过程中起着重要的作用（表13-3）。

- 大多数杀虫剂和杀虫剂中的活性剂是有机磷化合物，它与乙酰胆碱酯酶不可逆地结合在一起形成二乙基磷酸键。
- 阿托品是一种生理上的抗蕈碱解毒剂，它通过竞争性地阻断乙酰胆碱而起作用。
- 阿托品对神经肌肉接头的烟碱受体没有影响，也就是说它不会逆转瘫痪。
- 氯解磷定是生化解药，它可以激活被有机磷磷酸化的胆碱酯酶。但是，氯解磷定必须在有机磷中毒24～36h服用，否则胆碱酯酶活性不可逆转。而新的胆碱酯酶将需要数周才能再生。
- 典型的表现：患者出现呕吐、腹泻、大汗，呼气有强烈的杀虫剂味道，同时伴有瞳孔缩小。警惕胃肠道的症状会导致误诊。

表13-3 有机磷和氨基甲酸酯的区别

	有机磷	氨基甲酸酯
和突触结合	不可逆	可逆
对AChE的作用方式	磷酸化	甲氨酰化
半衰期	10天	1天
CNS效应	有	无
治疗	氯解磷定	氯解磷定

病理生理学

- 有机磷抑制乙酰胆碱酯酶活性，导致过量乙酰胆碱在神经肌肉接头及突触中积蓄。
- 过量的乙酰胆碱先是过度兴奋然后麻痹运动终板的神经传导过程，兴奋胆碱能和毒蕈碱能。

1.毒蕈碱能效应：将该类在摄入12～24h出现的症状归纳为DUMBELS有助于记忆。

（1）D，腹泻。

（2）U，排尿。

（3）M，瞳孔缩小（10%的人缺乏此表现）。

（4）B，支气管分泌物增多，支气管痉挛或心动过缓。

（5）E，呕吐。

（6）L，流泪。

（7）S，流涎和低血压。

2.胆碱能效应：通过一星期内的每一天的缩写记忆，即星期一（M），星期二（T），星期三（W），星期四（H），星期五（F），星期六（S）。

（1）M，肌肉痉挛。

（2）T，心动过速。

（3）W，肌肉无力。

（4）H，高血压。

（5）F，肌肉颤动。

（6）S，糖（高血糖）。

3.中枢神经系统（CNS）症状

（1）焦虑失眠

（2）呼吸抑制

（3）抽搐和昏迷

4.其他的非毒性作用导致的有害后果

（1）急性胰腺炎。

（2）心电图上延长的QTc间期伴随或不伴随尖端扭转。这被认为是交感神经对心肌纤维产生强烈的兴奋，但是心机纤维不能耐受的结果。治疗包括硫酸镁和可能的起搏治疗。

⇨ 给全科医师的特别提示

- 涉及所有怀疑有机磷中毒的患者，即使没有症状都应该送至医院检查治疗。
- 警惕呕吐、腹泻的患者可能出现低血压，而呕吐腹泻的患者容易误诊为消化系统疾病。仔细寻找DUMBELS症状（见前文）。
- 确保盛有杀虫剂的容器应和患者一起送入院。

治疗

保障措施

- 所有工作人员必须穿戴防护设备，因为药物可以经皮吸收，在护理过程中不慎吸入可能会引起中毒。
- 患者必须在重症监护病房管理，保证复苏设备随时可用。
- 通过去除患者的衣服和彻底清洗皮肤启动排毒治疗（急诊科人员应采取适当的措施：可参考第1章第十九节“中毒总则”）。

• 保持呼吸道通畅；如果患者出现呼吸抑制或暂停及咽反射消失，都应给予气管插管治疗。

注意：当患者的运动终板已经被有机磷物质阻滞时，神经肌肉麻痹剂不是必须应用的。由于支气管痉挛，患者可能需要频繁的吸痰。

• 用非呼吸机的储氧面罩来维持高流量吸氧。

• 每隔5～15min监测心电图、生命体征和脉搏血氧饱和度。

• 开放外周静脉通路。

• 静脉输液管理：输注晶体液补充呕吐和腹泻丢失的液体。

• 完善实验室检查：血常规、尿素/电解质/肌酐、血清血浆胆碱酯酶活性、随患者入院的胃内容物和血清毒理学标本（红细胞和血浆的这两种类型的胆碱酯酶活性）可以通过临床检验获得。然而，RBC胆碱酯酶水平与CNS AChE的相关性优于血浆胆碱酯酶，因此红细胞的胆碱酯酶测定对于有机磷中毒来说更加特异。除非检测浓度水平很低，否则一个单一检验测定的水平可能无助于诊断。初步了解患者的基线水平，并确定这种基线水平下降率的趋势，将为可能发生的药物中毒事件提供更多线索。

药物治疗

• 活性炭洗胃。剂量为1g/kg。

• 阿托品：首先用来治疗有明显中毒症状的药物。

1.其主要作用是减少支气管分泌物和缓解支气管痉挛。

2.可能需要大剂量阿托品来控制呼吸道分泌物。

用量：成人，根据需要每隔10～15min静脉注射1次；剂量可每10min增加1倍，直至分泌物被控制或有明显的阿托品化（面色潮红、皮肤干燥、心动过速、瞳孔散大、口干）。儿童，0.05mg/kg，根据需要每15min静脉注射1次；剂量可每10min增加1倍，直至分泌物被控制。

• 氯解磷定（2-PAM®或解磷定®）

1.对于有症状的患者，解磷定应与阿托品一起给予。

2.给药后30min内起效，包括抽搐和肌肉颤动的消失、肌力的改善和意识的恢复。

3.氯解磷定的管理通常需要减少所给予的阿托品的数量，并可能消除阿托品的毒性。

用量：成人，1mg缓慢静脉注射15～30min，如有需要，可在1～2h重复。儿童，25～50mg/kg缓慢静脉注射超过15～30min；可在1～2h重复。

注意：在非常严重的心动过缓、低血压和呼吸停止的情况下，解磷定可用上述一半的用量在1min内静脉注射给药。

• 地西泮（安定®）：用于减少焦虑不安，控制抽搐。

剂量：5～10mg静脉注射用于焦虑不安。

注意：10～20mg静脉注射给药可用来控制抽搐发作。

有机磷中毒中可能出现的迟发效应

• 中间综合征（IMS）：这是一组发生在中毒后24～96h的临床综合征。它的特点是由脑神经支配的肌肉无力（面部、外周、腭）、颈部屈肌、四肢近端肌肉和呼吸肌麻痹，尤其是横膈膜。确切的机制尚不清楚，但它的发生似乎与之前急性胆碱能危象的严重程度和高水平有机磷接触有关。IMS对阿托品和氯解磷定反应迟钝。治疗包括支持性治疗、可能的气管插管和机械通气。一般预后良好，大部分病例在14～28天恢复。

• 迟发型多发性周围神经病变（OPIDN）：中毒1～3周后开始出现。症状包括腿部抽筋、对称性下肢无力及对称性上肢手套样感觉异常。肌电图分析显示了一种失神经改变。OPIDN的后果包括腓骨肌萎缩、足下垂、手部肌肉萎缩。同样，治疗以支持治疗为主。预后是多样性的，从不可逆转到缓慢可逆，超过6～15个月。

处置

• 高剂量中毒或者重症监护的患者需要请内科会诊。

• 如有需求，请精神科会诊。

• 亚临床中毒病例的治疗并不是必需的，但这种患者应该观察至少24h，以确保无迟发性中毒表现。

（王亭亭　译　熊　辉　校）

第七节 对乙酰氨基酚中毒

Peter Manning · Amila Punyadasa

要点

• 对乙酰氨基酚是新加坡最常见的服用过量的药物，单次摄入7.5g被经验性用作可能出现毒性的阈值。

• 在中等体型的成人中，摄入剂量＞150 mg/kg或7.5g（15片）被证明会产生**毒性**。

• 在有肝酶诱导的患者（如服用抗惊厥药的患者）或之前有谷胱甘肽不足的厌食患者中，服用较小剂量对乙酰氨基酚即有可能出现毒性。在这种情况下，使用Rumack-Matthew列线图（图13-8）上的高风险治疗线而不用正常治疗线。

• Rumack-Matthew**列线图**有助于确定**仅单次、急性摄入**后是否需要N-乙酰半胱氨酸（Parvolex®）治疗（参见后文“处理”）。

• 如果在摄入对乙酰氨基酚8h内给予**N-乙酰半胱氨酸**（NAC），有效率几乎为100%。如果病史提示明显药物服用过量且血清对乙酰氨基酚水平不详，也可以在摄入对乙酰氨基酚后至少24h内使用。

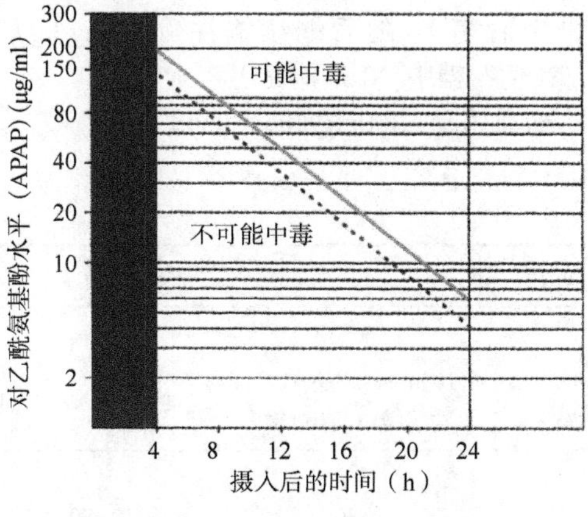

图13-8 Rumack-Matthew列线图

图片得到McGraw-Hill公司的许可，从Tintinalli JE, Kelen GD, Stapczynski JS, eds. Emergency Medicine: A Comprehensive Study Guide. New York: McGraw-Hill; 2000: 1128, Fig. 165-4. 复制。

• 处理对乙酰氨基酚中毒的指导思想是“**如果怀疑对乙酰氨基酚中毒，则用N-乙酰半胱氨酸治疗**”。

对乙酰氨基酚的毒性效应

一般说来，假设在正常代谢条件下，90%的对乙酰氨基酚在肝脏与葡糖苷酸及硫酸结合物结合，然后经尿液排泄。还有约2%以原形经肾脏清除。剩余8%在肝脏通过细胞色素P450混合功能酶系统氧化代谢。这个过程会产生一种中间产物N-乙酰-对-苯醌亚胺（NAPQI），后者快速结合于谷胱甘肽并解毒。然而，如果谷胱甘肽的水平降低至不到正常水平的30%（如在营养不良或酒精中毒时），NAPQI就会游离出来与肝细胞膜结合并导致细胞死亡，最终导致肝小叶中心性坏死。对乙酰氨基酚毒性的4个阶段见表13-4。

表13-4 对乙酰氨基酚毒性的4个阶段

阶段	时间	特征
第1阶段——初期	最长24h	厌食、恶心或呕吐；转氨酶水平升高
第2阶段——潜伏期	24～72h	右上腹痛；转氨酶水平达到峰值；胆红素水平升高，凝血酶原时间延长
第3阶段——肝毒性期	72～96h	肝坏死，表现为黄疸、脑病、凝血病、急性肾衰竭及死亡
第4阶段——恢复期	4～14天	肝脏功能障碍消退和肝损害痊愈

⇨ 对全科医师的特别提示

• 除了恶心和呕吐，对乙酰氨基酚过量的患者在初期往往看起来很好。

• 如果对病史的准确性或摄入量有任何怀疑，应把患者转诊至急诊科（ED）做进一步评估。

• 在将患者送去ED之前，不要诱导呕吐。

处理

支持措施

• 应在能够进行中级护理的区域处理患者，

但是如果患者出现生命体征明显紊乱或精神状态压抑，则必须转去重症监护病房。

注意：精神状态压抑应促使医务人员探询患者是否同时摄入其他药物，因为单纯对乙酰氨基酚中毒反应迟钝的患者并不常见。

- 保持气道通畅；如果患者明显迟钝或咽反射消失（预计要洗胃或给予活性炭，或者两者都要），则行经口气管插管。
- 如果血氧饱和度下降，则给予吸氧。
- 监测：心电图、生命体征（每15min测量一次）、脉搏血氧饱和度。
- 建立周围静脉通道。
- 如果患者在摄入可能中毒剂量的药物1h内就诊，给予洗胃并采集最早的流出物作为毒理学标本，将标本与患者一起送去病房。

注意：当前证据**不**支持洗胃，除非患者摄入了可能中毒剂量的对乙酰氨基酚并且在摄入后1h内就诊。一些医师甚至建议如果予以活性炭，可以不进行洗胃。

- **实验室检查**

1. 全血细胞计数、尿素/电解质/肌酐、肝功能检测、凝血酶原时间。

注意：血浆丙氨酸氨基转移酶＞5000U/L高度提示对乙酰氨基酚导致的肝毒性，因为在病毒性肝炎时很少见到如此高的水平。从循证医学的角度来看，对于没有显示肝毒性的对乙酰氨基酚过量的患者，只需要抽血检测血清对乙酰氨基酚水平。

2. 血清对乙酰氨基酚水平（**强制性**）。

3. 如果在Rumack-Matthew列线图上标绘的初始水平处于毒性范围，应立即启动NAC治疗。

4. 对于较早期没有NAC治疗指征的病例，基于摄入对乙酰氨基酚后4h的检测水平能够进行更准确的判断（见下文）。

药物治疗

- **活性炭：**经洗胃管给予剂量：1g/kg（亚洲人平均50g——这是因为发现其在容纳50g的胃管中使用方便）。

注意：活性炭仅在摄入后1h内有用，1h后可能就没用了。

- 如有以下情况，给予**N-乙酰半胱氨酸**（Parvolex®）治疗。

1. 在Rumack-Matthew列线图上，4h血清对乙酰氨基酚水平处于毒性范围（图13-8）。

2. 初始血清对乙酰氨基酚水平（在摄入后4h内抽血确定）已经处于毒性范围。

3. 病史足以确定明显服用过量（即＞150 mg/kg）。此时，不要等待血清对乙酰氨基酚结果，但是仍应送一份标本到急诊科，使急诊病房能够适当监测对乙酰氨基酚水平。

4. 肝功能显示肝毒性证据。肝衰竭的患者应予NAC治疗，直至他们康复或死亡。

Parvolex®（N-乙酰半胱氨酸）静脉输注

成人剂量（表13-5）

- 起始剂量：150mg/kg，IV，15min输完，随后继续输注（50mg/kg加入500ml 5%葡萄糖中，4h输完），随后继续输注（100mg/kg加入1L 5%葡萄糖中，16h输完）。
- 总用量：300mg/kg，20h输完。

表13-5 用Parvolex®治疗的成人剂量

患者的体重（kg）	Parvolex®的量（ml）			
	初次 150mg/kg加入200ml 5%葡萄糖中，15min输完	第2次 50mg/kg加入500ml 5%葡萄糖中，4h输完	第3次 100mg/kg加入1L 5%葡萄糖中，16h输完	总Parvolex®（ml）
50	37.5	12.5	25	75
60	45.0	15.0	30	90
70	52.5	17.5	35	105
80	60.0	20.0	40	120
90	67.5	22.5	45	135
x	0.75*x*	0.25*x*	0.5*x*	1.5*x*

N-乙酰半胱氨酸（Parvolex®）的作用机制

猜测NAC通过以下几种方式起作用。

- 作为胱氨酸前体，之后作为谷胱甘肽前体起作用。因此，NAC通过补充谷胱甘肽的储备，提供巯基供体供NAPQI结合并被解毒。
- NAC增强任何剩余对乙酰氨基酚的固有硫酸化，进而减少NAPQI的产生量。
- 显示NAC可改善暴发性肝衰竭患者的生存率，猜测其机制如下：①作为自由基清除剂起作用；②增强周围组织（包括脑）的氧摄取和利用；③改善微循环。

Parvolex®的不良效应（最常见于治疗的第1个小时）

- 恶心、潮红、荨麻疹和瘙痒是最常见的表现，代表了类过敏反应（真正的过敏反应罕见）。这似乎与输注速度及剂量均相关。治疗方法为停止输注15min，然后以最慢的速度（100 mg/kg加入1L 5%葡萄糖中，16h输完）重新开始输注。还可用抗组胺能药物（H_1受体拮抗剂）辅助治疗。

服用过量预后差的标志

伦敦国王学院医院制定了一套风险分层系统，旨在评估发生对乙酰氨基酚肝毒性后是否需要进行肝移植。

- 血清pH＜7.3，复苏后可纠正。死亡率为52%。
- 正常血清pH，但PT＞100s及肌酐＞3.4 mg/dl，伴有3级或4级脑病。死亡率为81%。
- 血清pH＜7.3，复苏后无法纠正。死亡率为90%。

（辛彩焕 译 熊 辉 马青变 校）

第八节 水杨酸盐中毒

Suresh Pillai · Amila Punyadasa

要点

- 有多种来源，包括阿司匹林、碱式水杨酸铋（水杨酸盐含量8.8mg/ml）、运动用搽剂、冬青油（水杨酸盐含量530mg/ml）及中药。
- **轻度毒性（急性摄入150～200mg/kg）表现**

1.呼吸过度伴呼吸性碱中毒（由延髓呼吸中枢刺激导致）。

2.耳毒性是明显症状（特别是耳鸣）。

- **中度毒性（急性摄入200～300mg/kg）表现**

1.呕吐往往从摄入后3～6h开始，可导致代谢性酸中毒。

2.重度呼吸过度、高热、脱水、腹痛及大汗淋漓。

- **重度毒性（急性摄入300～400mg/kg）表现**

1.最初为中枢神经系统改变伴刺激体征，随后很快出现压抑，导致惊厥和昏迷。

2.非心源性肺水肿、心律失常、出血及急性肾衰竭。

3.代谢性酸中毒。

4.由于心血管衰竭、呼吸衰竭或中枢神经系统衰竭死亡。

- 急性服用过量后1～2h开始出现症状，可能要在12～24h后症状才达高峰。然而，如果6h内没有临床症状，则患者发生重度毒性的可能性不大，除非摄入的是缓释制剂。
- 1960年，临床毒理学的先驱之一Alan Done制作了水杨酸盐的列线图，旨在确定急性服用过量后不同时间的水杨酸盐水平，进而确定毒性的严重程度。然而，该列线图不用于确定治疗；因此现在不再推荐使用Done列线图。相反，指导临床治疗的是患者的临床情况和早期病程，而非列线图。
- **血清水杨酸盐评估**

1.首次水平应在摄入后约2h抽血测定，6h抽血重复检测。此后，应监测系列水平（每3～4h监测1次），直至观察到水杨酸盐水平比前一次实验室评估下降约10%。

2.在急性服用过量时，甚至在6h抽血检测之前即可非常迅速地发生明显毒性。

3.摄入后6h内抽血检测的水杨酸盐水平＜30mg%（非毒性范围）不能排除即将发生的毒性。

- 水杨酸盐中毒没有解毒药。

• **碱化尿液**适用于水杨酸盐水平升高且有毒性的患者（＞30mg％）。

1.水杨酸盐是一种酸，离子化可增加其肾排泄。

2.肾脏仅重吸收离子化的水杨酸盐；由于水杨酸盐是一种酸，它在碱性尿液中呈离子化。

3.如果尿液的pH增至8，则水杨酸盐经尿液的排泄量增加10～20倍。

• 血液透析是降低血清水杨酸盐水平的最有效方法。适应证如下所示。

1.绝对服用过量（＞300mg/kg）。

2.急性摄入后，血清水杨酸盐水平＞100 mg/dl。

3.难治性酸中毒。

4.重度心脏毒性。

5.肾衰竭。

6.药物难治性非心源性肺水肿。

7.提示脑水肿的神经系统体征或症状，如精神病、意识错乱、惊厥或昏迷。

8.尽管碱化尿液和多次给予活性炭治疗，血清水杨酸盐水平仍升高。

> **⇨ 对全科医师的特别提示**
>
> • 重度水杨酸盐中毒的患者最初看起来无异常。对于可疑病例，必须转诊去急诊科进一步评估。
>
> • 注意水杨酸盐中毒的早期体征，如耳鸣、眩晕或听力丧失。
>
> • 必须知道摄入少量浓缩的水杨酸盐（如水杨酸甲酯搽剂或冬青油）是致死性的，尤其是对于儿童患者。

处理

支持措施

• 出现精神状态改变或生命体征紊乱的患者，应在重症监护区域进行处理。

• 保持气道通畅；如果咽反射消失（预计要洗胃）或患者血氧过低，则行气管插管。

• 通过非回吸储氧面罩予100%的纯氧氧疗。

• 监测：心电图、生命体征（每5～15min监测一次）、脉搏血氧饱和度。

• 由于水杨酸盐延迟胃排空，因此在摄入1h后才进行洗胃。

• 建立外周静脉通路。

• 治疗液体和电解质失衡：以维持适当组织灌注的速度静脉输注晶体液。

• 治疗昏迷、痫性发作、肺水肿及高热，和遇到的任何原因导致的上述表现的处理原则是一样的。

• **实验室检查**

1.摄入时及摄入后2h的血清水杨酸盐水平。

2.动脉血气，以确定是否存在酸碱紊乱及紊乱的类型和程度。

3.全血细胞计数、尿素/电解质/肌酐、凝血酶原时间。

药物治疗

• 通过洗胃管给予或口服活性炭。

剂量：1g/kg（或成人平均给予50g）。

• 碳酸氢钠：用于治疗代谢性酸中毒。

剂量：注射1～2mmol/kg 8.4% $NaHCO_3$。

输注：150mmol$NaHCO_3$（150ml 8.4%溶液）加入850ml 5%葡萄糖溶液（D5W）中。

开始速度为液体维持速度的1.5～2倍；针对尿液pH 7.5～8.0设定流速。

注意：监测血清钾水平（通过实验室检测或通过ECG监测仪上的T波形态监测）。

碳酸氢盐治疗的禁忌证

• 水杨酸盐诱导的**非心源性肺水肿**，因为其可加重液体超负荷。

• 同时**口服碳酸氢盐治疗**，因为这会增加水杨酸盐吸收。

• 患者已经在用**乙酰唑胺**，因为这会加重全身酸中毒，从而增加中枢神经系统的水杨酸盐水平和临床毒性。

处置

• 对于重度中毒或血清水杨酸盐水平升高的患者，请普通内科会诊，预计会被收入重症监护病房。

• 轻度中毒病例可收入普通病房进行处理。

（辛彩焕 译 熊 辉 校）

第14章

中毒（包括咬伤）

第一节 哺乳动物和人咬伤

Gene Chan · Shirley Ooi

要点

- 与犬或猫咬伤相比，人咬伤的感染风险更高。
- 想象一下打架咬伤或刺伤创口中的握拳性损伤或第4、第5掌指关节感染。
- 刺伤创口可能看起来没有什么大碍，但是创口感染的风险高于更大的创口。
- 犬的牙齿较大，因此犬咬伤通常会导致组织撕裂。相反，猫的牙齿细小锋利，咬合力较弱，导致的是刺伤。因此，猫咬伤的创口感染率较高（50%），相比之下，犬咬伤的创口感染率仅为2%～5%。

微生物学：犬咬伤和猫咬伤

- 大多数咬伤创口有多种微生物感染（表14-1）。

表14-1 犬和猫咬伤创口的一些常见微生物

	犬咬伤（%）	猫咬伤（%）
需氧菌		
巴斯德菌属（尤其是多杀巴斯德菌）	50	75
链球菌	46	46
葡萄球菌	46	35
奈瑟菌	16	19
棒状杆菌	12	28
莫拉菌	10	35
肠球菌	10	12
杆菌	8	11
厌氧菌		
梭形杆菌属	32	33
拟杆菌属	30	28
卟啉单胞菌	28	30
普氏菌	28	19
丙酸杆菌	20	18
消化链球菌属	16	5

来源：改编自Talan等。

多杀巴斯德菌

- 小的有氧、兼性厌氧革兰氏阳性球杆菌。
- 从猫（50%～80%）和犬（25%）咬伤创口分离出的主要病原体。
- 特征为在初始损伤24h内迅速发生强烈的炎症反应，伴有明显的疼痛和肿胀。
- 优先选择的抗生素包括青霉素、阿莫西林克拉维酸（奥格门汀）、头孢菌素类、四环素及环丙沙星。

犬咬二氧化碳嗜纤维菌［曾用名：发育不良发酵菌-2（DF-2）］

- 苛氧、细小的革兰氏阳性杆菌。
- 表现为暴发性脓毒症，伴弥散性血管内凝血、急性肾衰竭、心内膜炎、脑膜炎、外周坏疽及心肺功能衰竭。在免疫功能低下的患者，临床病情可能更加严重，病死率为25%。
- **青霉素**是首选药物，高风险患者应预防性使用。备选药物为头孢菌素类、四环素、红霉素及克林霉素。

微生物学：人咬伤

- **需氧菌：**α、β溶血性链球菌，金黄色葡萄球菌，表皮葡萄球菌，棒状杆菌属和啮蚀艾肯菌。

• **厌氧菌**：脆弱拟杆菌、消化链球菌、梭形杆菌和梭菌属。

啮蚀艾肯菌

• 苛氧、生长缓慢的革兰氏阴性兼性厌氧杆菌。

• 见于约25%的握拳性损伤。经常导致严重的慢性感染。

• 对青霉素、阿莫西林克拉维酸（奥格门汀）、复方新诺明、头孢曲松、四环素及环丙沙星敏感。

人咬伤传播的罕见生物

• 1型和2型疱疹病毒
• 乙型和丙型肝炎病毒
• 结核分枝杆菌
• 梅毒螺旋体
• 人类免疫缺陷病毒（HIV）

> ⇨ **对全科医师的特别提示**
>
> • 人咬伤往往不易发现。因此，当治疗头皮、手背和生殖器的切割伤、抓伤和撕裂伤时，应考虑人咬伤的可能性。
>
> • 记得更新破伤风状况。此外，人咬伤会传播人类免疫缺陷病毒、乙型肝炎病毒甚或梅毒等生物（关于预防的更多细节，参见第9章第四节“针刺伤/体液暴露”）。
>
> • 新加坡当地的犬和猫是没有狂犬病的。
>
> • 在新加坡，如果被“外来犬”咬伤，参见当地传染性疾病中心的抗狂犬病预防。

处理

• 发生严重动物攻击时，必须首先排除威胁生命的损伤。然而，大多数咬伤的创口都是轻度的。

创口护理的原则

诊断

• 病史

1.损伤的背景：动物种类、行为、刺激。

2.动物归属：地点、是否可能有狂犬病。

3.损伤开始的时间。

4.患者的疾病背景：免疫抑制、外周血管疾病、糖尿病。

5.药物过敏。

6.破伤风免疫状况。

• 检查

1.创口

（1）部位。

（2）数量。

（3）类型：刺伤还是挤压伤。

（4）穿透的深度。

（5）明显的感染征象。

注意：由于咬伤创口通常为刺伤，因此它们的实际范围可能比看起来要大。

2.较深结构的损伤

（1）肌腱。

（2）关节间隙。

（3）血管。

（4）神经。

（5）骨。

注意：使用局部或区域麻醉，创口近端用止血带，以帮助创口探查。通过图解或拍照进行记录。

• 如果出现以下情况，行X线检查。

1.创口周围有大面积水肿和压痛。

2.怀疑有骨性刺伤。

3.怀疑有异物。

• 观察X线片有无以下表现。

1.骨折。

2.异物。

3.牙齿碎片或牙科金属碎片。

4.皮下气肿（处理创口时导致的坏死性感染或气体）。

5.早期骨髓炎。

• 通过以下方法进行精细的创口护理。

1.彻底清洁创口。

2.小心清除失活组织。

3.用生理盐水充分冲洗。这可明显降低污染创口的细菌浓度。冲洗刺伤创口时，用20ml注射器加18G的针头或导管尖端朝着刺伤的方向插入创口。应注意不要造成额外创伤或将液体注入组织。如果有焦痂，应予以清除，这样就能发现和治疗在焦痂下方发生的任何脓肿或渗出。

注意：受伤时获取的咬伤创口培养物价值不大，因为它们不能被用于预测是否会发生感染，就算能预测是否发生感染，也无法得知致病病原体。因此，需氧和厌氧细菌培养只能从感染的咬伤创口获取。

争议：是否需要一期缝合

• 在过去，此类伤口不进行一期缝合（除了面部和头皮的创口）。然而，最近的文献支持在充分创口准备后进行一期缝合，以下情况除外。

1.刺伤创口（这是因为无法充分清洗此类创口）。

2.伴有广泛性挤压伤的咬伤创口。

3.需要大量清创的创口。

4.手部创口（这是由于担心发生严重并发症）。

5.6～12h以前发生的手臂及腿部咬伤。

6.12～24h以前发生的面部咬伤。

注意：对于最后3种情况，应行延迟一期缝合。因为污染创口中的任何异物都会增加感染风险，因此应保守地使用皮下缝合线。

手部咬伤创口

• 治疗：如果怀疑有手部咬伤创口，必须尽早转去手外科会诊。

1.彻底清洁和冲洗。

2.清创。

3.用带一块大固定敷料的夹板进行固定：夹板置于功能位。

4.抬高手部数天，直至水肿基本消退：必须向患者强调这点。

5.预防性使用抗生素，尤其是在人咬伤时。

6.给予破伤风预防，有或没有狂犬病预防均可。

药物治疗

• 抗生素是否能预防咬伤创口发生感染仍有争议。

• 目前，并非常规给予抗生素，而是只在一些感染概率为5%～10%的病例中给予预防性抗生素，即在以下情况时给予。

1.穿透深部全层的犬咬伤或猫咬伤。

2.手部或面部创口。

3.下肢创口。

4.需要外科清创的创口。

5.累及关节、肌腱、韧带的创口或骨折。

6.高风险宿主的创口：免疫功能低下的患者，如糖尿病患者、无脾患者及使用免疫抑制药的患者。

7.毗邻人工关节的创口。

8.咬伤后超过8h就诊。

给予预防性抗生素3～5天。参见表14-2。

表14-2　影响犬咬伤和猫咬伤创口感染风险的因素

风险增加
1.年龄＜2岁或＞50岁
2.糖尿病
3.慢性酒精中毒
4.血管疾病
5.受累肢体既往已有的水肿
6.免疫抑制：类固醇、无脾
7.部位：手足、关节、面部和头皮
8.暴露＞12h
9.刺伤或挤压伤创口（占全部感染的40%）

• **抗生素的选择**

1.随机对照试验显示，**奥格门汀**在非感染创口中优于安慰剂。此外，该药也很便宜且容易耐受。

2.根据咬伤的严重程度，给予口服625mg，bid或静脉给予1.2g**奥格门汀**单药。此外，也可给予静脉氨苄西林钠舒巴坦钠（优立新3g）。对于青霉素过敏的患者，给予**红霉素**（500mg，qd）或**克林霉素**（IV，600mg，然后每8h口服300mg）加**环丙沙星**500mg，bid或**左氧氟沙星**750mg，om。对于儿童患者，可用复方新诺明代替氟喹诺酮类。

• **处置**

1.对于仅局部且不累及深部结构的蜂窝织炎，在**门诊治疗**即可。在24～48h尽早安排查。

2.如有以下情况，**允许**静脉治疗和外科会诊。

（1）重度蜂窝织炎。

（2）有全身体征，如感冒或寒战。

（3）手部的严重咬伤，并发肌腱损伤。

（4）感染迅速蔓延。

（5）创口对口服药物或门诊治疗效果不佳。

（6）认为或已知创口或感染累及骨、关节、肌腱或神经。

（7）无依靠或没有行动能力的患者。

（8）免疫功能低下的宿主，如糖尿病患者、接受皮质类固醇治疗的患者及酗酒患者。

（9）有周围血管病。

（10）需要行重建手术的损伤。

• **破伤风免疫预防：**犬咬伤和猫咬伤是容易发生破伤风的创口。

• **狂犬病免疫预防**

1.新加坡当地的犬和猫是没有狂犬病的。

2.在新加坡，如果被“外来犬”咬伤，参见当地传染病疾病中心的狂犬病预防。

（孙晶雪　译　熊　辉　校）

第二节　蛇　咬　伤

Amila Punyadasa · Shirley Ooi

要点

• 毒蛇有很多种，具体如下：

1.**穴蝰科（穴居蛇）：**体型小，有大的上颌尖牙。它们主要见于非洲和中东地区，可引起罕见的致死性的咬伤。

2.**游蛇科：**通常无毒或毒性轻微，但是也有例外，如非洲树蛇、非洲藤蛇、日本乌梢蛇、红脖游蛇等。

3.**眼镜蛇科：**此类蛇有短的尖牙，位于上颌骨前方，蛇毒液螯入的主要影响是神经毒性。眼镜蛇科的成员包括银环蛇、亚洲和非洲眼镜蛇、非洲树眼镜蛇、亚洲金环蛇、澳洲棕蛇和澳洲棕伊澳蛇。

4.**海蛇科：**有人认为海蛇是眼镜蛇科家族的成员，然而，它们的分类学仍在演进。它们生存于澳大利亚和东南亚的沿海水域。

5.**蝰蛇科：**此类蛇有特别的尖牙，大、管状、可活动、附着于相对小的上颌骨。蝰蛇的毒液螯入的主要影响是组织坏死和血液系统功能障碍。

（1）蝰蛇亚科（古代蝰蛇）：如拉塞尔蝰蛇（亚洲）和加蓬蝰蛇（非洲）。

（2）响尾蛇亚科（蝮蛇）：如响尾蛇。可识别蝮蛇的特征包括以下几点。

1）头呈三角形。

2）瞳孔为垂直椭圆形。

3）鼻孔和眼睛之间可见热感应凹陷区。

4）腹部有单行鳞片，延伸至肛板。

5）响尾蛇的尾部有一片高度分化的鳞片，尾部摇摆时可发出声音。

6.并非所有蛇咬伤都会导致毒液螯入。如果蛇咬伤后身体没有注入任何毒液，则蛇咬伤被认为是“干性咬伤”。这种情况发生于约60%的银环蛇和25%的响尾蛇咬伤。在被响尾蛇咬伤时，需要观察8h，只有在这段时期内没有发现神经毒性表现、血液系统异常、生命体征异常或局部组织毒性表现，才能做出**“干性咬伤”**的诊断（上述方法不能应用于其他类型的毒蛇咬伤）。

7.只有少数土地蛇是有毒的。

8.**所有海蛇都有毒**。如果在海里游泳或整理渔网时发生**无痛咬伤**史，应怀疑海蛇咬伤。被海蛇咬伤后0.5～1h，当受害者试图活动时，往往会发生全身肌肉酸痛及僵硬。

9.蛇咬伤最重要的问题之一是设法确定蛇是否有毒，这是由于受害者或旁观者往往非常难以识别蛇的种类和毒性。

10.一般而言，提示毒蛇咬伤的最佳线索如下：

（1）**剧烈的局部疼痛**。

（2）刺伤创口周围出现**水肿**，且水肿向身体近端蔓延。

（3）存在**瘀点**、**瘀斑**及浆液性或出血性**大疱**。

（4）有全身反应，如恶心、呕吐、腹泻、重度腹痛、坐立不安、低血压、出血性表现（鼻出血、牙龈出血及胃肠道出血）、神经系统症状（麻痹、上睑下垂、眼运动受损、言语及吞咽困难、步态不稳及痫性发作）、呼吸麻痹及深色尿液（肌红蛋白尿）。

• 如果可对蛇进行检查，则应根据当地习惯联系当地的动物园或爬行动物学会，可以要求学会会员协助识别蛇的种类。蛇咬伤的识别见图14-1。

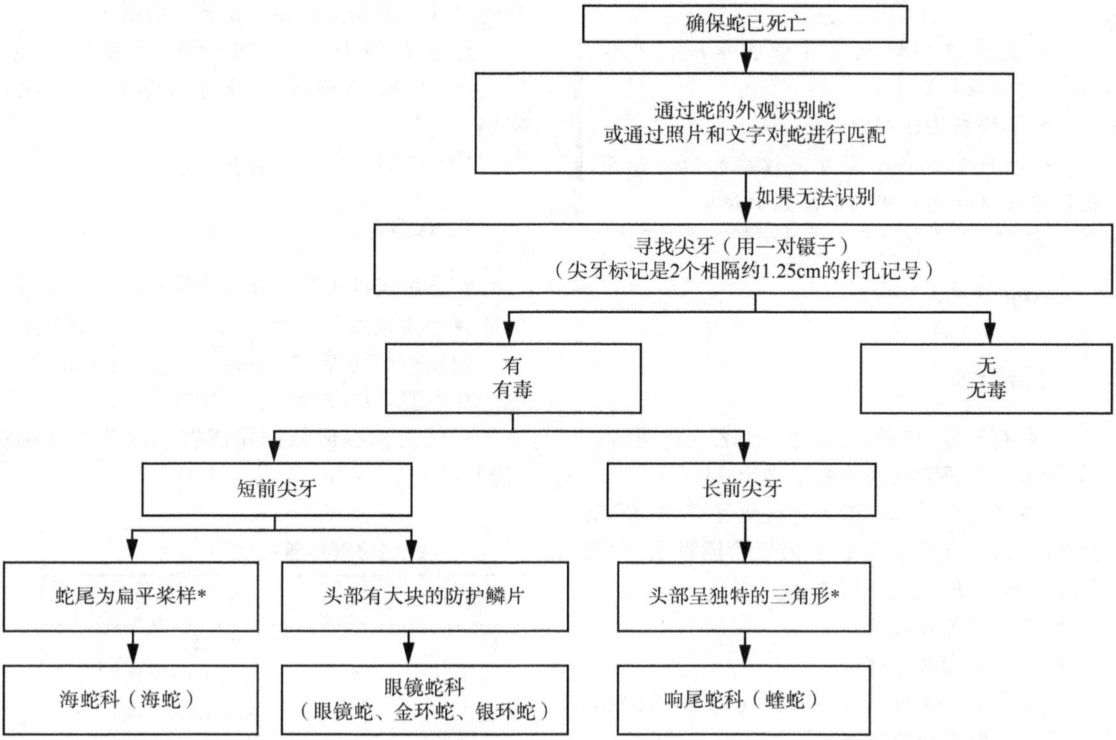

注：*，尤为独特的特征。

图14-1　蛇咬伤的识别

注：*指特征。

• 小心**不要处理“死”蛇**，因为蛇死后数小时，割下来的蛇头仍能发生反射性毒液螫入。

• **蛇的毒液**大体上可分为三类。

1. **溶血毒素或心血管**毒素（如响尾蛇科）。
2. **神经毒素**（如眼镜蛇科和海蛇科）。
3. **肌肉毒素**（如海蛇科）。

• 毒液螫入的分级见表14-3。

• 如果毒液螫入为中度至重度，只能在医院使用抗蛇毒素。

表14-3　毒液螫入的分级

• 轻微	无疼痛至中度疼痛，红斑，水肿2.5～15cm，无全身症状
• 中度	重度疼痛，有压痛，水肿25～40cm，红斑，瘀点，呕吐，发热及无力
• 重度	广泛性疼痛，水肿40～50cm，瘀斑，全身体征
• 极重度	迅速肿胀，瘀斑，中枢神经系统症状，视觉障碍，休克及惊厥

⇨ 给全科医师的特别提示

• 让受害者放心，使其保持镇静，以防止潜在的毒液迅速扩散。

• 去除紧身的衣服或首饰。

• 固定被咬肢体，以减少毒液的代谢、吸收及扩散。

澳大利亚发明了一种名为“加压-固定”的新技术：用弹性绷带包裹被毒液螫入的整条肢体，然后用夹板固定。该技术已被证明可有效治疗毒蛇咬伤所致的神经毒性。然而，该技术禁用于治疗有局部组织毒性的蛇的毒液螫入。

• 绝对不能使用止血带。

• 未证明挤压或吮吸创口可有效清除毒液。

• 寻找毒液螫入的征象。

• 在创口近端使用紧缩绷带。绷带和创口区域之间应足够宽松，允许插入一指。其在咬伤30min内使用有效。

- 尝试识别蛇或将其带去医院。处理“死”蛇时应特别小心。
- 尽快转去医疗中心。
- 只能在配备全套复苏设施的地方使用抗蛇毒素，如急诊室或重症监护病房。

处理

支持措施

- 在有复苏设施的地方处理患者。将患者置于仰卧位，并将被咬肢体悬吊固定。
- 保持气道通畅。如果存在延髓或呼吸麻痹的危险，进行气管插管，如果气管插管不可行，则通过外科开放气道进行通气。
- 给予高流量吸氧。
- 测量整套生命体征。
- 监测：心电图、生命体征（每5～10min测一次）及脉搏血氧饱和度。
- **实验室检查**：全血细胞计数、凝血特征、尿液分析、尿/电解质/肌酐及心电图为必查项。重度病例：尿肌红蛋白、弥散性血管内凝血（DIC）筛查及肌酸磷酸激酶。休克或呼吸抑制：动脉血气（ABG）分析。
- 如果患者到达医院时**被咬伤的部位有止血带**，松开止血带时预计蛇咬伤部位会发生突然毒液螯入，因此在松开之前确保做好以下准备。

1. 建立外周静脉（IV）通路，生理盐水备用。
2. 复苏设备立即可用。
3. 完整监测到位。

- 插入尿管以监测尿量（如果患者病情不稳定）。
- 保持患者禁食：溶血毒素性毒蛇咬伤后会发生恶心和呕吐。
- 如果发生蛇咬伤性眼炎（如一些眼镜蛇会向受害者的眼睛吐唾液），则冲洗眼睛。
- 下列情形**不能做**。

1. **不能**在受累肢体用止血带。
2. **不能**在创口用冰袋，因为拿开冰袋时，反射性血管舒张会导致毒液更快速被吸收。
3. **不能**切开或吮吸创口。
4. 不应使用Coghlan蛇咬伤工具包（工具包中的刀片会损伤指神经、动脉和肌腱）。
5. 在不切开创口的情况下使用Sawyer Extractor抽吸泵清除毒液存在争议，因此不提倡。
6. 咬伤部位不应使用电休克治疗。

特殊措施

- **使用抗蛇毒素中和蛇毒液**：多价抗蛇毒素应放置于重症监护区域，并在2～6℃储存于冰箱。使用抗蛇毒素时，必须快速重溶抗蛇毒素，因为在室温下抗蛇毒素会变质并失效。
- **使用指征应根据毒液螯入的分级而确定**（表14-4）。

表14-4 抗蛇毒素用量指南

毒液螯入分级	用量
轻微	抗蛇毒素不适用
中度	20～40ml（2～4瓶）*
重度	50～90ml（5～9瓶）
极重度	100～150ml（10～15瓶）

注：*，表示该用量有争议。

- **血清反应的预防**：注射抗蛇毒素前，询问以下事项。

1. 患者以前是否接受过血清注射［如旧的ATS（破伤风血清），但不是抗破伤风类毒素（ATT）］。
2. 个人或家族过敏史

（1）通过皮内注射1∶10稀释的0.1ml血清，检测患者对血清的敏感性。观察30min有无局部和全身反应。如果发生局部或全身反应，考虑给予静脉注射苯海拉明、静脉注射皮质类固醇和（或）肌内（IM）注射肾上腺素（1∶1000）或静脉注射肾上腺素（1∶1000）。

（2）给予过敏或敏感患者注射抗蛇毒素时，必须在注射抗蛇毒素前15～30min先给予抗组胺药和氢化可的松，且必须在有经验的医师密切监测下进行。此外，考虑输注肾上腺素作为备用，以防发生过敏反应。

- **抗蛇毒素治疗的并发症**：这涉及短期发生的1型超敏反应（发生过敏性休克的风险为5%）和较长期发生的3型过敏反应。
- **抗胆碱酯酶**：对于有重度神经毒性症状的患者，给予试验剂量的依酚氯铵（滕喜龙）

10mg（静脉注射）和阿托品0.6mg（静脉注射）。如果反应有说服力，则给予新斯的明静脉注射。

- **镇痛**或**镇静**：疼痛和躁动可为重度。给予静脉滴定有效的小剂量吗啡或地西泮，或者同时应用两者。准备行气管插管，这是因为蛇毒液的毒性导致的肌无力已经造成某种程度的呼吸抑制。
- 考虑**筋膜切开术**的需要。
- 更新ATT，但是没有常规使用**抗生素**的循证证据。

处置

- 蛇咬伤病例均应入院观察。如果咬伤为重度，应请重症监护团队会诊。

（孙晶雪　译　熊　辉　校）

第15章

外科和骨科创伤/感染急症

第一节 挤压综合征

Irwani Ibrahim

定义

挤压综合征（crush syndrome）是肌肉组织受到挤压或撞击导致的全身症候群。

要点

- 处理不及时常导致完全的挤压综合征，出现很高的死亡率。
- 受损肌肉释放的毒性代谢产物会引起以下症状。

1.堵塞肾小管导致肾衰竭。

2.电解质和酸碱平衡紊乱引发心律失常，随后出现弥散性血管内凝血（disseminated intravascular coagulation，DIVC）。

- 施救之前，受损肌肉将渗出的体液隔离在它们的间隔室内。
- **病因**

1.烧伤。

2.大块肌肉长时间受压超过60min，如挤压伤，酗酒或者药物滥用者在意识不清期间的肢体受压。

3.非外伤性恶性综合征。

4.长时间的癫痫大发作。

- **挤压综合征引发的问题**：低血容量症，高钾血症，低钙血症，肌红蛋白尿症，肾衰竭，成人型呼吸窘迫综合征，弥散性血管内凝血和骨-筋膜室综合征。

> ⇨ **给全科医师的特别提示**
>
> - **尽早开始积极的液体复苏，最好是在现场，这样做是有益的。**

治疗

- 像处理严重创伤一样先评估气道、呼吸和循环（ABCs）。
- 最好在施救之前建立2条大的静脉通路，立即进行充分有效的液体复苏（至少1.5L/h）。
- 实验室检查：全血细胞计数、血尿素氮/电解质/肌酐、血清钙离子和凝血功能。
- **检测尿液肌红蛋白**。
- **心电图检查**低钙血症和高钾血症引发的心律失常。
- **高钾血症**是致命的，应该积极治疗。低钙血症需要纠正以防并发症。
- 密切监测**尿量**，建议导尿。如果尿量小于2ml/（kg·h），考虑强效的甘露醇利尿；碱化尿液，直到尿液pH达到6.5以上；达到透析指征，考虑透析。
- 开放性伤口**预防破伤风**。
- 必要时联系骨科医师急诊行筋膜切开术。

（张志鹏　译　郭治国　校）

第二节 腹部创伤

Peng Li Lee · Shirley Ooi

要点

- 腹腔内脏损伤是可预防性死亡的一个重要

原因。

• 急诊医护人员对此类患者要高度警惕，根据检查结果给予相应处理。

• 所有在乳头连线（之间）以下的穿透性损伤都有进入腹腔的可能。

• 外伤患者的腹部查体应常规让患者翻转一周以检查背部和侧面。

• 多发创伤合并低血压的患者，明确诊断之前都应假设存在腹腔内脏损伤。

• 腹部检查遇下列情况应暂缓。

1.神志异常：酒精中毒、使用违禁药物和头部损伤。

2.感觉异常：脊髓损伤。

3.损伤邻近器官：下肢、骨盆和腰椎。

• 复苏和生命体征的维持比进一步检查更重要。

> ➩ **给全科医师的特别提示**
>
> • 反应敏感者，腹部损伤最可靠的征象是腹部压痛、肌紧张或反跳痛。然而，没有这些征象并不能除外严重腹腔内脏损伤。
>
> • 受伤过程严重但初诊没有明显腹部体征的患者，转入急诊科留观。
>
> • 接诊有早期休克表现的患者，即刻静脉输注晶体液，并通过救护车转院。

处理

• 患者收入重症监护室。

• 体格检查与复苏同时进行。

• 根据**加强创伤生命支持**（ATLS）的原则优先关注以下方面。

1.气道：建立并维持气道。

2.呼吸：如果患者清醒并有自主呼吸，给予高流量吸氧。昏迷者行气管插管并机械通气。

3.循环：开放两个大的套管（14G/16G）作为静脉通路。对低血压患者，快速补液。先输注生理盐水（最多达2L），随后输注血制品（可先输注O型急诊血）。

• 抽血行交叉配血、全血细胞检测、尿素/电解质/肌酐。

• **针对性的检查**包括以下内容。

1.胸壁：挫伤、肋骨骨折和穿透伤。

2.腹部：外伤如挫伤和腹膜炎的征象，如压痛、肌紧张和肠鸣音消失。

3.盆腔：压痛和不稳定性提示骨盆骨折。

4.外生殖器和直肠：出血或血肿。

5.神经功能状态。

• 置入鼻胃管和尿管，除非怀疑尿道损伤。

• 如果时间允许，务必行X线检查：胸部X线片、骨盆X线、颈椎X线（如临床可以排除颈部外伤，可不行颈椎X线片。参照第15章第十一节，“脊髓创伤和颈椎外伤筛查”）。

• 腹部刺伤器具如果仍在原位，要到手术室后才能将器具取下。

• 尽早请普通外科医师会诊。

急诊开腹探查的指征

• 内脏脱出、腹部刺伤器具仍在原位及枪击导致腹部贯通伤。

• 合并血流动力学不稳定或腹膜刺激征的任何腹部贯通伤。

• 明显的或高度怀疑腹腔内脏损伤伴有休克或血流动力学难以维持稳定者。

• 明显的腹膜刺激征。

• 直肠刺激征。

• 肛门有活动性出血。

• 鼻胃管持续引流新鲜血并排除口咽部损伤导致的出血。

• X线提示气腹或膈肌破裂。

检查

• 如果没有上述急诊开腹探查指征，图15-1显示根据患者病情可考虑的进一步检查。

• 到CT室检查的患者要有**持续监测**并由医师陪同。

• **腹部CT**

1.**适应证**

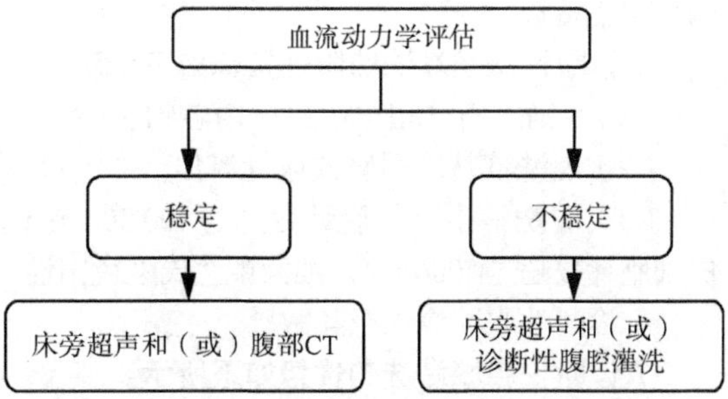

图15-1 **怀疑腹部损伤患者的检查方式**

（1）钝性伤血流动力学稳定并且没有急诊开腹探查指征。

（2）进一步评估骨盆骨折、腹膜后、膈肌和泌尿生殖系损伤。

2.敏感性超过90%。

3.随着CT的推广，由于诊断性腹腔灌洗（DPL）具有创伤性，病情稳定患者已很少使用。

4.腹部CT的优势

（1）术前精确定位损伤部位。

（2）评估腹膜后情况。

（3）识别能够保守治疗的损伤。

（4）非侵入性。

5.腹部CT的不足

（1）昂贵。

（2）检查耗时较长。

（3）患者需要到放射科检查。

（4）需要增强对比剂。

● 由外科团队行**诊断性腹腔灌洗**

1.适应证

（1）病情不稳定，怀疑腹部损伤，临床检查难以明确或模棱两可。

（2）多发伤合并原因不明的低血压。

（3）钝性伤患者需要行腹腔以外的急诊手术。

（4）病情稳定怀疑小肠损伤者，可以行延迟性腹腔灌洗。

2.禁忌证：第一条是绝对禁忌证，其余为相对禁忌证。

（1）有开腹探查的绝对适应证。

（2）既往腹腔手术或感染。

（3）妊娠子宫。

（4）病态肥胖。

（5）凝血障碍。

3.前期准备：导尿并留置鼻胃管，对膀胱和胃减压。

4.脐下切口直视法，或者经皮的塞尔丁格穿刺技术也可以。

5.诊断性腹腔灌洗的阳性指标如下所示。

（1）积血大于5ml或吸出肠内容物。

（2）灌洗液从胸引管或尿管流出。

（3）灌洗液中红细胞计数超过100 000/mm^3；白细胞计数超过500/mm^3；细菌革兰氏染色阳性。

6.诊断性腹腔灌洗极其敏感。

7.诊断性腹腔灌洗的优势如下所示。

（1）对于多发伤合并血流动力学不稳定的患者，诊断性腹腔灌洗可以及时发现或排除腹腔内出血的存在。

（2）对于不适合连续临床观察的患者，诊断性腹腔灌洗在发现具有潜在致死风险的肠穿孔方面特别有价值。

8.诊断性腹腔灌洗的不足如下所示。

（1）尽管发生率低，但诊断性腹腔灌洗仍有并发症的可能。

1）伤口并发症，血肿和伤口感染发生率为0.3%。

2）腹腔内出血敏感性大于98%。

3）由于技术故障，经腹壁置管产生的血肿可引起腹腔积血，造成假阳性结果。

（2）**2%的假阴性率**：归因于灌洗液回收失败、空腔脏器损伤早期、膈肌损伤和腹膜后脏器损伤（如胰腺和十二指肠）。

● **创伤超声重点评估（FAST）**

1.超声作为床旁评估腹部创伤的辅助工具，被广泛的应用，其适应证同诊断性腹腔灌洗。

2.在诊断性腹腔灌洗存在相对禁忌时，超声尤其重要，如肥胖、既往开腹手术史或凝血功能障碍和病情不稳定不允许到CT室检查等。

3.超声的准确性依赖于检查者和仪器。超声可以测量游离积液深度，帮助判断腹腔内出血的程度。当探测100～500ml以上的腹水量时，其敏感性为60%～95%。

4.探测游离积液要检查**4个象限**。

（1）剑突下：心包。

（2）右上象限：莫里森间隙（肝肾之间的潜在间隙）。

（3）左上象限：脾肾隐窝与脾膈之间。

（4）盆腔：道格拉斯窝。

5.FAST的优势

（1）设备便携，可以床旁操作。

（2）可以在5min内完成检查，帮助急诊医师很快明确是否存在腹腔积血、游离心包积液和游离胸腔积液。

（3）可连续监测。

（4）不同于CT，没有潜在的放射性损害，不需要使用对比剂。

6.FAST的不足

（1）超声无法显示实质脏器内在的损伤，对腹膜后脏器、膈肌或肠管损伤也显示不佳。

（2）对于无法配合、焦虑不安，以及肥胖、肠道大量积气和皮下气肿的患者，超声可能显示不清。

（3）诊断不明确时可能需要重复检查或做其他检查。

（4）诊断腹腔积血的敏感性不如诊断性腹腔灌洗，其更依赖于检查者的经验，并且无法区分出血和腹水。

（5）超声无法显示实质脏器内的损伤，如无游离积血的脾脏被膜下撕裂。

7.血流动力学稳定的钝性伤患者，如果超声检查结果阳性，收入普通外科病房之前可能需要完善CT检查。

检查：穿透伤

- 不具备上述急诊开腹手术适应证时，依据患者病情考虑下述的进一步检查。

1.**刺伤**：在急诊室探查伤口，如果没有穿透筋膜，患者可以出院回家，如果穿透筋膜，应由外科医师进一步检查。

2.**枪伤**：通过检查入口和出口来确定弹道的轨迹，如果没有出口可借助X线。如果弹道穿透腹膜腔，需要急诊开腹探查；如果弹道是切向的，伤口需要手术处理。

（张志鹏　译　郭治国　校）

第三节　胸部创伤

Shirley Ooi · Victor Ong

要点

- 胸部创伤的处理依据加强创伤生命支持（ATLS）原则。

1.优先保障气道、呼吸和循环（ABCs）。

2.及时检查受损部位。

3.根据医疗机构的经验，创伤或心胸外科团队的早期介入很重要。

- 治疗初始，医师要注意潜在**威胁生命**但可救治的病情。

1.气道阻塞（如咽喉损伤或向后移位的胸锁关节骨折或脱位）。

2.张力性气胸。

3.开放性气胸（吮吸型胸外伤）。

4.连枷胸。

5.大量血胸。

6.心脏压塞。

所有胸外伤的早期治疗

- 将患者转运至急诊抢救室或复苏区。
- 按照流程启动院内创伤团队。
- 根据ATLS原则对患者进行评估处理。
- 遇下列情况考虑快速插管技术行气管插管。

1.气道受损。

2.通气量不足。

3.使用非呼吸器面罩血氧饱和度不能维持在92%以上。

注意：可以的话，在气管插管前留置胸腔闭式引流，因为过度通气可能引起张力性气胸或减少静脉回流进而导致心脏停搏。

- 在双侧肘窝开放两条大的静脉通路（14G/16G）。初始复苏选择晶体液（哈特曼液或0.9%的等渗生理盐水）。
- **抽血检验**

1.交叉配血（6U全血）。

2.全血细胞计数、血尿素/电解质/肌酐及凝血功能。

3.动脉血气（低氧血症、高碳酸血症及代谢性酸/碱中毒）。

创伤后气管插管指征

- 气胸（单纯性和张力性）、血胸或胸部开放性损伤。
- 多发肋骨骨折需要正压通气。
- 可能有严重肺损伤，特别是通过飞机或救护车转运的患者。
- 因其他损伤（如颅脑或肢体）需要全身麻醉、怀疑有严重肺损伤的患者。

注意：大多数胸部创伤继发的病理改变（高达85%）可以通过简单的方法处理，如胸腔闭式引流。

特殊胸部外伤的治疗

张力性气胸

- 对单纯性气胸，血流动力学不稳定，严

重呼吸窘迫和颈静脉扩张的患者要警惕张力性气胸。

- 诊断基于**临床**，治疗策略基于一系列的可疑征象。
- 立即用大号（14G/16G）穿刺针在患侧锁骨中线第2肋间隙行**穿刺引流**。
- 上述操作可以降低升高的胸腔内压力，进而恢复右心室充盈和心排血量。
- 处理好开放性气胸后应立即行胸腔闭式引流。

开放性气胸

- 是胸壁的大片开放性损伤，胸腔内压和大气压平衡。
- 开放性胸外伤破坏胸腔内负压而影响正常呼吸。
- 用无菌或清洁的无孔敷料**包裹住伤口的三个面**，留下一个面作为活瓣。不要盖住所有面以免形成张力性气胸。
- 在开放伤口下1～2肋间隙行胸腔闭式引流。
- 由心胸外科医师团队对开放性伤口进一步探查和缝合。

连枷胸

- 当2个及2个以上相邻肋骨有≥2处折断时可出现连枷胸（影像学诊断）。
- **临床特点**

1.胸壁反常运动。

2.呼吸窘迫。

3.胸部创伤的外在表现。

4.呼吸痛。

注意：连枷胸时低氧血症主要是由下肺挫伤和通气灌注（通气/血流比例失调）引起的，进而影响通气和氧合。肋骨骨折的疼痛会限制胸壁运动，进一步加重通气/血流比例失调。

- **治疗**

1.充分供氧。

2.适当补液。

3.重点要给患者镇痛以改善呼吸。

注意：单纯连枷胸不必辅助通气，特别是胸部疼痛能够完全缓解的患者。限制液体入量以免诱发成人型呼吸窘迫综合征的肺水肿。

- **连枷胸早期机械通气**指征

1.低氧血症和高碳酸血症。

2.休克。

3.＞3处复合伤。

4.严重颅脑损伤。

5.既往肺部疾病。

6.＞8处肋骨骨折。

7.年龄≥65岁。

注意：当患者需要辅助通气时，预防要比真正发生呼吸窘迫再治疗更为安全。

- 夹板疗法有争议，但在转运途中能减轻疼痛。

心脏压塞

- 警惕这种可能性，一些特征的表现包括以下几点。

1.胸部创伤和低血压。

2.贝克三体征（动脉压降低、心音遥远和颈静脉扩张）

注意：仅50%病例表现为贝克三体征。心脏压塞的颈静脉扩张在低血容量得到部分纠正后才会表现出来；心音遥远是贝克三体征中最不可靠的体征。

3.胸部创伤和无脉电活动

4.**库斯曼征**（吸气时颈静脉扩张加重和奇脉）

- 其他支持诊断的表现包括以下几点。

1.X线胸片显示心影增大（罕见）。

2.心电图低电压（不常见）。

3.二维超声显示心包积液或以超声为重点的创伤快速评估（FAST）可以确诊。

- **治疗**

1.充分供氧（非呼吸器面罩吸入纯氧15L/min）。

2.开放两条大的静脉通路。

3.静脉补液500ml并重复，维持平均动脉压超过90mmHg。

4.采用心包穿刺术治疗心脏压塞。

（1）心电图导引（心电图导联连接心包穿刺针）。

（2）二维超声导引。可用于诊断或治疗。

注意：积极的液体复苏有助于维持心排血量并为患者争取时间。**禁止**盲穿以免引起医源性损伤。

5.及时联系住院部的心胸外科或血管外科团队会诊。

大量血胸

- **定义**为胸腔内积血超过1500ml。
- **治疗**

1.输血和纠正凝血功能异常。

2.患侧胸腔闭式引流（每次引流积血不要超过1L，否则会引起血流动力学不稳定）。

3.引流如果突然停止，检查是否为管腔堵塞。

- **急诊开胸指征**（心胸外科急会诊）

1.首次引流积血超过1500ml。

2.随后1h引流量＞500ml/h，连续2h＞300ml/h或连续3h＞200ml/h。

3.需要持续输血。

4.大片气胸，特别是伴随活动性出血。

5.持续血流动力学不稳定。

6.可疑食管、心脏、大血管或主支气管损伤。

注意：刺伤前胸两侧乳头连线中点和后背两侧肩胛骨中线的损伤可能伤及大血管、肺门和心脏。

肺挫伤

- 指损伤导致肺组织结构破坏、肺泡膜破裂出血和肺泡间隙水肿。
- 常继发于胸廓钝器伤。
- 肺挫伤需要经过一段时间才能表现出来。
- **病因**

1.钝器伤和锐器伤。

2.爆震伤。

3.挤压伤。

- **临床表现**可能有以下几点。

1.呼吸窘迫。

2.呼吸音减低。

3.伤侧胸廓听诊有捻发音。

4.低氧血症。

- **治疗**

1.吸氧。

2.必要时辅助通气。

3.补液。

4.镇痛。

气管支气管损伤

- 气管支气管损伤在创伤患者身上相对隐匿，需要高度警惕。
- **可能病因**

1.颈部或上躯干的穿刺伤。

2.加减-减速力。

3.爆震伤。

- **临床表现**

1.咯血。

2.颈部和胸部皮下气肿。

3.张力性气胸。

4.治疗后仍持续存在气胸。

- **治疗**

1.吸氧。

2.辅助通气。

3.患者可能需要1根以上的胸腔引流。

4.尽早请心胸外科会诊，行支气管镜检查或胸部CT。

心脏挫伤/心肌挫伤

- **需要特别注意**

1.临床上，心脏挫伤（BCI）缺乏典型的症状和体征。

2.胸骨骨折不代表会出现心脏挫伤。

3.肌酸激酶-MB和心肌肌钙蛋白T/I对诊断或预测心脏挫伤没有意义。

4.异常心电图（ST段或T波改变）在心脏挫伤时有特异性。

- **治疗**

1.将患者收入抢救室。

2.通畅气道，维持呼吸和循环，必要时吸氧。

3.心电图检查。

- **治疗决策**

1.**心电图正常**的患者，心脏挫伤需要治疗（即出现并发症）的风险**很小**，伤者可以出院（假定没有**其他**伤情需要住院）。

2.**心电图异常**（心律失常、ST段改变、缺血改变、房室传导阻滞或原因不清的窦性心动过速）的患者，需要**收入院**监测心脏。

3.如果患者**血流动力学不稳定**，完善**超声心动图**。

注意：完善超声检查后，核医学检查对诊断意义不大。

创伤性主动脉破裂

- 大多数伤者当场死亡。

• 送到医院的伤者可能暂时形成包裹性血肿，但随时可能迅速恶化。

• **警惕的征象**

1.胸部的钝器伤、锐器伤或加/减速损伤。

2.没有外出血但血压低。

3.大量血胸。

4.周围脉搏微弱或消失，尤其是左上肢和双下肢。

5. X线**胸片**的主要表现如下所示。

（1）纵隔增宽。

（2）左侧胸腔积液。

（3）左主动脉节钝化。

（4）左支气管塌陷。

（5）胸膜帽。

• **治疗**

1.根据ATLS原则对患者进行评估。

2.能够安全转运的患者，行胸部高分辨率CT检查。

3.交叉配血，全血≥6U；请心胸外科和普通外科紧急会诊。

肋骨骨折

• 治疗受肋骨骨折数目和位置及内脏损伤的影响。

注意：许多临床上典型的肋骨骨折在X线胸片上无法看到。X线胸片对于可能存在肋骨骨折的患者主要用于排除并发的血胸、气胸、肺挫伤和其他脏器损伤。

• **上部（1～3）肋骨骨折和肩胛骨骨折**

1.遭受暴力。

2.增加头颈部、脊髓、肺、大血管损伤的风险。

3.死亡率高达35%。

• **中部（4～9）肋骨骨折**

1.最常见：多发骨折有意义，单根肋骨骨折没有并发症者可以门诊治疗。

2.以下情况需要**留院**观察。

（1）呼吸困难。

（2）疼痛不能缓解。

（3）老年患者。

（4）基础肺功能差。

• **下部（10～12）肋骨骨折**：有合并肝脏和脾脏损伤的风险。

注意：多发肋骨骨折患者气管插管前应预防性放置胸腔闭式引流。容易忽略的合并损伤包括心脏挫伤、膈肌破裂和食管损伤。

创伤性膈肌破裂

• 膈肌可能破裂的**表现**如下所示。

1.持续或不断加重的呼吸窘迫。

2.胸部听诊闻及肠鸣音。

3.X线**胸片**特点。

（1）膈肌影模糊不清。

（2）腹腔脏器疝入胸腔。

（3）鼻胃管（NG）进入胸腔，多为左侧膈肌受损。

• 诊断要高度怀疑。

• 患者转至普通外科剖腹探查。

胸部挤压伤

• **预后**取决于挤压持续的时间

1.＜5min（短暂受压，预后良好）。

2.＞5min（预后差）。

• 胸部挤压伤导致**创伤性窒息**

1.上身淤血。

2.上身瘀斑。

3.脑水肿。

• **治疗**

1.充分供氧。

2.给予通气。

3.处理合并伤。

4.留院观察。

胸部穿透伤

• 重点**留意**

1.不要移除伤口异物。

2.乳头连线以下的穿透伤要考虑伤及腹腔内脏。

3.用绷带或毛巾做成的坚固环形物妥善固定。

皮下气肿

• **病因**

1.气道损伤。

2.肺和胸膜损伤。

3.食管或咽喉部损伤。

4.爆震伤。

- **体征**

1.捻发音。

2.面部、颈部或周围组织肿胀。

- **治疗**：皮下气肿无须处理，但潜在的病因需要治疗。设想皮下气肿患者存在胸片未发现的气胸，故胸部损伤后皮下气肿患者机械通气前要留置胸腔闭式引流。

食管损伤

- 可疑食管损伤的**指征**

1.皮下气肿。

2.没有气胸的情况下纵隔积气。

3.颈部X线侧位片咽后积气。

4.左侧胸腔引流液淀粉酶阳性。

5.没有肋骨骨折的情况下左侧气胸或血胸。

6.胸骨下端或上腹部遭受暴力，患者疼痛或休克的表现与伤情不符。

7.血液清除后，胸腔引流液内有沉淀物。

- 请普通外科进一步诊治。

喉外伤

- 罕见，却可以导致急性呼吸道梗阻。
- **诊断**的三联征

1.声嘶。

2.皮下气肿。

3.明显的骨折。

- **治疗**

1.如果患者气道完全梗阻或者严重呼吸窘迫，尝试气管插管。

2.如果气管插管不成功，行紧急气管切开术。

3.如果气管切开失败，行环甲膜切开术，尽管不是首选方法，但可以挽救生命。

4.尽早联系耳鼻喉科专家和麻醉师。

急诊室急诊开胸探查指征

- 确诊为创伤性心肺停搏。
- 在现场或急诊室有生命体征或生命迹象（存在瞳孔对光反射、自主呼吸、对疼痛刺激有反应或非濒死性心律）的贯通伤。
- 胸部的贯通伤在现场或急诊室没有生命迹象［最好实施短时心肺复苏（CPR）］。
- 失血在急诊室快速输注晶体液后无改善。

不建议急诊室急诊开胸探查

- 现场无生命体征的非胸部贯穿伤。
- 急诊室无生命体征或生命迹象的钝性伤。

（张志鹏　译　郭治国　校）

第四节　头部外伤

Peng Li Lee · Shirley Ooi

要点

- 头部损伤（HI）和创伤性脑损伤（TBI）应正确加以区分。它们通常相关，但不一定总是相关。

1.头部损伤是指临床上明显的损伤，如头皮挫伤、肿胀、撕裂或颅骨缺损。

2.创伤性脑损伤是指大脑本身的损伤，临床表现不一定明显，但如未被识别则有产生不良后果的风险。

- 头部损伤和创伤性颅脑伤常伴有多发伤，要根据加强创伤生命支持（ATLS）原则诊治，排除相关损伤之前特别强调颈椎的固定。
- 急诊科医师的作用是预防和限制在创伤点初次损伤后发生二次脑损伤。必须预见并积极处理那些可治疗的疾病，包括增加的脑代谢或减少的脑灌注压：注意五个“H”［低血压（hypotension）、低氧（hypoxia）、高碳酸血症（hypercapnia）、低血糖（hypoglycemia）和高热（hyperthermia）］。
- **不要**将外伤患者的**低血压**归因于单纯的头部损伤，应排除其他原因引起的失血。
- **不要**认为头外伤患者的**神志异常**是酒精中毒所致，也可能是低血糖、高碳酸血症、低血压或其他药物中毒引起的。
- 得到充足的灌注和氧合之前，神经系统评估并不可靠。
- 头外伤患者的适当观察，是指仔细和反复的神经系统检查，以**格拉斯哥昏迷评分**（GCS）作为标准化的评估量表，便于观察者对脑损伤患者做出可靠的神经系统评估。
- **颅骨骨折**大大增加潜在的脑损伤风险（表15-1）。

表15-1 头外伤后颅内血肿的风险

		颅内血肿风险
定位	无颅骨骨折	1/6000
非定位	无颅骨骨折	1/120
定位	颅骨骨折	1/30
非定位	颅骨骨折	1/4

- **清醒期**要力争排除急性**硬膜外血肿**。
- **严禁给没有进行头部CT扫描且躁动的头外伤患者镇静**，因为躁动可能预示着颅内血肿的进展，应给予适当的观察。

⇨ 给全科医师的特别提示

- **并不是**所有**轻度头外伤**和**头皮裂伤**的患者都需要**颅骨X线**摄片。参考指定标准。
- 头外伤患者出院之前，家里必须有一位可靠的陪护人员。记住遵循出院指导。

处理

头外伤患者的神经影像学决策

- 急性期只有两种影像检查手段：头颅X线（SXR）和头颅平扫CT。
- 中重度颅脑损伤和抗凝治疗的患者完善头颅CT。
- 鉴于轻度脑损伤患者的多变性，决定神经影像检查时，参考下列因素。

1.医师的判断。

2.临床治疗规则或指南，如加拿大头颅CT准则、新奥尔良标准和加强ALTS。

3.临床决策或说明，来自于机构内（可提供的资源）或专业团队，如美国急诊医师学会（ACEP）。

头颅X线摄片（SXR）

- 当从头颅X线片上看到颅骨骨折时，颅内病变的可能性也增加了。参照表15-1。
- 超过50%的创伤性颅内病变没有颅骨骨折，即以下两点。

1.有颅骨骨折要高度怀疑颅内病变。

2.没有颅骨骨折不能排除诊断（特别是儿童，可能由于其头盖骨柔软）。

- **头颅X线摄片指征：**

1.轻度颅脑损伤伴大且柔软富含液体的血肿，从而妨碍对潜在性颅盖骨凹陷性骨折的准确触诊时，以及头颅CT检查指征不明确时，如一般情况良好和非老年患者。

注意：中重度颅脑损伤必须行头颅CT扫描。

2.头皮裂伤的伤口中可疑存在不透X线的异物，如碎玻璃。

注意：单纯的头皮裂伤不必行头颅X线片检查。在伤口冲洗和缝合过程中仔细的指诊比头颅X线摄片更易发现穹窿骨折。

- 结论：轻度颅脑损伤不推荐头颅X线摄片，灵敏度不足使其不能成为有用的筛选检查，X线摄片的阴性结果反而可能造成临床误判，特别是对于儿童患者来说。

CT扫描

- 对于轻度脑外伤患者，需要头颅CT扫描的决定是多变的。
- **加拿大头颅**CT**准则**和**新奥尔良标准**用于决策轻度头外伤是有效的，但临床医师必须在其所纳入标准的范围内加以应用（表15-2）。
- 当患者不符合纳入标准因而不适用规则的时候，医师可以参考临床决策，选择影像检查手段。

表15-2 新奥尔良标准对照加拿大头颅CT准则

新奥尔良标准（NOC）	加拿大头颅CT准则（CCHR）
头颅CT指征	头颅CT指征
• 满足纳入标准：GCS 15分伴意识丧失	• 满足纳入标准：GCS 13～15分伴意识丧失、遗忘或意识模糊
• 同时具备下述一条	• 同时具备下述一条（神经外科介入的高风险）
1.头痛、呕吐症状和持续的顺行性遗忘	1.伤后2h，GCS＜15分
2.60岁以上	2.65岁以上
3.药物或酒精中毒	3.呕吐1次以上
4.癫痫发作	4.颅底骨折的征象
5.锁骨上可见外伤	5.可疑开放或凹陷性骨折（颅脑损伤CT扫描的中等风险）
	6.失忆超过30min
	7.受伤机制［行人被车辆撞击、从车上甩出、从高于3ft（1ft＝0.3048m）或5节楼梯的高度跌落］

这两项标准在预测是否需要神经外科干预时都有100%的敏感性，但在预测严重颅脑损伤时敏感性下降（新奥尔良标准的98%vs加拿大头颅CT准则的83%）。然而，加拿大头颅CT准则比新奥尔良标准有更高的特异性，也就是说，使用加拿大头颅CT准则将使CT检查率更低。

- 轻度的颅脑损伤伴GCS 15分（即使有意识丧失或外伤后遗忘）且年龄＞60岁，如果没有下述情况也无须头颅CT扫描。

1.头痛或呕吐。

2.短时间记忆丧失。

3.药物或酒精中毒。

4.查体证实锁骨上区损伤。

5.神经功能部分丧失。

6.凝血功能障碍。

7.癫痫发作。

- **头颅X线**重点观察。

1.线性或凹陷性骨折。下列影像学特点有助于在头颅X线片上区分骨折和血管纹理（表15-3）。

表15-3　**如何在头颅X线片上区分骨折和血管纹理**

骨折	血管纹理
透光更好（黑色）	透光更差
大多数是直的，但可以突然改变方向	分支样
边界清楚	边界不清
没有逐渐变细	逐渐变细；宽板障静脉通路
可以穿过骨凹和骨缝	不会穿过骨凹和骨缝

2.钙化的松果体位于中线（侧方移位超过3mm提示大量颅内血肿）。

3.鼻窦内气液平（包括蝶窦）。

4.颅内积气。

5.面部骨折。

6.异物。

7.骨缝扩张（增宽）。

注意：水平线束的头颅侧位X线片发现蝶窦气液平提示**颅底骨折**。新进的研究提示没有证据表明颅底骨折需要预防性应用抗生素。因为隐匿性脑脊液（CSF）漏可以持续数月和数年，而迟发性脑膜炎有时发生于伤后多年。因此，给予1～2周的抗生素没有合理依据。只有外伤后有脑膜炎发作的证据才考虑使用抗生素，其致病菌多为肺炎链球菌，对氨苄西林普遍敏感。

大脑特异性血清标志物

- 所有预测创伤后头颅CT异常的神经元血清蛋白中，对S-100B的研究最深入。
- S-100B目前没有作为常规检测，但有研究表明轻度创伤性脑外伤患者无明显的颅外损伤并且在伤后4h内检测S-100B水平正常（＜0.1μg/L），可以不做头颅CT扫描（推荐等级C）。
- 结合S-100B和其他变量作为预测标准，在轻度脑外伤患者有助于减少不必要的头颅CT扫描。

复苏

复苏的**重点**是依据ALTS的原则。

- 气道和颈椎固定。
- 呼吸。

注意：**呼吸受损**的原因包括以下几点：①中枢因素，如药物和脑干受损；②外周因素，如呼吸道梗阻、血液或呕吐物误吸、胸部创伤、成人型呼吸窘迫综合征及神经源性肺水肿。

- 循环

1.血液检测包括全血细胞计数、血尿素氮/电解质/肌酐、凝血功能和交叉配血±血液酒精含量测定。

注意：血液酒精浓度低于2g/L，意识改变很可能是由于头外伤而不是过量饮酒。然而，血液中高酒精浓度也不能确定是头外伤患者意识改变的原因。

2.床旁血糖检测以排除低血糖所致头外伤患者的意识改变！

- 神经系统评估
- **头外伤气管插管指征**

1.昏迷（GCS＜8分）。

2.病情迅速恶化（GCS≥2分）。

3.GCS≤14分伴有单侧瞳孔散大。

注意：尽管脑外伤患者的瞳孔散大或固定通常是由于颅内血肿和（或）脑损伤，但也可能是眼外伤、动眼神经受损、各种药物、颅内动脉瘤、缺氧、低血压、癫痫发作和颅内动脉瘤扩大所致。

4.呼吸窘迫，呼吸频率超过30次/分或小于10次/分，反常呼吸，或者在一般情况下，通过非呼吸器面罩吸纯氧仍不能纠正的低氧血症。

5.伴随颌面部外伤。

6.反复癫痫发作。

7.并发严重肺水肿，心脏或上腹部损伤。

颅内压增高和脑疝综合征

- 脑疝是由颅内压增高（ICP）引起的。
- 临床表现包括非定位体征，如意识水平下降、脑干反射消失、双侧瞳孔缩小、去大脑皮质状态、呼吸不规则、突然死亡；以及具体的定位体征，如患侧瞳孔散大（由于颞叶沟回疝时在颞叶旁伴随动眼神经走行的副交感神经纤维受压）和偏瘫。单侧肢体无力对预测颅内单侧病变是不可靠的，因为脑疝时双侧大脑脚和运动束都有可能受压。
- 急诊室**处理颅内压升高的措施**包括以下几点。

1.床头抬高30°，增加颅底脑脊液流出量。

2.保持患者镇静和放松。

3.控制癫痫发作。

4.充足的液体复苏将平均动脉压（MAP）维持在80mmHg以保障脑组织灌注。

注意：脑灌注压=平均动脉压-颅内压。

- 联系神经外科医师紧急会诊。
- **过度通气**

1.仅用作颅内压升高导致神经功能急骤恶化或出现将要发生脑疝的征象时，为确定性手术“争取时间”的临时措施。例如以下几种情况。

（1）库欣反射（高血压伴心动过缓）。

（2）昏迷患者最初瞳孔对光反射正常，随后出现瞳孔散大，伴或不伴偏瘫。

2.通过气管插管和过度通气使**二氧化碳分压接近**35～40mmHg。

注意：逐渐降低的二氧化碳分压虽会导致所希望的血管收缩反应，但也会造成脑缺血，因此不推荐作为预防性干预措施用于重度颅脑损伤。

3.在30～60s起效，8min达到高峰，检查动脉血气并相应地调整机械通气。

4.当采取的其他治疗开始实施后，对急性神经功能恶化患者有必要给予25～30mmHg的短暂过度通气。

- 甘露醇的使用

1.**甘露醇用量**：20%甘露醇按1g/kg剂量（ml）=体重（kg）×5）缓慢滴注15min以上。

2. 30～60min起效，持续6～8h。

3.作为渗透剂减轻脑水肿并降低颅内压。

4. **甘露醇使用前的注意事项如下所示。**

（1）导尿并监测尿量以维持体液平衡。

（2）确保患者没有低血压。

（3）确保患者没有慢性肾衰竭。

头外伤提示（口头和书面）

出院前，告知患者和陪护人员发生下述情况时及时就诊。

- 头痛加剧。
- 频繁呕吐。
- 行为异常或意识模糊。
- 癫痫发作。
- 鼻腔或外耳道脑脊液漏。
- 嗜睡或昏倒。

图15-2至图15-4显示3种外部轴向的外伤性颅内出血。

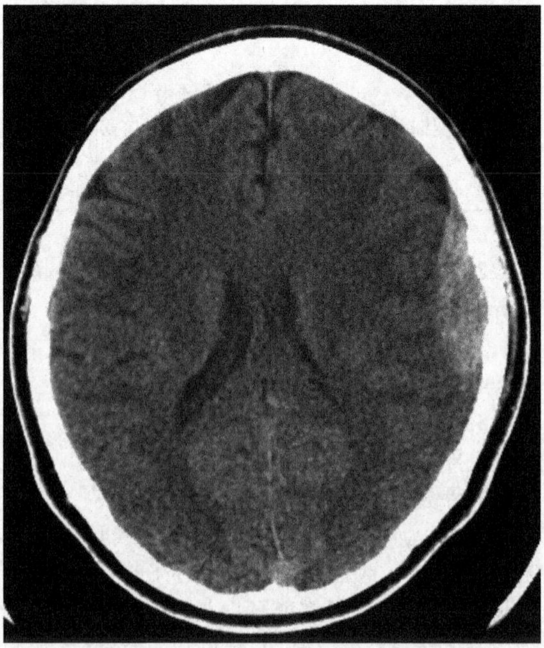

图15-2　**硬膜外血肿（左侧）**

注意双凸高密度病灶

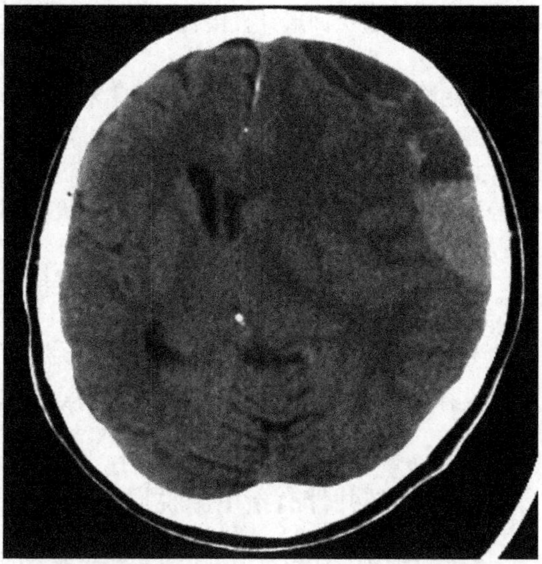

图15-3　左侧亚急性硬膜下出血伴中线向右侧移位和左侧脑室受压

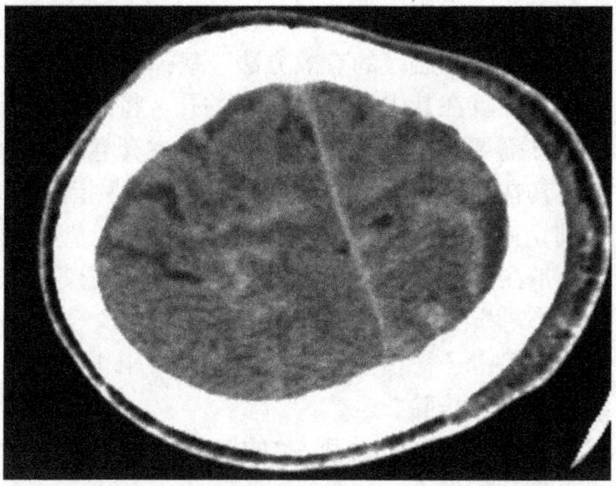

图15-4　外伤性蛛网膜下腔出血（SAH）
出血在皮质表面，而非外伤性蛛网膜下腔出血在脑池内

（张志鹏　译　郭治国　校）

第五节　手的创伤和感染

Amila Punyadasa · Peng Li Lee

"我喜爱这样的一只手，它的力度让我有几分感觉的手。"

塞缪尔·奥斯古德（美国政治家）

要点

- 虽然从尺寸上来说，手只占身体的一小部分，但对日常生活却十分重要，并且手外伤很常见。
- 超过30%的工伤涉及手外伤。
- 手外伤的应急处理如果不当会导致衰弱和丧失劳动能力。
- 正确的评估及处理手外伤非常必要。
- 在掌握解剖知识的前提下，详细的病史采集和查体是正确处理手外伤的关键。
- **手外伤**或**病史**的基本要素包括以下几点。

1. 年龄。
2. 优势手。
3. 职业。
4. 兴趣爱好。
5. 与手受伤或病史相关的情况（如损伤发生的原因、时间和地点）。
6. 如有提示破伤风免疫状态。
7. 手外伤或疾病的既往史。

- **手部基本检查**包括以下几点。

1. 皮肤和皮下软组织。
2. 血管检查，包括Allen征。
3. 神经功能检查，包括运动和感觉。
4. 肌腱功能评估。
5. 关节及韧带的功能和完整性。
6. 骨骼相关检查。

- 检查的关键在于对**组织结构的分析判断**（如看到伤口能想到深部的解剖结构），这要求熟悉解剖知识。
- 不要盲目钳夹血管。直接压迫和抬高患肢可以有效控制出血。
- 手外伤的夹板固定通常是固定在**功能位（POF）**或**内在肌伸展位**——掌指（MCP）关节屈曲70°，近端指间（PIP）关节屈曲20°，远端指间（DIP）关节屈曲10°。

> ⇨ **给全科医师的特别提示**
>
> - 保存断肢的方法是将它用盐水浸润的清洁纱布包住，然后将包裹的断肢放在清洁且干燥的容器内（如自封袋）。**不要**将断肢直接放在冰上。

急性甲床损伤

- **分类**

1. 单纯甲床裂伤和甲床下血肿。

2.粉碎性甲床裂伤。

3.甲床撕脱损伤。

4.甲床裂伤合并骨折。

5.甲床裂伤合并皮肤或组织的缺失。

6.指尖离断。

• 通常情况下，甲床损伤通过一期修复可以恢复很好而很少需要重建，所以最初的修复十分重要。除了I类损伤，其他类型的甲床损伤都应该在具备手外伤器械和显微放大设备的手术室修复。

• 大部分指尖和甲床损伤推荐X线检查。合并远侧指骨骨折在治疗时要考虑以下两方面。

1.骨折需要复位：不稳定的移位骨折可能需要克氏针固定。

2.开放骨折有感染的风险：需要用广谱抗生素。

指甲下血肿

• **分类**：通过指甲下血肿范围的百分比进行评估。

• **治疗**：应用打开的回形针的炽热尖端进行钻孔（图15-5）。

1.除非患者特别紧张，通常不需要指根阻滞。随着炽热尖端的刺入，指甲板（本身无感觉）将会烧焦并且脱水。当炽热的回形针尖端遇到积血时会立即变凉，因此不会对甲床造成进一步损伤。依靠回形针尖端的热量而不是压力去穿透指甲，可以避免回形针直接刺入甲床（存在骨髓炎风险）。

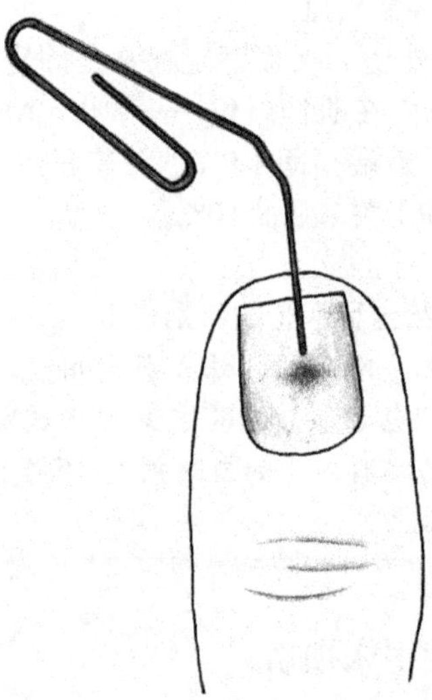

图15-5 用打开的回形针的炽热端进行指甲下血肿钻孔

2.用碘伏（聚维酮碘）对受伤手指消毒（禁用乙醇因其具有可燃性）。

3.在指甲上钻两个相邻的孔以利于引流。通过轻柔的按摩可使血肿排空，随后用碘伏浸润消毒。

（1）随后使用抗生素药膏、绷带及保护性夹板。

（2）不伴并发症的**任何大小**的指甲下血肿，如果没有指甲撕裂，近期文献报道单纯的钻孔引流已足够，不需要指甲分离和甲床修复。

甲床撕裂并伴有指甲撕脱损伤

• **治疗原则**：小范围清创，保留尽可能多的组织，应用手指夹板固定。

1.用1%的利多卡因指根阻滞（等待，至少5min起效）。

2.获得无血区的有效方法：裁掉无菌手套的小指，并且在其尖端剪出1mm的孔。将这个皮套覆盖在需要修复的手指上，然后将皮套卷到手指上使其在手指的末端形成环带（这样使手指无血，起到止血带的作用，从而阻止静脉出血，直接用无菌带在手指根部进行扎紧的方法仍有争论）。

3.对指尖消毒及覆盖。

4.用钳子将指甲轻轻翘起，然后用止血钳持续用力将其拔除。

5.甲床撕裂部分用6/0的肠线、敌克松缝线或者薇乔线缝合。

6.指甲首先用盐水冲洗，然后将其覆盖在修复后的甲床上当作夹板使用。像聚丙烯缝线这种不可吸收缝线，需要穿过指甲并放置在靠近甲沟的位置进行固定（缝线3周内拆除）。

7.如果指甲不能用，缝合包上的箔片可以用来保持甲襞开放。

• 告知患者：指甲板的生长需要6～12个月，而且指甲畸形可能无法避免。

• 处置：2～3天后手外科随访。

指尖断裂

仅有皮肤或组织缺损

• 缺损直径**小于**1cm，非手术治疗，仔细清创并用非黏附无菌纱布包扎。自体上皮形成简单且廉价。

- 2天内到手外科随访。
- 缺损直径**大于**1cm，由手外科医师植皮或者游离皮瓣重建。

伴有骨骼损伤

- **这是真正的手外伤急救！**
- 立即通知登记中心可能需要断指再植。
- **永远**不要自行决定断指不适合再植，要留给高年资的手外科医师。
- 给予患者外周镇痛药。
- 静脉输注（IV）头孢唑林1mg（或等效价抗生素）；肌内注射破伤风抗毒素0.5ml。
- 断指X线检查：获取断指及近端两部分影像。
- 有条件时用数码相机记录断指和近端情况。
- 首先用生理盐水冲去断端的污染物，随后用盐水浸泡过的无菌纱布包裹断端，然后将其装入防水的塑料袋中并将塑料袋放入装有冰水的容器内。
- 用无菌并且干燥的敷料包裹断指近端。
- 保持患者禁食状态（NBM），做急诊手术准备。
- 完善血常规、尿素/电解质/肌酐检查。
- 如果患者年龄超过50岁，合并呼吸道症状或者心肺合并症，应完善心电图和X线胸片检查。
- 转到手外科急诊手术。

屈肌腱损伤

屈肌腱损伤在急诊室比较常见，最常见的是撕裂伤。急诊医师需要通过完善的查体获得准确的诊断，这要求医师对屈肌腱的功能有详细的了解。当心与局部撕裂有关的细微体征可能导致随后长期的功能障碍。

指浅屈肌（FDS）和指深屈肌（FDP）的完整性检查

- 指浅屈肌的检查（图15-6a）。保持相邻手指完全伸直（避免指深屈肌运动），手指屈曲可使指浅屈肌运动，就像单一近端指间关节屈曲运动描述的一样。
- 指深屈肌的检查（图15-6b）。单独远侧指间关节屈曲只能通过完整的指深屈肌腱来完成。

注意：通过撕裂的腱鞘判断肌腱的完整性并不意味着肌腱没有损伤。肌腱可能在损伤和检查时已经发生移位，肌腱撕裂的部分可能已经超出视野移向近端或远端。测试并记录相邻指神经的完整性（用曲别针来进行两点辨别实验，指尖部分接近5mm，手掌根部接近10mm）。

X线检查

做X线检查的原因如下所示。

- 排除伤口内异物。
- 排除闭合损伤中的远指关节基底部的指深屈肌撕裂伤（侧位片）。

手掌分区的含义

- **损伤修复时间**

1.推荐一期修复（24h内）。如果推迟到3周，修复可能需要肌腱移植。

2.Verdan屈肌腱区域分类中的区域Ⅲ、Ⅳ、Ⅴ（图15-7）通常伴有相邻结构的损伤而需要急诊手术修复。

- **治疗转归**

1.区域Ⅱ：Sterling Bunnell将其命名为“无人区”，因为此区域的肌腱撕裂一期修复往往预

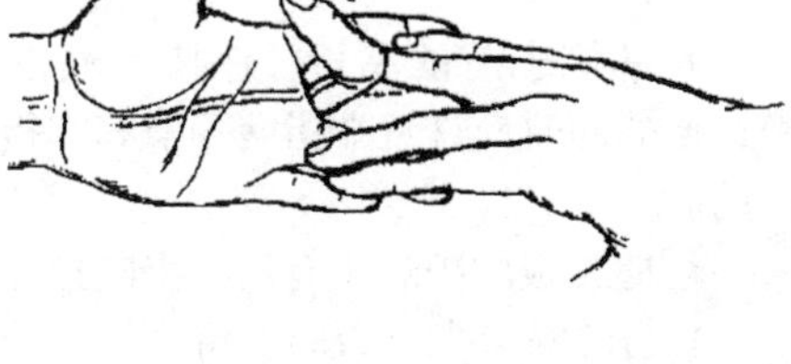

（a）

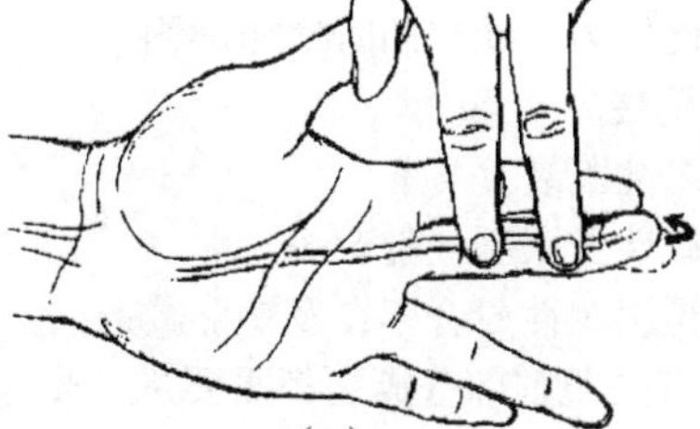

（b）

图15-6 检查指浅屈肌（a）和指深屈肌（b）的完整性

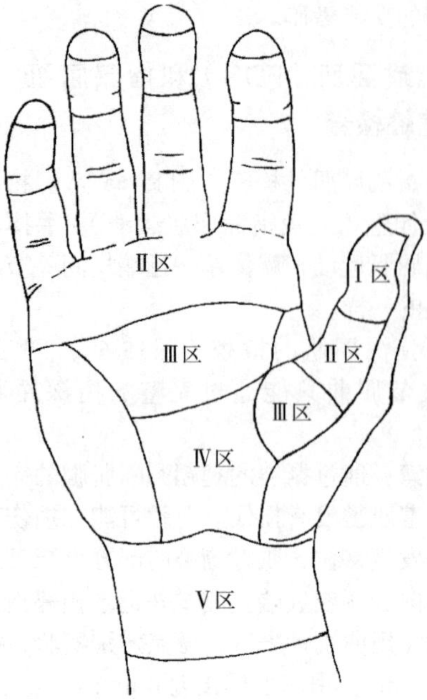

图15-7 Verdan 屈肌腱区域分类

后不佳。此区域包含腱鞘（两个指浅屈肌和一个指深屈肌），主要的并发症是形成粘连。

2.区域Ⅲ的损伤在一期修复后通常疗效满意。

急诊室屈肌腱损伤的处理

- 转至手外科行首次修复。
- 给予患者镇痛、抗破伤风类毒素（ATT）及预防性应用抗生素。

部分屈肌腱撕裂

- **诊断**：可能比较困难，需要积极地判断和鉴别。
- **诊断依据**

1.直接观察：如果腱鞘撕裂就应想到肌腱部分撕裂（伤口探查时，手指应与受伤时的体位一样）。

2.抵抗外力主动屈曲时疼痛加剧。

- **重要性**

1.延迟性断裂。

2.疼痛性及限制性腱鞘炎。

3.纤维组织性愈合不良及功能减退。

- 所有的肌腱部分撕裂都需要进一步探查。
- 损伤小于肌腱截面积25%的可以通过修复撕裂的边缘治疗。撕裂超过50%则需要更严格的修复。
- **急诊室的处理**：由手外科医师探查。

伸肌腱损伤

锤状指

- 伸肌腱嵌入末节指骨的损伤。
- **损伤机制**

1.远节指骨轴向受力造成远端指间关节的急性屈曲的钝性损伤，如接球时造成的损伤。

2.撕裂，比较少见。

- **临床表现**

1.疼痛、肿胀及远指关节压痛。

2.远指关节伸展障碍（远指关节屈曲固定畸形）。

3.远指关节掌侧半脱位。

- **X线**：检查远端指骨基底处的骨折（骨性锤状损伤）。
- **处理方法**取决于损伤的类型

1.无骨折的闭合性损伤：木槌夹板（图15-8）固定6周，术后5天手外科随访。

2.伴有碎骨片的肌腱撕脱伤（＜33%）：木槌夹板，术后5天手外科随访。

3.伴有大块骨片的肌腱撕脱伤：手术修复。

4.开放性损伤：手术修复。

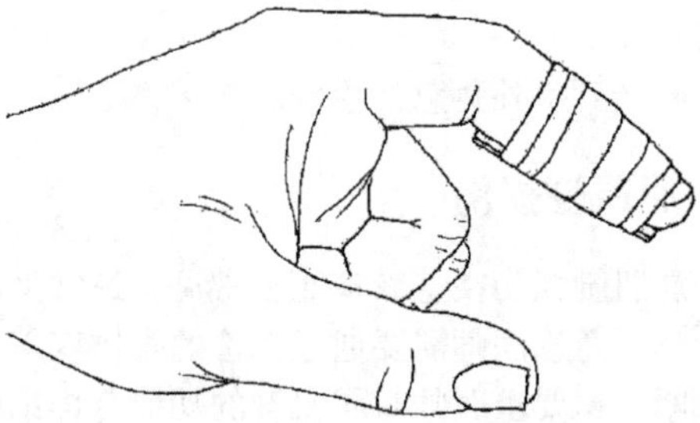

图15-8 木槌手指夹板

槌夹板

- 掌侧末节的夹板，保持远端指间关节轻微过伸的同时允许近端指间关节和掌指关节自由运动。
- 槌夹板的护理（有用的出院指导）。

1.当洗澡取出夹板时，将手指放到平面（如桌子上）保持远端指间关节伸展。任何屈曲需要延长6周的槌夹板固定。

2.轻柔的冲洗、晾干、擦油。

3.重新固定夹板。

钮孔状畸形

• 近端指间关节远侧伸肌腱中央腱束的撕裂。外侧带，通常位于旋转轴位背侧，从而伸展关节。现在下降到了此轴的掌侧，变为反常的近端指间关节的屈肌和远端指间关节伸肌，形成手指的特征性畸形。

• **受伤机制**

1.近端指间关节背侧直接受力。

2.轴向受力，手指伸展的时候近端指间关节用力屈曲。

3.近端指间关节或远端撕裂。

• **临床表现**

1.近端指间关节疼痛肿胀。

2.最初患者的近端指间关节可能完全伸展（由于侧向滑移作用），虽然大多数患者受伤后显示近端指间关节伸展的功能轻度减弱，但仍完整。

3.钮孔状畸形在急性损伤的时候不明显，伤后10～14天逐渐出现。

4.大多数合并错位到达急诊室的时候已经复位，提示疼痛限制了不稳定性。

• **X线**：通常是正常的，如果侧位像显示中指骨基底背侧撕脱骨折，可以确诊。

• **诊断**：近端指间关节处的任何损伤都要高度怀疑，因为急性肿胀表现不会很明显。

• **治疗**取决于受伤的类型。

1.闭合性损伤：钮孔夹板，术后5天手外科随访。

2.开放性损伤：入院修复。

钮孔夹板

• 应用近侧指间关节掌板，保持关节完全伸展，使远指关节及掌指关节松弛（图15-9）。

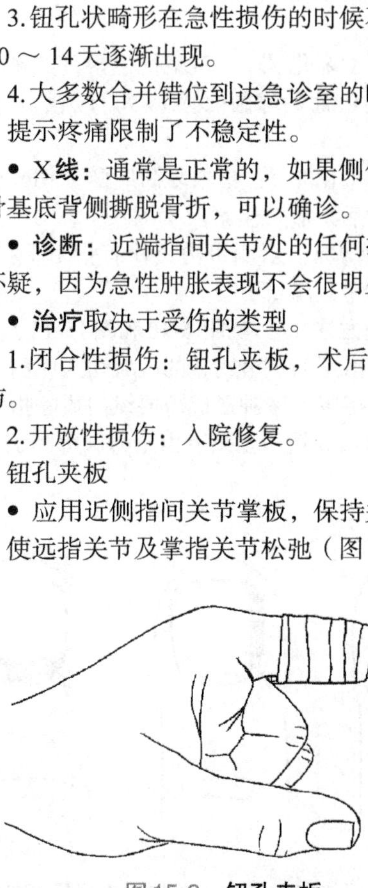

图15-9　**钮孔夹板**

跨过掌指关节的指伸肌损伤

• 通常是开放损伤，因此必须想到严重的**“打-咬”**伤。

• **“打-咬”**是指损伤发生在患者拳打到对手的牙齿上时，也称作**咬伤**或**闭合性拳头伤**。

• 这类损伤需要仔细正规的探查。

• 排除牙齿咬伤或者拳头击打牙齿伤十分重要（由于患者通常会否认这一重要病史，所以要特意询问）。

• 这种类型损伤带来的**并发症如下所示。**

1.伤口感染的风险高。常见的病原菌包括以下几种。

（1）啮蚀艾肯菌。

（2）链球菌。

（3）金黄色葡萄球菌。

（4）奈瑟菌。

2.化脓性关节炎风险高。

• 处理原则

1.彻底的清创和使用抗生素。

2.判断伤口一期缝合还是二期缝合。

• **阳性体征**：由于肌腱边缘的矢状束，掌指关节仍然可以伸展。

• 掌指关节的X**线**检查可发现以下状况。

1.异物残留（如牙齿碎片）。

2.掌骨头或颈部骨折。

3.临床表现延迟的感染前期表现，如软组织气肿及骨髓炎。

• **入院**行外科清创、伤口探查及修复。

• 静脉注射抗生素并预防破伤风，将手固定在功能位。

单独的手部热烧伤

轻度烧伤

• 一度及二度烧伤（表层及表层部分厚度）。

• 预防破伤风。

• 镇痛。

• **局部治疗**

1.包含或不包含磺胺嘧啶银霜（孕妇及磺胺类过敏患者禁用）的敷料。

2.用聚乙烯袋包裹手以促进创面活化。

3.手臂吊带抬高手以减轻肿胀。

• 1周内到手外科随访。

深层皮肤烧伤

- 二度和三度烧伤（皮肤深层或全层）。
- 预防破伤风。
- 手臂的环形全层烧伤可能会导致远端的紧缩伤：检查手臂的神经血管状况十分重要，可能需要急诊焦痂切除术。
- **处理**：转入手外科行伤口处理及可能的植皮术。

注意：①不推荐全身预防性应用抗生素；②全层损伤皮肤针刺觉消失，用以区别部分损伤；③儿童要考虑到非意外损伤。

手的化学烧伤

- 烧伤的深度与化学试剂的接触时间有关。
- 影响因素：化学试剂、暴露时间及受伤当时的处理（如清洗或解毒剂）。
- **处理方法**

1.将化学粉末冲刷干净。

2.用大量的盐水或清水冲洗。

3.抬高患肢。

- **氢氟酸烧伤**：**要紧急处理**！参考第20章第二节“轻度烧伤”，获取详细治疗。

1.剧烈疼痛。

2.氟离子被钙离子中和之前，烧伤会累及深层。

3.对于**浅表损伤**，**局部**应用混有无菌KY润滑剂的**葡萄糖酸钙溶液**。

4.对于**深层或严重损伤**，可以用27G注射器向烧伤部位的底层及周围**皮下注射10%的葡萄糖酸钙溶液**。尽量避免用指神经阻滞镇痛，尽管这种方法确实能消除疼痛，但它同时会掩盖对葡萄糖酸钙治疗效果的判断（如疼痛变化）。

手部的电烧伤

- **考虑以下两点**

1.闪电灼伤会造成深层皮肤烧伤。

2.电流通过身体，潜在的并发症包括心律失常及肌红蛋白尿引发的急性肾衰竭。

- **病史**：区别家庭用的低压电（240V，50Hz）和工业用的高压电。
- **检查**

1.寻找电流入口和出口。

2.可能由于衣物燃烧造成的皮肤烧伤。

3.判断肢体的循环及神经血管状态。

- **急诊室的处理措施**

1.完善12导联心电图及心电监护以发现心律失常。

2.检查尿素/电解质/肌酐、肌酸激酶和乳酸脱氢酶水平。

3.进行X线检查，区别可疑关节脱位和高电压造成的肌肉紧张性收缩。

4.参考上文处理皮肤烧伤。

- **处理**：发生心律失常或心血管功能衰竭时转入内科进行心脏监护。

手部感染

甲沟炎

- 侧方甲襞感染通常伴有潜在的脓肿形成。
- **表现为**指甲下组织红肿，可能伴有明显脓液。
- 筛查糖尿病。
- **治疗**

1.**早期**（未化脓）：口服抗生素，如氯唑西林（对金黄色葡萄球菌敏感），每日热敷并抬高患指。

2.**后期**（化脓）：指根阻滞麻醉下切开引流指甲下脓肿后口服抗生素。

3.**复杂情况**：双侧甲沟炎伴有指甲下扩散，需要拔除指甲近端部分。

- **引流方法**（参考图15-10和图15-11）

1.刀片由压痛点最明显的区域切入甲沟。

2.如果指甲下脓肿形成需要纵向拔除指甲。

- **处理**：病情不复杂者由全科医师随访，情

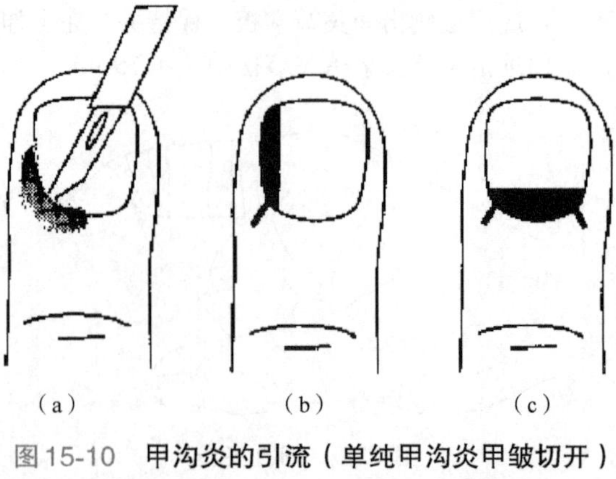

(a) (b) (c)

图15-10 甲沟炎的引流（单纯甲沟炎甲皱切开）

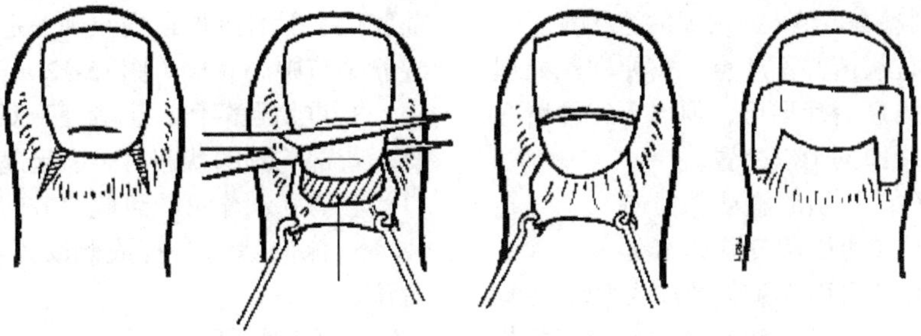

图15-11　近端指甲下脓肿的处理

况复杂者则2天内由手外科医师复查。

（1）暴露指甲近端边缘。

（2）抬高并切开指甲近端1/3部分，并且清理甲床。

（3）将远端2/3部分作为生理性敷料。注意不要损伤指甲基质。

（4）用浸润铋的纱布包裹约48h。

指头炎

- 感染侵袭手指远端指腹部分。
- 表现为指尖的肿胀、疼痛及发红。
- **X线**：排除异物残留及骨性损伤。
- **治疗**：最好由手外科医师在指根阻滞麻醉下实施指甲下切开及引流，因为这些需要足够的专业知识作为保障。因此，由急诊室手外科医师处理。
- **引流方法**

1.高位侧方切口（避开神经血管束）：从离远指关节褶皱处5mm切开并分离至甲板。

2.掌纵切口：切口选在压痛最明显处。

3.锐性切开指腹的纤维分隔以对闭合腔隙充分引流。

- **抗生素**：氯唑西林（针对金黄色葡萄球菌）。
- **处理**

有并发症时交由手外科处理：如远节指骨的骨髓炎或骨炎、远指关节的化脓性关节炎及化脓性屈肌腱腱鞘炎。

化脓性屈肌腱腱鞘炎

- 屈肌腱腱鞘感染通常由贯穿伤引起。
- **临床特点**：Kanavel四主征。

1.手指梭形肿胀。

2.手指呈半屈曲休息位。

3.腱鞘的走行区全程压痛。

4.被动伸展手指时剧烈疼痛（最可靠）。

- 早期识别及治疗对避免肌腱坏死和近侧蔓延十分重要。
- **病理生理进展**

1.接种疫苗。

2.滑膜组织培养接种。

3.化脓进程受限于解剖结构。

4.腱鞘压力升高可继发于炎症反应、水肿及化脓。

5.肌腱缺血、坏死及断裂的发生。

- X线检查可排除手指的异物残留。
- **处理**

1.手外科急会诊。

2.急诊室静脉应用抗生素。

3.抬高患肢并将其固定于功能位。

4.由手外科手术引流。

致谢

感谢Chong Chew Lan医师绘制图15-5，图15-7，图15-8，图15-9。

（张志鹏　译　郭治国　校）

第六节　下肢创伤

Shirley Ooi

要点

- 创伤骨科患者可能看起来很严重，但医师不应过度关注于骨科损伤从而忽视了初步检查。在多发伤患者中，骨科检查被纳入二次评估的范畴。

• 大多数脱位病情并不严重，需要即刻处理的只要给予适当镇痛治疗即可，但以下三种情况病情十分严重，须即刻予以处置。

1.膝关节脱位（可引起腘动脉损伤）。

2.踝关节脱位（可引起皮肤坏疽）。

3.髋关节脱位（可引起髋关节缺血性坏死）。

• 对于在急诊部需要手法和复位的所有关节脱位，如果需要应用阿片类药物，不要肌内注射给药，而应静脉注射给药。这是因为肌内注射的阿片类药物在吸收过程中是不稳定的。当需要镇静时，如果镇痛使用的药物剂量无法确定，阿片类药物完全吸收进入机体循环时，可能会出现呼吸抑制和低血压。

⇨ 给全科医师的特别提示

• 并不是所有踝部损伤都需要X线检查，详见后文踝关节损伤的X线检查适应证部分。

髋关节脱位

• **损伤机制**

1. 仪表盘损伤

注意：这种损伤常同时存在髌骨骨折、股骨骨折、髋关节后脱位。

2. 摔倒时腿部在髋关节处弯曲并内收可导致髋关节后脱位，髋关节广泛外展时可导致髋关节前脱位，股骨外展或内收到一定程度时也可能导致髋关节中心脱位（图15-12）。

3. 重物砸落伤，患者处于双腿分开、双膝伸直、背部前倾的状态时可引起髋关节前脱位。

4. 劈腿动作可导致髋关节前脱位。

5. 侧向暴力击打或侧跌可导致髋关节中心脱位。

• **临床特征**

1.髋关节后脱位：髋关节处于轻度屈曲内收内旋位，患肢长度缩短，臀部可触及患侧股骨头。

2.髋关节前脱位：髋关节处于轻度屈曲外展外旋位，侧面可见脱位股骨头的前部隆起。

3.髋关节中心脱位：患肢位置正常，转子和髋关节存在压痛，可做部分动作。

• X线片：需要拍摄骨盆正位片和髋关节侧位片。

• **并发症**

1. 髋关节后脱位可能累及坐骨神经，引起足下垂。

2. 髋关节前脱位可引起股神经麻痹、股静脉受压（可能导致血栓形成及栓塞）、股动脉受压。

3. 股骨头缺血性坏死（髋关节脱位时间越长，风险越高）。

• **治疗或处置**

1.X 线检查前可静脉应用麻醉药物，注意不要肌内注射。

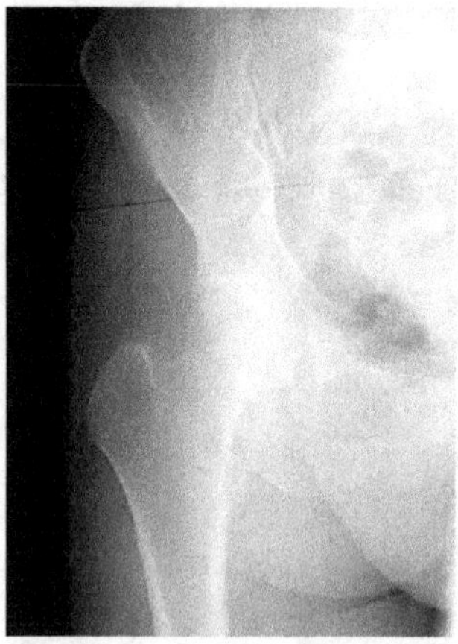

（a）正位片

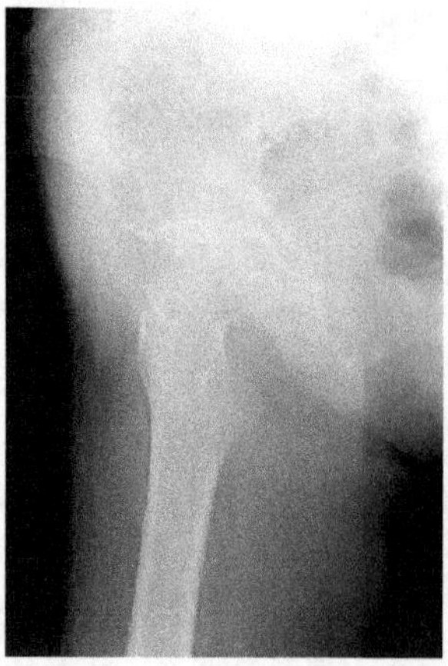

（b）侧位片

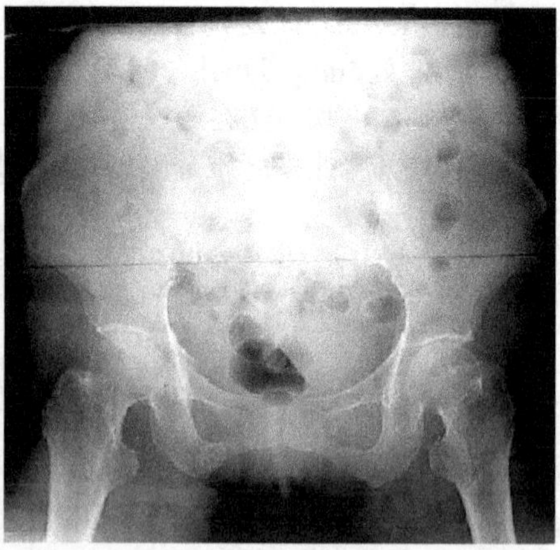

（c）骨盆正位片

图15-12 **髋关节和骨盆影像示例**

患者60岁女性，侧滑摔倒，主诉右髋部疼痛和活动受限。图（a）和（b）是患者右髋关节的正位片和侧位片，可以看到骨盆右上部分存在骨折，但分辨较为困难。复查骨盆正位片如图（c），则右侧耻骨上支骨折清晰可见，除此之外，还可发现患者存在右侧耻骨下支的嵌插骨折

2.在急诊部应该在清醒镇静下尽快予以复位治疗。

3.复位后行X线检查并收入骨科病房进一步治疗。

4.如果无法手动复位，可转行全身麻醉下复位。

股骨颈骨折和大转子骨折

- **损伤机制**：通常为老年人跌倒所致（分析引起摔倒的根本原因也十分重要）。
- **临床特征**

1. 摔倒后无法承重，尤其是在老年患者中，无论患者是否伴有髋关节疼痛（无移位的骨折患者可负重跛行）。

2. 患侧下肢可见缩短外旋。

3. 腹股沟区域骨折部位可触及压痛。

4. 移动髋关节时产生疼痛。

5. 骨折处表面青肿为囊外骨折的迟发体征，急性损伤期常不显示。

- X线片

1. 骨盆正位片及患侧髋关节侧位片。

2. 老年患者在收住院前要拍X线胸片。

注意：牢记对于所有髋部疼痛的患者，骨盆正位片和患髋侧位片（图15-12）可能比患髋正侧位片更有用。

3.因为耻骨支骨折可能也会“臀部痛”，如果仅做患髋正位而不做骨盆正位片可能会漏诊。

4.因为通过骨盆正位片可以比较两侧沈通（Shenton）线，发现细微的异常。

- **并发症**：股骨颈骨折并发股骨头的缺血性坏死。
- **治疗或处置**：X线检查前行镇痛治疗，并收入骨科进一步处置。

股骨干骨折

- **损伤机制**：除了病理性骨折以外，股骨干骨折通常由严重的暴力所致。多见于车祸、高处坠落、挤压伤。
- **临床特征：无法承重**

1.骨折水平肢体有反常活动。

2.患肢外旋，在髋部外展，并短缩。

- X线：股骨干正位、侧位片，包括髋关节及膝关节。
- **并发症**

1. 失血性休克。

2. 脂肪栓塞综合征。

- **治疗或处置**

1. 静点葡聚糖溶液，因为即使是简单骨折，也会失掉0.5～1L的血液，休克是常见的。

2.镇痛治疗，如股神经阻滞和（或）静脉注射麻醉药。

3. 牵引夹板固定骨折肢体，并检查肢体远端脉搏。

4. 收入骨科病房进一步治疗。

髌骨骨折

- **机制**

1.直接暴力损伤，如车祸导致仪表盘损伤、跌倒撞到坚硬地面、重物直接掉落在膝盖上等。

2.股四头肌突然收缩引起的间接暴力损伤。

- **临床特征**

1.不能伸直膝盖。

2.膝盖外面淤青及破损。

3.局部有压痛。

4.髌骨上方和下方可触及间隙。

5.髌骨近端明显移位。

- **X线**：膝关节正位及侧位片。
- **治疗或处置**

1. X线检查前予静脉注射镇痛药物。

2.如果是垂直的或无移位的骨折，镇痛、拄拐、予圆柱形外固定处理，并转至创伤科。

3.如果骨折移位超过3mm，给予圆柱形外固定处理并收入院进一步固定治疗。

髌骨脱位

- **机制**

1.典型病史：奔跑时摔倒，可见股骨内侧髁向内侧突出（同时髌骨常常横向脱位）。

2.脱位的髌骨可能自发复位。

- **临床特征**

1.患肢因疼痛保持膝关节屈曲，髌骨横向移位。

2.在评估前髌骨已经自动复位的患者中，膝关节内侧可触及明显压痛，可能有少量关节积液。

• X线：膝关节正位、侧位、轴位片，轴位片用来排除股骨外侧髁骨折。

• **治疗或处置**

1. 镇痛和复位。

2. 如果是首次脱位，予以圆柱形外固定处理、镇痛、拄拐，并转至创伤科。

3. 如果是复发性脱位，予以加压绷带包扎1～2周。

膝关节脱位

这是必须急诊处置的损伤！

• **损伤机制**：通常为车祸伤，特别是方向盘直接冲撞所致。

• **临床特征**：肿胀，畸形，通常伴有明显的向后凹陷。

• X线：膝关节正位、侧位片。

• **并发症**

1. 腘动脉损伤：发现患肢苍白，冰冷，脉搏减弱或感觉异常。

2. 腓总神经麻痹。

• **治疗**

1. 静脉注射镇痛药。

2. 立即手法复位，特别是对于因X线检查可能导致治疗拖延的患者。

3. 圆柱形石膏或夹板外固定。

4. 联系血管外科医师和骨科医师共同会诊，安排血管造影检查。

• **处置**：所有患者均需收入院诊疗。

膝关节积血或积液

• **损伤机制**：通常由膝外伤导致。**急性期关节积血的原因**：①十字韧带撕裂。②软骨受损。③外周半月板撕裂。

迟发性关节积液的原因是退行性半月板撕裂、炎性关节炎、骨关节炎急性加重。

• **临床特征**：关节腔积血或积液引起的肿胀。

• X线

1. 患肢膝关节正位、侧位片。没有看到骨折，但如果髌上囊位置有脂肪液平，可能提示存在关节内骨折（图15-13）。

2. 髌骨轴位片在诊断股骨髁（尤其存在髌骨外侧脱位时）和髌骨轻微骨折时非常有用。

• **并发症**：一定要注意患者是否存在膝关节脱位或膝关节骨折。

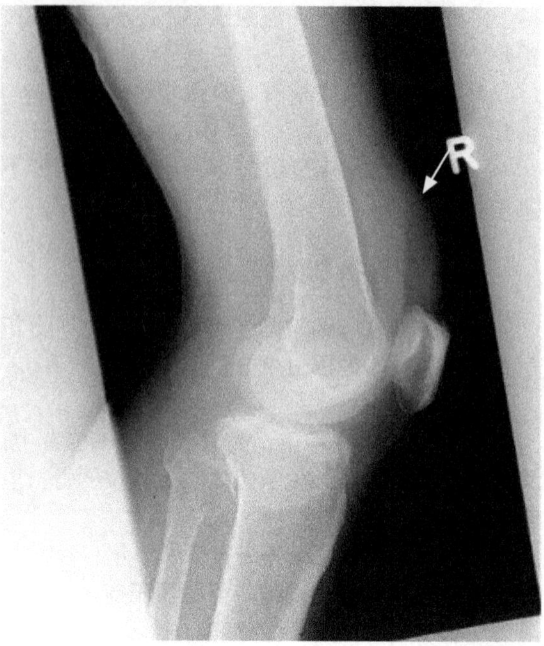

图15-13 **膝关节侧位X线片**

膝关节侧位片显示胫骨平台、胫骨近端、腓骨头骨折，箭头指向为脂肪-液平，提示可能有关节积血

• **治疗**

1. 如果膝关节积血但皮肤无明显张力，可以予以休息、冰敷、加压包扎（弹性绷带）、患肢抬高处理。

2. 镇痛。

• **处理**

1. 24～48h骨科门诊复查。

2. 如果出现张力性关节血肿，则应收入院行穿刺治疗。

胫骨平台骨折

• **损伤机制**：通常由严重的外翻暴力导致。

• **临床特征**

1. 关节积血。

2. 侧面挫伤。

3. 皮肤擦伤。

4. 膝关节外翻畸形。

• X线：患肢膝关节正位和侧位。

• **并发症**：注意，微小的胫骨平台骨折可能被忽视，如果患者继续负重，骨折会加重。

• **治疗**：给予镇痛和圆形夹板外固定。

• **处置**：需收入骨科进一步治疗。

胫腓骨骨折

• **损伤机制**：导致胫骨受损的暴力。

1.扭转力（如运动损伤）。

2.通过足部传导来的暴力（如高处坠落、道路交通事故）。

（1）直接暴力损伤（如道路交通事故、物体坠落打击），直接打击可能造成单独的胫骨或腓骨骨折，尽管相对少见。

（2）间接暴力多造成胫腓骨同时骨折。

• **临床特征**

1.疼痛。

2.肿胀。

3.畸形。

4.压痛。

5.胫骨处的骨擦音。

6.因为1/3胫骨是在皮下的，所以经常是开放性骨折。

• X线：胫腓骨正侧位片（必须包含膝关节和踝关节）

• 并发症

1.早期并发症：可能出现骨-筋膜室综合征（闭合性骨折）、腘动脉损伤、腓骨神经损伤等。

2.晚期并发症：开放性骨折感染。

• 治疗或处置

1.胫骨和腓骨的闭合性无位移骨折

（1）X线检查前肌内注射或静脉注射镇痛药。

（2）给予膝上背板固定。

（3）复查X线确定最终骨折位置。

（4）将患者留观。

2.胫骨和腓骨闭合性移位骨折

（1）X线检查前静脉注射麻醉药。

（2）静脉应用咪达唑仑和麻醉药镇静，尽量复位骨折（尤其是在有血管损伤的患者中）。

（3）给予膝上背板固定。

（4）术前复查X线检查。

（5）收入骨科病房进一步治疗。

3.胫骨和腓骨开放性骨折

（1）X线检查前肌内注射或静脉注射镇痛药。

（2）用消毒敷料覆盖伤口。

（3）检查患者的破伤风免疫状况。

（4）应用抗生素（头孢唑林）。

（5）给予长腿背板或临时夹板外固定。

（6）收入骨科病房进一步治疗。

4.单独的闭合性腓骨骨折

（1）肌内注射镇痛药。

（2）排除胫骨骨折和踝关节损伤。

（3）弹性绷带固定。

（4）出院患者可带口服镇痛药。

（5）转至创伤骨科门诊诊疗。

注意：患者可以承重。

踝关节损伤

• 损伤机制：如果踝关节完全变形，怀疑关节脱位，则需要紧急处理!

注意：这种踝关节移位必须立即复位，以预防皮肤坏死。

• 临床特征：每个可能的踝关节损伤，均必须触诊以下4个位置。

1.踝中间

2.踝侧面

3.腓骨全长

4.第5跖骨基底部

• X线：不是每个踝关节扭伤患者均需要行X线检查。

踝关节X线检查的适应证如下所示。

1.年龄大于55岁。*

2.受伤后及到急诊部后始终不能承重的患者。*

3.在踝关节后缘（距离远端6cm）或踝外侧尖端有压痛的患者。*

4.在踝关节后缘（距离远端6cm）或踝内侧尖端有压痛的患者。*

5.明显肿胀以至于无法精确触诊的患者。*

6.临床症状不稳定的患者。*

7.有特殊社会因素的患者，如运动员。*

注意：*内容参考公认的渥太华踝关节准则（Ottawa Ankle Rules）。

X线检查原则如下所示。

1.怀疑踝关节骨折的患者需行踝关节正、侧位片。

2.如果腓骨头有压痛，则腓骨全长均需要检查，以排除Maissoneuve骨折。

3.如果第5跖骨基底有压痛，应拍足后前位片和侧位片。

• 并发症：踝关节脱位延迟复位可导致皮肤坏死。

• 治疗

1.踝关节扭伤

（1）在急诊部给予镇痛剂。

（2）给予RICE治疗方案和镇痛剂。

（3）严重踝关节扭伤者绷带包扎后可进行理疗。

2.踝关节骨折

（1）膝下背板固定。

（2）除了踝关节以下的外踝单独稳定骨折可以行非手术治疗外，其余均需内固定处理。

3.踝关节脱位

（1）X线检查前建立肝素化静脉给药通路，给予静脉镇静镇痛药物。

注意：踝关节脱位必须尽快复位以预防皮肤坏死，程序镇静下可以先静脉应用咪达唑仑和麻醉药，或吸入安桃乐（一氧化氮和氧气混合物），如果延迟处置超过10～15min，或局部已有循环障碍表现，即使还未行X线检查，此时也应该即刻复位。

（2）复位前后要检查远端脉搏搏动。

（3）复位后给予短腿背板固定，确保踝关节填充稳定。

（4）复位后行X线检查。

（5）收入骨科病房进一步治疗。

跟骨骨折

• 损伤机制：高处坠落，足跟着地。

注意：排除双侧跟骨骨折和脊柱楔形骨折。

• **临床特征**

1.从后面观察足跟可见其变宽、短、平坦，或倾斜外翻。

2.足跟肿胀，张力增大。

3.局部明显压痛。

4.迟发表现可能会表现出传导至足底内侧和接近小腿的淤伤。

• X线检查：跟骨侧位及轴位片。

• 治疗或处置

1.骨折无移位

（1）用棉质绷带稳固包扎。

（2）出院后拄拐杖，可以服用镇痛药，建议患者在家抬高患肢。

（3）创伤骨科门诊复查。

2.双侧跟骨骨折：收入骨科病房进一步治疗。

3.如果跟骨骨折移位或存在关节内骨折。

（1）需要非常稳固的绷带包扎。

（2）收入骨科病房进一步治疗。

足部损伤

注意：一般损伤包括以下情况。

• 跟骨骨折（如上述）

• 跖跗关节脱位

• 跖骨骨折

• 趾骨骨折或脱位

跖跗关节脱位（Lisfranc损伤）

• 损伤机制

1.跖屈时受到外力。

2.前足受到外力击打，如道路交通事故。

3.膝关节跪位时足跟受到外力击打。

4.车碾压事故。

5.前足受到扭转、外翻、外展暴力。

• 临床特征：足部肿胀和垂足。

• X线：足正、斜位片（图15-14）

注意：Lisfranc损伤在X线片下表现并不明显，是最常漏诊的足部骨折。

• 并发症

1.血管损伤：足背动脉或足底内侧容易损伤。

2.骨-筋膜室综合征。

• **治疗**

1. X线检查前给予镇痛

2.背板固定

3.收入病房手术治疗

跖骨骨折

• 损伤机制：通常由挤压伤所致。

• X线：足部正斜位片。

• 治疗原则

1. 无移位骨折且无软组织损伤。

（1）X线检查前给予镇痛。

（2）有症状者用绷带固定，或从膝关节下伸直至足趾前用短腿后托固定。

（3）出院时予以无承重拐杖（non-weight bearing crutches，NWB）和镇痛药。

（4）转至骨科门诊。

2. 如果骨折是多发但无移位的，同上非手术治疗。

3. 如果骨折是多发且有移位的：需行膝下背板固定并收入骨科病房进一步治疗。

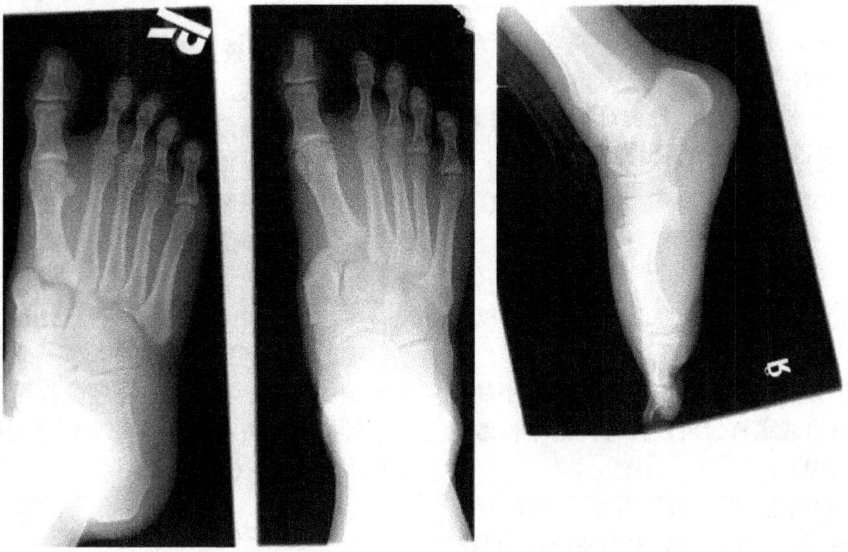

（a）斜位片　（b）正位片　（c）侧位片

图15-14　右足脱位X线片示例

右足斜位片（a）和正位片（b）显示5个跖跗关节均脱位（Lisfranc损伤），右足侧位片进一步显示该脱位损伤（c）

趾骨骨折/脱位

• X线：足部正斜位片。

• 处理原则

1.首先处理软组织损伤和甲床损伤。

2.安桃乐或神经阻滞麻醉下手法复位。

3.黏性包扎固定邻近足趾，以固定骨折及脱臼。

4.应用镇痛药，转至骨科门诊就诊。

5.对于多个足趾的脱位，收入院复位治疗。

（吕　扬　译　郭治国　校）

第七节　颌面部创伤

Peter Manning · Shirley Ooi

要点

• 需要警惕一些奇怪的面部损伤：其主要的并发症是气道阻塞、出血、颈椎损伤、眼睛损伤。

• 因为大部分的损伤都是钝性的创伤，所以进一步的全面检查是必需的，以排除是否有多系统损伤（严重的面部损伤60%都伴有其他器官的损伤）。

• **不要让**下颌骨骨折的患者仰卧以防气道阻塞，如患者需要可以让其端坐。

• 因为仰卧的患者可能吞咽血液，所以即使没有大量外出血也并不能排除大量内出血导致失血性休克的可能。仅后来出现呕吐的时候，失血的程度才变得明显。

• 对面部进行全面检查时我们要特别注意眼睛和咬合情况。

• 由于婴幼儿的骨骼较成人的柔软，所以导致婴幼儿面部骨折的外力常比较大，因此儿童面部骨折伴发颅内损伤的发生率较高。

• 面部不同部位的骨折常伴有局部特有的感觉障碍。例如，下唇或颏部的麻木提示下颌骨骨折，而上唇或上颌牙龈的麻木提示有上颌骨骨折或眶底的骨折。

⇨ 给全科医师的特别提示

• 如怀疑患者有下颌骨骨折**应避免**患者仰卧以防呼吸道阻塞。

• 如果怀疑患者有鼻骨骨折，需要特别注意检查患者是否有**鼻中隔血肿**。这是**耳鼻喉科**的急症，需要立即切开引流。

• 婴幼儿的额骨较突出所以损伤的概率较高，而面中部的损伤比较少见。如果孩子只是系带撕裂，嘴唇损伤和面中部擦伤一般常是非意外性损伤。

- 牙外伤中只有Ellis Ⅲ型牙折才需要紧急处理，可以通过牙髓是否出血来判断。

治疗

一般而言颌面部外伤患者可以分为以下两类。

- 那些单独的颌面部外伤常由受到较小的外力所致，如拳击或踢打，可以在部门的中低敏护理区域进行处理。

注意：当我们发现一处明显的骨折后仍需仔细检查到最后，大量的研究表明颌面部损伤的患者中超过30%的有两处及两处以上的骨折或损伤。

- 那些严重的颌面部损伤常继发于严重的钝性创伤，如交通事故中的急剧减速或者是高处坠落伤，必须在部门的重症监护区进行处理。

1. 严重的颌面部损伤必须在进行了加强创伤生命支持（ATLS）后，在重症监护区进行处理。

2. 建立并维持呼吸道通畅及颈椎的固定。

（1）患者无脊髓损伤或其觉得需要，可以让其端坐。

（2）完成推颌抬颏手法。

（3）可以通过手指、丝线、毛巾夹牵引舌头。

（4）行气管插管：清醒的经口腔插管或快速气管插管或环甲膜切开术（更多细节可参考第2章，“气道管理/快速气管插管”）。

3. 采用面罩吸氧。

4. 监测生命体征（每5～10min），监测心电图及血氧饱和度。

5. 建立1～2条外周大孔径的静脉通路以补充液体。

6. 实验室检查：甘露聚糖、全血计数、尿素/电解质/肌酸酐及凝血病组合检查。

7. 促进止血。

（1）直接按压止血。

1）捏紧鼻子。

2）鼻腔或喉部填塞止血。

3）福莱导管填塞法。

（2）使用止血剂氨甲环酸（Cyclokapron®）。

剂量：25mg/kg，缓慢静脉注射，超过5～10min。

8. **X线检查：**在颌面部多发性损伤时X线检查不是紧急的。有以下5种X线投照角度。

（1）枕颏位或OM（华氏）位

（2）头颅正位或PA（柯氏）位

（3）头颅侧位

（4）颏顶位（SMV）或壶柄式（jughandle）位

（5）汤氏位

注意：以上的前三种投照角度既往被认为是标准的颌面部投照方法。然而Goh等学者（2002年）的研究认为30°的枕颏位投照即可满足颌面部骨折的检查。因此，如果怀疑有颌面部的骨折只需行30°的枕颏位投照。

OM（华氏）位

见图15-15：可较好地显示面中部及眶周和眶底；上颌窦内的积血。

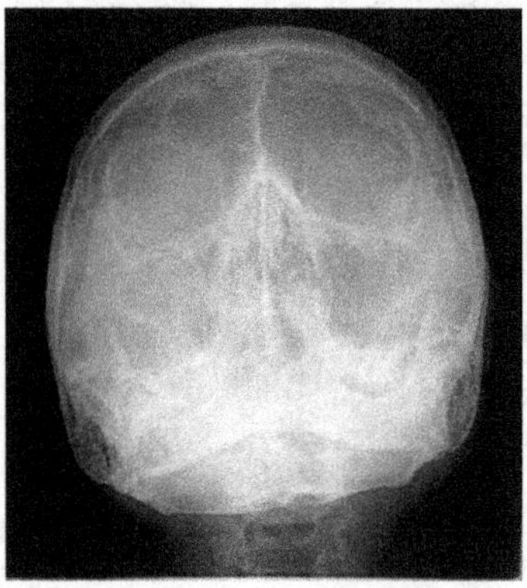

图15-15　OM（华氏）位

PA（柯氏）位

见图15-16：显示额骨和鼻窦。该位较OM

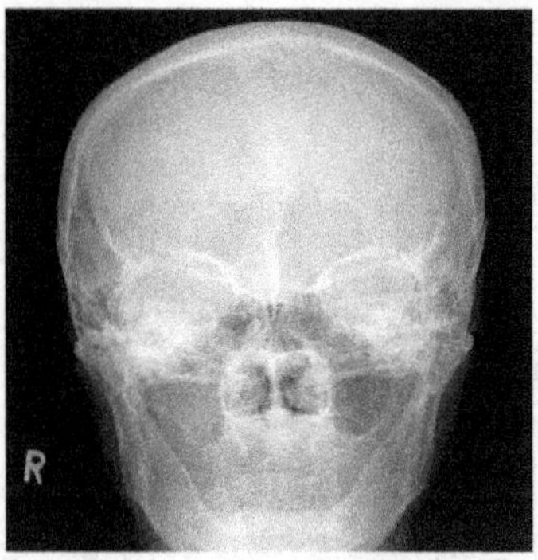

图15-16　PA（柯氏）位

位能更好地显示颧额缝变宽及颧上颌复合体骨折。

头颅侧位片（cross-table or upright）

见图15-17：更好地显示上颌窦内的积血。

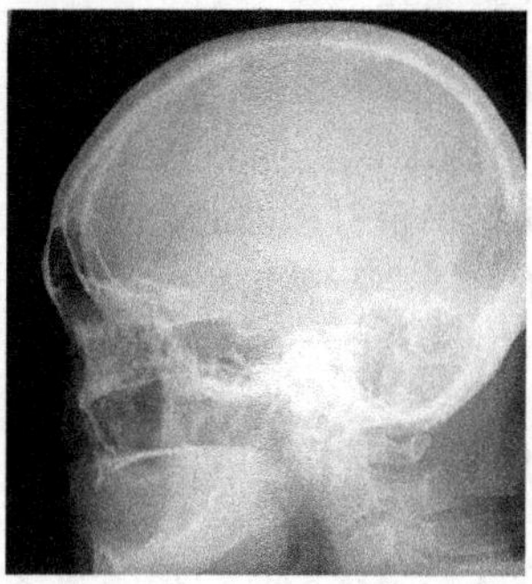

图15-17 头颅侧位

颏顶位（或壶柄式位）

见图15-18：可显示颧弓。

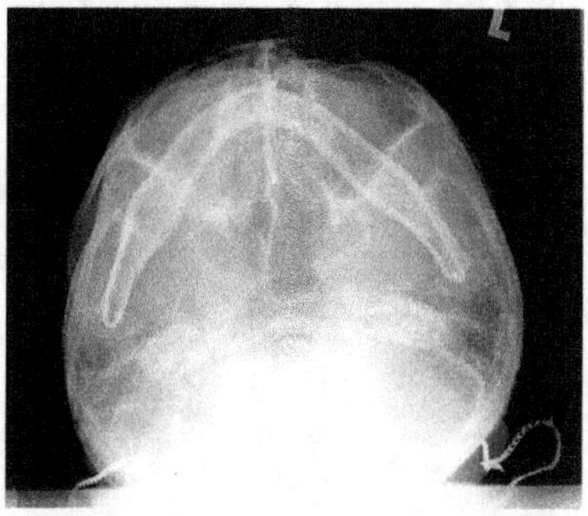

图15-18 颏顶位（或壶柄式位）

汤氏位

见图15-19：可显示下颌升支和髁突。

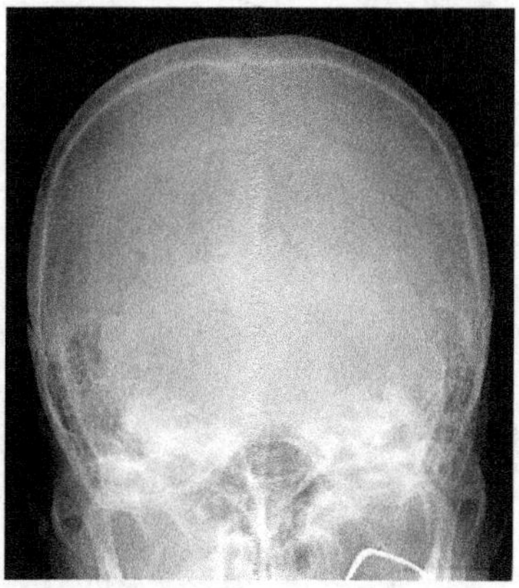

图15-19 汤氏位

OM位应用McGrigor骨折线的系统性检查

见图15-20：在OM位上描绘的三条骨折线。

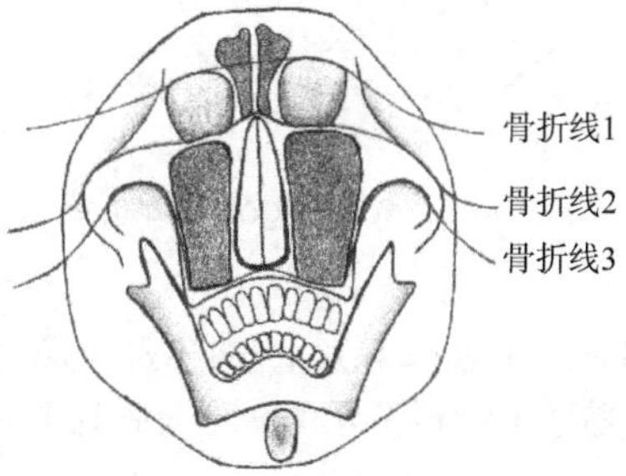

图15-20 McGrigor式3条骨折线

- 根据描绘的线条比较受伤侧和非受伤侧。
- 3条骨折线上下的软组织也需要认真检查。
- **骨折线**1（图15-21）：从面侧方开始，骨折线经颧额缝至眶外侧缘达额骨，再沿眶上缘至额窦再到对侧。比较受伤侧和非受伤侧。重点需注意以下几点。

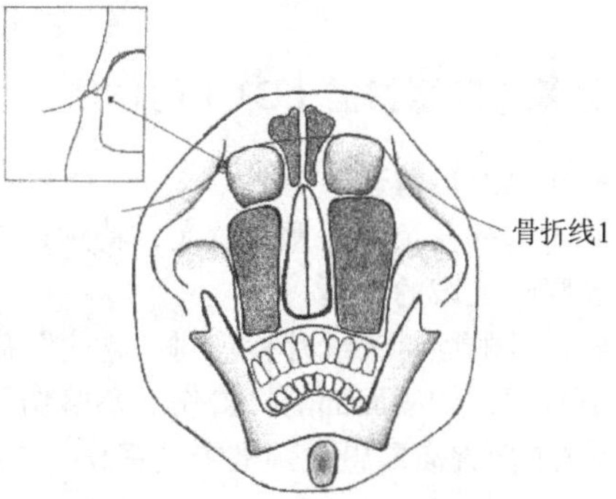

图15-21 McGrigor式骨折线1

1. 骨折线。
2. 颧额缝变宽。
3. 额窦积液的液平面。

- **骨折线**2（图15-22）：从面侧方开始，沿颧弓上缘（象鼻上方）穿颧骨体至眶下缘达鼻背至对侧。**比较受伤侧和非受伤侧**。观察颧弓骨折，骨折线经过眶下缘上颌窦内可见软组织阴影（颧上颌复合体骨折），"泪滴"症状可见于眼眶爆裂性骨折（见后文）。
- 骨折线3（见图15-23）：从面侧方开始，

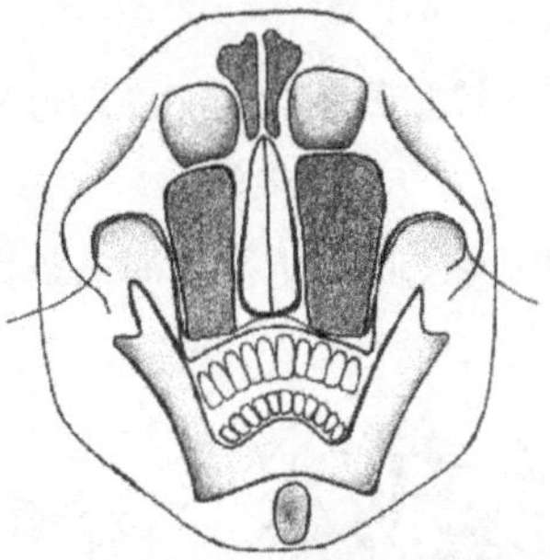

图 15-22　McGrigor式骨折线 2

沿颧弓下缘（象鼻下方），向下经上颌窦侧壁及上颌窦前壁下缘再沿牙列横跨上颌骨至对侧。

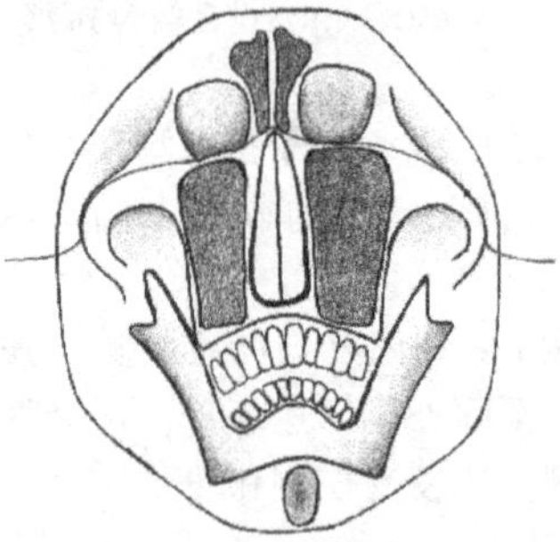

图 15-23　McGrigor式骨折线 3

计算机断层扫描（CT）的作用

- 非急诊科首选。
- 对面部复杂骨折意义较大，特别是涉及额窦及鼻眶筛区域的骨折。
- 标准的面部X线片检查对“常规”病例的检查更有用，如颌面部的打击伤、坠落伤等。
- CT检查需要患者颈椎未受损伤。

特殊骨折

额骨骨折

- **体格检查：**眶周触诊，测试前额部的感觉，测试眼外肌的功能。
- **影像学检查：**头颅X线片（柯氏位）。
- 额窦骨折常伴发有表面皮肤的撕裂伤并且可能还有颅内的损伤。
- **处置：**额窦后部骨折和凹陷性骨折的治疗（是否需要静脉滴注抗生素有争议）。这两种骨折都可能导致内部硬脑膜的破裂而引发颅内感染。

鼻眶筛骨折

- 体格检查

1.内眦牵拉试验：如果认为患者只有简单的鼻骨骨折时很容易遗漏；应包括内眦的触诊，避免遗漏如此重要的检查。

2.脑脊液鼻漏。

3.眦距增宽。

- **影像学检查：**颌面部CT检查。
- **处置：**需要行整形手术或颌面部手术治疗（是否需要静脉滴注抗生素有争议）。

眼眶爆裂性骨折（图15-24和图15-25）

- 眼球受到直接的外力挤压导致（如来自壁球的撞击）。

注意：眼眶爆裂性骨折不涉及眶周。事实

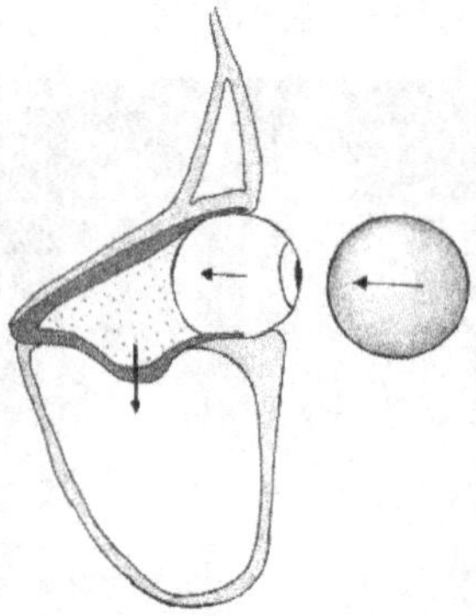

图 15-24　**爆裂性骨折致眶底骨折发生的机制**

眼眶前方的撞击会导致眼内压力的增加，这会导致眼眶周围薄弱部位——眶壁的骨折而不是眼球爆裂。或者眶下缘的撞击也会导致眶底的变形和骨折。

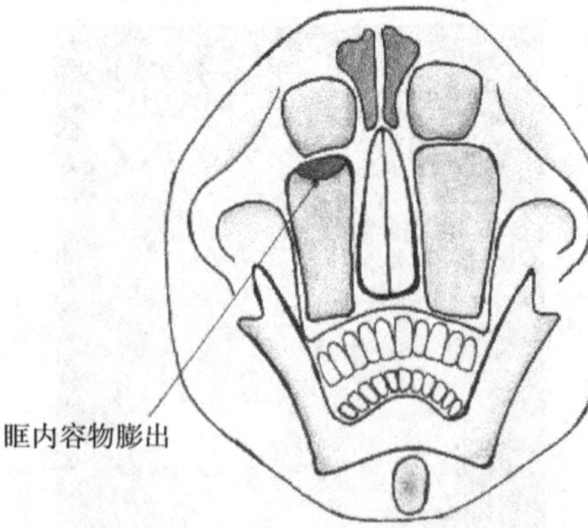

图 15-25　**爆裂性骨折**

箭头所指的阴影既是所谓的“泪滴”症状。

上，当我们发现眶周骨折时可能提示有颧上颌骨的骨折，需进一步检查。

- 眶底是最薄弱的部位（就如同纸板）。
- 眶内容物从眶底突入上颌窦内形成一个明显的疝（即所谓的**“泪滴”**症状）。
- **体格检查**

1.可以通过叩诊两侧的上切牙来检查**眶下区是否麻木**。

2.测试眼外肌的运动，检查是否有复视，特别是在向上凝视时（因为此运动能检查下直肌和下斜肌的运动是否异常）。

3.视力检查。

- **影像学检查：**华氏位。
- **处置：**眼球内陷并伴有复视需要手术治疗，除此之外可以在门诊行整形手术。

注意：如果只是复视，不是手术的适应证。

- **急诊手术治疗的适应证**

1.压迫性眶周积气。

2.眼球后部出血。

3.眼球贯通伤。

- **非急诊手术的患者**

观察过程中需注意，当出现以下并发症时需立即回急诊处理。

1.压迫性眶周积气

（1）眼球剧烈疼痛

（2）眼球突出

（3）眼肌麻痹

（4）眼球紧张

（5）视力消失

2.眼球后出血

（1）**压迫性**眶周积气

（2）瞳孔变大

（3）视神经盘变白

鼻骨骨折——最常见的面部骨折

- **体格检查：检查是否有鼻中隔血肿和鼻外形的改变。**
- 如前所述，**切记**要行内眦触诊以避免遗漏鼻眶筛骨折。
- **影像学检查：**鼻位（非头颅侧位）。
- **处置：**4～7天后回专家门诊复查。检查鼻中隔血肿情况，如血肿未被引流可能会导致鼻中隔穿孔。

颧骨-颧上颌骨骨折（图15-26）

- 包括眶底和眶外侧壁、颧弓和上颌窦侧壁的骨折。
- **体格检查：**检查眼睛侧方是否有结膜下出血及外眦向下牵拉试验以明确眶内是否麻木。检查是否有开合。

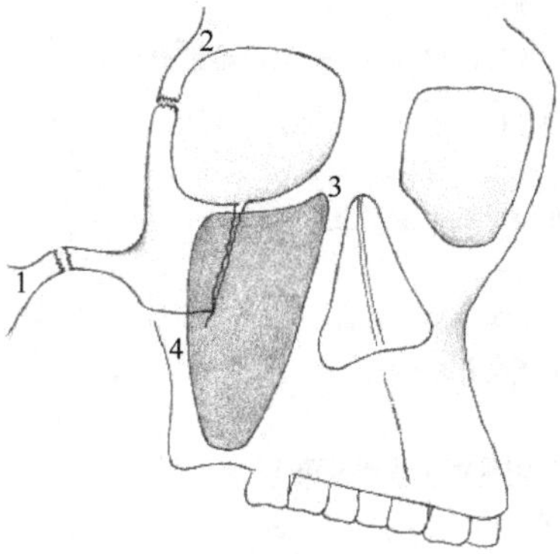

图15-26　**颧上颌骨骨折**

骨折线经过颧牙槽嵴：1颧弓；2眶侧壁（颧额缝）；3眶下缘及眶底；4上颌窦前壁及侧壁

- **影像学检查：**OM（华氏）位。
- **处置：**安排整形手术或颌面外科手术。

颧弓骨折（单独颧弓骨折也很常见）

- **体格检查：**行口内触诊检查，既要行仰视检查又要行俯视检查。
- **影像学检查：颏顶（SMV）位。**
- **处置：**安排专家门诊临床随访。

LeFort骨折

- 双侧面中部损伤。
- 其多为高能量创伤（100倍的重力）。需注意大部分此类患者伴有多系统损伤。

注意：骨折的类型可能是混合性的。例如，一侧是LeFort Ⅱ 型骨折，另一侧是LeFort Ⅲ型骨折。

- **体格检查：**评估面中部的动度和面部是否变长。检查是否开合。
- **影像学：**OM/PA/头颅侧位（表15-4），CT是术前设计的最好参考。
- **处置：**住院治疗（需注意是否有多系统

损伤）。

表15-4 LeFort骨折影像学特点

华氏位	
	所有LeFort骨折均显示有双侧面中部骨折线
	双侧上颌窦内可见气液平面或者是不规则密度影
LeFort Ⅰ	
	双侧上颌窦窦壁骨折
	双侧上颌窦内壁骨折（一般都难以看见）
	鼻中隔骨折（下方）
LeFort Ⅱ型骨折（金字塔形骨折）	
	鼻骨骨折
	双侧眶下缘及眶底骨折
	双侧上颌窦侧壁骨折
LeFort Ⅲ 型骨折（颅面分离）	
	鼻骨骨折
	双侧眶外侧壁骨折（颧额缝）
	双侧颧弓骨折

来源：图表来自Schwartz and Reisdorff（2001），Table 15-5，page 361.已修改并经作者允许。

下颌骨骨折

• 这是第二类面部最常见的骨折。患者的表现是咬合紊乱及颌骨运动时的疼痛，特别是伴随鼓膜破裂或颞骨骨折。

• **体格检查**

1.评估口内的撕裂伤。

（1）下颌骨动度的检查。

（2）压舌板试验：在牙齿之间放3片木制的压舌板并让患者轻轻咬住。缓慢的转动压舌板，骨折的部位会出现疼痛。

2.牙齿的检查。

3.下唇麻木。

• **影像学**：行汤氏位、侧斜位和全景片检查下颌骨。

• **处置**

1.开放性骨折：需静脉滴注抗生素。

2.闭合性骨折：门诊随访或住院治疗。

牙齿的折断（图15-27）

• 牙齿的冠折根据Ellis分类方法可以分成以下几类。

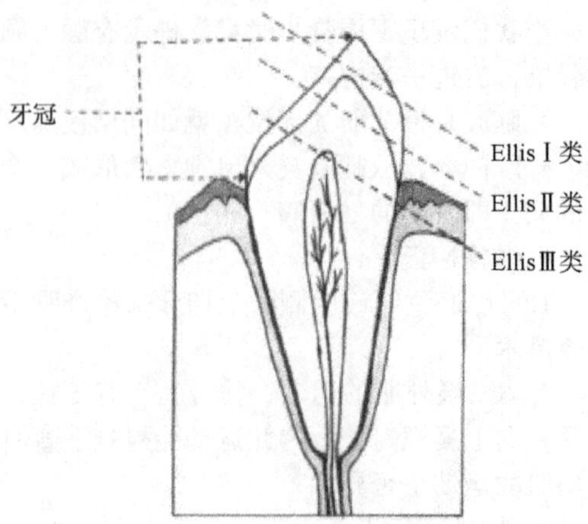

图15-27 **牙齿折断**

• 牙折中根折的发生率小于7%。

Ellis Ⅰ类

• 牙折只累及釉质。无疼痛感。

• 处置：择期牙科治疗。

Ellis Ⅱ 类

• 牙折累及牙本质。

• **处置：如果是儿童，需急诊就诊听取医师意见，如果是成人可第2天就诊。**

Ellis Ⅲ类

• 牙齿折断断面出血。

• **处置**：立即急诊就诊，这种牙折是急诊治疗的适应证。

致谢

作者特别感谢Dr Chong Chew Lan 为本章绘图（图98-6，图98-7，图98-8，图98-9，图98-10，图98-11，图98-12和图98-13）。

（吴 煜 译 郭治国 马青变 校）

第八节 儿科创伤

请参见第23章第十五节。

第九节 骨盆创伤

Irwani Ibrahim

要点

- 骨盆创伤处置中的常见错误包括以下几点。

1. 未考虑到骨盆创伤患者合并多器官创伤。
2. 没有给予充分复苏。
3. 忽视了合并伤。

- 因为腹膜压迫作用消失，所以开放性骨盆骨折相比于闭合的骨折会有更严重的失血。
- 因为老年女性有潜在的骨质疏松症，所以即使轻微跌倒也会发生骨盆骨折。
- 损伤机制

1. 直接摔倒，肌肉附着点撕脱。
2. 直接打击力。
3. 高处坠落，交通事故，高速行驶的机动车撞击后减速。

- 合并伤：骨盆骨折高死亡率和发病率发生的原因是创伤后损伤邻近血管和神经、泌尿生殖系统和直肠。
- 死亡原因：死亡的主要原因是难以控制的失血。

> **⇨ 给全科医师的特别提示**
>
> - 老年人跌倒后髋部疼痛的应考虑诊断耻骨支骨折。

处置

- 创伤后重点是保持气道、呼吸和循环。
- 纠正低血容量：至少建立2条大静脉通路。
- 输血监测全血细胞计数、尿素氮/电解质/肌酐、凝血和凝血同时4～6U血交叉配血。
- 进行体格检查。骨盆骨折的体征包括以下几点。

1. 耻骨上或腹股沟区肿胀。
2. 外阴部、股内侧、侧腹有瘀斑。
3. 尿道出血。
4. 骨突的地方有皮损和擦伤。
5. 不稳定。
6. 髂骨翼触诊有骨擦感。

注意：①不要试图分离骨盆来评估稳定性，这是不可信的，也是不必要的，而且可能导致大出血。②钝挫伤后的会阴、腹股沟、髋部撕裂伤提示有开放性骨盆骨折，除非有其他证据。③因为骶丛神经损伤可能会发生，所以神经学检查是必要的。

- 并发伤

1. 检查会阴是否有开放性伤口。
2. 进行前列腺位置的触诊，有骨突感，拔出手指后检查手套上是否有血。
3. 对开放性伤口进行阴道检查。
4. 如果有尿道损伤的迹象，如有尿道口出血、阴囊挫伤或前列腺高位伤，要警惕骨盆骨折可能是不稳定的

- 不要插入导尿管，要请可以下耻骨上膀胱导尿管的泌尿科医师处理。
- 行骨盆X线检查寻找耻骨联合的中断处和不对称处。
- 给予足够的镇痛。
- 如果是开放性骨折，开始给予抗生素。
- 用沙袋支撑骨盆骨折不稳定处。
- 请骨科医师给予复位及使用“C”形外固定支具固定骨折。
- 如果出血无法控制，考虑行血管造影和栓塞术。

（吕 扬 译 郭治国 校）

第十节 妊娠期创伤

Ong Pei Yuin · Benjamin Leong

要点

牢记妊娠期生理和解剖学变化。

- **气道和呼吸方面的注意事项**

1. 插管困难会增加误吸的风险。

孕妇由于子宫压迫和胃排空延迟而导致胃内压增加。即使在禁食患者中，所有插管都应该是快速完成。

2. 在妊娠期，孕妇耗氧量增加约15%，导致

氧气储备减少。

3. 在妊娠期，孕妇的每分通气量增加导致生理性低碳酸血症。如果出现正常碳酸血症表明可能存在通气不足。

4. 孕妇在妊娠期间出现的横膈膜固定会导致功能残余容量（FRC）降低，并且在出现气胸和血胸时更易危及生命。

5. 妊娠期间，由于孕妇膈肌上抬，应将气管插管插入第4肋间以上。

- **循环方面注意事项**

1. 在孕中期，孕产妇的血压下降5～15mmHg，心率每分钟增加15～20次。

2. 在妊娠期，孕产妇出现生理性血容量增多，这可能导致低估失血量。在出现休克迹象之前，孕产妇失血可达30%（约1.5L）。

3. 子宫血流被转移至母体支持母体循环，从而导致的胎儿窘迫可能是孕产妇出血性休克的第一个征兆。

4. 高达80%的胎儿死亡率与母体休克有关，它也可能导致脑垂体的梗死，这种情况在妊娠期通常会增多（希恩综合征）。

5. 由于盆腔器官和静脉的充血，腹膜后出血更频繁。

6. 当子宫压迫下腔静脉（IVC）时可发生仰卧位低血压综合征（通常从第20周开始），并可能使母体的休克恶化。

7. 生理性贫血的发生是由于母体血容量上升了约50%，而红细胞量仅相应增加了25%。

- **解剖学注意事项**

1. 子宫从妊娠12周开始出骨盆，20周可平脐，36周可达剑突下，并且可能使腹部评估更加困难。

2. 由于韧带松弛，骨盆不太可能骨折。

3. 在X线片上可出现耻骨联合和骶髂关节间隙增宽。

- **妊娠特有损伤和并发症**

1.胎盘早剥

（1）50%的严重创伤和1%～5%的轻伤可出现。

（2）占胎儿死亡的50%。

（3）阴道出血、子宫收缩和腹部或子宫压痛的症状可能是隐匿性的。

（4）非直接的腹部创伤即可发生。仅仅快速减速就可能产生剪切力而导致早剥。

2.子宫破裂

（1）通常由钝性腹部创伤引起。

（2）有剖宫产史的妇女风险增加。

（3）临床特征包括腹膜炎、不对称的子宫和可触及的胎儿部位。

3.早产

（1）子宫创伤可能会增加子宫应激性。

（2）90%的早产发生自发性流产。

4.胎儿损伤

发生于直接损伤或继发于母体的休克或早产。

5.胎儿-母体出血引起的Rh致敏

（1）仅0.03ml Rh阳性胎儿血液进入Rh阴性母体的循环即可发生。

（2）在与产科医师协商后，有腹部创伤史的Rh阴性的孕妇均应接受Rh免疫球蛋白治疗［肌内注射RhoGAM 50μg（妊娠＜12周），300μg（妊娠＞12周）］。

6.羊水栓塞

（1）罕见，预后差。

（2）可能导致心力衰竭、呼吸窘迫、抽搐或弥散性血管内凝血（DIC）。

> **⇨ 给全科医师的特别提示**
>
> - 预防胜于治疗。
>
> 1. 建议孕妇正确使用汽车安全带：肩带应位于子宫上方，腰带应位于子宫下面、骨盆上方。
>
> 2. 建议孕妇穿合适的鞋子以避免跌倒：鞋子应具有平稳的抓地力。
>
> 3. 钝性创伤可能导致隐匿性胎盘早剥，应指导孕妇立即就医。
>
> - 在危重情况，如果全科医师是首诊医师，可以采取如下基本措施。
>
> 1.将患者置于左侧卧位或手动移位子宫至左侧。
>
> 2.局部止血。
>
> 3.吸氧。
>
> 4.及早开放静脉通道。

治疗

一般原则

- 在妊娠期间，创伤处理的优先级和ABCs

（气道，呼吸和循环）相同。

- 在可能需要同时处理两名患者的情况下，优先处置孕产妇。
- 尽早让产科医师参与创伤小组的工作。
- 在可提供密切监测的区域处置患者（高敏或中敏护理）。

1.吸氧。

2.监测：心电图（每5～10min查看1次）、血氧饱和度和生命体征，对于妊娠超过20周的孕妇采用持续胎心宫缩监护（CTG）。

- 患者的体位（针对妊娠超过20周的孕妇）。

1.如果怀疑脊髓损伤，请将患者或脊柱板向左倾斜15°～30°或手动将子宫向左移位。

2.否则，使患者处于左侧卧位。

初始治疗

- 首先确认和稳定孕产妇病情。按指示进行气道和复苏管理。
- 用超声检查胎儿心音。如无心音，胎儿不可能存活；仅对孕妇进行复苏。
- 使用LMP（末次月经期）、宫底高度（cm）（16周后可以估计妊娠周）或超声检查确定孕龄。
- 使用窥器检查以排除胎膜破裂和阴道出血。
- 进行超声检查排除胎盘早剥。小的早剥可能会被忽略。
- 对于胎龄为24周的胎儿（可存活的胎儿），进行胎儿分娩力描记监测，对于出现子宫收缩和胎儿心率减速的孕妇进行至少4h的监测。正常监测对于检查结果为正常的孕产妇有近100%的阴性预测值。

相关辅助检查

- 全血计数和电解质。
- 凝血和动脉血气。
- 交叉配血（注意母体的Rh状态）。
- Kleihauer-Betke试验（Rh阴性的孕妇）。
- 必要时进行X线和CT检查，但应给予铅板保护，也可考虑采用超声或诊断性腹腔灌洗（DPL）等替代方法。
- X线：在辐射量达5～10rad时（表15-5），预计无不良影响。但在妊娠前3个月风险较高。

表15-5 各部位预计的辐射量

部位	预计的辐射量（rad）
胸部、颈椎X线	＜0.005
股骨X线	＜0.012
骨盆、脊柱、肾、输尿管和膀胱X线	＜0.5
腹部和骨盆CT	3～9

- 诊断性腹腔灌洗，如有必要，应在脐以上采用开放性技术。
- 对病情稳定的孕产妇，提倡三重对比CT以减小辐射伤害。
- 超声检查对于监测腹水、胎心音、胎儿运动、胎盘位置和羊水指数非常有用。然而，对于胎盘早剥，超声检查有高达50%的漏诊率。
- 在检查胎盘早剥方面，连续胎儿分娩力描记监测比超声检查、Kleihauer-Betke试验或体格检查更敏感。它最适用于监测胎儿状态和患者出院前检查。

确定性治疗

- 应有相应的外科医师和产科医师针对各系统创伤情况，做出明确决定。
- 可能需要紧急进行胎儿分娩的情况包括以下几种。

1.胎盘早剥。

2.胎儿窘迫。

3.母体心脏骤停。在孕产妇心脏骤停的5min内，对胎龄＞24周的活胎儿进行剖宫产分娩。因为在剖宫产后孕产妇灌注可以得到改善，这是胎儿和母亲同时存活的最好机会。在妊娠晚期，胸外心脏按压可能是无效的。这种情况下，应采用前路开胸廓术（不阻断主动脉）和开胸心脏按压，以便在等待剖宫产的同时改善胎儿和母体的氧合。

- 即使没有发生明显的孕产妇损伤，患者也应持续分娩监护仪监测4h。即使看似微不足道的伤害也可能导致胎盘分离。

处置

- 多系统创伤患者一般应至普通外科重症监护室或高依赖病房进行治疗。
- 根据孕产妇受伤的范围，也可送至各自的专业外科进行治疗（如神经外科的孤立性创伤性脑损伤或骨科的孤立性肢体骨折）。

• 如果没有明显的重大伤害，可以让患者进入产房进行监护。

（吴 萌 译 郭治国 校）

第十一节 脊髓创伤和颈椎外伤筛查

Peng Li Lee · Toh Hong Chuen

脊髓损伤机制

• 贯穿伤。

• 伴有脊柱骨折的钝挫伤导致神经横断或受压。

• 血管受损继发的脊髓受损，如硬膜外血肿压迫。

注意

• 当存在以下受伤情况时，应考虑患者可能存在脊髓损伤，并给予颈椎固定处理。

1.创伤后，患者意识丧失。

2.高速交通事故的幸存者。

3.有以下并发伤者。

（1）有明显的头部或面部创伤：4%～20%的头面部外伤都合并颈椎受伤。

（2）肩胛骨受伤：提示可能存在胸椎的屈曲和旋转损伤。

（3）安全带导致的损伤：可能和胸腰椎损伤有关。

（4）高处坠落所致足、踝损伤：可能同时存在腰椎压缩性损伤。

• 脊髓损伤的特征

1.生命体征：脊髓休克（伴有相对心动过缓的低血压）。

注意：虽然创伤患者不伴心动过缓的低血压应考虑到可能是脊髓休克导致的，但必须首先排除失血所致的低血容量性低血压（一些患者可能不会出现心动过速的反应，特别是正在使用β受体阻滞剂的患者）。

2.体格检查项目

（1）腹式呼吸

（2）上肢屈曲固定提示高位颈脊髓损伤

（3）自发肌束震颤

（4）阴茎勃起

3.辅助检查

（1）肌力丧失的肌动模式：见表15-6。

（2）感觉丧失的皮肤模式：见图15-28。

表 15-6 神经功能

神经根	运动肌群及其功能	感觉分布	反射
C_4	膈肌/通气换气	胸骨上切迹	
C_5	三角肌/耸肩	锁骨下	肱二头肌反射
C_6	二头肌/屈肘和伸腕	拇指	肱二头肌反射
C_7	三头肌/伸肘	中指	肱三头肌反射
C_8	屈指肌/屈指	小指	
T_1	骨间肌/伸指	前臂内侧	
T_4	肋间肌/通气换气	乳头	
T_8		剑突	
T_{10}	腹肌	脐	
T_{12}		耻骨联合	
L_1/L_2	髂腰肌/髋关节屈曲	大腿上部	
L_3	股四头肌/伸膝	大腿内侧	膝反射
L_4	股四头肌/伸膝	第1足趾	膝反射
L_5	踇长伸肌/第1足趾背屈	中趾	
S_1	腓肠肌和比目鱼肌/踝关节屈曲	小趾	踝反射
$S_2/S_3/S_4$	肛门括约肌/肠和膀胱	会阴	球海绵体肌反射

表格来源：the McGraw-Hill Companies，from Scaletta TA，Schaider JJ. *Emergent Management of Trauma*. Boston，MA：McGraw-Hill；2001，Table 10.1.

（3）完全性脊髓损伤：即损伤该节段脊髓后，机体会完全丧失感觉和运动功能，出现鞍区回避（提示功能恢复，即肛周感觉、直肠括约肌收缩功能和屈趾运动功能完整）。脊髓休克是短暂的脊髓震荡，在损伤平面以下的所有运动和感觉功能均丧失，持续时间通常小于24h，极少数患者脊髓震荡时间超过48h，损伤平面以下脊反射恢复（如球海绵体反射[1]）提示脊髓休克期结束。

（4）不完全脊髓损伤：分为三大类型。

1）脊髓中央损伤综合征（图15-29）：通常可见于有颈椎退行性疾病的患者。

[1]球海绵体反射：当阴茎头或阴蒂被挤压或已置尿管的患者尿管被轻轻拉住时，用戴手套的手指感觉到肛门括约肌收缩，这种反射属于骶髓功能保留。脊髓休克时可出现球海绵体反射消失，该反射的恢复则提示脊髓休克期结束。这种反射的持续缺失表明骶反射弧本身受损，即圆锥或马尾损伤。

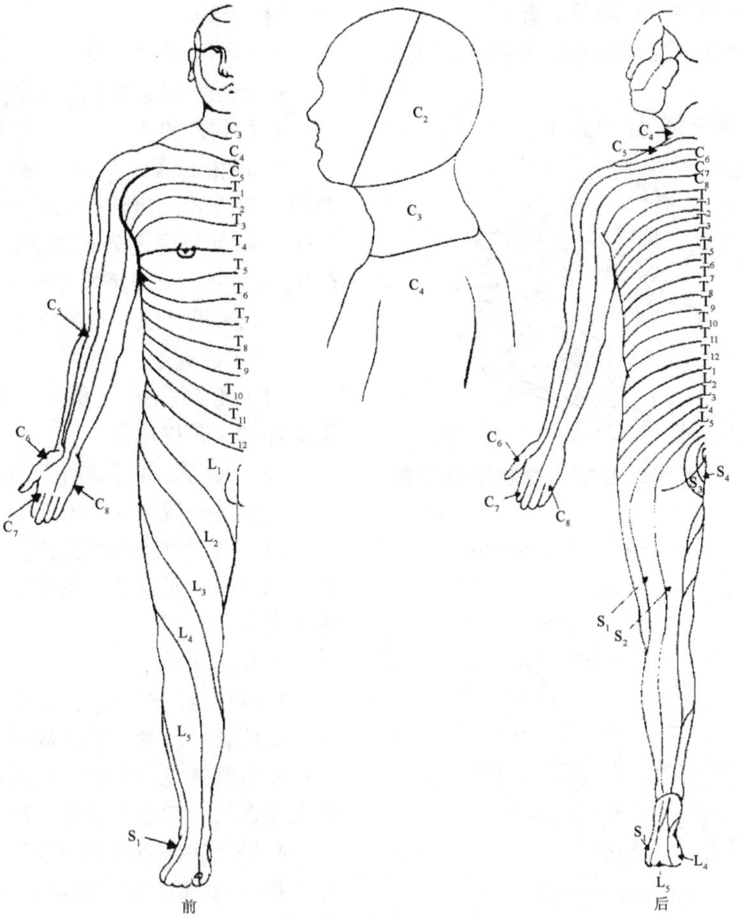

图15-28　**感觉分布**

图片来源：Scaletta TA，Schaider JJ，Figure 10.11

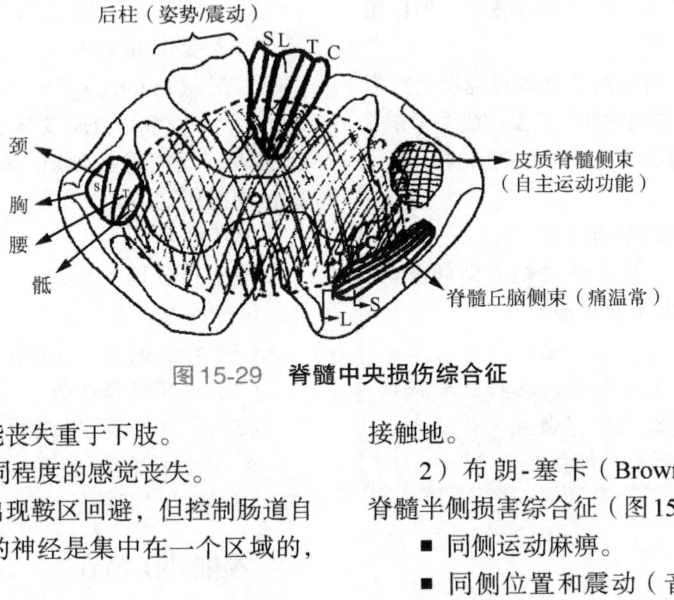

图15-29　**脊髓中央损伤综合征**

■ 上肢运动功能丧失重于下肢。

■ 可以出现不同程度的感觉丧失。

■ 尽管通常会出现鞍区回避，但控制肠道自主运动和膀胱功能的神经是集中在一个区域的，常常受到影响。

■ 机制：过伸伤，如老年人向前跌倒，面部接触地。

2）布朗-塞卡（Brown-Sequard）综合征，脊髓半侧损害综合征（图15-30）。

■ 同侧运动麻痹。

■ 同侧位置和震动（音叉测试）感觉（后柱）消失。

■ 对侧痛温觉消失（脊髓丘脑束）。

■ 机制：椎体穿透性损伤或侧块骨折，导致脊髓半横断。

3）**脊髓前索综合征**（图15-31）

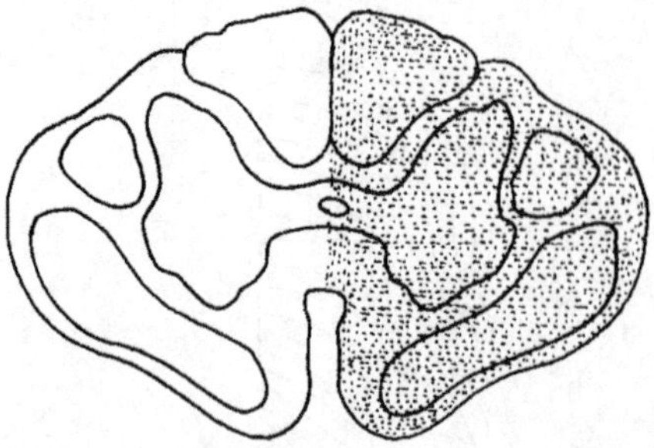

图15-30 **布朗-塞卡综合征，脊髓半侧损害综合征**

图片来源：Scaletta TA，Schaider JJ，Figure 10.13

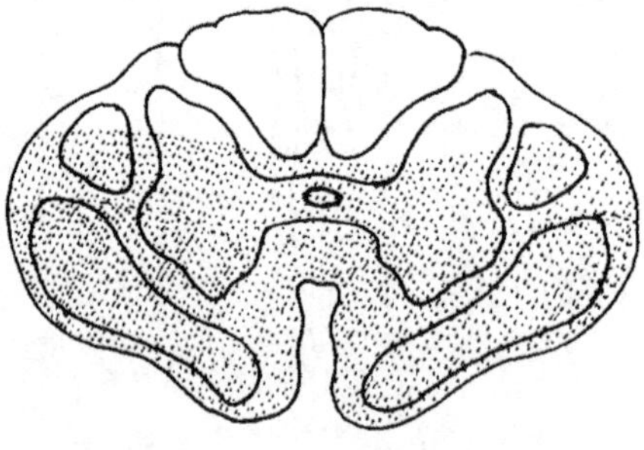

图15-31 **脊髓前索综合征**

图片来源：Scaletta TA，Schaider JJ，Figure 10.14

截瘫。

■ 感觉分离：失去疼痛和温度感觉，但保留位置或振动觉（后柱）。

■ 机制：颈椎屈曲损伤是导致脊髓挫伤或脊髓前动脉断裂（如降主动脉损伤并发症或手术相关并发症）、急性椎间盘突出或骨碎片突出的原因。

> ⇨ **给全科医师的特别提示**
>
> ● 所有创伤患者从受伤时起直到转移到急诊部，均建议固定制动颈部。
>
> ● 挥鞭伤或颈部扭伤，通常不会马上表现出极度疼痛。但是应警惕，这种患者在接下来的几天可能会出现颈部强直，并且会出现神经症状和体征而重返急诊部。

处理

● 首先处理威胁生命的损伤，同时尽可能地减少脊柱移动。

● 固定脊柱于中立位。

● 记录神经系统功能缺损。

● 放射性检查。

1. 颈椎X线：正位、侧位或开口位。拍摄侧位片时患者的肩部必须被包含在内，以确保使C_7/T_1连接处显像充分。如果侧位X线片观察不到C_7/T_1连接处，就要考虑拍游泳位片。

2. 胸腰椎X线：正侧位片。

3. CT检查适应证

（1）下颈椎损伤者，与X线比较，CT能获得更好的下颈椎影像。

（2）X线提示可疑病变者。

4. 磁共振成像（MRI）

（1）对于神经损伤能提供最准确的影像。

（2）缺点是在急诊情况下，磁共振成像检查常常受限制。

● 静脉输液

1. 避免过度补液，因为会导致肺水肿。

2. 留置导尿管，监测尿量。

3. 脊髓休克的患者，经过液体复苏后血压仍然无改善的，考虑给予升压药。

● 静脉注射甲泼尼龙也是一种治疗方法，但并不属于标准治疗。目前，使用甲泼尼龙会产生损害的证据可能多于使用甲泼尼龙会受益的证据。

1. 甲泼尼龙适应证

（1）已确定的非穿透性脊髓损伤

（2）受伤8h以内

2. 剂量：30mg/kg注射15min以上，然后以5.4mg/（kg·h）的速度输注。在伤后3h内给药的患者，继续输注24h；如果是在3～8h给药，则再继续用药48h。

3. 禁忌证

（1）13岁以下儿童

（2）孕妇

（3）轻度损伤，仅损伤马尾或神经根。

（4）存在腹部外伤

（5）存在严重危及生命的病情

● 处置：根据当地情况，请骨科医师和（或）神经外科医师诊治。

颈椎外伤筛查

颈椎外伤（C-spine）筛查是指为了初步排

除不稳定的颈椎骨性结构或脊髓损伤所行的初始评估（表15-7，表15-8）。通过临床证据或影像学检查辅助，明确是否可以排除。

表15-7　C-spine筛查

C-spine临床筛查	C-spine影像学筛查
最好参考临床决策规则，如①加拿大C-spine规则；②NEXUS标准 主要目的是确保医师审慎判断病情，以避免不必要的脊柱成像，低危（＜0.5%）患者可以减少影像学检查	衡量利弊，选择适当的影像学检查，同时遵守当地实践指南 颈椎正位、侧位、齿状突位X线检查 ● 如果3个方向的X线影像上$C_7 \sim T_1$连接处均清晰显示，那么总体上足以为判断颈椎损伤提供证据，至少可以提高诊疗率 ● 单独的颈椎侧位片可以观察出90%的骨和韧带损伤 ● 缺点：由于个体原因可能无法观察7个椎体，$C_1 \sim C_2$在X线片上可能看不到 C-spine CT ● 对于颈椎损伤，CT比X线更敏感特异 ● 影像学检查选择：颈椎CT可作为首要影像学检查（符合目前大多数创伤中心的诊疗趋势），也可作为X线片的补充 ● 可作为首要影像学检查的情况：伴有颅脑损伤的患者，即将进行头部CT扫描的患者，可同期行颈部CT，临床高度怀疑颈椎损伤的患者及钝挫伤患者 ● 可用作X线片的补充，检查X线片上可疑或未充分显示的区域。 C-spine MRI ● 不作为急诊室排除颈椎损伤的初步检查方式

表15-8　加拿大C-spine规则与NEXUS标准

加拿大C-spine规则	NEXUS标准
适用于清醒、病情稳定、无神经功能障碍的患者	适用于清醒、病情稳定、无神经功能障碍的患者
对临床上严重脊柱损伤的敏感性为100%，特异性为42.5%。NPV 100%，PPV 2.9%	对临床上严重脊柱损伤的敏感性为99.6%，特异性为12.9%。NPV 99.9%，PPV 2.7%
如果患者符合全部3项标准，则无影像学检查适应证	如果患者符合全部5项标准，则无影像学检查适应证

注：PPV，阳性预测值；NPV，阴性预测值。

NEXUS标准

满足全部下述5个标准的患者，颈椎影像检查是没有必要的。

（1）没有醉酒的证据

（2）警觉性和意识正常

（3）无棘突压痛

（4）无牵张型损伤

（5）无神经受损表现

加拿大C-spine规则

满足下述3个标准的患者（表15-9），颈椎影像检查是没有必要的。

表15-9　没有必要做颈椎影像检查的情况

1. 无高危因素	（1）年龄小于65岁 （2）不存在危险的受伤机制 1）从高处坠落，高度＞3英尺 2）轴向载荷损伤 3）高速汽车事故，车辆翻滚或抛锚
2. 颈椎损伤的风险较低，因此可以安全评估颈椎的活动范围	（1）在任何时间（包括入院前）均可走动 （2）无棘突压痛 （3）延迟表现出的颈部疼痛 （4）单一方向后端受到冲击 （5）患者在急诊室能够端坐
3. 患者可主动转动颈部	可以左右旋转45°

（吕　扬　译　郭治国　校）

第十二节　上肢创伤

Peter Manning · Rakhee Yash Pal · Shirley Ooi

要点

● 骨科创伤可能看起来很严重，但医师不应过度关注于骨科损伤从而忽视了初步检查。在多发伤患者中，骨科检查被纳入二次评估的范畴。

● 在急诊部对于需要手法和复位的所有关节脱位，如果需要应用阿片类药物，不要肌内注射给药，而要用静脉注射给药。这是因为肌内注射的阿片类药物在吸收过程中是不稳定的。当需要镇静时，如果镇痛使用的药物剂量无法确定，阿片类药物完全吸收进入机体循环时，可能会出现呼吸抑制和低血压。

• 对于所有骨科损伤，永远牢记，在手法、复位或使用石膏夹板固定的治疗前后，一定要记录神经血管状态。

⇨ 给全科医师的特别提示

• 骨折脱位患者在送往急诊之前，记得给予镇痛药物治疗或者临时夹板固定，夹板固定有镇痛效果。

• 不确定骨折脱位患者是否需要手法复位之前，不要肌内注射阿片类药物。

锁骨骨折

• **损伤机制**

1.大多数源于肩部所受的直接暴力，如侧向摔倒。

2.也可由摔倒时手撑地引起。

• **临床特点**

1.骨折点压痛。

2.局部肿胀。

• **X线**：通常拍摄肩关节正位片即可。

• **并发症**：可能出现锁骨下血管神经损伤（相对罕见）。

• **处理**

1.患者应戴宽臂吊带，到骨科门诊复查。

2.开放性骨折、皮肤破损或神经血管受损的患者，应收入骨科病房治疗。

胸锁关节损伤

• 损伤机制：摔倒或肩部受到正面暴力冲击所致。

• 临床特点

1.胸锁关节压痛肿胀。

2.侧向压迫肩部或移动同侧上肢时伤处疼痛。

3.胸锁关节脱位时，锁骨内侧相对于胸骨柄移位。

4.胸锁关节后脱位时，可能压迫纵隔结构，导致呼吸或吞咽困难，甚至窒息。

• X线：前后位和斜位X线相对较难说明，诊断主要是根据临床表现，可能需要行X线断层摄片或CT辅助确诊。

• **并发症**：相对少见，胸锁关节脱位时有可能会损伤锁骨后方的大血管。

• **治疗或处理**

1.挫伤：上臂宽吊带、镇痛药对症，伤后早期要规律复查。

2.脱位：需要转运至骨科急诊，在全身麻醉下进行探查或复位。

注意：后脱位时，邻近结构损伤所致危及生命的并发症发生率可高达25%。

肩锁关节损伤

• **损伤机制**：通常是由患者摔倒时肩膀着地上肢内收，或者摔倒时上肢撑地所致。

• **临床特点**：锁骨外侧端异常突出和局部压痛。

• **X线**：肩峰锁骨或肩锁关节的正位片（肩峰下部和锁骨在一条直线上）。

注意：肩锁关节正位片不能卧位拍，必须站立拍摄。因为正位片卧位拍摄时射线会削减。

• **治疗或处置**：上臂悬吊固定、镇痛、骨科门诊复诊。

肩胛骨骨折

• **损伤机制**：通常由后外侧胸部受到直接暴力所致。

• **临床特点**：局部压痛、肿胀和其他相关损伤。

• **X线**：肩关节的正位片，可以包括或不包括肩胛骨位片。

• **并发症**：肩胛骨骨折通常合并严重的胸部损伤，如肋骨、锁骨、脊椎骨折，肺血管、臂丛损伤、气胸和肺损伤。

• **治疗或处置**

1.单纯的肩胛骨骨折：上臂悬吊，镇痛，早期于骨科门诊复诊。

2.合并胸部外伤：收入院，观察，并针对个体损伤进行护理。

肩关节脱位

统计表明，96%的肩部脱位为前脱位，3%～4%为后脱位，0～1%为下脱位（直举性肱骨脱位）。

前脱位

• **损伤机制**：通常为摔倒时肩部过度外旋所致。

• **临床特点**

1.典型表现为患者坐位，用另一只手握住受伤手臂的肘部。

2.患肢轻度外展。

3.肩部轮廓呈方形。

4.可以用示指和中指明显触及关节窝（关节盂征，Shirley's glenoid sign），这在没有明显方肩的患者中很有用。

5.此脱位疼痛剧烈。

• **X线**：AP正位片（图15-32），腋位片（图15-32b），或Y位片

注意：①Hill-Sachs损伤（肱骨头后外侧压缩性骨折）时前脱位患者常见。②从法医学的观点来看，手法复位前必须做X线检查，以排除合并骨折。越来越多的证据说明，非创伤性复发性肩关节脱位不需要行X线检查，但骨科医师并不接受。

• **合并症**

1.脱位复发。

2.大结节撕脱骨折（多见于45岁以上的患者）。

3.前关节盂骨折。

4.腋神经麻痹。

5.极少可见腋动脉断裂或臂丛神经损伤。

注意：以下几点必须检查。

6.必须在三角肌的"肩章区"针刺检查感觉，以评估臂丛神经是否受累。

7.必须检查患肢腕部脉搏搏动情况。

8.必须检查患肢桡神经功能。

• **治疗**

1.单纯前脱位：程序镇痛下手法复位（有多种可行的方案）。

2.合并肱骨大或小结节的前脱位：镇痛下手法复位。

3.合并近端肱骨干骨折的脱位：收入院，全身麻醉下行切开复位内固定手术（ORIF）治疗。

• **治疗步骤**：静脉注射麻醉药（可留套管针以便后续用药），不要肌内注射，镇痛下行X线检查及手法复位。

• **手法复位**：手法牵引复位是首选，虽然有些以前流行的手法现在已经不常应用了。例如，希波格拉底手法和科克尔手法。牵引前需镇痛，并且在监护下或重症监护病房进行（参见附录C"疼痛管理"）。

1.Cooper-Milch**牵引**

（1）镇痛下，患者仰卧位，肘关节屈曲90°。

（2）伸直肘关节，慢慢移动上肢至完全外展，持续内牵引，同时助手轻柔向内下按压肱骨头。

（3）随着肱骨头移动，以几乎不能察觉的力

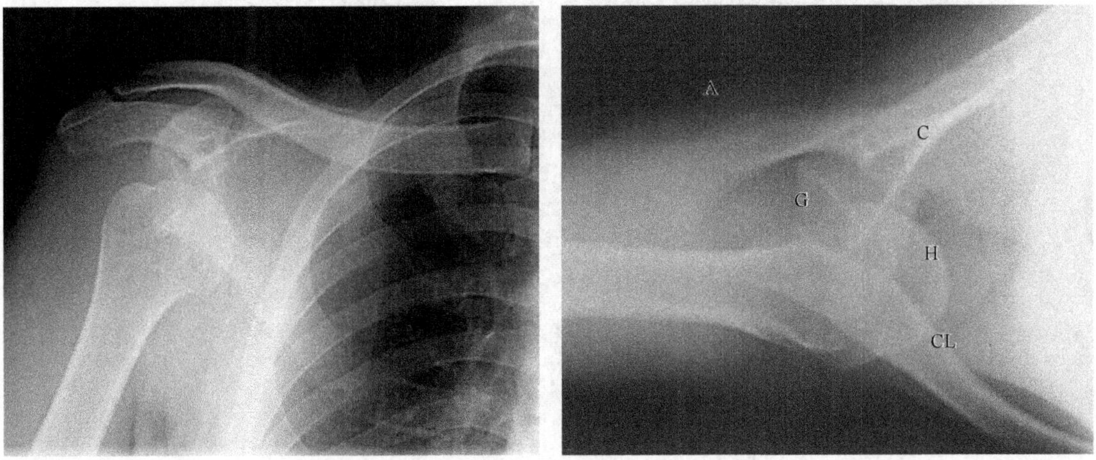

（a）　　　　（b）

图15-32　肩部X线片

（a）肩部正位片显示肩关节喙突下区前脱位；（b）肩轴视图显示肩部的解剖结构，肩峰（A），喙突（C），盂（G），锁骨（CL），肱骨头（H），肩峰在后，喙突在前，本图显示为肱骨头前脱位

度逐渐外展上肢。

（4）固定上肢，复位后复查X线。

2. Stimson**牵引**：属于利用重力的方法，急诊室忙碌时很实用。

（1）静脉注射镇痛药，患者俯卧位，用2.5～5kg的重量牵引患肢并悬吊于一侧。

（2）5～30min后，慢慢利用重力对抗肌肉痉挛，肩部则可复位。

（3）应用支具固定，然后复查X线。

3.**对抗牵引**：如果以上方法都失败了，这个备用方法会相对有效。

（1）镇痛后，患者俯卧位，患侧肩部腋下放置一张卷成一卷的毯子。

（2）患肢外展45°，持续直线牵引，同时由助手用卷好的毯子向相反的方向牵引。

（3）复位成功后，支具固定，复查X线。

4.Spaso**牵引法**：尽管这种方法不常用，但却简单有效。

（1）镇痛后，将患肢靠近胸壁。

（2）前臂向前弯曲同时外展，肩膀前屈90°，听到“咔”的响声，说明肱骨头复位。

（3）内收前臂。

（4）支具固定，复查X线。

注意：复位后一定要重新查看神经血管状态。

- **处置**：早期到骨科门诊复查。

后脱位

- 损伤机制

1.通常由摔倒时手过度内旋或直接击打肩部正面所致。

2.伴有剧烈的肌肉收缩（抽搐）或者电击伤。

- **临床特征**

1.患肢内旋内收。

2.疼痛、肩关节活动度减低。

- **X线**：正位片（图15-33a）和Y位片（图15-33b）。

注意：肩关节正位片可能会漏诊肩关节后脱位（图15-33a）。若有肩部内旋引起的“灯泡征”，就要怀疑肩关节后脱位，灯泡征是指患肢肩关节内旋、肩部正位片可见肱骨头和关节盂之间失去重叠，后者又称为“环形征”，指肱骨头和肩前窝之间的距离超过6mm。

- **合并症**：腋神经和臂丛神经损伤。
- **治疗**：治疗原则与前脱位相同。

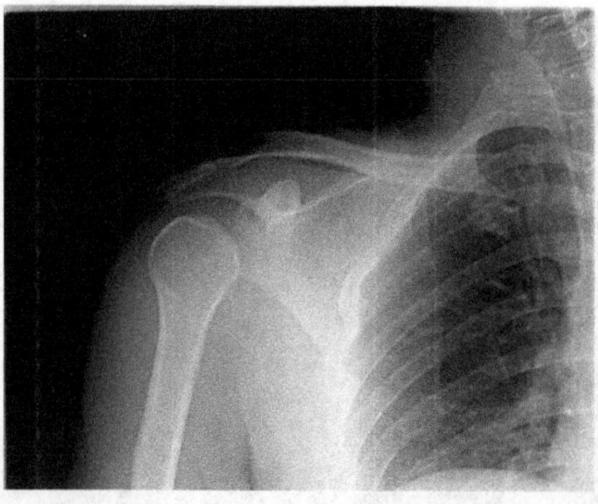

（a）

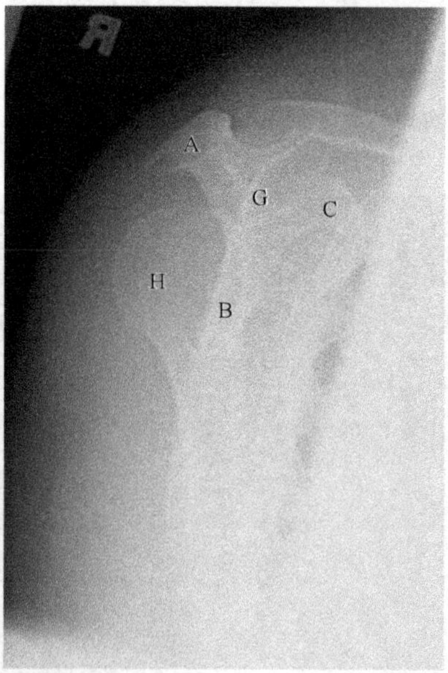

（b）

图15-33 **右肩后脱位肩关节X线片**

（a）为右肩后脱位肩关节正位片，此片显示“灯泡征”，注意：肱骨头和关节盂之间无重叠；（b）为右肩后脱位肩关节Y位片，肱骨头（H）离开喙突或胸部，为肩关节后脱位。Y形是肩胛骨（B）、喙突（C）、肩峰（A）的交界。通常，肱骨头在Y形的交汇点，也就是关节窝

1.单纯脱位者，静脉镇痛后手法复位。

2.肩关节后脱位合并结节骨折者，镇痛后手法复位。

3.肩关节后脱位合并肱骨干骨折者，收入院，全身麻醉下行切开复位内固定手术。

- **牵引术**

1.静脉镇痛，患肢外展90°牵引。

2.有时需要助手在患者腋下放置卷好的毯子帮助牵引对抗。

3.轻轻向外旋转患肢。

4.对于年轻的初次脱位患者，复位后使用支具加压固定。

5.老年患者复位后，支具固定，早期活动后一定要复查。

6.复位后，复查X线。

7.再次检查血管神经。

- **处置**：骨科门诊早期复诊。

下脱位

- **损伤机制**：通常由于摔倒时前臂位于外展位置。
- **临床特征**

1.患肢外展至手超过头的位置。

2.失去肩部正常轮廓。

- **X线**：正位片足以辅助诊断。
- **合并症**：损伤腋神经和臂丛神经。
- **治疗**：治疗原则与其他脱位相同。

1.合并或不合并线性骨折的脱位，静脉镇痛下手法复位。

2.合并肱骨颈骨折的脱位，收入院，全身麻醉下行切开复位内固定手术。

- **牵引术**

1.静脉麻醉下，持续牵引外展的患肢。

2.有时需要助手在患者肩峰下放置卷好的毯子帮助牵引。

3.复位后支具固定。

4.复位后复查X线。

5.再次检查神经血管。

- **处置**：骨科门诊早期复查。

肱骨近端骨折

这种骨折可能合并解剖颈及外科颈骨折，表现为线性骨折或其他形式。

- **损伤机制**：通常由侧向摔倒或直接击打，或摔倒时患肢手伸展着地所致。
- **临床特点**

1.肱骨近端肿胀压痛。

2.随后表现出沿着手臂向下的严重淤伤。

- **X线**：肱骨正位、侧位片。
- **合并症**

1.粘连性关节囊炎（冻肩）。

2.神经血管结构损伤。

3.肱骨头缺血性坏死。

- **治疗**：支具固定。
- **处置**

1.有严重移位的大结节骨折可能需要在全身麻醉下行切开复位内固定手术。

2.轻度移位的骨折可以出院，早期在骨科门诊复诊。

肱骨干骨折

- **损伤机制**：通常由间接暴力导致，如外展手时摔倒，也可由直接暴力击打该部位所致。
- **临床特点**

1.局部压痛肿胀。

2.可能出现畸形。

- **X线**：肱骨正位，侧位片。
- **合并症**：桡神经麻痹（腕下垂），血管损伤。
- **治疗或处置**

1.轻度成角骨折患者，使用“U”形板固定，患者坐位即可完成，不用卧位；然后支具固定，早期来骨科门诊复诊。

2.对于有严重移位的骨折患者，静脉麻醉下手法复位，并使用“U”形夹板和支具固定，早期骨科门诊复诊。

3.合并神经血管损伤者，收入骨科住院治疗。

肱骨髁上骨折

- **损伤机制**：常见于儿童上肢伸直位摔倒。
- **临床特点**

1.肱骨远端和肘部肿胀压痛。

2.可能存在畸形。

3.鹰嘴、内侧髁、外侧髁形成等边三角形。

- **X线**：肘部正位和侧位片（注意外侧髁骨折需要收入院行切开复位内固定手术），注意脂肪垫征（图15-34）。

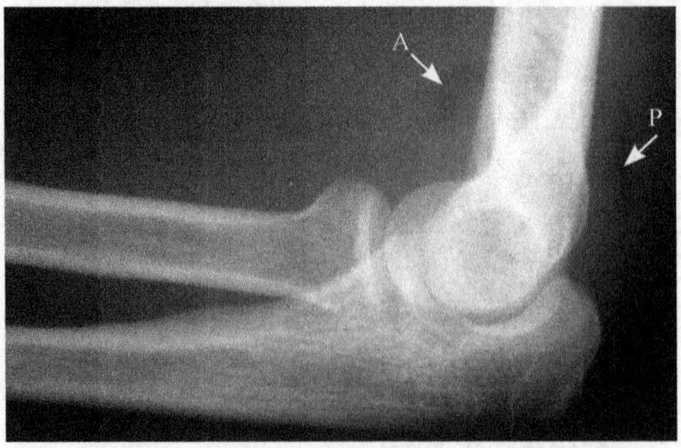

图15-34 **肘部侧位片显示：可见前方和后方的脂肪垫征**

前方可见脂肪垫是正常的，但是移位的前脂肪垫则提示患者可能存在骨折。后方可见脂肪垫通常属于异常情况，因为它应该位于鹰嘴窝内。任何关节内骨折都可能导致"脂肪垫"征。脂肪垫征有两个相对最常见的原因，分别为儿童肱骨髁上骨折和成人桡骨小头骨折

- **合并症**

1.肱动脉损伤。

（1）检查桡动脉脉搏和毛细血管充盈度。

（2）注意肢体末端是否苍白、冰冷、疼痛、感觉异常或前臂麻痹。

2.检查手指和拇指是否有桡神经、尺神经、正中神经损伤。

注意：一定要记录以上特征是否存在。

- 治疗或处置

1.无移位的骨折，用长臂夹板固定，早期骨科门诊复诊。处方上需明确写明有发生骨-筋膜室综合征的可能及其预警表现。

2.如果肘部存在明显的肿胀，骨折有成角畸形，为安全起见，如果患者是儿童，应该收入院观察血液循环情况。

3.如果骨折成角，与后皮质接触，首先给予长臂夹板固定，然后收入骨科病房，全身麻醉下行闭合复位手术。

4.如果骨折出现移位，首先用长臂夹板固定，然后收入骨科病房，行闭合复位内固定手术。

肱骨内上髁骨折

- **损伤机制**

1.肘关节用力外展时尺侧副韧带撕脱。

2.前臂屈肌突然收缩导致撕脱骨折。

3.直接外力创伤。

- **临床特征**：局部肿胀压痛。
- **X线**：肘部正位及侧位片。
- **合并症**：尺神经损伤。
- 治疗或处置

1.如果骨折移位轻微或没有移位，使用长臂夹板固定，早期骨科门诊复诊。

2.如果骨折移位明显，或有关节内骨折，或有尺神经损伤，均需收入院，行外科手术治疗。

肱骨外髁骨折

注意：这种类型的骨折通常会被漏诊，因其易与髁上骨折混淆！

- **损伤机制**：肘部外展伤。
- **临床特征**：局部肿胀压痛。
- **X线**：患肢肘部正位、侧位片。
- **合并症**：没有急性并发症。迟发并发症有①骨折畸形愈合或不愈合，导致肘外翻和迟发性尺神经麻痹。②成年人可能有肘关节僵硬。
- **治疗或处置**

1.如果骨折无移位或轻度移位，使用长臂夹板固定，早期骨科门诊复诊。

2.如果骨折移位超过2mm或者骨折端旋转，收入院，全身麻醉下行切开复位内固定术。

肘关节脱位

- **损伤机制**：通常是手外伸位时摔倒所致，后脱位最常见。
- **临床特征**

1.肘关节脱位，肿胀压痛。

2.鹰嘴、内侧髁、外侧髁之间的等边三角形关系被打乱（与肱骨髁上骨折相比）。

- **X线**：患侧肘部正位、侧位片。
- **合并症**：肱动脉、尺神经、正中神经损伤。
- **治疗或处置**：静脉镇痛下手法复位。

1.患者仰卧位，轴向牵引患肢。

2.肘部轻度弯曲维持牵引。

3.复位后，长臂夹板固定。

4.如果没有神经血管损伤，定期骨科门诊复诊即可。

5.如果有轻度证据提示有神经血管损伤，收入院观察。

6.复查X线，确保关节复位。

牵拉肘（桡骨头半脱位）

- **损伤机制**：通常发生在9个月至6岁的儿

童，上肢外展时被突然上提，轴向或外扩的力量将环状韧带拉出桡骨头。

- **临床特征**

1.患肢悬垂无力。

2.主诉疼痛并拒绝使用前臂。

3.前臂近端局部压痛。

4.前臂旋转或屈肘时，均会引起疼痛。

5.没有明显肿胀和畸形。

- **X线**：如果有典型受伤时，则不需要X线检查。否则，如果有摔倒或前臂直接受到击打的病史，按照临床指南需要行肘关节和前臂的正位和侧位片。
- **治疗或处置**：按照规范可以无麻醉下复位。

1.以握手的方式握住受伤的手，另一只手大拇指按住桡骨头。

2.轻柔但稳定地将前臂压向肘部，将前臂向上旋转，或者迅速交替内旋外旋前臂，直到听见或感知到“啪”的一声。儿童5～10min就可以正常活动前臂，无须悬吊固定。

3.如果上述操作都不成功，应将前臂悬吊固定，通常48h内会自动复位。

4.如果无须去骨科门诊，父母和其他家庭成员需要接受教育，学习如何正确举起孩子及不要拉着孩子的手或和他玩“直升机”游戏。

尺骨鹰嘴骨折

- **损伤机制**：通常由跌倒时肘部着地或肱三头肌剧烈收缩引起。
- **临床特征**：局部压痛肿胀或尺骨鹰嘴处有擦伤。
- **X线**：肘部正位或侧位片。
- **治疗或处置**

1.如果骨折较轻或无移位，将肘部伸直，长臂夹板固定，早期骨科门诊复诊。

2.如果骨折有移位，先将肘部伸直，长臂夹板固定，然后收入院，全身麻醉下行切开复位内固定手术。

桡骨小头或颈骨折

- **损伤机制**：伸直手摔倒或直接击打前臂所致。
- **临床特征**：局部疼痛，压痛，肘关节侧面肿胀。
- **X线**：肘部正位、侧位片。

注意：①桡骨颈/头的隐匿性骨折只能通过侧位片的“后脂肪垫”征显示（图15-34），需要特别注意。②桡骨头斜位片有时可以显示肘关节正侧位片看不到的骨折。

- **治疗或处置**

1.如果骨折无移位，应用长臂夹板固定，早期骨科门诊复诊。

2.如果骨折移位，先用长臂夹板固定，然后收入院，在全身麻醉下行切开复位内固定手术。

前臂骨折

- **损伤机制**：通常由直接外伤所致，但也见于伸直手摔倒。
- **临床特征**：前臂肿胀压痛，如果骨折有移位可见畸形。
- **X线**：前臂正位、侧位片。

注意：确保X线片包含肘部及腕部，以便评估是否存在蒙泰贾骨折或盖氏骨折。在排除其他骨折前，不要简单地直接处理前臂骨折。

1.蒙泰贾骨折是指尺骨骨折合并桡骨头脱位。

注意：漏诊尺骨（青枝）骨折曾导致许多法律诉讼。

2.盖氏骨折是指尺桡关节下脱位的桡骨骨折。

- **合并症**：血管损伤或发展至骨-筋膜室综合征。
- **治疗或处置**

1.轻微骨折或骨折无移位，长臂夹板固定，早期骨科门诊复诊。

2.移位的骨折，先用长臂夹板固定，然后收入骨科病房。

柯莱斯（Colles）骨折

注意：传统的Colles骨折，是指中老年骨质疏松的女性患者，手腕上方2.5cm内的桡骨远端关节外骨折。

- **损伤机制**：通常由患肢伸直位置摔倒时手撑地所致。
- **临床特征**：典型的“餐叉”畸形和局部压痛。
- **X线**：腕部的侧位（图15-35a）和正位片（图15-35b），典型表现是桡骨远端向背侧倾斜移位和尺骨茎突骨折。

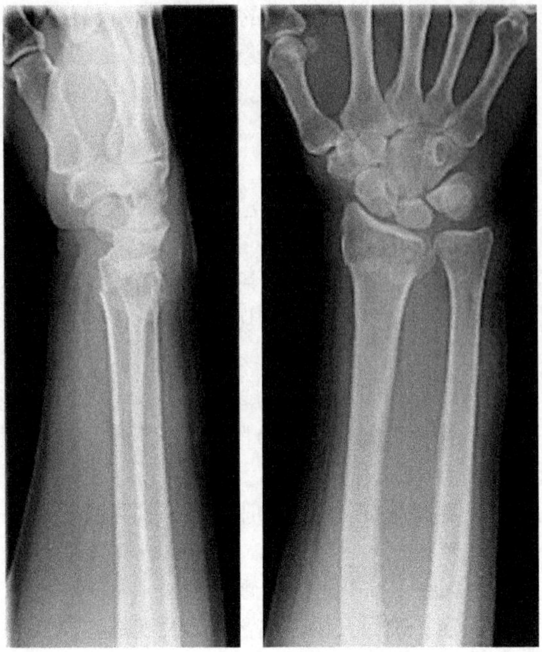

（a）　　（b）

图15-35　Colles骨折X线片

（a）为Colles骨折腕部侧位片；（b）为腕部正位片。注意远端碎骨向后移位

• **合并症**：骨折畸形愈合，迟发的拇长伸肌肌腱断裂，正中神经受压，外伤后腕管综合征，创伤后骨萎缩。

• **治疗**

1.如果骨折接近或者在关节内，静脉局部麻醉后复位（参照附录C“疼痛管理”）

2.需要监测生命体征和完善心电图检查。

• **手法复位**

1.纵向牵引分离的骨折。

2.延伸远端骨折碎片，转移（伸展位置）直到勾住近端碎片。

3.用手指和拇指（或者拇指肚），将骨折碎片向尺侧弯曲按压。

4.复位后，前臂用短夹板固定，手掌向下，向尺侧偏，手腕轻度屈曲。

5.如果X线显示复位满意，建议患者将受伤的肩、肘、手指固定悬吊起来。

• **处置**

1.如果复位满意，1周内来手外科门诊复诊。

2.如果骨折为开放性，收入手外科手术治疗。

3.下列骨折需要手术固定治疗（早期手外科复诊）。

（1）不稳定骨折。

（2）功能侧受伤的年轻人。

（3）中高度功能要求。

Smith骨折

• **损伤机制**：通常由于摔倒时手背着地，末梢碎片偏前。

• **临床特征**：局部压痛，肿胀，畸形。

• **X线**：手腕正位（图15-36a）、侧位片（图15-36b）。

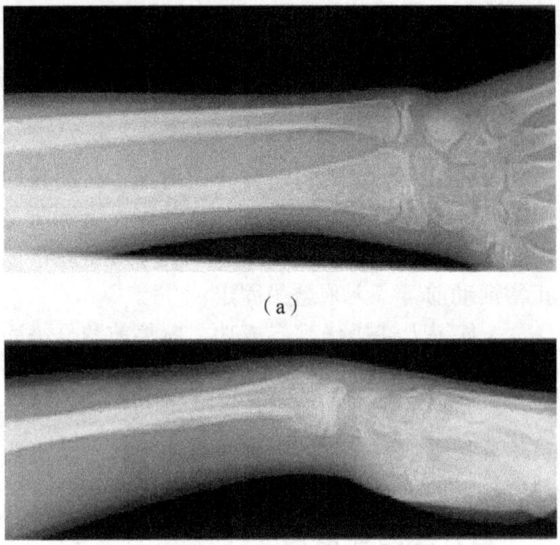

（a）

（b）

图15-36　Smith骨折手腕X线片

（a）为Smith骨折手腕正位片；（b）为其侧位片，显示相同的骨折；注意前方的骨折碎片

• **治疗**

1.如果骨折是闭合的且非关节内骨折，则静脉局部麻醉下复位（参见附录C“疼痛管理”）。

2.需要监测生命体征和心电图节律。

• **手法复位**

1.患肢旋后位牵引直至解除嵌顿。

2.在碎片上施加背向压力。

3.前臂完全旋后、腕背屈、肘关节伸展位时行短臂掌侧夹板固定。由于这个骨折复位很难维持，在夹板临时固定后采用长臂支具，屈肘90°位置固定是必要的。

• **处置**

1.若复位满意，转至手外科门诊。

2.如果骨折是开放的或关节内的，可以接受手外科手术治疗。

Barton骨折

这是Smith骨折的一种形式，只有桡骨的前部受累。

• **损伤机制**：通常由于摔倒时手背着地，末梢碎片偏前。

• **临床特征**：局部压痛，肿胀，畸形。

• **X线**：手腕侧位片（图15-37）。

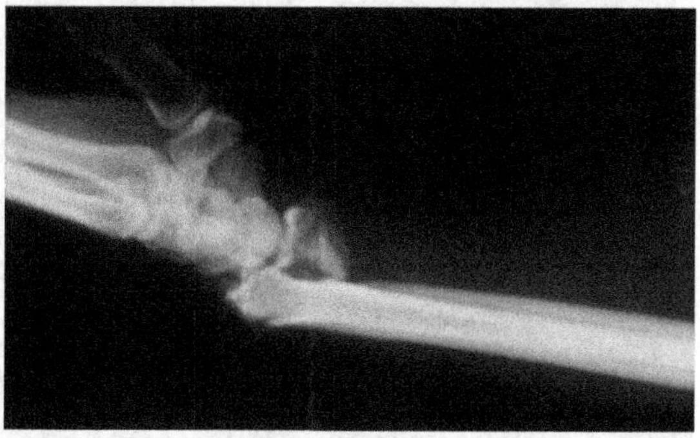

图15-37 **腕关节侧位片所示Barton骨折**

• 治疗或处置：采用短臂掌侧板，并采用切开复位内固定手术治疗。

腕舟骨骨折

• **损伤机制**

1. 通常是由伸手位摔倒所致。

2. 有时由使用手柄、泵、气压机的回弹力击打所致。

• **临床特征**

1. 手腕桡侧边缘疼痛。

2. 鼻烟窝及手舟骨的背侧和腹侧存在压痛。

• X线片：腕部的手舟骨位（图15-38a）和腕部侧位图（图15-38b）。

注意：鼻烟窝区有疼痛的患者都应行腕部手舟骨影像检查。

• 并发症：缺血性坏死、骨不连、骨关节炎和创伤后骨萎缩。

• **治疗处置**

1. 如发现腕舟骨骨折，应早期应用腕舟骨夹板，并早期到手外科门诊复查。

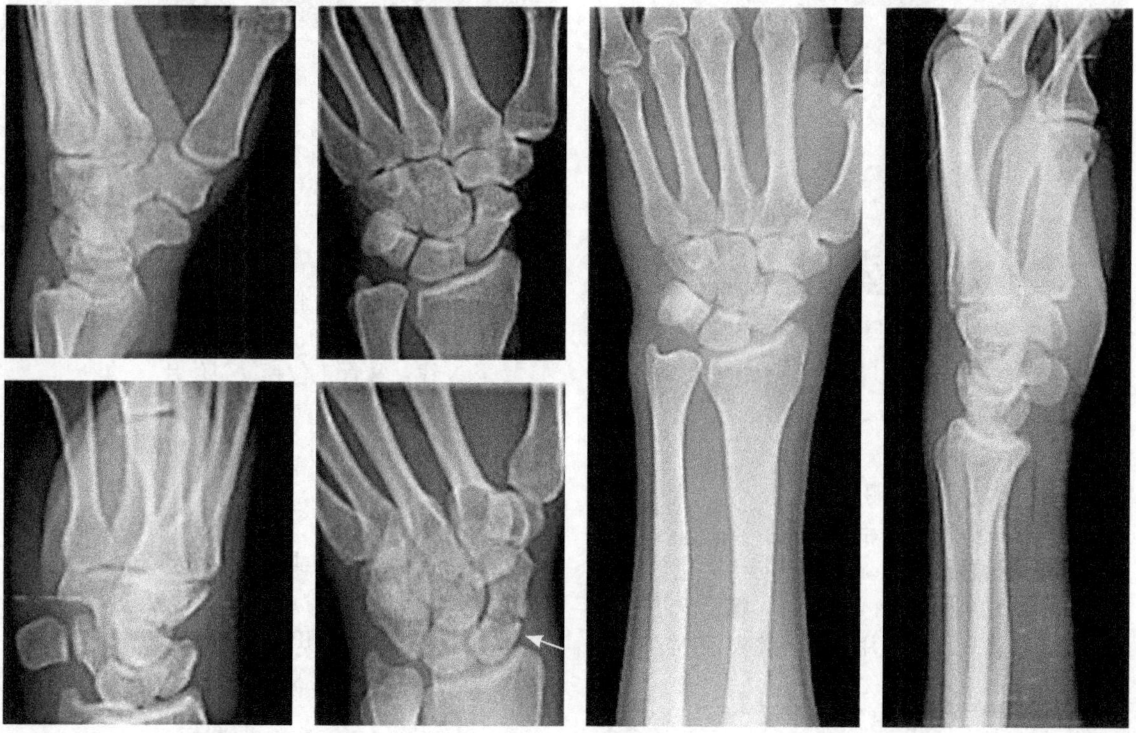

（a） （b）

图15-38 **腕舟骨骨折X线片**

手舟骨位（a）提示手舟骨存在骨折，注意标准腕部正侧位片上（b）该骨折并不明显

2. 如果临床上怀疑有腕舟骨骨折，但无X线证实，则也应该应用腕舟骨夹板，并早期到手外科门诊复查。

月骨脱位

• **损伤机制**：通常由于摔倒时手背着地，末梢碎片偏前。

• **临床特征**：局部压痛，肿胀，畸形。

• **X线**：手腕侧位片（图15-39）。

• **并发症**：正中神经麻痹，缺血性坏死，创伤后骨萎缩。

• **治疗**

1. 静脉局部麻醉下手法复位（参见附录C“疼痛管理”）。

2. 需要监测生命体征和心电图节律。

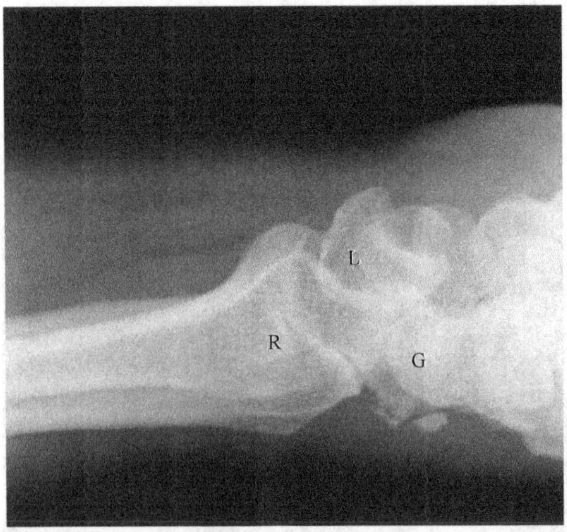

图15-39 **侧位片显示月骨（L）前脱位**

月骨凹面是空的。半径（R）和头状骨（C）保持在一条直线上

• **复位技术**

1. 旋后位腕关节牵引。
2. 持续向远端牵引手腕。
3. 用拇指按压月骨。
4. 当感觉到月骨滑入位置时，将手腕屈曲。
5. 在中度屈曲位应用短臂背侧夹板固定。

• **处置**

1. 若复位成功，早期手外科门诊进行复查即可。

2. 若复位不成功，采用背部夹板临时固定，并进行切开复位内固定手术治疗。

月骨周围脱位

• 损伤机制、临床特征、X线表现同上。

• 该损伤经常与手舟骨骨折有关（图15-40）。

• 治疗或处置：收入手外科，切开复位内固定治疗。

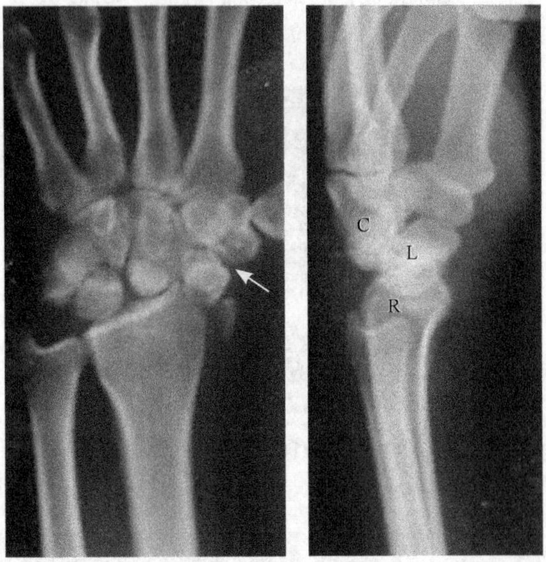

图15-40 **腕关节正侧位**

箭头表示手舟骨骨折。除月骨（L）外，整个腕骨向后移位。月骨的凹度是空的，但桡骨（R）和月骨保持在一条直线上。头状骨（C）位于后方，偏离该线

掌骨骨折

• 损伤机制：手伸直摔倒或直接暴力打击。

• 临床特点：局部压痛、肿胀、畸形。

• X线：掌骨正位片、斜位片

• 治疗或处置

1. 骨折无移位时，应用短臂背侧夹板固定，早期手外科门诊复查。

2. 如果骨折位移，尝试静脉局部麻醉下手法复位和夹板固定，早期手外科门诊复查。

3. 骨折累及掌骨颈部时，夹板应延伸至包含近端指间关节（PIP）、掌指关节屈曲90°位固定。早期手外科门诊复查。

贝内特（Bennett）骨折

指第一掌骨基底部骨折，其中有一个小的内侧骨碎片，可能会倾斜，但它维持与大多角骨的

解剖关系。

- X线：拇指掌骨的正位和侧位片。

注意：垂直的骨折线累及梯形掌关节，存在拇指掌骨近端和外侧半脱位。

- 治疗或处置：应用腕舟骨拇指夹板背侧固定，并于手外科切开复位内固定手术治疗。

近段和中段指骨骨折

- 如果骨折移位，在静脉麻醉或神经阻滞麻醉下手法复位。
- 然后应用铝夹板，从手腕到指尖在掌侧固定，使MCP关节弯曲90°、PIP关节伸直。
- 如果骨折无移位，无须手法复位，直接应用短铝夹板固定即可。
- 手外科门诊复查。

末端指骨骨折

- 首先治疗软组织损伤。
- 闭合性骨折：不需要手法复位，只需在手指的掌侧应用短铝夹板固定即可。
- 终端开放性骨折

1.用至少500ml无菌生理盐水冲洗。

2.患者到达急诊室后的1h内，尽可能在行X线检查前，静脉注射头孢唑林1g。

3.在手指掌侧应用短铝夹板固定，早期手外科门诊复查。

- 骨干或基部开放性骨折：如上所述静脉应用抗生素，应用敷料或铝夹板固定，并收入手外科病房行切开复位内固定手术治疗。

（吕 扬 译 郭治国 校）

第十三节 伤口处理

Amila Punyadasa · Irwani Ibrahim · Shirley Ooi

定义

- 裂伤：指钝性暴力作用于软组织造成的边缘不规则伤口。
- 切割伤：指切割工具对软组织造成的损伤，如刀或其他切割工具产生的伤口。
- 挫伤：如“道路皮疹”（在交通事故中体表在坚硬的地面上摩擦、滑动引起的损伤），接触的砾石可能是“脏”的，但细菌数量低，感染风险不高。
- 污染伤口：暴露于细菌数量多的伤口被认为是污染的，如暴露于排水沟内粪便的伤口。这类伤口感染概率很高，需要预防性应用抗生素。

要点

- **详细病史**对于诊断创伤及确定污染程度至关重要，如冲击伤、咬蜇伤、高压注射损伤和挤压伤。
- 彻底检查异物（FB）、肌腱功能、神经血管功能、污染及感染情况。
- 在适当麻醉下探查伤口，以便彻底评估。
- 颈部伤口不管深浅，都有难以控制的出血风险，**不要**在急诊室探查。颈阔肌范围的伤口都应在手术室探查。
- 记录异常或**缺失**情况，记录时照片是非常重要的。
- 下述情况应行**X线检查（正位或侧位）**。

1.所有玻璃碎片造成的伤口。

2.需要排查开放性骨折、关节受累和异物残留的伤口。

- X线标志物（技巧：使用两个回形针）互为90°固定在伤口表面，有助于鉴别伤口有无异物。
- 清洁伤口**不要**留取伤口分泌物，除非合并骨折。
- 出血时直接压迫或抬高肢体来止血，**不要**用血管钳或者止血带止血。然而，存在大量出血风险的时候，可以用充气袖带（技巧：使用Bier袖带）作为急诊手术干预前的临时处理。
- **切忌**剃眉毛。
- **不要移除**嵌入伤口的巨大异物。
- **不要**给免疫功能正常、伤口污染轻的患者使用抗生素。
- 抗生素**不能**取代彻底的清创。
- 必要时注射破伤风疫苗。

> ⇨ **给全科医师的特别提示**
>
> - 由于时间或非无菌条件限制而无法实施良好清创的患者交由急诊科处理。
> - 谨慎处理看起来“轻微”而可能广泛组织破坏的创伤，如**压力喷射伤**或挤压伤。
> - 谨慎对待所谓的“简单”**足底穿刺伤**，这绝非那么简单（见后文）。

处理

- 出血严重时

1.清理气道，维持呼吸和循环。

2.建立大口径静脉通路并开始液体复苏。

3.查血型并交叉配血2～4U悬浮红细胞。

4.抬高患肢并压迫止血。

注意：虽然穿戴无菌手套等措施被看作是标准的外科技术，但一项多中心、前瞻性、单盲、随机临床试验表明，对于不伴危险因素的单处裂伤患者，非无菌清洁手套也可以接受。

- **技术要点**

1.伤口清洗是伤口处理最重要的部分。除了面部，其他伤口应该用氯己定溶液消毒，面部伤口使用无菌生理盐水清洗。

2.毛发覆盖部位的伤口要用剪刀剪去邻近毛发。剃毛发会导致表皮受损，使伤口更易感染。

3.清除肉眼可见的污垢和异物。较深的伤口要用无菌生理盐水充分冲洗。生理盐水冲洗是预防伤口感染的最重要步骤。大部分伤口需要8～10psi（1psi＝6.895kPa）溶液才能冲洗充分。可以用带有19G针头的30ml注射器冲洗，推荐每1cm伤口使用60ml冲洗溶液。

4.有证据显示在急诊室冲洗伤口时自来水相比无菌生理盐水是方便、划算的选择。虽然不同研究结果存在分歧，如在温度、量及冲洗压等方面，但是无菌生理盐水相对洁净自来水而言无明显优势。

5.局部麻醉药物一般选择1%利多卡因缓冲液，可以直接浸润麻醉或神经阻滞麻醉。

注意：证据显示为减轻疼痛而缓冲局部麻醉药物带来的获益很小。局部抗生素软膏不应该黏附在组织胶黏剂表面，因可能引起伤口裂开。

6.以下情况需要**探查伤口**：怀疑伤口存在异物或病史支持但临床未证实的深部损伤。

- 伤口闭合的三种类型

1.**一期闭合**：指24h以内的伤口闭合，尤其是身体任何部位6～8h的清洁伤口。

注意：头面部组织血供丰富，因此24h以内的伤口可以一期闭合。

2.**二期闭合**：伤口边缘不行机械处理，待肉芽组织增生愈合。

3.**延迟一期闭合**：指污染伤口伤后3～5天的闭合，此类伤口早期不予闭合以降低感染风险。前期需要充分冲洗伤口并仔细清创，放置非刺激性消毒液浸泡的纱布条后再包扎。伤后3天内观察伤口以排除感染迹象（伤口边缘红肿或化脓），有感染的不能闭合伤口。

- **闭合方法**：如果不能肯定，缝合是最佳选择。

1.伤口胶带

（1）痛苦小而且很少引起伤口缺血。

（2）操作快速、简便、省时。

（3）适用于儿童、老年人的撕裂伤口和深部缝合后的皮肤闭合。

（4）不适于累及关节的伤口。

2.组织胶

（1）适用于儿童较小的切割伤和撕裂伤，尤其适用于3mm以下的裂伤。不愿意后续拆线或者无法耐受传统缝合痛苦的患者可以考虑此方法。

（2）技术要点：清理伤口并充分止血。使伤口边缘对合良好，沿着伤口表面连续涂抹组织胶。保持伤口对合30s使胶凝固。不能把胶放入伤口内以免异物反应。

（3）组织胶不慎入眼，可以用1%四环素软膏松解粘连并清除胶。若不慎沾染其他非敏感部位，可用凡士林清除。

3.钉皮

（1）钉皮简便、快速，非常适用于长而表浅的伤口。

（2）不适用于美容闭合和较深的伤口，因为钉皮不能闭合深部组织。

（3）优点包括皮钉组织反应小及针刺损伤风险低。

4.缝合技术

（1）一般而言，较深的伤口行双层缝合（皮下和表皮）能促进伤口更好地愈合。

（2）皮内缝合使用可吸收线，如敌克松或薇乔缝线。躯干和四肢选用4/0缝线，面部选用5/0缝线。

（3）表皮缝合使用不可吸收线，如聚丙烯缝线或编织线：头皮选用2/0丝线，躯干及四肢选用4/0聚丙烯缝线，面部选用6/0聚丙烯缝线。

（4）一般情况下，儿童可选用更细的缝线并较早拆线。

- 处置：**收入院或转院**。

1.以下情况转至骨科：伤口累及肌肉、严重污染、清创不彻底及感觉或者运动功能受损。

2.肌腱受损时收入院。伤口远端至腕关节的患者由手外科处理，其余收入骨科。

3.免疫功能受损，如合并糖尿病、慢性肾衰竭及肿瘤患者。

4.大的伤口：需要30～60min处置的患者。

5.特殊伤口，如眼睑裂伤，交由整形外科。

不适于一期闭合的伤口

- 咬伤，面部咬伤除外。
- 严重污染的伤口。
- 感染伤口。
- 超过12h的伤口，头面部伤口除外。

伤口处理

- 记住LACERATE原则。

1.L（look）：观察伤口（计划阶段，准备闭合伤口的设备和工具）。

2.A（anaesthetize）：麻醉。

3.C（clip and clean）：修剪和清理伤口。

4.E（evaluate）：评估创面修复。

5.R（repair）：修整创面。

6.A（assess）：评估伤口修复是否充分，必要时进一步处理。

7.T（anti-tetanus）：注射破伤风抗毒素。

8.E（educate）：告知患者伤口注意事项及拆线时间。

- 伤口应以非黏性的敷料覆盖，如油纱。
- 头面部伤口可以不包扎。
- 伤口一期闭合后48h内保持干燥、清洁。
- **拆线时间**

1.头皮：7天。

2.面部：3～5天。

3.四肢：10～14天。

4.躯干：10天。

- 污染伤口每日检查；清洁伤口3～5天后复查。
- 以下情况考虑**预防性抗生素**。

1.所有污染伤口。

2.复合手指骨折。

3.咬伤。

4.合并危险因素，如心脏瓣膜病或脾切除术后。

5.无法彻底清创的穿透伤。

6.超过6h的伤口。

7.复杂的口腔创伤。

8.高风险职业，如农民和渔民。

9.免疫力差（如糖尿病患者）和其他伤口愈合能力差（如合并周围血管病变的足部撕裂伤）的患者。

10.抗生素的选择：氯唑西林和青霉素（最常见的致病菌是金黄色葡萄球菌和β溶血链球菌）性价比高，也可选择阿莫西林。

注意：有证据推荐伤口创面使用抗生素。

特殊创伤和解剖分布

足底刺伤

- 此类伤口看似不严重，但切记足底关节表浅，因此发生严重感染的风险大。跖骨颈至远端足趾区域感染风险最高。
- **并发症**

1.葡萄球菌和链球菌引起的软组织感染占多数。

2.骨髓炎（90%的骨髓炎源于铜绿假单胞菌）。

- 完善X线片排查异物和关节穿透伤。
- 穿刺伤的**处理**存在**争议**。以下是基于不同临床表现的处理**指南**。

1.简单刺伤：通常由清洁物体引起，如大头针、针头和没生锈的小钉子。如果能除外异物残留、污染和伤口边缘坏死，以及硬化或过于脆弱的组织，清理伤口后应用少量抗菌软膏，再用创可贴覆盖即可。

2.异物残留的刺伤

（1）此类刺伤较上述刺伤范围大，伤口边缘有污染、不规则及粉碎状等特点。

（2）一般由陈旧钉子、凸出的螺栓引起，刺伤时污染物残留在伤口内或者将袜子和鞋子碎片带入伤口内。

（3）实施麻醉之后，在刺伤部位做平行于皮纹的横切口，彻底清除异物。

（4）充分冲洗。

（5）不要缝合伤口，敷以抗菌软膏和创

可贴。

（6）预防破伤风。

（7）嘱患者拄拐2～3天。

（8）出院带抗生素，如阿莫西林。

（9）嘱患者观察有无伤口感染。

（10）早期复查伤口。

3.**复杂刺伤**

（1）若有刺伤部位感染，要警惕异物残留。

（2）完善X线检查，排除不透X线的异物。

（3）静脉用广谱抗生素，如优立新或阿莫西林。

（4）预防破伤风。

（5）收入院进一步处理，如手术清创。

注意：

- 临床研究不推荐非感染伤口使用**预防性抗生素**，只有高风险的患者和伤口考虑使用抗生素。
- 重要组织的扩大清创或切除，高压冲洗及深度探查不能改善预后。
- 处方抗生素时，不能忽略**假单胞菌感染**，可以用环丙沙星。

胫骨前瓣状伤口

- 胫骨前瓣状伤口可能血供欠佳，尤其是远端皮瓣。
- 头侧的和年轻患者皮瓣质量良好的胫骨前瓣状伤口可以一期缝合。
- 老年患者皮层薄，皮瓣在无张力情况下缝合也可能坏死。
- 可以用角针和无菌创可贴或者松弛缝合类似活瓣。告知患者此类伤口闭合失败风险高，后期可能需要整形手术，并记录在病历中。此类伤口愈合失败引起的纠纷常见。
- 必须考虑皮瓣一期切除和植皮，尤其是大的瓣状伤口。

头皮伤口

- 头皮裂伤容易大量出血引起低血容量，需要体液复苏，严重者可能导致死亡。出血与以下因素有关：①头皮血管丰富；②头皮帽状腱膜致密结缔组织（CT）的完整性，虽然能保护伤口免受感染，也会使血管在头皮裂伤时仍保持开放状态。
- 头皮创伤出血最好用弹性绷带压迫止血。
- 缝合伤口前清除所有污垢，并简单地冲洗，最后以2/0丝线深部全层缝合。这样能止住绝大多数出血，无须在出血点单独缝合或凝固止血。
- 头皮裂伤较少合并皮下大血肿，若有血肿应在缝合前清除，否则会成为潜在的感染源。
- 头发不要剃除，应与头皮修剪齐平。剔除会破坏表皮和毛囊结构，使伤口更易感染。
- **头发交叉固定术**（HAT）：将两侧的头发在伤口正上方向对侧交叉（图15-41a）、旋转（图15-41b）牵引并用组织胶固定（图15-41c）。这项技术在头皮裂伤很有效，尤其适用于儿童。

1.**优点**

（1）减轻疼痛。

（2）快速。

（3）简便。

（4）无须随访。

（5）无针刺伤风险。

（6）费用低。

（7）无须剔除头发。

（8）减轻瘢痕69%（6.3% vs 20.4%）。

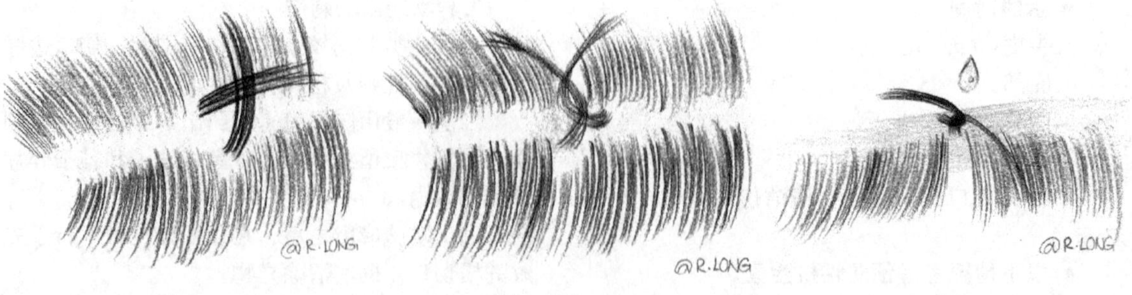

（a）　　（b）　　（c）

图15-41　**头发交叉固定术**

（9）与传统缝合相比降低各种合并症66%（7.4% vs 21.5%）。

2.**不足：**只固定头皮外层，有形成无效腔的风险，特别是较深的伤口。

眼部伤口

• 必须完善包括视力在内的全面眼科查体。

• 怀疑眼内异物时，如有异物进入的受伤史或金属触碰的声音，但在角膜表面没有发现异物，也没有虹膜变形，需要完善眼眶的X线检查。

• 下列为**"禁区"**

1.内眼睑裂伤。

2.泪腺和鼻泪管裂伤。

3.内眦韧带撕裂伤。

4.睑板裂伤。

5.伤及眼球。

6.伤及上睑提肌。

• 眼睑裂伤超出眼睑边缘、累及上下眼睑及损伤泪腺和鼻泪管的患者交由眼科或者整形外科处理。

鼻部伤口

• 检查鼻中隔有无血肿，若有血肿需要急诊引流。

• 简单裂伤闭合要点如下所示。

1.缝合简单裂伤，合并无移位的骨折也可以。

2.选用6/0单纤丝不可吸收线。

3.术后3～5天拆线。

4.无须使用抗生素。

• 全层裂伤需要仔细地分层缝合，严重时由整形外科处理。

• 主要原则是**精确地**对合皮肤和黏膜。

• 开放性骨折是否闭合伤口要依据骨折形态。

1.简单裂伤合并鼻骨非移位性骨折可以闭合伤口。

2.复杂裂伤合并移位性骨折、骨断端引起黏膜损伤**或者**广泛的鼻软骨受累需要**住院进行有效的闭合**。

嘴唇伤口

• 若伤口穿过唇与皮肤交界部，精确对齐**唇红边缘非常重要**。

• 第二个重要步骤是要对齐口腔内外**黏膜交界区**。

• 上述两点对美容至关重要。

• 贯穿伤口需要分层缝合。

• **嘴唇裂伤的后期处理如下所示。**

1.缝合的时候不要使缝线张力过大。

2.饭后漱口，以免细小食物颗粒渗入伤口。

3.国标口腔外缝线成人4～5天拆线，小儿3～5天拆线。

4.有研究证实口腔内裂伤预防性使用青霉素V或红霉素有益。

舌头伤口

• 检查有无牙齿嵌入。

• 完善X线检查，排查有无异物。

• 较小伤口无须修复。

• 大出血的伤口由口腔科或者整形外科处理。

• 缝合选用吸收快的可吸收缝线，如5/0肠线。

耳郭损伤

• 环耳郭周围行阻滞麻醉。

• 若有耳郭软骨裂伤，一般缝合表面皮肤就可以形成足够的支撑力使裂伤充分愈合。

• 清创缝合之后放置纱布条，再以弹性绷带包扎（即"乳突包扎"），以避免软骨膜下形成血肿。如遗漏这一重要步骤，患者伤口可能形成纤维化和瘢痕，从而严重影响外观（形成可怕的"皱缩耳"）。

• 预防性使用抗生素，伤后1～2天复查，能有效预防软骨炎和软骨炎引发的伤口裂开，4～5天拆线最理想。

致谢

图15-41由Rebecca Long女士绘制。

（张志鹏　译　郭治国　校）

第16章

耳鼻喉急症

常见耳鼻咽喉科急症

Peng Li Lee · Shirley Ooi

⇨ **给全科医师的特别提示**

● 如果就诊儿童表现为带有臭味的脓涕，则可疑鼻腔异物。

● 当患者有胸痛症状而不提示心绞痛时，应询问是否误食异物。

● 不应用冲洗方法去除外耳道的有机异物（如豌豆、海绵和纸巾），因为有机异物可能因此膨胀破碎造成异物取出困难，并且这有可能是造成鼓膜穿孔的一个危险因素。

● 如果伴有严重咽痛、言语含混的重症患者而口咽部检查未见明显异常，则应怀疑急性会厌炎。

贝尔麻痹（特发性面神经麻痹）

● 贝尔麻痹是世界范围内最常见的面神经麻痹。

● 贝尔麻痹是一项通过排除得出的诊断。

● 急诊医师的作用

1.排除其他面神经麻痹的原因。

2.开始恰当的治疗。

3.保护患者的眼睛。

4.安排好恰当的随访。

● 临床表现

1.突然起病：渐进性的不全面瘫可能有潜在的病因（如肿瘤）。

2.单侧面部麻痹或无力：眉毛下垂，不能闭眼，鼻唇沟变浅，嘴角向下倾斜。

3.特别注意如果前额肌肉（轮匝肌和额肌）的功能未受累，这表明有中枢（上运动神经元）损伤。

4.其他症状包括流涎、流泪减少、味觉改变、听觉过敏和耳后疼痛。

5.检查耳郭或耳道是否存在皮肤囊泡或结痂（提示带状疱疹-拉姆齐·亨特综合征），并检查腮腺是否存在肿块。

6.和近期上呼吸道感染或病毒综合征相关。

● 贝尔麻痹的鉴别诊断考虑与第Ⅶ对脑神经的走行部位有关。

1.颅内段：脑膜瘤和听神经瘤。

2.颞骨段：急慢性耳部病变、带状疱疹、颞骨骨折或肿瘤。

3.颞骨外段：腮腺恶性肿瘤及面部裂伤。

仔细地询问病史和耳鼻咽喉、腮腺、神经系统检查应该能够鉴别上述原因。

● 治疗

高达70%的未经治疗的贝尔麻痹患者恢复良好，约15%的患者恢复不佳或无法恢复。预后不良的因素包括完全性面瘫、高龄、糖尿病、高血压、味觉损伤及神经传导检查发现神经兴奋性缺失。

目前的证据表明在改善面部功能的效果方面，类固醇激素很可能是有效的，阿昔洛韦可能是有效的。我们建议泼尼松龙联合阿昔洛韦早期治疗（症状出现3天内）患者的面瘫，除非治疗的风险大于收益，如血糖控制不佳时。

1.类固醇激素

（1）剂量：1mg/kg（60～80mg）治疗1周。

（2）注意事项：糖尿病、消化性溃疡病、肝功能不全、乙型肝炎和患有精神疾病者应慎用。

2.阿昔洛韦（Zovirax®）

（1）剂量：800mg，1天5次，治疗1周。

（2）注意事项：肾损害患者慎用。

3. 眼睛保护：人工泪液及夜间利用眼镜、眼罩、眼睑贴来降低角膜干燥和溃疡的风险。

4. 转诊

（1）神经内科：不典型的贝尔麻痹表现或发现其他神经系统症状。

（2）耳鼻喉科：所有典型的贝尔麻痹。

（3）眼科：无法解释的眼痛或眼部异常发现。

鼻出血

• 优先事项

1.评估和稳定血流动力学状态。

2.确定出血的部位和原因。

3.止血。

• 大多数鼻出血源自于鼻中隔破裂的血管。未发现前鼻出血点、双侧鼻出血或鼻出血向下流至口咽，提示后鼻出血。

• 鉴别诊断：血液病、局部血管畸形（如遗传性毛细血管扩张）、鼻肿瘤和外伤。

• 在抵达急诊时实施稳定病情治疗。

1.用拇指和另一根手指捏住鼻孔最少10min。

2.将冰袋放于鼻梁处。

3.让患者处于坐位并拿一个弯盘，这样鼻腔流出的血液可以滴进弯盘里。由于吞咽可能会咽下鼻腔积聚的血块，必须予以劝阻。

4.如果患者血流动力学不稳定。

（1）将患者转到重症监护区域。

（2）建立外周静脉（IV）通道并以维持充分灌注的速率点滴晶体液。

（3）抽血进行组群和交叉配血、全血细胞计数、尿素/电解质/肌酐、凝血参数等检验。

（4）监测：心电图（ECG）、生命体征（每5～15min）及脉搏血氧饱和度。

• 确认出血部位（需要有良好照明及头灯）。

1.用枪状镊或吸引器清除血凝块。

2.为了使鼻中隔各部分都被观察到，鼻腔可以喷联苯卡因（可以收缩血管和麻醉黏膜）。

• 止血

1.观察到的出血点可用硝酸银棒点灼治疗（避免烧灼双侧鼻中隔，因为存在小概率鼻中隔穿孔的风险）或鼻腔填塞浸泡1∶10 000的肾上腺素纱条15～30min。

2.如果在短暂的观察期内没有进一步出血，患者可以回家卧床休息，并尽快去耳鼻喉科门诊检查。

3.如果出血持续，前鼻腔填塞是必需的。

（1）可用：膨胀海绵（成人用8cm或10cm包装）用四环素软膏、BIPP（次硝酸铋和碘仿糊剂）润滑，并使用鼻用枪状镊进行鼻腔填塞。

（2）入院观察及口服抗生素。

4.如果进行正确的前鼻腔填塞后出血仍然存在，需要进行后鼻腔填塞。

（1）重新评估血流动力学稳定性：监测生命体征，采血进行全血细胞计数、凝血参数、GXM及尿素/电解质/肌酐等检测。

（2）通过鼻腔（选择怀疑出血较多的一侧）插入12号福莱导尿管直到其尖端在口咽部可见。

1）向福莱导尿管水囊打水8ml并将导尿管向后拉，直到水囊紧贴于鼻腔后部空间，在此基础上，再向福莱导尿管水囊打水8ml。

2）用脐带夹将导尿管固定于鼻部，并保护鼻翼不受导尿管压迫。提示：切断福莱导尿管的近端，并用导尿管缠绕脐带夹作为保护鼻翼的缓冲垫。

• 处置：经耳鼻喉科会诊后，入院观察和口服抗生素治疗。如果出现下列情况，一定将患者转诊至耳鼻喉科医师。

1.如果鼻出血持续时间过长。

2.如果患者反复就诊。

3.如果出现复发性鼻出血。

4.如果患者为老年患者。

鼻骨骨折

• 由直接作用于鼻部的外伤造成。

• 临床表现

1.鼻部畸形。

2.软组织肿胀。

3.鼻骨区压痛。

• 重要的排除诊断

1.面部骨骼其他部位的损伤。

2.鼻中隔血肿（前鼻检查可见鼻中隔两侧青肿）：如果出现，应从急诊转诊至耳鼻喉科，由耳鼻喉科医师进行血肿吸除或切开引流，以防止可能导致鼻软骨结构的坏死、塌陷和畸形的鼻中隔缺血或脓肿出现。

• 进行鼻部X线检查更多的是法医学的原因，它不影响临床处理。

• 应在伤后5～7天，软组织肿胀消退后评估手法复位的必要性。手法复位通常是在伤后7～10天，在鼻骨畸形愈合前进行。

异物：外耳道

• 通常来说，可以用显微镊、钝钩（在耳镜检查下进行）或冲洗的方法去除外耳道异物。

• 在不配合的儿童患者中，建议全身麻醉下取出外耳道异物。

1.如果异物是昆虫：在用显微镊将其取出前先向耳道内滴几滴1%利多卡因或橄榄油将其杀死。

2.有机异物（如豌豆、纸巾、海绵）：不要使用冲洗技术，因为它们可能会膨胀起来造成取出困难。

• 如果评估在耳镜下进行异物取出困难，将患者转诊于可用显微镜的耳鼻咽喉科（门诊工作时间内）。

• 建议急诊科工作人员进行一次尝试，如果失败再将患者转诊至耳鼻喉科门诊。

异物：鼻腔

• 通常发生于儿童，表现为单侧、恶臭的鼻腔分泌物。

• 在清除异物过程中有吸入和阻塞呼吸道的危险，尤其是在操作时患者处于仰卧位。提示：在尝试取出操作时，应确保助手抱住儿童并用双腿夹紧，将其控制于直立状态。

• 如果异物形状不规则，可以用小鳄鱼钳取出。

• 如果异物是一个圆形或光滑的，先用钝钩（Jobson Horne探针）钩住异物的后端，然后将其取出。

• 可以使用联苯卡因鼻腔喷雾剂通过收缩黏膜来帮助去除异物。

• 建议急诊科医师尝试一次取出，如果失败，应通知耳鼻喉科医师在全身麻醉下进行异物取出。

异物：咽喉

• 询问异物的性质：鱼骨、鸡骨等。

• 询问患者以确定疼痛的确切部位：颈部或胸下部疼痛可能提示在临床影像学（颈部侧位X线片）不容易直接观察到的食管异物。

• 询问咯血或呕血和游走性疼痛的情况，如从喉咙到颈部或从颈部到胸部。

• 仔细检查扁桃体区，可以选择以下检查方法。

1.间接喉镜（IDL）。

2.纤维鼻咽喉镜。

3.患者咽喉喷完双苯卡因后仰卧位进行直接咽喉镜检查，这种技术的优点是可以用麦氏插管钳较容易地取出异物。这种方法必须快速查看，在儿童中只能用这种方法，因为他们往往不配合。对于成年人，最好使用间接喉镜或纤维鼻咽喉镜进行检查。

• 仔细检查扁桃体两极、舌根部、会厌谷和梨状隐窝是否存在异物。

• 如果没有看到异物，继续行颈部侧位（软组织）X线检查。

• 如果X线片显示有异物存在，通知耳鼻喉科医师。

• 如果X线片和间接喉镜检查显示异物阴性并且患者感觉舒适，可以安抚患者并用含片剂和漱口剂对症治疗。如果发现溃疡或磨损，可考虑使用口服抗生素（如阿莫西林）。在1～2天转诊至耳鼻喉科门诊复查。患者离开前告知，如果出现呼吸困难、发热、胸痛或呕血，则应立即返回。

• 如果X线片和间接喉镜检查显示异物阴性但患者仍有症状，通知耳鼻喉科医师进行复查，并进行钡剂吞咽试验（尤其是下颈部疼痛和胸部疼痛）或进行全身麻醉下硬性食管镜检查。

• 图16-1为咽喉部异物处理流程。

听力下降：突发，感音神经性听力下降（SSNHL）

• 为耳科急症。

• 定义：指突然发生的听力损失，时间不超过72h。耳部检查通常显示感音神经性听力损失。

• 鉴别诊断

1.双侧进行性感音神经性听力下降（SNHL）：老年性聋是常见原因。

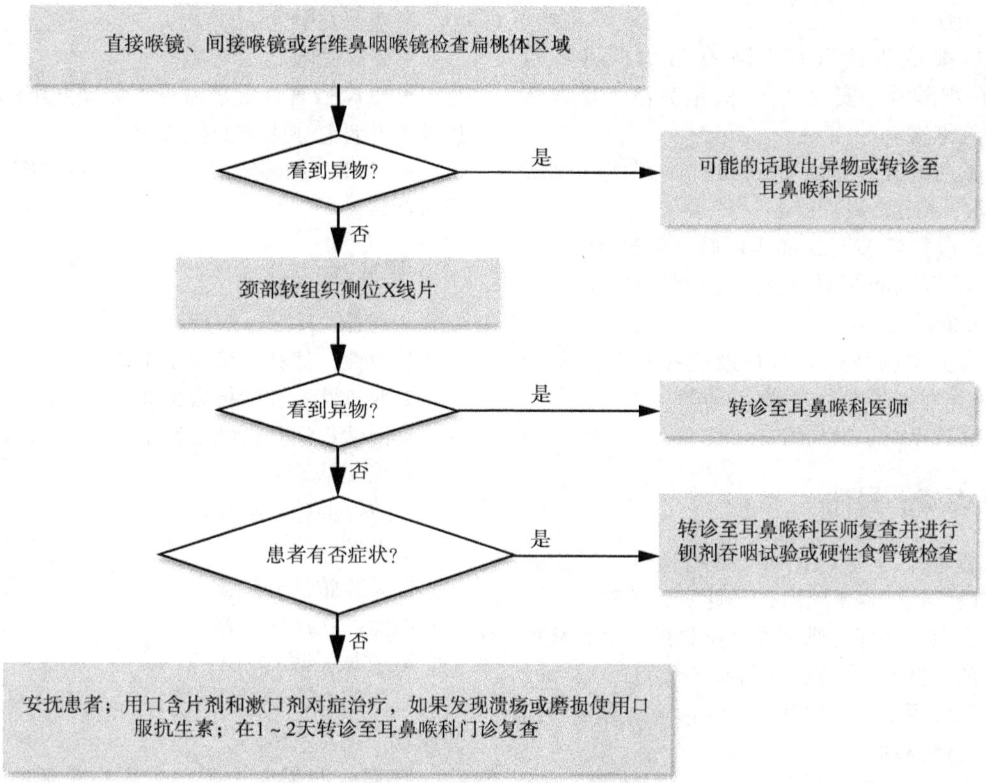

图16-1 **咽喉部异物处理流程表**

2.单侧进行性感音神经性听力下降（SNHL）：梅尼埃病和听神经瘤。

- 临床表现

1.通常单侧发病。

2.韦伯试验：偏向健侧。

3.林纳（Rinne）试验可能阳性（对于部分听力损失的患者来说气导仍然大于骨导）或假阴性（对于全聋的患者来说，患侧的骨导信号可能被健侧耳蜗接收）。

- 病因

1.头部或耳部创伤：膜迷路创伤性破裂（外淋巴瘘）。

2.感染：如疱疹病毒、腮腺炎、麻疹、风疹、梅毒、肺结核、支原体等。

3.血管源性：耳蜗血流突然受损。

4.自身免疫性原因。

5.肿瘤：如听神经瘤，通常表现为单侧进行性SNHL。

6.耳毒性药物：氨基糖苷类、抗疟疾药、万古霉素、红霉素和袢利尿剂。

7.特发性（即没有明显的原因）。

- 如果没有找到明显的病因，可进行经验性治疗。

- 口服类固醇已被认为是SNHL的标准疗法。尽管缺乏确凿的证据，抗病毒药物也被用于经验性治疗。

1.全身性类固醇治疗：泼尼松龙（1mg/kg），每日递减，应用超过5天。

2.血管扩张药：如Tanakan®（银杏叶）1片，每天3次。

3.抗病毒药物：阿昔洛韦（400mg，每日5次，持续1周）。

中耳炎：急性

- 常见的儿童疾病。其常见的致病微生物为肺炎链球菌、流感嗜血杆菌和卡他莫拉菌。

- 临床表现

1.发热。

2.耳痛。

3.如果鼓膜穿孔则会出现耳漏。

- 检查结果：耳镜检查是否鼓膜充血膨隆或穿孔伴有黏液脓性分泌物。

• 治疗

1.口服抗生素选择：阿莫西林、阿莫西林-克拉维酸钾（安灭菌）、头孢克洛、复方新诺明和红霉素。

2.鼻用减充血剂，如Iliadin®（羟甲唑啉），每天3次，持续5天。

3.口服抗组胺药，如异丙嗪、开瑞坦®（氯雷他定）、开瑞能®和仙特敏®（西替利嗪）。

4.镇痛治疗。

5.抗生素滴耳液只有在鼓膜穿孔时才使用（这与外伤性鼓膜破裂的治疗不同）。

• 转诊至耳鼻喉门诊。

中耳炎：慢性

• 慢性中耳炎（COM）是指慢性、不能愈合的鼓膜穿孔，通常伴有传导性听力下降。

• 常表现为伴有黏脓性分泌物的、多种病原体所致的急性混合性感染；耳痛不常见。

• 用外用抗生素治疗，并转诊至耳鼻喉科门诊进行耳部清理。

注意：只有在怀疑合并咽炎或鼻窦炎时才考虑使用口服抗生素。

外耳道炎：急性

• **表现为**耳部瘙痒、耳痛和耳漏。

• **临床**上可能表现为弥漫性炎症或疖肿。

• **治疗**采用外用抗生素（与类固醇联合），如Otosporin（硫酸多黏菌素B＋硫酸新霉素＋氢化可的松）或Sofradex（地塞米松＋硫酸新霉素＋短杆菌肽）2滴，每日3次，以及镇痛治疗。

1.口服抗生素仅在有发热和淋巴结炎等全身反应时才能使用。

2.转诊至耳鼻喉科。

• 如果疼痛超过临床体征，特别是老年人或糖尿病患者，则应怀疑为恶性外耳道炎。

1.需要入院静脉注射抗生素。

2.有感染扩散到颅底和相邻软组织的风险。

扁桃体周围脓肿（扁桃体炎）

• **临床表现**为典型的扁桃体炎，但有以下特征。

1.几乎总是单侧。

2.伴有吞咽困难。

3.伴有吞咽痛。

4.张口受限。

• **临床检查**：受累扁桃体常常被肿胀的软腭遮盖，并且悬雍垂向对侧移位。

• **治疗**：局部麻醉下切开引流；转诊至耳鼻喉科就诊。

鼻窦炎

• **分型**

1.急性：症状持续少于3周。

2.亚急性：症状持续3周至3个月。

3.慢性：症状持续3个月以上。

• 常见表现

1.持续的感冒症状。

2.鼻塞。

3.鼻腔脓性分泌物。

4.面部疼痛伴头痛。

• 临床发现

1.使用前鼻镜和直射光可以看到中鼻道脓性分泌物。

注意：如果先用联苯卡因喷鼻剂收缩鼻黏膜，则可能会更好地观察到脓性分泌物。

2.面部有触痛。

• X线检查

1.无并发症的鼻窦炎往往是临床诊断，影像学检查并不是强制性的。

2.鼻窦X线片检查有很高的假阴性率（40%）。鼻窦感染的影像学征象：受累的鼻窦内可见气液平面。

• 排除并发症：感染扩散至颅内，骨髓炎和儿童眶蜂窝织炎。

• 无并发症鼻窦炎的**治疗目标**

1.缓解鼻窦口阻塞。

2.避免使用抗组胺药，因为抗组胺药会使分泌物变稠。

（1）鼻腔减充血剂：羟甲唑啉（Iliadin®）滴鼻剂。

剂量：成人0.05%，儿童0.025%，婴儿0.01%，应用3～5天。

（2）**全身减充血剂**：伪麻黄碱（Sudafed®）。

（3）**抗生素**：为经验性用药，针对流感嗜血杆菌和肺炎链球菌；儿童患者还需针对卡他莫拉菌。

用法用量：服用以下药物至少10～14天

（表16-1）。

表16-1 不同年龄服用剂量

	安灭菌	复方新诺明
成人	625mg，bid	2片，bid
孩子（6岁）	5ml，bid	
孩子（7～12岁）	10ml，bid（228mg/5ml）	

如果患者对青霉素过敏，可选用头孢菌素或阿奇霉素类抗生素。

• 转诊至耳鼻喉科门诊。

扁桃体炎：急性

• 患者表现为咽喉痛和发热。

• **临床检查**：扁桃体充血，肿胀，并可能出现脓性分泌物。

• **鉴别诊断**：白喉和传染性单核细胞增多症。

• 用抗生素（可选青霉素）含漱剂、含片和解热剂治疗。

• 如果出现以下情况，考虑入院静脉应用抗生素或支持治疗。

1.病程延长。

2.长时间发热。

3.吞咽困难。

4.脱水。

• 如果感染是非复发性，患者可以口服抗生素10天，转诊至全科医师复查。如果每年有数次发作或多年来反复多次发作，转诊至耳鼻喉科门诊。

鼓膜：急性，创伤性穿孔

• 通常由掌掴或拳打一侧头部造成。

• 其他原因：异物刺伤、高压耳部冲洗、气压伤（飞行或潜水）及突然的负压（耳道的吸引）。

• 临床表现

1.患侧耳痛、听力下降、耳鸣、眩晕和出血。

2.耳镜检查发现鼓膜穿孔（通常存在血迹）。

3.传导性听力下降程度取决于鼓膜穿孔的大小（韦伯试验偏向鼓膜穿孔侧；林纳试验阴性）。

4.很少有感音神经性听力下降。如果出现，应怀疑第三听小骨（镫骨）与内耳的连接处受到损伤（韦伯试验偏向健侧；林纳试验阳性）。

• 治疗

1.给予镇痛药。

2.不要给予滴耳剂。

3.若穿孔受到污染，预防性给予广谱口服抗生素，如阿莫西林。

4.重点是要指导患者**保持患耳干燥**。

（1）禁止游泳。

（2）如有必要，在沐浴或淋浴期间，使用凡士林浸泡的棉球封闭患耳。

创伤性鼓膜穿孔3个月内自发性完全愈合的概率通常很高（＞90%）。

• 转诊

1.如果有听力下降，在接下来的工作日将患者转诊至耳鼻喉科门诊，以记录听力损失。

2.如果没有听力损失，在1周内将患者转诊至耳鼻喉科门诊。

（李　涛　译　闫　燕　王　丽　校）

第17章

眼科相关急症

参考第1章第四节“视物模糊”和第1章第二十节“红眼”

第18章

神经科急症

攻击（非性侵）伤

Peter Manning

定义

• 擦伤

1. 最表层的损害，也就是抓伤或擦伤。

2. 局限于表皮或最表层的真皮。

• 青肿，也就是瘀斑。

1. 钝器损伤表皮下的组织血管，使血液渗出（漏出）到周围组织。

2. 可能与过度的撕裂和擦伤有关。

3. 可能是平的或突出表皮的。

• 挫裂伤，也就是切口、裂纹或裂缝。

1.由钝器伤导致的皮肤全层裂伤，并大量出血。

2.不应与切割伤混淆。

• 切割伤，两种由有切缘的物体导致的尖锐切口。

1. 长度大于深度的伤口。

2. 深度大于长度的伤口。

注意（警告）

• 假设所有的攻击案件都将诉诸法庭，医师可能会被要求提供证据，那么公众会知道受害者的观点。案件可能会在袭击发生数年后向法院提出，医师也只能依赖于当时所做的记录，以及所获得的各种图表或照片为证据。

• 因此，患者的医疗记录应该是全面而准确的。

• 没有所谓的“法医学”X线。做不做X线检查，仅应基于临床。这是法医学中至关重要的文件。

病史

• 尽可能准确地记录患者自己的言语，包括以下内容。

1. 攻击的时间。

2.攻击的方式，如踢、打、使用武器等。

3.使用的武器，如小刀、帕兰刀（弯刀）、枪等。

4.患者可能不是袭击的受害者，而是攻击者。

典型的表现为“打架-咬伤”，即在示指和（或）中指的掌骨关节的背侧的磨损或撕裂。

检查

• 记录所有主要的和轻微的损伤。

• 包括形状、大小、深度、颜色和直径（见相机使用下面的评论）。

• 用照片记录所有病变；现在最好的图像是用数码相机拍摄的。

1.拍照时，在病变旁放置一个线性刻度，以提高记录的准确性。

2. 将这些照片作为一个记忆助手，这样你就可以准确记录所有的病变，而不会因多次去寻找患者，浪费时间。

3.在所有的照片上标注日期和制作标签的人的姓名首字母。

4.将照片与急诊记录归档。

检查后

• 填写所有警察报告要求的细节，包括是否损伤（s）、损伤的模式是否与时间相一致。如果被要求就“拘留的适合度”发表意见，请陈述

"不知道"，因为医师可能不知道囚犯被拘留时的情况。医师不应该让自己承担拘留患者的法律责任，特别是当患者患有疾病或死亡的时候。

- 如果医师所在部门的工作流程允许，记得在24 ～ 48h回顾患者情况（医师的下一个班是理想的时间）。这有助于对以前受伤的部位进行重新评估和摄影，这些部位可能在外观上发生了变化，并对那些仅在评估时显示受伤迹象的部位进行评估。

（李晓丹　译　郭治国　校）

第19章

妇科和产科急症

第一节 子　　痫

Peter Manning · Gene Chan

定义

- **子痫前期**：在既往血压正常或患有高血压的妇女中，妊娠20周以后出现的收缩压或舒张压上升，并出现蛋白尿（0.3g/24h），伴或不伴水肿。
- **子痫**：子痫前期的基础上发生不能用其他原因解释的抽搐或昏迷。
- 重度子痫前期的**临床特点**（除高血压和蛋白尿）

1. 严重的头痛。
2. 视力障碍。
3. 上腹部疼痛和（或）呕吐。
4. 抽搐的征兆。
5. 视盘水肿。
6. 肝脏压痛。
7. 血小板计数下降，$< 100 \times 10^9$/L。
8. 肝酶异常［谷丙转氨酶（ALT）或者是谷草转氨酶（AST）> 70IU/L］。
9. HELLP综合征（详见下文）。

介绍

- 管理的**首要目标**是母体状态稳定后终止妊娠。

1. 母体气道管理。
2. 硫酸镁预防和控制抽搐。
3. 恢复血容量。
4. 控制血压。

- 终止妊娠：分娩方式及分娩时机需要妇产科专家来决定。
- 诊断明确时立即开展妇产科讨论。
- HELLP综合征是子痫前期的一种非常严重的表现，其主要表现为以下几点。

1. 溶血。
2. 肝酶升高。
3. 血小板减少（$< 100\ 000/mm^3$）。

- **症状**：最常见症状为恶心、呕吐，并伴有右季肋区疼痛。
- **体征**：常见的包括严重水肿、右季肋区压痛、黄疸、消化道出血及血尿。

> ⇨ **给全科医师的特别提示**
> - 60%的病历发生在初次妊娠时。
> - 初次妊娠年龄小于17岁或者大于35岁的妇女患病风险增加。
> - 有慢性高血压病史的患者更容易发生子痫前期和子痫。
> - 目前没有方法能够充分地预测什么样的患者会发展成为子痫，因此，所有子痫前期的妊娠妇女都应该被考虑在内。
> - 在分娩后48h至4周内新发的癫痫发作应该被考虑为晚发型子痫，直到被诊断为其他疾病。

处理原则

支持措施

- 患者必须在重症监护区进行管理。
- 准备气道管理设备。

注意：不需要进行插管的患者需左侧卧位。

- 准备复苏药物。
- 准备葡萄糖酸钙（镁中毒的解毒药）。
- 通过氧气面罩给予高流量氧气。

● 监测：心电图、生命体征（每5min）及经皮血氧饱和度。

● 建立静脉通路并给予复方乳酸林格液：给予250ml负荷量，然后100ml/h持续补液。

● 实验室检查：全血计数，尿素、电解质、肌酐，肝功能检测，血型和交叉配血试验，凝血酶原时间/部分凝血活酶时间。

● 心电图检查（有选择性的）。

● 留置尿管来监测每小时的尿量。

抽搐的药物治疗

● **硫酸镁**（在研究中已被证实可以减少疾病发展为子痫抽搐发作的风险）。

1.用量

（1）**负荷量**：初始负荷剂量为4g，在5～10min通过静脉输液泵注射。

（2）**维持量**：硫酸镁（1g/h）静脉输液维持，直到最后一次发作的24h后。

（3）抽搐反复发作可以通过进一步静脉注射2g硫酸镁或者增加维持量为1.5g或2.0g来进行治疗。

注意：只有当以下条件满足的时候才用药：①膝腱反射存在（**最重要的**）；②呼吸频率＞16次/分。

2.副作用：潮热、恶心和上腹不适。

3.镁中毒的临床表现：腱反射减弱，肌无力，表现为上睑下垂、言语模糊、呼吸抑制，以及少尿或无尿。

4.镁中毒的处理

（1）10ml葡萄糖酸钙静脉注射超过10min。

（2）如果发生以下情况**停止硫酸镁静脉输液**。

1）腱反射消失。

2）呼吸频率＜16次/分。

3）在吸氧情况下经皮血氧饱和度仍低于90%。

4）无尿（或者＜20ml/h的少尿）持续超过2h。

（3）如果发生少尿，查血清镁浓度＞3 mmol/ L即停止静脉输液。

● **地西泮**：抗惊厥的二线治疗，主要应用于存在硫酸镁使用禁忌或者硫酸镁中毒的时候。

1.用量：10mg 缓慢静脉注射超过2min；可以反复使用，总剂量不应超过20mg。注意：5mg对于妊娠患者来说是不够的。

2.输液：1mg/min。

3.复发性抽搐的管理。

（1）重复的硫酸镁2.5～5.0g静脉给药。

（2）地西泮10mg静脉给药。

（3）如果在给予硫酸镁治疗后没有反应或患者抽搐缓解的时间延长，应该考虑可能出现了颅内出血，必要时应行头颅CT。

（4）咨询麻醉科关于应用苯妥英或硫苯妥钠静脉输液相关问题。

高血压的药物治疗

舒张压＞110mmHg或者收缩压＞160mmHg的女性有脑出血的风险，需要进行处理。治疗目的是在20～30min平稳地降压，降至140～150/90～100mmHg。过快或者程度过大的血压下降会对母体和胎儿产生不良的影响。

注意：在静脉输液管理之前**不应使用**降压治疗。由于血管收缩，抽搐通常是一个血管内容量不足的状态，在给予降压治疗时可能引起肾脏供血不足或者血压骤降。

● **肼屈嗪**

用量：5mg静脉给药或口服，需要时可以每20min再次给药，5～10mg静脉给药或口服。

● **拉贝洛尔：见下文注意中的事项。**

用量：超过5min给予20mg，随后增加用量至每10min 20～80mg静脉输液，直到达到预期效果，或者达到300mg的最大累积剂量。

注意

1.在应用硫酸镁控制血压期间避免使用非洛地平或者硝苯地平，因为它们可能出现协同降压作用。

2.如果患者对于肼屈嗪没有反应或处于无意识状态，应选择拉贝洛尔。经验表明这样可以更平稳地控制血压，并且已有研究证实该药可以促进胎肺成熟。

（王 楠 王 妍 译 王 妍 校）

第二节 异位妊娠

Gene Chan · Irwani Ibrahim

要点

● 任何有性行为的女性出现腹痛、阴道出血，伴或不伴有停经史的，都应考虑异位妊娠，除非证实为其他疾病。

- 异位妊娠容易漏诊，除非从一开始就疑诊。因此，所有育龄期女性都应考虑到异位妊娠。
- 宫颈举摆痛阴性不能除外异位妊娠。

➪ **给全科医师的特别提示**

- 所有育龄期女性出现腹痛都应该怀疑异位妊娠。
- 大多数表现是非典型性的（见下文）。
- 即使行输卵管结扎的患者也不能除外异位妊娠。
- 尿妊娠试验是一个非常简便的工具，但是需注意它的局限性。

处理原则

危险因素（表19-1）

表19-1 异位妊娠危险因素

风险等级	危险因素	比值比
高风险	既往异位妊娠病史	9.3～47
	既往输卵管手术史	6.0～11.5
	输卵管结扎	3.0～139
	输卵管病变	3.5～25
	子宫内暴露已烯雌酚	2.4～13
	使用宫内节育器	1.1～45
中风险	不孕症	1.1～28
	既往宫颈炎（淋病、衣原体）	2.8～3.7
	盆腔炎病史	2.1～3.0
	多个性伴侣	1.4～4.8
	吸烟	2.3～3.9
低风险	既往盆腔或腹部手术	0.93～3.8
	阴道冲洗	1.1～3.1
	过早的性行为	1.1～2.5

来源：Adapted from data in ref 8 Ankum WM, Mol BWJ, Van Der Veen F, Bossuyt PMM, Fertil Steril. Title of Publication 1996;65:1093; ref 9 Murray H, Baakdah H, Bardell T, Tulandi T. CMAJ. 2005;173:905; and ref 10 Bouyer J, Coste J, Shojaei T, et al. Am J Epidemiol. 2003;157:185.

临床表现

典型的三联征包括停经、腹痛及阴道出血。

- 通常发生在停经8周左右。
- 然而，临床上很难通过盆腔疼痛或是阴道出血将大量腹腔内出血同自发性流产、卵巢相关急症或盆腔炎性疾病区分开来。
- 患者可能表现为晕厥。

典型表现：突然出现的单侧剧烈腹痛同时伴随大量新鲜阴道出血。最常见的症状是腹痛、伴或不伴阴道出血。

不典型表现：慢性反复下腹痛，伴不规则出血、消化道症状（呕吐或腹泻）、泌尿系症状如尿痛或者是肩部疼痛。

诊断

尿妊娠试验

- 大多数尿妊娠试验诊断妊娠的特异性接近100%，但敏感性是有差异的（通常在90%左右）。
- 所有出现腹痛的育龄期女性都应该行尿妊娠试验以除外异位妊娠。在一项研究中发现，仅依据病史诊断异位妊娠的漏诊率为40%，尿妊娠试验阴性的漏诊率降至3%，血清HCG阴性的漏诊率降至2%，超声提示阴性的漏诊率降至1%。
- 妊娠后第4～5周尿妊娠试验出现阳性结果，第3～4周血清HCG检测出现阳性结果。
- 不同的尿妊娠试验试剂盒敏感性不同。有些最低可以检测到10U/L，有些如雅培试剂盒能检测到尿HCG 25U/L。
- 在妊娠滋养细胞疾病（葡萄胎或绒毛膜癌），分泌HCG的垂体肿瘤及应用抗惊厥药和吩噻嗪药物时，可能出现**假阳性结果**。
- 当尿液标本过于稀释或是患者正使用利尿剂时，可能出现**假阴性结果**，最佳标本是晨起第一次排尿的尿液。
- 最新研究的结果表明，在月经推迟的第一天行尿妊娠试验的敏感性是90%，是由于10%妇女的受精卵在此时还没有着床。在月经推迟的1周内行尿妊娠试验的敏感性上升至97%。

病情不稳定患者的处理

- 患者需要在有急救设备的地方进行处理。
- 维持气道通畅并给予高流量的氧气。
- 监测：心电图、生命体征（每5min测量）、经皮血氧饱和度。
- 开放两条静脉通路。
- 快速静脉输注晶体液1L，再次评估。

- 实验室指标（必须完善）

1.全血细胞计数。

2.肾功、电解质。

3.血型鉴定并配血2～4U。

4.尿HCG。

5.DIC（弥散性血管内凝血）筛查。

- 留置尿管，监测尿量。
- 立即通知妇产科专科医师。

病情平稳患者的处理

- 禁食、禁水。
- 平卧、监测。
- 每5～10min监测一次生命体征。
- 至少开放一条外周通路（14G/16G）。
- 以维持量的晶体液进行补液。
- 实验室检查要求如下所示。

1.必须完善：血型鉴定并配血4U。

2.选择性的：全血细胞计数及肾功能、电解质。

- 通知妇产科专科医师，嘱其立刻安排超声检查。

注意事项：对异位妊娠患者的最佳处理是根据患者的临床情况、病灶破裂的证据、异位病灶的大小、HCG生长速度及患者未来生育意愿来选择门诊期待、应用药物治疗（甲氨蝶呤），非手术或根治性手术治疗。

（王 楠 贺豪杰 王 妍 译 王 妍 校）

第三节 急诊分娩

Peter Manning

要点

- 如果患者是经产妇，并且她表示自己“快生了”，那么请相信她。因为可能没有时间把她转移到产房，她就要开始分娩了。
- 尽快联系妇产科和新生儿科或儿科大夫（如果所在的医院具备这个条件），但是在等待他们到来的过程中，也要做好接生的准备。
- 着冠：举例来说，胎头在产道中下降使会阴部膨隆突出，预示即将分娩，此时请不要再将患者转移至产房。
- 如果患者在近期曾出现任何阴道出血的情况，都表示存在前置胎盘的可能，此时不要进行阴道检查。不论是手指还是窥器检查造成的胎盘破坏都可能引起不可控制的出血。
- 在新生儿娩出的时候需要注意避免会阴的撕裂，用一只手托住会阴进行会阴保护直至胎儿娩出。通过会阴保护可能可以避免会阴切开术。
- 新生儿必须经鼻呼吸，在胎头娩出后需要即刻吸引口鼻，不能等胎儿完全娩出后再吸引。

产程和分娩

- **第一产程**：在有力且规律的宫缩下，宫颈口逐渐扩张。通常来说这是分娩中最长的阶段。在第一产程中宫颈逐渐变薄展平。
- **第二产程**：从宫颈口完全开全到胎儿娩出，需数分钟到数小时。
- **第三产程**：胎盘娩出。通常在胎儿娩出后的30min内胎盘剥离，随着子宫的进一步收缩，胎盘娩出。

急诊分娩

- 假设胎头现已着冠，则没有足够的时间将产妇转运至产房。
- 尽快联系妇产科及儿科医师（如果所在的医疗机构有此条件），但请在她们到来前做好接产的准备。
- 如果时间允许，采集**简洁精要的产科病史**。

1.孕次：经产妇分娩过程会很快。

2.近期有无阴道出血史。

3.孕周。

（1）通过末次月经时间计算。

（2）估算预产期或者按照公式计算，从末次月经的第一日算起，月份减3或加9，日数加7。

（3）宫高：在肥胖患者中宫高测量可能存在误差。

4.产前检查情况。

5.本次和既往妊娠过程中的并发症。

6.既往病史，如高血压、子痫前期等。

- 进行**重点的体格检查**

1.关注着冠（图19-1）。

2.若既往无阴道出血史，则在无菌条件下行窥器和双合诊检测以确定胎先露位置。胎先露方位的判断最好结合颅缝的触诊，但如果触及胎儿

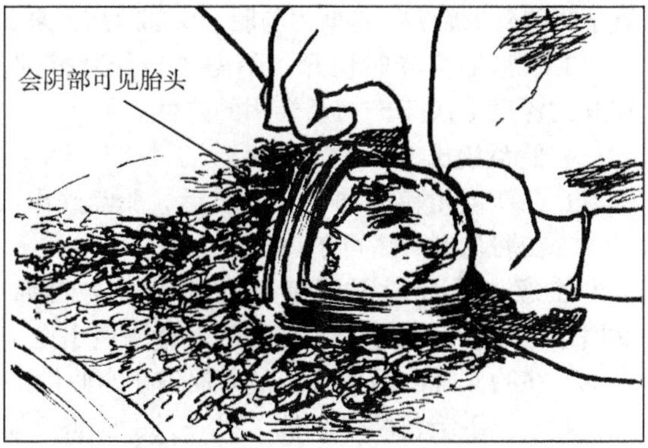

图19-1　**着冠**

足部或手掌则表示先露异常。

3.如果不能明确胎先露，床旁超声可以提示胎儿先露部位。

- **接生步骤**

1.患者体位：患者可以选择最舒适的分娩体位，最常见的姿势是半坐位，膝盖弯曲，背靠支撑物。部分垂直向下的重力作用可以帮助分娩。

2.孔巾遮挡会阴并准备接产所需用品。利用孔巾和隔离衣避免接触到分娩过程中飞溅的液体，尽管并不需要准备无菌制剂。

3.用一只手支撑会阴，可以降低会阴裂伤的风险。用另一只手使胎头在分娩过程中保持屈曲位（图19-2）。

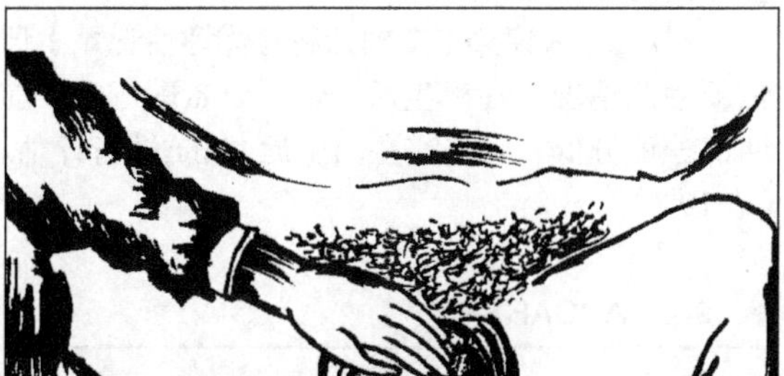

图19-2　**会阴保护**

4.控制胎头娩出的速度以避免会阴裂伤。

5.胎儿一经娩出即鼓励产妇避免用力，并检查是否存在脐带绕颈（图19-3）。

（1）如果存在脐带缠绕胎儿颈部，应松解脐带。

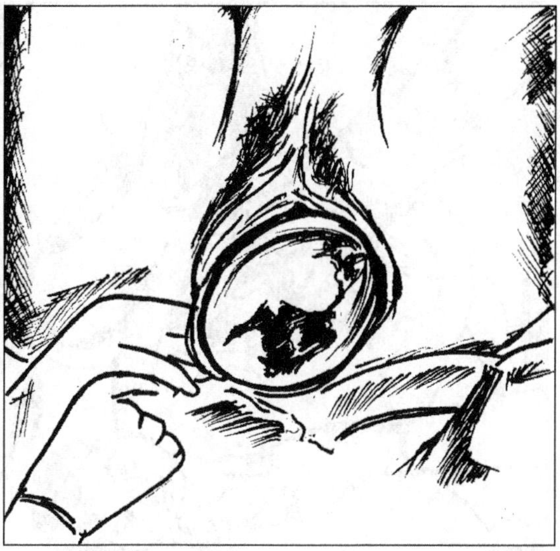

图19-3　**检查是否存在脐带绕颈**

（2）若不能松解脐带则应用两把止血钳钳夹一段脐带，在两把止血钳中间用无菌剪刀剪断。

6.清理婴儿口鼻（牢记，新生儿需要经鼻呼吸）。

7.**胎肩娩出**。

（1）双手置于胎头两侧，一阵宫缩用力时娩出一侧胎肩，向下轻压胎头以助前肩娩出（图19-4）。避免急迫而粗暴的动作。

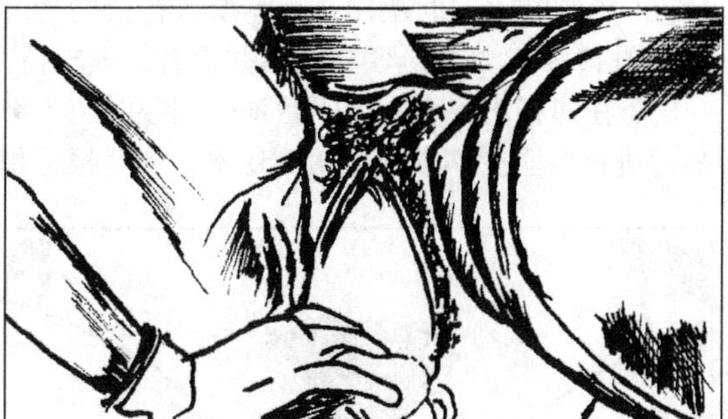

图19-4　**向下轻压胎头以助前肩娩出**

（2）前肩娩出后，肌内注射麦角新碱0.5mg。

8.**胎体娩出**。

（1）支撑胎儿头部及肩部，控制胎体娩出的速度（图19-5）。

（2）再次吸除鼻腔黏液，并进行新生儿初步评估（详见Apgar评分部分）。

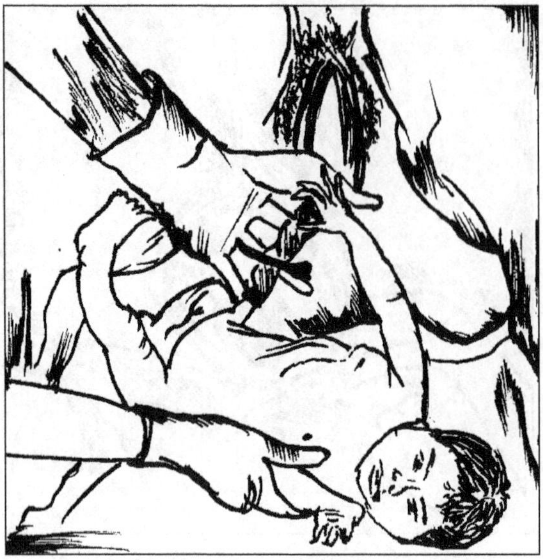

图 19-5　胎儿娩出

（3）擦干新生儿身体表面液体后，将其包裹在毛巾或毛毯中保暖，用两把血管钳夹紧脐带，间隔 2in，用无菌剪刀剪断，根据所在部门或医院规定，采集适量脐血样本。

9. 若分娩后新生儿出现发绀、窒息或者刺激后反应力差，在新生儿科医师不能及时到场的情况下需要立即开始新生儿窒息复苏。

- **会阴切开术**

1. 通常在着冠时决定是否需要进行会阴切开术（图 19-6）。常规会阴切开术并没有证据支持。

2. 在即将出现会阴部阴唇系带撕裂时用无菌剪刀进行会阴中切术或会阴侧切术，将两根手指置于阴唇系带后方，将剪刀与胎儿头部隔离开来。

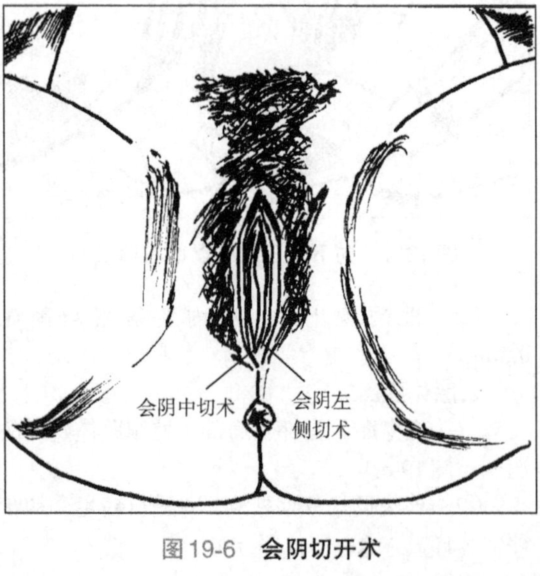

图 19-6　会阴切开术

3. 于宫缩高峰时切开，不需要局部麻醉剂。切开的深度取决于产力及会阴的弹性。

- **胎盘娩出**

1. 在新生儿娩出 15 ～ 20min 后，胎盘娩出。

2. 在胎盘剥离后可予以轻拉牵引。

注意： 强行牵引脐带会导致①子宫内翻；②脐带断裂；③胎盘早剥（导致大量阴道出血）。

3. 在胎儿娩出后按摩子宫以促进子宫收缩。

4. 一只手绕住脐带轻拉，另一只手应置于耻骨联合上方垂直向下按压，以防止子宫内翻。

5. **胎盘剥离**的征象如下所示。

（1）脐带缓慢自行延长。

（2）阴道少量出血。

（3）腹腔内宫底升高，子宫变硬。

6. 胎盘娩出后检查胎盘。

（1）打开胎膜，暴露胎盘的每个小叶。

（2）胎盘部分残留会增加产后出血（postpartum haemorrhage，PPH）的风险。

- **产后出血**

1. 判断胎盘完整以除外胎盘部分残留是第三产程的重要环节。

2. 阴道分娩失血量超过 500ml 即为产后出血。最常见的原因是子宫收缩乏力及软产道深部裂伤；因此，开放外周静脉通路，充分补液的容量替代治疗是非常重要的。

- **APGAR 评分（美国儿科总体评估记录）评估新生儿情况：** 在出生后 1min、5min 进行，若前两部分评分低，则仍需在出生后 10min 进行评估。（表 19-2）

表 19-2　APGAR 评分

体征	得分		
	0	1	2
A- 肌张力	松弛	四肢稍屈曲	四肢活动好
P- 脉搏	无	＜100 次 / 分	＞100 次 / 分
G- 对刺激的反应	无反应	有些动作如皱眉	打喷嚏、咳嗽、闪躲
A- 肤色	全身苍白	躯干红，四肢发绀	全身红润
R- 呼吸	无	慢，不规律	好，大声哭

致谢

本章节中所有插画均出自 Dr Swati Jain.

（王楠 王妍 译 王妍 校）

第四节　盆腔炎性疾病

Gene Chan

要点

• 任何育龄期女性出现下腹痛，都应考虑异位妊娠及盆腔炎性疾病的可能。

• **急性盆腔炎的临床诊断标准**：在大多数患者中进行阴道检查或肛查可能出现以下**经典的三联征**，包括下腹痛或压痛、宫颈举摆痛和双侧附件区压痛。其他症状包括阴道分泌物增多、阴道出血及性交痛，也可能出现发热（体温超过38℃）、恶心及呕吐。窥器检查时，在95%的盆腔炎患者中可以看见脓性分泌物。如果可以触及附件区肿物并考虑输卵管卵巢脓肿可能，需要进行盆腔超声的检查。

• **发病诱因**

1. 多个性伴侣。
2. 过早的性行为。
3. 性传播疾病史。
4. 近期的下生殖道检查或操作（如清宫术、子宫输卵管造影等）。
5. 近期的人工流产、流产或分娩。
6. 异物（如宫内节育器）。
7. 频繁的冲洗。
8. 吸烟。

• **典型表现**是亚急性下腹部钝痛并且通常是双侧的。实际上，单侧的下腹痛和附件区压痛可能并不是盆腔炎。另一方面，当出现双侧下腹痛和附件区压痛的时候，也要考虑到其他可能的诊断，如异位妊娠、输卵管卵巢脓肿及附件扭转。

• 通常来说，患有阑尾炎的女性症状持续的时间更短，并且会有更加明显的消化道症状。她们在临床上表现为更加不适，并且体征局限于右侧髂窝。

• 必须优先**排除妊娠**。其他的检验检查包括血常规和尿妊娠试验。

⇨ 给全科医师的特别提示

• 出现以下情况时，及时请妇产科医师会诊后收入院治疗：中毒的患者，门诊治疗效果欠佳者，妊娠患者，呕吐症状明显，不能排除外科急诊引起的疼痛，可疑输卵管卵巢脓肿、免疫缺陷及在门诊随访可能性小的患者。

• 对于可疑盆腔炎的患者积极进行经验性治疗。这样可以减少远期并发症发生的风险，如异位妊娠、不孕症及慢性盆腔痛。

处理原则

• 在适当的护理区域进行治疗。

• 取阴拭子培养和药敏定量，以及宫颈管拭子查衣原体及淋球菌。

• 建立静脉通路并进行血常规、尿素、肌酐及电解质的检查。

• 根据需要进行静脉输液及止痛。

• 如有宫内节育器，需取出。

• 急性盆腔炎应考虑静脉应用抗生素。

• 以下抗生素可以用于治疗盆腔炎。

1. 联合口服左氧氟沙星400mg bid及甲硝唑400mg bid，共14天。

2. 立即肌内注射头孢曲松250mg，然后口服多西环素100mg bid及甲硝唑400mg bid，共14天（如果患者对多西环素过敏，替代用药为红霉素500mg qd，口服10～14天）。

3. 静脉用克林霉素900mg tid联合静脉用庆大霉素2mg/kg负荷量，然后1.5mg/kg tid维持；之后可以选择口服克林霉素450mg qid，或者多西环素100mg bid及甲硝唑400mg bid，共计14天。

• 患者出院应给予完整的指导，48～72h严密随访，并告知性伴侣及时就医。

• 应告知患者在她与性伴侣治疗完全结束前避免性接触，建议使用避孕套。

• 应建议患者进行梅毒、肝炎病毒和人类免疫缺陷病毒（HIV）检测。

• HIV阳性患者的抗生素治疗方案不变。

（王　楠　贺豪杰　王　妍　译　王　妍　校）

第20章

环境急症

第一节 重度烧伤

Francis Lee · Victor Ong · Shirley Ooi

要点

- **符合下述条件的重度烧伤患者**要转入**烧伤中心**。

1. 任何年龄段的皮肤全层烧伤超过体表面积（BSA）的5%。

2. 高龄人群（＞50岁）或儿童（＜10岁）的混合性烧伤（部分合并全层烧伤）超过体表面积的10%。

3. 10～50岁伤者的混合性烧伤超过体表面积的20%。

4. 涉及特殊区域的烧伤，如眼睛、耳部、面部、双手、臀部、会阴部及双足。

5. 吸入性烧伤（气道烧伤）。

6. 躯干或四肢的环周性烧伤。

7. 电击伤和化学性烧伤。

8. 烧伤患者合并慢性疾病。

- 重度烧伤患者的评估遵循加强创伤生命支持（ATLS）的原则。优先检查有无危及生命的损伤，如气道问题及呼吸困难；继而全面地检查患者，在此阶段评估烧伤程度和计算液体量。

初始处理

- 烧伤患者应安置于抢救室或急诊复苏区并密切监测。

- 初始救治过程中（评估气道、呼吸、循环、残疾和暴露因素即ABCDEs），应完成气道评估并明确是否需要气管插管。**上呼吸道梗阻的危险因素**包括以下几点。

1. 鼻周或口周烧伤和烫伤。

2. 鼻毛烧焦或鼻孔内有灰烬。

3. 舌烧伤。

4. 颊黏膜水肿。

5. 声音嘶哑。

6. 喉镜发现喉头水肿。

7. 吸气性喘鸣。

- 存在气道高危因素应**尽早**气管插管。口腔及咽喉部的进行性水肿可能使后期插管更加困难（参见第2章第一节“气道管理/快速气管插管”）。

1. 快速诱导前（RSI）应密切监测患者（血压、心电活动、血氧饱和度、潮气末二氧化碳）。

2. 如果是潜在的困难气道，在快速诱导前优先考虑清醒插管。

3. 对于急性烧伤，琥珀胆碱**并非**麻醉禁忌。

4. 为避免插管失败，插管前做好建立外科气道的准备，如备好环甲膜切开包。

5. 气管插管应在高年资急诊科医师或麻醉师在场的情况下进行。

- 不需要气管插管的患者通过非呼吸器面罩以15 L/min的速度给氧。

- 建立静脉通路并输注晶体液。

- 完善**检查**

1. 必要的血液检验：血型和交叉配血，全血细胞计数，血尿素氮/电解质/肌酐，凝血功能，动脉血气分析及末梢血葡萄糖检测。

2. 其他相关的血液检查：碳氧血红蛋白检测。

3. 心电图和X线胸片。

- 留置导尿管并监测尿量。

- 预防低温。

烧伤评估与补液策略

- 评估烧伤的**严重**程度。严重程度基于以下几点。

1. 烧伤深度。

2. 烧伤范围。

3. 烧伤部位。

• 烧伤**深度**分为浅表烧伤、部分全层和全层烧伤（参见本章第二节“轻度烧伤”）。

• 成年人烧伤**范围**的评估通常应用**Wallace九分法**（图20-1）。对于儿童，不同年龄的烧伤面积计算则基于化德-布劳德（Lund-Browder）表（图20-2）。只有部分全层和全层烧伤计算烧伤范围。

• 根据评估的烧伤面积计算液体量。通常，任何患者烧伤面积超过20%都需要补充循环容量。于外周血管建立大孔径（至少16G）的静脉输液通路。如果不能通过未烧伤的皮肤置管，覆盖烧伤皮肤不应妨碍在可触及的静脉内置管。上肢的静脉通路优于下肢，因为大隐静脉更易出现外周静脉炎甚至化脓性静脉炎。通过不同的晶体液和胶体液配比，有多种补液方案供选择。表

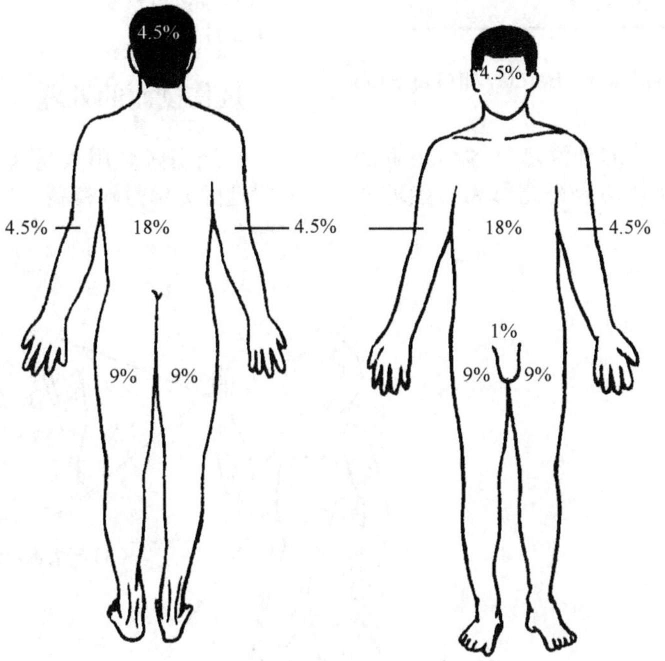

图20-1 Wallace九分法

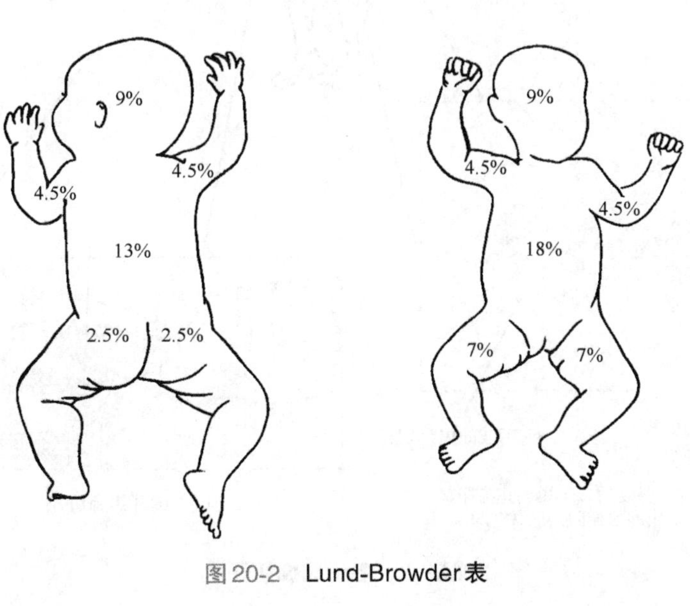

图20-2 Lund-Browder表

20-1的派克兰（Parkland）补液公式即为一种。

表20-1 Parkland补液公式

第一个24h所需的补液总量＝每1%体表面积每千克体重2～4ml
● 将总补液量分成两等份
● 前8h输注第一份
● 后16h输注第二份
开始时间＝烧伤发生的时间
（如患者于烧伤后2h开始补液，则总补液量的前一半应于6h内输注，而不是8h。）
液体可以选择哈特曼氏液或生理盐水

其他的补液公式如Muir、Barclay和Galveston也广泛用于各个国家。

注意这些公式计算的补液量仅为纠正烧伤引起的体液丢失，此外还应补充每天的生理需要量。

减轻疼痛

- 给患者充分的止痛

1. 静脉给予芬太尼2～3μg/kg。
2. 每10～15min静脉给予吗啡1～2mg。
3. 静脉滴注曲马多50mg。
4. 换药时吸入一氧化二氮-氧混合气体减轻疼痛。

注意，虽然阿片类药物是止痛的最佳选择，但此类药物可导致低血压，因此需要保证充足的液体灌注。

烧伤创面的处理

- 烧伤区域用大量清水冲洗冷却，并以非黏附性的无菌敷料覆盖（参见本章第二节“轻度烧伤”）。

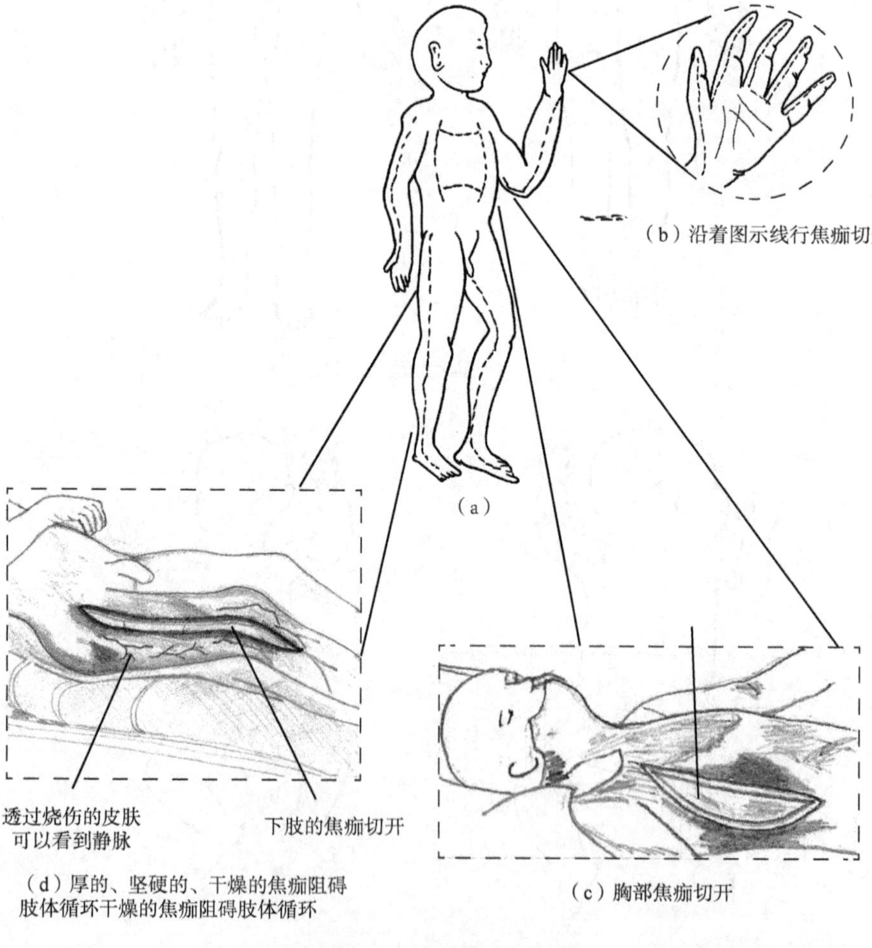

图20-3 急诊焦痂切开术

注意：大面积烧伤（＞10%体表面积）患者不要用冷水冲洗，因其会引起低体温。

• 躯干和四肢的环周全层烧伤应行**焦痂切开术**（图20-3）。

1.焦痂切开术不用麻醉。

2.用无菌刀片操作。

3.切割线与解剖线一致，初始可少量开口，必要时增加切口数量。切开深度在四肢的侧方和（或）中线方向包括关节区域都必须穿透整个焦痂层。胸部的环形烧伤，如果出现呼吸困难，应当于双侧腋前线行焦痂切开术。

4.切口深度达到皮下脂肪层，不建议切割过深致出血。

致谢

图20-1和图20-2由Chong Chwe Lan医师绘制；图20-3（a）和（b）由Swati Jain医师绘制；图20-3（c）和（d）由Sandra Han女士绘制。

（张志鹏 译 郭治国 校）

第二节 轻度烧伤

Francis Lee · Victor Ong · Peter Manning

定义

• **表浅或一度烧伤**（如日光灼伤）：以红斑、疼痛和没有水疱为特点。此类烧伤不致命，一般也不需要静脉补液。

• **部分全层或二度烧伤**：以红色或斑片状外观，伴有肿胀和水疱形成为特点。此类烧伤表面湿润，对疼痛十分敏感，甚至气流都能引起疼痛。

• **全层或三度烧伤**：常呈暗色，皮革状，半透明或蜡白色。表面呈红色，受压时不变白。伤口常干燥、不疼痛。

要点

• 只要没有以下情况，烧伤可以在门诊治疗。

1.成人烧伤面积超过体表面积（BSA）15%，儿童超过10%。

2.累及眼睛、耳朵、脸、手、臀部和会阴等特殊部位。

3.可疑吸入性损伤。

4.环形烧伤。

5.电灼伤。

6.全层烧伤。

• **冷却**是烧伤治疗中非常重要的方面，却常被忽视。该方法能够减少皮肤残余热力损伤，减轻肿胀，缓解疼痛。

• **碱烧伤**往往比酸烧伤更严重，因其常渗入深层组织造成液化性坏死。

轻度烧伤的初始治疗

• 确保气道通畅，维持呼吸、循环和生命体征的稳定。

• 除去伤口的燃烧物。

• 除去烧伤区域可能造成压迫的物品，如手镯和戒指。

• **冷却**烧伤。可应用“10～15”原则。

> ⇨ **给全科医师的特别提示**
>
> • 烧伤患者常被送往急诊室。快速处理步骤如下所示。
>
> 1.快速评估患者意识状态、气道、呼吸和循环，从而决定是否需要救护车转运。
>
> 2.如下所述，快速冷却伤口。
>
> 3.如果不能换药，烧伤区域可以用干燥洁净的布单或塑料包裹（如保鲜膜），并打绷带。
>
> • **氢氟酸（HF）烧伤**十分严重，无论面积大小，都必须送往急诊室。
>
> • **冷却**烧伤。可应用“10～15”原则。

1.伤后10～15min处理。

2.用冷水（10～15℃）。

3.用流动的水或者将伤口浸入冷水10～15min。

• 记录伤口大小以便随访（参考本章第一节“重度烧伤”）。

• 给伤口**换药**。可选择的成品很多，但良好的烧伤敷料应当具备以下三层。

1.不黏附的内层（如湿润细布和Opsite）。

2.吸收性的中层（如脱脂棉和Gamgee）。

3.保护性的外层（如保鲜膜和绷带）。

• 聚氯乙烯塑料片（保鲜膜）是商品敷料的有效替代品，因其不透水，透明便于观察且不黏附。

• 给予镇痛。阿片类药物可在最初使用，但在急救后，非甾体抗炎药和对乙酰氨基酚往往已经足够。

• 除非较大且张力高，**水疱**一般无须处理。可用空针抽吸。不要去除水疱皮，因为皮肤具有保护性并且是天然的敷料。

• **轻度脸部烧伤**可以不用敷料。因为面部血液循环丰富，伤口愈合较快，感染风险较低。

1.冷盐水用于烧伤区1～2h。

2.伤口用无刺激性的抗菌溶液清洗后暴露在空气中。

3.建议患者每天用肥皂和清水洁面2次。

4.15天内避免日光暴露以免色素过度沉着。

5.告知患者伤后前3天可能会出现水肿。

6.用温和的药膏或乳剂覆盖伤口，如每1～4h应用液状石蜡减少痂皮形成。

• **抗菌乳膏**有助于伤口恢复但不需要口服抗生素。局部常用的是在覆盖敷料前涂抹1%的磺胺嘧啶银。

1.抗菌谱覆盖假单胞菌等革兰氏阴性菌。

2.每24～48h换药。

3.下列情况避免使用磺胺嘧啶银。

（1）已知对磺胺类药物过敏。

（2）G6PD（葡萄糖-6-磷酸脱氢酶）缺乏。

（3）妊娠晚期。

（4）2岁以下婴儿。

（5）暴露部位，如脸部和颈部。银离子会变暗并在脸部留下黑色痕迹，特别是暴露于紫外线时。

注意：表浅和部分全层烧伤无须使用1%磺胺嘧啶银。

• 必要时强化患者的**破伤风免疫状态**。

患者的后续护理

• 所有门诊患者24～48h后复诊。此时检查烧伤范围有无扩大。

• 检查有无**渗出物**湿透敷料。若有，采取以下措施。

1.如果渗出量多，增加一层敷料。

2.如果应用Opsite敷料，可用空针抽吸渗出，并加盖一层Opsite敷料。

• **感染表现**

1.血清样，脓性或有臭味渗出。

2.伤口边缘发炎。

3.伤口压痛。

4.发热寒战。

• 烧伤伤口第一次换药需要在48h内（同时第一次复查伤口），之后每3～5天换药。换药移除敷料时会撕扯新生上皮和肉芽组织，影响愈合。

• 换药时注意无菌操作。

• 随访时，更换外层和中层敷料是必要的。部分全层烧伤通常在10～15天愈合，新生上皮形成后去除内层敷料。

特殊烧伤

焦油或沥青烧伤

• 涂抹一层白石蜡油或新孢子菌素软膏后，表面的焦油可以在30～45min后去除。

• 嵌入的焦油无须除去，因为去除会造成更大的损伤。

• 嵌入的焦油会在新生上皮形成后脱落。

酸或碱烧伤

• **氢氟酸**（HF）是一种工业原料，主要用于核素铀的分离，在炼油厂作为裂变催化剂，或用于蚀刻玻璃和陶瓷，去除铁锈，清理黄铜或者水晶，也用于制作半导体硅芯片。

• 含氢氟酸的消费品包括汽车清洁剂、铁锈清洁剂、水垢清洁剂。

• 氢氟酸**像碱性液**一样，会导致进展性的组织损伤，包括骨破坏。

• 氢氟酸是**最强的无机酸**之一，通过两种机制导致组织破坏：氢离子的**腐蚀性烧灼**和氟离子的组织穿透性**化学烧灼**。

• 氟离子穿透并形成不可溶的钙盐或镁盐，产生细胞毒性的酶催化反应。

• 可溶性盐也与其他阳离子结合，但迅速分离，释放氟离子进一步导致组织破坏。

• 氟离子的吸收会导致低钙血症、低镁血症、高钾血症和心脏骤停。

• 当吸入、食入或超过60cm^{2}的皮肤灼伤时，警惕低钙血症。

• 暴露于7%或更低浓度的氢氟酸时，可能12～24h才有症状。

• 氟离子的不良反应可能会持续数天。

• **潜在的后遗症**。

1.指尖灼伤导致顽固性疼痛、骨骼破坏和甲床受损。

2.皮肤灼伤恢复缓慢并产生大片瘢痕。

3.眼部灼伤导致长期或永久的视力下降、失明，甚至整个眼的破坏。

4.食入氢氟酸可能导致食管狭窄。

• **皮肤灼伤。**

1.氢氟酸灼伤是一种特殊的损伤，灼伤手指和甲床时表面的指甲可能是完好的。

2.接触浓度≤7%的氢氟酸时，不会立刻引起疼痛。延迟的剧痛可能会出现在24h之后。

3.接触浓度12%的氢氟酸常在8h后出现跳痛和肿胀。

4.接触≥14%浓度的氢氟酸即刻引起跳痛、皮肤脱色变白和水疱。

• **眼部灼伤**导致眼部刺激乃至上皮细胞大量坏死而永久性失明。

氢氟酸烧伤的处理

• 包括支持治疗及特殊含钙解毒剂的应用。使用**葡萄糖酸钙**以结合酶毒性氟化物离子从而减少其毒性作用。该药可表面使用、皮下注射、皮内注射、动脉输注或基于比尔法的静脉内区域灌注技术。

注意：急诊药房应备有氢氟酸解毒剂。鼓励多学科会诊。

• 清除污染：快速清除皮肤污染物非常重要。

• 气道、呼吸和循环。

1.评估和开放气道。

2.如通气或氧合受限，经口气管插管。

3.备好环甲膜切开包以防气管插管失败。

4.呼吸系统有症状的患者吸入纯氧。

5.每5～15min监测心电图、生命体征和脉搏血氧饱和度。

注意：低钙血症可能导致QT间期延长和心律失常。

• **吸入烧伤：**严重呼吸窘迫的患者给予葡萄糖酸钙喷雾疗法（25ml葡萄糖酸钙溶入100ml水中）。

• **水疱。**

1.切开引流，处理前清除坏死组织。

2.使用葡萄糖酸钙凝胶持续按摩伤口，直到疼痛缓解。

注意：表面疗法最大的局限是钙离子不能渗透皮肤。

3.氢氟酸解毒包中应备有凝胶，也可以将10%葡萄糖酸钙溶液溶于3倍体积的水溶性润滑剂（如KY凝胶）中自行制备。

4.处置过程中医务人员应戴橡胶手套。

5.若疼痛不能在30～60min缓解，注射葡萄糖酸钙。

• **大面积或深部烧伤。**

1.向烧伤区域和周围注射无菌葡萄糖酸钙水溶剂。

2.方法：使用细针（27～30G）注射5%葡萄糖酸钙，不超过0.5ml/cm^2。

3.**不要注射氯化钙**治疗皮肤烧伤，否则会引起极度疼痛和更加严重的组织损伤。

• **手部烧伤。**

1.甲下烧伤往往不需要浸泡治疗。

2.可以拔甲以暴露与酸液接触的皮肤。

注意：指根麻醉也许是必要的，但可能会妨碍治疗的充分性。

3.可用细针（27～30G）小剂量注射葡萄糖酸钙到指端。注意多次注射可能导致组织缺血。

4.可以静脉区域性使用葡萄糖酸钙替代指根麻醉。方法：应用比尔前臂缺血阻滞技术，静脉注射10～15ml的10%葡萄糖酸钙和5000U肝素溶于40ml 5%葡萄糖盐水中的混合液。治疗终点如下所示。

（1）指头疼痛减轻。

（2）袖带比烧伤更疼。

（3）超过20min的缺血时间。

5.对于大面积烧伤和指端烧伤的患者，考虑葡萄糖酸钙动脉注射。肱动脉或桡动脉置管，将10ml 10%葡萄糖酸钙溶液溶于40ml 5%葡萄糖盐水中，注射时间至少4h。4h后可重复注射直至疼痛消退。

6.请手外科会诊，除非治疗后疼痛完全消失。

• **眼部烧伤**

1.**不要用油、软膏或油膏**治疗眼部烧伤。

2.用无菌水或生理盐水持续冲洗15min。

3.如果疼痛持续，用1%葡萄糖酸钙溶液冲洗（50ml10%溶液溶于450ml无菌生理盐水）。

注意：不要用10%溶液冲洗眼睛。

4.检查视力。

（1）滴注荧光染色和裂隙灯检查。

（2）若有角膜缺损，请眼科会诊。

• **食入**

1.**不要**催吐。

2.食入1h内可置入鼻胃管，用10%葡萄糖酸钙洗胃。

注意：存在食管和胃穿孔风险。

3.饮用牛奶或含钙离子饮料以结合氟离子并稀释酸溶液。

4.请胃肠病学家会诊进一步处理。

• **处置**：所有的氢氟酸伤员应收入院。

（张志鹏 译 郭治国 校）

第三节 潜水急症

Gene Chan · Francis Lee

• 大多数因潜水引起的急症状况与气体的运动有关，而气体的运动由以下两个基本定律决定。

1.**波尔定律**：温度恒定的情况下，气体的容积与压力成反比（这条定律可解释发生潜水相关的耳气压伤和空气栓塞的原因）。

2.**亨利定律**：温度恒定的情况下，溶解在液体中的气体量直接与气体的分压成正比（这条定律可解释发生减压病和氮麻醉的原因）。

前言

• 两种常见的潜水急症

1.减压病（DCS）。

2.空气栓塞（AGE）。

• 在进行潜水损伤的诊断时，需结合损伤发生的阶段考虑（即下潜阶段、稳压阶段或上升阶段）。

1.**下潜阶段**：中耳、内耳及外耳气压伤、面部挤压伤和鼻窦气压伤。

2.**稳压阶段**：氮麻醉、体温过低、氧中毒和气体污染。

3.**上升阶段**

（1）**快速上浮**：肺气压伤，如气胸、纵隔气肿、肺出血、空气栓塞、气压性牙痛、胃肠气压伤。

（2）**长期深度潜水**：Ⅰ型减压病，Ⅱ型减压病。

• **减压病**是指血液或组织中氮气小气泡形成所致的一系列临床综合征。

• **Ⅰ型减压病**：包括皮肤症状和小关节疼痛，或仅仅只是痛。

1.**骨骼和肌肉系统**：气泡在关节周围组织聚集引起血流量减少和肌肉组织伸展障碍；疼痛多发生在肘关节和肩关节（屈肢症）。

2.**皮肤**：瘙痒、局部红斑、大理石斑纹状皮肤。

3.**淋巴系统**：局限性淋巴水肿、淋巴结肿大和偶发疼痛。

• **Ⅱ型减压病**：与心血管系统及神经系统相关的严重症状。

1.**神经系统**：中枢及脊髓减压病。中枢减压病包括头痛、复视、构音障碍、异常疲劳和行为异常。骨髓减压病包括四肢无力、感觉异常、瘫痪及背痛，通常发生在下胸段和上腰段。

2.**内耳及前庭**：恶心、眩晕、随意或不随意的眼球震颤。

3.**呼吸系统**：胸痛、咳嗽、气喘、气促，最终导致发绀。

• **空气栓塞**

1.该病是导致潜水员致死的第二大因素。当气泡穿过肺泡毛细血管进入肺静脉循环，通过心室进入动脉循环，在冠状动脉和颅内血管形成栓塞，将导致十分严重的问题。

2.冠状动脉内的栓塞将导致心肌缺血、心肌梗死、心律失常和心脏骤停。在颅内动脉内发生的气体栓塞会引起一系列类似于脑卒中的症状。

3.任何在达水面时已发生的意识丧失或10min内发生的意识丧失都应考虑空气栓塞的可能。

• **Ⅲ型减压病**：空气栓塞和减压病联合导致的神经系统症状。

> ⇨ **给全科医师的特别提示**
>
> • **如果患者有近期（＜24h）压缩空气潜水的经历，一旦出现不明症状，都应考虑是否发生潜水急症。**

临床治疗

• 常规处置：如果病情平稳（最常见表现）。

1.把患者安排在过渡护理区。

2.患者左侧卧位，略呈头低足高位（特伦德伦伯格式卧位）。

3.给予100%纯氧吸入。

4.建立静脉通路。

5.输入生理盐水500ml，要求大于1h输完；随后输入生理盐水500ml，要求大于4h输完。

6.如果患者病情不平稳，需在重症监护病房中进行处置，包括进行气道准备、对呼吸和循环进行监测及评估；存在心肺损害症状或心脏骤停风险的急症病例，应按照标准的加强心脏生命支持（ACLS）法则处置。

7.检查除潜水急症外是否伴有其他外伤。

• **临床检查**

1.**胸部X线**：明确是否有气胸、纵隔气肿。

2.**心电图**：以胸痛为首发症状的需排除心源性原因。

3.**动脉血气分析**：排除通气不足或低氧血症。

• **最终治疗**：对于潜水急症的最终治疗是立即进行再次加压。

1.如果医师怀疑患者存在减压病和空气栓塞，应在情况稳定后咨询潜水医学领域专家。最终治疗是在加压舱内进行高压氧治疗。

2.一旦潜水损伤诊断成立，不要送患者到神经科进行进一步检查，原因如下所示。

（1）这些科室不具备加压设备。

（2）拖延对减压病和空气栓塞的治疗会增加致残率，甚至会增加致死率。

减压病和空气栓塞的对比

• 总体上说，空气栓塞的特征是“快、短、浅”，减压病的特征是“慢、长、深”，见表20-2。

表20-2 **空气栓塞和减压病的特征**

因素	空气栓塞	减压病
形成原因	在水下恐慌，快速失控上浮	缺乏潜水训练，潜水的时间和深度超出安全范围
潜水深度	通常发生在浅水区，一般发生在3m以内	通常很深，超出规定
时长或起病时间	进展迅速，在几秒钟到几分钟内发生，一般在露出水面那一刻发生	缓慢起病，数分钟至数小时
意识丧失程度	经常	较少
非特异性症状	较少	经常
关节痛	不普遍	非常普遍
神经系统症状	单侧障碍，类似于脑血管意外	双侧，不均匀
感觉丧失	单侧，局限	普遍，弥漫

（孟祥恩　译　郭治国　校）

第四节　电击伤和雷电伤

Peter Manning · Gene Chan

要点

• 低电压伤害（＜1000V）比高电压的伤害轻。随着电压的增加，发生大面积烧伤的可能性增加。

• 不同组织的电阻不相同，骨骼的电阻最大。

• 触电时间越长，伤害越严重。

• 干燥的皮肤需要3000V才能诱发心室颤动，而湿皮肤只需要日常家用电流（220～240V）就能诱发。

• 交流电比直流电更危险，会导致屈肌强直性收缩，使受害者“冻僵”在触电点。

• 直流电会导致单个肌肉收缩，使受害者远离电源；闪电也是一样的。

• 路径：一旦皮肤被破坏，电流通过阻力小的组织（神经、血管和肌肉），损伤与受累组织的横截面直径成反比。

• 真正的电损伤更像是挤压损伤，而不是热损伤，损伤范围往往不大。

• **良好的液体管理是避免急性肾衰竭的关键。**

注意：液体置换不能根据华莱士的九条规则计算，与热损伤不同。

• 传统的大规模伤亡分类规则不适用于闪电受害者。没有生命迹象的受害者首先得到治疗。有呼吸的受害者很有可能在支持治疗下存活。

• 不要忘记处理相关损伤

1.颈椎损伤。

2.吸入毒物。

3.骨折或错位。

4.热损伤，可能伴有吸入性损伤。

5.妊娠期间胎儿损伤。

⇨ 给全科医师的特别提示

• 如果首先到现场，在接近受害者之前确保电源被切断。

电击伤类型

• **真正的电击伤（直接打击）发生在电流经过身体到地面的时候。**

• **电火花灼伤**

1. 电流不经过身体内部，仅限于皮肤。

2. 伤口的特征是中心白色热灼伤、周围红斑，为单纯热损伤，治疗其本身。

• **火焰烧伤**

1. 由衣物着火引起，不是真正的电损伤。

2. 一旦排除电损伤，可按热烧伤处理。

• **雷电损伤**：并发症的详细情况见表20-3。

1. 高压（百万伏特）直流电。

2. 心脏损伤导致心脏停搏：根据加强心脏生命支持指南进行治疗，尽可能延长复苏。

3. 入口处周围的皮肤可能为蜘蛛状或松树状（利希滕贝格图形）。

损伤机制

• 电击伤有以下三种机制。

1. 电流对人体组织的直接影响。

2. 电能转换为热能，这会导致浅表或深度烧伤。

3. 钝性机械性损伤，由剧烈肌肉收缩或爆发力引起坠落或被抛出而造成。

治疗

支援措施

• 有精神状态改变或心律失常的患者应在危重病房接受治疗。

• 保持气道通畅与颈椎固定。

• 监测：心电图，生命体征（每5～15min检测），脉搏血氧测定，心脏监测。

表20-3 电和雷电击伤并发症

受累系统	共有表现	特有表现
心血管系统	室性心律失常，低血压（液体丢失），高血压（儿茶酚胺释放），心肌缺血	心肌梗死是罕见的，在这两种类型的损伤中出现较晚
神经系统	意识丧失、精神状态异常、抽搐、失语、健忘和周围神经病变 暂时性麻痹（角麻痹）：外周血管收缩和感觉障碍（在雷击后形成）	呼吸中枢麻痹、脑出血（ICH）、脑水肿和脑梗死，帕金森病是雷电击损伤的特征。神经炎是晚期的特征表现
皮肤	电热接触性烧伤，非接触电弧，电火花灼伤，不同程度的继发性热损伤（衣物燃烧和金属首饰发热）	瘢痕和挛缩是晚期的特征
血管	血栓形成、凝固性坏死、血管内溶血，延迟血管破裂和室间隔综合征	雷电击伤中的弥散性血管内凝血
呼吸系统	呼吸暂停、吸入性肺炎和肺挫伤	肺梗死和肺炎是晚期的特征
肾脏/代谢	肌球蛋白尿，血红蛋白尿，代谢性酸中毒，低钾血症、低钙血症和高血糖	肾衰竭不常见
胃肠道	胃萎缩和肠梗阻，肠穿孔，食管壁内出血，肝脏和胰腺坏死，胃肠出血	
肌肉	室间隔综合征，梭状肌炎，肌坏死	
骨骼	常见的继发性钝挫伤包括椎体压缩性骨折（摔倒所致），长骨骨折（肌肉痉挛或剧烈肌肉收缩所致），大关节错位，无菌性坏死，骨膜烧伤，骨髓炎和骨坏死	
眼	角膜烧伤、眼内出血或血栓形成，葡萄膜炎，视网膜脱离和眼眶骨折、自主神经功能障碍导致瞳孔固定和扩大	晚期损伤有迟发型白内障、黄斑变性、视神经萎缩
耳	听力丧失（暂时性），耳鸣，鼓室积血和脑脊液鼻漏	鼓膜破裂罕见
口腔烧伤	迟发性唇动脉出血（发生于儿童咬电线），伴发瘢痕和面部畸形，语言发展延迟和下颌、牙列发育受损	这些损伤几乎只见于电损伤
胎儿	自然流产，胎儿死亡，羊水过少，宫内发育迟缓，高胆红素血症	
精神抑郁	歇斯底里，焦虑，睡眠障碍，抑郁，恐惧症和认知功能障碍	这些特征在雷电击伤中更为常见

• 建立外周静脉通路（如果患者是血流动力学不稳定，开放2条通路）。

• 实验室：全血计数，尿素/电解质/肌酐，弥散性血管内凝血检查，尿液分析，包括肌红蛋白、心脏检查、肌酐激酶、动脉血气（ABGS）和与之相关的吸入性损伤患者的血红蛋白水平和GXM水平（如有此损伤）。

• 所有的电击伤都应检查心电图。

• 静脉滴注晶体，以维持外周灌注和尿量1～1.5ml/（kg·h）。雷电击伤需要较少的液体。目标：横纹肌溶解时尿量大于100ml/h。

• **X线片：颈椎；受伤部位。合并吸入性损伤时行胸部X线检查。**

• **止痛治疗**

1.哌替啶：50～75mg肌内注射（IM）或25mg静脉注射。

2.双氯芬酸钠：50～75mg，IM。

• 插入福莱（Foley）导管。

• 若出现肌红蛋白尿，碱化尿液，以防止肾小管坏死。

剂量：碳酸氢钠1mmol/kg，静脉注射2h以上（8.4%碳酸氢钠1ml＝1mmol）。

• 如果怀疑麻痹性肠梗阻，可以考虑放置Ryle管。

• 根据标准方案，使用抗破伤风类毒素（ATT）0.5ml，IM。

• 皮肤烧伤应予以隔离/抗生素霜，如磺胺嘧啶银。

• 考虑是否需要筋膜切开术或焦痂切开术，并在下列情况下请手外科或骨科会诊。

1.肌肉组织张力高。

2.感觉丧失。

3.循环系统不稳定。

4.迅速出现组织肿胀。

• 在心脏骤停的情况下，遵循标准的ACLS指南，但建议延长复苏，因为从长时间心脏停搏中复苏成功是有可能的。

特殊情况

• **儿科方面**

1.口腔连合烧伤几乎完全发生在儿童身上，而且发病率高。面部畸形的可能性很大。

2.因为电路局限在口中，死亡是罕见的。

3.在第7～10天，局部焦痂组织脱落时，可能导致唇动脉的出血。

4.所有损伤可在当天出现。

• **产科方面**

1.胎儿损伤取决于流经母亲身体的电流。

2.严重的胎儿损伤（死亡或宫内生长受限）可能发生在母亲被轻微电击后，尤其是在羊水过少的情况下。

3.胎盘早剥是钝性创伤后胎儿死亡的最常见原因。在早期妊娠时，可能会发生自然流产。

4.在妊娠期间，所有电击伤需要妇产科会诊，并持续对胎儿的监护。

• **电子武器**

1.执法人员和安全人正在使用的电子武器，如电击枪，为常规武器提供低致命性替代品。

2.这些装置提供短暂的高压、低安培直流脉冲，使对象丧失行动能力。

3.没有人因放电而直接死亡，然而，泰瑟枪能够诱发致命的心律失常和心脏骤停。

4.评估和治疗应关注探针造成的伤口和任何与跌倒有关的继发性损伤。

处理

• **入院标准**

1.所有患者均为高电压伤（＞1000V）。

2.所有患者均有特定器官系统受累。

3.所有患者均有可疑的四肢神经血管损伤。

4.所有患者均有口腔连合烧伤。

5.深度手部烧伤。

• **出院标准**

1.无烧伤证据的患者。

2.轻微伤的患者，包括羽状烧伤（利希滕贝格图形），适于转至门诊治疗。

（沈林霞 译 郭治国 校）

第五节 体温过高

Keith Ho·Francis Lee

要点

• 体温过高是指当散热机制受损或不堪重负时，体温升高到下丘脑设定点以上。

• 热损伤的范围从热痉挛和热晕厥到热衰

竭和中暑。中暑可导致多器官功能障碍伴急性呼吸窘迫综合征（ARDS）、弥散性血管内凝血（DIVC）、肝功能障碍、休克、横纹肌溶解、肾衰竭、脑水肿和癫痫发作。

• 其他导致体温过高的原因包括恶性高热（用麻醉剂治疗后）和神经阻滞剂恶性综合征（抗精神病药物的特殊反应）。

中暑

• 中暑典型的三联征

1. 直肠温度＞40.5℃。
2. 精神状态异常。
3. 皮肤干热。

三联征代表了病情的严重阶段，应谨慎使用。如果完全符合，可能会漏诊许多早期中暑的病例。

• 诊断需要高度存疑，因为许多症状和体征都是非特异性的。精神状态的改变、精神错乱、抽搐、晕厥并暴露于热环境（经典中暑）或剧烈运动（劳累性中暑）时，应考虑中暑的诊断。

• 排除中枢神经系统感染、脓毒症、神经阻滞剂恶性综合征或恶性高热。

• 长期活动或待在封闭的空间（如疗养院、桑拿室、锅炉房等）并且没有适当的通风或空调是中暑重要的危险因素。

热衰竭

• 热衰竭是由盐或水耗尽引起的中暑前兆。

• 临床特征

1. 焦虑、易怒、不适、疲劳。
2. 多汗、恶心、呕吐。
3. 过度通气和手足痉挛。
4. 直肠温度升高（＜40℃）。
5. 心动过速和直立性低血压。
6. 轻度肝酶异常。
7. 肌酸激酶水平升高。

• 热衰竭与中暑无明显区别，两种情况有一些共同特点，诊断上存在困难。一般来说，热衰竭患者通常没有精神状态改变的病史。

中暑危险因素

• 有几个因素可能使人容易受到热损伤。

1. 缺乏适应能力和身体素质差。
2. 肥胖。
3. 年龄过小或过大。
4. 并发疾病如缺血性心脏病、糖尿病、皮肤病、传染病。
5. 脱水状态，如饮酒、腹泻和呕吐。
6. 药物，如抗胆碱能药、抗组胺药、利尿剂和β受体阻滞剂。
7. 毒品，如苯丙胺和可卡因。
8. 既往发热病史。
9. 曾有热损伤。

鉴别诊断

• 许多条件会导致精神状态改变，并伴有发热，类似中暑。

1. 颅内感染，如脑膜炎和脑炎。
2. 感染，如伤寒和疟疾。
3. 恶性高热和神经阻滞剂恶性综合征。
4. 神经系统疾病，如脑卒中和癫痫。
5. 代谢性疾病，如甲状腺危象。

> ⇨ **给全科医师的特别提示**
>
> • 呼叫救护车转运至急诊科。
>
> • 尽早降温，给患者脱尽可能多的衣服，用海绵或喷水来润湿皮肤。对患者直接吹风，通过蒸发帮助降温。
>
> • 水化很重要。如果患者清醒并能够耐受，可以给予口服补液。静脉滴注治疗是更好的方式。

处理

• 处理热损伤的初步步骤如下所示。

1. 将患者转到急诊科的急救或危重治疗室。
2. 保护气道、呼吸和循环。
3. 补充氧气。
4. 在肘窝中设置大口径静脉内通路，并注入冷却液体。
5. 设置心脏和生命体征监测。
6. 评估直肠温度。

• 接下来对患者进行降温。

1. 脱掉所有的衣服。
2. 使用身体冷却装置（蒸发冷却法）或海绵

和喷淋冷水，并给患者扇风。

3.降温至直肠温度38.5℃。

- 心电图检查心血管问题。在急性热障碍中，心动过速几乎总是存在。其他特征可能包括非特异性ST和T改变及传导异常。心电图可能提示已有的心血管疾病。
- 胸部X线检查明确有无肺水肿或急性呼吸窘迫综合征证据。已经证实中暑时可发生肺梗死。
- 检测末梢血糖明确有无低血糖，以便采取治疗。然而，中暑可出现高血糖，并不一定表明存在糖尿病。
- 血液检测

1. 全血计数：常见非感染性的白细胞增多，可出现血小板减少。

2. 电解质：钠和钾的水平可能升高、正常或降低，这取决于许多因素。可以出现低镁血症和低钙血症。

3. 肌酶通常会升高。

4. 肝功能检查：几乎总是存在肝酶的异常。

5. 动脉血气体检测可以发现过度通气导致的碱中毒或者组织损伤和缺氧造成的代谢性酸中毒。

6. 凝血功能检测可能提示出现凝血功能障碍。

- 尿液检测血及肌红蛋白。另外，可以将样本送到实验室以测量尿肌红蛋白。
- 在降温过程中，可能会发生寒战，从而抵消降低体温的效果。这可以用静脉注射地西泮5mg或氯丙嗪25～50mg来控制。
- 插入胃管治疗急性胃扩张。
- 静脉滴注西咪替丁400mg，预防急性胃炎。
- 患者必须插入导尿管，以监测尿量。
- **注意**

1.中暑的机制不涉及“生理温控器”的转变，因此解热药是没有帮助的。避免使用阿司匹林，因为它可能会引起凝血问题。使用对乙酰氨基酚可加重肝损伤。

2.尽管蒸发的热量较高，但乙醇不能用来冷却身体，因为皮肤吸收会导致渐进性的嗜睡和困倦。

3.在进行有效冷却之前，必须纠正低血压。

4.注意控制中暑后血管收缩时出现肺水肿的反弹。

处置（标准）

- 所有中暑患者收入院。
- 可在急诊科观察，当热衰竭恢复且没有终末器官损伤后出院。

（沈林霞 译 郭治国 校）

第六节 淹 溺

Keith Ho・Francis Lee

定义

- **淹溺**：淹没伤导致24h内死亡。
- **淹没伤**：在所吸液体进入肺部或者继发喉痉挛而窒息后，存活＞24h，即使是暂时的。

要点

- 立即抢救（＜5min）和早期现场复苏（心肺复苏和抢救呼吸）是患者生存的关键。
- 评估的一个重要组成部分是寻找原因（如创伤、自杀、中毒和海洋动物咬伤）。
- 体温过低是一种潜在的并发症，尤其是在较年轻的人群中。

初步院前急救

- 立即从水中营救。
- 评估气道、呼吸和循环（ABCs）。
- 在复苏过程中颈椎的常规固定是不必要的，除非在导致淹没事件的时候有创伤（如潜水史、使用滑梯、酒精中毒或受伤的迹象）。
- 对于因体温过低或心律失常而造成的潜水损伤，脉搏可能很难触及。如果10s内没有感觉到脉搏，立即启动CPR。
- 通过面罩（如果患者有呼吸）或通过球囊面罩（如果患者呼吸停止）提供高流量氧气。
- 建立静脉（IV）通道（如果有必要的设备）。

急救

- 近乎淹溺的处理主要集中在保证ABCs的

安全和纠正缺氧。

• 缺氧的持续时间和严重程度是决定预后的最重要因素。淡水溺水和盐水溺水的区别已经不被强调，因为两者在临床上没有显著区别。

• **去除肺部水分的方法，如海姆利希手法或腹部施压，是有争议的。这些建议不被推荐，因为它们的有效性没有得到证明，可能会对受害者造成伤害而没有好处，并使医护人员不能专注于复苏目标。**

• 抗生素和类固醇对溺水的受害者没有明显的益处。

• 利尿剂对非心源性肺水肿没有帮助。

初始的医院处理

• 将患者转移到科室的高敏监护区。

• 初步评估

1. 检查ABCs。如果没有确定气道，考虑插管。

2. 稳定颈椎，避免颈部移动。

3. 给100%氧气。如果呼吸不足，辅助通气。

4. 提供呼气末正压（PEEP），这通常会改善氧合。

5. 建立静脉通路，抽取血液进行全血计数、尿素/电解质/肌酐和动脉血气测定。

6. 对患者进行全面监测：心电图、参数和脉搏血氧测定。

7. 胸部X线检查评估吸入的严重程度。

8. 时刻保持患者温暖。

9. 治疗低体温症［在热带地区，体温过低是罕见的，即使发生通常也是轻微的（32～35℃）］。

（1）脱下所有湿衣服，擦干患者。

（2）充分绝缘（用干净、干燥的毯子或铝箔包裹患者）。

（3）如有必要，进行外部保暖（暖毯）。

（4）加热给予患者的所有液体。

• 二次评估

1.进行全面检查，明确溺水的可能原因或后果。

2.应特别注意以下几点。

（1）复苏后感觉异常：可能酗酒和使用药物。

（2）头部受伤：在头皮和面部寻找迹象。

（3）颈椎损伤可能是溺水事件的原因或后果。

（4）癫痫：擦伤和舌头受伤是线索。

（5）心律失常：心电图评估和监测非常重要。

（6）潜水损伤：如减压病（DCI）或脑动脉气体栓塞（CAGE）。

3.进行连续格拉斯哥昏迷评分（GCS）评估。

处理

• 一般情况下，所有淹没患者都应收入院。

• 如果有下列情况下，在观察病房观察至少12h后出院。

1.患者看上去良好，而且反应机敏。

2.没有异常的生命体征。

3.胸部X线检查正常。

4.家里有可靠的监护人或照顾者。

• 如有下列情况，应入重症监护病房。

1.患者气管插管。

2.精神状态持续异常。

3.尽管复苏，但仍有不稳定的参数。

预后

• **有下列因素的患者预后不良。**

1.3岁以下儿童。

2.估计淹没时间＞10min。

3.抢救10min没有复苏迹象。

4.格拉斯哥昏迷评分＜5分。

5.仅在抢救后20min才出现延迟呼吸。

6.持续性呼吸停止与急诊科持续性心肺复苏。

7.复苏持续时间＞25min。

8.动脉血pH＜7.1。

（沈林霞　译　郭治国　校）

第21章

影　像

第一节　急诊超声

Toh Hong Chuen · Peng Li Lee
· Sim Tiong Beng

附加说明

• 急诊超声被认为是一种急诊程序性技术，能够提供即时检查结果。

• 它从根本上不同于常规超声，因为它在床旁进行，关注病变特征，寻找某特征性超声表现是否存在。而且，通常由一名医师同时完成超声的申请、扫查及诊断，并根据超声所见进行干预。因此，超声结果能够缩短并改善整个临床决策过程。

• 急诊超声在危重患者评估及管理中尤为重要。

• 由于关注疾病特征，急诊超声不能代替常规超声。它也不是听诊器的延伸，并且不应该替代充分的体格检查。

• 熟悉所在科室（或工作区域）超声仪器的操作旋钮、探头及预设置，并学会如何优化图像能够提高扫查的准确性及有效性。

• 总是要注意存储图像：这对于临床记录、有效性评估、证书授予、责任认定、质量评估都很重要。

图像优化

• **耦合剂**：能够帮助超声声束向人体传播，应正确使用。

• 选用合适的探头及预设条件。

1.线阵探头：频率高但穿透性差，用于浅表结构，如定位皮肤或软组织异物。

2.凸阵探头：频率低但穿透性好，用于深部结构，如腹主动脉。

3.相控阵探头：频率低且接触面小巧，能够通过肋间进行扫查，如心脏超声。

• **深度**：将靶组织或器官放置于所需的最小深度，以放大图像。

• **聚焦**：将焦点放置于感兴趣区水平，这能够改善该水平的空间分辨率。

• **时间增益补偿（TGC）**：首先将其设置在中间水平，获得图像，然后应用TGC调节。

• **使声束方向与感兴趣器官或组织成90°**：能够使回声最大化，从而获得更清晰的图像。

• **呼吸运动**：腹部脏器如肝脾等会随呼吸运动。深吸气后屏气，通常能够获得更好的胆囊图像。

气胸及张力性气胸的超声检查

• **图像获得**

1.患者：仰卧位。

2.预设条件：肺。

3.探头：凸阵，B型或M型模式（如有需要，可使用线阵探头探查其他胸膜病变）。

4.探头位置：前胸壁锁骨中线，矢状断面；或患者平卧时的前胸壁最高点。

• **胸膜的辨认（“蝙蝠”征）**

B型超声模式：辨认两根肋骨（两条弯向后方并伴有声影的明亮曲线）、肋骨下方及肋骨间的略弯向前方的明亮曲线即胸膜；根肋骨组成“蝙蝠”的翅膀，胸膜作为“蝙蝠”的身体（图21-1）。

• **图像说明**

1.正常情况下，壁胸膜与脏胸膜随呼吸相对滑动，产生一种闪烁效应，在M型超声模式下称为肺滑动征，在M型超声模式下称为“海岸”征：胸膜上方的多条水平线为“海”，而其下方

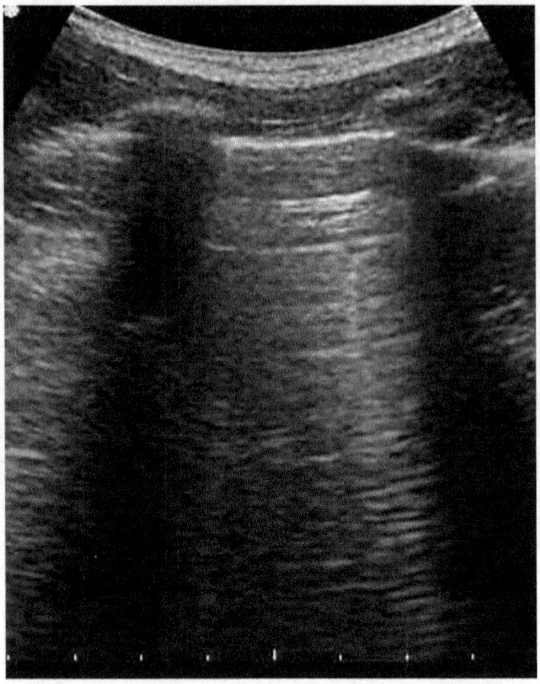

图21-1 **“蝙蝠翼”，用于辨认胸膜（B型超声）**

的沙砾样回声为“岸”（图21-2）。M型模式下，当两层胸膜之间的滑动消失（如气胸或胸膜固定术），则胸膜后方的“沙滩”消失，代之以多条水平直线。这种征象称为“平流层”征。由于现如今条码的多样性，术语“条码”征可能不再适用。

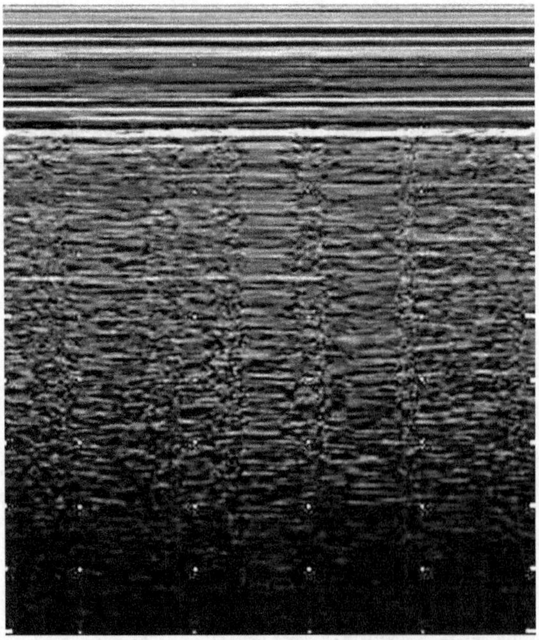

图21-2 **“海岸”征，M型超声**

2.A线：A线是间隔相同的多重水平分布的伪像，其间隔等于探头-皮肤界面与胸膜-胸膜下气体界面的距离。它是一种混响伪像。该伪像本身不提示任何疾病。

3.B线：B线定义为起源于胸膜、镭射样、**垂直分布**、彼此分离的高回声混响伪像，它延伸至屏幕底端且**无衰减**，当肺滑动存在时，它们同步运动。B线的解剖及生理基础目前尚不完全明确。它们被认为源于胸膜下小叶间隔的增厚，通常由积液所致。如果B线局限于膈上的最后一个肋间隙，若不存在肺实变，则认为是正常征象，与胸部X线的Kerley B线等同。然而，多发、弥漫的B线则属于病理状态，提示间质综合征（图21-3）。由于脏层胸膜必须接触壁层胸膜才能产生B线，所以B线的出现可以排除该部位的气胸。

4.合并相应临床表现时，**肺滑动征**或**“海岸”征消失提示气胸（如无肺滑动）**。当肺点出

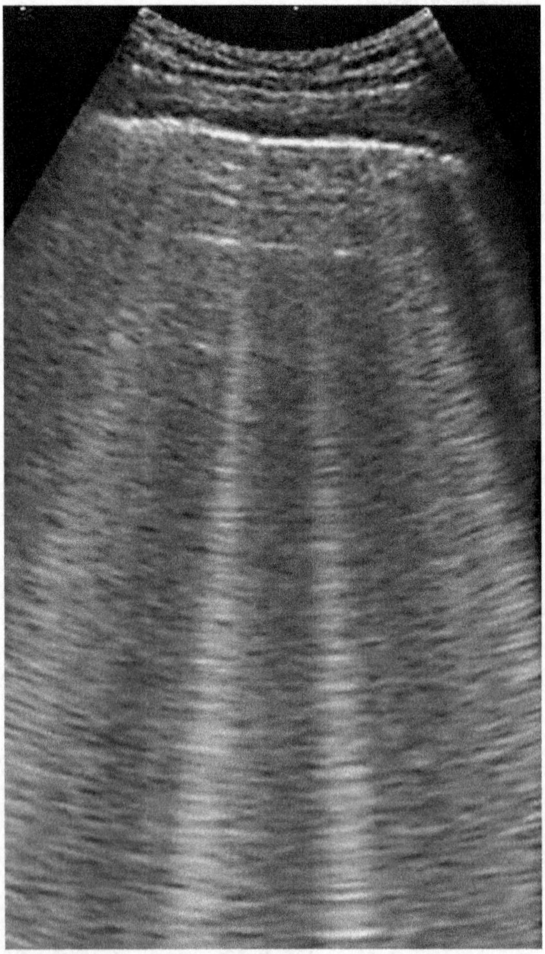

图21-3 **起自胸膜的多发B线（B型模式）**

现时，诊断特异性达100%：肺点是正常肺与气胸的交界面，即肺滑动随着呼吸反复出现及消失的位置。在M型模式下，肺点是"海岸"征变为"平流层"征的位置（图21-4）。由于脏层胸膜必须接触壁层胸膜才能产生B线，所以**B线的出现可以排除气胸。**

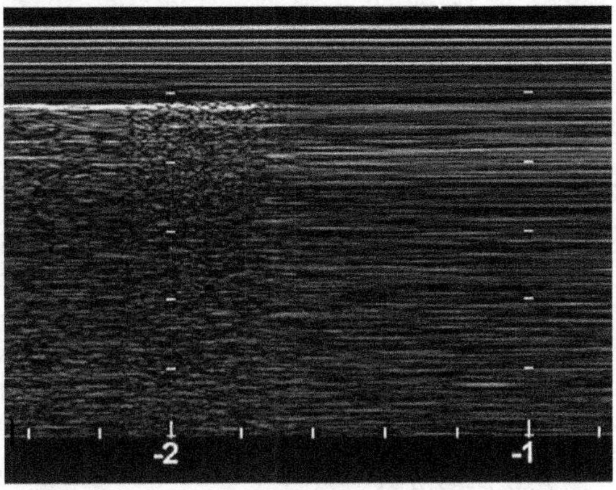

图21-4　**肺点："海岸"征转变为"条码"征的位置**

- **陷阱**

1.肺滑动征消失可见于任何脏胸膜与壁胸膜无滑动的时候，如右主支气管插管所致的左肺无通气或胸膜固定术。

2. **Z线**：它们是源自胸膜的高回声垂直伪像，但与B线不同，它们在到达屏蔽底端前逐渐衰减。它们的临床意义不明，必须与B线相鉴别。

- **评论**

B线或肺滑动征出现可以排除气胸。该过程可以迅速完成，继而开始寻找休克的其他原因。

下腔静脉评估作为右房压的替代指标

- **图像获得**

1. 患者：仰卧位。

2. 预设条件：腹部。

3. 探头：凸阵探头，B型模式。

4. 探头位置：右侧肋缘，首先横断面扫查确认IVC，然后通过纵断面进行IVC的检查。

- **辨认**

在B型模式下通过横断面辨认IVC，其表现为脊柱右侧的圆形结构（与脊柱左侧的腹主动脉相对），然后将探头顺时针旋转90°获得纵断图像。IVC直径的测量应该在邻近IVC与肝中静脉汇合处，于呼气末进行（图21-5）。

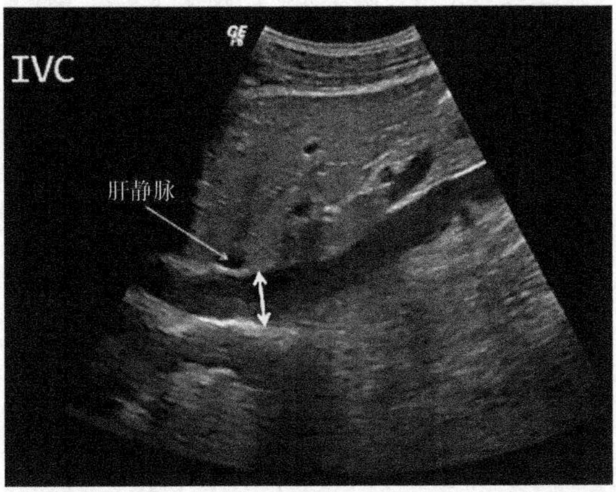

图21-5　**在肝中静脉远端1～2cm处测量IVC直径**

- **说明（表21-1）**

表21-1

IVC直径（cm）	呼吸塌陷率（%）	右房压（mmHg）
≤2.1	>50	正常：0～5［3］
≤2.1	<50	中度升高：5～10［8］
>2.1	>50	中度升高：5～10［8］
>2.1	<50	高：10～20［15］

- **陷阱**

1. 当需要探头加压来减少气体干扰时，注意过度的压力可能压迫IVC导致其直径偏小。

2. IVC随呼吸沿头-足方向运动。因此，IVC直径及塌陷率的测量最好在B型模式下进行，而非M型模式。

- **评论**

1. IVC直径及塌陷率受**容量状态**及**右房压**的双重影响。和CVP一样，它不能精确反映左心室的前负荷，如左心室舒张末压。

2. 以上测值适用于自主呼吸患者。对于不能完成用力吸气的患者，平静呼吸状态，IVC塌陷率小于20%提示右房压增高。

心脏压塞的超声评估

- **图像获得**

1.患者：仰卧位。

2.预设条件：心脏。

3.探头：相控阵探头，B型模式。

4.探头位置：心尖四腔心断面（将探头放置在心尖搏动处，向右肩部倾斜探头，通过冠状平面扫查4个心腔）。

也可依据FAST协议通过肋下四腔心平面扫查。

- **心脏及心包积液的辨认**

四个心腔很容易辨认，心包积液表现为包绕心脏的低回声。

- **图像说明**

心脏压塞（图21-6）：当血流动力学不稳合并心包积液时诊断。可以引起以下征象。

（1）右心房收缩期塌陷（早期）。

（2）右心室舒张期塌陷（晚期）。

（3）IVC扩张及呼吸变异性消失。

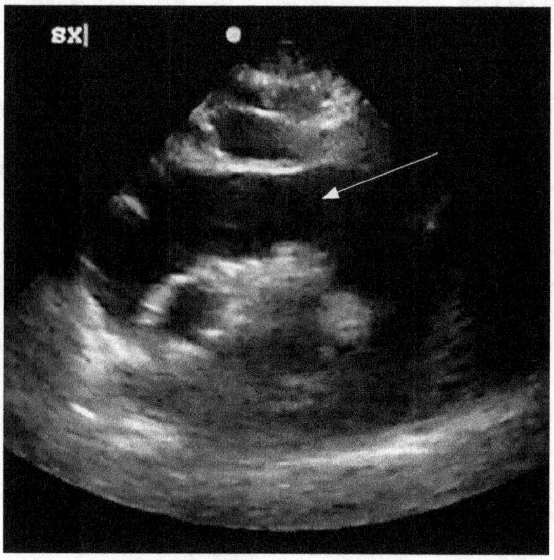

图21-6 **心脏压塞**

大量的心包积液（箭头）并伴有心腔塌陷

- **陷阱**

1.心包积液首先在心脏最下垂的区域聚集，通常为房室沟，胸骨旁长轴切面观察最佳。如果房室沟的积液只在收缩期能看到，而在舒张期消失，通常是生理性的（正常）。

2.有时难以对心房或心室塌陷的时间（收缩期-舒张期）准确判断。如果有心包积液及低血压并观察到右侧心腔有显著塌陷，则按心脏压塞处理。

3.心外膜脂肪通常位于心前间隙，有时可能被误认为心包凝血块。仔细检查通常能够发现脂肪的回声特点。由于脂肪位于心脏表面，它会随着心脏的收缩与心脏以相同幅度进行同步运动，这与心包血块不同。

4.心脏压塞的发生决定于心包积液聚集的速度而非体积。

5.对心动过速治疗（如β受体阻滞剂）反应性差的患者更容易心脏压塞。

左心室射血功能的超声评估

- **图像获得**

1.患者：平卧位（或理想的左侧卧位并将左上肢举过头顶）。

2.预设条件：心脏。

3.探头：相控阵探头，B型模式。

4.探头位置：4个心脏标准切面（胸骨旁长轴，胸骨左侧2～4肋间，与左心室长轴平行；胸骨旁短轴：探头顺时针旋转90°，从胸骨旁长轴转变为短轴；心尖四腔，如前所述；肋下四腔：见下文）。

- **心脏的辨认**

从胸骨旁及心尖切面很容易辨认心脏腔室。在肋下四腔切面，右心室及心房与膈、肝相邻，而左侧的房室则远离。

- **说明**

根据视觉观察评估**射血分数**（心脏的边缘向左室中心移动的程度）及左心室充盈情况。

（1）收缩性：正常（EF≥55%），轻度降低（45%～54%），中度降低（EF30%～44%），严重降低（EF＜30%）。

（2）充盈状态：充盈良好或充盈差（表21-2）。

表21-2 **心脏超声所提示的临床疾病**

心脏超声	提示的临床疾病
充盈良好的左心室高动力	分布性休克
充盈良好的左心室低动力	心源性休克（缺血性、代谢性或中毒综合征）
充盈差的左心室高动力	低血容量性休克，梗阻性休克

- **评论**

1.为了评价左心室整体的收缩功能，至少采用4个标准断面中的2个。

2.通过培训，视觉估测射血分数能够媲美计算所得的射血分数。当心室形态规则且对称收缩时，两者均能更加准确。

3.其他视觉估测正常收缩功能的指标包括二尖瓣在舒张期明显摆动（在舒张充盈早期二尖瓣

前叶应几乎触及室间隔）和乳头肌水平左室内径缩小至少25%。

4.心脏超声检查时总是同时评估IVC及肺（特别是B线）来判断患者的血流动力学状态。

5.确定节段性室壁运动异常及瓣膜异常通常不属于急诊心脏超声的范畴。

急性大面积肺栓塞的心脏超声

- **图像获得**

1.患者：仰卧位。

2.预设条件：心脏。

3.探头：相控阵探头，B型模式。

4.探头位置：心尖四腔心切面，胸骨旁短轴断面。

- **辨认**

心脏的4个腔室，室间隔的形态及运动。

- **说明**

大面积肺栓塞伴急性右心功能受损。

（1）**右心室增大**（舒张期接近或超过左心室体积）伴右心室心尖变钝（正常情况下锐利）。

（2）**右心室壁薄**（＜5mm，肋下四腔心切面测量）。右心室扩张但室壁厚度正常提示急性右心室压力负荷过重（图21-7）。

（3）舒张期室间隔矛盾运动，弓形凸向左心室，导致**“D”形左心室**（图21-8）。正常情况下，室间隔在收缩及舒张期均为圆形，因为左心室压总是高于右心室。然而，在大面积急性肺栓塞时，右心室压急剧升高。增加的右心室压力

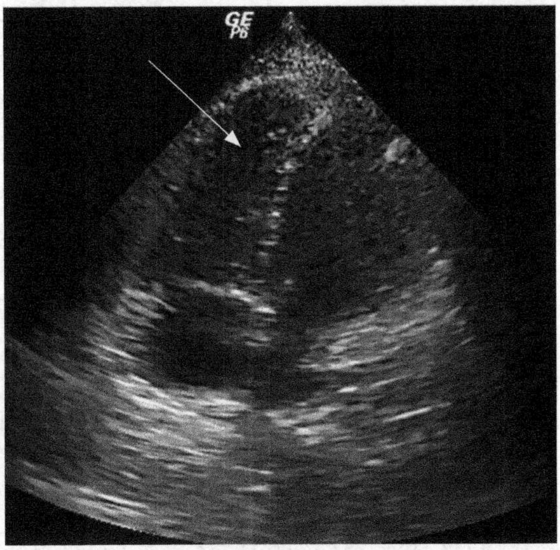

图21-7　**右心室增大（箭头所示）**

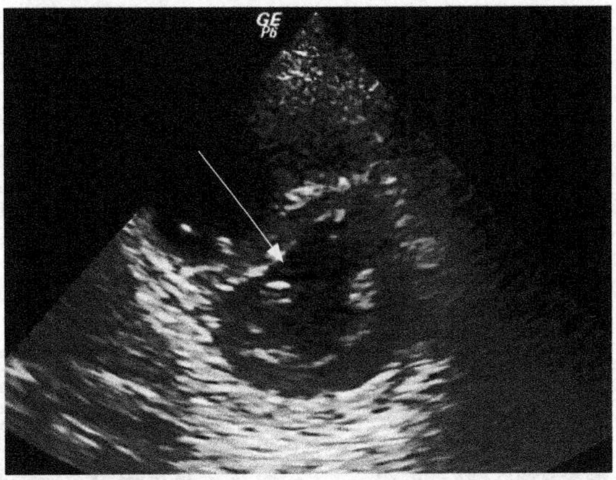

图21-8　**由于右心室压增加导致“D”形左心室（箭头所示）**

及左心室充盈的降低共同导致舒张期室间隔的变形。然而，在收缩期，左心室压力再一次超过右心室压力，室间隔的形状恢复。

（4）室间隔的舒张期矛盾运动还可见于容量负荷过重的患者，但这种情况通常从临床上可以鉴别。

（5）在慢性肺动脉高压的患者中，右心室增生肥大并且压力在收缩期及舒张期均增高，导致在全心动周期中左心室均呈“D”形。

- **陷阱**

当肺栓塞的负荷较小且没有导致明显的右心劳损时，以上改变可能难以探查。

- **评论**

1.McConnel征（右心室游离壁运动减弱而心尖相对不受累）不再被认为是肺栓塞的可靠征象。

2.如怀疑肺栓塞，应继续探查深静脉血栓。

创伤重点超声评估（FAST）

- **图像获得**

1.患者：仰卧位。

2.预设条件：腹部。

3.探头：凸阵，B型模式。

4.探头位置

（1）右上象限切面（莫里森窝）：从右侧腋中线冠状平面开始扫查，探头位于剑突水平。

（2）左上象限切面（脾肾角）：从左侧腋后线冠状平面开始扫查，探头位于剑突水平。

（3）耻骨上：耻骨联合上方，横断面及纵断面扫查。

（4）肋下：上腹部，近似冠状切面，以肝脏

作声窗。

- 辨认

1. **右上及左上象限切面**：分别识别肝肾及脾肾间隙间低回声的液体积聚（图21-9）。

2. **耻骨上切面**：识别直肠膀胱或直肠子宫陷窝的低回声液体积聚（图21-10）。

3. **肋下切面**：识别心包囊的低回声液体积聚。

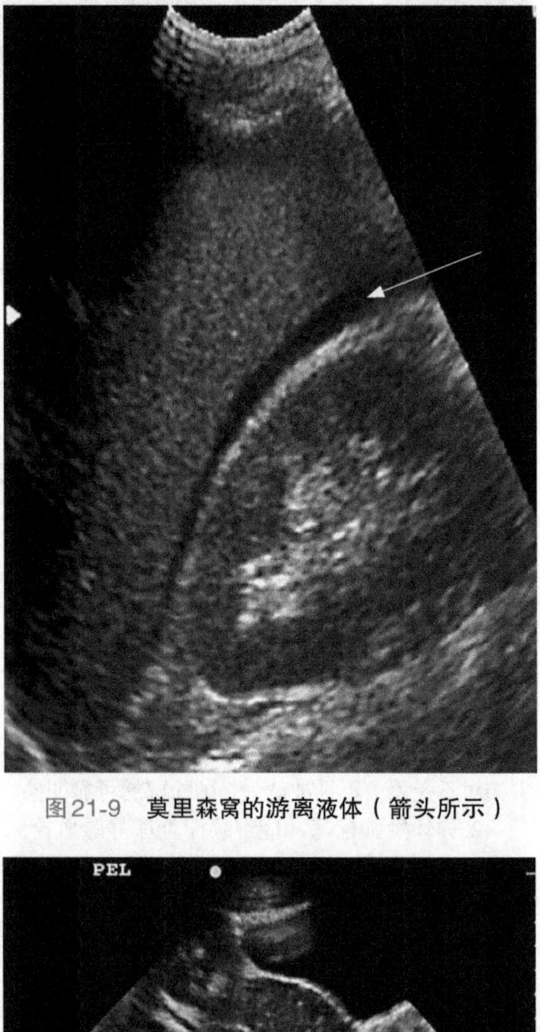

图21-9　莫里森窝的游离液体（箭头所示）

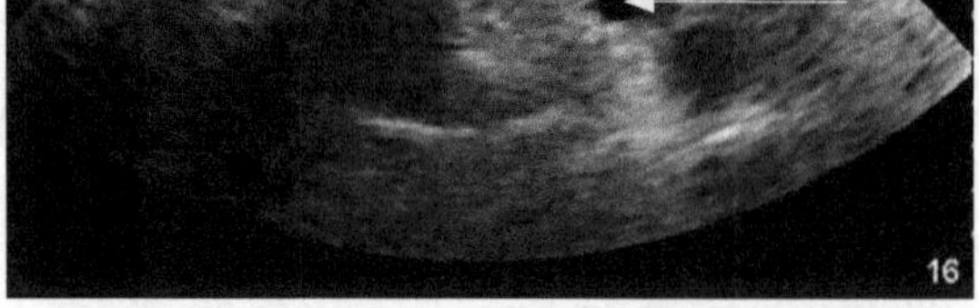

图21-10　道格拉斯窝游离液体（箭头所示）

原图箭头位置错误，指在了膀胱里，应该指在子宫后方，如下图所示箭头位置处

- 陷阱

1. 假阴性

（1）没有完成四个标准切面的扫查。单纯莫里森窝扫查的敏感性仅为51%，而4个断面扫查的敏感性达87%。

（2）出血量尚未达到能被超声显示的程度。通过DPL灌注液体发现，能够导致右上象限切面扫查阳性的平均游离液体量为619ml。但是，当患者因腹膜内出血导致低血压时，超声的敏感性接近100%。使用特伦德伦伯格体位来进行左右上象限的扫查及反特伦德伦伯格体位进行盆腔扫查能够提高敏感性。

（3）血凝块回声可能与实质组织回声相近，容易被误诊。

（4）当患者有腹膜或胸膜粘连时，游离液体可能不出现在预期位置。

2. 假阳性

（1）内部少量回声的低回声或无回声区域：肾周脂肪或心脏周围脂肪垫，心包囊肿。

（2）内部无任何回声的无回声区：尿液，腹水，胸腔-心包腔积液，充满液体的空腔脏器（胃或肠管）。

（3）儿童及生育年龄女性盆腔少量液体可能为生理性。

- 评论

1. 膈可通过上移探头1～2个肋间或嘱患者深吸气来显示。注意左侧膈下间隙，该区域是血液最先在左上象限聚集的区域。

2. 同样，从左右上象限向下方髂骨方向移动探头可显示结肠旁沟，寻找低回声的积液，而大肠通常漂浮其中。

3. **扩展**FAST的定义多样。它通常包括肺超声评估气胸，伴或不伴IVC的评估。

腹主动脉瘤的超声评估

- 图像获得

1. 患者：平卧位。

2. 预设条件：腹部。

3. 探头：凸阵，B型模式。

4. 探头位置：横断及纵断——从上腹部到脐部。

- 辨认

首先从横断面识别脊柱（开口朝向后方的C形亮线伴有声影）。紧邻脊柱表面左侧的管样结构就是主动脉。从腹腔动脉上方水平直至髂动脉分叉处追踪腹主动脉。测量腹主动脉及髂动脉直径应从外壁到外壁。

- **说明**

1.腹主动脉瘤：直径≥3cm。

2.髂动脉瘤：直径≥1.5cm。

- **陷阱**

1.分辨不清IVC与腹主动脉（表21-3）。

2.**假阴性**：测量腹主动脉的内径导致低估动脉瘤的大小，尤其是有膜片或附壁血栓存在时（图21-11）。

3.**假阳性**：发生于扫查平面与主动脉长轴倾斜时，尤其是扭曲的主动脉，所以探头应调整垂直于主动脉的长轴。

4.**难以显示全部的腹主动脉**

（1）通常是因为肠气的遮挡。大部分情况下需要耐心等待肠蠕动将气体赶走，如果无效，可以考虑适度加压，也可以向侧方滑动探头，避开气体，直到获得软组织声窗，然后朝着主动脉转动探头。可考虑通过冠状切面用肾脏作声窗显示腹主动脉。

（2）使患者屈髋，获得标准的腹部物理检查体位以放松腹直肌，这样能够使探头更靠近深部的腹主动脉。

（3）如临床需要，考虑CT检查。

5.不能单纯依靠腹部超声排除动脉瘤并发症，如腹膜后渗漏。

表21-3 腹主动脉与IVC的鉴别

	腹主动脉	IVC
位置	左侧	右侧
管壁	厚	薄
可压缩性	无	有，深呼吸时管壁可塌陷（嘱患者用力吸气）
搏动性	有	可能存在来自主动脉的传导
彩色血流	血流方向背离心脏	血流方向朝向心脏

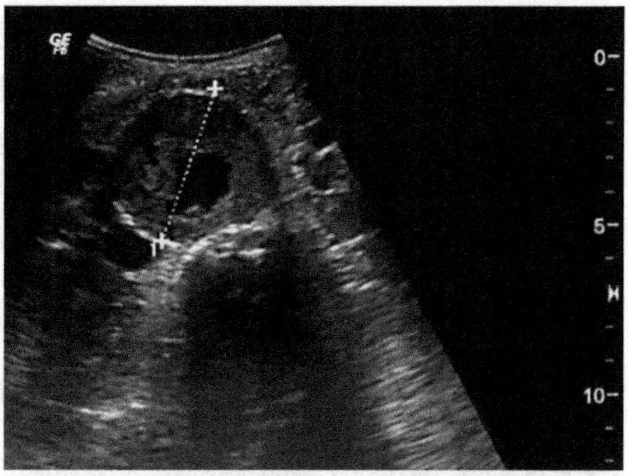

图21-11 外径约5cm的腹主动脉瘤

胆囊炎的腹部超声

- **图像获得**

1.患者：平卧位或左侧卧位。

2.预设条件：腹部。

3.探头：凸阵探头，B型模式。

4.探头位置：锁骨中线与右侧肋缘交界处，探头呈90°角垂直入射，向右肩倾斜。在两个平面上扫查整个胆囊。

- **辨认**

胆囊呈囊性结构。

- **说明**

结合临床症状，当胆囊结石（胆囊内伴有声影的强回声团，图21-12）及以下征象出现时可诊断为胆囊炎。

（1）**壁厚超过**3mm（只测量前壁，因为后壁可能由于后方回声增强或与肠管相对而显示不清）（图21-13）。

（2）**胆周积液**（图21-14）。

（3）**超声墨菲征**（超声探头压迫声像图显示的胆囊引起压痛）。

- **陷阱**

1.螺旋瓣、息肉、胆泥可能被误认为结石。

2.胆囊壁因其他原因增厚，包括肝炎、胰腺

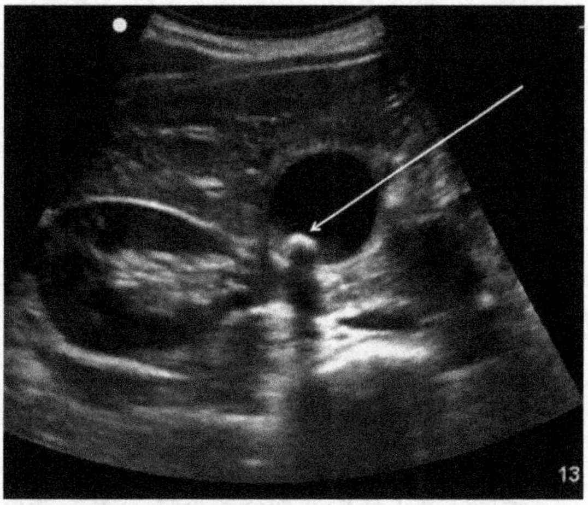

图21-12 胆囊结石（箭头）后伴声影

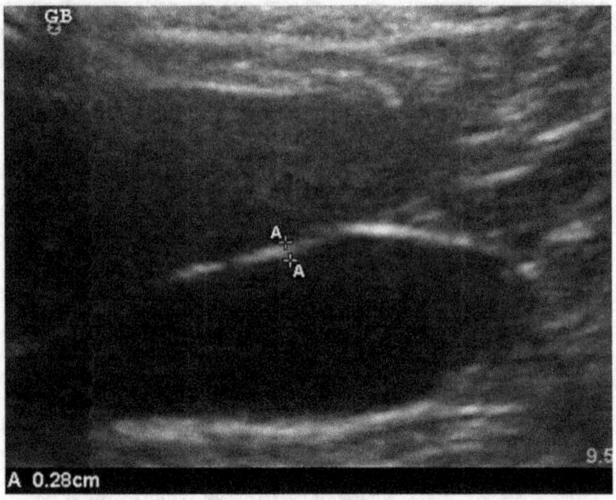

图21-13 正常厚度胆囊壁

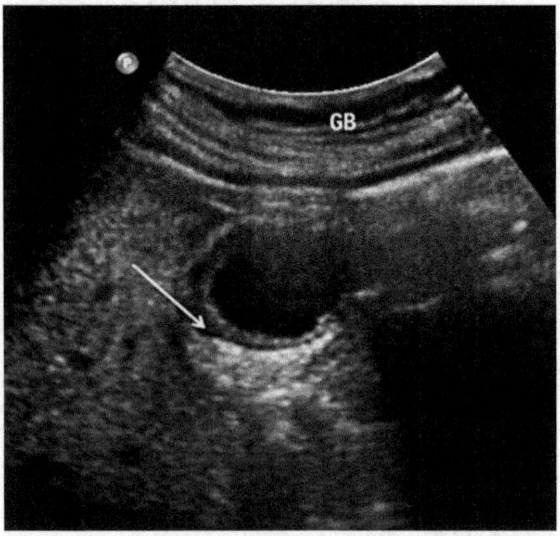

图21-14 胆囊壁增厚伴有胆周积液（箭头）

炎及腹水。

3.小于4mm的小结石可能不产生声影而因此被漏诊。

（张 帆 译 崔立刚 校）

第二节 X线平片

Shirley Ooi

头颅

头颅X线平片适应证及相关注意事项见表21-4。

表21-4 头颅X线摄片体位、适应证及相关注意事项

X线摄片体位	适应证	注释
标准体位		
前后位	怀疑颅盖骨骨折	参考第15章第四节“头部外伤”，头部头颅平片适应证
侧位（患侧）	怀疑颅盖骨骨折 颅底骨折时蝶窦积液	注意：头颅平片检查目前已很少使用
附加体位		
汤氏位	怀疑枕骨骨折	检查前必须先除外颈椎创伤
切线位	怀疑颅骨压缩骨折	

面部

参考第15章第七节“颌面部创伤”，上颌部X线平片（表21-5）。

表21-5 面部X线摄片体位、适应证及相关注意事项

X线摄片体位	适应证	注释
30°枕颏位（OM位）	怀疑上颌骨、颧弓、眼眶骨折	该体位足够筛查中面部骨折。参考第15章第七节“颌面部创伤”，上颌部进一步解释。检查前必须先排除颈椎创伤
Submentovertical（jug handle）位	怀疑颧弓骨折	检查前必须先排除颈椎创伤
鼻骨（侧位）	怀疑鼻骨骨折	鼻骨骨折治疗主要依据临床评估，鼻骨侧位不是必需的
颌面全景片（OPG位）	对怀疑骨折的下颌骨进行全面观察	如果急诊不能行颌面全景片检查，可以行3张平片，如1张后前位及2张斜位下颌骨摄片

颈椎X线平片

- 颈椎平片是多发性创伤患者需要做的3个标准平片之一（表21-6）。

注意：符合NEXUS标准或者加拿大颈椎外伤准则的创伤患者，不需要做颈椎平片检查（参考第15章第十一节“脊髓创伤和颈椎外伤筛查”）。

- 有的患者颈椎平片正常，但是仍然可能存在非常严重的颈部创伤。临床病史及查体比平片正常更为重要。

表21-6 颈椎X线摄片体位及相关注意事项

X线摄片体位	注释
侧位（摄片范围包全胸1椎体上部）	存在多发创伤的患者，初期只需拍颈椎侧位
游泳位	颈7/胸1在颈椎侧位观察不清时，行该检查。颈椎侧位或者颈椎侧位结合游泳位的病变检出敏感性为85% **注意**：如果要观察异物，须进一步行颈部平片检查（软组织侧位）
前后位	侧位、前后位结合开口位病变检出敏感性为92%
开口位	评估寰枢关节

腹盆腔

腹盆腔X线摄片相关内容见表21-7。

表21-7 腹盆腔X线摄片体位、适应证及注意事项

X线摄片体位	适应证	注释
标准体位		
仰卧位腹平片	明确游离气体或气腹 明确气-液平面 明确异位钙化	直立位胸片是急腹症最基本的检查，该检查对于检出少量气腹最敏感。1ml游离气体即可被检出
附加体位		
立位腹平片	明确气液平	气液平并不是肠梗阻的特异性征象 引起气液平的原因：肠梗阻、胃肠炎
左侧卧位	观察不能坐直或者站立患者的气-液平面或气腹	

胸部

胸部X线摄片相关内容见表21-8。

表21-8 胸部X线摄片体位，适应证及注意事项

X线摄片体位	适应证	注释
标准体位		
后前位或前后位胸片		只要情况允许就可以拍摄胸片，后前位胸片可更准确评估心脏大小和纵隔宽度。前后位胸片可在仰卧及坐位时拍摄 **注意**：仰卧位或直立位的床旁胸片难以观察气胸及胸腔积液。通常情况，拍摄胸片时要充分吸气 只有在怀疑少量气胸或者吸入异物时拍摄呼气相平片
特殊体位		
侧位胸片	用于明确及定位 ● 肺内片影 ● 肺门异常（淋巴结病变、占位、血管增粗） ● 心脏增大、心室增大、主动脉异常 ● 少量胸腔积液	急诊情况用处不大 **注意**：侧位胸片评估胸骨后及心脏后比后前位胸片好
斜位胸片	肋骨骨折	
侧卧位胸片	鉴别少量胸腔积液和胸膜增厚	患者侧卧位（通常为患侧卧位）拍摄后前位胸片
胸骨位	怀疑胸骨骨折	

胸椎及腰椎

胸椎及腰椎X线摄片相关内容见表21-9。

表21-9 胸椎及腰椎X线摄片体位及适应证

X线摄片体位	适应证
标准体位	
侧位	怀疑骨转移 明显脊柱骨折
前后位	有发热及压痛怀疑骨髓炎 急性的不能解释的神经功能缺损

上肢

参考第15章第十二节“上肢创伤”，平片检查见表21-10。

表21-10 上肢X线摄片体位、适应证及注意事项

X线摄片体位	适应证	注释
肩关节		
前后位	肩关节创伤标准体位	
轴位		观察关节窝 不足处：①受伤手臂外展时可能引起疼痛；②疼痛可能影响图像质量；③肱骨头位于关节盂上 定位容易；手指（肩峰及喙突）常指向前方
肩胛骨Y摄片		患者手臂不能外展时拍摄该体位。前部为胸腔
侧方穿胸位	只适用于评估肱骨骨折且不合并脱位的情况	
肱骨		
前后位	肱骨创伤标准体位	
侧位	肱骨创伤标准体位	
肘关节		
前后位	肘关节创伤标准体位	
侧位	肘关节创伤标准体位	正常人，后脂肪垫位于尺骨鹰嘴内，因此不可见，前脂肪垫有可能在肱骨前方看见 一旦后“脂肪垫征”或者“帆船征”阳性，即使没有明显骨折，成人也要检查是否有桡骨小头或者髁上骨折（尤其对于儿童而言）
斜位	只适用于桡骨头和肱骨远端细微创伤	
桡骨及尺骨		
前后位	前臂创伤标准体位	
侧位		
腕关节		
前后位	腕关节或前臂远端标准体位	
侧位		
舟骨摄片	怀疑舟骨骨折	包括后前位及前后斜位，腕关节轻度尺偏
手		
后前位	手创伤标准体位	
后前斜位		
侧位	观察异物	评估指骨及掌骨近端基底部范围要包括全手
手指		
后前位	手指创伤标准体位	单个手指远端创伤，摄片只需要包括手指远端
侧位		

下肢

下肢X线摄片相关内容见表21-11。

表21-11 下肢X线摄片体位、适应证及注意事项

X线摄片体位	适应证	注释
髋关节		不要拍摄髋关节前后位及侧位，而应拍摄盆腔前后位及髋关节侧位
盆腔前后位	髋关节创伤标准体位	可以评估并对比盆腔两侧骨质
髋关节侧位（患侧）		耻骨支骨折的症状和体征与股骨颈骨折类似，髋关节后前位有可能漏诊

续表

X线摄片体位	适应证	注释
股骨干		
前后位	股骨干创伤标准体位	
侧位		
膝关节		
前后位	膝关节创伤标准体位	髌上囊脂-液平面提示关节内骨折
侧位		
天际位（skyline）	特殊体位，用于以下部位微小骨折：股骨髁（尤其髌骨侧脱位时）、髌骨	
胫骨或腓骨		
前后位	胫骨或腓骨创伤标准体位	
侧位		
踝关节		
前后位	踝关节创伤标准体位	
侧位		
跟骨轴位	跟骨创伤的特殊体位（联合踝关节前后位及侧位）	
足		
前后位	足创伤标准体位	
斜位		

（吴静云 译 熊 辉 校）

第22章

药　　物

第一节　成人常用的急诊用药

Ong Pei Yuin，Shirley Ooi

成人常用急诊用药，见表22-1。

表22-1　**成人常用急诊用药**

药品	给药途径	剂量	适应证	禁忌证	说明/注意事项
复苏（高级心脏生命支持药物）					
肾上腺素	IV	每3～5min 1mg	心脏停搏，无脉性电活动（PEA）		
	IV	前5min给药0.1mg，随后给药1～4μg/min	过敏性休克		
	SC/IM	每15～20min 0.3mg prn	过敏反应		
	IV	0～0.2μg/（kg·min）	休克		必须通过中心静脉给药
阿托品	IV	通过气管插管给药2.4mg×2次	心脏停搏，无脉性电活动（PEA）		
	IV	0.6～1.2mg，每3min重复一次，最大量可给至3mg	伴有低血压的症状性心动过缓		
8.4%碳酸氢钠	IV	1～2mmol/kg	严重代谢性酸中毒，严重高钾血症		
10%氯化钙（1g＝6.8mmol钙）	IV	10ml给药10min	伴有心电图变化的高钾血症、低钙血症		可能会引起药物外渗，应通过大静脉给药
10%葡萄糖酸钙（1g＝2.2mmol钙）	IV	10～20ml给药10～20min	伴有心电图变化的高钾血症、低钙血症		钙的浓度比氯化钙低，药物外渗的风险低
多巴胺	IV	0～20μg/（kg·min）	强心剂		通过大静脉给药
多巴酚丁胺	IV	0～20μg/（kg·min）	强心剂		通过大静脉给药
去甲肾上腺素	IV	0～0.2μg/（kg·min）	休克状态，适于感染性休克		必须通过中心静脉给药
20%甘露醇	IV	30～60min给药0.25～2g/kg	脑水肿，颅内压升高，眼内压升高	肺水肿，心力衰竭，无尿	渗透性利尿，慎用于低血压患者
胺碘酮	IV	300mg 快速滴注	心室纤颤，无脉性室速	碘过敏	

续表

药品	给药途径	剂量	适应证	禁忌证	说明/注意事项
	IV	150mg溶于100ml 5%葡萄糖注射液，给药10min	室性心动过速，心房颤动		
50%葡萄糖注射液	IV	40ml与10U胰岛素联用	高钾血症		
硫酸镁	IV	1～2g溶于100ml 5%葡萄糖注射液中，给药15min	尖端扭转型室性心动过速		
诱导/镇静药物					
依托咪酯	IV	0.2～0.6mg/kg，通常0.3mg/kg	诱导，镇静		起效时间60s，持续时间3～5min，血流动力学稳定
芬太尼	IV	诱导：2～10μg/kg 镇静：2～3μg/kg	麻醉，镇静		起效时间60s，持续时间30～60min
咪达唑仑	IV	诱导：0.15～0.2mg/kg（最大0.35mg/kg） 镇静：分剂量给予0.1mg/kg	操作时镇静		起效时间2min，持续时间1～2h
氯胺酮	IV	2.0mg/kg	哮喘，低血压患者	颅内压升高，青光眼	起效时间30～60s，持续时间15min
硫喷妥钠	IV	3～5mg/kg	脑保护		起效时间20～40s，持续时间5～10min
异丙酚	IV	诱导：2mg/kg 操作时镇静：5min内给药0.5～1mg/kg	诱导全身麻醉，操作镇静	豆制品过敏，慎用于癫痫、肝脏疾病，监测低血压的发生	起效时间30～60s，持续时间3～5min
阿托品	IV/IM	0.6mg	操作镇静时作为氯胺酮的辅助用药		有效减少唾液分泌
神经肌肉阻滞剂					
琥珀胆碱	IV	1～2mg/kg快速诱导插管（RSI）		高钾血症，烧伤24h后，神经肌肉疾病	起效时间30～60s，持续时间4～6min
阿曲库铵	IV	维持剂量0.4mg/kg			起效时间3～5min，持续时间30min，可用于肾功能不全
罗库溴铵	IV	0.6～1.2mg/kg快速诱导插管（RSI），维持剂量0.6mg/kg			起效时间2min，作用时间30min
泮库溴铵	IV	维持剂量0.1mg/kg			起效时间3～5min，作用时间60min
镇痛药					
对乙酰氨基酚	PO，栓剂	1g tid～qid prn 2g tid prn	发热，轻度疼痛 发热，疼痛		 无法口服时可用栓剂
Panadeine（对乙酰氨基酚500mg＋磷酸可待因8mg）	PO	2片 tid	中度疼痛，痛经，肌肉疼痛		可引起轻微的镇静作用

续表

药品	给药途径	剂量	适应证	禁忌证	说明/注意事项
Anarex（对乙酰氨基酚450mg＋奥芬那君35mg）	PO	2片 tid	轻中度疼痛，肌肉痉挛		可导致口干，口渴，便秘，恶心，轻微眩晕
甲芬那酸（Ponstan）	PO	500mg tid	轻中度疼痛	非甾体抗炎药或阿司匹林过敏，胃肠道出血，活动性胃溃疡	慎用于哮喘和肾功能不全患者
布洛芬（Brufen）	PO	400～500mg tid	轻中度疼痛	非甾体抗炎药或阿司匹林过敏，胃肠道出血，活动性胃溃疡	慎用于哮喘和肾功能不全患者
双氯芬酸（Voltaren）	PO IM	50mg tid或缓释片75mg bid 50～75mg bid～tid	轻中度疼痛 中度疼痛	非甾体抗炎药或阿司匹林过敏，胃肠道出血，活动性胃溃疡	慎用于哮喘和肾功能不全患者
萘普生（Synflex）	PO	550mg bid	轻中度疼痛	非甾体抗炎药或阿司匹林过敏，胃肠道出血，活动性胃溃疡	慎用于哮喘和肾功能不全患者
酮洛酸（Toradol）	PO IV/IM	10mg tid～qid 10～30mg q6h～q4h	中重度疼痛 重度疼痛	非甾体抗炎药或阿司匹林过敏，胃肠道出血，活动性胃溃疡	慎用于哮喘和肾功能不全患者
塞来昔布（Celebrex）	PO	10～20mg qd～bid	中度疼痛	非甾体抗炎药过敏，胃肠道出血，活动性胃溃疡	COX-2抑制剂，胃肠道不良反应的风险较小
美洛昔康（Mobic）	PO	7.5mg qd	中度疼痛，关节炎	非甾体抗炎药过敏，胃肠道出血，活动性胃溃疡	COX-2抑制剂，胃肠道不良反应的风险较小
依托考昔（Arcoxia）	PO	60～90mg qd	中度疼痛，关节炎	非甾体抗炎药过敏，胃肠道出血，活动性胃溃疡	COX-2抑制剂，胃肠道不良反应的风险较小
磷酸可待因	PO	15～60mg 可至tid	中重度疼痛		可引起困倦、意识混乱、便秘
曲马多（Tramal或Acugesic）	PO/IM/IV	50mg tid	中重度疼痛		可引起困倦、恶心、眩晕
哌替啶	IM/IV	0.5～2mg/kg 快速输注	重度疼痛		可引起困倦、镇静
吗啡	PO IM/IV	0.2～0.4mg/kg q4h 0.1～0.2mg/kg滴定至15mg	慢性严重疼痛 严重疼痛		可引起困倦、镇静。可用于急性冠脉综合征

续表

药品	给药途径	剂量	适应证	禁忌证	说明/注意事项
抗菌药物					
青霉素类					青霉素和头孢菌素类有5%～10%的交叉过敏性
阿莫西林	PO	500mg bid	细菌性呼吸道感染，链球菌感染	传染性单核细胞增多症，可引起皮疹	胃肠道不良反应
阿莫西林/克拉维酸（Augmentin）	PO	625mg bid～tid	呼吸道、尿路、皮肤感染，链球菌感染	传染性单核细胞增多症，可引起皮疹	胃肠道不良反应
青霉素V	PO	500mg tid～qid	皮肤和软组织感染		
结晶青霉素	IV	2～4MU q6h	皮肤和软组织感染		
氯唑西林	PO	500mg qid	皮肤感染		
	IV	500mg～1g qid	皮肤感染，心内膜炎		
头孢菌素类					青霉素和头孢菌素类有5%～10%的交叉过敏性
头孢氨苄（Keflex）	PO	500mg tid			
头孢呋辛（Zinnat）	PO	500mg bid	尿路感染		
头孢唑啉	IV	1g q8h	皮肤感染		
头孢曲松（Rocephin）	IV	1g qd～bid 2g bid 用于脑膜炎	广谱抗生素，用于呼吸道、尿路、皮肤感染和脑膜炎		
头孢他啶（Fortum）	IV	1～2g q8h	广谱抗生素，用于呼吸道、尿路感染，对铜绿假单胞菌、类鼻疽和医院获得感染有效		
大环内酯类					
红霉素	PO	500mg qid	呼吸道、尿路感染		胃肠道不良反应
琥乙红霉素（EES）	PO	800mg bid	呼吸道、尿路感染		胃肠道不良反应
林可霉素类					
克林霉素	PO	300～600mg tid	蜂窝织炎、盆腔炎		
克林霉素	IV	450～900mg tid	蜂窝织炎、坏死性筋膜炎、链球菌感染、盆腔炎		
喹诺酮类					
环丙沙星（Ciprobay）	PO/IV	250～500mg bid	呼吸道、尿路、消化道感染		可引起恶心
左氧氟沙星（Cravit）	PO IV	500mg qd 500mg qd	呼吸道感染		
加替沙星（Tequin）	PO/IV	400mg qd	淋病、尿路感染	妊娠，糖尿病，目前正在使用Ⅰa或Ⅲ类抗心律失常药物	可致QT间期延长

续表

药品	给药途径	剂量	适应证	禁忌证	说明/注意事项
莫西沙星（Avelox）	PO/IV	400mg qd 7～14天	呼吸道感染	肝功能不全，目前正在使用可致QT间期延长的药物，心力衰竭	可致QT间期延长
氨基糖苷类					
庆大霉素	IV/IM	3 mg/（kg·d），bid，q8h		新生儿，哺乳期妇女，重症肌无力，既往使用庆大霉素出现过耳毒性或肾毒性	耳毒性，肾毒性，紫癜，白细胞减少，血小板减少
抗真菌药物					
制霉菌素	PO	5ml qid	口腔念珠菌	妊娠	
氟康唑	PO	150mg 1周1次，连续4周	皮肤癣菌病		可导致恶心、腹泻、呕吐、腹胀、皮疹。可增加华法林的作用
	PO	50～200mg qd	念珠菌感染（泌尿系、阴道、腹膜炎）		可导致恶心、腹泻、呕吐、腹胀、皮疹。可增加华法林的作用
	IV	400mg负荷剂量，随后200～400mg qd	隐球菌和念珠菌感染		可导致恶心、腹泻、呕吐、腹胀、皮疹。可增加华法林的作用。可能会致心律失常
酮康唑	PO	200mg bid×5天	阴道念珠菌感染	慎用于肝脏疾病患者	
两性霉素B	IV	试验剂量1mg输注20～30min，如果耐受性良好，0.25mg/（kg·d）输注2～6h	危及生命的真菌感染		可导致发热、寒战、恶心、静脉炎、腹泻、血液异常、肾功能减退
抗病毒药					
阿昔洛韦	PO	400～800mg 1天5次×5天	水痘，贝尔麻痹的病毒感染，单纯疱疹感染		可导致皮疹、胃肠道不良反应和头痛
	IV	10mg/kg q8h×10天	单纯疱疹感染		肾功能不全患者减少剂量，注射剂可能导致肾毒性
奥司他韦（Tamiflu）	PO	治疗：75mg bid 5天 预防：75mg qd 10天	流感		可导致恶心、呕吐 肾功能不全患者应减少剂量 慎用于孕妇，可增加行为异常的风险

续表

药品	给药途径	剂量	适应证	禁忌证	说明/注意事项
扎那米韦（Relenza）	PO	治疗：10mg bid 5天 预防：10mg qd 10天	流感	慎用于呼吸道疾病，精神疾病史，乳糖不耐受	含有乳糖，增加呼吸道疾病支气管痉挛的风险，增加神经精神事件的风险（癫痫发作、意识混乱、行为异常）
驱肠虫药					
阿苯达唑	PO	400mg 单剂量	肠道寄生虫	对孕妇有生殖毒性	
甲苯咪唑	PO	30mg bid×3天	线虫，鞭虫，钩虫，蛔虫	孕妇，＜2岁的幼儿	
心血管药物					
抗血小板药物					
阿司匹林	PO	300mg负荷剂量，100mg维持剂量	不稳定心绞痛，急性心肌梗死（AMI），急性冠状动脉综合征（ACS）	消化道出血，活动性消化道溃疡	慎用于哮喘患者
氯吡格雷（Plavix）	PO	600mg负荷剂量	无法给予普拉格雷的ST段抬高心肌梗死的PCI患者，非ST段抬高的ACS患者不伴ST段动态演变或发作30min内心肌酶学标志物阴性		消化道出血的风险低于阿司匹林
	PO	75mg qd	缺血性心脏病（IHD），维持剂量		
普拉格雷	PO	60mg负荷剂量，10mg qd维持剂量	行PCI的STEMI患者	年龄＞75岁，体重＜60kg，有脑卒中，TIA，脑出血史	可引起出血
替格瑞洛	PO	180mg负荷剂量，90mg bid维持剂量	非ST段抬高的ACS伴有ST段动态演变或心肌酶学标志物阳性	胃肠道出血，脑出血史，肝功能不全	出血风险
噻氯匹定（Ticlid）	PO	250mg bid	阿司匹林或氯吡格雷禁忌		可能会引起粒细胞减少
纤溶药物					
链激酶	IV	1.5MU溶于100ml生理盐水，给药1h	AMI，无法行PCI的STEMI	既往6个月有过链球菌感染，其他任何溶栓的禁忌证，如凝血异常、主动脉夹层、脑卒中、妊娠	
阿替普酶（rt-PA）	IV	15mg 快速输注，然后0.75mg/kg（最大量50mg）滴注30min以上，然后0.5mg/kg（最大量35mg）给药60min	AMI，无法行PCI的STEMI	任何溶栓的禁忌证，如凝血异常、主动脉夹层、脑卒中、妊娠	比链激酶出血风险高，慎用于老年人

续表

药品	给药途径	剂量	适应证	禁忌证	说明/注意事项
降压药					
硝酸甘油	IV	0～300μg/min	急性肺水肿，高血压急症，不稳定型心绞痛		血管扩张作用可引起头痛
拉贝洛尔	IV	每10min 10～20mg快速降压，然后0.5～2.0mg/min滴注	高血压急症，颅内出血	心力衰竭，哮喘恶化，心脏传导阻滞	β受体阻滞剂作用
普萘洛尔	PO	20～40mg～bid	室上性心动过速，心房颤动，甲状腺功能亢进性心脏病	心力衰竭，哮喘恶化，心脏传导阻滞	β受体阻滞剂作用
美托洛尔	PO	12.5～25mg bid～tid	高血压，AMI	心脏传导阻滞	β受体阻滞剂作用
阿替洛尔	PO	20～100mg qd	高血压，心房颤动	心脏传导阻滞	β受体阻滞剂作用
艾司洛尔	IV	负荷剂量500μg/min输注1min 维持剂量0～200μg/（kg·min）	高血压，心动过速		作用时间短暂，如果发生药物不良反应，药物消除速度快
非洛地平	PO	2.5～5mg qd～bid	高血压急症		钙通道阻滞剂，2h起效
氨氯地平	PO	2.5～10mg qd～bid	高血压		钙通道阻滞剂，2h起效
卡托普利	PO	12.5～25mg bid～tid	高血压	肾功能不全，高钾血症	ACEI可能会引起干咳或血管性水肿
依那普利	PO	2.5～10mg qd	高血压	肾功能不全，高钾血症	ACEI可能会引起干咳或血管性水肿
呋塞米（Lasix）	PO	20～80mg qd～tid	高血压，心力衰竭		可能会引起低钾血症，需要补钾
	IV	40～160mg	心力衰竭，液体负荷过重，肺水肿		可能加重肾衰竭，肾移植患者慎用
布美他尼（Burinex）	IV	0.5～1.0mg	肝脏、肾脏和心脏疾病继发的液体负荷过重	联用锂，无尿	丙磺舒影响利尿作用
肼屈嗪	IV	5～10mg每15min1次	子痫		
抗心律失常药物					
腺苷	IV	6～12mg快速静推，最大可重复用至30mg	室上型心动过速		嘌呤核苷酸，可引起一过性潮红、恶心、呼吸困难；走外周静脉
维拉帕米	IV	2.5～10mg滴注30min	室上型心动速，快速房颤，窄QRS波心动过速	心力衰竭，心功能不全	钙通道阻滞剂
地尔硫䓬	IV	0.25mg/kg（成人常规剂量20mg）给药2min。若可耐受，且15min后效果不佳，可0.35mg/kg（成人常规剂量25mg）。每15min可追加。持续输注：开始10mg/h，可加至15mg/h，最多至24h	快速心房颤动，窄QRS波心动过速	心力衰竭	钙通道阻滞剂

续表

药品	给药途径	剂量	适应证	禁忌证	说明/注意事项
地高辛	IV	负荷剂量：0.125～0.5mg给药15min	快速心房颤动，心房扑动		可用于心功能不全患者。起效慢所以使用受限。治疗窗窄。老年患者中毒风险增加
	PO	0.0625～0.25mg qd	心房颤动		
普鲁卡因胺	IV	负荷剂量：20mg/min，最大量至17mg/kg 输注：1～4mg/min	宽QRS波心动过速		
利多卡因	IV	1.0～1.5mg/kg快速输注，可重复至最大剂量3.0mg/kg	室性心动过速		过量可导致利多卡因中毒，引起癫痫发作
呼吸系统用药					
氯苯那敏（Piriton）	PO	1片 tid prn	鼻塞、鼻炎、荨麻疹		可引起困倦、口干
氯雷他定	PO	5～10mg qd	鼻塞、鼻炎、荨麻疹、瘙痒		困倦不良反应比氯苯那敏轻
西替利嗪	PO	5～10mg qd	鼻塞、鼻炎、荨麻疹、瘙痒		
伪麻黄碱	PO	60～120mg qd	鼻塞、支气管哮喘	严重的冠心病，严重的高血压	心动过速、心悸、拟交感作用
异丙嗪	PO	10ml tid prn	干咳、呕吐、过敏反应	闭角型青光眼，前列腺肥大，尿潴留	引起困倦
Procodin（译者注：异丙嗪、右美沙芬和伪麻黄碱的复方制剂）	PO	10ml tid prn	干咳	闭角型青光眼，前列腺肥大，尿潴留	引起困倦，便秘
苯海拉明	PO	10ml tid prn	干咳	闭角型青光眼，前列腺肥大，尿潴留	引起困倦
溴己新	PO	4～8mg tid prn	化痰		
右美沙芬	PO	10ml tid prn	化痰		
乙酰半胱氨酸（Fluimucil）	PO	1袋 qd	化痰，支气管炎，哮喘，慢性阻塞性肺疾病（COPD）		
沙丁胺醇（Ventolin）	吸入	压力定量气雾剂（MDI）：4～12喷 prn 雾化吸入：1ml（5 mg）沙丁胺醇：1ml或2ml异丙托溴铵加入2ml生理盐水中	哮喘，COPD急性加重		急救药物
异丙托溴铵（Atrovent）	吸入	MDI：4～12喷 prn 雾化吸入：1ml 沙丁胺醇与1ml或2ml 异丙托溴铵加入2ml生理盐水中	哮喘，COPD急性加重		急救药物

续表

药品	给药途径	剂量	适应证	禁忌证	说明/注意事项
沙美特罗/氟替卡松（Seretide）	准纳器（50/100μg，50/250μg，50/500 μg） 气雾剂（25/50μg，25/125μg，25/250μg）	急性加重时根据严重程度1～2吸 qd～bid	哮喘，COPD		β受体激动剂和激素的吸入剂
布地奈德/福莫特罗（Symbicort）	都保吸入剂（160/4.5 μg）	急性加重时根据严重程度1～2吸 qd～bid	哮喘，COPD		β受体激动剂和激素的吸入剂
布地奈德（Pulmicort，Inflammide）	MDI，都保吸入剂	根据严重程度200～400μg bid	哮喘		哮喘控制药物
倍氯米松	MDI	1～4喷（50～200μg）qd～bid	哮喘		哮喘控制药物
泼尼松	PO	0.5～1mg/kg qd	哮喘，COPD急性加重		
氢化可的松	IV	200～400mg	哮喘，COPD急性加重		
硫酸镁	IV	1～2g	哮喘发作		哮喘发作的二线治疗
孟鲁司特（Singulair）	PO	10mg qn	哮喘		
消化系统药物					
抗酸药：三硅酸镁，碳酸镁，氢氧化铝，多种海藻酸钠复合物（MMT，Mist Carminative，Mylanta，Gavisco）	PO	10～20ml tid prn 或1～2片 tid prn	胃炎，胃灼热，反酸，胀气	低磷血症，肾衰竭	过量可能引起便秘或腹泻，与铁剂和四环素类有相互作用
甲氧氯普胺（Maxolon）	PO	1片 tid prn	呕吐，恶心	肠梗阻	可引起眼动危象
	IV	10mg tid prn	呕吐	肠梗阻	可引起眼动危象
活性炭	PO	2片 tid prn	腹泻，胀气		影响其他药物的吸收，间隔2h服用
洛哌丁胺（Imodium）	PO	4片 即刻 或2片 tid prn	腹泻		
苯乙哌啶-阿托品（Lomotil）	PO	1～2片 tid prn	腹泻		可能导致口干
果胶混合物	PO	10ml tid prn	腹泻		需补充液体
Lacteol Fort（译者注：一种口服乳杆菌）	PO	1～2袋 qd	腹泻		
东莨菪碱（Buscopan）	PO	10～20mg tid prn	胃肠道、胆道、泌尿道痉挛	肠梗阻，闭角型青光眼，尿潴留，妊娠	
	IV/IM	即刻给药，可最多至40mg，10～20mg tid	胃肠道、胆道、泌尿道痉挛	肠梗阻，闭角型青光眼，尿潴留，妊娠	

续表

药品	给药途径	剂量	适应证	禁忌证	说明/注意事项
乳果糖	PO	10～20ml tid prn	便秘，肝性脑病	乳糖不耐受，肠梗阻	可能会引起胀气
番泻叶	PO	2片 qn prn	便秘	肠梗阻	
比甲双酚酯（Dulcolax）	PO/栓剂	1～2片 qn prn	便秘	肠梗阻，炎症性肠病	
灌肠剂	直肠给药	1支	便秘	肠梗阻	慎用于肾衰竭、心脏病和电解质紊乱
甲苯凡林（Duspatalin）	PO	1片 tid prn	腹痛，痉挛，肠易激综合征		
曲美布汀	PO	100～200mg tid	肠易激综合征，功能性消化紊乱		
西咪替丁	PO	200mg tid	胃溃疡，胃食管反流，胃炎		可能会引起腹泻，男性乳房发育，可逆的肝功能异常
法莫替丁	PO	20mg bid	胃溃疡，胃食管反流，胃炎		
雷尼替丁	PO	150mg bid	胃溃疡，胃食管反流，胃炎		
奥美拉唑	PO	20mg qd～bid	胃溃疡，胃食管反流，胃炎，抗HP感染的联合用药		与华法林、苯妥英、地尔硫䓬和经过CYP450系酶代谢的药物有相互作用
埃索美拉唑（Nexium）	IV	40～80mg qd～bid	胃出血，活动性胃溃疡，胃炎		
生长抑素	IV	即刻给250μg，然后250μg/h	食管静脉曲张出血，胃或十二指肠溃疡出血		可用于糖尿病酮症酸中毒的辅助治疗，慎用于胰岛素依赖的糖尿病
黄酮片（Daflon）	PO	1～2片 bid～tid	痔，慢性静脉功能不全		
车前子壳（Fybogel）	PO	1袋 qd	便秘，痔，肠易激综合征	肠梗阻	可引起胀气
神经系统用药					
劳拉西泮	IV	1～4mg prn至成人最大量8mg	癫痫发作		引起镇静
地西泮（Valium）	IV	5～10mg prn至成人最大量20mg	癫痫发作		引起镇静
苯妥因	PO	负荷剂量：每小时300mg×3	癫痫发作，癫痫持续状态		
	IV	维持剂量：200～360mg睡前 负荷剂量：17mg/kg滴注30min			致心律失常作用，负荷期间需要心电监护
苯巴比妥	IV	20mg/kg	癫痫持续状态，继苯妥英后的二线治疗		可引起呼吸抑制，可考虑气管插管来保护气道
苯托品（Benztropine）	IM/IV	2mg	肌力减弱，锥外体系不良反应		
	PO	2mg tid	肌张力障碍		

续表

药品	给药途径	剂量	适应证	禁忌证	说明/注意事项
普鲁氯嗪	PO	5mg tid prn	头晕，眩晕		
(Stemetil)	IM	12.5mg tid prn			
氯丙嗪	PO	25～50mg tid×3天	严重头痛、顽固性呃逆	中枢神经抑制，嗜铬细胞瘤	增强抗帕金森病药物的抗胆碱能作用。额外的镇静作用。长期使用可引起迟发型运动障碍
阿米替林	PO	10mg睡前	严重头痛		三环类抗抑郁药
咖啡因100mg，麦角胺1mg（Cafergot）	PO	2片即刻，随后1片q6h，每日最大量6片	偏头痛	外周血管疾病，偏头痛	避免合用大环内酯类药物
舒马曲坦	PO	50～100mg单次剂量	偏头痛	缺血性心脏病，外周血管疾病，难以控制的高血压	
内分泌系统药物					
50%葡萄糖注射液	IV	40ml	低血糖		有外渗的风险，应通过大静脉给药
20%葡萄糖注射液	IV	500ml每4～8h	低血糖		通过大静脉给药
10%葡萄糖注射液	IV	500ml每4～8h	低血糖的维持治疗		
可溶性胰岛素	SC	4～12U即刻	高血糖症		短效
	IV	0.15U/kg输注	高血糖症，糖尿病酮症酸中毒（DKA），高血糖高渗性非酮症综合征（HHNK）		
混合胰岛素（30%可溶性胰岛素＋70%精蛋白胰岛素）	SC	个体化	胰岛素依赖型糖尿病（IDDM）		
二甲双胍	PO	500mg或850mg bid～tid	非胰岛素依赖型糖尿病（NIDDM）		
人精蛋白胰岛素	SC	个体化	IDDM		长效
甲苯磺丁脲	PO	250mg～1g bid～tid	NIDDM		短效
格列吡嗪	PO	2.5～10mg qd～bid	NIDDM		
格列齐特	PO	30～120mg qd	NIDDM		
格列本脲	PO	2.5～10mg qd	NIDDM		作用时间长，避免在老年人中使用
阿卡波糖	PO	50～100mg tid	NIDDM		可引起腹胀和腹泻
甲状腺药物					
甲状腺素	PO	50～100μg	甲状腺功能减退		
普萘洛尔	PO	60mg q4h或80mg q8h	甲状腺毒症引起的心动过速		
	IV	1mg/5min	甲状腺危象时严重的心动过速		
丙硫氧嘧啶	PO	24h给药200mg q6h～q4h	甲状腺危象		
	PO	300～600mg负荷剂量，50～150mg qd维持剂量	甲状腺毒症		
卡比马唑	PO	5～20mg tid	甲状腺毒症，格雷夫斯（Graves）病	禁用于妊娠	粒细胞缺乏风险

续表

药品	给药途径	剂量	适应证	禁忌证	说明/注意事项
鲁哥氏碘液	PO	5滴	甲状腺危象		需在丙硫氧嘧啶治疗后1～2h给药
肾上腺危象药物					
氢化可的松	IV	100mg	肾上腺危象		给药前评估皮质醇水平
地塞米松	IV	2～8mg	肾上腺危象		
产科、妇科、泌尿系统用药					
制霉素	阴道片	1～2片 qd×5天	阴道念珠菌		
克霉唑	阴道片	100mg 睡前用×5天	阴道念珠菌，阴道毛滴虫		避免月经期
普雷马林阴道乳膏（共轭雌激素）	阴道乳膏	2～4g阴道给药×3周	萎缩性阴道炎	雌激素依赖的肿瘤，血栓性疾病	全身吸收可导致体重变化，偏头痛，乳房胀痛
炔诺酮	PO	5～10mg tid×10天	功能性子宫出血，月经过多	妊娠（可导致女婴男性化），流产	可导致痤疮、水肿、体重增加
羟孕酮	IM	500mg	先兆流产		
Syntometrine（催产素5U，麦角新碱0.5mg）	IM	1ml	催产或产后出血	严重高血压，外周血管疾病，严重肾脏、肝脏、心脏疾病	
左炔诺孕酮（Postinor-2）	PO	0.75mg 即刻，12h之后再次给药	紧急避孕		性交后72h服用
特拉唑嗪（Hytrin）	PO	1mg qn，每周增加剂量至5mg qn	良性前列腺增生		可能引起视物模糊，眩晕，无力
眼/耳/鼻/喉用药					
生理盐水滴眼液	滴眼液	prn	眼部刺激		
羟丙基甲基纤维素滴眼液	滴眼液	prn	眼干燥症，眼部刺激		
Waxsol	滴耳液	2～3滴 qn ×清洗前2晚	耳垢	鼓膜穿孔	
橄榄油	滴耳液	2～3滴 qn	耳垢	鼓膜穿孔	
氯霉素滴眼液	滴眼液 滴耳液	2滴 tid	细菌性结膜炎，外耳炎	耳部病毒感染，鼓膜穿孔	
环丙沙星滴眼液和滴耳液	滴眼液 滴耳液	角膜溃疡：2滴 每15min一次× 6h，随后 每30min 1次×1天 细菌性结膜炎：2滴 q2h× 2天，随后 q4h×5天 外耳炎：3滴×5～10天	角膜溃疡，细菌性结膜炎，外耳炎		
Sofradex（新霉素，短杆菌肽，地塞米松）	滴眼液 滴耳液	1～2滴 tid～qid	眼部、耳部炎症感染	角膜、结膜病毒感染，眼部真菌感染	
噻吗洛尔	滴眼液	1滴 bid	青光眼，眼压高	急性心力衰竭	
毛果芸香碱	滴眼液	缩瞳，每5min 1滴			

续表

药品	给药途径	剂量	适应证	禁忌证	说明/注意事项
去氧肾上腺素	滴眼液	1滴	诊断和治疗中用于散瞳	闭角型青光眼，甲状腺毒症，高血压	
托吡卡胺	滴眼液	1～2滴	散瞳，检查屈光度	闭角型青光眼	引起一过性刺痛感
羟甲唑啉0.025%（Iliadin）	滴鼻剂	2～3滴 bid×5天	过敏性鼻炎，鼻窦炎		使用不超过5天，避免反跳
氟替卡松（Flixonase）	鼻喷剂	每个鼻孔2喷 qd	过敏性鼻炎	鼻腔难治性细菌或真菌感染	
曲安奈德（Nasocor）	鼻喷剂	每个鼻孔2喷 qd	过敏性鼻炎	鼻腔难治性细菌或真菌感染	
局部用药					
扶他林软膏（Fastum，Emuge）	局部用药	bid～tid prn	局部止痛，NSAID		
酮洛芬乳膏	乳膏	prn	局部止痛，NSAID		
甲基水杨酸擦剂	擦剂	tid prn	局部止痛，含水杨酸		
醋酸氯己定洗剂	洗剂	prn	感染处和伤口清洗消毒		
醋酸氯己定乳霜	局部用药	bid～tid prn	皮肤消毒		
高锰酸钾	洗剂	tid	伤口消毒或清洗		
2%咪康唑软膏	局部用药	bid	皮肤真菌感染		皮疹消退两周后继续使用以避免复发
2%咪康唑粉	局部用药	bid，保持衣服或袜子内皮肤干燥	皮肤真菌感染		皮疹消退2周后继续使用以避免复发
1%氢化可的松	局部用药	bid～tid	弱效激素软膏，可用于面部。用于皮疹、皮炎		不可单独用于皮肤感染。长时间使用可导致皮肤萎缩，应避免
0.025%倍他米松	局部用药	bid～tid	弱效激素软膏，用于皮疹、皮炎		不可单独用于皮肤感染。长时间使用可导致皮肤萎缩，应避免
0.1%倍他米松	局部用药	bid～tid	中效激素软膏，不可用于面部。用于皮疹、皮炎		不可单独用于皮肤感染。长时间使用可导致皮肤萎缩，应避免
Mucopuricin（Bactroban）	局部用药	tid	皮肤细菌感染		
夫西地酸	局部用药	tid	金黄色葡萄球菌和链球菌感染		
Fucicort（2%夫西地酸＋0.2%倍他米松）	局部用药	tid	金黄色葡萄球菌和链球菌联合感染引起的湿疹		长时间使用可导致皮肤萎缩，应避免
Combiderm，Triderm（0.05%倍他米松＋0.1%庆大霉素＋1%克霉唑）	局部用药	bid～tid	激素、抗细菌药和抗真菌药的混合乳膏		长时间使用可导致皮肤萎缩，应避免
Tri-Micon乳膏（0.1%倍他米松＋0.1%庆大霉素＋1%咪康唑）	局部用药	bid～tid	激素、抗细菌药和抗真菌药的混合乳膏		长时间使用可导致皮肤萎缩，应避免

续表

药品	给药途径	剂量	适应证	禁忌证	说明/注意事项
阿昔洛韦乳膏	局部用药	每日5次，共10天	单纯性疱疹病毒皮肤感染		
含水乳膏	局部用药	tid prn	用于皮肤干燥		
尿素乳膏	局部用药	tid prn	用于皮肤干燥、粗糙、脱屑		
磺胺嘧啶银	局部用药	bid	用于二度、三度烧伤		可导致皮肤着色，不可用于面部
二硫化硒	洗剂	一周两次用于溢脂性皮炎、头皮屑。治疗花斑癣时在清洗前涂抹于患处10min	溢脂性皮炎，头皮屑，花斑癣		
马拉硫磷	洗发水	洗发水，清洗前涂抹10min。每周用1次，使用2周	头虱		
解毒剂					
中毒药物	**中毒浓度**	**解毒剂**	**剂量**	**备注**	**特殊提示**
对乙酰氨基酚	140mg/kg	乙酰半胱氨酸（Parvolex）	起始150mg/kg溶于200ml 5%葡萄糖注射液中滴注15min，然后50mg/kg溶于500ml 5%葡萄糖注射液中滴注4h，最后100mg/kg溶于1000 ml 5%注射液中滴注16h	服用后4h测血药浓度，使用Rumack-Mathew模型	监测中毒反应
水杨酸盐		碳酸氢钠	1～2mmol/kg快速注射然后根据尿液pH滴定输注	服药2h和6h后测血药浓度，使用Done模型	禁用于水杨酸盐导致的肺水肿
三环类抗抑郁药		碳酸氢钠	1～2 mmol/kg输注20～30 min	QRS＞100ms时有用药指征，碱化至pH 7.45～7.50	可能需要其他药物控制心律失常
苯二氮䓬类	中毒剂量因人而异。发生显著的呼吸抑制时需要解救	氟马西尼（Anexate）	0.2mg，可每分钟重复一次至最大剂量1.0mg		联合三环类抗抑郁药过量或长期使用苯二氮䓬类药物时禁忌
阿片类药物，如吗啡		纳洛酮	0.4～2mg 每2～3min给药1次		
胆碱能药物，如有机磷、百草枯		阿托品	2～4mg 每10～15min给药1次 prn 直至阿托品化		
		氯解磷定	25～50 mg/kg滴注10～15min，1～2h后可重复一次		

备注：本章内容为选择性编写，并非全面信息，未写入药物的全部适应证、禁忌证和注意事项。

（董淑杰 译 郭治国 校）

第二节　G6PD缺乏症应避免使用的药物名单

Irwani Ibrahim · Lim Er Luen

镇痛药

- 乙酰水杨酸（阿司匹林）
- 乙酰乙氧基苯胺（非那西丁）

磺胺类和砜类

- 磺胺
- 磺胺吡啶
- 磺胺二甲嘧啶
- 磺胺醋酰
- Sulphafurazone
- 氨苯砜
- 索尔福克松
- 葡萄糖砜钠
- 甲氧嘧啶/磺胺甲噁唑

其他抗菌药

- 硝基呋喃类：呋喃妥因，呋喃唑酮，呋喃西林
- 萘啶酸
- 氯霉素
- 氟喹诺酮类：如环丙沙星、氧氟沙星、莫西沙星

抗疟疾药

- 伯氨喹
- 扑疟喹啉
- 氯喹

心血管用药

- 普鲁卡因胺
- 奎尼丁

其他类

- 维生素C
- 维生素K族
- 萘（樟脑球）
- 丙磺舒
- 二巯丙醇（BAL）
- 亚甲蓝
- 格列本脲
- 苯肼
- 甲苯胺蓝染色液
- 多柔比星
- 苯妥英
- 米帕林
- 非那吡啶

（董淑杰　译　郭治国　校）

第三节　妊娠期处方药物

Lim Er Luen

注意事项

给妊娠期患者开具处方前，应保证治疗的获益大于风险。尤其是妊娠最初3个月，生殖毒性的风险最高。表22-2仅适用于急诊常用药。很多药物已知对妊娠有不良作用，只有部分是安全的。在关键时刻应将母亲的利益置于胎儿之上。

表22-2　妊娠期急诊常用药

安全	避免	不明/特殊提示	仅严重案例
抗生素			
青霉素	四环素类	甲硝唑（妊娠最初3个月有生殖毒性）	
阿莫西林克拉维酸钾（Augmentin®）	甲氧嘧啶/磺胺甲噁唑 磺胺类		
头孢菌素	氨基糖苷类		

续表

安全	避免	不明/特殊提示	仅严重案例
红霉素			
克拉霉素			
抗结核药物：异烟肼、利福平、乙胺丁醇	氟喹诺酮类		
镇痛药			
可待因	Cafergot（100mg咖啡因＋1mg麦角碱）	丁溴东莨菪碱（安全性未被验证）	布洛芬
对乙酰氨基酚		哌替啶（不用于分娩前）	吲哚美辛（Indocid®）
芬太尼		阿司匹林（妊娠最后3个月应避免）	双氯芬酸（Voltaren®）
		比沙可啶（刺激子宫）	甲芬那酸（Ponstan®）
		吗啡/哌替啶（围生期）	萘普生
呕吐和腹泻			
甲氧氯普胺		普鲁氯嗪（Stemetil®）	
异丙嗪			
昂丹司琼			
洛哌丁胺			
腹痛/溃疡			
制酸药			
西咪替丁，雷尼替丁			
奥美拉唑			
心肺用药			
地高辛	ACEI（卡托普利，依那普利）		非洛地平
镁	肾上腺素（偶用于哮喘）		肼屈嗪（新生儿血小板减少）
肝素	华法林 维拉帕米		硝酸甘油/硝酸异山梨酯（妊娠期和哺乳期安全性尚未建立）
氢化可的松			阿替洛尔/普萘洛尔（长时间使用可导致胎儿发育迟缓）
沙丁胺醇雾化剂			普鲁卡因胺（安全性尚未建立）
泼尼松			胺碘酮（不用于围产期）
吸入激素			呋塞米（Lasix®） 腺苷 肾上腺素
神经和抗癫痫药物			
	咪达唑仑 丙戊酸钠		苯妥英 苯巴比妥（生殖毒性） 地西泮 氯丙嗪 氟哌啶醇
疫苗			
抗破伤风类毒素（灭活疫苗）	麻疹、腮腺炎、风疹、天花疫苗（减活疫苗）		

（董淑杰　译　郭治国　校）

第23章

儿科急症

第一节　儿童腹痛

Peter Manning

要点

- 腹痛的持续时间很重要，因为儿童慢性腹痛很少是外科性的。
- 发热提示腹痛是感染性病程或腹膜炎。
- 5岁以下儿童腹痛常常是器质性的原因。
- 对于年长儿童，腹痛应当考虑功能性原因。
- 儿童的年龄对于判断腹痛的病因很有用处。
- 腹痛伴随胆汁性呕吐物或持续性呕吐是一种预兆，首位需要考虑机械性肠梗阻，除非能找到其他原因。

最常见的威胁生命的腹痛病因

表23-1列举了4个年龄组患儿最常见的威胁生命的腹痛病因。

表23-1　**最常见的威胁生命的腹痛病因**

新生儿	婴儿期（＜2岁）	儿童期（2～10岁）	青少年
严重胃肠炎	严重胃肠炎	阑尾炎	有毒的过量
脓毒症	中毒过量	外伤	外伤
嵌顿疝	败血症	肠套叠	阑尾炎
肠旋转不良	肠套叠	有毒的过量	异位妊娠
幽门狭窄	阑尾炎	败血症	消化道溃疡
先天性巨结肠	嵌顿疝	糖尿病酮症酸中毒	胰腺炎
外伤	梅克尔憩室	巨结肠	糖尿病酮症酸中毒
	外伤		主动脉夹层或主动脉瘤
	糖尿病酮症酸中毒		巨结肠

⇨ 给全科医师的特别提示

- 当采集病史不能推导出结论时，体格检查是非常重要的，大于1/3的患儿表现为特殊疾病的非典型表现。
- 触诊放在体格检查的最后，以避免失去患儿的信任。
- 不要忘记检查生殖器区域及直肠。

管理

- 大多数腹痛患儿在急诊区域管理。
- 评估患儿的气道、呼吸、循环，转到中级或特殊监护病房，如果需要呼吸支持，监测重要生命体征、血氧饱和度并开放外周静脉给予晶体液。

病史

- 尽管全面，但仍可能不能推导出结论。
- 在疾病的鉴别诊断过程中腹痛的性质很重要。

发作

- 腹痛突然发作可能与腹膜炎、肠套叠、肠扭转、异位妊娠相关。
- 慢性或隐匿性发作可能为阑尾炎、胰腺炎、胆囊炎的表现。
- 绞痛提示空腔脏器受刺激或梗阻。
- 慢性严重腹痛更可能与炎症性肠病有关。

腹痛发作时的定位

- 脐周痛提示小肠或近端结肠病变。
- 上腹痛提示上消化道（包括胰腺）病变。
- 下腹痛提示远端结肠、盆腔病变、嵌

顿疝。

● 肩部牵涉痛提示横膈刺激。

相关症状

● 呕吐发生在腹痛同时或之前，提示肠套叠、急性胃肠炎、输尿管绞痛。

● 呕吐发生在腹痛之后常提示阑尾炎、肠梗阻、胆囊炎。

● 胆汁性呕吐常提示机械性肠梗阻。

● 腹泻常提示胃肠炎，但也见于外科疾病。

● 对于儿童来说，发热、呕吐是非特异性的，发生原因可以是肠道内疾病，也可以是各种各样的病毒感染的肠道外疾病。

既往史

● 在家庭或日常生活中若有过腹痛发作和近期疾病的病史应该被记录，慢性疾病的病史是非常重要的，如糖尿病、肾病综合征、非裔美国人中的镰形红细胞贫血。

体格检查

● 体格检查非常重要，因为近1/3的患儿表现为特殊疾病的非典型表现。仅仅依据病史不能明确诊断；当父母提供病史时，需要非常耐心地从远处去观察患儿。

● 观察患儿

1.活动情况。

2.与父母的交流情况。

3.不适的程度。

● 一般情况

1.因痛苦而扭动、翻滚、呻吟的患儿常常有绞痛。

2.病态面容、萎靡不振常提示脱水或脓毒症。

3.屈膝躺着不动的患儿提示腹膜受刺激。

● 重要的生命体征应该被回顾和记录。

● 在全身体检之后进行腹部检查。

1.视诊：舟状腹还是腹胀？有没有腹部瘢痕、腹壁缺陷、蠕动波？

2.听诊：所有4个区。

（1）肠鸣音减弱提示腹膜炎或肠梗阻。

（2）肠鸣音活跃提示胃肠炎或肠梗阻早期（机械性）。

3.叩诊：避免压痛点。评估腹膜的受刺激程度，另一种方法是摇动沙发或手推车来评估。

4.触诊：因为可能会诱发疼痛，这一步检查应当放在最后做，但是可能得到最多的信息。可以分散患儿的注意力或用患儿自己的手触摸腹部。

（1）不自主的保护或反跳痛提示腹膜受刺激。

（2）板状腹提示穿孔。

（3）不要忘记检查生殖器及直肠。

检验检查

诊断不清楚时应该做检验检查，以下情况常提示外科病因和腹膜刺激征。

● 全血细胞计数：有助于明确是感染还是血液丢失，在任何腹内疾病或发热白细胞可能是升高的，因此很难解释。

● 尿、电解质、肌酐、血糖；在肠梗阻、腹膜炎、胃肠炎时患者需要液体复苏。

● 如果临床需要时，应该做肝功能、酶学的检查。

● 尿液分析：各年龄儿童的脓尿、血尿，有或无糖尿时的尿酮体。

● 青春期女孩怀疑有妊娠可能时应该做尿妊娠试验，不需考虑月经史和性生活史。

● 腹部X线平片在以下情况可能非常重要。

1.外科手术前。

2.异物误服。

3.异常的肠鸣音。

4.腹胀。

5.腹膜刺激征。

注意寻找以下异常表现。

1.液-气平面。

2.肠腔气体减少。

3.岗哨肠袢。

4.粪石。

5.游离气体。

6.异物。

7.肿物。

8.便秘。

9.腹部超声：是检测腹内病变（如肠套叠、阑尾炎、幽门肥厚梗阻、肿块、脓肿）的常用方法。对于青春期女孩下腹部疼痛鉴别阑尾炎和盆腔病变很有用。

按年龄分类的特殊病因

腹痛的常见病因，包括外科因素及内科因素，见表23-2。

表23-2 腹痛的常见病因

新生儿期	婴儿期（<2岁）	儿童期（2～10岁）	青春期
非外科疾病			
肠绞痛	胃肠炎	胃肠炎	胃肠炎
牛奶过敏	病毒感染综合征	便秘	病毒感染综合征
胃肠炎	便秘	功能性腹痛	功能性腹痛
胃食管反流	泌尿系感染	病毒感染综合征	肺炎
	脓毒症	泌尿系感染	
		肺炎	
外科疾病			
肠扭转	肠套叠	阑尾炎	阑尾炎
嵌顿疝	嵌顿疝	外伤	外伤
幽门狭窄	外伤	梅克尔憩室	异位妊娠
小肠畸形	梅克尔憩室	肠套叠	睾丸扭转
先天性巨结肠	阑尾炎	肿瘤	肿瘤
	肾母细胞瘤		
肠穿孔			
外伤			

腹痛的腹外病因

表23-3为出现腹痛的腹外原因。

表23-3 腹痛的腹外病因

炎症	毒物学的
病毒感染性疾病	重金属中毒
链球菌咽炎	乙醇、阿司匹林、杀虫剂
过敏性紫癜	
脓毒症	**腹外相关疾病**
急性风湿热	肺炎
结缔组织病	肾盂肾炎
	泌尿系结石
代谢性或血液性疾病	睾丸扭转
糖尿病酮症酸中毒	附睾炎
白血病	腹型偏头痛
镰形细胞危象	心肌炎和心包炎
	功能性腹痛

处置

- 任何可能外科腹痛患儿需要立即外科会诊。
- 带有模棱两可症状和体征的患儿应当适当放宽指征收入院。如果父母坚持在家处理患儿，应当记录所有给予的建议。

（刘慧强　韩彤妍　译　韩彤妍　校）

第二节　儿童呼吸困难

Elizabeth Kbor · Peter Manning

要点

- 牢记保证气道通畅、呼吸和循环系统的支持：不要延迟转诊任何一个有急性呼吸困难的患儿到急诊的重症监护区，同时询问父母患儿的既往病史。
- 不能哭出声音的呼吸困难患儿，是呼吸即将停止的危险征象：应该将患儿立即转至急诊的重症监护区。
- 一个大声哭或尖叫的患儿提示肺功能良好。
- 呼吸困难可能源自严重疼痛：胆绞痛（胆总管囊肿）、急性腹痛（腹膜炎和肠套叠）。任何疼痛均可导致呼吸困难。
- 糖尿病酮症酸中毒的呼吸困难患儿，胸部体检和胸部X线检查是正常的（阳性证据包括典型的深大呼吸、末梢血糖升高、呼吸道和尿中存在酮体）。
- 当听诊患儿胸部时，你需要转移他的注意力，因为哭喊尖叫会影响体格检查。
- 听诊患儿胸部时，应注意呼吸深度，而不仅仅是喘鸣音及湿啰音。一个肺叶一侧肺的呼吸音减低，是一侧肺实变前的唯一线索，当实变时则表现为固定的水泡音和支气管呼吸音、胸腔积液或气胸。
- 阿司匹林或其他药物过量可能因代谢性酸中毒导致呼吸困难。
- 呼吸困难的心源性因素，如因先天性心脏病导致心力衰竭、心肌炎或室上性心动过速。

> ⇨ **给全科医师的特别提示**
>
> • 让呼吸困难的患儿处于一个舒适的体位（这个体位是他觉得最舒适的）：不要强迫他平躺。
>
> • 如果患儿害怕氧气面罩，可以由患儿母亲在离患儿面部较近处手持面罩，让氧气直接吹到患儿面部。
>
> • 在治疗呼吸衰竭的患儿时，有效的气囊面罩通气是重要的操作。

向父母或看护者询问病史

• **呼吸困难的发生**

1.呼吸困难是否在玩或进食的过程中突然发作？

2.是否在呕吐时发生呼吸困难？呕吐和发绀提示吸入。

（1）呕吐、胸痛和呼吸困难提示下部肺叶肺炎。

（2）呕吐、呼吸困难和喘息提示黏稠的痰，如支气管炎。

• 家族成员肺结核、近期肺炎或肺部感染、病毒性疾病病史。

• 既往有喘息或哮喘病史。

体格检查

注意

1.呼吸困难的患儿可能存在心力衰竭，然而，支气管炎有喘息时，心音可能很难被听到。

2.呼吸困难患儿点头呼吸，可能有脑膜刺激的征象；在嗜睡的、呼吸困难或者呼吸暂停的患儿记得注意有无颅内压升高的征象。

3.一个生长发育迟缓的呼吸困难患儿可能提示胃食管反流、气管食管瘘、囊性纤维化、免疫抑制。

• 最重要的体征是要识别精神状态。这是低氧或高碳酸血症的早期提示。警惕易激惹、嗜睡、不能认识父母和不适宜的社交反应。

• 注意中心性发绀的表现：如果存在，要立即转至急诊的重症监护区域，给予面罩吸100%的氧气。

• 注意呼吸窘迫体征，如发绀、点头呼吸、使用辅助肌呼吸、气管牵动、凹陷征、呻吟或鼻翼扇动，或者喘鸣。如果发现，立即转移到急诊室的重症监护区域，把孩子放在舒适的位置，给予面罩吸100%的氧气。

• 计数患儿的呼吸频率。

• 什么体征提示上呼吸道或下呼吸道疾病？

1. 鼾声和喘鸣音提示上气道梗阻（后者的出现提示应当被转移到重症监护区域）。

2. 呻吟提示肺泡病变，需要呼气末正压（positive end-expiratory pressure，PEEP）清除肺泡内物质，见于肺炎、肺水肿或脓毒症时。

• 观察双肺不对称扩张的体征。首先触摸气管的位置，其次触诊是否存在皮下气肿。让患儿重复说出他们喜欢的动画人物的名字，触摸语音震颤是最好的评估方法。

• 全面检查评估耳鼻喉系统。

管理

• X线检查

1.对于任何呼吸困难的患儿在临床诊断前均应做胸部X线。

2.胸部X线对于呼吸困难的患儿很重要，因为肺部病变及心脏大小均能被明确。

3.不是所有哮喘的患者均需要做X线检查，但用于排除外异物吸入、肺炎、肺不张时是有用的。

4.对所有首发喘息、临床上出现发热、咳嗽、呼吸困难的患儿都应做胸部X线。

5.让一个患儿（存在喉炎和会厌炎）去放射科做X线片可能是危险的，应该让他在重症监护区域接受检查。

• 严重呼吸困难的患儿

1.在重症监护区域管理患儿。

2.保持气道通畅，给予呼吸支持。

3.应用面罩吸入100%的氧气。

4.监测：心电图，每5～15min监测重要生命体征和脉搏血氧饱和度。

5.详尽的胸部检查。

6.必要时做胸部X线片（见上文）。

7.喘息的患儿应给予雾化吸入沙丁胺醇。剂量：＜1岁，0.5ml加入1.5ml生理盐水中；＞1岁，1ml加入3ml生理盐水中，可以每20min重复应用。请儿科会诊，将患儿转至儿科重症监护病房。

8.在外周静脉放置肝素帽：获得静脉血气评估pH和PCO_2。

• 轻度和中度呼吸困难患儿

1.可以在急诊室的中级护理区管理患儿。

2.监测脉搏血氧饱和度。

3.如果脉搏血氧饱和度水平低于96%，应给予氧气吸入。

4.如果有哮喘：①每20min吸入沙丁胺醇。②如果从急诊室出院应口服泼尼松1～2mg/kg。

处置

• 收入院

1.需要气管插管的儿童，在儿科会诊后收入。

2.治疗后无改善的儿童。

3.未吸氧状态下脉搏血氧饱和度低于96%的儿童。

4.患儿的父母或看护者不能胜任下一步的指示。

• 出院

1.对治疗反应良好的儿童。

2.患儿的父母或看护者能遵循下一步的指示。

（刘慧强　韩彤妍　译　韩彤妍　校）

第三节　儿童/婴儿啼哭

Elizabeth Khor · Peter Manning

要点

• 啼哭的婴儿或儿童是指持续啼哭不能安抚的患儿。

• 识别出焦虑状态，因为看护者不能容忍啼哭，完全绝望后带患儿来急诊室。

• 不要处方镇静药物：不要同意父母对于这种处理方式的要求。啼哭可能是疾病的一个症状，将患儿镇静会掩盖潜在的病因。

⇨ 给全科医师的特别提示

• 记得完全解开患儿的衣服，暴露腹部、会阴和四肢。

• 一个不和父母互动的、啼哭的患儿，可能有啼哭的严重原因。根据年龄，发现重要生命体征的异常。

管理

患儿疼痛吗？

• 腹部情况

1.急性肠套叠：不停地啼哭、呕吐、拒绝进食。

提示：做直肠检查寻找血便或果酱样大便。

2.肠扭转：腹胀。

3.梗阻性腹股沟疝（男性或女性婴儿）：记得检查腹股沟区，检查男孩的睾丸以发现急性睾丸扭转。

4.输尿管绞痛、胆绞痛或急性泌尿系感染（UTI）：做尿常规检查明确白细胞、红细胞和亚硝酸盐。

• 头、眼、耳、鼻、喉咙情况

1.急性中耳炎：注意啼哭患儿“正常”的充血性鼓膜。

2.检查口咽部有无烫伤和疱疹性咽峡炎或牙龈炎（以口腔溃疡为特征）。

3.检查有无角膜擦伤或眼睑异物。

4.检查头部有无前囟膨隆（小于15～18个月婴儿）。

• 肢端情况

1.肢端环状结扎（趾断症）：婴儿的足趾、手指、甚至阴茎被环状丝状物如露指手套、毛毯或母亲的头发等勒住坏死。

2.长骨外伤或肢端挫伤：考虑非外伤性创伤。

3.骨髓炎：检查肢端局部的张力、肿胀及红肿程度。

• 胸痛（少见，但是可能存在）

1.心肌缺血：川崎病或心包炎。

2.啼哭和低灌注可能提示室上性心动过速：记得检查脉率。

• 如下情况要考虑脑膜刺激征

1.啼哭的儿童，有尖而高调的哭声。

2.患儿有点头、疲倦、前囟膨隆或颈抵抗。

3.反常的易激惹要引起注意，暗示脑膜刺激征。这种易激惹常常表现为当婴儿被抱起时发生啼哭，但当放下他时变得安静。

• 考虑婴儿摇荡综合征：患儿苍白、昏昏欲睡，不可解释的躯体外伤和（或）视网膜出血。

处置

收入院：需要谨慎，看护者可能因为睡眠不足，不能忍受持续的啼哭，收入院有利于看护者保证睡眠，也有利于进一步调查可能的原因，如非意外伤害（non-accidental injury，NAI）。

（刘慧强 韩彤妍 译 韩彤妍 校）

第四节 儿童腹泻

Elizabeth Khor · Peter Mannin

要点

• 内容仅涉及腹泻的儿童，而没有呕吐。

• 考虑可能不是真的腹泻，而是由于以下原因。

1.便秘（可在腹部触摸到粪块）。

2.泻药、抗酸剂或抗生素。

3.含有较多山梨醇的果汁（如苹果汁）。

• 大多数病例是因为急性胃肠感染。

1.病毒：如轮状病毒，泌尿系感染伴随非胆汁性呕吐，然后表现为大量的、水样腹泻。

2.侵入性：沙门菌、志贺菌、空肠弯曲菌或大肠杆菌，表现为黏液血便、高热、里急后重、病态面容。

3.幼儿腹泻：在急性胃肠炎之后预后是良性的，患儿精神状态良好，没有发热、体重丢失或里急后重；父母焦虑，患儿大便呈软的、糊状便，带有未消化的蔬菜。

• 不要给6岁以下的患儿处方复方苯乙哌啶片或易蒙停（盐酸洛哌丁胺胶囊）类药物，这些药物可能诱发麻痹性肠梗阻。

• 教育父母即使治疗，一些腹泻还是会发生的：治疗的目的是阻止患儿出现脱水。

> ⇨ 给全科医师的特别提示
>
> • 记得关注补水的病史和体格检查（见下文）。

询问父母或看护者的问题

• 近期的排便习惯是什么样的？例如，便秘。

• 患儿的饮食怎样？例如，饮用了含纤维和山梨糖醇的果汁。

• 患儿近期有服用泻药、抗酸剂或抗生素吗？

必要的体格检查

• **快速水化检查**

1.尿布是干的还是湿的？如果是干的，询问患儿最后一次小便的时间；无尿超过8h是脱水的一个体征。

2.注意患儿哭闹时是否有眼泪。

• **关注水化的检查**（表23-4）

1.看是否存在眼窝凹陷、嘴唇干燥、外周灌注不良、皮肤弹性差。

表23-4 脱水严重程度的临床评估

症状和体征	轻度脱水（5%）	中度脱水（7%）	重度脱水（10%）
一般表现和状况			
婴儿和小儿童	饥渴，警觉，烦躁不安	饥渴，烦躁不安，迟钝的但是易激惹或嗜睡的	嗜睡，肢体凉，出汗，肢端发绀，甚至昏睡
年长儿童和成人	饥渴，警觉，烦躁不安	饥渴，警觉，直立性低血压	寒冷，出汗，肌束痉挛，肢端发绀，神志清醒的
桡动脉脉搏	正常速度和有力	快速和微弱	快速，有时触摸不到
呼吸	正常	深且快速	深和增快
前囟	正常	凹陷	深度凹陷
收缩压	正常	正常或低	＜90mmHg；可能记录不到
皮肤弹性	捏起后迅速弹回	捏起后弹回慢	捏起后弹回慢（＞2s）
眼	正常	凹陷（可观察到）	深度凹陷
眼泪	有	无	无

续表

症状和体征	轻度脱水（5%）	中度脱水（7%）	重度脱水（10%）
黏膜	湿	干	非常干
尿量	正常	尿量减少，尿色深	数小时无尿
体重丢失（%）	4～5	6～9	10或更多
预估的液体丢失量（ml/kg）	40～50	60～90	100～110

来源：表格改编并得到McGraw-Hill Companies的允许。from Powell EC，Reynolds S. Gastroenteritis. In：Strange GR，Ahrens W，Lelyveld S，et al.，eds. *Paediatric Emergency Medicine：A Comprehensive Study Guide*. New York：McGraw-Hill；1995：291.

2. 如果患儿重度脱水，存在低血容量性休克的风险：应该于收住院前在急诊室给予静脉扩容复苏。

• **呼吸急促**提示高热或代谢性酸中毒引起的缺氧。

• 头、眼、耳、鼻、喉部情况

1. 检查耳是否存在急性中耳炎。

2. 听诊肺底部确定是否存在肺底肺炎。

3. 检查咽喉部是否存在咽炎或扁桃体炎。

缺少这些体征可能使诊断困难。

• 腹部的体格检查

1. 肌张力（阑尾炎或腹膜炎）。

2. 肝脏增大（可能发生脓毒症）。

3. 肿物（肠套叠）。

4. 腹胀（肠梗阻或麻痹性肠梗阻）。

• 直肠检查（不受粪块的影响）：任何血在尿布上都是明显的。

管理

• 不在急诊进行便培养。

• 尿液分析查酮体尿：有用，特别是肥胖儿童，脱水时体征难以评估。

• 尿液分析亚硝酸盐或白细胞：为诊断可疑的尿路感染（UTI）。

• X线：如果患儿有腹胀或一过性血性腹泻，检查腹平片（KUB）。

• 如果精神状态改变，应该立即做末梢血糖检测。

• 严重脱水患儿补液（10%脱水）：参考本章第十一节“儿科液体治疗”。

1. 建立外周静脉通路。

2. 应用晶体液（生理盐水或林格液）20ml/kg，在20～30min输入。

3. 检验：全血细胞计数，尿/电解质/肌酐，末梢血糖。

4. 请儿科医师会诊并转至儿童重症监护病房（PICU）。

处置

• 住院：包括以下需要液体治疗的情况。

1. 大量腹泻的新生儿或小婴儿。

2. 有中度或重度腹泻体征和拒绝口服补液的患儿。

3. 儿童病理性慢性腹泻并有精神不佳，或伴有结肠炎征象，或可能存在电解质、液体缺乏的患者。

• 出院在门诊治疗：无中毒貌和尿液分析无酮体或微量酮体的患儿。

1. 口服补液盐（ORS）或稀释的米糊。

2. 如果可能，持续母乳喂养。

3. 如果腹泻时间超过24h，患儿可能需要应用无乳糖的奶粉，如O-Lac、豆奶粉或Milupa HN25口服48～72h。

4. 一旦患儿耐受且食欲恢复，允许患儿吃固体食物，大多数固体食物是可接受的。

5. 高岭土类药物是无用的。蒙脱石散可使肠蠕动减少30%～40%，但不是完全缓解。

6. 幼儿腹泻：避免应用含有乳糖和山梨醇的物品，减少膳食纤维的摄入至少1周。

（刘慧强　韩彤妍　译　韩彤妍　校）

第五节　儿童发热

Ng Kee Chong · Petrina Wong · Wong Chin Khoon

要点

• 发热是正常反应。

- 发热是一个症状，不是疾病。
- 发热会持续至病程结束。
- 发热测定不一定总是准确的。
- 发热经常是有用的机体防御机制。
- 发热，特别是低热，通常不需要处理。
- 临床表现常常比发热程度更重要。

发热的生理影响

- 发热会增加以下作用。

1.中性粒细胞和巨噬细胞的抗细菌活性。

2.淋巴细胞的细胞毒性作用。

- 体温每升高1℃，会有以下反应。

1.耗氧量增加13%。

2.心率增快（体温每升高1℃心率会增加10次/分）。

3.呼吸增快（体温每升高1℃呼吸会增加2.5次/分）。

- 增加的代谢需求可能加重胎儿、患有心脏疾病或脑血管疾病患者的供给。

发热潜在的并发症

- 脱水。
- 惊厥发作。
- 胡言乱语（尤其是年幼儿童）。
- 高热（＞41.1℃）：必须考虑严重的细菌感染（serious bacterial infection，SBI）。

注意：SBI是脑膜炎、肺炎、脓毒症、中耳炎、尿路感染、沙门菌肠炎、李斯特菌、大肠杆菌、葡萄球菌、链球菌感染。症状和体征有易激惹、活动减少、哭声细弱、喂哺困难、腹泻和呕吐、腹胀、精神萎靡、呼吸窘迫，低体温或高体温，外周灌注不良。在体温＞40℃的患儿，SBI＝36%，而体温＜40℃的患儿，SBI＝9.5%。

⇨ 给全科医师的特别提示

- 很少有证据表明低热或中度发热对机体是有害的，或对于这种程度的发热应用解热药是有益的。发热惊厥、心功能、肺功能或脑功能损害的除外。
- 警惕

1.小婴儿。

2.不明原因发热（无咳嗽、流涕、腹泻等）。

3.危险提示。

（1）热程长。

（2）患儿看上去情况不太好。

（3）苍白、淤青、体重减少、易激惹、昏睡、哭声无力、喂哺困难，低体温和灌注不良。

（4）超过40℃的高热。

- 低风险的婴儿

临床

1.一般状况良好。

2.既往健康。

（1）足月出生。

（2）无抗生素应用病史。

（3）无住院病史。

（4）无慢性及潜在疾病。

3.无皮肤、软组织、骨、关节或耳感染。

检验数值

1.白细胞（5～15）$\times 10^9$/L。

2.中性杆状核粒细胞绝对值≤1.5×10^9/L。

3.正常的尿液分析。

管理：考虑点

患儿有发热吗？

- 发热的定义：体温高于记录现场的平均标准差1℃。
- 记录现场的正常体温依据如下记录。

1.直肠：≤38℃。

2.口腔：≤37.5℃。

3.腋下：≤37.5℃。

4.鼓膜：≤38℃。

患儿的年龄？

- 患儿的年龄与发生SBI的风险有关，见表23-5

表23-5 不同年龄的SBI风险

＜1月	12%
1～2月	6%
＜3月与＞3月相比	21倍风险

注意：如果没有被证实，需要在第2～3天

再次评估感染。

发热持续时间?

- 表23-6显示3组儿科临床的主要发热形式及他们常见的热程。

表23-6 常见的儿科发热及其热程

组别	最常见的病因	常见的持续时间
有定位体征的发热	上呼吸道感染	<2周
无定位体征的发热	病毒感染，尿路感染，菌血症，疟疾，肺炎（最高体温>39℃，全血白细胞>20 000/mm³）	<2周
不明原因的发热	感染和风湿性关节炎	>2周

有感染的病灶吗?

- 无定位体征的发热

1.占所有发热患儿的20%。

2.最常见的病因是病毒感染（22.5%）。

3.细菌感染：尿路感染、菌血症和肺炎。

4.3～24个月儿童菌血症的发生率是3%～4%。

5.体温的程度与菌血症的发生率相关。

（1）40 ～ 40.4℃＝1.7%

（2）40.5 ～ 40.9℃＝2.4%

（3）>40.9℃＝2.8%

6.败血症：由于B族链球菌、大肠杆菌、李斯特菌（新生儿）、肺炎链球菌、流感嗜血杆菌，导致脑膜炎、肺炎、中耳炎。

- 不明原因的发热（PUO）

1.体温超过38.3℃数次。

2.超过1周以上，检查仍然不能明确诊断。

3. 50% ～ 60%的病例是发生了感染（病毒占15%）。

4.胶原病占20%。

5.恶性肿瘤占5%。

6.其他疾病占5% ～ 10%。

7.未诊断占5%。

有任何危险信号吗?

参考给全科医师的特别提示。

管理：治疗还是不治疗?

- 解热药不能缩短热程或直接阻止致热源的形成或热量丢失。
- 应用解热药的指征。

1.发热超过38.5℃伴随疼痛或不愉快的症状、中耳炎、肌痛和不适。

2.发热超过39℃，没有明显的不适。

3.营养不良、心血管疾病、烧伤或术后状态。

4.有惊厥的病史或继发于发热的精神错乱病史。

注意：在新加坡，说服父母只有在体温超过38.5℃给予解热药是很困难的，那么37.5°C才是实际的阈值。

- 解热药

1.对乙酰氨基酚

（1）剂量：每4 ～ 6h 10 ～ 15mg/kg口服或直肠给药。

（2）最大剂量：65mg/（kg·d）。

（3）30min起效，最低在发热3h后，作用持续时间3 ～ 6h。

（4）改善活力和警醒程度，但不是情绪和食欲。

（5）副作用少见（胃肠道不适、皮疹、血小板减少性紫癜、低血糖和支气管痉挛）。

注意：在有肝脏疾病或黄疸的患者慎用。

2.布洛芬

（1）在美国（1984年）和英国（1990年）非甾体抗炎药被证实可作为解热药。

（2）剂量：每6h 5 ～ 10mg/kg。

（3）比对乙酰氨基酚起效更早，更有效，持续时间更长。

注意：没有证据表明交替应用对乙酰氨基酚（扑热息痛）和非甾体抗炎药能更好地控制体温，但是因为作用机制不同，非甾体抗炎药和对乙酰氨基酚可以以不同的间隔时间应用。推荐布洛芬在最后一剂对乙酰氨基酚应用后至少1h应用（一定时间后对乙酰氨基酚才起效）。

（4）副作用很少（血小板抑制和减少肾脏血流非常少见）。

注意：出血倾向及哮喘的患者，非甾体抗炎药慎用，因为有抗血小板作用及可能诱发支气管痉挛。

3.双氯芬酸（扶他林）：虽然通常被作为解热药，但没有作为解热药的说明，但有时肌痛相关的发热是有用的。

注意：制造商（诺华）提供的处方信息陈述——单独发热不作为应用指征。

• 发热的附加措施

1.温水擦拭（合适的水温是27～34℃）。

（1）如果体温＞41℃或40℃伴有不适时是有用的。

（2）给予解热药后开始。

2.卧床休息对于体温控制没有明显的作用。

3.仅仅在高热时应用全身冷却、冰袋和空调。

4.在儿童不用乙醇擦浴。

处置

• ＜3月龄患儿：允许全套感染检查化验。

• 3～36个月患儿

1.明确病因：适度治疗病因；如果出院，在24～48h随访。

2.非明确病因

（1）非中毒和低风险：出院在24h内随访。

（2）中毒或高风险：全套的感染检查和抗生素。

注意：如果发热持续3天以上，应该做尿液分析及全血计数。

其他的入院标准

• 威胁生命的感染，如脑膜炎。

• 严重的软组织感染，如化脓性关节炎、口腔炎或眼眶蜂窝织炎。

• 因为下呼吸道感染的缺氧。

• 因为胃肠炎的电解质紊乱。

• 父母胜任力的印象。

1.父母能提供合适的照顾吗？

2.如果有指征，抗生素应该被推荐吗？

3.如果需要，父母能带患儿返回医院复诊吗？

4.能确保随访吗？

（刘慧强　韩彤妍　译　韩彤妍　校）

第六节　儿童抽搐

Peter Manning・Saumya・Wong Chin Khoon

要点

• 急诊室管理的目标

1.维持充分的气道、呼吸、循环。

2.终止惊厥发作和阻止复发。

3.诊断和初步治疗威胁生命的病因，包括可能发生的可逆的生理学改变。

4.合理安排适合的处置（观察、入院、转诊）。

• 为进一步的管理，需要鉴别热性惊厥（简单型或复杂型）和非热性惊厥，两种都可出现惊厥持续状态。

• 当惊厥明确的发作类型不确定时，对任何到达急诊室的抽搐患者应该按惊厥持续状态处理。

• 始终考虑表23-7中的惊厥重要的鉴别诊断。

表23-7　惊厥的鉴别诊断

1.强直
2.低血糖惊厥
3.脑炎或脑膜脑炎
4.瑞氏综合征
5.药物中毒、动眼神经危象
6.屏气发作
7.胃食管反流
8.晕厥
9.癔症

⇨ 给全科医师的特别提示

• ＜18月龄的婴儿颈部强直可能不易发现，或者不配合的患儿很难引出。

• 昏睡的患儿出现角弓反张提示颅内压升高。

• 不配合体格检查的易激惹患儿可能存在脑膜刺激征。

• 抽搐患儿出现心动过缓、低血压、灌注不良是危险征象，预示严重低氧，需要立即建立通畅的气道，保证患儿的通气。

• 在给予任何处理之前，经常要做一个简要的病史回顾，确定是否存在惊厥、应用的药物、慢性病及药物过敏。

• 所有的抽搐患儿均需监测床旁血糖。

• 甲氧氯普胺诱发的动眼神经危象可能与热性惊厥相似，但管理完全不同，肌内注射或静脉注射苯海拉明（＜3岁）或苯甲托品（＞3岁）。

• 即使存在确认的感染源（中耳炎）也不能排除脑膜炎的可能。

惊厥患儿的管理

- 大多数惊厥是短暂的，不需要任何特别的处理。

1.半俯卧位避免吸入的可能性。

2.确保呼吸道通畅：如果需要，轻柔吸引清理气道。

注意：在下颌放松时在牙齿间放置牙垫阻止舌咬伤，否则当用力时会出现更多损害。应用面罩给予氧气吸入，保证血氧饱和度在95%以上。

- 如果惊厥持续

1.如果不能建立静脉通路，可经直肠给予地西泮0.5mg/kg（最大剂量10mg；推荐：婴儿，2.5mg；＞1岁，5mg；可以重复2次）；如果已经建立静脉通路，给予静脉地西泮0.1～0.25mg/kg，速度不超过2mg/min；如果惊厥不能控制，每5min重复1次。

也可以静脉应用劳拉西泮（0.1mg/kg），最大量4mg/次，半衰期是12～24h，而地西泮是15～25min。

2.密切监测有无呼吸抑制。

3.建立外周静脉通路。

4.取血，做床旁快速血糖及电解质检测。

5.测量及记录重要生命体征及体温。

6.如果惊厥持续，按惊厥持续状态处理（见下文）。

- **惊厥停止后**

1.继续监测呼吸功能及精神状态。

2.如果患儿发热，应用温水擦拭及解热药降温。

3.测量重要生命体征、体温、血氧饱和度。

4.如果血氧饱和度水平降至95%以下，继续给予氧气支持。

5.考虑辅助检查：抗惊厥药物浓度，全血细胞计数，尿素氮/电解质/肌酐，肝功能，离子钙、镁，腰椎穿刺，X线胸片，尿液分析（根据临床需要）。

- 收入院：所有无热惊厥首次发作的患儿应该收入院。

1.腰椎穿刺的价值有限，因为腰椎穿刺主要是鉴别脑膜炎及脑炎的可能。

2.脑电图（EEG）是推荐的神经诊断评估的一部分。

3.如果需要做神经影像的检查，首选MRI，因为MRI能够更好地发现小肿瘤血管畸形和萎缩。

惊厥持续状态

定义

持续惊厥发作或间断惊厥发作、间期意识不能恢复超过30min。

管理

- 抽搐患儿应立即做如下处理。
- 静脉通路建立时，取血做如下检验。

1.末梢血糖，全血细胞计数，尿素氮/电解质/肌酐，肝功能，离子钙、镁、磷，必要时行血气分析。

2.长期治疗的患者需要检测抗惊厥药物血药浓度。

- 如果患者存在低血糖，静脉弹丸注射葡萄糖：25%葡萄糖1～2ml/kg或10%葡萄糖2～3ml/kg。然后10%葡萄糖以5～10mg/(kg·min)静脉滴注维持正常的血糖。
- 准备气管插管设备，以备出现不能维持呼吸和供氧的患儿。
- 如果惊厥持续

1.给予苯妥英钠20mg/kg，稀释于生理盐水，以1mg/(kg·min)的速度静脉注射（最大剂量50mg/min）。如果惊厥持续（监测心电图、血压，因可能诱发心律失常），逐渐追加5mg/kg苯妥英，直到最大剂量30mg/kg（最大剂量1000mg）。

注意：应用生理盐水稀释药物依据于惯例，苯妥英可以不用稀释直接用，但是关于给药速度的预防措施仍然适用。

2.如果应用负荷量苯妥英后惊厥仍然持续，应用20mg/kg苯巴比妥静脉注射，以2mg/(kg·min)的速度（最大剂量30mg/min），逐渐追加5mg/kg，直至总剂量达30mg/kg（最大剂量600mg，高剂量可能诱发呼吸抑制、低血压和过度镇静）。

- 尽管做了上述的措施，惊厥仍然持续，应考虑快速气管插管：由擅长气道管理技能的医师进行肌肉松弛和气管插管。

• 处置

1.将患儿收入儿科重症监护病房并请儿科神经专业会诊。

2.所有惊厥持续状态的患儿应该做头部CT。维持气道、呼吸、循环稳定，惊厥停止后可以做头部CT。

3.开始抗惊厥药物治疗的维持治疗（苯妥英或苯巴比妥或二者联合，依据于初始治疗方案）。

癫痫的单次抽搐

• 监测每一抗惊厥药物的血药浓度

1.如果浓度低，给予双倍的药物剂量。

2.如果患儿依从性差，强烈鼓励其服从。

3.如果患儿已经按医嘱服药，如果未达到最大剂量，增加药物剂量。

4.如果最大剂量已经达到，请儿科神经医师会诊指导进一步的抗惊厥治疗。

• 处置：在急诊室观察2～3h，如果没有惊厥，可考虑离院，并转诊专科医院看儿科神经专科医师。

（刘慧强　韩彤妍　译　韩彤妍　校）

第七节　儿童呕吐

Elizabeth Khor · Peter Manning · Angelina Ang

要点

• 不是每个呕吐的患儿都有急性胃肠道问题：要警惕脑膜炎、颅内压升高、中耳炎、急性哮喘、下肺叶肺炎或尿路感染，上述疾病均可出现呕吐。

• 重视婴儿或新生儿的呕吐：仅仅在内科或外科情况排除后，才考虑“喂养过度”或“轻度反流”。警惕呕吐常常是新生儿期败血症、先天代谢障碍、婴儿期急性阑尾炎、脑膜炎、幽门肥厚梗阻的一个症状。

• 不要给小于12岁的患儿处方甲氧氯普胺和氯丙嗪，因为动眼神经危象是痛苦和不良的副作用。

• 口服异丙嗪糖浆是安全，可以轻度止吐。

• 不能绝对确认没有外科急腹症的体征时，不要给年幼儿童处方西沙必利。

> ⇨ **给全科医师的特别提示**
>
> • 记得要做有关液体补充的病史和检查（见下文）。

询问父母或看护者的问题

• 呕吐物是什么颜色的？

1.胆汁（肠旋转不良）或血性提示外科情况，需要住院进一步检查。

2.检查呕吐物或沾有呕吐物的衣服。

提示：胆汁性呕吐物经常与甘蔗汁相似，血性呕吐物可能看上去像美禄（一种巧克力麦芽饮料）。

• 已经处方什么药物？就诊过几个医师？注意一些处方的药物可能诱发胃部刺激和呕吐，如大环内酯类抗生素，口服茶碱、非甾体抗炎药和泼尼松。

• 最后一次注意到纸尿裤湿的时间或孩子最后一次尿是什么时间？无尿超过8h是脱水的一个症状。

• 您的孩子近期头部受过外伤吗？

• 家族成员或同胞有类似的症状吗？例如，轮状病毒胃肠炎经常从上呼吸道感染症状开始，然后呕吐、大量腹泻，＜3岁的患儿有脱水的高风险。

必要的检查

• 快速补液的检查

1.患儿的尿布是干的还是湿的？如果是干的，问上述问题。

2.注意患儿啼哭时有无眼泪。

• 重视脱水的检查：参考表23-4，脱水严重程度的临床评估。

1.看有无眼窝凹陷、口唇干燥、外周灌注不良、皮肤弹性差。

2.如果患者严重脱水，有低血容量休克的风险：应该在收入院前，立即在急诊室给予静脉液体复苏。

• 呼吸增快可能提示高热或代谢性酸中毒的缺氧。

• 心率增快可能是年幼儿童休克的前兆。

• 头、眼、耳、鼻、咽喉部情况。

1.检查耳，确定有无急性中耳炎。

2.听诊肺，确定有无肺炎。

3.检查咽喉，确定有无咽炎和扁桃体炎：缺乏这些体征可能会使诊断困难。

4.检查前囟张力（＜18月龄或15～18个月的患儿）。

- 检查腹部

1.压痛（阑尾炎或腹膜炎）。

2.肝大（可能是脓毒症）。

3.肿物，如幽门肥厚梗阻或肠套叠。

4.腹胀，如肠梗阻或麻痹性肠梗阻。

5.做直肠检查看有无血或肠套叠的果酱样血便。

- 如果有头部外伤史，检查以下几项。

1.有无任何头皮水肿。

2.瞳孔反射。

3.眼底。

4.步态和神经系统对称性检查。

管理

- 尿试纸条检查尿酮体：有用，特别是在肥胖儿童，脱水程度不易评估。
- 尿试纸条检查分析亚硝酸盐或白细胞：对于怀疑尿路感染的患儿。
- X线

1.胸部X线：呕吐患儿，有呼吸系统症状或腹痛、上腹压痛。

2. KUB：患儿呕吐胆汁或血性物质。

3.在新加坡头颅X线仍然是医疗标准检查，特别是对于年幼儿童，因为其颅骨板比较薄。

- 如果存在精神状态异常，做末梢血糖检查。

1.嗜睡患儿存在低血糖和肝大，应考虑可能存在急性脓毒症或瑞氏综合征。

2.嗜睡的患儿存在高血糖和缺氧，可能存在急性糖尿病酮症酸中毒。

- 严重脱水的患儿（10%脱水）：参考本章第十一节“儿科液体治疗”。

1.建立静脉通路。

2.给予晶体液（生理盐水或林格液），20ml/kg，20～30min给予。

3.检验：全血细胞和尿素氮/电解质/肌酐。

4.请儿科会诊和将患儿转至PICU。

- **处置**

1.入院指征

（1）尽管经过院外给予止吐药、解痉药治疗，患儿仍有呕吐、腹泻，仍然存在食欲缺乏或脱水（院外治疗失败）。

（2）伴有上腹压痛体征、轻度脱水的患儿，因为他们不能喝口服补液盐（ORS）。

（3）有数次呕吐、头部外伤的患儿（做完头颅X线检查，参考第15章第四节“头部外伤”的标准）收入儿外科。

2.出院后的处理

（1）明确诊断没有或仅有轻度脱水的患儿。

（2）父母能够正确给予液体，如米汤或ORS（Servidrat、Gastrolyte或Pedialyte三种补液制剂），在6～8h少量、多次饮用。

（3）口服异丙嗪糖浆是安全的，可以轻度止吐。

（4）病毒性胃肠炎的症状在24～48h缓解，如果患儿在家中8～12h经过口服补液治疗后症状无改善，建议父母带患儿复诊。

（刘慧强　韩彤妍　译　韩彤妍　校）

第八节　儿童哮喘

Peng Li Lee

要点

- 不是所有喘息都是哮喘。
- 在儿科喘息，应考虑如下年龄特异的鉴别诊断。

1.婴儿：气管食管瘘，支气管软化，支气管肺发育不良，复发性吸入，心力衰竭，急性支气管炎，肺炎，异物吸入和婴幼儿哮喘。

2.1～5岁儿童：细支气管炎或急性支气管炎，吸入固体物质，如坚果（诱发活瓣性阻塞），喉炎和哮喘。

3.学龄儿童：哮喘，腺病毒支气管炎，纵隔肿物的压迫。

- 胸部X线的指征

1.所有首次发作喘息的患儿。

2.怀疑哮喘的诊断，如怀疑异物吸入。

3.临床体征提示肺炎或气胸。

4.治疗疗效不显著或有临床恶化。

5.持续低氧或需要转入NICU。

- 在急性恶化病例应用激素

1.急性哮喘患儿在急诊室首次症状出现1h

内早期全身应用激素（口服或注射用药）能减轻气道炎症，减少再入院概率。

2.应用激素的指征如下所示。

（1）中度或重度恶化。

（2）有致命性哮喘的发作病史。

（3）患儿已经应用高剂量吸入激素或低剂量口服激素。

（4）此次病情恶化，患儿需要频繁的β_2受体激动剂治疗。

（5）病情恶化持续超过48h。

剂量：1～2mg/（kg·d）（最大剂量60mg），疗程3～5天。

管理

急性哮喘的管理见图23-1。

胸部X线的指征：①诊断不清楚；②临床体征提示肺炎或气胸；③临床表现不典型或疗效欠佳。

严重的哮喘发作

哮喘急性发作分度见表23-8。

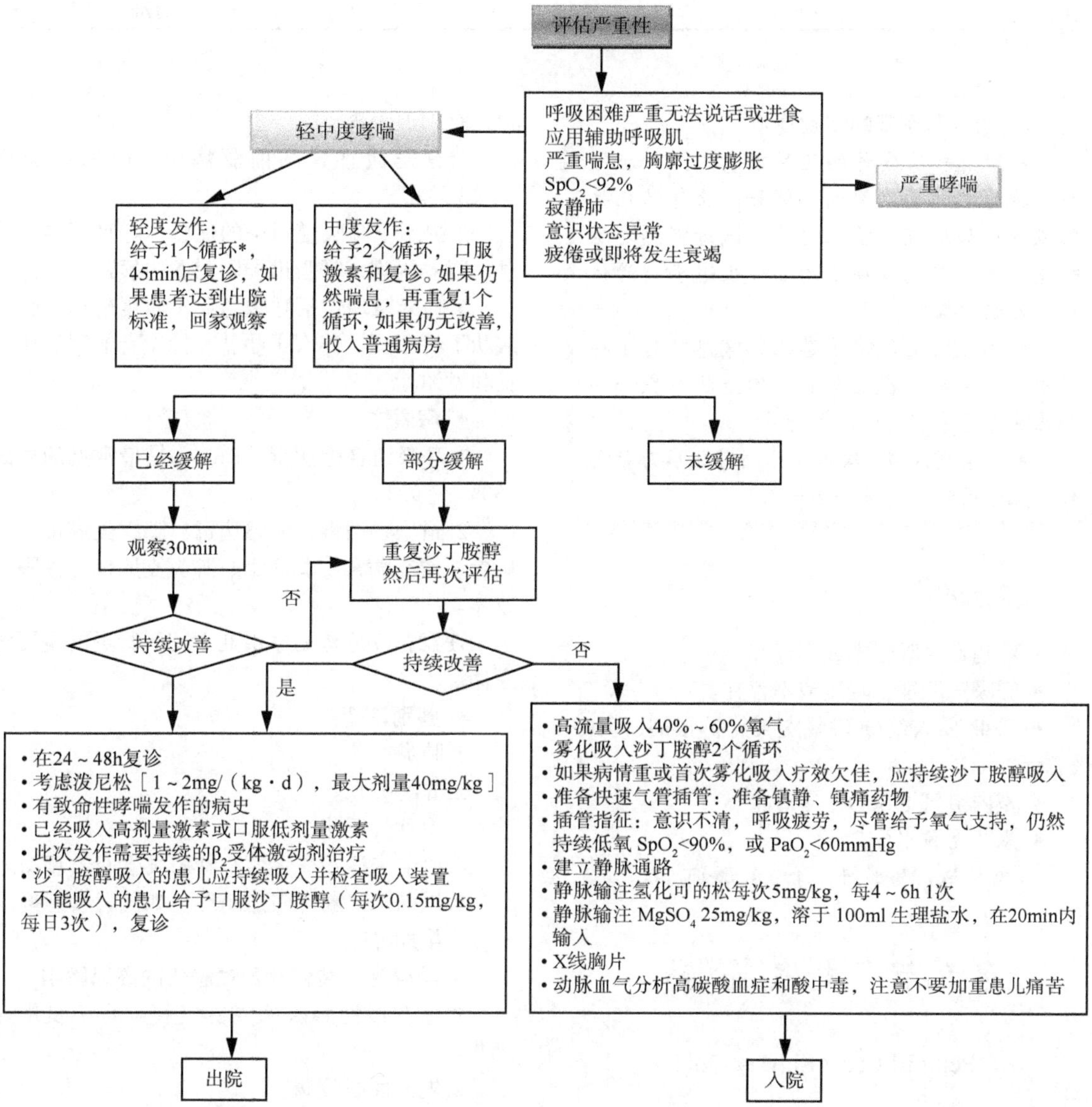

图23-1 急性哮喘的管理

*沙丁胺醇吸入：储雾罐吸入或雾化吸入，1个循环的剂量。＜1岁和体重＜10kg，沙丁胺醇5喷：异丙托溴铵2喷或沙丁胺醇0.5ml：异丙托溴铵0.5ml：1ml生理盐水；＞1岁和体重＞10kg，沙丁胺醇10喷：异丙托溴铵4喷或沙丁胺醇1ml：异丙托溴铵1ml：2ml生理盐水

表23-8 哮喘急性发作分度

临床特点	轻度	中度	重度	即将呼吸停止
呼吸时气短	走路时	说话时； 伴有哭声短暂、喂养困难	休息时或婴儿不能进食	
谈话	成句	不成句	单字	
意识	清楚	有或无易激惹	有	嗜睡或意识模糊
呼吸频率	轻度增快	中度增加	明显	
辅助呼吸肌活动及三凹征	无	轻度	中重度	胸腹矛盾运动
精疲力尽	无	无	有	
喘鸣音	散在、呼气末	呼气相，响亮	呼气相，响亮	无
心率	＞100次/分	100～200次/分	＞200次/分	心动过缓
SpO_2	＞95%	91%～95%	＜91%	发绀

⇨ **给全科医师的特别提示**

- 所有首次发作的儿科喘息患儿，应仔细寻找哮喘的鉴别诊断。例如，除外幼儿异物吸入；如果喘息首次发作，或者突然发生喘息，无之前或者伴随的上呼吸道感染的体征；无过敏病史。
- 不是所有的哮喘患儿都喘息。对于持续咳嗽、特别是夜间加重，但是状态良好的患儿应考虑哮喘的诊断和治疗。
- 如果患儿在2次万托林的雾化后疗效欠佳，应考虑到医院进一步治疗。

出院标准

- 喘鸣音：呼吸末或不存在。
- 呼吸三凹征：轻度或不存在。
- 每4h吸入或6h口服支气管扩张剂，无呼吸急促。
- 室内空气下SpO_2＜95%。
- 患儿无脱水征。

（刘慧强　韩彤妍　译　韩彤妍　校）

第九节　支气管炎

Peng Li Lee · Shirley Ooi

要点

- 支气管炎是指婴儿（＜2岁）病毒感染症状，有如下表现。

1.有普通感冒的前驱病史，咳嗽或流涕2～3天。

2.提示下呼吸道感染的症状：呼吸困难，喘息，喂养困难，呼吸道梗阻诱发的烦躁。

3.临床表现包括呼吸急促，鼻翼扇动，肋间或肋下三凹征，伴有干啰音和捻发音的呼气相延长和发绀。

- **病原体**

1.呼吸道合胞病毒（RSV）是最常见的病因（50%～90%）。

2.副流感病毒、流感病毒、腮腺炎病毒、腺病毒、埃克病毒、鼻病毒、肺炎支原体、沙眼衣原体。

注意：支原体是学龄儿童支气管炎的主要病原体。

- **鉴别诊断**

1.肺炎。

2.异物吸入。

3.胃食管反流。

4.以前未诊断先天性心脏病发生心力衰竭。

5.以前未诊断呼吸道畸形，如气管食管瘘。

6.早期哮喘。

- **明确呼吸暂停和急性恶化的高风险组**

1.患有慢性肺疾病或支气管发育不良的早产儿。

2.先天性心脏病。

3.囊性纤维化。

> ⇨ **给全科医师的特别提示**
>
> ● 支气管炎是短暂的自限性疾病，持续约数天。如果患儿出院，应该在24h内复诊。
>
> ● 对于所有早产儿、先天性心脏病、支气管肺疾病，潜在肺疾病和免疫功能缺陷的患儿应该考虑入院。

管理

大多数支气管炎病例是自限性的。仔细监测呼吸暂停和低氧，良好的呼吸支持是管理的基石。

● SpO_2＜92%提示中重度的呼吸窘迫。

● 评估脱水程度：由于呼吸困难导致口服摄入少，以及咳嗽诱发的呕吐导致脱水。

● 评估呼吸困难的严重程度

1.轻度：无三凹征。

2.中度：肋间凹陷，无发绀。

3.重度：发绀，呼吸暂停，低氧血症（SpO_2＜92%），脱水征和严重的肋间凹陷。

● 病情严重、不典型的患者，不配合检查的哭闹患儿，应该做胸部影像学检查。

● **收入院指征**

1.高风险组婴儿（症状轻微和父母能够胜任在家看护的患儿除外）。

2.小于4个月的婴儿，有呼吸暂停和病情快速进展更严重的风险。

3.喂养困难、易激惹和脱水征。

4.此次患病特别是在疾病发生的3～4天已经就诊过数次，有潜在恶化的风险。

● **患儿出院指征**

1.如果患儿无中重度呼吸困难，能进食、无脱水征。

2.父母能够理解和识别病情恶化的征象，如喂养困难及易激惹。

● 预约出院后1～2天在儿科诊所复诊。

支持治疗

● 湿化的氧气治疗。

● 液体治疗（注意不要补水过量）。

特殊治疗

● 支气管扩张剂

1.经常被用到，但是其有效性有争议。

2.无确切的证据表明其是有效的，在一些病例可能与恶化的结果相关（如果雾化时没有氧气供应，增加了通气或血流失调，导致低氧血症）。

3.在稍大的婴儿中，很难鉴别支气管炎和其他病毒诱发的喘息，支气管扩张剂应用是合理的，因为大多数患儿对此反应良好。

4.通常，不要为出院的患儿处方此类药物（祛痰药物、溴己新是更好的选择）。

● 激素：在支气管炎急性期的管理中无持续作用。

● 抗生素

1.如果不考虑合并感染，不推荐常规使用（如呼吸道合并病毒和细菌感染）。

2.避免为门诊患儿经验性应用抗生素。如果需要应用抗生素，应该考虑住院。

● 利巴韦林：不常规推荐应用，但可以应用在有针对性的高危患儿。

（刘慧强　韩彤妍　译　韩彤妍　校）

第十节　热性惊厥

Elizabeth Khor · Peter Manning

定义

热性惊厥的诊断标准

● 患儿首次惊厥发作与体温超过38.5℃相关，通常在病程的24h内发生，经常在体温的快速上升期发生。

● 患儿年龄为6个月至6岁。

● 无中枢神经系统感染或炎症的证据。

● 无急性代谢性疾病。

良性热性惊厥

● 惊厥持续少于15min。

● 惊厥无明显的定位体征。

● 惊厥不成簇发作，持续时间不超过30min。

复杂型热性惊厥

● 热性惊厥持续时间比良性热性惊厥更长，有定位体征。

• 惊厥会长时间、成簇发作。

要点

• 约4%的正常儿童在6个月至6岁时会经历一次热性惊厥。

• 如果有热性惊厥家族史或首次热性惊厥发作发生在1岁以内，患儿的惊厥更容易反复发作。

• 药物史：甲氧氯普胺（灭吐灵）诱发的动眼神经危象与热性惊厥发作相似，但管理完全不同，前者应该肌内注射或静脉注射苯托品（Cogentin®）。

• 记得在应用直肠对乙酰氨基酚或双氯芬酸（扶他林）（Voltaren®）前，要记录药物过敏史。

• 注意患儿的姿势和性格。

1.嗜睡的患儿出现角弓反张提示颅内压增高。

2.不能配合检查的、易激惹的患儿可能提示脑膜刺激征：注意真正易激惹与患儿感觉不适的“古怪”表现的区别。

3.发作后的瘫痪更可能提示神经系统异常的征象。

• 记住颈部强直可能在婴儿或查体不合作的患儿身上不易引出。

• 发绀提示呼吸道梗阻或吸入。

• 记住触摸婴儿的前囟并记录。

• 记得要评估肝大，这在脓毒症或瑞氏综合征的患儿常见。

> ⇨ **给全科医师的特别提示**
>
> • 将所有首次热性惊厥发作的患儿转至急诊室。
>
> • 在将患儿转至急诊室前给予解热剂和温水擦拭。

管理

正在惊厥发作的儿童

• 确保呼吸道通畅。

• 给予面罩吸氧。

• 静脉注射地西泮0.1～0.25mg/kg，速度小于2mg/min或直肠给予地西泮，后者在临床实践中更合适。

1.＞1岁：每次5mg。

2.婴儿：每次2.5mg。

注意：如果惊厥超过30min要按照惊厥持续状态来处理。给予静脉注射苯妥英，用生理盐水溶解，以20mg/kg的速度输注，不超过50mg/min，监测心电图。

• 监测：心电图和脉搏血氧饱和度。

• 建立外周静脉通路。

• 检验：做末梢血糖，筛查尿素氮/电解质/肌酐，离子钙、镁。

• 测量和记录体温和脉率。

惊厥已经停止的患儿

• 测量脉率和体温：如果体温超过38.5℃，给予解热药或温水擦拭。

• 如果存在发绀，给予面罩吸氧。

• 做尿液分析排除泌尿系感染。

处置

入院标准

• 首次热性惊厥发作，大多数父母或看护者太焦虑而不能在家应对。

• 怀疑颅内或代谢性疾病。

• 在此次患病过程中超过一次惊厥发作。

• 患儿有惊厥持续状态。

• 有近期头部外伤的病史（72h内）。

出院标准

如果符合下面所有的标准，住院可能是不需要的。

1.单纯型热性惊厥（发作＜15min）完全恢复，无异常神经系统征象。这意味着当1h后再看患儿时，患儿行为正常，能说话、走路或在房间内跑。

2.大于2岁的儿童（为年长儿做体格检查更容易，临床体征更为确信）。

3.惊厥在发热的第一个24h内发生。

4.确认发热的病因是病毒感染（除外脑膜炎、中耳炎、肺炎，并且患儿不是败血症）。

5.父母是值得信任的、冷静，愿意在家密切观察患儿，安排24～48h门诊随访。

6.已经明确给予了关于如何应用解热药物和经直肠给予地西泮的指导。

注意：不要处方非甾体抗炎药超过48h。

偶尔，患儿父母会告知患儿或其同胞在过去有类似的热性惊厥发作，可以选择不将此患儿收入院。在患儿出院前，要确保符合以上6条标准。

（刘慧强 韩彤妍 译 韩彤妍 校）

第十一节 儿科液体治疗

Peter Manning · Peng Li Lee

未发生休克的静脉治疗

- 每24h需要的液体总量（ml）（图23-2）
- 在第一个8h给予计算的累积丢失量和维持量的半量。

举例：10kg体重，1岁患儿，3%脱水量。

累积丢失量＝（3/100×10）L＝300ml

维持量＝10kg×100ml/kg＝1000ml

在8h内给予液体量＝300mlDS（R）＋350mlDS（M）

注意：DS（R）和DS（M）可以同时给予或序贯应用。

休克患儿的液体复苏

- 晶体液（林格液或生理盐水）＝10～20ml/kg，在15min内给予，以迅速扩张细胞外容量。如果需要可重复给予。

计算维持量液体速度的方法

通常有以下4种方法计算维持量。

1.体表面积法：1500ml/（m^2·d）

计算体表面积参考本章第十四节“儿科学药物和仪器设备”。

2.100/50/20法：见表23-9。

表23-9 100/50/20法计算维持液体量

体重（kg）	液体量
0～10	100ml/（kg·d）
11～20	100ml＋50ml/（kg·d）×［体重（kg）-10］
＞20	1500ml＋20ml/（kg·d）×［体重（kg）-20］

3.昏迷的和测量丢失量的方法：400～600ml/（m^2·d）＋尿量＋其他测量的丢失量。

4.4/2/1法：见表23-10。

表23-10 4/2/1法计算维持液体量

体重（kg）	液体量
0～10	4ml/（kg·h）
11～20	40ml＋2ml/（kg·h）×［体重（kg）-10］
＞20	60ml＋1ml/（kg·h）×［体重（kg）-20］

累计丢失量DS（R）计丢失量DS（R） ＋ 维持量DS（M）S（R）

↓

（%脱水量/100）×体重（kg）

年龄	ml/kg
1天	60
2天	90
3天	120
4天至1岁	150
1～5岁	100
5～10岁	75
＞10岁	50

图23-2 不同年龄每24h需要的液体总量

DS（R）：2.5%葡萄糖溶于0.45%盐水；DS（M）：3.75%葡萄糖溶于0.23%盐水

（刘慧强 韩彤妍 译 韩彤妍 校）

第十二节 急诊科
新生儿复苏

Lee Jiun

要点

• 新生儿复苏几乎总是产生婴儿的自主呼吸，与其他年龄组的复苏不同。

• 通气是新生儿复苏成功的关键因素。

• 黄金时间原则：通气的目的是提供合适的潮气量（以合适的胸廓起伏为依据），不能太多也不能太少。

• 大多数新生儿仅仅需要保暖，有一些新生儿需要刺激或清理呼吸道。不推荐常规清理呼吸道。

• 气囊面罩给氧是最重要的需要掌握的操作。以40～60次/分进行通气，很少需要气管插管正压通气。

• 对于成功的气管插管，颈部位置很重要。应该是自然体位或轻度仰伸位。如果颈部过度仰伸，声门会出现在视野的前部。对于口腔气管插管，气管插管的标记处到唇边的距离为7cm、8cm、9cm，对应的体重为1kg、2kg、3kg。

• 胸部按压与通气协同操作是有效的。胸部按压：通气＝3∶1。

• 肾上腺素（1∶10 000）常常是在新生儿复苏时唯一用到的药物。通过静脉给药剂量为0.1～0.3ml/kg，通过气管插管给药剂量为0.5～1ml/kg。

• 新生儿出生后血氧水平直到生后10min才能达到正常。脉搏血氧饱和度应该在新生儿复苏期间应用，在出生后5min，推荐的脉搏血氧饱和度为80%～85%；在出生后10min，推荐的脉搏血氧饱和度为85%～95%。为达到这些目标应该使用空氧混合仪。如果没有空氧混合仪，应当使用空气。如果应用低浓度氧气复苏90s后心率仍然低于60次/分，应该应用100%氧气。

• 如果存在胎粪污染的羊水黏稠，无活力的新生儿需要用气管吸引。但如果新生儿有活力，则不需要。

• 对于极早产儿推荐食品级聚乙烯单子包裹，防止热量丢失。

> ⇨ **给全科医师的特别提示**
>
> • 分娩发生在全科诊所是少见的。复苏最重要的步骤是有效的通气。

管理

准备

• 准备所有的设备（气囊面罩，气管插管，吸引管，胎粪吸引管），开放暖箱，预热的毛巾，聚乙烯袋，药品卡，药物。

快速的病史询问

• 双胎吗？需要2人参与复苏。

• 羊水胎粪污染吗？如果新生儿无活力需要气管插管吸引。

• 是早产儿吗？如果是早产儿，需要一定程度的复苏的可能性很高。

真实的复苏

根据下面的流程图（图23-3）操作，主要步

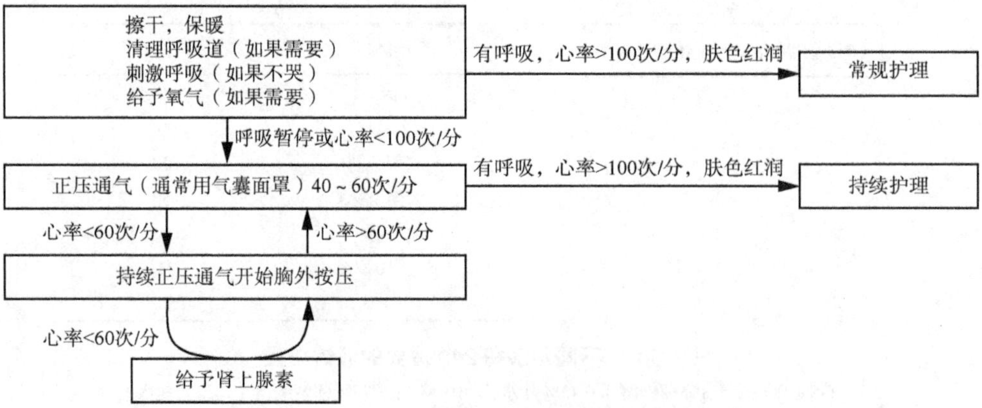

图23-3 新生儿复苏流程图

1.表格间时间间隔大约30s；2.在决定下一步治疗前经常评估新生儿的心率、呼吸、肤色

骤如下所示。

- 维持正常体温。
- 逐步决定是否需要下一步的干预措施。

1.吸引或清理呼吸道（仅仅在自主呼吸明显的梗阻时，不是常规）。

2.刺激呼吸。

3.应用正压通气。

4.应用胸部按压。

5.给予药物（很少）。

注意：任何时点都可能考虑气管插管。

（刘慧强　韩彤妍　译　韩彤妍　校）

第十三节　儿科学非意外伤害

Chong Chew Lan · Darryl Lim · Peter Manning

要点

- 按照世界卫生组织（World Health Organization）的规定，虐待儿童或虐待行为是一切形式的身体和情感虐待、性虐待、忽视、经济剥削或其他剥削，导致在责任、信任或权力关系中对儿童的健康、生存、发展或尊严造成实际或潜在的伤害。
- 有必要考虑到某一特定时间内的社会上普遍存在的文化、态度和价值观来诊断非意外伤害（non-accidental injury，NAI）。以下是各种类型的非意外伤害。

1.身体虐待。

2.情感虐待。

3.忽视。

4.性虐待。

5.剥削。

诊断

诊断要求一个高的怀疑指数，是基于无法解释的、令人难以置信的、与病史不相符的医学发现，以及儿童和家庭的某些特征和行为，伤害的模式提示虐待。

NAI的社会参数

- 被虐待的儿童

1.是遭人讨厌的。

2.出生后不久就脱离了母亲。

3.与父母的关系不良。

4.不管是因为性别还是身体缺陷，都代表了失望的结果。

5.非常易怒和苛求。

6.由于患病，难以照顾。

7.和家里其他人不同。

- **虐待型父母**

1.童年时被虐待或经历过家庭破裂。

2.缺乏家庭支持，照顾他们的孩子产生不合理的担心。

3.缺乏育儿技能和（或）儿童发展知识，不现实期望。

4.冲动控制能力差，通常是僵化和独裁的。

5.青少年父母。

6.滥用乙醇和（或）其他物质。

7.患有身体或精神疾病。

- **家庭**

1.有就业和经济压力。

2.有婚姻冲突和家庭暴力。

3.经历压力事件引起的危机，如家庭中有人死亡、近期的搬家、斗争等。

4.当伴侣离开或离家工作时，母亲的孤独感或孤立感，繁重的育儿责任。

5.经历地域孤立，交通不便，缺乏社会支持。

临床特征

- 解释儿童受伤原因的模糊、不一致、矛盾、不充分或不可信的故事。
- 延误就医。
- 父母或照顾者的不合理反应。
- 孩子未接种疫苗。
- 发育不良，伴或不伴发育延迟。
- 孩子卫生状况不良，有牙齿和牙龈疾病和未经治疗的疮。
- 性行为超出了孩子的年龄和应有的知识。
- 多发的、不同类型和不同时期的伤害。
- 擦伤或烧伤的模式，如在脸上有3个或4

个椭圆形伤痕提示被掌掴或四肢被抓握。

• 臀部、乳房、下腹、大腿内侧等脂肪填充部位的擦伤。

• 手腕或脚踝上的环形标志提示被使用身体约束带。

• 与模糊病史相关联的生殖器损伤。

• 与模糊病史相关联的头部受伤。

• 硬膜下血肿与婴儿双侧视网膜出血相关，提示摇晃婴儿综合征（shaken baby syndrome）。

• 非卧床儿童的干骺端角骨折，胸骨骨折，后肋骨骨折，长骨的螺旋形骨折。

• 无飞溅标志的下肢和腹部烫伤，或手套和袜套样分布或面包圈样分布，提示浸没烫伤。

• 香烟烧痕。

• 儿童性传播疾病。

• 需要排除某些疾病，其表现可能类似非意外伤害，如成骨不全症、血友病、特发性血小板减少症和先天性结缔组织发育不全综合征［皮肤弹性过度综合征，埃勒斯-当洛斯（Ehlers-Danlos）综合征］。

Munchausen 综合征（Munchausen syndrome by proxy，MSP）

• 警告征象

1.疾病是无法解释的、长期的或极其罕见的。

2.体征和症状与母亲的存在有暂时的联系。

3.医师给出的治疗无效且不能耐受。

4.其他兄弟姐妹也可能受到同样的影响，家庭中有其他孩子的非意外伤害或不明原因的死亡。

> ⇨ **给全科医师的特殊提示**
>
> • 对这些损伤保持高度的怀疑，及早发现。
>
> • 对儿童发育程度的了解可发现可疑的病史。例如，一个月大的婴儿滚下床（和持续的颅骨骨折），这一事件似乎与儿童的发育水平相冲突。

治疗

• 当怀疑儿童被虐待时，应根据当地方案将儿童转诊至儿科专科中心。

• 建议收入院治疗。这给孩子在安全的环境下进行更深入的采集病史和体检提供了机会。收住院有助于对儿童和家庭进行适当的调查和彻底的评估。

• 对父母采取坚定而有礼貌、诚实的态度，提出对儿童受伤和未来健康的担心。

• 如果儿童的安全处于危险之中，或父母不合作，坚持出院不接受医治，医疗人员可以寻求社会帮助或警方协助授权孩子留在医院（划为一个安全的区域）。

• 接收儿童住院的部门，负责治疗他的首发问题，如在小儿整形外科治疗骨折。这些儿童应该在收入院当日请儿科医师会诊。儿科医师和他的团队负责患儿在医院内的整体管理和后续的医疗护理。

• 涉嫌儿童性虐待

1.女性患儿应当请妇科医师会诊，或者尽快在急诊就诊。儿外科医师通常会检查男性患儿，应遵循本地方案评估。

2.使面谈和体检避免对证据有损，或者使对患儿的伤害最小。

• 警方有主要责任记录所有受伤的图片证据。应该尽快通知他们。

• 记录在案。

（韩彤妍　译）

第十四节　儿科学药物和仪器设备

Chong Chew Lan · Peter Manning

正常值的计算公式

• 体重（kg）估算

1.<9岁儿童，体重=［2×年龄（岁）］+9

2.>9岁儿童，体重=3×年龄（岁）

• 体表面积（m²）= $\sqrt{[\text{身高（cm）}\times\text{体重（kg）}/3600]}$

• 收缩压的最低值

1.新生儿：60mmHg

2.婴儿：70mmHg

3.随后=［70+（2×年龄）］mmHg

• 心率和呼吸频率（表23-11）

表23-11 儿童的正常心率和呼吸频率

年龄（岁）	心率（次/分）	呼吸频率（次/分）
＜1	110～160	30～40
2～5	95～140	20～30
5～12	80～120	15～20
＞12	60～100	12～16

注意： 儿童＜5岁，如果心率＞180次/分，考虑窦性心动过速。儿童＞5岁，如果心率＞160次/分，考虑窦性心动过速。任何年龄，如果心率＞220次/分，考虑室上性心动过速。

- 儿科估算全部血容量（ml）＝80×体重（kg）

设备

- 儿科气管插管（endotracheal tube，ETT）型号（mm）估算：4＋年龄（岁）/4（＞2岁）。1岁及以下年龄型号估算见表23-12。
- 儿科气管插管长度估算：从口角长度（cm）＝12＋年龄（岁）/2；从鼻长度（＞2岁）（cm）＝12＋年龄（岁）/2＋3；或者从口角长度＝（ETT型号×3）cm。

1. 房性心律失常电除颤：1J/kg。
2. 室性心律失常电除颤：2～4J/kg。

表23-12 1岁以下儿童ETT、胸导管、尿管型号参考

年龄	新生儿	1月龄	3月龄	6月龄	1岁
ETT型号（mm）	3	3	3.5	4	4
ETT长度（cm）	9	10	10.5	11	12
胸导管（F）	8	8	10	10	10
尿管（F）	5	5	8	8	8

药物

复苏（表23-13）

表23-13 儿科用复苏药物

药物种类	浓度	剂量（mg/kg）	剂量（ml/kg）
腺苷（静脉注射/骨髓腔输液）		0.1 重复0.2 快速IV/IO剂量	
胺碘酮		5 IV/IO（最大剂量300mg）	
肾上腺素（IV/IO）	1∶10 000	0.01（如果没反应，最大剂量0.3mg/kg）	0.1（如果没反应，最大剂量1ml/kg）
肾上腺素（通过气管内滴入）	1∶1000	0.1	0.1
阿托品（最低剂量为0.1mg，避免反常性心动过缓；最大剂量0.6mg）	0.6mg/ml	0.02	0.03
葡萄糖酸钙	10%		0.2 IV/IO
硫酸镁		20～50 IV/IO 10～20min	
纳洛酮		0.1（如果＜5岁或≤20kg）IV/IO/ETT 2.0（如果≥5岁或＞20kg）IV/IO/ETT	
碳酸氢钠	4.2%	1～2mmol/kg	1～2
利多卡因	10mg/ml（1%）	1	0.1
葡萄糖	25%	0.5	2
扩容剂	晶体液/胶体液		10，如果需要重复2～3次

抗真菌（表23-14）

表23-14 儿科用抗真菌药

药物种类	剂量	注意
制霉菌素（PO）	新生儿：200 000U 6～8h 儿童：500 000 U 6～8h	
两性霉素B（IV）	0.5～1.0mg/（kg·d）大于6h	测试剂量0.1mg/kg，避光
氟康唑（PO/IV）	3～6mg/（kg·d），12～24h	婴儿不推荐

抗病毒药（表23-15）

表23-15 儿科用抗病毒药

药物种类	剂量
阿昔洛韦	
PO	正常儿童水痘 20mg/kg（最大800mg）4次/天×5天 正常儿童单纯疱疹病毒（HSV） ＞2岁：200mg/d，5次/天×5天 ＜2岁：100mg/d，5次/天×5天
IV	＜1岁：IV，10mg/kg，q8h ＞1岁：IV，500mg/m^2，q8h 持续时间：7天或直到48h内没有新的病灶出现 单纯疱疹脑炎 IV 10mg/kg，q8h，14～21天（新生儿21天） 新生儿HSV感染 IV 10～20mg/kg，q8h，14～21天

抗生素（表23-16）

表23-16 儿科用抗生素

药物种类	剂量	注意
氨苄西林（PO）	50～100mg/（kg·d），q6h 100～200mg/（kg·d），q6h（严重）	有许多病毒感染有风疹样皮疹，与氨苄西林过敏不同
IV	200～400mg/（kg·d），q4h脑膜炎	
阿莫西林	50mg/（kg·d），q8h	
PO		
阿莫西林＋克拉维酸（力百汀）		
PO	50mg/（kg·d），q12h［最大量90mg/（kg·d）］	
IV	50mg/kg，q8h	
阿莫西林＋舒巴坦（优立新）		
PO	50mg/（kg·d），q12h	
IV	100～200mg/（kg·d），q6h	
青霉素V		
PO	50mg/（kg·d），q6h（治疗） 250mg bid（预防风湿热）	

续表

药物种类	剂量	注意
青霉素结晶体		
IV	100 000 ～ 400 000U/（kg·d），q6h	
邻氯西林		
PO	50 ～ 100mg/（kg·d），q6h	
IV	50 ～ 200mg/（kg·d），q6h	
头孢氨苄（Keflex®）		第一代头孢菌素
PO	50mg/（kg·d），6 ～ 8h 1次	
头孢呋辛（西力欣®，Zinnat®）		第二代头孢菌素。对流感嗜血杆菌活性良好
IV	50 ～ 100mg/（kg·d），q6h	
PO	15mg/kg/次，q12h	
头孢他啶（复达欣®）		第三代头孢菌素。对铜绿假单胞菌活性良好
IV	50 ～ 100mg/（kg·d），q8h 150 mg/（kg·d）（脑膜炎）	肾衰竭时，调整给药间隔
头孢曲松（罗氏芬®）		第三代头孢菌素
IV	50mg/（kg·d），12 ～ 24h 1次 100mg/（kg·d），q12h（脑膜炎）	
红霉素		
PO	30 ～ 50mg/（kg·d），q6h [bid，琥乙红霉素，（EES）]	
克拉霉素		
PO	15mg/（kg·d），bid	
庆大霉素		只要每日总剂量保持，可以间隔8h、12h或24h（神经毒性和耳毒性）
IV	（＜1周）2.5mg/kg，q12h （1周至1月龄）2.5mg/kg，q8h （＞1月龄）2mg/kg，q12h	
甲硝唑		
PO	30 ～ 50mg/（kg·d），q8h	
甲氧苄啶		不可以用于G6PD（6-磷酸葡萄糖脱氢酶）缺乏或者
PO	4mg/kg，q12h	＜2个月婴儿。每6mg复方新诺明含有1mg甲氧苄啶
萘啶酸		
PO	50mg/（kg·d），q6h	
呋喃妥因		
PO（＞12岁）	5mg/（kg·d），q6h	

镇痛药/解热药/抗炎药（表23-17）

表23-17 **儿科用镇痛药/解热药/抗炎药**

药物种类	剂量	注意
对乙酰氨基酚		
PO	10mg/kg，q6h	不宜用于＜3个月的婴儿
布洛芬		
PO	20mg/（kg·d），q6h（解热镇痛）	
	20 ～ 50mg/（kg·d），4 ～ 6h一次（抗炎）	不宜用于＜1岁的婴儿
双氯芬酸（扶他林®）		
口服或直肠	0.5 ～ 3mg/（kg·d），bid（最大量每次50mg）	不宜用于＜1岁的婴儿

续表

药物种类	剂量	注意
哌替啶（杜冷丁）®		
口服或直肠	0.5～1mg/kg（最大量75mg）	
吗啡		
IV	每次0.1～0.2mg/kg（最大15mg） 0.01～0.04mg/（kg·h），溶于生理盐水静脉输入	
PO	0.2～0.4mg/kg，q4h	

镇静药（表23-18）

表23-18 **儿科用镇静药**

药物种类	剂量	注意
水合氯醛		
PO	30～50mg/（kg·d）6～8h一次，或即刻给予	肝衰竭或肾衰竭时禁忌使用
咪唑安定（咪达唑仑®）		
IV/IM	每次0.1～0.2mg/kg （逐渐增至0.5mg/kg）	
地西泮（安定®）		
IV/IM	每次0.1～0.25mg/kg （≤0.6mg/kg，8h内） 0.2～0.5mg/（kg·d），2次或3次	
PO	＜10kg：2.5mg，q12h	
直肠	＞10kg：5.0mg，q12h	
心脏合剂		
异丙嗪		
IV	每次0.5mg/kg	术前30min给予镇静
哌替啶®		
IV/IM	每次1mg/kg	
氯丙嗪（Largactil®）		
IV/IM	每次0.5mg/kg	
清醒镇静		
氯胺酮		
IV	每次1～2mg/kg	
IM	每次3～6mg/kg	
阿托品		
IV/IM	每次0.02mg/kg （最小量0.1mg，最大量0.6mg）	
咪达唑仑		
IV/IM	每次0.1～0.2mg/kg	

哮喘药物（表23-19）

表23-19 **儿科用哮喘药物**

药物种类	剂量	注意
氢化可的松		
IV	4～5mg/kg，4～6h一次	
泼尼松龙		
PO	1～2mg/（kg·d），通常每日晨起×5天	

续表

药物种类	剂量	注意
沙丁胺醇		
PO	0.1mg/kg，3～4次	持续0.5h，q6h（1吸＝100mg）
雾化吸入	或每次0.03ml/kg	
按压式定量气雾剂（MDI）	每次0.15×0.2吸/kg，即2×6吸 q 4h或根据需要	
Beclotide®（MDI）	2～6吸，bid	
异丙托溴铵		
（爱喘乐®）	0.3～1ml，4～6h一次	
雾化吸入		
茶碱（neulin®）		
PO	15～20mg/（kg·d），q6h（为维持缓解配方，bid）	

呼吸药物（表23-20）

表23-20 儿科用呼吸药物

药物种类	剂量	注意
地塞米松		
PO	治疗急性喉炎：0.2mg/kg，q12h×3次	
肾上腺素		
雾化吸入	治疗急性喉炎：每次0.5 ml/kg（1∶1000，最大量5ml）	
乙酰半胱氨酸（富露施）		
PO	＜1岁：1/2袋，bid 1～2岁：1/2袋，tid 2～6岁：1袋，tid 6～10岁：2袋，bid ＞10岁：2袋，tid	
溴己新（必嗽平）		
PO	0.1mg/kg，tid	
氯苯那敏（扑尔敏）		
OP	0.1mg/kg，每日3～4次	
异丙嗪	＜6月龄：不推荐	抗组胺药、止咳、止吐药
PO	6～12月龄：0.125～0.25mg/kg，bid ＞12～24月龄：0.125～0.25mg/kg，tid	
氯雷他定		
PO	0.2mg/（kg·d） （最大量每日10mg）	

止吐剂（表23-21）

表23-21 儿科用止吐剂

药物种类	剂量	注意
甲氧氯普胺		儿童安全性尚未确定
（Maxolon®）		可引起肌张力障碍类型的锥体外系反应
IV/IM	0.1mg/kg，每日2～3次	
PO		
丙氯拉嗪		可能引起眼动危象
（Stemetil®）		不用于＜2岁的儿童
IM	0.2mg/（kg·d），qid	
PO	0.4mg/（kg·d），3～4次	

续表

药物种类	剂量	注意
昂丹司琼 （Zofran®） IV PO	0.2mg/kg，q8h	每次最大量：10mg

抗腹泻药物（表23-22）

表23-22 儿科用抗腹泻药物

药物种类	剂量	注意
乐托尔®/蒙脱石散® PO	<1岁：1袋/天，8～12h一次 1～2岁：1～2袋/天，8～12h一次 >2岁：2～3袋，8～12h一次	
止泻药 PO	<1岁：5ml，tid 2～3岁：10ml，tid >3岁：15ml，tid	

止痉药物（表23-23）

表23-23 儿科用止痉药物

药物种类	剂量	注意
丁溴东莨菪碱（Buscopan®） PO IM	每次0.5mg/kg，3次（最大量40mg）	可能引起年幼儿童功能性肠梗阻
溴丙胺太林 PO	1.5mg/kg，tid	
二甲硅油滴剂 （Simethicone®） PO	<2岁：每次0.2ml（最多2次） >2岁：每次0.4ml	
曲美布汀 （Debridat®） PO	1ml/（kg·d），2～3次/日 或24mg/（5kg·d）	72mg/15ml

泻药（表23-24）

表23-24 儿科用泻药

药物种类	剂量
甘油栓剂	新生儿：1/4～1/2，即刻 婴儿：1，即刻
乳果糖 PO	每次0.5ml/kg，12～24h一次 肝昏迷：每次1ml/kg，每小时一次直至肠道排空，之后6～8h一次
液状石蜡 PO	1ml/（kg·d)（最大量45ml/d）

抗酸剂和抗溃疡类（表23-25）

表23-25 儿科用抗酸剂和抗溃疡类药物

药物种类	剂量
西咪替丁	
IV	20～40mg/（kg·d），4～6h一次（最大量200mg）
PO	
雷尼替丁	
IV	1mg/（kg·d），6～8h一次
PO	每次2mg/kg，（最大量150mg），q12h
MMT	
PO	1～5岁：2.5ml，qid 6～12岁：5ml，qid
碳酸钙	
PO	每次0.25ml/kg，4～6h一次
奥美拉唑（Losec®）	
IV	2mg/kg，即刻一次（最大量80mg），之后每次1mg/kg，q12h（最大量40mg）
PO	0.4～0.8mg/（kg·d）

肌肉松弛药（表23-26）

表23-26 儿科用肌肉松弛药

药物种类	剂量	注意
琥珀酰胆碱		
IV	每次2mg/kg 每次1mg/kg，年长儿童或青少年	用药时间：10min
阿曲库铵		
IV	0.5mg/kg，快速推注	用于肾功能不全的患者
泮库溴铵		
IV	每次0.05～0.1mg/kg，1～2h一次	
维库溴铵		
IV	每次0.1mg/kg，1～2h一次	
罗库溴铵		
IV	每次0.6mg/kg	

抗惊厥药（表23-27）

表23-27 儿科用抗惊厥药

药物种类	剂量	注意
地西泮	100～300mg/kg，缓慢静脉注射 100～400mg/（kg·h），静脉输入 ＜1岁：2.5mg灌肠 1～3岁：5mg灌肠 4～12岁：10mg灌肠	
苯巴比妥	15mg/kg缓慢静脉推注，不超过1mg/（kg·min）	必须稀释
苯妥英	15mg/kg负荷量，缓慢静推，不超过1mg/（kg·min）	心电监护和血压监护

（韩彤妍 译）

第十五节 儿科创伤

Chong Chew Lan · Darryl Lim · Peter Manning

要点

- 多系统损伤的儿童可能迅速恶化，并出现严重并发症。
- 儿童独特的解剖特点，需要在评估和管理时特殊考虑。
- 儿童骨骼更柔韧，因此内部器官损伤通常没有上覆骨折。出于同样的原因，儿童肋骨骨折的出现，意味着高撞击伤和多个严重的器官损伤，应该被考虑到。
- 注意非意外伤害（NAI）可能是一种损伤的原因。

> **⇨ 给全科医师的特别提示**
>
> - 记得气道、呼吸和循环。用颈部支撑打开和保持气道通畅。如果患儿有自主呼吸，给予高流量氧气，否则，开始复苏囊面罩通气。
> - 尽快联系救护车。
> - 如果可能的话，在救护车到来之前使用22G套管开放静脉通路。

管理

气道

- 进行直视下经口气管插管，并给予颈椎充分的固定和足够的保护。
- 插管前尽可能提高氧合。
- 儿童插管用无肩的气管插管（ETT）。**ETT型号可以接近儿童的外鼻孔直径或者小手指。**详情参见本章第十四节“儿科学药物和仪器设备”。
- 阿托品（0.1 ～ 0.5mg）应事先应用，预防插管过程中的心动过缓。
- 当建立气道和复苏囊面罩或者经口气管插管不能完成时，环甲膜穿刺是首选的方法。外科环甲膜切开很少进行，如果实施，说明的确需要。

呼吸

- 呼吸率（RR）在儿童随着年龄的增长而降低。

1. 婴儿呼吸：40 ～ 60次/分。
2. **年长儿童**呼吸：20次/分。

- 用高潮气量和高气道压力的过度通气，会导致医源性肺损伤。潮气量为7 ～ 10ml/kg。
- 通过胸导管进行胸腔减压，成人在第五肋间腋中线前的位置。胸导管放置在皮肤切口部位肋骨的上方。

循环

- 儿童增加的生理储备使大多数生命体征维持在正常范围，即使在严重休克时。低血容量休克最早的迹象是心动过速、皮肤灌注不良。循环血量减少25%，会出现休克最初的征象。

1. 心动过速。
2. 皮肤灌注不良。
3. 脉压降低。
4. 皮肤花斑。
5. 与躯干皮肤相比，四肢比较凉。
6. 意识水平下降，对痛觉反应迟钝。
7. 血压下降。
8. 尿量减少。

- 儿童低血压表示休克失偿状态，表明循环血容量丢失严重，超过45%的丢失。

心动过速转变为心动过缓通常伴随着低血压，是一个不祥的征兆。

收缩压（SBP）＝70＋（2×年龄）

舒张压＝2/3×SBP

液体复苏

- 儿童的液体复苏是以儿童的体重为基础的。最快和最容易确定合适的液量和适宜的液体的方法是Broselow复苏卷尺（Broselow resuscitation measuring tape）。
- 对于休克，快速注射20ml/kg **温暖晶体液。也可能需要给予3次，每次**20ml/kg 以补充25%血容量丢失。当给予第3次液体时，考虑给予10ml/kg血液成分。**如果在第一次快速注射时没有改善，需要尽快请示上级医师。**

- 儿童获得静脉通路的位置，按照首选次序如下所示。

1. 经皮外周（2次）。
2. 骨内（儿童≤6岁）。
3. 静脉切开术：在踝部大隐静脉。
4. 经皮穿刺：股静脉。

当合适的外周静脉建立，应停止骨内输液。骨髓腔穿刺的首选部位是胫骨近端前内侧，胫骨粗隆下2cm。如果此部位是骨折远端，则此部位不合适，可在股骨远端进行置管。充分复苏患者，尿量应为1～2ml/（kg·h）。

特殊创伤的管理

胸部创伤

- 胸部损伤是其他器官损伤的标志，因为超过2/3的胸部损伤的儿童也有其他器官系统损伤。
- 肋骨骨折代表严重创伤力。
- 具体伤害及其管理与成人相同。

腹部创伤

- 腹部穿通伤提示需要外科医师及时关注。
- 对腹部钝性伤的儿童评估可能困难，他们可能不合作，尤其在受到之前创伤的惊吓之后。
- 胃和尿路减压可以有助于评价。
- 辅助检查包括以下内容。

1. 计算机断层扫描（computed tomography，CT）

（1）用于血流动力学正常或稳定的儿童。

（2）应该做双重或三重对比。

（3）通常需要镇静。

（4）不应延迟进一步治疗。

（5）可精确识别受伤情况。

2. 诊断性腹腔灌洗（diagnostic peritoneal lavage，DPL）

（1）用来检测血流动力学异常儿童的腹腔内出血。

（2）温生理盐水10ml/kg（最多1000ml），10min内输入。

（3）不能可靠地检测腹膜后器官损伤。

（4）对于儿童和成人，阳性灌洗液的定义是相同的。

（5）腹膜内血液的存在本身并不意味着剖腹手术。

（6）应该由外科医师进行。

3. 超声聚焦创伤评估（focused assessment with sonography in trauma，FAST）。

（1）关于超声波在儿童疗效的研究很少有报道。

（2）在许多创伤中心可进行有选择性的非手术治疗小儿腹部钝性伤。已经证实，受伤的脾脏、肝脏和肾脏的出血通常是自限性的。

（3）这些儿童应在重症监护病房密切监护，外科医师应经常、反复地检查。

头部创伤

- 管理与成人一样。格拉斯哥昏迷评分（GCS，Glasgow Coma Scale）是有用的。但是，儿童必须修改语言分数部分。儿科言语评分：言语反应评分为5分（表23-28）。

表23-28 **儿科言语评分表**

言语反应	分数
适当的词语或社交微笑，眼睛注视物体并随之运动	5
哭，但可安慰	4
持续烦躁	3
躁动不安，激动	2
无反应	1

- 与成人一样，低血压很少见，如果是由头部损伤引起的，则应排除低血压的其他原因。婴儿很少发生低血压，可能因为帽状腱膜下或硬膜下失血发生低血压。这是因为婴幼儿颅缝和囟门尚未闭合。
- 必须立即进行充足及适当的循环血容量快速补充，必须避免低氧。
- 在囟门开放的年幼儿童伴有颅缝线移动，扩张的体征可能是隐匿的，直到快速失代偿发生。因此，婴儿不表现为昏迷，但是若有前囟隆起或骨缝分离，应视为严重颅脑损伤。
- 呕吐、惊厥甚至遗忘症多见于儿童颅脑损伤后。对儿童持续性或逐渐加重的呕吐或反复发作的惊厥，应进行CT扫描。
- 儿童颅脑损伤常用的药物包括以下几种。

1. 苯巴比妥2～3mg/kg。
2. 地西泮0.25mg/kg，静脉缓慢注射。

3. 苯妥英15～20mg/kg，负荷剂量1mg/（kg·min），4～7mg/（kg·d）维持。

4. 甘露醇0.5～1.0g/kg（很少需要），可能会加重低血容量，在儿童颅脑损伤早期复苏时谨慎使用。

脊髓损伤

- 幸运的是，儿童脊髓损伤是罕见的。
- 儿童患有脊髓损伤无影像异常（spinal cord injury without radiographic abnormalities，SCIWORA）通常比成年人更多。在脊髓损伤的儿童中，有2/3脊髓影像学正常。因此，正常脊柱X线片不能排除脊髓损伤。
- 脊髓损伤时治疗方式与成人损伤一样。

（韩彤妍 译）

附录

其他常用信息

附录A 常用评分

Chong Chew Lan · Shirley Ooi · Victor Ong

损伤严重程度评分的应用

• 允许我们对损伤的严重程度进行量化，从而比较不同患者的损伤程度。

• 允许我们预测和比较患者的预后，从而用于临床审计和临床研究。

• 创伤评分在伤员的分检（尤其是现场的分检）时非常有用，它能够帮助院前急救人员对患者进行临床评估，从而合理分配医疗资源，将不同伤情的患者转运至适当的医疗机构。

生理学评分

格拉斯哥昏迷量表（Glasgow coma scale，GCS）

• GCS被广泛用于评价患者的意识水平。其分值等于三项行为反应的得分之和，分别是睁眼反应、言语反应和动作反应（附表A-1，附表A-2）。

• GCS评分能够用于患者的分检

1.昏迷：昏迷患者定义为无法睁眼（E＝1分）、无法按照指令完成动作（M＝1～5分）、无语言表达（V＝1～2分）。这就意味着所有GCS评分≤8分的患者为昏迷，而GCS评分＞8分则为非昏迷患者。

2.颅脑损伤严重程度：根据GCS评分患者被分为①重度颅脑损伤，GCS≤8分。②中度颅脑损伤，GCS评分9～13分。③轻度颅脑损伤，GCS评分14～15分。

• GCS评分还能够应用于儿科患者。但是对于不足4岁的儿童，言语反应的评分标准必须要做调整（附表A-2）。

附表A-1　格拉斯哥昏迷量表

	得分
睁眼反应（E）	
• 自主睁眼	4
• 呼唤能睁眼	3
• 疼痛刺激能睁眼	2
• 不能睁眼	1
言语反应（V）	
• 能够对答，定向力正确	5
• 能够对答，定向力有误	4
• 胡言乱语	3
• 仅能发声	2
• 不能发声	1
动作反应（M）	
• 按指令完成动作	6
• 疼痛刺激能定位	5
• 疼痛刺激有躲避动作	4
• 疼痛刺激肢体屈曲	3
• 疼痛刺激肢体伸直	2
• 无反应	1

GCS评分为三项得分之和，最低3分，最高15分

附表A-2　儿童言语得分

言语反应	得分
合适的词语或社交的微笑，眼睛注视物体并随之运动	5
哭泣，但能够安慰	4
持续烦躁	3
躁动不安，激动	2
无反应	1

• GCS评分与患者的死亡率和评价患者脑功能预后的格拉斯哥预后评分（Glasgow outcome scale）相关。因此GCS评分被广泛用于

院前患者的分检和院内患者意识水平的评价。

修正创伤评分（revised trauma score，RTS）

RTS评分主要根据GCS评分、动脉收缩压（systolic blood pressure，SBP）和呼吸频率（respiratory rate，RR）进行评价（附表A-3）。该评分系统被广泛用于患者的分检。各个指标的不同水平对应不同的分值，从4分（正常）至0分。GCS评分、SBP和RR对应的分值乘以各自的系数后相加，就得到了RTS评分（0～7.84）。RTS评分越高提示患者预后越好。

附表A-3 修正创伤评分

GCS	SBP	RR	对应分值
13～15	＞89	10～29	4
9～12	76～89	＞29	3
6～8	50～75	6～9	2
4～5	1～49	1～5	1
3	0	0	0

注：RTS评分＝0.9368×GCS对应分值＋0.7326×SBP对应分值＋0.2908×RR对应分值。

解剖学评分

简明损伤评分（abbreviated injury scale，AIS）

AIS针对每一个独立部位的损伤程度进行评分（1～6级）（附表A-4）。自1971年首次发表以来，该评分已经经历了多次的修订。

附表A-4 AIS分级

评分	损伤程度
AIS 1	轻度
AIS 2	中度
AIS 3	重度，不危及生命
AIS 4	重度，危及生命
AIS 5	危重或能够存活
AIS 6	致死

损伤严重程度评分（injury severity score，ISS）

- ISS系统将身体划分为六个区域

1. 头颈部。
2. 面部。
3. 胸部。
4. 腹部和盆腔脏器。
5. 四肢、骨盆和肩胛带。
6. 体表。

- ISS为身体损伤最严重的3个不同区域的AIS评分的平方和，分值为1～75。任何患者的AIS评分达到6分时，ISS评分即为75分。ISS评分的高低与死亡率相关。但是由于其只是将身体损伤最严重的3个区域的AIS评分相加，而且无论损伤发生在身体的哪个区域，都认为相同的AIS评分代表相同的严重程度。从而导致相同和相近的分值可能包含不同伤情且预后完全不同的患者，使ISS对预后的预测价值受到了限制。尽管如此，该评分系统依然是目前最常用的评价解剖学损伤严重程度的工具。

其他评分系统

创伤和损伤严重程度评分（trauma and injury severity score，TRISS）通过计算生存率来量化损伤的严重程度，因此常常被用来比较不同医疗机构的医疗操作水平。生存率通过ISS联合RTS评分进行计算，同时还要根据患者的年龄加入权重系数。如果计算的生存率＜0.5的患者存活，通常被认为是“意外存活”，而生存率＞0.5的患者死亡，则被认为是“意外死亡”。

（郑 康 译 郭治国 校）

附录B 常用急救操作程序

Goh Ee Ling

尿道导管插入术

- **适应证**

1. 监测尿量。
2. 缓解尿潴留。
3. 收集被污染的尿样标本进行化验分析。

- **禁忌证**

1. 尿道损伤，如尿道口有出血的外伤患者。
2. 尿道狭窄，无法插入福莱导尿管。

● 设备

1.预先包装的导尿包。

2. 无菌利多卡因凝胶和喷嘴。

3.福莱导尿管，通常12～16F。

4.尿袋。

● 操作步骤

1.让患者取仰卧位。女性患者应该屈曲膝盖并且分开大腿。

2. 首先将8ml的水注入导尿管的球囊中加压测试，以确保没有泄漏，然后完全排空这个球囊。

3. 找到尿道口，用氯己定（洗必泰）或无菌盐水溶液进行清洁。

4.将利多卡因凝胶与喷嘴连接后，把其涂抹在福莱导尿管的头部及尿道处。

5.将已润滑的导尿管轻柔地插进尿道，对于男性来说，阴茎应该垂直于身体。插入所有的导管直到侧臂处，通过尿液的引出确定尿管的位置是否准确。

女性：应该用一只手分开阴唇（附图B-1）。

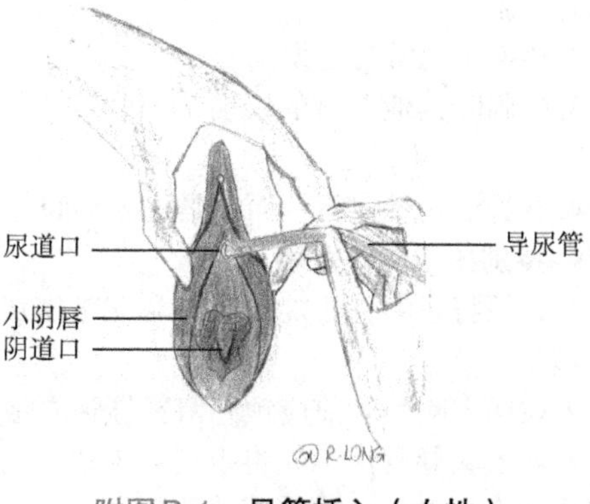

附图B-1 导管插入（女性）

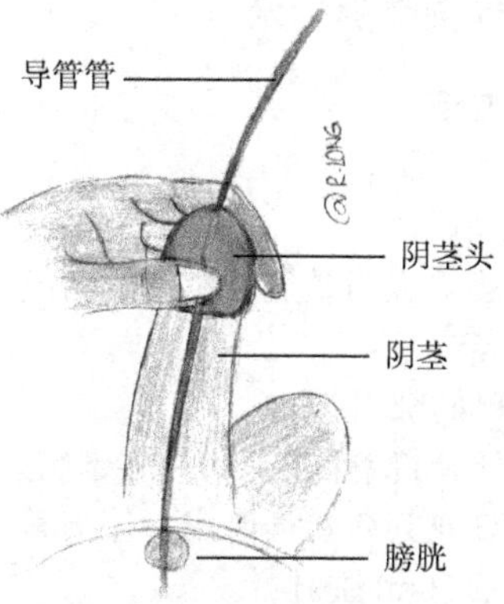

附图B-2 导管插入（男性）

男性：应该把包皮褪下（附图B-2）。

6.向水囊中注入8ml的无菌水，然后向外抽出导管，直到水囊到达膀胱颈部。

7.连接引流袋后，用胶带固定导管。

● 并发症

1.尿道损伤。

2.感染。

特别提示和注意事项

1.在导尿结束后应将包皮复位，否则可能会导致包皮嵌顿。

2.如果怀疑有前列腺梗阻，应使用较大尺寸的导尿管或Coude导尿管。

3.在尿道狭窄的患者中，应使用小尺寸的导尿管。

4.插入导尿管时如果有阻力，应咨询泌尿专科医师，不要使用暴力，以免产生假通道或引起尿道损伤。

5.不要用生理盐水填充水囊以免形成结晶。

留置胸腔引流管

● 适应证

1.大量气胸的引流。

2.引流液体，如血胸、胸腔积液等。

3.对于有肺挫伤又需要正压通气的创伤患者进行预防。

● 相对禁忌证

1.不能控制的出血体质。

2.穿刺点的感染。

● 设备

1.预包装的手术包（包括医用镊子、止血钳、手术刀柄、剪刀）。

2.手术刀片。

3.局部麻醉使用的1%利多卡因。

4.一个大小合适的胸引管，为24～32F（用较大的管子引流液体，用较小的管子引流气体）。

5.水下密封瓶及连接管。

6.2/0聚丙烯缝线和2/0丝线。

7.敷料

● 操作步骤

1.使患者仰卧位或45°的坐位，并将同侧手臂放在头上。

2.确定插入部位应位于腋中线、第5肋间线和胸大肌外侧缘的安全三角形内（以免损伤胸长神经）。

3.在预先设定要插入胸引管的部位进行消毒和覆盖。

4.沿胸引管穿刺部位的肋骨上缘（以避开神经血管束）注入1%利多卡因，然后逐层浸润皮肤、肌肉、肋骨骨膜、胸膜。

5.在预定的位置做一个2～3cm的水平切口（附图B-3），钝性解剖分离皮肤和皮下组织到胸膜（附图B-4）。

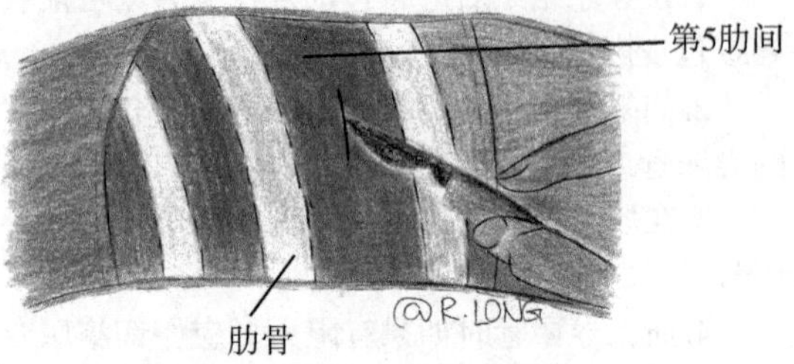

附图B-3 在第5肋间切开

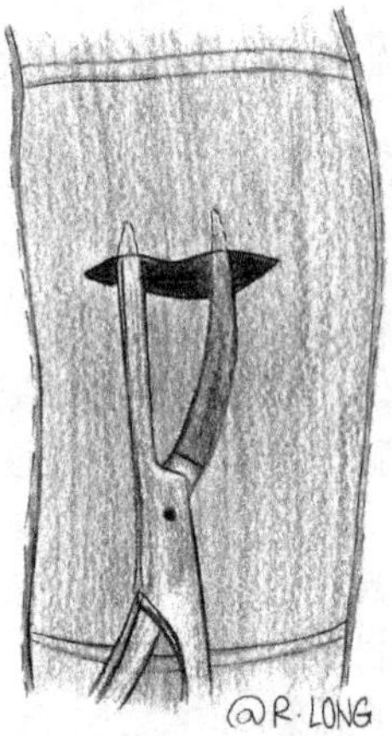

附图B-4 钝性解剖分离皮肤及皮下组织至胸膜

6.通过切口插入动脉钳，将这个狭小的切口扩展出一条通路，当涌出气体时表明已经进入胸腔。

7.夹住胸导管的近端。

8.将一个戴着手套的手指插入切口，慢慢引导着导管进入胸腔。套管针的尖端应在插入点从引流管的末端拔出。当胸腔管置入时，应慢慢拔出套管针（附图B-5）。

9.一旦插入所需长度，松开夹闭的胸引管，并将其连接到水下密封，可看到气泡振荡。

10.使用2/0丝线缝合固定胸引管，之后使用2/0聚丙烯缝线进行荷包缝合。

11.使用敷料和胶带将引流管与胸壁固定。

12.拍摄胸部X线片。

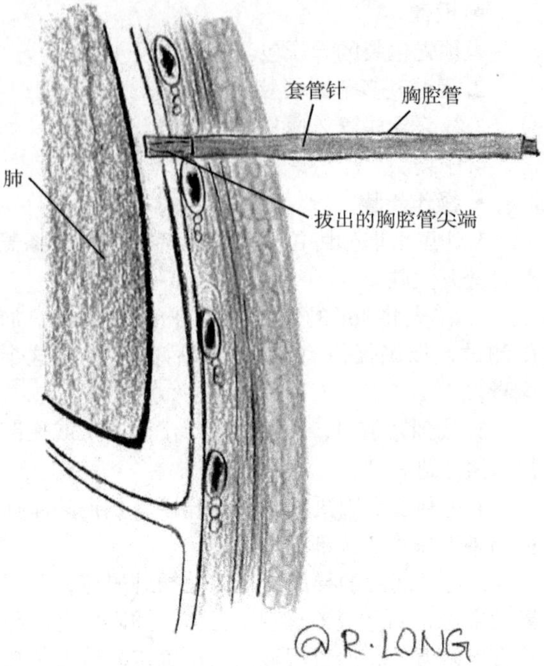

附图B-5 拔出套管针

- **并发症**

1.出血。

2.感染（通常为迟发）。

3.穿刺时其他器官的误伤，如肝脏、脾脏和心脏。

4.导管沿胸壁走行，而不是进入胸腔。

- **特别提示和注意事项**

1.必须将患者置于能够吸氧和能被密切监测的环境中。

2.在插入胸引管前应预先留置静脉通路。

3.插入胸导管前，先将手指插入切口内，并及早取出套管，以免损伤其他器官。

针吸/胸腔穿刺术

- **适应证**

张力性气胸。

- **禁忌证**

没有迹象表明是危及生命的情况。

- **设备**

1.简单的敷料包。

2.用于局部麻醉的1%利多卡因。

3. 14G或16G套管伴或不伴与其连接的包含生理盐水的10ml注射器。

4.敷料。

操作步骤

1.确定张力性气胸侧锁骨中线与第2肋间交界处的穿刺插入部位。

2.消毒并覆盖胸部穿刺部位。

3.如果患者有意识或时间允许，在皮肤表面进行局部麻醉。

4.将包含1～2ml生理盐水的10ml注射器沿着肋间隙的肋骨上缘插入，并插入套管（附图B-6）。

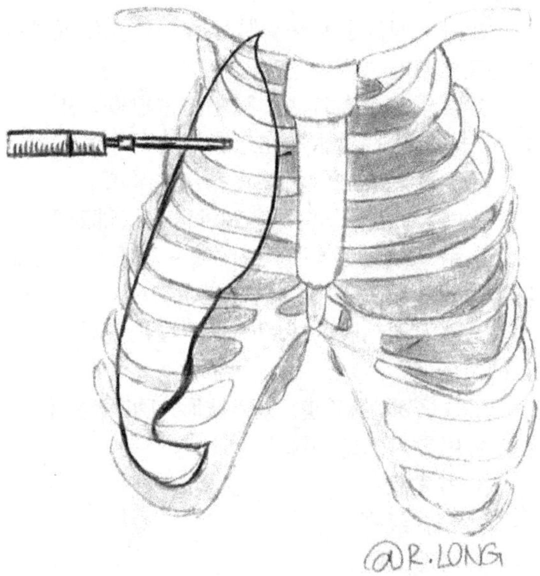

附图B-6 **张力性气胸胸腔穿刺术**

5.穿刺胸膜和抽吸，当在生理盐水中看到有气泡冒出时，表明张力性气胸已解除。

6.拔下针头，将塑料导管放在适当的位置。

7.敷料覆盖穿刺部位。

- **并发症**

1.局部血肿。

2.肺损伤。

3.气胸。

- **特别提示和注意事项**

1.患者应在能够供氧的密闭监护室中。

2.应预先留置静脉通路。

3.张力性气胸缓解后，应立即插入胸导管，然后可以移除这个塑料导管。

脓肿的切开和引流

- **定义**：皮肤脓肿是一种由于局部的脓液聚集而导致疼痛、波动的软组织肿块。
- **适应证**：皮肤上可触及的脓肿。
- **禁忌证**

1.非常大的脓肿需要广泛切开和清创，局部麻醉可能不充分。

2.特殊部位

（1）腹股沟和头颈部深部脓肿，由于它们靠近主要的神经血管结构。

（2）上提肌或坐骨直肠间隙脓肿，由于需要充分暴露和治疗相关瘘管，所以需要全身麻醉。

（3）手掌或足底深部脓肿将需要更广泛的切开并得到专业的引流。

- **设备**

1.敷料包。

2. 1%利多卡因局部麻醉，加或不加肾上腺素，可能会需要一些如四氯胺酮镇静（IV）（附录C“疼痛管理”和附录D“有创操作中的镇静”）。

3.带手柄的11号手术刀。

4.止血钳、剪刀和填塞物。

- **操作步骤**

1.备皮，消毒脓肿部位表面皮肤后将表面覆盖，以形成无菌区域。

2.考虑程序镇静。

3.渗透局部麻醉剂，2～3min后麻醉剂起效。

4.用刀将脓肿表面充分切开，并进入脓肿腔（附图B-7）。

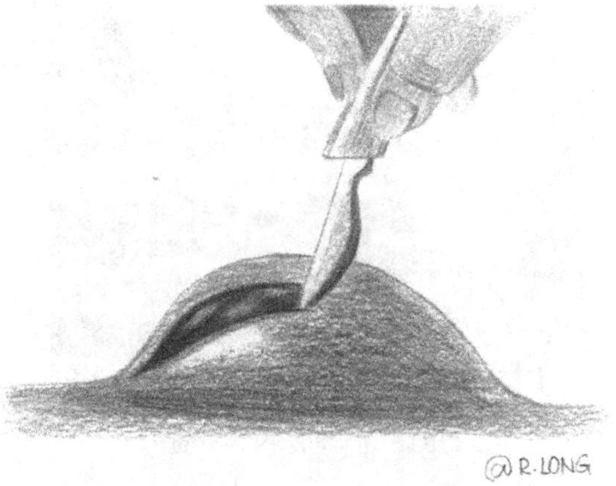

附图B-7 **脓肿的切开和引流**

5.排出脓液，用止血钳把内部所有形成的小腔打破，如果有需要可以进一步引流。

6.用氯己定浸泡过的纱布填塞空腔（附图B-8）。

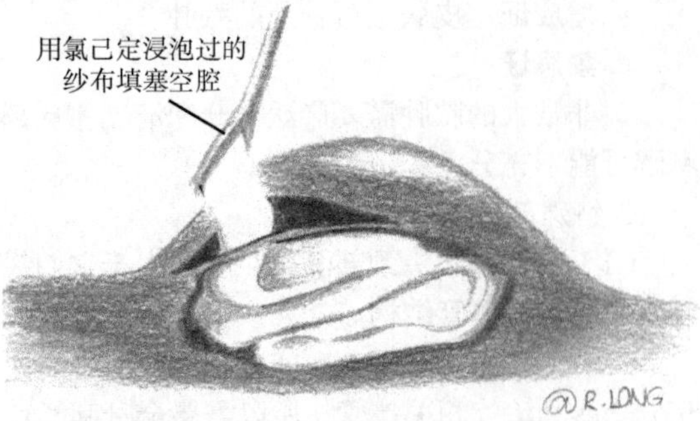

附图B-8 脓腔切开和引流

7.覆盖辅料。

• 并发症

1.局部麻醉剂量不足。

2.脓肿引流不充分。

• 特别提示和注意事项

1.在进行切开之前要等待足够的时间，以利于利多卡因充分渗透。

2.切口要尽可能宽，以确保引流充分。

动脉内导管置入（附图B-9）

• 适应证

1. 需严密监测血压的情况，如正在使用正性肌力药物。

2.需要频繁采血。

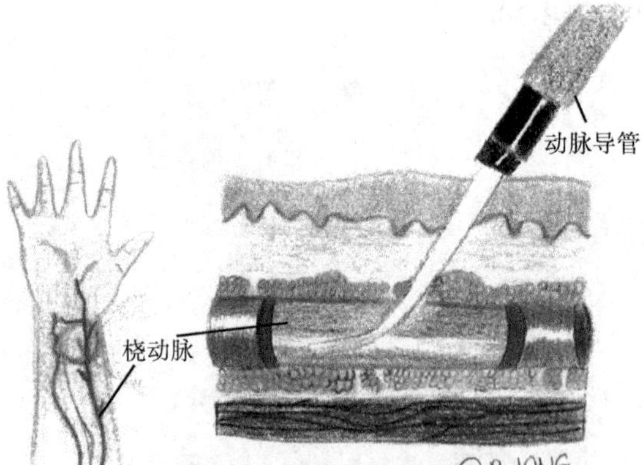

附图B-9 动脉内导管置入

• 禁忌证

1. 严重出血倾向或凝血功能障碍。

2.穿刺部位有很少的侧支循环。

• 穿刺部位

1.桡动脉（最常见和首选）。

2.其他部位包括足背动脉、肱动脉和股动脉。

注意：在股动脉内置入动脉导管需要长导管。尽量避免在肱动脉置管，因为它是供应上肢循环的主要动脉。

• 设备

1.简易敷料包。

2.动脉在线监测设备。

3.动脉导管。

• 步骤

1.进行艾伦试验，确认尺动脉有足够的侧支血流。

2.用生理盐水冲洗动脉导管，减少放置过程中空气栓塞的风险。

3. 要求患者在背屈、腕掌前位握拳，用一卷毛巾或一袋生理盐水放在患者手腕下作为支撑。

4. 在穿刺处进行消毒并覆盖该区域。

5.用1%利多卡因在穿刺术区做局部麻醉。

6.用一只手触摸动脉，另一只手持动脉插管，与皮肤成30°斜向穿刺皮肤。

7.进入到动脉的一瞬间，缓慢推进导管，去除针芯。

8.连接到动脉管道，观察波形，确保读数准确。

9.用敷料固定动脉内导管。

• 并发症

1. 桡神经损伤。

2.局部血肿。

3.感染（通常是延迟的）。

4.动脉血管痉挛。

• 特殊提示和注意事项

1.避免手腕长时间背屈位，以避免桡神经损伤。

2.对穿刺部位要施加足够的压迫，以避免在反复穿刺尝试中形成血肿。

3.在动脉搏动不好或发生血管痉挛时，考虑使用超声引导定位。

中心静脉置管

• 适应证

1.监测中心静脉压。

2.无法穿刺或使用外周静脉建立静脉通路时。

3.给药

（1）紧急情况下需要快速静脉输注液体或血液制品。

（2）可导致血管硬化的药物，如TPN（全肠外营养）。

（3）血管升压药，如去甲肾上腺素和肾上腺素。

4. 经静脉置入起搏器。

● 禁忌证

1. 出血倾向或凝血功能障碍。

2. 穿刺部位的感染。

3. 任何原因引起的解剖学扭曲（相对的）。

● 设备

1. 中心静脉置管包。

2. 预包装的手术包（包括医用镊子、止血钳、手术刀柄和剪刀）。

3. 手术刀片。

4. 局部麻醉用1%利多卡因。

5. 肝素生理盐水。

6. 敷料和胶带。

7. 中心静脉输液管路。

8. 缝合用聚丙烯线或丝线。

9. 超声波探头、凝胶及探头用无菌塑料护套。

● 步骤

1. 定位

（1）把患者摆为垂头仰卧位（头部向下30°），以减少发生空气栓塞的风险。

（2）将患者的头部偏向穿刺部位的对侧。

（3）在患者肩胛骨下放置一卷毛巾，使锁骨更为突出。

2. 冲洗中心静脉管并在输液管内注入生理盐水。

3. 用肝素盐水冲洗中心静脉导管的3个端口。

4. 皮肤表面消毒面积应超过胸锁乳突肌和上胸壁。

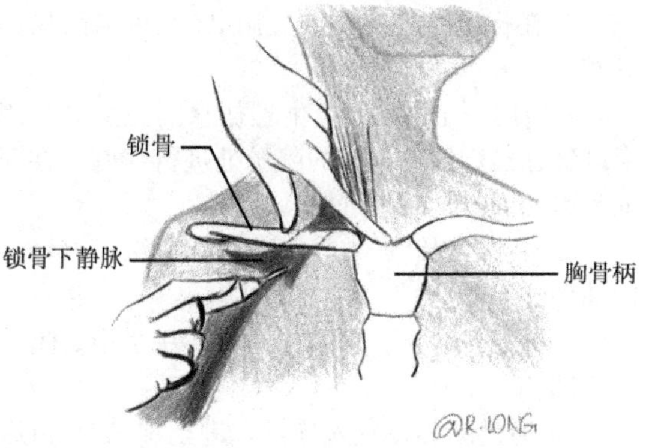

附图 B-10 **中心静脉导管插入锁骨下静脉**

5. 体表标志

（1）锁骨下静脉

1）位于锁骨中1/3处，并与锁骨平行。

2）穿刺点：锁骨中和内侧1/3交界处的尾侧1cm处，针尖指向内侧并稍向头侧偏，在锁骨下后方指向胸骨上切迹（附图B-10）。

（2）颈内静脉

1）位于颈动脉侧面，锁骨和胸锁乳突肌的两个头（锁骨和胸骨侧）所形成的三角区内［附图B-11（a）］，但最好还是用超声定位。

2）穿刺点：从三角形的顶点进针，与尾部的皮肤成30°～45°，针尖指向同侧乳头［附图B-11（b）］。

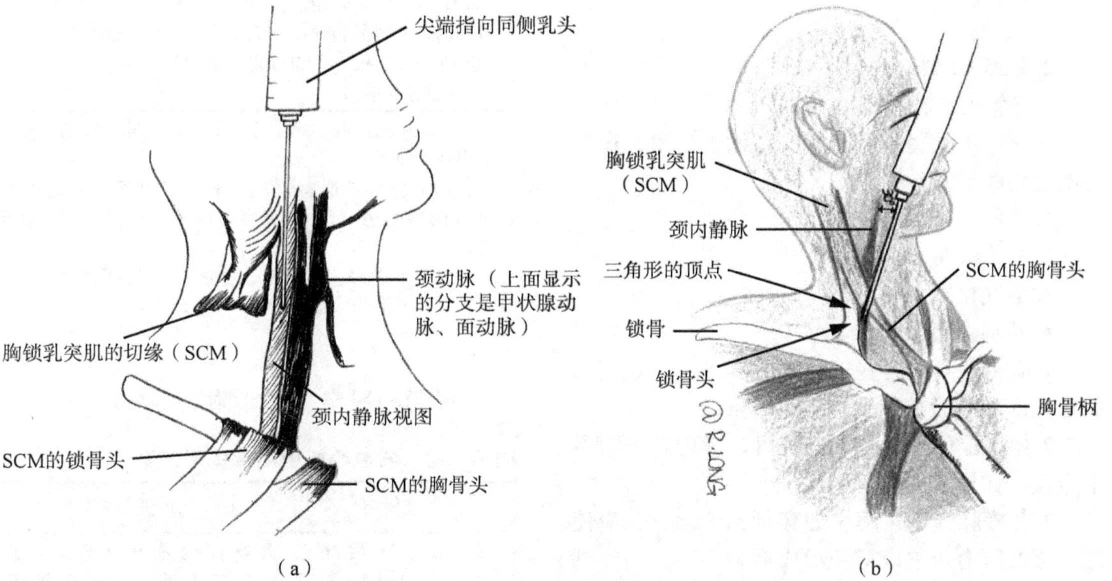

附图 B-11 **颈内静脉及穿刺点**

（a）颈内动脉和颈动脉的关系；（b）针尖插入由胸锁乳突肌的锁骨头和胸骨头形成的三角形顶点

6. 在标定好的穿刺点应用1%利多卡因局部麻醉。

7. 使用一个注有1ml生理盐水的注射器，用穿刺针在已定位描记好的静脉处进行穿刺，在回抽吸引的同时轻柔地进针。

8. 一旦穿刺针进入静脉，确保血液可以轻易回抽到注射器里。

9. 固定住针头，拿开注射器，用手指封闭针头尾端。

10. 通过穿刺针置入导丝，进至深约15cm后取出穿刺针，导丝仍然保留。

11. 用手术刀扩大静脉穿刺部位。

12. 通过导丝用扩张器扩大静脉的入口点。

13. 把静脉导管的远端通过导丝置入，确保在近端导丝的长度是足够的。

当导丝伸出导管后，抓住导丝的近端慢慢撤出，同时推进静脉导管到所需长度（长度一般是到皮肤13～15cm处）。

1. 检查静脉导管所有的三个腔内血液回抽是否自如，用肝素盐水冲洗每个端口防止血液凝固。

2. 将输液管路连接到静脉导管。

3. 把患者从垂头仰卧位恢复至正常体位。

4. 将静脉导管缝合固定到皮肤上并覆盖敷料。

5. 检查胸部X线片。

- 并发症

1. 气胸。

2. 穿刺入动脉。

3. 导管内血栓形成。

注意：不要将导管从针头斜面上拔出，这样可能会切断导管。

1. 感染。

2. 心律失常。

3. 空气栓塞。

- 特别注意事项

1. 应将患者始终置于心脏监测下，以观察心脏在置入导丝时是否发生心律失常。

2. 如果定位静脉有困难，可以考虑超声引导下定位，如异常的解剖结构。

3. 在静脉穿刺过程中如穿刺到了动脉，应使用足够的压力压迫以避免形成血肿。

4. 置入导丝过程中如果遇到阻力不要强行通过，将导丝和穿刺针一起撤出后再次进行尝试穿刺。不能通过穿刺针撤出导丝，因为这样做有可能导致导丝的断裂。

致谢

附图B-11（a）是由Swati Jain博士绘制的。本章中的其他所有的插图由Rebecca Long女士绘制。

（怀 伟 译 郭治国 校）

附录C 疼痛管理

Shirley Ooi · Peng Li Lee · Chong Chew Lan

短小手术的镇痛、镇静管理

关节脱位、脓肿切开引流、异物清除（附表C-1）

附表C-1 关节脱节、脓肿切开引流、异物清除的镇痛方案

首选方案	次选方案
静脉注射异丙酚每10s 40mg，直到患者进入镇静状态，剂量为2～2.5 mg/kg。或者低剂量静脉注射芬太尼每次2～3μg/kg，至最大用量150μg，交替复合使用小剂量咪达唑仑0.1～0.2mg/kg静脉注射（最大剂量不超过10mg）	对于脓肿切开引流的患者可以考虑氯胺酮0.5～1.0mg/kg静脉注射

注：1. 所给出的方案是作为局部麻醉药的辅助手段，只要适当即可使用。

2. 如果担心呼吸抑制的问题（如对于某些老人及存在呼吸问题的患者），可以考虑使用自己给药的N_2O吸入系统。

3. 对于大于55岁的患者，静脉注射异丙酚每10s 20mg，直到患者进入镇静状态（1～1.5 mg/kg）。

紧急心脏电复律（附表C-2）

附表C-2 紧急心脏电复律镇痛方案

首选方案	次选方案
静脉注射咪达唑仑0.1～0.2mg/kg＋静脉注射芬太尼25mg	静脉注射依托咪酯0.1mg/kg，随后给予静脉注射氯胺酮1～2 mg/kg

儿科患者患有前臂骨折、关节脱位和解剖学富有挑战性的部位撕裂（如脸）（附表C-3）

附表C-3　儿科短小手术的镇痛方案

首选方案	次选方案
肌内注射氯胺酮2.4mg/kg＋阿托品0.02mg/kg 或静脉注射氯胺酮1mg/kg＋阿托品0.02 mg/kg或静脉注射芬太尼0.5～3μg/kg＋咪达唑仑0.05～0.1 mg/kg	口服咪达唑仑0.4mg/kg

注：1. 请参考附录D，有创操作中的镇静。

2. 局部麻醉药最好加入缓冲液以减轻局部浸润时的疼痛（1%利多卡因9ml＋8.4%碳酸氢钠1ml）。

剧烈且持续时间较长的疼痛的镇痛与镇静

骨科骨折（附表C-4）

附表C-4　骨科骨折镇痛方案

首选方案	次选方案
肌内注射曲马多50～75mg	吗啡首次剂量3～5mg静脉注射，如有必要，可每隔10min重复给药

注：1. 适当的夹板固定是疼痛缓解的方式之一。

2. 如有必要，可静脉注射甲氧氯普胺10mg，缓解呕吐反应。

特殊骨折案例

- 石膏固定前的肱骨干、胫骨干及尺桡骨骨折（附表C-5）

附表C-5　肱骨干、胫骨干及尺桡骨骨折石膏固定前的镇痛方案

首选方案	次选方案
N_2O吸入	缓慢静脉注射芬太尼2～3μg/kg＋静脉注射咪达唑仑0.1～0.2 mg/kg

注：实施此方案以便在石膏固定前对骨折进行简单操作。

- 股骨骨折（附表C-6）

附表C-6　股骨骨折的镇痛方案

首选方案	次选方案
股神经阻滞	静脉注射吗啡2～5mg

注：1. 实施此方案以便使用牵引夹板。

2. 如果没有必要镇静，如合并股骨头损伤，股神经阻滞是有用的。

- 前臂骨折的手法复位（附表C-7）

附表C-7　前臂骨折手法复位的镇痛方案

首选方案
20ml 0.5%利多卡因进行静脉局部麻醉

注：实施此方案以便准确地进行操作和骨折复位。

- 掌骨骨折（附表C-8）

附表C-8　掌骨骨折的镇痛方案

首选方案	次选方案
根据骨折部位可行尺神经、正中神经或桡神经阻滞	静脉局部麻醉

注：1. 8岁以下儿童禁止使用静脉局部麻醉。

2. 对于局部静脉麻醉，注射药物与放松止血带的间隔时间最短为20min，对于老人和儿童，该最短时间应延长至30min。

- 指骨骨折（附表C-9）

附表C-9　指骨骨折镇痛方案

首选方案	次选方案
1%利多卡因进行掌部神经阻滞	1%利多卡因进行指神经阻滞

- 足部骨折（附表C-10）

附表C-10　足部骨折镇痛方案

首选方案
踝关节神经阻滞

- 头部损伤时的骨科骨折（附表C-11）

附表C-11　头部损伤时的骨折镇痛方案

首选方案	次选方案
静脉注射曲马多50～100mg	静脉或肌内注射酮咯酸30～60mg

注：与哌替啶和吗啡相比，曲马多的镇静作用较弱。

非创伤性颈或背部疼痛（附表C-12）

附表C-12　非创伤性颈或背部疼痛的镇痛方案

首选方案	次选方案
肌内注射非甾体抗炎药 例如，双氯芬酸75mg＋地西泮10mg静脉注射（存在肌肉痉挛时）	肌内注射曲马多50～75mg

注：离院时，①口服镇痛片。②Anarex®（含对乙酰氨基酚、苯海拉明）/Beserol®（含对乙酰氨基酚、咖啡因、双氯芬酸钠）每日3次，每次2片或地西泮2.5～5mg每天3～4次。③软质颈托适用于颈椎病变而非张力性肌痛。④热疗。⑤推荐理疗。

腹部疼痛

- 急腹症（附表C-13）

附表C-13 急腹症镇痛方案

首选方案	次选方案
缓慢静脉注射芬太尼25～50μg	缓慢静脉注射吗啡2～5mg

注：与吗啡相比，芬太尼有其独特的优势，①其不引起组胺释放；②其进入神经系统比吗啡要快；③它没有中间代谢产物，因此是慢性肾病和慢性肝病患者的首选阿片类药物。

- 肾、输尿管绞痛（附表C-14）

附表C-14 肾、输尿管绞痛镇痛方案

首选方案	次选方案
非甾体抗炎药肌内注射，如双氯芬酸50～75mg	肌内注射曲马多50～75mg

- 肠胃炎引起的腹部绞痛（附表C-15）

附表C-15 肠胃炎引起的腹部绞痛镇痛方案

首选方案
肌内或静脉注射解痉灵®丁溴东莨菪碱40mg

胸痛

- 缺血性胸痛

1.心绞痛（附表C-16）

附表C-16 心绞痛镇痛方案

首选方案
硝酸甘油（GTN）：舌下含服，补片或静脉注射

2.心肌梗死（附表C-17）

附表C-17 心肌梗死镇痛方案

首选方案	次选方案
舌下含服硝酸甘油＋静脉注射硫酸吗啡2～5mg，每10min重复给药一次，如有必要，可静脉给予甲氧氯普胺10mg减轻呕吐反应	如果静脉注射2～3次吗啡后疼痛未缓解，特别是有高血压或心力衰竭的患者，应考虑以5～15mg/min的起始剂量静脉注射硝酸甘油，每5min剂量加倍 以下情况可以使用N_2O作为一种补充措施：①直到能够忍受；②血压、脉搏发生变化；③疼痛缓解

注：①请查阅第3章第三节“急性冠脉综合征”。
②右心室梗死、低血容量或心脏压塞禁用GNT类药物。

- 非缺血性胸痛：心包炎（附表C-18）

附表C-18 心包炎镇痛方案

首选方案	次选方案
静脉注射地塞米松15mg	非甾体抗炎药

面部疼痛

- 三叉神经痛（附表C-19）

附表C-19 三叉神经痛镇痛方案

首选方案	次选方案
卡马西平100～200mg，一天2次，口服。逐渐增加药量直到疼痛缓解或出现副作用（嗜睡、眩晕、情绪不稳定）	巴氯芬10mg，一日3次，口服

注：1. 使用卡马西平前，应进行全血细胞计数检查。
2. 可尝试卡马西平、苯妥英、巴氯芬的联合治疗。

- 带状疱疹后遗神经痛（附表C-20）

附表C-20 带状疱疹后遗神经痛的镇痛方案

首选方案	次选方案
泼尼松60mg/d，口服一周，接下来为30mg/d，口服一周，接下来为15mg/d，口服一周	一旦出现带状疱疹后遗神经痛，使用阿米替林25～75mg（晚间口服）＋氟奋乃静1～3mg（晚间口服）

注：三叉神经带状疱疹急性期给予泼尼松可预防带状疱疹后遗神经痛。

- 颞动脉炎（附表C-21）

附表C-21 颞动脉炎镇痛方案

首选方案
泼尼松20～60mg/d或1mg/（kg·d）口服

头痛

- 偏头痛（附表C-22）

附表 C-22 **偏头痛镇痛方案**

首选方案	次选方案
肌内注射或静脉注射非甾体抗炎药。例如，肌内注射双氯芬酸75mg或口服萘普生550mg＋甲氧氯普胺10mg	皮下注射舒马曲坦6mg 如果症状再次出现，可在第一次给药后至少1h重复给药一次。总剂量为12mg/24h，或者口服舒马曲坦100mg。如果没有反应，请勿在同一次发作期间二次用药。 酒石酸麦角胺1～2mg口服，0.5h后可重复用药，①总剂量≤4～6mg/24h；②每周总剂量≤10～12mg

注：1.舒马曲坦在下列情况下禁止使用。①未经控制的高血压。②缺血性心脏病。③心肌梗死。④变异性心绞痛。

2.舒马曲坦不能与麦角胺共同使用。

3.麦角胺下列情况下禁止使用。①严重高血压。②外周血管疾病。③缺血性心脏病。④肝肾功能受损。⑤妊娠。

- 紧张性疼痛（附表C-23）

附表 C-23 **紧张性疼痛镇痛方案**

首选方案	次选方案
口服对乙酰氨基酚1g	肌内注射或口服非甾体抗炎药，或者口服麻醉类型的口服药，如可待因、可待因-对乙酰氨基酚复合剂（Panadeine、Viocodin）

Bier阻滞（静脉局部麻醉）

- 适应证

前臂骨折如柯莱斯骨折，手法复位。

- 禁忌证

1.不合作的患者。

2.已知过敏。

3.患者年龄在8岁以下或体重＜25kg。

4.癫痫。

5.严重高血压和肥胖（止血带下渗漏的危险）。

6.严重周围血管疾病。

7.需要监测脉搏搏动指导复位时，如严重的肱骨髁上骨折。

8.镰状细胞病。

- 准备

1.病史。

2.检查：注意基线血压、心血管和呼吸系统。

3.基线调查：60岁以上患者应进行心电图检查。

4.告知患者操作流程，但是并不需要签署正式的知情同意。

- 技术

1.患者连接监测：血压、脉搏血氧饱和度和心脏监护。

2.准备好复苏设备。

3.在患侧的手上置入静脉导管。

4.止血带充气前，抬高患肢高于心脏水平3min，使血液流出患侧手臂。

5.患肢止血带的压力应高于收缩压力50～100mmHg（成人为250～300mmHg）。

6.检查止血带是否漏气，确认桡动脉脉搏消失。注射局部麻醉剂，如利多卡因。

7.注意局部麻醉剂注射时间。

8.应该达到皮肤泛白的效果，这也是麻醉成功的标志。

- 稀释和药物剂量

1.局麻药稀释

（1）将10ml 1%利多卡因稀释于10ml生理盐水中。

（2）20ml 0.5%利多卡因溶液含有100mg利多卡因，即1ml＝5mg。

2.用量：0.5%利多卡因溶液0.4ml/kg（＝2mg/kg）。

3.建议剂量列表（附表C-24）

附表 C-24 **局部麻醉药剂量建议表（利多卡因）**

成年人	20ml
老年人	15ml
大于10岁儿童	10～15ml
小于10岁儿童	8ml

体重（kg）	ml
25	10
30	12
35	14

（1）利多卡因的中毒剂量为3mg/kg。

（2）提示：如果使用0.5%利多卡因20ml出现阻滞不完全的现象，可注入10～15ml生理盐水使利多卡因更多地进入静脉。

（3）起效时间：3min。

说明：丙胺卡因也是可选择的局部麻醉药，因为它有着良好的有效性和安全性。而利多卡因是应用更广泛的局部麻醉药。

• 放气：如果局部麻醉药静脉注射时间小于20min，禁止松止血带，因为这将会导致高度聚集的局部麻醉药进入循环系统。给药20min后利多卡因在组织中固定，此时松止血带一般不会产生不良后果。

• 并发症

1. 利多卡因过敏。

2. 由于不慎全身注射利多卡因引起的局部麻醉药中毒反应。

（1）早期：口周麻木、头晕、耳鸣、口齿不清。

（2）晚期：昏迷、惊厥、缓慢性心律失常、低血压、呼吸骤停。

• 离院

1. 观察2h后如无问题患者可办理离院。

2. 出院前应检查四肢血液循环情况。

眶上、滑车上神经阻滞（前额神经阻滞）

• 解剖

1. 眶上神经分为两支，通过位于眶上缘、距中线约2.5cm的两个孔从眼眶发出。它支配前额的大部分和头皮前额区域的感觉。

2. 滑车上神经于眼眶上内侧角发出，支配前额内侧感觉。

• 用量

1%利多卡因3～5ml添加或不添加肾上腺素。

• 技术（附图C-1）

1. 将针从眉毛中间插入并向外滑动。

2. 在眉毛上缘进针点皮下注射利多卡因。

3. 如果伤口延伸到前额的外侧部分，可能需要阻滞位于眉外侧的颧颞神经和耳颞神经。

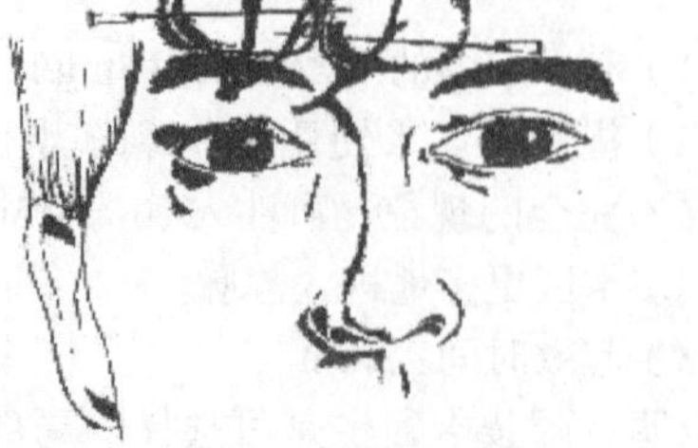

附图C-1 **眶上和滑车神经阻滞**

• 起效时间：5min。

• 持续时间：30～45min。

耳部神经阻滞

• 解剖

1. 耳郭的感觉神经支配为耳颞神经、耳大神经和枕小神经。同时迷走神经也为耳道提供感觉神经。

2. 耳颞神经位于耳郭的前方，而耳大神经和枕小神经位于耳郭的后方。

• 注药剂量：1%的利多卡因8～12ml，加或不加肾上腺素。

• 技术（附图C-2）

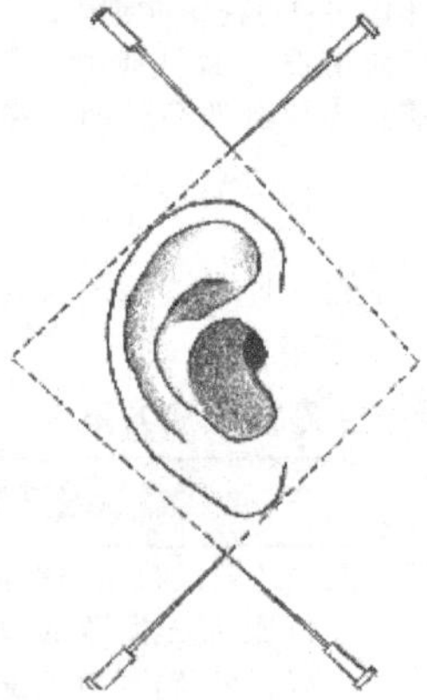

附图C-2 **耳部的区域麻醉**

1. 于耳垂的后方进针，沿着耳后方向，平行且略浅于骨面。沿着这条路径注入利多卡因。

2. 无须重新进针，调整针头方向朝向耳垂和耳屏的前方。拔针时注入相似剂量的利多卡因。

3. 为了达到完全的区域阻滞效果，于耳轮表面上方某一点进针。于耳部上方分别向前方和后方采用相似的方式注入利多卡因。

• 起效时间：15min。

• 持续时间：30～45min。

指神经阻滞

• 解剖：一共有四支神经支配每一个手指或者脚趾，即两支手指掌侧固有神经和两支手指背侧固有神经。以上神经走行贴近指骨，这些骨性结构可以作为定位神经的标志。

• 药物剂量：最大剂量为1%利多卡因4ml（不添加肾上腺素）。

• 技术（附图C-3、附图C-4）

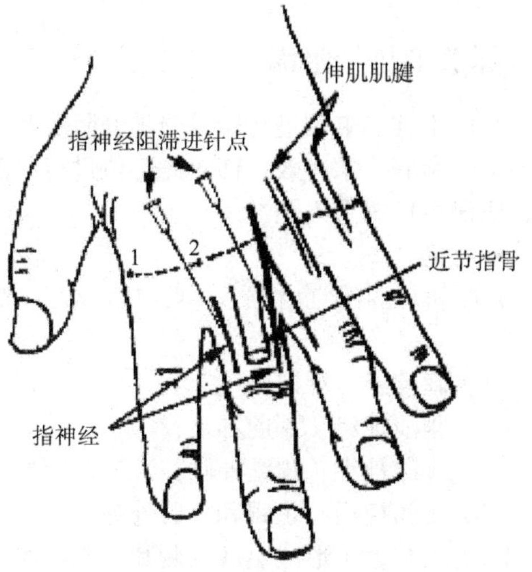

附图C-3 掌部水平手指根部的指神经阻滞

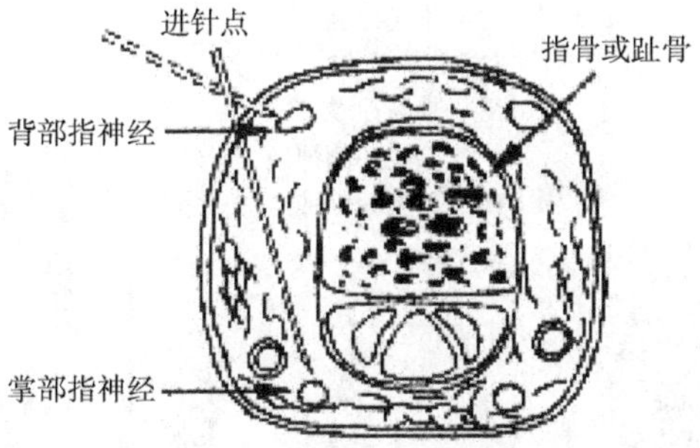

附图C-4 手指或足趾的横截面

1.指蹼法

（1）将针（如27G针）尖置入紧邻掌指骨远端的指蹼部位，紧邻指骨、朝向手指掌侧进针：在掌神经附近注入1ml利多卡因。

（2）然后退针（但是并不离开原穿刺点），沿着指骨背外侧面前进直至触到骨头：在背神经附近推注0.5ml利多卡因。

（3）在手指或足趾的另一面重复此操作。

2.上述指神经阻滞过程可用于拇指和踇趾的局部麻醉。对于拇指，注射点应靠近中间位置，因为神经血管束走行于拇指的中线。

3.对于第2至第4足趾：于足趾背侧中线处单次注入局部麻醉药可以同时麻醉足趾的两侧。

4.掌骨入路

（1）指神经沿掌骨缝隙走行，沿其走行进行阻滞。

（2）通过掌远纹，在相邻屈肌腱之间，朝向手掌进针。注入3～4ml 1%纯利多卡因。这将使两个手指的邻近部位产生麻醉效果。另外一种方法则是穿过掌远纹，在手指基底中点处注射1%利多卡因3～4ml。这种单次注射的方法可以麻醉整个手指。

• 起效时间：5min。
• 持续时间：45～60min。

腕部神经阻滞

• 适应证：受正中神经、尺神经、桡神经支配的手部小手术。

正中神经

• 解剖：在近端掌横纹的水平，正中神经位于掌长肌腱与桡侧腕屈肌之间的表面（如果掌长肌腱缺失，正中神经则位于桡侧腕屈肌的内侧）。

• 禁忌证：腕管综合征病史。

• 用药剂量：1%利多卡因4～6ml（加或不加肾上腺素）。

• 技术

1. 在腕关节近端皮肤皱褶、掌长肌腱和桡侧腕屈肌之间的肌腱处（弯曲手腕可使两肌腱更加明显），插入23G或25G针。

2. 呈扇形地上下移动针头直到引出异感，稍退针，缓慢注射2～4ml利多卡因。

• 操作时间：5～10min。
• 持续时间：1.5h。

尺神经

• 解剖

1. 尺神经在距手腕约5cm处分为掌侧神经和背侧神经。

2.在手腕处，掌侧尺神经分支位于尺侧腕屈肌与尺动脉之间。

• 药物剂量：1%利多卡因7～10ml（加或者不加肾上腺素）。

• 技术（附图C-5）

1. 掌侧支：在尺侧腕屈肌和尺骨茎突水平的尺动脉之间置入23～25G针头，如果出现异感，稍退针头，注入1%利多卡因2～4ml。

2. 背侧支：在手腕尺侧腕屈肌腱附近处皮下注射1%利多卡因5ml。

• 起效时间：5～10min（背侧分支阻滞起效更快）。

• 持续时间：1.5h。

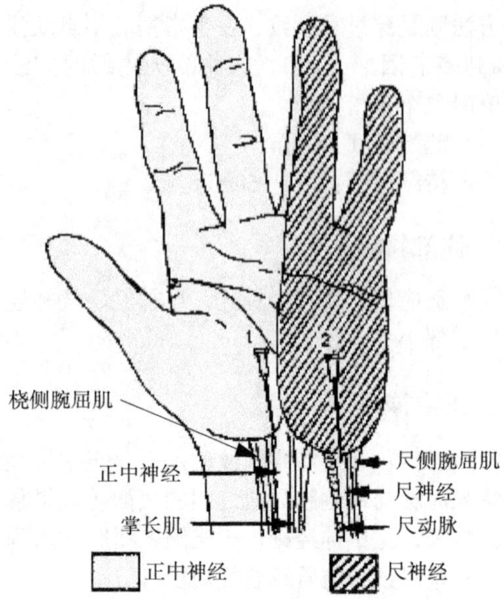

附图C-5 **腕部正中神经和尺神经阻滞**

1.正中神经进针点；2.尺神经进针点

桡神经

• 解剖：在腕部水平，桡神经发出浅层分支，走行于伸肌的皮下。

• 药物剂量：1%利多卡因5ml（加或不加肾上腺素）。

• 技术（附图C-6）：于手腕水平，自桡骨茎突至尺骨茎突，进行皮下浸润。

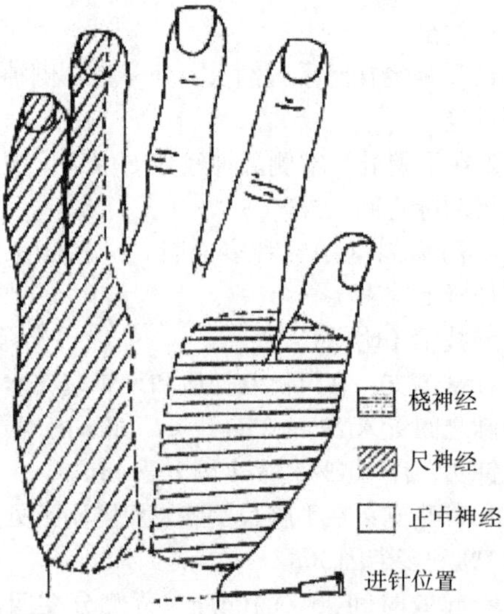

附图C-6 **桡神经阻滞**

• 起效时间：2min。

• 持续时间：1h。

踝关节神经阻滞

• 使用利多卡因进行踝关节神经阻滞对于足底部位的麻醉非常有效，而对此部位进行局部浸润往往很疼且效果不佳。

• 解剖

1.踝和足的感觉由五条主要神经支配（附图C-7）。

（1）隐神经（踝内侧）。

（2）腓浅神经（踝前和足背）。

（3）腓深神经（踇趾外侧和第2趾内侧）。

（4）腓肠神经（足跟和踝后外侧）。

（5）胫神经（形成足底内侧和外侧神经，为足底的前半部提供感觉）。

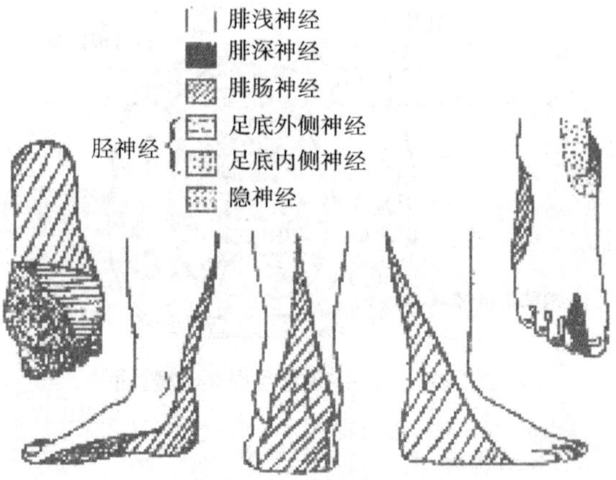

附图C-7 **足部和踝部的感觉支配**

2.不同的神经支配的区域之间有显著的重叠，特别是在足底部位。阻滞一个以上的神经常常是必要的。

• 药物剂量：1%利多卡因（加或不加肾上腺素）5ml或0.5%的布比卡因。对于有周围血管疾病的患者禁用肾上腺素。

• 技术

1. 隐神经：在大隐静脉周围、内踝前方及紧邻的上方皮下注射浸润。小心抽吸，避免静脉注射的风险。

2. 腓浅神经：于踝关节上方，自胫前缘到外侧踝，皮下浸润。

3. 腓深神经：在踝关节胫骨前肌和踇长伸肌的肌腱处插入针头，注射5ml局部麻醉药。

4.腓肠神经（附图C-8）：让患者俯卧。于跟腱外侧置入针尖并向外踝进行皮下浸润。

5.胫神经（附图C-9）：让患者俯卧。触诊胫后动脉。将针置入跟腱内侧，与内踝上缘平齐，所以针尖紧贴动脉外侧。如果引出轻微异感，稍退针，回抽无血，注入5～10ml局部麻醉药。

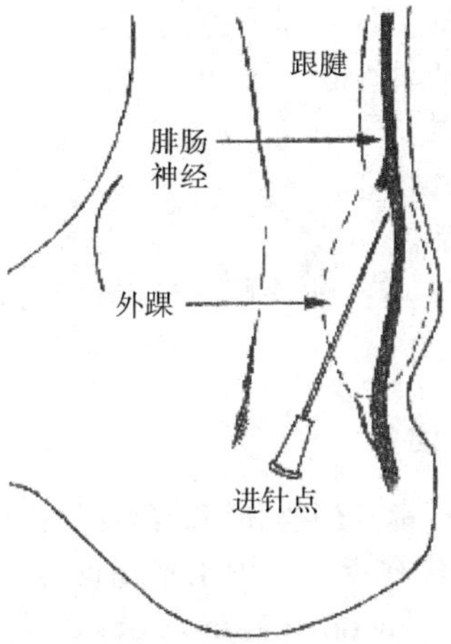

附图C-8　**腓肠神经阻滞**

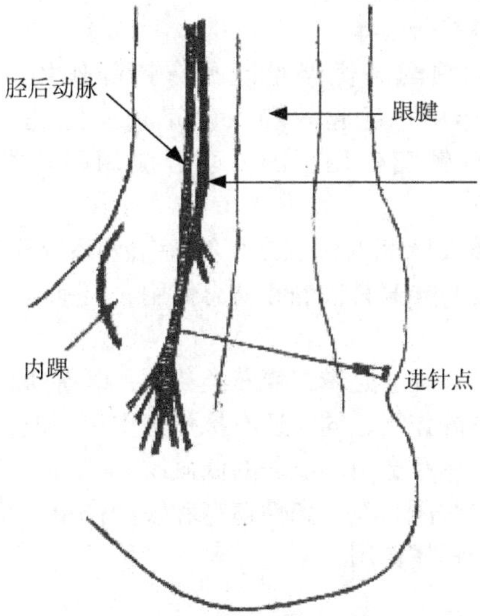

附图C-9　**胫神经阻滞**

股神经阻滞

• 解剖：股神经穿过腹股沟韧带进入大腿，位于股动脉外侧（为帮助记忆，记作VAN，静脉位于最内侧）。

• 药物剂量：1%利多卡因10～15ml。

• 技术（附图C-10）：

1.使用23～25G针，针长至少4cm。

2.触诊股动脉。

3.因股神经从腹股沟韧带下穿出，故垂直皮肤表面、紧邻股动脉外侧进针。

4.当患者有引出异感时，稍微退针，上下移动穿刺针，移动范围4cm，边移动边注射10ml利多卡因，逐渐向外侧移动至距离股动脉2～3cm。

• 起效时间：5～15min。

• 持续时间：1.5h。

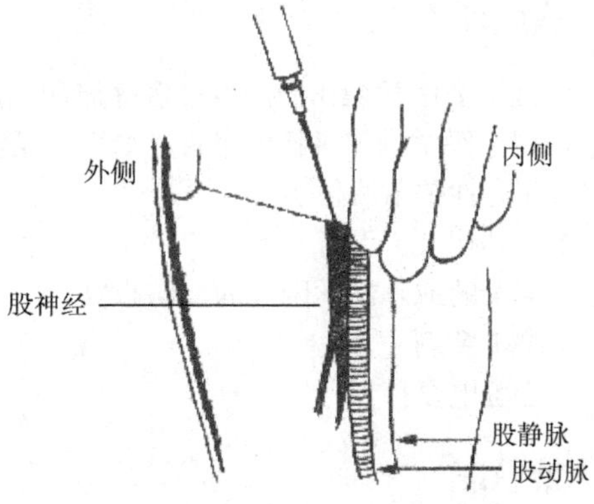

附图C-10　**右侧股神经阻滞**

致谢

本章所有插图均由Chong Chew Lan博士所作。

（王明亚　译　李　民　校）

附录D　有创操作中的镇静

Ian　Mathews · Peter　Manning

定义

使用短效镇静剂，联合或不联合镇痛药，以使患者获得保留了保护性呼吸道反射、心脏反射及正确应对物理刺激和言语指令的最低意识抑制水平。

要点

• 充分评估患者是否适合接受镇静，包括过敏史、当前诊疗经过和异常的气道。

• 缺少经验丰富的急诊医师或麻醉医师时，谨慎对5岁以下儿童实施全身麻醉。

• 实施操作镇静至少需要2位操作者。一人操作的同时另一人进行镇静，操作者持续监测患者的心肺功能状态。实施镇静的医师不应指导操作。

• 实施镇静的医师应接受过镇静相关培训，或由曾接受过镇静培训的急诊科医师指导。

适应证

• 因接受医学操作而产生过多疼痛和焦虑以至于妨碍了医学操作进行的患者，如以下情况。

1. 闭合性关节脱位。
2. 脓肿切开、引流。
3. 复杂的或解剖学困难的裂伤修复。
4. 腰椎穿刺。
5. 心脏电复律。

禁忌证

• 无绝对禁忌证

• 相对禁忌证

1. 老年人（大于65岁）。
2. 可能具有困难气道的患者（预期通气困难和氧合障碍）。
3. 美国麻醉师协会（ASA）分级Ⅲ级以上的患者。

> ⇨ **给全科医师的特别提示**
>
> • 操作镇静不应在诊所实施，除非诊所具备血流动力学监测能力并随时可获得麻醉医师协助。

管理

准备工作

• 所有的患者在监测区域进行镇静，无论其年龄和健康状态如何。特异性反应和过敏反应是难以预测的。

• 知情同意和口头解释，并详细记录留档以备不时之需。

• 镇静前无须禁食、禁水。

• 建立外周静脉通路（最小20G）并用生理盐水低速冲洗。

• 经鼻导管给氧。

• 监测：连续监测心律和脉搏氧。每5min监测一次生命体征。

• 随时备好复苏设备。

1. 口咽通气道。
2. 面罩。
3. 气管插管。
4. 除颤仪。
5. 拮抗药：纳洛酮（Narcan）和氟马西尼（安易醒）。

药物治疗

有多种镇静药物和镇痛药物可供选择，每种药物各有优缺点。意识水平根据修订版Ramsay量表评估（modifed Ramsay scale）（附表D-1），镇静目标是2～3级。镇静药物和镇痛药物的使用剂量详见附表D-2。

镇静药物选择

• 丙泊酚的优点是既具有镇静作用又具有遗忘作用，且起效和恢复迅速。但是，丙泊酚缺少镇痛作用，需要联合应用阿片类镇痛药。

• 依托咪酯的优点是可维持循环系统稳定，和丙泊酚一样兼具镇静和遗忘作用，但是缺少镇痛作用。

• 咪达唑仑是苯二氮䓬类药物，既有遗忘作用也有镇静作用，同时还有抗焦虑作用。但它没有镇痛作用且会引起显著的低血压。

• 氯胺酮具有分离性遗忘和镇静作用，其具有突出的镇痛作用。

附表D-1 **修订版Ramsay量表**

清醒状态
患者焦虑、烦躁或躁动
患者配合、有定向力、平静
患者熟睡，对大声听觉刺激反应敏锐
睡眠状态
患者熟睡，对大声听觉刺激反应迟钝
患者对大声听觉刺激无反应，但对痛觉刺激有反应
患者对痛觉刺激无反应

镇痛药物选择

- 芬太尼是一种阿片类镇痛药，其优点是不导致显著的组胺释放（过敏性反应），并且没有中间代谢产物。这使其成为慢性肝病或慢性肾病患者治疗重度疼痛的理想镇痛药物。

操作镇静的并发症及处理措施

- 由丙泊酚、咪达唑仑和阿片类镇痛药物引起的呼吸抑制。

1. 提供氧气。
2. 面罩通气。
3. 拮抗剂——氟马西尼和纳洛酮。

- 氯胺酮引起的喉痉挛。

1. 正压通气（PPV）。
2. 若正压通气后喉痉挛持续存在则应用琥珀酰胆碱（静脉注射1～2mg/kg或肌内注射4mg/kg）。
3. 肌肉松弛后应用面罩通气或插管进行气道管理。

- 咪达唑仑和镇痛药物引起的低血压。

1. 头低足高位。
2. 输注生理盐水20ml/kg。

- 芬太尼引起的胸壁僵直。

1. 纳洛酮。
2. 如果纳洛酮不能解除，用琥珀酰胆碱（静脉注射1～2mg/kg或肌内注射4mg/kg）。
3. 肌肉松弛后进行气道支持。

- 过敏反应。详见第2章第二节“过敏症状/过敏反应”。

拮抗剂的应用

- 合理应用：纳洛酮和（或）氟马西尼只应用于发生呼吸缓慢或呼吸暂停的患者或镇静期间深度意识丧失的患者。
- 不合理应用：最好允许患者自主恢复意识而不是使用拮抗剂，因为镇静药物的半衰期长于其各自拮抗剂的半衰期。过度应用拮抗剂可导致意识状态不稳定。
- 剂量：详见附表D-2。

操作结束后

- 将患者置于轻度头低足高的恢复体位。

附表D-2　**操作镇静药物剂量**

药物	剂量		起效时间	有效时长	优点	缺点	注意
	成人	儿童					
镇静药物							
丙泊酚	IV，0.5～1mg/kg每1～2min重复给药直至达到预期效果	不适用	40s	6min	快速起效和恢复	呼吸和中枢神经系统抑制，特别是与阿片类药物应用时。无镇痛作用	豆类、蛋类过敏患者禁用。建议老年患者（65岁以上）剂量减半
依托咪酯	IV，0.1～0.2mg/kg，每3～5min追加0.05mg/kg，直至达到预期效果	不适用	30～60s	5～15min	保留心血管功能，快速起效和恢复	无镇痛作用	于老年患者的作用时间延长，肝/肾损伤
咪达唑仑	IV，0.1mg/kg，分次注射	IV，0.05mg/kg分次注射（70kg以下患者最大剂量＜2mg）	2～5min	30～60min	抗焦虑作用	呼吸和中枢神经系统抑制，特别是与阿片类药物应用时。无镇痛作用	
氯胺酮	IV，1～2mg/kg；每5～10min追加0.25～0.5mg/kg	IM，3～5mg/kg分次给药，并确保总剂量＜4mg/kg IV，1mg/kg缓慢注射	30s	10～20min	相对安全，副作用罕见。兼具镇静和镇痛作用	大剂量时可致喉痉挛（不常见）	支气管扩张作用利于哮喘。儿童应合并阿托品使用以减少分泌

续表

药物	剂量		起效时间	有效时长	优点	缺点	注意
	成人	儿童					
阿托品	不适用	IV/IM，0.02mg/kg［0.1～0.6mg］					
芬太尼	IV，0.5～1μg/kg 每2min追加一次直至达到适宜的镇痛效果（最大量2μg/kg）	IV，0.5μg/kg每2min重复追加（最大量2μg/kg）	2～3min	30～60min	快速镇痛。持续时间短。组胺释放最少	与镇静药物合用可致呼吸抑制。大剂量下胸壁僵直。低血压（不常见）	若联合应用丙泊酚和咪达唑仑，提前15min按推荐剂量使用芬太尼。老年人剂量减半
吗啡	IV，0.1～0.2mg/kg，分次应用	IV，0.01～0.04mg/kg，分次应用	＞5min	3～4h	可滴定的	呼吸和中枢神经系统抑制。催吐。起效慢，作用时间长。致组胺释放	若联合应用丙泊酚和咪达唑仑，提前15min按推荐剂量使用芬太尼。老年人剂量减半
拮抗剂							
纳洛酮	IV，0.2mg 持续15s；1min后无作用追加0.3mg；1min后无作用继续追加0.5mg；重复给药至最大累计剂量5mg/h	IV,0.01mg/（kg·h）	1min	45min	相对安全		阿片类药物拮抗剂
氟马西尼	100μg，每2～3min至逆转	IV，0.1mg	1～2min	10～15min	相对安全	半衰期短于苯二氮䓬类	苯二氮䓬类拮抗剂

- 每15min监测一次生命体征直至出院。
- 详细记录全部过程，包括药物的选择和具体剂量、是否有副作用及相关的纠正措施。

出院

- 只有患者完全清醒的时候才能准许出院，患者可以深呼吸、咳嗽、饮水，并且可以如镇静前的状态一样站立行走。
- 须由实施镇静的医师复查患者并授权出院。
- 患者应有亲属陪同。
- 出院后24h内禁止以下活动。

1. 驾驶或操作重型机械。
2. 攀登高处。
3. 游泳。
4. 饮酒或服用其他有可能导致困倦的药物。

（田蕾 译 李民 校）

附录E 统计概要

Shirley Ooi · Irwani Ibrahim

设计相关问题

- 随机分组或抽样

1. 在随机分组或抽样时，每个研究对象都有一个已知的概率（通常是相等的概率）被分配到试验组中或被抽中。
2. 对于随机抽样，使用随机数字表或计算机产生的抽样方案。
3. 对于随机分组，为了产生均衡的分配方案可使用区组随机设计。

4.无论是随机抽样还是随机分组，都是为了避免干预方案分配过程中产生的偏倚。

- 偏倚：就是由于目标人群和抽样人群不同而产生的误差，又被称为测量误差或系统误差。它可能影响研究的效度。部分偏倚举例如下所示。

1.志愿者偏倚：研究对象可能因一定的利益而进入试验（译者注：这部分自愿进入试验的人群可能与目标人群不同）。

2.选择性偏倚：研究对象的选择可能影响结局（仅从某一类型的人群选择研究对象）。

3.应答偏倚：安慰剂效应和为了讨好医师。

4.评价偏倚：评价者不应该是研究者（单盲）或者研究对象（双盲）。

- 混杂：如果相对于某一组，一个变量在另外一组的研究对象中更容易出现，而且这个变量与结局相关，那么这个变量可能潜在地使结果产生混淆或“混杂”。例如，在一个缺血性心脏病的治疗性研究中，年龄或性别可能是混杂因素。

- 盲法或隐藏：这是一种在治疗性研究中评价疗效时增加客观性和减少主观性的方法。盲法的类型如下所示。

1.单盲：只有患者不知道其进入了试验组还是对照组。

2.双盲：患者和研究者都不知道分组情况。

3.三盲：患者、研究者和评价者均不知道分组情况。

不过，现在的趋势是直接报告盲的对象而不使用上面的单盲、双盲、三盲术语。

- 样本量：样本量随着下面因素的变化而增加。

1.把握度增大。

注意：把握度是当备择假设是真的时，某种统计检验接受备择假设或检验某个效应量有差异的能力。更直观地说，它是某个研究检测到真实效应或差异的能力。

2.效应量减小。

数据相关问题

数据类型

- 定量或数值型数据是指两个数的差值在一定范围内有实际意义。

1.连续数据在其度量范围内连续取值，如年龄。

2.离散数据只能取整数值，如骨折的数量。

- 定性（分类）数据

1.名义数据没有等级，如性别。

2.等级数据在各类别间有内在的顺序或顺次（如某疾病的1～4级）。

汇总数据

- 集中（中心）趋势的度量：有两个因素影响使用哪个指标描述集中趋势。①测量指标的类别（计数资料和计量资料）；②测量指标的分布状态。

1.均值（算术均值）：观察值的总和除以观察值的个数，如2、5、8、3、4的均值是22/5＝4.4（当变量呈正态分布时使用）。它用于数值型数据且呈对称分布（不用于偏态分布）。

2.中位数：指处于分布的中心值（当变量是偏态时使用），如一半的观测值很小，另外一半很大。对于1、3、4、7、8、12、13、20、30这一组数据，中位数是8，而均值是10.88。它也等于50%分位数。它应用于等级数据或偏态分布的数值型数据。

3.众数：发生频率最高的数值。例如，2、2、2、3、3、4、5的众数是2。众数主要用于双峰分布的描述。

- 散布（离散程度）的度量

1.极差：指最大观察值与最小观测值的差。它用于强调极值的数值型数据描述。

2.自由度：观察值的个数减1，即n-1。

3.方差：一组样本的所有观测值与均值的差的总和肯定是0（如＋2mmHg、＋1mmHg、0mmHg、–1mmHg、–2mmHg，均值为0mmHg）。因此我们不得不取平方后求和以得到一个正值（这样去除了负号，＋4、＋1、0、＋1、＋4）。如果我们将这个总和除以自由度（n–1），就得到了方差（10/4＝2.5）。如果观察值与均值的偏差很大，且观测值（n）比较少，方差就会很大！方差仅是一个数值，没有测量单位，如方差是2.4，不能是2.4mmHg。为了让它变得可描述（有测量单位），我们使用标准差。

4.标准差：是一种数据的均值离散程度的度量指标（附图E-1）。它用于对称分布（非偏态分布）的数值型数据。它是方差的平方根，将方差转换为可描述（有测量单位）的指标。

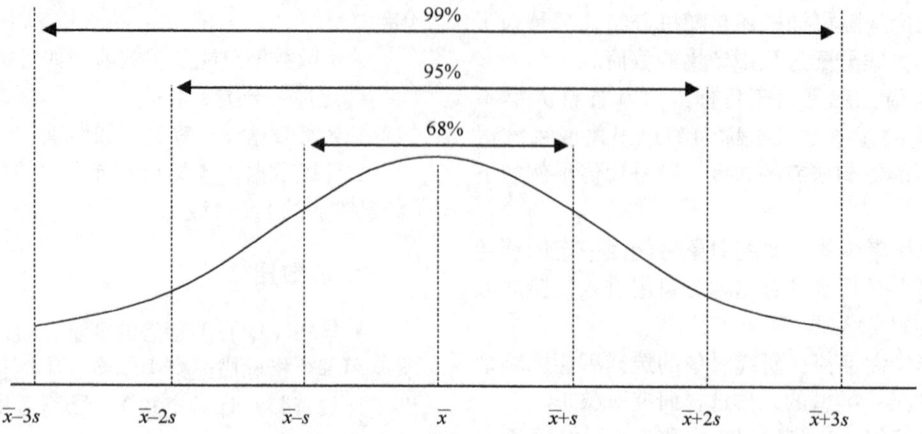

附图E-1 **钟形分布或正态分布**

95%的观测值落在$\bar{x}-2s$和$\bar{x}+2s$之间，这里的$\bar{x}$是观测值的均值。

$$s=\sqrt{\frac{\sum(x-\bar{x})^2}{n-1}}$$

式中，x为均值；n为观测值的个数；s^2为方差（译者注：S为标准差）。

5.标准误差：提供了对样本计算的均值真值与未知总体均值的差值的一种估计方式。样本量越大，样本均值与总体均值越接近，标准误差越小。因此，样本对总体的代表性越好。

6.百分位数：是指这个数据分布的百分比的数值都小于或等于这个数值。它用于以下两种情形。

（1）当使用中位数进行描述时，如等级数据或偏态分布的数值型数据。

（2）当使用均值进行描述时，但其目的是进行个体观测值与一组数的比较。

假设检验

• 原假设：这个假设内容为这个研究的各组间无差异或无效应。

• 备择假设：是原假设的对立面，当原假设被拒绝时备择假设就是结论。

• Ⅰ类错误：是指原假设是正确的但被拒绝，或者不存在差异时做出存在差异的结论。

• Ⅱ类错误：是指原假设是错误的但没有被拒绝，或者存在差异但未检验出差异。

• 概率（P）：指所有试验中某个研究结局发生的次数。P表示得到的两组差异是由偶然因素导致的差异的概率（通常当概率小于5%或20次里发生次数少于1次时，认为差异有意义）。

• 95%置信区间：意味着有95%的把握使未知参数（如均值、比例）在这个区间内。

检验类型

附图E-2总结归纳了应用统计方法的决策。

定性数据

对于分类变量与分类变量的检验（当两个分类变量没有关联时），使用卡方检验。如果不满足卡方检验的假设时（通常是样本量比较小），使用Fisher精确检验。

定量数据

• 参数检验或t检验

1.它是在自身前后对照研究中比较两组数据（**配对t检验**）或者比较两组**相似正态分布**数据的理想检验方法。t检验用于判断一组均值是否与另一组均值有显著差异。t值越大，差异越显著，如$t=7.8$时$P<0.05$意味着由于偶然因素得到这样一个t值的可能性小于5%。

2.**单尾（单侧）t检验**用于假设试验组总是优于对照组。

3.**双尾（双侧）t检验**用于假设试验组可能比对照好或差。

4.**单样本t检验**用于判断一个变量的均值是否与一个特定的值不同。

5.**两样本或独立样本t检验**用于两组样本的

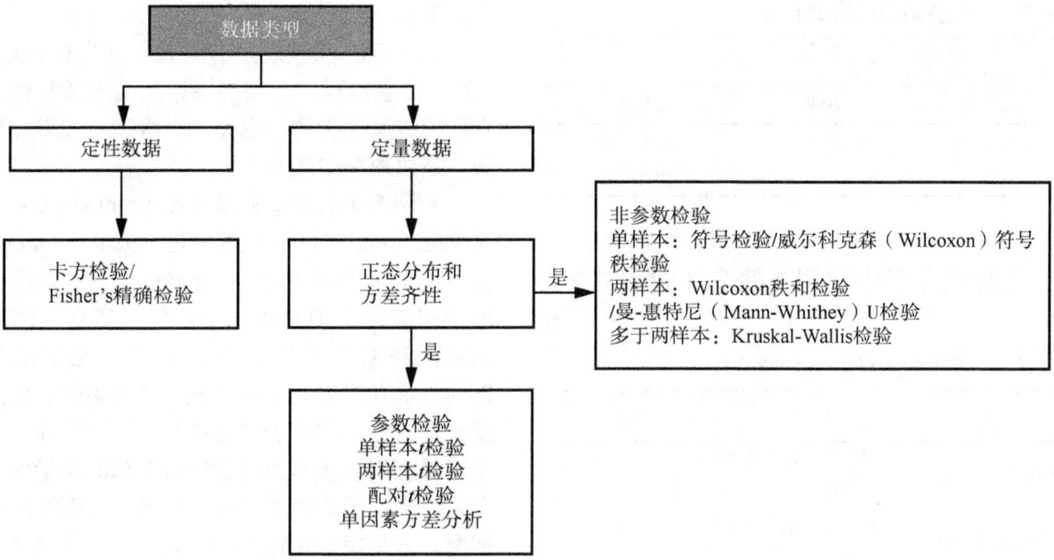

附图 E-2　**统计方法的选择策略概要**

均值比较。检验的假设是两组独立随机样本，两组人群的方差齐，在每个人群里观测值呈正态分布。

6. **配对样本*t*检验**比较一组里两个变量的均值。前提假设是两个配对的变量的差值呈正态分布。

7. **方差分析**（ANOVA）

（1）单因素方差分析是对一个定量（因）变量和一个单独（自）变量进行单因素方差分析。前提假设是每个人群的观测值都呈正态分布，所有人群的方差是齐的，所有分析是独立随机样本。

（2）如果用于3组或更多组的比较，ANOVA仅展示组间**总体是否有差异**，但不确定哪几组间存在差异。如果发现总体有差异，事后检验（通常是Bonferroni校正）用来确定哪两组间存在差异。

- 非参数检验（如Mann-Whitney U test或Wilcoxon符号秩检验）用于不满足正态分布假设时。
- 相关分析用于确定两个定量变量或等级变量是否有线性关联，如考试成绩与IQ值。如果两个变量满足正态分布假设，使用皮尔逊（Pearson）相关，否则使用斯皮尔曼（Spearman）相关。
- 回归分析用于确定一个连续结局变量与一个连续（或定性）自变量之间的线性关系，如比较年龄增长与血清胆固醇的关系，这是**简单线性回归**。**多重线性回归**用于有多个连续或定性自变量时，如性别、种族和胆固醇水平。

诊断试验中的统计学（附表E-1，附表E-2）

附表 E-1　**诊断试验中各统计学的定义和公式**

	定义	计算公式（基于附表E-1）
灵敏度	在一个目标疾病的人群中，检验结果阳性人群的比例	$\frac{a}{a+c}$
特异度	在一个没有目标疾病的人群中，检验结果阴性人群的比例	$\frac{d}{b+d}$
阳性预测值	有阳性诊断结果的人群患该病的比例	$\frac{a}{a+b}$
阴性预测值	有阴性诊断结果的人群没有患该病的比例	$\frac{d}{c+d}$
阳性似然比［LR（+）］	患者中出现检验阳性的可能性与非患者中出现检验阳性的可能性的相对比例	$\frac{a/(a+c)}{b/(b+d)}$ 或 $\frac{\text{灵敏度}}{1-\text{特异度}}$
阴性似然比［LR（-）］	患者中出现检验阴性的可能性与非患者中出现检验阴性的可能性的相对比例	$\frac{c/(a+c)}{d/(b+d)}$ 或 $\frac{1-\text{灵敏度}}{\text{特异度}}$

附表 E-2　检验结果的可能结局

检验	疾病	
	患病	未患病
阳性	真阳性（*a*）	假阳性（*b*）
阴性	假阴性（*c*）	真阴性（*d*）

治疗性文章中常用的概念（附表E-3）

附表 E-3　常用的统计学概念及公式

	定义	公式
对照组风险（R_c）	对照组发生结局事件的风险	
试验组风险（R_t）	试验组发生结局事件的风险	
相对危险降低率（RRR）	风险降低的比例	$\frac{R_c - R_t}{R_c} \times 100\%$
相对危险度（RR）	试验组与对照组的风险比	$\frac{R_t}{R_c}$
绝对危险降低度（ARR）	风险降低的绝对值	$R_c - R_t$
获得1例最佳效果而需要治疗的病例数（NNT）	在一段特定时间内减少一例不好结局发生而需要治疗的病例数	$\frac{1}{ARR}$

（张　华　译　郭治国　校）

附录F　常用公式

Chong Chew Lan

一部分临床问题可能需要借助数学公式的帮助来解决。如果能够合理使用，这些公式能够帮助临床医师进行鉴别诊断、解释实验室数据并指导临床诊疗。以下是日常工作中有用的公式。

- 计算血清渗透压（mmol/L）＝2× 血钠浓度＋血尿素氮＋血糖

1.血清渗透压＞350mOsm/kg H_2O，能够诊断非酮症高渗高糖性昏迷。正常范围是（286±4）mOsm/kg H_2O。

2.计算所得的血清渗透压还能够用于计算渗透压间隙。

3.渗透压间隙＝实测的血清渗透压－计算的血清渗透压。

4.“正常”的渗透压间隙被定义为10mOsm/kg H_2O。在急诊科，升高的渗透压间隙通常代表存在乙醇或其他毒物中毒（如甲醇、乙二醇、异丙醇、蛋白质类或脂类）。

- 阴离子间隙＝血钠浓度（mmol/L）－［血氯浓度（mmol/L）＋血碳酸氢根浓度（mmol/L）］

正常范围是（7±4）mg/ml。文献报道的阴离子间隙的范围是逐步下降的。历史上阴离子间隙的正常范围是12±4。而新的正常范围是7±4，这和当今的血钠、血氯和血碳酸氢根的测量技术有关。阴离子间隙正常范围的下降，主要与实验室测量技术的改变导致血氯的测量值升高有关。阴离子间隙用于评估患者的代谢性酸中毒情况。详见第6章的表6-1和表6-2，阴离子间隙升高和正常的原因。

- 酸碱失衡：更多内容详见第6章。

1.酸碱失衡的诊断可能非常复杂，而且常常无法避免识别混合的酸碱失衡（附图F-1）。如果临床医师不知道某一种酸碱失衡预期的代偿程度，那么就无法发现并存的第2种酸碱失衡。

2.酸碱失衡的代偿公式（PCO_2，单位mmHg；HCO_3^-，单位mmol/L）如附表F-1所示。

附表 F-1　酸碱失衡代偿公式

原发代谢紊乱	正常代偿反应公式
代谢性酸中毒	PCO_2＝（1.5×HCO_3^-）＋8±2
代谢性碱中毒	PCO_2＝（0.6×HCO_3^--24）＋40
急性呼吸性酸中毒	ΔHCO_3^-＝（0.1×PCO_2）
急性呼吸性碱中毒	ΔHCO_3^-＝（0.2×PCO_2）
慢性呼吸性酸中毒或碱中毒	ΔHCO_3^-＝（0.4×PCO_2）

- 碱剩余（mg/ml）＝0.5× 体重（kg）×（预期碳酸氢根－实测碳酸氢根）

在不合并呼吸性酸碱失衡的时候，血清碳酸氢根15mEq/L可以用来计算碱剩余。一半的剩余碱会立即被消耗，而剩下的一半在接下来的4～6h被消耗。

- 肺泡-动脉血氧梯度：肺泡-动脉梯度在这里不讨论。

1.肺泡-动脉血氧梯度能够帮助临床医师鉴别低氧血症的原因。单独通气不足导致的低氧血

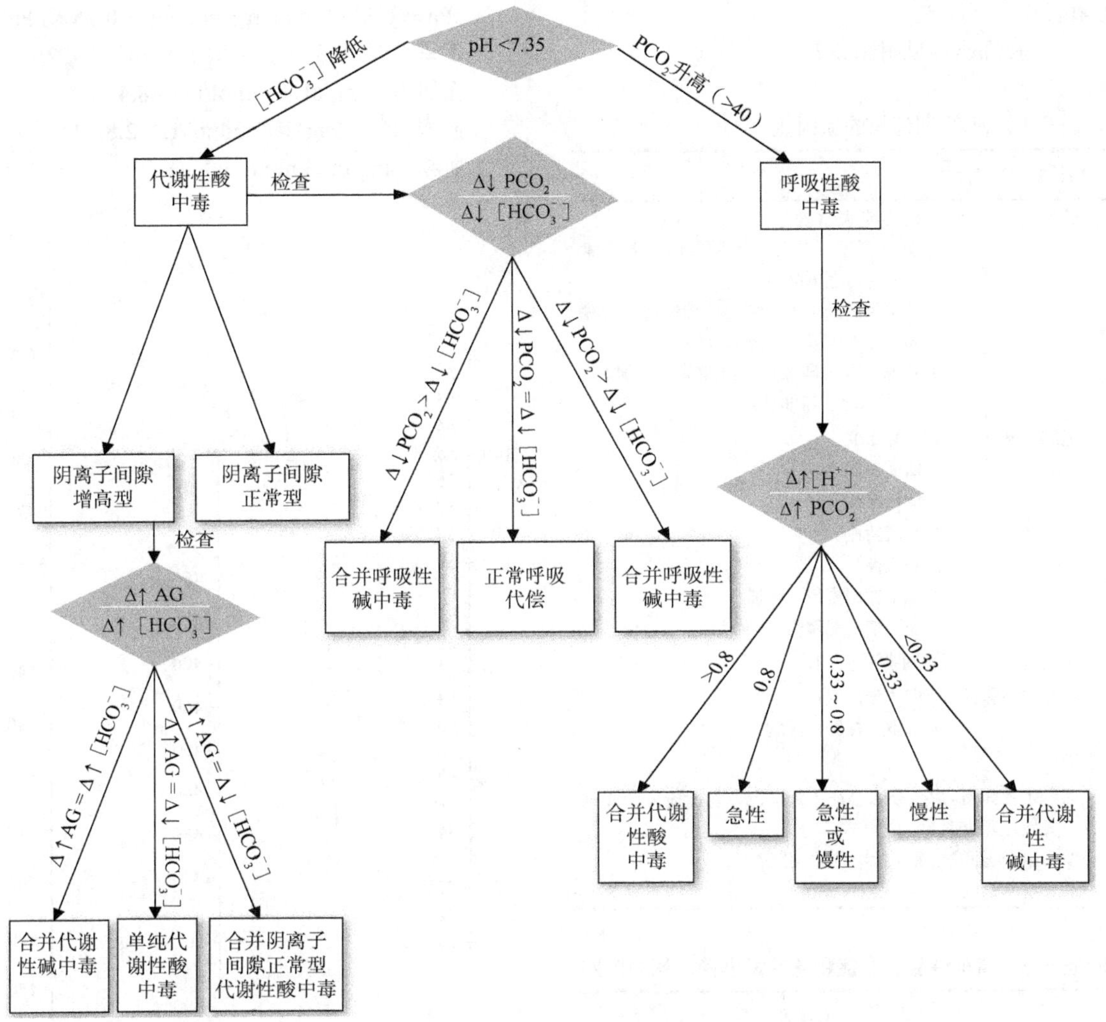

附图F-1　**pH提示酸中毒时，酸中毒类型和混合性酸碱失衡的诊断流程**

症，肺泡-动脉血氧梯度是正常的；而通气灌注比例失调、右向左分流和弥散障碍导致的低氧血症，肺泡-动脉血氧梯度是异常的。在海平面呼吸空气的前提下，根据动脉血气结果计算（压力单位mmHg）：

肺泡-动脉血氧梯度 $=[(760-47)\times FiO_2-\frac{PaCO_2}{0.8}]-PaO_2$

式中，FiO_2以小数表示。

2.根据年龄计算修正值，正常的肺泡－动脉血氧梯度应≤（年龄/4＋4）。

3.肺泡-动脉血氧梯度能够帮助急诊科医师判断低氧血症的原因，但是对于如何解释疑诊肺栓塞患者的正常肺泡-动脉血氧梯度，目前文献尚无明确结论。

- QT间期

1.有用的“右手法则”：QT间期应该不超过RR间期的一半，更精确地说是校正的QT间期（QTc）$=\frac{QT}{\sqrt{RR}}$。

2.正常的QTc＝0.42s。

3.附表F-2列出了QT间期延长的常见原因。

- 评价氮质血症的诊断工具

1.钠排泄分数（FE_{Na}）

$$FE_{Na}=\frac{尿钠/血钠\times100}{尿肌酐/血肌酐}$$

2.肾衰竭指数

$$肾衰竭指数=\frac{尿钠/血肌酐}{尿肌酐}$$

3.肾前性氮质血症和急性肾小管坏死的鉴别

（附表F-3）

- 峰流速：见附图F-2。

附表F-2　QT间期延长的原因

获得性长QT综合征	
药物	1.抗心律失常药物（ⅠA、Ⅰc和Ⅲ类，如奎尼丁、普鲁卡因胺、丙吡胺、索他洛尔、胺碘酮） 2.抗精神病药（如三环类抗抑郁药、酚噻嗪类、四环类、氟哌啶醇） 3.其他：有机磷酸盐、红霉素、喷他脒、阿司咪唑、特非那定
电解质紊乱	1.低钾血症 2.低镁血症 3.低钙血症
心脏疾病	1.心肌缺血 2.心肌炎 3.完全性房室传导阻滞 4.窦房结功能障碍
颅内病变	蛛网膜下腔出血
营养状态异常	1.液体蛋白饮食 2.饥饿（神经性厌食）
先天性	
耶韦尔和朗格-尼尔森综合征（常染色体隐性遗传合并先天性耳聋）	
罗马诺-沃德综合征（常染色体显性遗传）	
散发型	

附表F-3　**肾前性氮质血症和急性肾小管坏死的鉴别**

诊断工具	肾前性氮质血症	肾小管坏死
尿渗透压（mOsm/kg）	＞500	＜350
尿钠（mEq/L）	＜20	＞40
尿肌酐/血肌酐	＞40	＜20
肾衰竭指数	＜1	＞1
钠排泄分数	＜1%	＞1%
血尿素氮/血肌酐（mg/dl）	＞20	≤10

- 峰流速，男性（L/min）：[3.95 −（0.0151×年龄）]×身高（cm）
- 峰流速，女性（L/min）：[2.93 −（0.0072×年龄）]×身高（cm）
- 常用单位的转换系数：

kPa＝0.133×mmHg；mmHg＝0.75×kPa

℉＝（9/5℃）＋32；℃＝5/9（℉ −32）

血肌酐，mg/dl＝mmol/L×88.4

血尿素氮，mg/dl＝mmol/L×2.8

血糖，mg/dl＝mmol/L×18

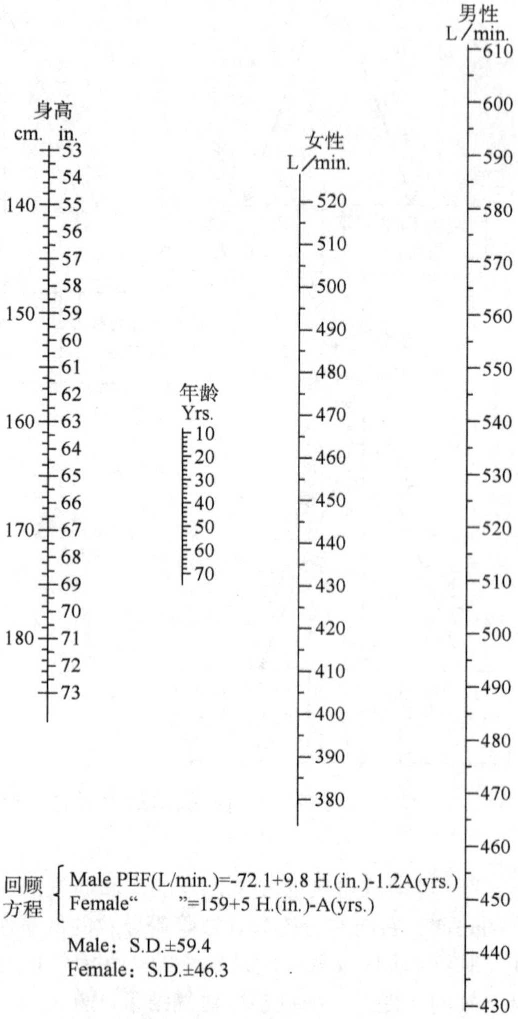

附图F-2　**新加坡成年中国人呼气峰流速列线图（使用身高和年龄计算）**

PEF（L/min）：呼气峰流速；cm：厘米；H.（in）：身高（英寸）；in：英寸；A.（yrs）：年龄（岁）；yrs：岁；S.D.：标准差；L/min：升/分钟；REGRESS ION FORMVLAE：回归方程

（郑　康　译　郭治国　校）

缩 写 词

AAA	abdominal aortic aneurysm	腹主动脉瘤
ABC	airway，breathing，circulation	气道、呼吸、循环
ABG	arterial blood gas	动脉血气
AIS	Abbreviated Injury Scale	简明损伤定级法
ALP	alkaline phosphatase	碱性磷酸酶
ALT	alanine transaminase	谷丙转氨酶
AMI	acute myocardial infarction	急性心肌梗死
ANOVA	analysis of variance	方差分析
AP	anteroposterior	前后位
ARDS	adult respiratory distress syndrome	急性呼吸窘迫综合征
AST	aspartate transaminase	谷草转氨酶
AXR	abdominal X-ray	腹部X线
BBB	bundle branch block	束支传导阻滞
BCI	blunt cardiac injury	钝性心脏损伤
BCU	body cooling unit	身体冷却装置
bd	twice daily	一天两次
BIPAP	biphasic positive airway pressure	双相正压通气
BP	blood pressure	血压
BVM	bag-valve-mask	气囊-活瓣-面罩
BW	body weight	体重
BZD	benzodiazepine	苯二氮䓬
C&S	culture and sensitivity	培养和药物敏感性
Ca	calcium	钙
CAGE	cerebral arterial gas embolism	脑动脉气体栓塞
CAP	community acquired pneumonia	社区获得性肺炎
CAPD	continuous abdominal peritoneal dialysis	持续腹膜透析
CCF	congestive cardiac failure	充血性心力衰竭
CCU	Coronary Care Unit	冠心病监护室
CK	creatine kinase	肌酸激酶
CNS	central nervous system	中枢神经系统
CO	carbon monoxide	一氧化碳
CO_2	carbon dioxide	二氧化碳
COHB	carboxyhaemoglobin	碳氧血红蛋白
COPD	chronic obstructive pulmonary disease	慢性阻塞性肺疾病
CONSB	carbon monoxide neuropsychological screening battery	一氧化碳精神神经测试法
CRAO	central retinal artery occlusion	视网膜中央动脉阻塞
CRVO	central retinal vein occlusion	视网膜中央静脉阻塞

CSF	cerebrospinal fluid	脑脊液
CSM	carotid sinus massage	颈动脉窦按摩
CT	computed tomography	计算机断层扫描
CVA	cerebrovascular accident	脑血管意外
CVS	cardiovascular system	心血管系统
CXR	chest X-ray	胸部X线
D_5W	5% dextrose-water	5%葡萄糖溶液
DBP	diastolic blood pressure	舒张压
DCI	decompression illness	减压病
DIPJ	distal interphalangeal joint	远端指间关节
DIC	disseminated intravascular coagulation	弥散性血管内凝血
DKA	diabetic ketoacidosis	糖尿病酮症酸中毒
DL	direct laryngoscopy	直接喉镜
DM	diabetes mellitus	糖尿病
DPL	diagnostic peritoneal lavage	诊断性腹腔灌洗
DVT	deep vein thrombosis	深静脉血栓形成
ECG	electrocardiogram	心电图
ECM	external cardiac massage	心外按摩
ESRF	end stage renal failure	终末期肾衰竭
ETT	endotracheal tubes	气管插管
FAST	focused assessment using sonography in trauma	急诊创伤患者超声检查
FB	foreign body	异物
FBC	full blood count	全血计数
FDP	flexor digitorum profundus	趾深屈肌
FDS	flexor digitorum superficialis	趾浅屈肌
FFP	fresh frozen plasma	新鲜冷冻血浆
FRC	functional residual capacity	功能残余量
GA	general anaesthesia	全身麻醉
GCS	Glasgow coma scale	格拉斯哥昏迷评分
GE	gastroenteritis	胃肠炎
GGT	gamma glutamyl transferase	γ谷氨酰转移酶
GI	gastrointestinal	胃肠道
GOLD	global initiative for chronic obstructive lung disease	慢性阻塞性肺疾病全球倡议
GTN	glyceryl trinitrate	三硝酸甘油酯
GXM	group and cross match	交叉配血
HA	hyperventilation attack	过度通气
HB	haemoglobin	血红蛋白
HCG	human chorionic gonadotrophin	人绒毛膜促性腺激素
HCW	health care worker	保健工作者
HD	high dependency	高依赖性
H，E，E，N，T	head，eyes，ear，nose and throat	头眼耳鼻喉
HHNK	hyperosmolar hyperglycaemic non-ketotic state	高渗高血糖非酮症状态
HHS	hyperosmolar hyperglycaemic state	高渗性高血糖状态
I&D	incision and drainage	切开和引流
IV	intravenous	静脉注射
ICH	intracerebral haemorrhage	脑出血
ICU	intensive care unit	重症监护室

IDL	indirect laryngoscopy	间接喉镜
IHD	ischaemic heart disease	缺血性心脏病
IPPV	intermittent positive pressure ventilation	间歇正压通气
IS	ischaemic stroke	缺血性卒中
ISDN	isosorbide dinitrate	硝酸异山梨酯
ISS	Injury Severity Score	损伤严重程度评分
IVC	inferior vena cava	下腔静脉
K^+	potassium	钾离子
KUB	kidney，ureter and bladder x-ray	尿路X线
LBBB	left bundle branch block	左束支传导阻滞
LBP	low back pain	腰背痛
LDH	lactate dehydrogenase	乳酸脱氢酶
LFT	liver function test	肝功能检查
LOC	loss of consciousness	意识丧失
LOV	loss of vision	视力丧失
M&R	manipulation and reduction	操控和减少
MAP	mean arterial pressure	平均动脉压
MCPJ	metacarpophalangeal joint	掌指关节
Mg	magnesium	镁
ml	millilitre	毫升
MMR	measles，mumps，rubella	麻疹、腮腺炎、风疹
MRI	magnetic resonance imaging	磁共振成像
MRI-A	magnetic resonance imaging with angiogram	血管造影的磁共振成像
MSP	Munchausen syndrome by proxy	孟乔森综合征
Na^+	sodium	钠离子
NAI	non-accidental injury	非意外伤害
NBM	nil by mouth	切勿吞食
NG	nasogastric	鼻饲
NIV	non-invasive ventilation	非侵入性通气
NS	normal saline	生理盐水
NSAID	non steroidal anti-inflammatory drug	非甾体抗炎药
NWB	non-weight-bearing	非负重
O_2	oxygen	氧气
om	every morning	每天早晨
ORIF	open reduction and internal fixation	切开复位内固定
PA	posteroanterior	后前位
PCP	phencyclidine	苯环己哌啶
PEEP	peak end-expiratory pressure	呼气末峰值压力
PID	pelvic inflammatory disease	盆腔炎性疾病
PIPJ	proximal interphalangeal joint	近端指间关节
PO_4	phosphate	磷酸盐
PPV	positive pressure ventilation	正压通气
PR	pulse rate	脉搏
PSA	procedural sedation and analgesia	程序性镇痛和镇静
PT	prothrombin time	凝血酶原时间
PT/PTT	prothrombin time/partial thromboplastin time（coagulation profile）	凝血酶原时间/部分凝血活酶时间（凝血概况）
PUD	peptic ulcer disease	消化性溃疡

PUO	pyrexia of unknown origin	不明原因发热
qds	four times daily	每天四次
RBBB	right bundle branch block	右束支传导阻滞
RBC	red blood cell	红细胞
RHC	right hypochondrial pain	右肋痛
RICE	rest，ice，compression and elevation	制动、冷敷、加压、抬高
RLQ	right lower quadrant	右下象限
RSI	rapid sequence intubation	快速插管
RTA	road traffic accidents	道路交通事故
rtPA	recombinant tissue plasminogen activator	重组组织型纤溶酶原激活物
RTS	Revised Trauma Score	修正的创伤评分
SAH	subarachnoid haemorrhage	蛛网膜下腔出血
SBI	serious bacterial infection	严重细菌感染
SBP	systolic blood pressure	收缩压
SC	subcutaneous	皮下
SIRS	systemic inflammatory response syndrome	全身炎症反应综合征
SK	streptokinase	链激酶
SL	sublingual	舌下
SLE	systemic lupus erythematosus	系统性红斑狼疮
SOB	shortness of breath	气短
SOC	specialist outpatient clinic	专科门诊
SP	special precautions	特殊的预防措施
SVT	supraventricular tachycardia	室上性心动过速
SXR	skull X-ray	头颅X线
SYNC	synchronization	同步
T&S	toilet and suture	清创缝合
TCA	tricyclic antidepressant	三环类抗抑郁药
TCM	traditional Chinese medicine	传统中医药
tds	three times daily	每天三次
TEE	transoesophageal echocardiography	经食管超声
TIA	transient ischaemic attack	短暂性脑缺血发作
TWC	total white count	总白细胞计数
U	units	单位
UC9	urine dipstick	尿液试纸
URTI	upper respiratory tract infection	上呼吸道感染
UTI	urinary tract infection	尿路感染
V/Q	ventilation-perfusion	通气/灌注
VBI	vertebrobasilar insufficiency	椎基底动脉供血不足
VF	ventricular fibrillation	心室颤动
VT	ventricular tachycardia	室性心动过速
VZV	varicella zoster virus	水痘-带状疱疹病毒
WBC	leucocyte	白细胞

参考文献

彩　　图

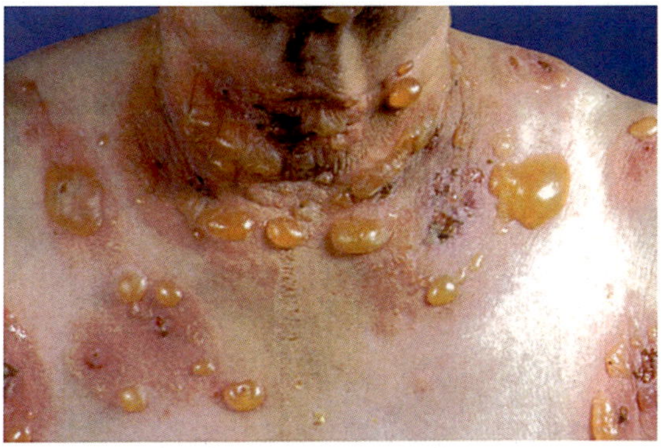

彩图1　**大疱性类天疱疮**

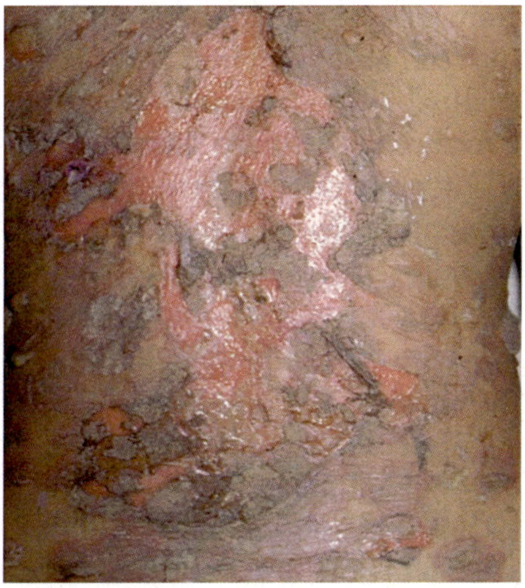

彩图2　**寻常性天疱疮**

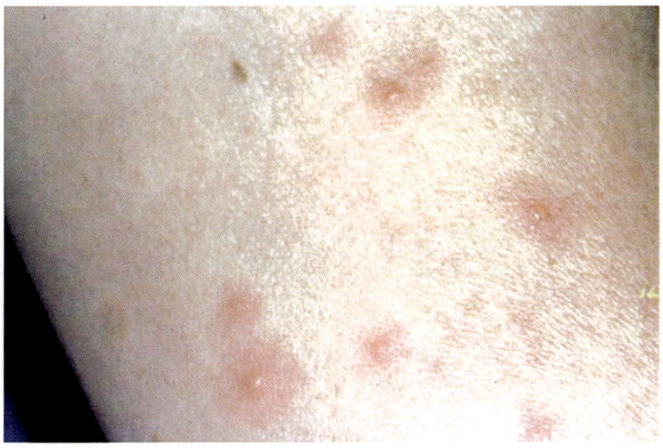

彩图3　**水痘**

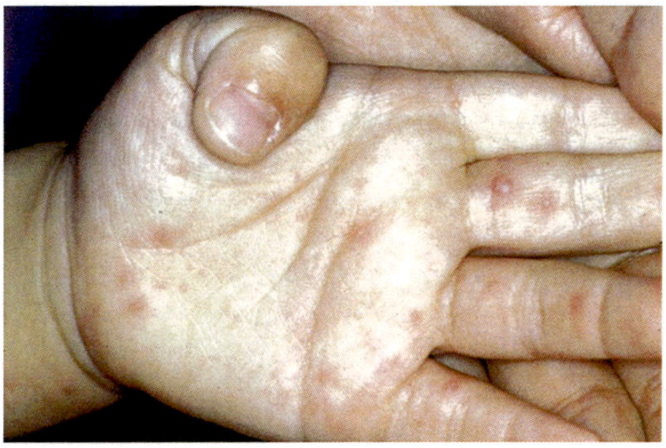

彩图4　**手足口病**

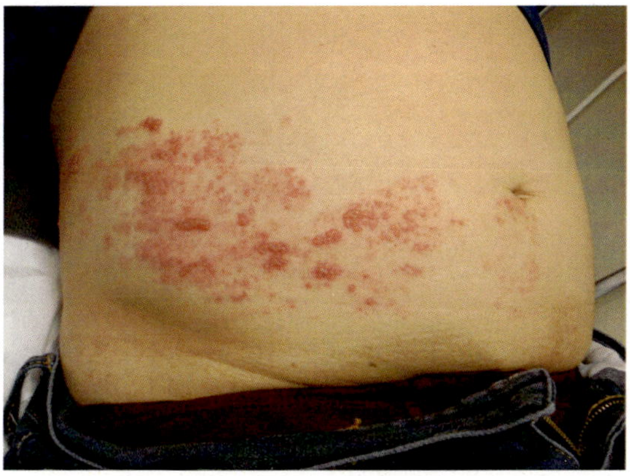

彩图5　**带状疱疹**

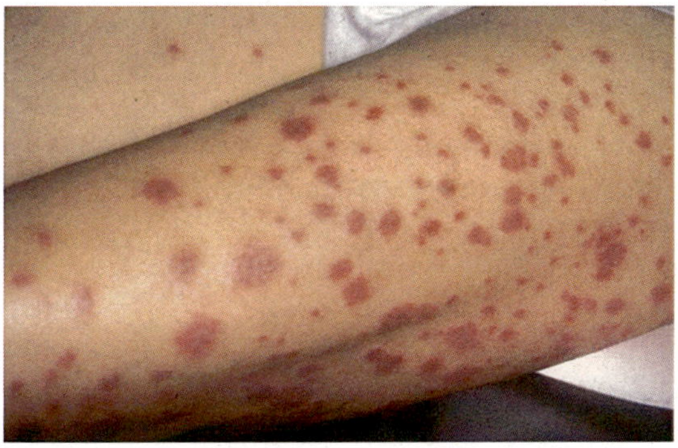

彩图6a　**银屑病**

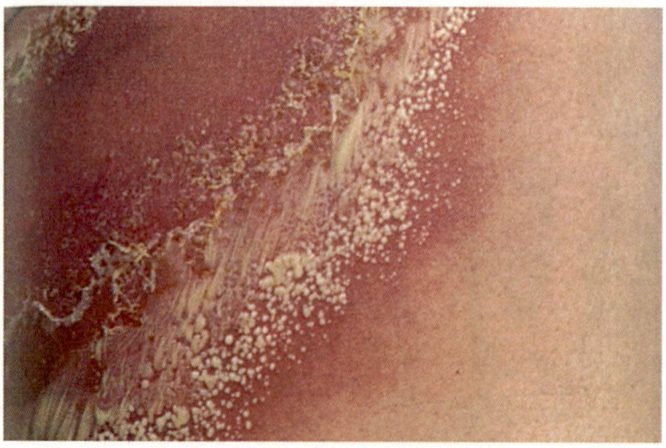

彩图6b　广泛脓疱型银屑病

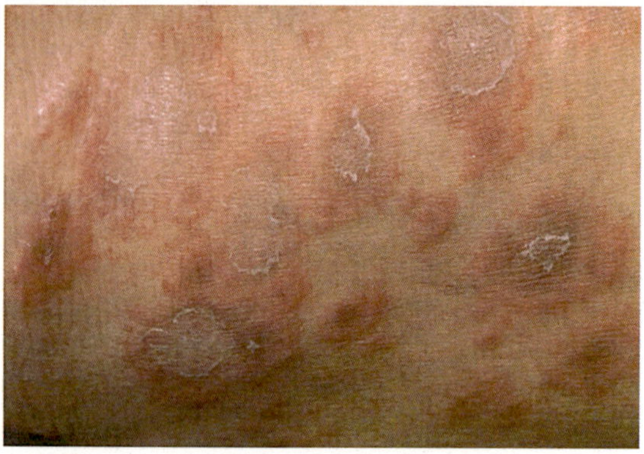

彩图7　玫瑰糠疹

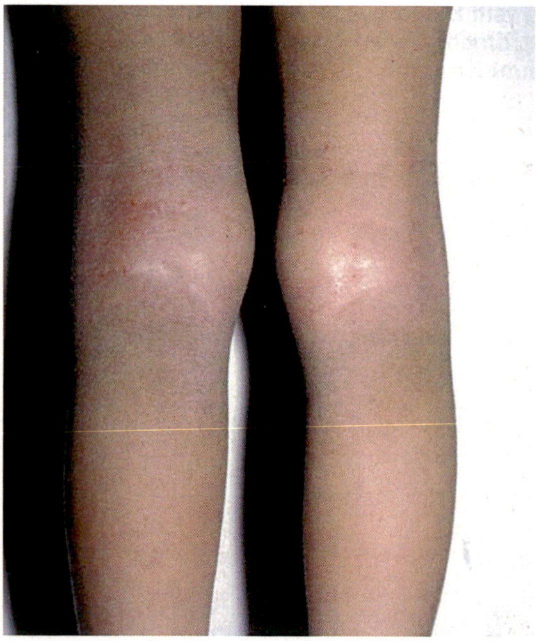

彩图8　特应性皮炎

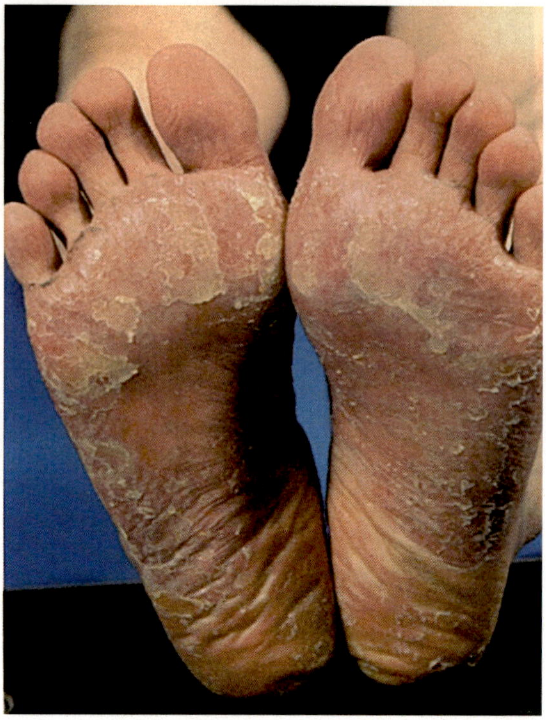

彩图9　足癣

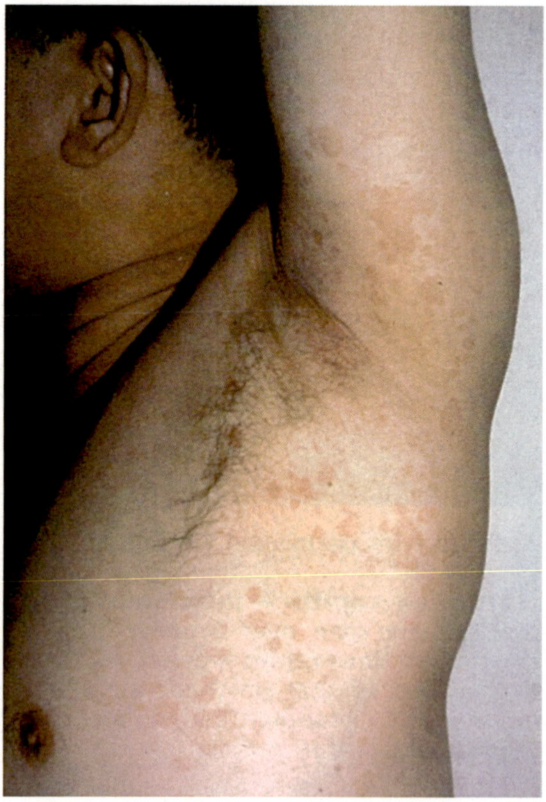

彩图10　花斑癣

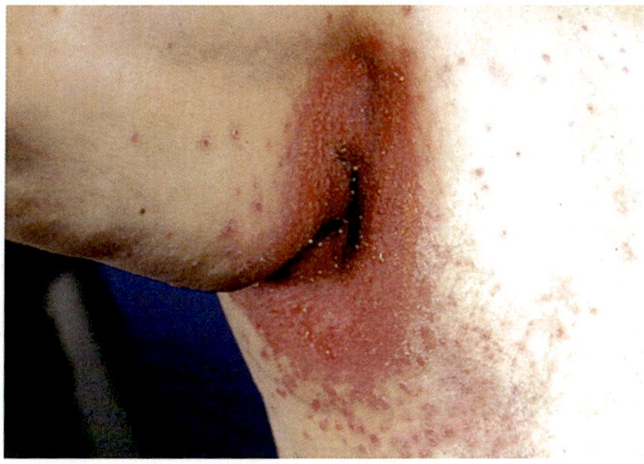

彩图 11　念珠菌病

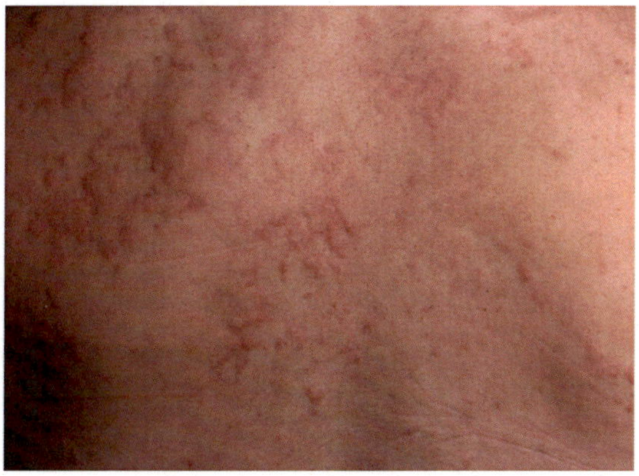

彩图 12　风疹

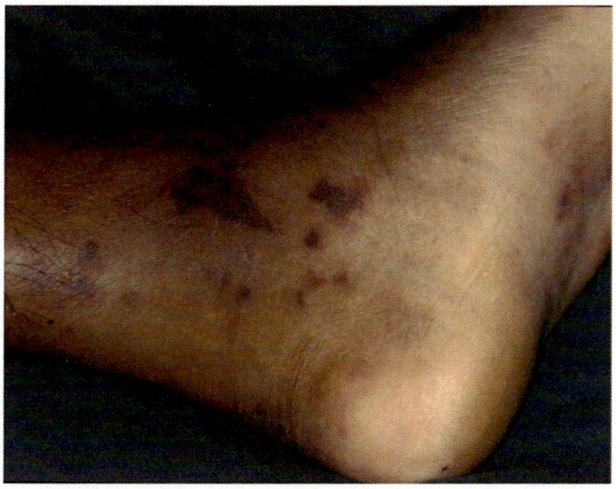

彩图 13　脑膜炎球菌血症

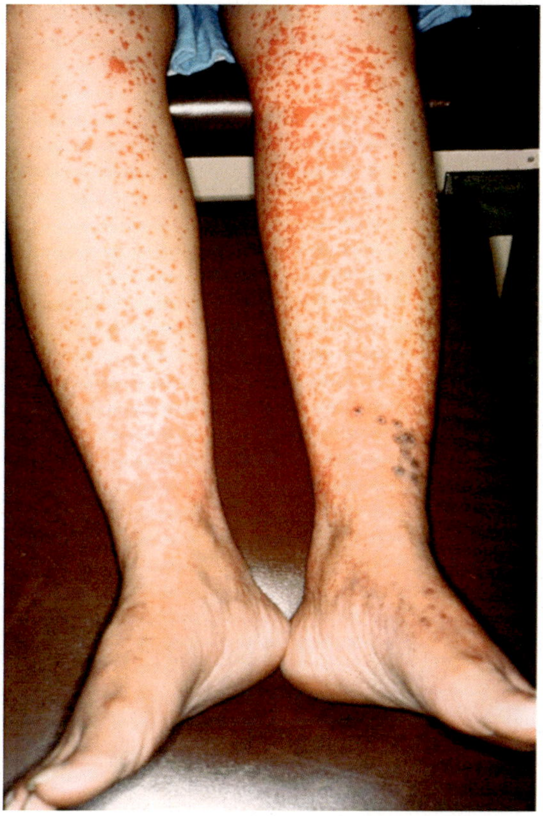

彩图 14　皮肤血管炎性紫癜

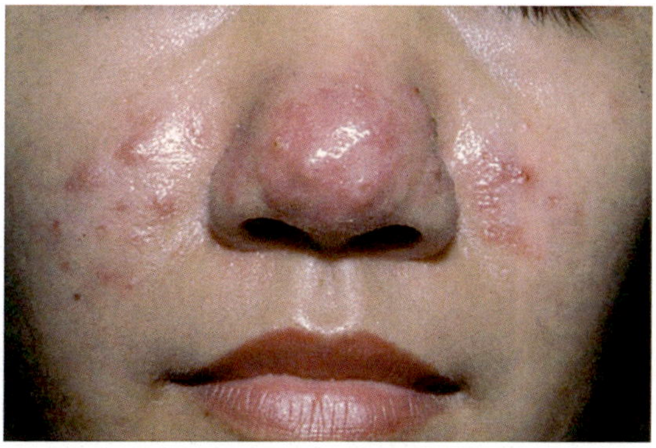

彩图 15　酒渣鼻

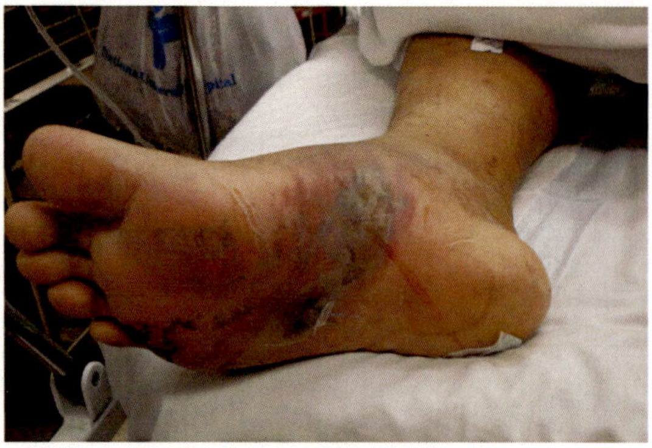

彩图 16　坏死性筋膜炎

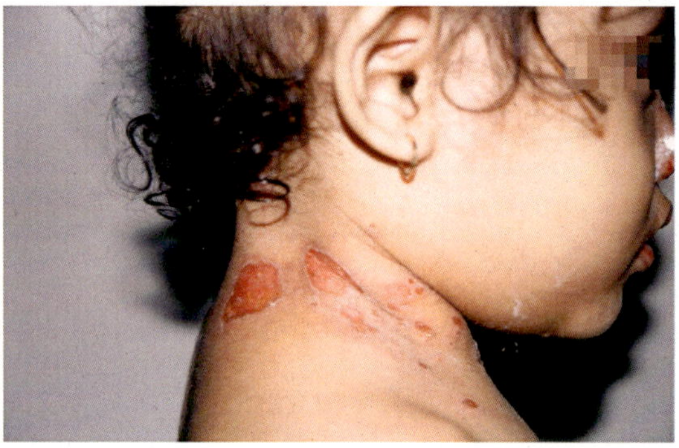

彩图 17　大疱性脓疱病

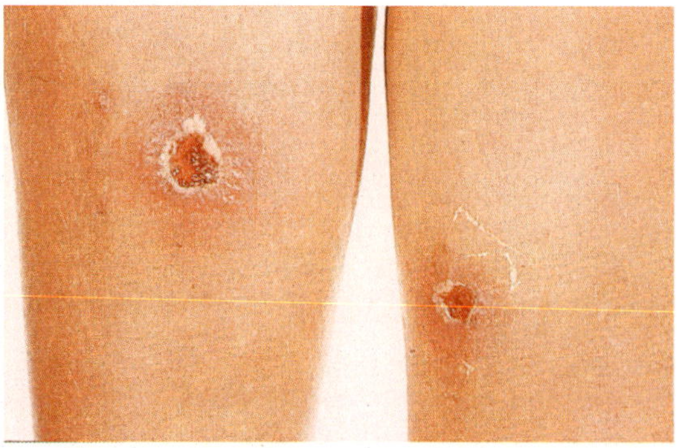

彩图 18　脓疱

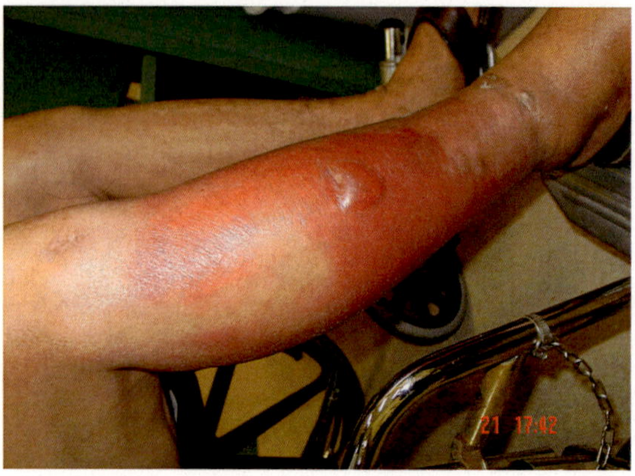

彩图 19　大疱性丹毒

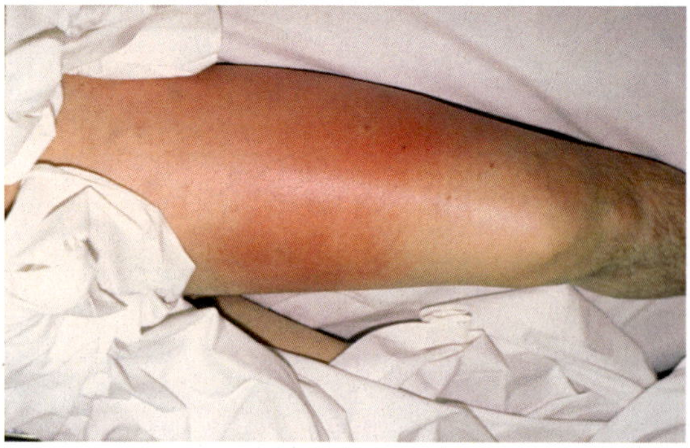

彩图 20　蜂窝织炎

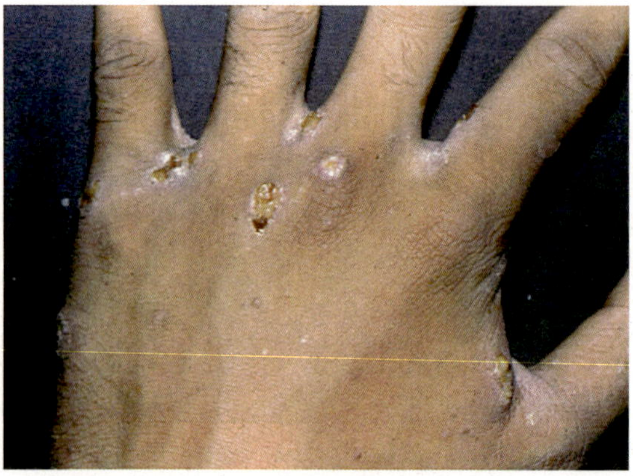

彩图 21　疥疮

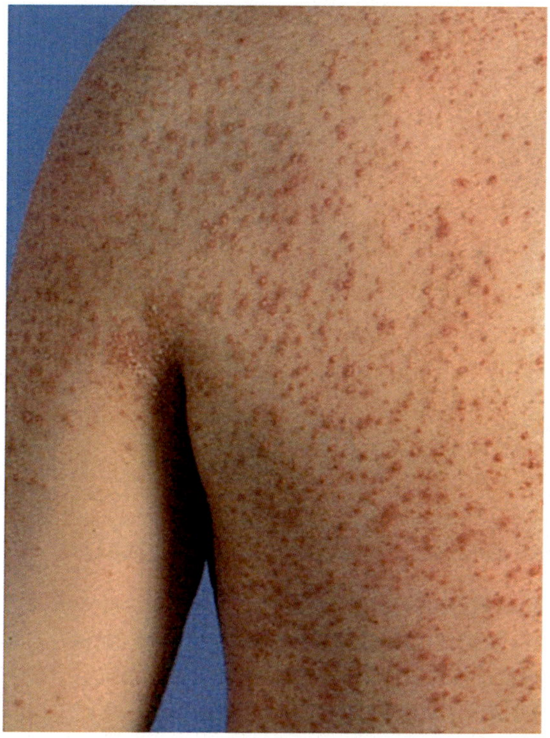

彩图22　糠秕孢子菌性毛囊炎

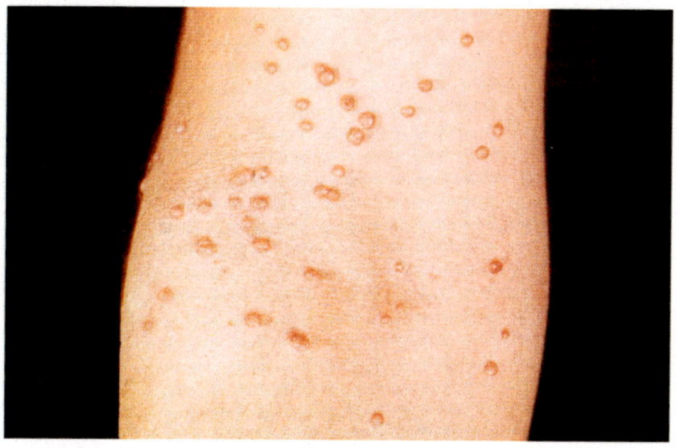

彩图24　传染性软疣

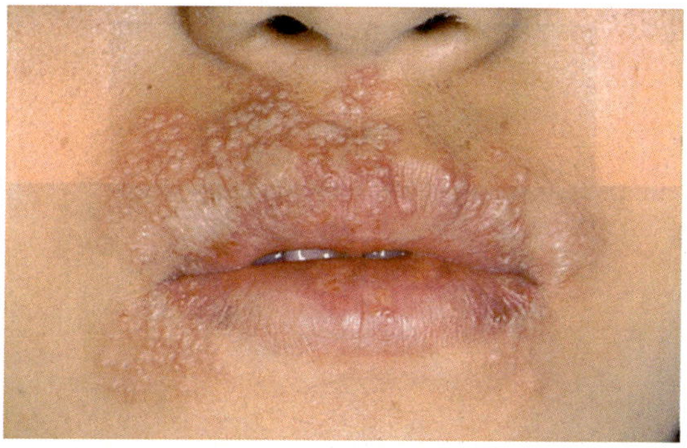

彩图25　口周单纯疱疹

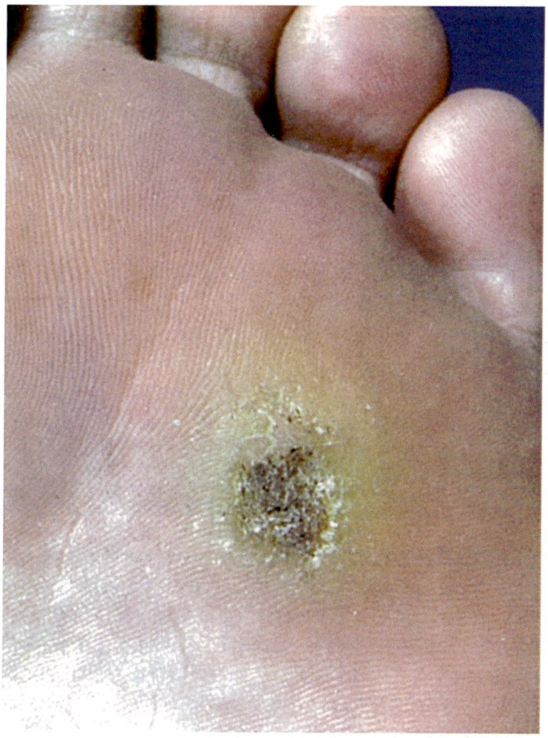

彩图23　跖疣

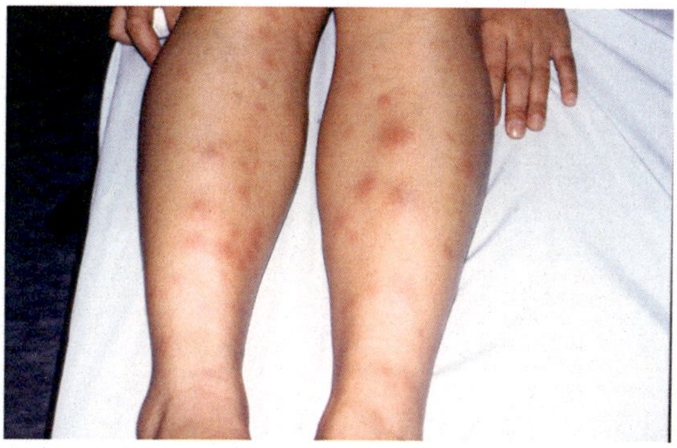

彩图26　结节性红斑

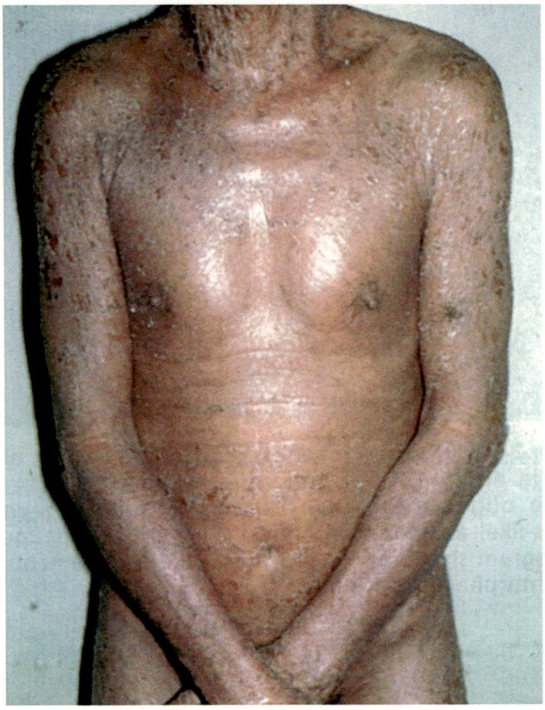

彩图27　全身性剥脱性皮炎

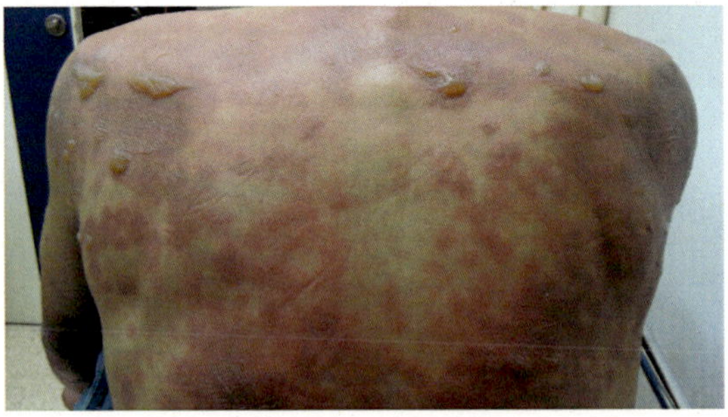

彩图28a　史-约综合征

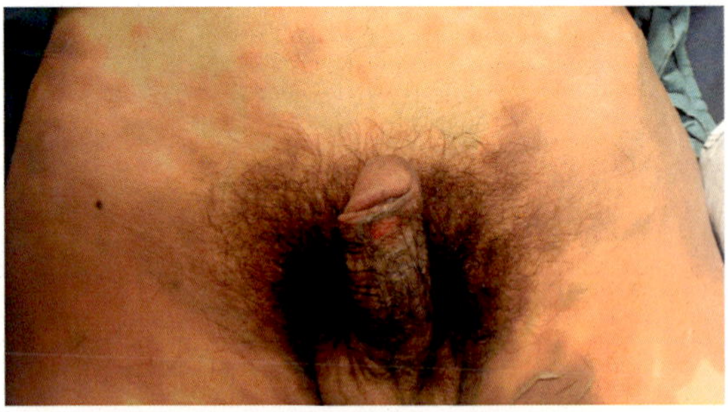

彩图28b　史-约综合征——阴茎糜烂